理学療法 MOOK　4

呼吸理学療法

第2版

シリーズ編集　黒川　幸雄（埼玉医科大学）
　　　　　　　高橋　正明（群馬パース大学）
　　　　　　　鶴見　隆正（神奈川県立保健福祉大学）

責任編集　　　宮川　哲夫（昭和大学）

第2版編集にあたって

　理学療法MOOK4呼吸理学療法は，第1版が1999年10月15日に出版され，10年の月日が過ぎた．10年前はevidence-based medicine（EBM）がわが国の医療に導入され，いろいろな治療にエビデンスが求められるようになり，多くの医学会からエビデンスに基づいたガイドラインが報告されてきた．理学療法の分野でもいち早くこの概念を導入し刊行したのが，この理学療法MOOK4呼吸理学療法であった．

　この10年の経過で，呼吸ケア，呼吸理学療法，呼吸リハビリテーションの領域では，次々と新しい報告がなされ，疫学，医療費，保健点数，エビデンスにおいてもさまざまな変化があった．

　2001年に行われたNICE（Nippon COPD Epidemiological）studyによれば，わが国での慢性閉塞性肺疾患（COPD）の発症率は40歳以上で8.5%，およそ530万人と推定されている．わが国の老年人口の伸びから予測すると2025年には800万人とも予想されている．現在，COPDは世界の死亡原因の第4位であり，有病率や死亡率は数十年の間にさらに増加し，2020年には第3位となることが予測されている．また，障害調整生存年数からみた疾患の重要度評価においてCOPDは，1990年の第12位から2020年には第5位に上昇すると予測されている．平成19年度の日本人の死因の第4位（11万159人：10万）は肺炎で，その約1/3は誤嚥性肺炎である．肺炎の特徴として，高齢に至るほど死亡率は急増し，基礎疾患の少ない高齢者の市中肺炎による死亡率は低いが，中枢神経疾患に伴う誤嚥性肺炎の死亡率が高いことがその特徴である．このような呼吸器疾患に対する医療費は，平成18年度で2兆1,224億円（全医療費の8.5%）であり，循環器疾患，悪性新生物について第3位の高額な医療費である．さらに，平成18年4月より保険点数にも呼吸器リハビリテーションの項目が新設されたが，心大血管疾患や脳血管疾患に比べ点数が低いことや，発症・手術または急性増悪から90日を越えて算定することができないことは大きな障壁となっている．慢性呼吸不全の急性増悪は，呼吸リハビリテーションにより予防することが可能で，医療費の抑制や生存期間の延長が証明されている．

　このような疫学調査からみると今後，呼吸ケアの領域では膨大な医療費が必要となってくる．そして今後，ますますこの領域の必要性，専門性，重要性が求められてきている現状がある．それは，三学会合同呼吸療法認定士の総数からみても明らかなように，平成20年度でその総数は2万1,678人，そのうち理学療法士は4,287人おり，この領域への関心の高さがうかがえる．一方，呼吸リハビリテーションのEBMに関しては，ACCP/ACVPRのガイドライン（1997年），BRSのステートメント（2001年），GOLDのガイドライン（2003年），NICEのガイドライン（2004年），新しいACCP/ACVPRのガイドライン（2007年）が報告され，そのエビデンスレベルが新しく更新されている．

　これらのことを鑑み，今回の改訂は内容を一新し，この領域のバイブルとされることを願い，第一線でご活躍の先生方にお願いした．また，執筆にあたりEBMを基調として編集者が作成したエビデンスレベルを記述し，できるだけEBMに基づくガイドライン，プロトコルも導入していただくようお願いした．

　最後に，この本の編集に早くから取り掛かり，刊行が今となってしまったことを，早々に原稿をいただいた執筆者の先生方に深謝したい．今後，この領域がサイエンスとしてエビデンスが集積され，ますますの発展と充実を心から願い，編集の言葉としたい．

2009年5月吉日

宮川　哲夫

第1版編集にあたって

　私がICUで呼吸理学療法をはじめた時，呼吸管理に対する知識がまったくなかった．そのため，呼吸理学療法に関する知識以外に，人工呼吸療法，酸素療法，吸入療法，気道の管理，加湿療法，薬物療法，モニタリングなど呼吸ケアに関する勉強をしなければならなかった．呼吸ケア全体を勉強してみてはじめて，呼吸理学療法の専門性を発揮することができた．そして，専門性を高めるには，multiskilled and overlapped education が必要であると思った．また，米国の呼吸療法士は，clinical guidelines に基づいた therapist driven protocols を導入することにより，呼吸ケアの質の充実と医療費の節約を証明した．近年，医療の標準化に向けて critical pathways という医療の品質管理が行われ，質の保証を目指した医療が推し進められつつある．

　このような経過のなかで1997年11月，米国呼吸器学会と米国心臓血管・呼吸リハビリテーション協会により，呼吸リハビリテーションの evidence-based guidelines（科学的な根拠に基づいた指針）が発表された．それによれば，現在のところ呼吸リハビリテーションによる効果が科学的に証明されたものは，運動耐容能の改善と息切れの低下であり，そのほかの筋生化学的変化，QOL，医療費，入院期間，生存率については有効であるとはいいがたい．また方法論に関しては，運動療法と下肢筋の強化は有効であるが，上肢筋の強化，呼吸筋訓練，心理社会的アプローチについてはその効果ははっきりしていない．

　一方，我が国では呼吸理学療法という言葉より，肺理学療法，胸部理学療法という言葉が一般的に用いられてきた．英国では chest physical therapy，あるいは chest physiotherapy という言葉は「胸部理学療法」を意味し，狭義の意味では体位排痰法のことしか示さない．近年，米国では cardio-pulmonary physical therapy あるいは respiratory physical therapy，すなわち心肺理学療法，呼吸理学療法という言葉を用い，その方法論も多岐にわたっている．

　しかし，呼吸理学療法には，まだ科学的に解明されていない，経験的に受け継がれてきたものも多く認められる．本書では経験的に伝えられてきた呼吸理学療法ではなく，evidence-based medicine の立場から，できるだけ科学的根拠に基づいた呼吸理学療法の紹介を目指した．また，急性期から慢性期のさまざまな呼吸障害に対する呼吸理学療法のアプローチの効果と科学性について，専門的に臨床に携わっている先生方に最新情報の執筆をお願いした．そのためにできるだけ各論を充実するように配慮した．

　現在，我が国でも呼吸療法士の必要性が叫ばれている．呼吸療法士が必要かどうかを議論する前に，このように質の高い，より専門性のある呼吸理学療法を供給することが先決であろう．本書が呼吸理学療法のEBMとして，呼吸ケアにかかわるすべての医療スタッフに資することを確信するとともに，執筆された方々のご努力に謝意を表し，今後の呼吸理学療法の発展を望む次第である．

　Ask not what your profession can do for you ;
　ask what you can do for your profession. -John F. Kennedy-

　1999年10月吉日

宮川　哲夫

目　次

第1章　呼吸理学療法と呼吸リハビリテーションのEBM …宮川　哲夫・2

第2章　呼吸器疾患の病態と呼吸ケア

1. 急性肺傷害 …………………………………………………中野　　泰, 他・28
2. 慢性呼吸不全 ………………………………………………塩谷　隆信, 他・36
3. 在宅酸素療法と在宅人工呼吸療法 ………………………石原　英樹・58
4. 新生児 ………………………………………………………鈴木　啓二, 他・68
5. 神経筋疾患 …………………………………………………小森　哲夫, 他・77
6. 脳血管障害 …………………………………………………桑山　直人・88
7. 外科と呼吸器合併症 ………………………………………渡部　和巨・95

第3章　呼吸理学療法のための評価

1. 自発呼吸のアセスメント …………………………………尾﨑　孝平・108
2. 呼吸のフィジカルアセスメント …………………………宮川　哲夫・121
3. ICUのモニタリングとリスク管理—呼吸器を中心に ……大塚　将秀・137
4. 画像診断 ……………………………………………………田中　一正・148
5. 呼吸機能 ……………………………………………………金子　教宏・160
6. 運動負荷試験 ………………………………………………一和多俊男・175
7. 人工呼吸器とグラフィックモニター ……………………鵜澤　吉宏・187
8. 呼吸障害者のADLとHRQOL ……………………………小西かおる・202

第4章　呼吸理学療法の基本手技

1. リラクセーションと胸郭可動域練習 ……………………柿崎　藤泰・224
2. 呼吸練習と呼吸筋トレーニング …………………………川俣　幹雄・237
3. 気道クリアランス法 ………………………………………宮川　哲夫・248
4. 運動療法 ……………………………………………………高橋　哲也・268
5. 呼吸理学療法に必要な呼吸ケアの基本手技
　　—酸素療法, 加湿療法, 吸入療法, 気道の管理と吸引 …南雲　秀子・288

第5章　呼吸理学療法の実際

1. 心臓外科（心疾患）…………………………………………押味　由香・302
2. 外科術後—上腹部・食道外科における呼吸理学療法 ……山下　康次・312
3. 肺外科術前術後の呼吸理学療法 …………………………堀　　竜次・324
4. 脳血管障害 …………………………………………………染谷　光一・337
5. 新生児 ………………………………………………………木原　秀樹・349

- 6．多発外傷………………………………………………森川　亘・360
- 7．気管支喘息……………………………………………石川　朗・367
- 8．気道熱傷………………………………………………木村　雅彦・380
- 9．頸髄損傷……………………………………………森川　亘,他・391
- 10．肺移植と肺容量減少術………………………………玉木　彰・401
- 11．筋ジストロフィー……………………………………三浦　利彦・412
- 12．筋萎縮性側索硬化症…………………………………寄本　恵輔・422
- 13．脳性麻痺………………………………………………木原　秀樹・431
- 14．慢性閉塞性肺疾患……………………………………高橋　仁美・443
- 15．慢性呼吸不全の急性増悪……………………………神津　玲・456
- 16．間質性肺炎…………………………………………小川　智也,他・472
- 17．在宅呼吸リハビリテーション………………………北川　知佳・482

第1章

呼吸理学療法と呼吸リハビリテーションのEBM

1 呼吸理学療法と呼吸リハビリテーションの EBM

宮川哲夫[*]

◆Key Questions◆
1. 呼吸理学療法とは
2. EBM とは何か
3. 呼吸理学療法の EBM はどの程度の信頼度か
4. 呼吸リハビリテーションの EBM はどの程度の信頼度か

I. 呼吸理学療法とは

わが国では呼吸理学療法という言葉より，肺理学療法，胸部理学療法という言葉が一般的に用いられてきた．英語では chest physical therapy という言葉は「胸部理学療法」を意味し，狭義の意味では体位排痰法のことしか示していない．米国では cardiopulmonary physical therapy あるいは respiratory physical therapy すなわち心肺理学療法，「呼吸理学療法」という言葉を用いている．また，わが国でも「肺リハビリテーション」も「呼吸リハビリテーション」と呼ばれ，現在では「肺」ではなく「呼吸」という呼び方に変わってきている．

最初の体位排痰法に関する記述は，1908 年に Ewart W より Lancet に報告されており，1940～1950 年代には体位排痰法の基本が確立されている[1]．呼吸練習に関しては，1781 年に Tissot JC により報告されている．1940～1950 年には Barach AL により，口すぼめ呼吸，腹式呼吸，前傾姿勢，歩行時の酸素療法が試みられている[1]．

呼吸理学療法の目的は一言でいうと，肺の換気とガス交換を改善させることである（**表 1**）．

表 1 呼吸理学療法の目的と方法

【目　的】
換気とガス交換の改善
①酸素化の改善 ┐
②気道内分泌物の除去 │ 急性呼吸不全
③肺合併症の予防・治療 │
④人工呼吸器からの離脱や早期離床を促進 ┘
⑤医療費の軽減 ┐
⑥息切れと運動耐容能の改善 │ 慢性呼吸不全
⑦HRQOL の改善 │
⑧急性増悪や再入院の減少 ┘

【方　法】
①リラクセーション
②呼吸練習
③呼吸筋トレーニング
④胸郭可動域練習
⑤気道クリアランス法
⑥運動療法

急性呼吸不全を対象としたものでは，表 1 の①～⑤が目的となり，慢性呼吸不全を対象としたものでは⑤～⑧が目的となる．呼吸理学療法を大別すると，①リラクセーション，②呼吸練習，③呼吸筋トレーニング，④胸郭可動域練習，⑤気道クリアランス法，⑥運動療法の 6 つに大別され，その方法論も多岐にわたっている．

1. リラクセーション

呼吸筋のマッサージおよびストレッチング，

---

[*] Tetsuo MIYAGAWA／昭和大学大学院保健医療学部研究科呼吸ケア領域

楽な体位，Jacobsen のリラクセーション，固有受容性神経筋促通法（PNF：proprioceptive neuromuscular facilitation，神経筋促通手技：収縮と弛緩，保持と弛緩），パニックコントロールがある．

2．気道クリアランスの方法

①体位排痰法（排痰体位，排痰手技，咳），②呼気陽圧（PEP：positive expiratory pressure），持続的気道陽圧（CPAP：continuous pulmonary artery pressure），間欠的陽圧呼吸（IPPB：intermittent positive pressure breathing），非侵襲的陽圧換気（NPPV：non-invasive positive pressure ventilation），③振動呼気陽圧：Flutter 弁^{TM}，Acapella^{TM}，RC-cornet^{TM}，④自律性排痰法（autogenic drainage），⑤自動周期呼吸法（ACBT：active cycle of breathing techniques），⑥bag による加圧換気（hyperinflation），⑦呼吸練習器具（IS：incentive spirometry），⑧気管支鏡による気道内分泌物の吸引，⑨kinetic bed 療法，⑩高頻度振動法：肺内パーカッション換気（Percussive Neb^{TM}，IPV^{TM}：intrapulmonary percussive ventilation），⑪高頻度胸壁振動法（HFCC：high frequency chest wall oscillaton, Smart Vest^{TM}，The Vest^{TM}，Hayek oscillator^{TM}），⑫咳の介助器具（Cough assist^{TM}），⑬運動，早期離床，早期抜管，⑭加湿療法，吸入療法，薬物療法がある．

3．呼吸練習

腹式呼吸，口すぼめ呼吸，胸式呼吸（上部胸式呼吸，下部胸式呼吸，部分呼吸），舌咽頭呼吸，エアースタック法，エアーシフト法，胸郭外胸部圧迫法，呼吸介助法，バッグ加圧換気，IS がある．

4．呼吸筋トレーニング

過換気法，吸気抵抗負荷法がある．

5．胸郭可動域練習

徒手胸郭伸張法，肋間筋ストレッチ，棒体操，胸郭モビリゼーションがある．

6．運動療法

早期離床，持久力トレーニング，上肢筋および下肢筋の強化，呼吸体操，呼吸筋ストレッチ体操などがあげられる．

II．EBM とは何か

EBM とは，「個々の患者をケアする際の意思決定をその時点で得られる最善のエビデンスに基づいて行うこと」である．その手順は，疑問点をキーワードで表し，文献検索をきめ細かく行い，得られた文献の信憑性について批判的吟味を行う．そして，その文献の結論を患者に適応できるかどうかを注意深く判断する．EBM にはレベルがあり，症例報告，症例集積，症例対象研究，コホート研究，ランダム化比較試験（RCT：randomized controlled trial），二重盲検ランダム化比較試験，メタ分析・システマティックレビューの順にレベルが高くなる．

メタ分析とは「分析の分析」という意味であり，原著論文をまとめて，オッズ比（OR：odd ratio）や効果量（ES：effect size）で分析し，結果のまとめは定量的である．これに対しシステマティックレビューは，明確で焦点の絞られた疑問から出発し，網羅的な情報収集から集められた情報を批判的に吟味して，それらの情報を要約しており，結果のまとめは定量的であるかどうかは問わない．メタ分析では OR，リスク比（RR：relative risk），リスク差，効果量，平均値の差（mean difference）などが用いられる．OR は 1 より小さくて，95％信頼区間（95％CI）に 1 が入らなければ有効と判断する．ES は 0 ならば 2 群間に差はなく，正の値ならば増加とし，負の値ならば低下としている．効果量は 95％CI に 0 が含まれなければ有効と判断する．効果

表 2　エビデンスレベル

①推奨レベル（グレード）
A：推奨された手技の有効性を示す強い根拠があり，必ず行うべきである
B：推奨された手技の有効性を示すまずまずの根拠があり，通常は行ったほうがよい
C：推奨された手技の有効性は不明であり，実施に関しては個々の施設，症例によって判断する
D：推奨された手技の危険性を示すまずまずの根拠があり，通常は行わないほうがよい
E：推奨された手技の危険性を示す強い根拠があり，絶対行うべきでない

②論文評価（レベル）
Ⅰ：一つ以上の適切な手法によるランダム化比較試験やメタ分析による根拠が示されている
Ⅱ：一つ以上の適切にデザインされた非ランダム化比較試験，あるいはコホート研究や症例対照研究（複数の施設であることが望ましい），または複数の経時的変化に基づく研究，または対照のない研究で劇的な結果が示されている
Ⅲ：単なる臨床経験や，症例報告，実証研究以外の研究結果（動物実験，*in vitro* の実験，生理学的・病理学的理論など），専門委員会のレポートなどに基づく，権威ある専門家の意見が示されている

③ケアの難易度
ア：熟練した技術の習得が必要である
イ：簡単な技術の習得で行える
ウ：技術の習得なしに容易に行える

量が 0.2（−0.2）以下で効果が小さく，0.5（−0.5）では中等度，0.8（−0.8）以上では大きいと判断する．RR は相対危険の 95％CI の下限値が 1 を超えていればリスクは有意に高く，95％CI の上限値が 1 を下回っていれば有意に低いことを示す．

EBM では，その時点で最も信頼できる EBM を使えばよいと規定しているだけである．しかし，たとえ最善の EBM を手に入れたとしても，その EBM が目の前にいる患者に使えるかどうかは別問題である．EBM に基づいた臨床判断は，専門家としての判断，患者による選択，臨床試験のデータ，医療資源の 4 つの因子に基づいて行われなければならない．本書では呼吸理学療法の EBM について，エビデンスレベルを表 2 の，①推奨レベル（グレード），②論文評価（レベル），③ケアの難易度，に分類して報告する．

Ⅲ．呼吸理学療法の EBM

1．気道クリアランス法に関する EBM
1）体位排痰法

体位排痰法に関する Cochrane Review は 8 つ報告されている．①慢性閉塞性肺疾患（COPD：chronic obstructive pulmonary disease）と気管支拡張症に対する体位排痰法[2]は，肺の痰やエアロゾルを清浄化する効果（51 例）はあるようであるが，呼吸機能は改善させない（120 例）．質の高い研究論文はなく，サンプルサイズも小さく，死亡率，罹病率に関連した臨床的なアウトカムを出すには大規模な RCT を計画すべきである（B，Ⅰ，イ）．②嚢胞性肺線維症に対する体位排痰法[3]は，質の高い RCT の論文はなく，123 論文の中で 6 つの短期間のクロスオーバー試験の報告がある．短期間の効果としては気道クリアランスには有効であると思われるが，長期間の効果の報告はない．十分な EBM を結論づける論文がない（B，Ⅰ，イ）．③嚢胞性肺線維症に対する PEP[4]は，33 論文（429 例）中 20 論文を対象にした分析では，PEP はその他の排痰法に比較してより有効であるかどうかは結論づけられない（C，Ⅰ，イ）．④人工呼吸管理中の新生児の抜管後の体位排痰法の効果[5]では，体位排痰法は抜管後無気肺の予防や改善には有効でないが，1〜2 時間ごとの体位排痰法は再挿管の頻度を有意に低下させる（C，Ⅰ，ア）．⑤嚢

胞性肺線維症に対する伝統的体位排痰法（無理な排痰体位と percussion と vibration）の15論文475例を対象とした分析では[6]，伝統的体位排痰法とその他の気道クリアランス法の比較を，呼吸機能からみると差はない．長期効果では急性増悪を減少させる（B，I，イ）．10論文は自己喀痰法を採用している（C，I，イ）．⑥1966～2000年までの184論文を対象にした気道クリアランスのシステマティックレビューでは[7]，体位排痰法では痰の喀出量は増加する（12論文中6論文は有効）（B，I，イ）．排痰体位に percussion を併用しても喀痰量には差がない（10論文中1論文は有効）（C，I，イ）．体位排痰法は1秒量（FEV_1：forced expiratory volume in one second）を改善させない（8論文中2論文は有効）（C，I，イ）．体位排痰法は，放射線エアゾルによる気道クリアランスを改善させる（7論文中5論文が改善）（B，I，イ）．⑦3つの RCT を対象にした0～24カ月の細気管支炎に対する体位排痰法（vibration, percussion）は，酸素化，在院期間，臨床スコアを改善しない[8]．今後，強制呼出手技の併用を検討する必要がある（C，I，イ）．⑧体位排痰法は人工呼吸中の小児の呼吸器罹病率を減少させることができるかどうか，3論文106例の検討では percussion では脳出血のリスクは低いが，低酸素血症を伴う（C，II，ア）．percussion, vibration, 排痰体位よりも squeezing が無気肺を改善させる（B，II，ア）[9]．

2）ICU における呼吸理学療法

集中治療室（ICU：intensive care unit）における呼吸理学療法の効果について Stiller[10]は，強い根拠のあるもの（A，I～II，ア）には，①体位排痰法は急性大葉性無気肺に有効である，②腹臥位は急性呼吸不全や急性呼吸窮迫症候群（ARDS：acute respiratory distress syndrome）に有効である，③患側上の側臥位は一側肺障害の酸素化を改善させる，④血行動態のモニタリングが必須である，⑤呼吸理学療法施行前の鎮静は血行動態や代謝の悪化を予防することができる，⑥吸引に伴う低酸素血症の予防には実施前の酸素化，鎮静，安全が必要である，⑦持続的回転療法は肺合併症の発生を予防する，としている．そして，中等度の根拠のあるもの（B，I～II，ア）は，①包括的な理学療法は呼吸機能を短時間改善させる，②bag による加圧換気は呼吸機能を短時間改善させるが，血行動態，気道内圧，一回換気量（TV：tidal volume）をモニターすべきである，③呼吸理学療法による合併症を避けるため，頭蓋内圧（ICP：intracranial pressure），脳灌流圧（CPP：cerebral perfusion pressure）をモニターすべきである，としている．また，弱い根拠か不明のもの（C，I～II，ア）として，①看護ケアとルーチンな呼吸理学療法の併用は肺合併症を予防させるか否かわからない，②呼吸理学療法は ICU でみられる肺病変（肺炎，呼吸器感染症，慢性呼吸不全の急性増悪，ARDS など）の治療に有効か不明である，③呼吸理学療法はウィーニング，ICU 在室期間，入院期間，死亡率，罹病率を改善させるか不明である，④positioning（体位変換），percussion, vibration, 早期離床，吸引は ICU 患者に有効な呼吸理学療法の構成要素であるかどうかわからない，⑤四肢の運動は ICU 患者の関節可動域や軟部組織の制限を予防し，筋力や筋機能を改善させるかどうかわからない，と述べている．

しかし，この論文は EBM ではなく NBM（narrative based medicine）であり，強い根拠と中等度の根拠のあるものに関してはよいが，弱い根拠か不明のものとして述べているものは，われわれの報告とは異なり，看護ケアとルーチンな呼吸理学療法の併用で肺合併症は改善し，ICU でみられる肺病変では肺炎，慢性呼吸不全の急性増悪に関しても呼吸理学療法は有効で，ウィーニング，ICU 在室期間，入院期間は有意に改善する（**表3**）[11,12]．

表 3　急性呼吸不全の肺合併症における手技の検討（squeezing vs percussion）

	squeezing	percussion	有意差
外科系 ICU	n＝32	n＝29	
無気肺	16	24	p＜0.01
罹病日数（日）	2.4±3.4	3.6±3.0	p＜0.05
肺炎	11	22	p＜0.001
罹病日数（日）	3.1±2.2	4.4±2.9	p＜0.05
ICU 在室日数（日）	3.3±2.5	4.6±2.4	p＜0.05
救命救急センター	n＝80	n＝81	
無気肺	41	51	p＜0.01
罹病日数（日）	7.4±3.1	13.4±3.6	p＜0.001
肺炎	39	58	p＜0.001
罹病日数（日）	9.0±2.7	15.4±3.2	p＜0.001
ICU 在室日数（日）	9.7±2.2	16.5±3.4	p＜0.001
112/110 例	無気肺	OR：0.50，95％CI：0.29〜0.85	
	肺炎	OR：0.33，95％CI：0.19〜0.58	
	ICU 在室日数	ES：−1.49，95％CI：−1.80〜−1.17	

3）外科術後の呼吸理学療法

外科術後の呼吸理学療法に関するシステマティックレビューでは[13]，①下腹部術後肺合併症の予防には呼吸理学療法は推奨しない（C，I，イ），②上腹部術後，呼吸理学療法は酸素化と肺容量を改善させ，肺合併症の予防に呼吸理学療法は推奨する（A，I，イ），③小児心臓外科術後の呼吸練習，咳，吸引に排痰体位，percussion，vibration を追加することは，無気肺を引き起こす危険性があるため推奨しない（C，I，イ），④呼吸器疾患のない症例の上腹部手術では，術前・術後の呼吸理学療法を施行するかどうかは臨床判断が必要である（B，I，イ），⑤上腹部手術や心臓外科手術の肺合併症の予防に，IS か呼吸理学療法のどちらかを選択するかについて臨床判断が必要である（B，I，イ），⑥上腹部術後に呼吸練習を行うことを推奨する（A，I，イ），⑦上腹部，心臓外科，肺外科，食道外科術後の肺合併症の予防に，IS と腹式呼吸，IS と呼吸理学療法の併用は推奨しない（C，I，イ），⑧上腹部および心臓外科術後に用いる IS の種類を選択するには，臨床判断が必要である（B，I，イ），⑨上腹部術後の肺合併症の予防に IPPB を使用することを推奨する（B，I，イ），⑩上腹部術後の肺合併症の予防に，呼吸理学療法に IPPB を付加することは推奨しない（C，I，イ），⑪上腹部および心臓外科術後の肺合併症の予防に IS あるいは IPPB を推奨する（B，I，イ），⑫上腹部，心臓外科，肺外科術後は肺合併症の予防に，呼吸理学療法に PEP や吸気抵抗を付加する意味はない（C，I，イ），⑬心臓外科術前 2〜4 週間は吸気筋トレーニングを行うことを推奨する（B，I，イ），⑭経皮的電気刺激は上腹部術後の痛みの緩和には有効であるが（B，I，イ），心臓外科術後は副作用があり推奨しない（C，I，イ），としている．

さらに，腹部外科術後の 35 文献中 13 件（1,411 例）を対象にメタ分析した結果では[14]，肺炎は有意に減少するが〔OR：0.15（0.07〜0.33）〕，無気肺や肺合併症の予防には有効でない．今までの報告では，一般に呼吸理学療法は無気肺には有効であるが肺炎には有効でないとするのが定説であった．しかし，この論文と筆者のメタ分析（表 3）では，無気肺も肺炎も改善するが，無気肺よりも肺炎のほうの効果量が高く，同じ効果を示している（A，I，イ）[11,12]．

上腹部術後の IS の有用性に関する報告では[15]，そのアウトカムを改善させたとする報告

が多い．批判的吟味を行った35論文のうち，心臓外科および腹部外科後の10論文は有効性を支持していないが，18の論文にはなんらかの有効性が認められ，7論文はISを支持している．1994年のISに関するメタ分析の結果では[16]，上腹部術後を対象にしたIS，深呼吸，体位排痰法，IPPB，CPAPの効果はいずれも同じで，何もしない群に比較して肺合併症の発生率は有意に低くなる（B，I，ウ）．上腹部術後のISでは術後肺機能の回復が早く，肺合併症の発生率は低く，入院日数は有意に減少する（A，I，ウ）．しかし，リスクの高い症例や肥満，低肺機能患者においてはIS使用の有無による術後肺合併症の発生率は変わらない（C，I，ウ）．肺外科および食道外科の67例に対する呼吸理学療法（呼吸練習，huffing，咳）にISを追加しても肺合併症を減少させない[17]．ルーチンにISを使用する有用性は認められないが，ハイリスク症例に対する有用性は不明である（C，I，ウ）．術後肺炎の予防（ハイリスクな症例）には早期離床とISを推奨するが，体位排痰法は推奨していない[18]（B，I，ウ）．ハイリスクな症例56名をランダムに分け，早期離床群と早期離床に深呼吸を追加した群の比較では，術後肺合併症の発症率には差を認めなかった（C，I，ウ）[19]．263例の腹部外科術後患者を2群に分け，呼吸理学療法施行群と呼吸理学療法にISを追加した群の比較では肺合併症（6％，17％，$p<0.01$），術後high care unitの在室日数（3.1日，4日，$p<0.03$）に有意な改善を認めている[20]（A，I，イ）．腹部外科368例のRCTでは，呼吸理学療法は肺合併症を有意に減少させている[21]．40例の腹腔鏡に対する呼吸理学療法のRCTではルーチンに予防的呼吸理学療法を行う必要はないとされ[22]，理学療法を行うかどうかの臨床判断が必要である．

癌手術後の症例のみを検討したものではないが，癌生存患者の運動療法の重要性についてメタ分析した報告をみると，32論文中22文献のメタ分析 ES：0.65（0.22-1.69）[23]，34文献のメタ分析[24]でも運動療法により，運動耐容能が改善し，健康関連QOL（HRQOL：health-related quality of life）の改善を認め，末期癌患者の運動療法の有用性を示唆している（A，I，イ）．

4）呼吸器外科術後の呼吸理学療法

呼吸器外科術後119例の呼吸理学療法施行群と対照群520例の比較では，理学療法により，30日死亡率，肺炎は有意差を認めないが，無気肺（40例と2例），在院日数（8.33日と5.73日），医療費（89,532.50€の削減）は有意に減少している[25]（B，II，イ）．

肺葉切除術211例のうち，術後呼吸理学療法施行群25例（1ヵ月）と非施行群186例の比較では，施行群において息切れ，運動耐容能，酸素化能が改善し，非施行群ではFEV$_1$，ピークフロー，運動耐容能，酸素化能が低下している[26]（B，I，イ）．また，36例を対象に，肺葉切除術後4時間後に歩行した群と第1病日から歩行を開始した50例を比較すると，早期離床群で酸素化の改善が大きく，酸素吸入が減少している[27]（A，I，イ）．

このように十分なRCTではないが，呼吸器外科領域における呼吸理学療法の有用性が示唆されているものと思われる．われわれの呼吸器外科手術を受け呼吸理学療法を施行した276例と呼吸理学療法を施行しなかった210例を対象に術後肺合併症の発生頻度，重症度，在院日数を比較してみると，理学療法施行群が術後合併症〔OR：0.34（0.19～0.59）〕と在院日数〔ES：－0.88（－0.97～－0.79）〕において改善している（A，I，イ）（**表4**）．また，75歳以上の高齢者に対する呼吸理学療法の効果を比較すると，酸素化とICUの在室日数に有意な改善を認めた〔OR：0.33（0.06～1.85）〕（A，I，イ）（**表5**）．

5）小児の体位排痰法

小児の人工呼吸中の体位排痰法の効果に関しては[28]，①6歳以下の小児ではclosing capacityが機能的残気量（FRC：functional residual capac-

表 4 呼吸器外科における呼吸理学療法の効果

呼吸理学療法施行群 n＝276		呼吸理学療法非施行群 n＝210	
術後肺合併症（例）	20	45	OR：0.34（0.19～0.59）
肺　炎	13	24	OR：0.41（0.20～0.83）
無気肺	7	21	OR：0.25（0.11～0.61）
在院日数（日）	12.1±4.1	17.5±8.1	ES：−0.88（−0.97～−0.79）

表 5 75 歳以上の高齢者に対する呼吸理学療法の効果

	CPT（−）n＝20	CPT（＋）n＝20	有意差
術直後 SvO_2（％）	64.6±10.8	66.8±13.7	NS
抜管後 SvO_2（％）	60.1±7.0	73.0±7.7	$p<0.01$
ICU 在室日数（日）	6.0±18.4	4.9±16.3	$p<0.01$
在院日数（日）	20.7±16.6	24.6±18.7	NS
術後肺合併症（例）	6	2	$p=0.056$

75 歳以上の高齢者に対する呼吸理学療法の効果：OR；0.33（0.06～1.85）

ity）を超えているので，肺が虚脱しやすい，②胸郭コンプライアンス/肺コンプライアンスが大きいため，percussion や vibration により肺が虚脱しやすい，③体位排痰法の合併症として，無気肺，胃食道逆流，頭蓋内圧の上昇，頭蓋内出血があげられ，有効であるとはいいがたい（C，Ⅱ，イ）．

小児の体位排痰法に関しては[29]，①無気肺に関しては，吸引だけよりも排痰体位と排痰手技の併用が有効である（B，Ⅱ，イ），②心臓外科術後の呼吸理学療法はルーチンに行うべきでなく，適応症例を選べば，酸素化と血行動態の改善を期待できる（C，Ⅱ，イ），③肺炎に関しては，RCT の結果では有効でない．排痰体位は換気・血流のマッチングには有効であるが，排痰手技は浸潤性の病変には有効でない（C，Ⅰ，イ），④細気管支炎に関しては，RCT の結果では有効でない（C，Ⅰ，イ），⑤急性喘息重篤発作においては呼吸機能の改善はない（C，Ⅱ，イ），⑥気管内異物は気管支鏡との併用が有効である（B，Ⅱ，イ）．

小児における排痰の生理学は，成人と異なる点がいくつかあげられる[30,31]．痰の移動のためには気管支の開放と肺容量を低下させることが重要で，小児においては気管支の安定性，呼気流量，choking points が必要である．気管支壁の不安定性のある場合には気管支拡張薬と PEP あるいは CPAP を用い，気道の虚脱を防ぐための背圧（back pressure）が必要となる（B，Ⅱ，イ）．小児の排痰法の合併症として肋骨骨折，頭蓋内圧上昇，脳障害，吸引による気管壁の損傷や上葉の虚脱があげられている．無気肺に関しては，吸引だけよりも排痰体位と排痰手技の併用（squeezing や bagging）が有効であり，虚脱部位からの痰の除去を促し，肺の再拡張が期待できる（B，Ⅱ，イ）．

6）心臓外科術後の予防的呼吸理学療法

心臓外科術後の予防的呼吸理学療法のシステマティックレビュー[32]では，18 文献（1,457 例）を対象に分析した結果，無気肺 15～98％，肺炎 0～20％が発症し，IS（8 文献），CPAP（5 文献），IPPB（3 文献），呼吸理学療法（13 文献）での合併症，酸素化や呼吸機能の改善の差を認めなかった（C，Ⅰ，イ）．呼吸理学療法の合併症には酸素飽和度の低下（4％），頻脈（1％）を認めた．呼吸理学療法は心臓外科術後の肺合併症の予防に有効であるとの結論は見出せない（C，Ⅰ，イ）．成人での心臓外科早期抜管の有効性に

関する6論文の分析では[33]，早期離床と伝統的離床の比較では，リスク比からみると，ICU死亡率，30日死亡率，心筋虚血，24時間再挿管率において差を認めない．しかし，早期離床はICU在室時間を7.02時間（−7.42～−6.61），在院日数を1.08日（−1.35～−0.82）短縮させる（B，I，イ）．

開胸術230例を対象とした呼吸練習のRCTでは[34]，術後肺合併症，ICU在室時間，酸素飽和度，呼吸機能の改善について差はなく，早期離床を行えば呼吸練習を行う必要はない（C，I，イ）．人工呼吸管理中の心臓外科術後患者236例のRCTでは[35]，呼吸理学療法による挿管期間，ICU在室日数，在院日数，肺機能の回復，術後肺合併症の差を認めない．術後挿管中の呼吸理学療法は術後アウトカムに影響しない．ルーチンに行う必要はない（C，I，イ）．通常の腹式呼吸やISの有用性はあまり認めないが，CPAPを用いた深呼吸練習では有意に無気肺が減少している[36]．このように呼吸練習やISを早期離床，咳，huffingに追加してもアウトカムには影響しない．ルーチンに呼吸理学療法を行う必要性および適応の再検討が必要であり，肺を膨らます方法では自発呼吸のみで行うよりCPAPやPEPなどの背圧を加えた状態で行うと有用性を見出すのかもしれない．

7）人工呼吸器関連肺炎の呼吸理学療法

人工呼吸器関連肺炎（VAP：ventilator associated pneumonia）の定義は，気管挿管後，人工呼吸器が開始されて48時間以上経過し，最初の4日間に発症する早期VAPと5日以降に発症する晩期VAPがある．早期VAPの重症度は高く予後は悪い．少なくとも4日間の人工呼吸管理を受けた患者で，38℃以上の新しい発熱，10,000/mm^{3}以上の白血球数増加，膿性気道内分泌物，胸部X線像で新たな異常陰影，酸素化の低下はVAPを疑わせるが，診断には30～35％の偽陰性と20～25％の偽陽性を認める．

2003年までの成人のVAPの予防に関する55論文を対象に，副鼻腔炎，呼吸器回路交換，加湿，気管内吸引，声門下吸引，気管切開，抗生剤，褥瘡，体位排痰法，セミファーラー位，腹臥位，kinetic bedのシステマティックレビューを行った結果[37]，体位排痰法（3論文）はVAPの発症を低下させるかもしれないが，方法論の制限があり，普遍的な施行は推奨しない（C，II，イ）．45°のセミファーラー位（2論文）は，VAPの発症を低下させるので推奨する（B，I，ウ）．腹臥位（2論文）は，VAPの発症を低下させるかもしれないが，方法論の制限があり，普遍的な施行は推奨しない（C，II，イ）．kinetic bed（5論文）は，VAPの発症を低下させ，その使用を推奨するが，費用を考慮すべきである（B，I，イ）．48時間以上の人工呼吸中の60例の呼吸理学療法のRCTでは[38]，呼吸理学療法群のVAPの発生率は8％，コントロール群の発生率は39％で，呼吸理学療法は有意にVAPの発生を低下させるが，人工呼吸器装着期間，ICU在室期間，死亡率には差を認めない（A，I，イ）．

VAPと体位に関しては，経口挿管下人工呼吸中の胃食道逆流はセミファーラー位で66％，背臥位で86％と差はないが，胃管カテーテルのある例では胃食道逆流が74％に対し，ない例では35％と有意差を認めている[39]．また，19例の人工呼吸中の不顕性誤嚥は，セミファーラー位で32％に対し，背臥位では68％である[40]．セミファーラー位の39例中2例にVAPが発症し，背臥位では47例中の11例にVAPが発症する．セミファーラー位では，肺炎のRR：0.22（0.05～0.92）と減少するが，死亡率はRR：0.65（0.29～1.47）と低下しない[41]．このように30～45°の頭部挙上位は，口腔・胃分泌物の吸引を低下させ，VAPの発生を83％減少させる．90例を対象にしたRCTでは，VAPを著明に減少させるが，死亡率に関しては30°の頭部挙上位18％，背臥位28％と差を認めていない[42]（A，I，イ）．

腹臥位とVAPの関係をみると，41例の腹臥

位と404例の背臥位のメタ分析では[43]，腹臥位でVAPの発症率は低くなるが〔肺炎のRR：0.64（0.51〜0.81）〕，死亡率には差は認めない〔死亡率のRR：0.90（0.57〜1.42）〕．腹臥位は合併症も増えるので，全面的なルーチンな使用を推奨せず，合併症を伴わない有効な症例に適応すべきである（A，I，イ）．

人工呼吸中の1,252例の口腔ケア施行群（日中3回，夜間1回）と414例の非施行群を比較すると，VAPの発症はそれぞれ3.9％，10.4％と有意に減少した．しかし，人工呼吸器装着期間やICU在室日数は減少しなかった[44]．多変量解析の結果，セミファーラー位，閉鎖式吸引カテーテルに比べ，口腔ケアが有意にVAPの発症を減少させ〔OR：0.32（0.18〜0.57）〕，特に早期VAPの減少が著明であった[44]．

いろいろなガイドラインでも，VAPの予防にはセミファーラー位を第一選択とし，両側背側肺に問題がある場合は腹臥位とすべきである．そして口腔ケア，IS，早期離床を促進させることが重要であり，従来の体位排痰法は推奨していない[45,46]（C，I，イ）．

8）COPDの呼吸理学療法

1966年から2000年までのシステマティックレビューでは[47]，急性増悪時のpercussionはFEV$_1$を有意に低下させ，また，無理な排痰体位は困難である（C，I，イ）．システマティックレビューに基づくガイドラインでは[48]，急性増悪時の体位排痰法では換気-血流のミスマッチングを起こし，急性増悪時にはpercussionを含む体位排痰法は修正した方法を考えなければならない．よって急性増悪時の体位排痰法は推奨しない（C，I，イ）．491論文を対象としたEBMに基づくガイドラインのうち，排痰法に関する13論文では[49]，PEPは対照群に比較し，咳，痰の産生，急性増悪が減少し，抗生剤や去痰剤の使用頻度も減少し，FEV$_1$が改善するので，気道内分泌物が多量な症例に対するPEPを推奨する（B，I，イ）．急性増悪時のPEPに関して，2つのシステマティックレビューがあるが，サンプルサイズが小さく十分に結論づけられないが，NPPV施行中にPEPを用いると喀痰量が増加しウィーニング期間が短縮する（C，I，イ）．

COPDの急性増悪時に用いる排痰手技に関して，英国の190の呼吸リハビリテーション部門を対象に調査した結果，146（77％）の回答が得られ，percussion, vibration, shakingは，「いつも使う」「しばしば使う」は少なく，代わりに用いている手技としてACBTをあげている．このことは排痰法では胸郭を叩いたり振動させたりする手技よりも，換気の改善を促進させるほうが有効であることを示唆している[50]．NICE[49]によるCOPDガイドラインでも急性増悪時の排痰手技（percussion, vibration, shaking）のEBMはなく推奨していない．

呼吸練習に関しては，いろいろなガイドラインでもEBMのレベルに関しては報告していない．また，GOLDのガイドライン（2003）では，呼吸パターンの修正や柔軟性トレーニングの有用性はEBMはないが，審査委員による一致した判断で推奨している[51]．

呼吸練習に関しては，軽症症例に対する腹式呼吸は有効であるが，中等症から重症のCOPDにおいては，胸壁の動きや呼吸効率がかえって減少し，安静呼吸が有効である[52]（B，II，イ）．高炭酸ガス血症を伴うCOPDの急性増悪時には，腹式呼吸により血液ガスや分時換気量は改善するが，呼吸筋努力や息切れは増大し，呼吸筋の効率や横隔膜の機械的効率は改善しない．残気量が過度に増大している症例では，横隔膜は平担化し，腹式呼吸ではかえって呼吸効率が悪くなる．重症例に関しては呼吸練習を行うより，運動療法を施行したほうが有効であると報告されている[53]（B，II，イ）．

腹式呼吸に関する1966〜2006年9月までの20論文のメタ分析では，有意に腹部の動き，横隔膜の動き，呼吸数，TV，パルスオキシメータで測定した動脈血酸素飽和度（SpO_2：saturation of pulse oxymeter oxygen），経皮的二酸化炭素分圧は改善するが，息切れや呼吸仕事量は増大し，運動耐容能も改善していない[54]．このことはCOPD全例に腹式呼吸を適応すべきではないことを示唆している（C，Ⅰ，イ）．

また，口すぼめ呼吸による効果は，以下のようなものがあげられる．①気道内圧の上昇による気道虚脱を防ぐ，②呼気の初期流速の減速によるBernouli効果を減弱，③呼吸数（RR：respiratory rate），分時換気量（$\dot{V}E$），FRCの減少，TVの増加（浅く速い呼吸，肺過膨張の改善），④SpO_2の増加，⑤肺局所不均等換気の改善，⑥duty cycle〔Ti/Ttot（全呼吸時間に占める吸気時間の割合）〕，TTdi（tention-time index）が減少し呼吸筋疲労が改善，⑦呼気流量，非弾性抵抗が減少し，呼吸仕事量が減少，⑧横隔膜の関与が減少し，呼吸補助筋群の関与が増加，⑨呼吸困難の減少，⑩気管支攣縮による過換気の改善，⑪日常生活活動（ADL：activity of daily living）達成能力，運動耐容能の改善である．

口すぼめ呼吸による効果をCOPDで改善例（n=16）と非改善例（n=11）に分けてみると，改善した例はTVが増え，呼吸数が低下するとともに，呼気終末位容量が減少し，肺過膨張の改善を伴っている（B，Ⅱ，イ），非改善例では口すぼめ呼吸によりFRCがかえって増加し有効であるとはいえない[55]．

呼吸生理学の観点から呼吸練習について考えてみると，呼吸パターンは，肺・胸郭のメカニクスの変化を反映し，呼吸の神経コントロールが行われ，呼吸仕事量は最少になっている．このような状況で呼吸パターンをあえて変えるべきかの疑問が湧いてくる．

以下，呼吸練習の論争である[56]．①口すぼめ呼吸と腹式呼吸を併用したゆっくりした呼吸パターンを習慣的にすべきか，②すべてのCOPDに口すぼめ呼吸と腹式呼吸は有効か，ゆっくりした腹式呼吸をすべきかどうか，③呼吸数を6回/分程度にすべきか，④口すぼめ呼吸と腹式呼吸は呼吸補助筋の活動を低下させるのに有効か，⑤口すぼめ呼吸と腹式呼吸は不安や精神的リラクセーションに有効か，⑥胸・腹部の非同期的呼吸を改善させるのに腹式呼吸を行うべきか，⑦腹式呼吸は下部胸郭を拡張させるのに有効か，⑧肺過膨張に口すぼめ呼吸と腹式呼吸は有効か，⑨息切れのコントロールには，ゆっくり深い呼吸よりも浅いゆっくりした呼吸が有効か，⑩最大吸気位まで行うべきか，吸気ホールドをすべきか，⑪呼吸練習に関する研究論文は，研究デザインが貧弱であり，サンプルサイズが小さく，症状の改善を報告している論文は少ない．

9）気管支喘息に対する呼吸理学療法

NIHの1997年の気管支喘息ガイドラインでは[57]，気管支喘息発作時に排痰目的で胸部を軽叩するpercussionにより気管支攣縮を増強してしまう．気管支喘息発作時の呼吸理学療法（percussion, vibration, huffing, 咳）は気管支攣縮を引き起こし，呼吸困難を訴える患者には不必要なストレスを与えるので推奨できない（C，Ⅱ，イ）．また，口すぼめ呼吸や呼吸練習は呼吸窮迫のコントロールには有効であるが，呼吸機能の改善には困難であり推奨できない（C，Ⅱ，イ）．

しかし，胸郭外胸部圧迫法（ECC：external chest compression）により，呼吸停止の23例中23例で蘇生，心肺停止の8例中6例で蘇生した報告がなされた[58]（B，Ⅱ，イ）．その後，千葉県の船橋市救急隊ではこの方法を導入し，搬送した1,028例の気管支喘息患者のうち，364例にECCを実施し，肋骨骨折などの二次的な損傷は認めなかった．重篤発作30例中，ECC施行群23例では，SpO_2は，現着時62%からドクターカー到着時89%，現発時97%，病着時98%に改善し，ECC非施行群7例ではそれぞれ，62%から，65%，97%，98%であった[59]（A，Ⅰ，イ）．このように発作時の酸素療法，吸入療法およびECCの併用は有効であり，重篤発作では同様にNPPV下で施行すると，気管挿管が減少

表 6 腹臥位の効果

	responder	non-responder	odds ratio
Chatte（1997）	13/25	5/7	0.73（0.19〜2.75）
Lee（2002）	6/14	4/8	0.86（0.18〜3.98）
Casado-Flores（2002）	7/18	4/5	0.49（0.10〜2.36）
Rossetti（2006）	5/32	4/9	0.35（0.08〜1.59）
Lemasson（2006）	36/136	34/79	0.42（0.24〜0.76）
Total	67/225	51/108	0.63（0.41〜0.97）

する[59,60)](B，Ⅱ，イ)．

気管支喘息の呼吸練習に関する5論文のシステマティックレビューでは[61)]，35論文の中から5つの論文を選択したが，サンプルサイズが小さい．106例を対象とした一つの研究があり，最大呼気流量（PEF：peak expiratory flow）が増大し気管支拡張薬の使用頻度が低下した．呼吸練習の効果を結論づけるには十分でない（C，Ⅰ，イ）．同様に，英国呼吸器学会のガイドラインでも呼吸練習は推奨していない[62)](C，Ⅰ，イ)．

気管支喘息のマニュアルセラピーのRCTの5論文を対象にしたメタ分析では[63)]，5つのRCT（290人）があるが，いずれも研究方法が貧弱であり，十分に結論づける症例数がない．よって，気管支喘息に対するマニュアルセラピーは有効であるかわからない（C，Ⅰ，イ）．

10）急性呼吸窮迫症候群と急性肺損傷に対する呼吸理学療法

1976〜2004年までの58論文（1,500例）を対象にした腹臥位のシステマティックレビューの結果では[64)]，①腹臥位は多くのARDSの酸素化を改善させる（A，Ⅰ，イ），②腹臥位は全身性の血行動態を変動させないで，肺循環を改善させる（C，Ⅲ，イ），③腹臥位は肺リクルートメントを改善させる（C，Ⅲ，イ），④腹臥位の効果を予測する基準はなく，施行して反応性をみるべきである，⑤多くの重症ARDSには早期に腹臥位で施行すべきである，⑥腹臥位の適切な時間は1日18〜23時間で，酸素化の改善がある場合は持続すべきである．しかし，死亡率の改善はないと報告されているが，腹臥位で酸素化が20％以上改善した症例とそれ以下の症例に分けて5文献（225例と108例）を対象にメタ分析してみると，ORは0.63（0.41〜0.97）で有意に死亡率が改善する（A，Ⅰ，イ）（**表6**）．

また，人工呼吸中のARDSの103例を対象に，kinetic bedと2時間ごとの体位変換のRCTでは，ガス交換，肺炎発生率，胸部X線所見，在院日数，人工呼吸器装着期間，生存率に関して，同等の効果である[65)](A，Ⅰ，イ)．また，肺炎が発生すると呼吸ケアの介入が増加する．人工呼吸中のARDSの19例を対象に，2時間ごとの左右側臥位，2時間ごとの側臥位に15分間のpercussionと排痰体位，kinetic bedに2時間ごとのpercussionの4つの方法を比較した報告では，4群間では，酸素消費量（$\dot{V}O_2$：oxygen consumption），炭酸ガス排出量（$\dot{V}CO_2$：carbon dioxide output），吸気プラトー圧（EIP：end-inspiratory pause），最高気道内圧（PIP：peak inspiratory pressure），TV，死腔換気率の差はないが，排痰体位とpercussionを併用した群で痰の喀出量が増加し，ARDSで1日の痰の吸引量は40ｍｌを超える症例には有効であった[66)](B，Ⅲ，イ)．新しいkinetic bedのメタ分析では，①人工呼吸器の装着期間は短縮しないES：−1.06（−2.86〜0.79），②ICUの在室期間は短縮しないES：−0.90（−2.82〜1.01），③死亡率は改善しないOR：1.02（0.77〜1.34），④肺炎は有意に改善するOR：0.38（0.27〜0.53）との報告で，痰の多い肺炎が原因であるALIとARDSには有効であると思われる[67)](A，Ⅰ，ア)．

このようにALIとARDSの原因が何であるか

表 7 肺炎による ARDS に対する squeezing の効果

	baseline	after squeezing n＝6
age	71±15.3	
PaO_2/FIO_2 (torr)	112.3±42.2	192.5±49.7
$PaCO_2$ (torr)	39.4±4.9	33.1±5.6
lung injury score	2.9±0.4	1.8±0.3
APACHE II	22.2±4.3	
TV (ml/kg)	8.7±1.6	
PEEP (cmH_2O)	9.5±1.5	
PIP (cmH_2O)	35.6±4.0	30.1±4.1
EIP (cmH_2O)	29.3±3.7	24.7±4.6
Cst (ml/cmH_2O)	31.2±3.6	44.1±4.3
Raw (cmH_2O/l/sec)	10.3±4.8	7.2±3.5
ventilation days	4.5±3.4	
30 motality		33.3% (2/6)

Cst：静的コンプライアンス
Raw：気道抵抗

によって呼吸理学療法の効果に差があると考えられる．腹臥位の有用性に関しては，荷重側肺傷害でも両背側の限局した無気肺には有効であるが，肺胞水腫や間質水腫では体位変換とともに水は荷重側に移動してしまうため腹臥位の効果は限られてしまう．また，肺炎が原因である場合には気道内分泌物が多いので排痰法は有効であるが，前述のように肺胞や間質の水腫が原因である場合には排痰法は有効でなく，PEEPや人工呼吸器の設定が重要になってくる（**表 7**）．

11）bag による加圧換気

ALI に対し，気道内吸引，体位変換と吸引，体位変換・bag による加圧換気・吸引の比較では，混合静脈血酸素飽和度（S$\bar{v}O_2$：oxygen saturation of mixed-vonous blood）ではリクルートメントの併用が最も有効な方法であった[68]（B，II，イ）．テスト肺を用いて bag 加圧後，急速に手を離す方法の RCT では，呼気流量を増加させる．bag の大きさは大きいほうがより呼気流量は早くなる[69]（B，II，イ）．1968～1995 年までの 11 論文のうち 7 論文を対象とした，bagging による酸素化と静的コンプライアンスに与える影響を分析した結果，その効果は十分に結論づけることはできず，今後多施設による RCT が必要である[70]（C，II，イ）．

人工呼吸装着患者 14 例を対象に bag による加圧換気と人工呼吸器による過膨張手技を比較すると，痰の喀出量には差を認めなかったが，人工呼吸器を用いたほうが代謝に及ぼす悪影響が少なく静的コンプライアンスの改善が大きかった．しかし，呼気流量の改善は bag の加圧換気によるほうが大きかった（C，II，イ）[71]．人工呼吸中の 20 例を対象に RCT を行った結果，痰の喀出量は差を認めなかったが，bag 加圧群で静的コンプライアンスの改善が有意に大きかった（B，II，イ）[72]．人工呼吸器からの離脱困難な無気肺 23 例を対象に bag 加圧群と対照群を比較すると，bag 加圧群において TV，浅く速い呼吸の指標，胸部 X 線所見，酸素化能の改善が大きかった[73]（B，II，イ）．また，気管吸引後の酸素化の低下を予防するために，bag 加圧換気を併用するが，VAP の 15 例を対象に比較検討した結果，吸引のみの場合よりも吸引後の bag 加圧換気を併用した群において，気道抵抗と静的コンプライアンスの改善が大きく有用であった[74]（B，II，イ）．

一方，新生児を対象に，呼吸理学療法（排痰体位，squeezing，bagging，気管内吸引）施行

群25例と非施行群21例のRCTでは，呼吸理学療法施行群では無気肺の改善に1日（中央値）要したが，非施行群では10～15日間必要であり，また施行群においても頭蓋内出血，肋骨骨折の合併症はなかった[75]（B，Ⅰ，ア）．このように，squeezingとbaggingの併用は，critical opening pressure（気管支拡張閾値圧）を発生させて，無気肺治療に有効である．また，モニタリングなどのリスク管理を徹底すれば，呼吸理学療法によって血行動態が悪化することはないと思われる．人工呼吸中の無気肺に対する気管支鏡の効果に関する5論文（357例）と気管支鏡にinsufflation法（吹き込み法）を併用した7論文（76例）の報告では，気管支鏡での無気肺の改善率は19～81％，insufflation法では70～100％であった（B，Ⅱ，ア）[76]．気管支鏡は区域，葉，一側肺の無気肺に有効で，区域以下の無気肺やエアーブロンコグラムには有効でなく，BAL（気管支肺胞洗浄）はより末梢の粘液栓痰に有効である．insufflation法は10～75cmH$_2$Oの圧を5秒～2分間加え，critical opening pressureで痰を突き破り，末梢へのエアーエントリーを改善させる方法であり，無気肺治療に有効である．

このようにbagの加圧換気は痰の喀出を促進し，無気肺，肺メカニクス，酸素化を改善させる（A，Ⅱ，イ）．しかし，bag加圧を行う場合には人工呼吸器の回路を開放するので，PEEPの低下による酸素化の低下や感染のリスクを伴う．またbaggingによる圧外傷や容量外傷を伴う危険性もある．PEEPを10cmH$_2$O以上負荷した状態でのbaggingは，痰を移動させるための二相流0.41l/秒以上の呼気流量を得ることは難しいとの報告もあり（C，Ⅱ，ア）[77]，今後，異なる肺メカニクスと人工呼吸器の設定による効果の検討が必要であろう．

12）新生児に対する呼吸理学療法

前述のようにCochrane reviewでは，人工呼吸管理中の新生児の抜管後の体位排痰法の効果[5]では，体位排痰法は抜管後無気肺の予防や改善に有効でないが，1～2時間ごとの体位排痰法は再挿管の頻度を有意に低下させるとしている（C，Ⅰ，ア）．また，percussionでは低酸素血症を伴い〔RR：0.53（0.28～0.99）〕，percussion, vibrationよりもsqueezingのほうが無気肺を改善させる〔RR：0.25（0.11～0.57）〕[9]．

オーストラリア，ニュージーランドでは新生児の2～3％が新生児集中治療室（NICU：neonatal intensive care unit）に入室し，その89％に人工呼吸が施行され，体位排痰法は気道クリアランスに有効であるとされている．Cochrane reviewでは，人工呼吸中の新生児に対し，呼吸理学療法による生存率の改善が得られるかどうかのプロトコールが作成され検討中であり，以下の共通項目を用いて多施設RCTが行われている[78]．その検討課題は，①在胎週数での違い：30週以下，30～37週，37週以上，②体重による違い：1,500g以下，1,500～2,500g，2,500g以上，③疾患による違い：呼吸窮迫症候群（RDS：respiratory distress syndrome），誤嚥，肺感染症，慢性肺疾患（CLD：chronic lung disorders），④介入方法の違い：排痰体位にpercussion, vibrationの併用，⑤頻度による影響：4時間ごとあるいはそれ以下，⑥アウトカムは共通〔1次：人工呼吸器装着期間，酸素療法施行期間，在院日数，2次：無気肺，浸潤影の改善，血液ガス，吸入酸素濃度（F$_I$O$_2$：fractional concentration of inspired oxygen）の改善，喀痰量（g, ml），合併症の有無：低酸素血症，脳室内出血（IVH：intraventricular hemorrhage），脳室周囲白質軟化症（PVL：periventricular leukomalacia），徐脈〕である．

しかし，日本では新生児呼吸理学療法のガイドラインがすでに2002年に作成されており[79]，現在は第2版が改訂中である．2002年のガイドラインでは，呼吸理学療法による危険性（percussion）を強調し，出生体重による呼吸理学療法の合併症のリスクも異なることが予想され，体重で分類されたガイドラインの作成が必要と

なると思われるが，発表論文の少なさからその時点での検討は不十分であるとした（B, III, ア）．また，新生児に対する squeezing の有効性と安全性は不明であり，実施に関しては個々の施設，症例によって判断するとした（B, II, ア）．その後の研究で，出生体重別による合併症の発症はなく，体重で分類した無気肺に対する体位排痰法の効果（squeezing と bagging の併用）も同様に有効であることが証明され（A, I, ア）[80～83]，改訂版では squeezing と bagging の併用の効果と安全性について推奨することにしている．新生児においても squeezing の有効性と安全性は証明されたが，施行者の習熟度によりその効果には差が認められることも事実であり，実施に関しては熟練者により，squeezing, bagging, サーファクタント洗浄を併用するとより有効である[84]（B, II, ア）．

一方，欧州では小児・新生児領域の呼吸理学療法には，呼気流量増加手技（EFI：expiratory flow increase technique）が用いられている．EFI は 1970 年代に Barthe によって排痰手技として開発され，フランスでは一般的に用いられる手技であり，背臥位で胸部と腹部全体を呼気時に圧迫する方法である．この EFI 施行群 362 例のうち抜管後無気肺は 9 例（2％）に発症し，再挿管 6 例および抜管後無気肺のない 353 例のうち 33 例（9.3％）が無呼吸，除脈により再挿管している（B, II, ア）[85]．人工呼吸中の平均月齢 3.1 カ月（1～11 カ月），喘鳴のある 22 例を対象に，頭高 30° 背臥位の体位で EFI を 40 回施行した結果，EFI による呼吸窮迫の症状，酸素飽和度の低下，除脈，頻脈，気胸，肋骨骨折はなく，動脈血二酸化炭素分圧（$PaCO_2$：arterial carbon dioxide pressure），死腔換気率（V_D/V_T），動的コンプライアンス（Cdyn：dynamic compliance），Raw, $\dot{V}E$, TV に変化を与えず，EFI は安全な手技である（C, III, ア）[86]．また，人工呼吸中の細気管支炎 20 例（平均在胎週数 34±5 週，平均月齢 9±7 カ月，平均体重 2,413±954 g）を対象に 38 回の EFI 手技（10 分間施行した結果，SpO_2, VTexp（呼気一回換気量），$TcPCO_2$（経皮的二酸化炭素分圧）の有意な改善を報告している（C, III, ア）[87]．人工呼吸中の小児 22 人（28 日～12 歳の急性の気道閉塞）を対象とした EFI 手技では，酸素化を改善させ，短期効果が認められている（C, III, ア）[88]．

このように新生児領域では squeezing の安全性と有用性は証明されてきている．

2．気道クリアランス法のメタ分析

MEDLINE, CINAHL を用いて 1966～2006 年までの呼吸理学療法に関する論文を探索し，呼吸理学療法のメタ分析を行った[10,11,88]．得られた 2,000 件以上の文献から，術後呼吸不全および急性呼吸不全に関する 57 件，新生児に関する 34 件，慢性呼吸不全に関する 48 件を選択して分析した．分析には OR と ES を用いた．

1）術後呼吸不全および急性呼吸不全に関する呼吸理学療法

術後呼吸不全および急性呼吸不全に関する呼吸理学療法の効果については，①体位排痰法（排痰体位と percussion, vibration の併用）は術後の肺合併症に対して有効とはいえない〔OR：0.80（0.57～1.13）〕（6 文献，287/303 例）（C, I, イ），②呼吸理学療法の方法論の違いにおける効果では，（ア）体位排痰法と IS, PEP の差はない（B, I, イ），（イ）IS と腹式呼吸，IS と IPPB の差はない（B, I, イ），（ウ）何もしないよりは腹式呼吸〔OR：0.20（0.11～0.36）〕（2 文献，110/128 例）か IS〔OR：0.41（0.25～0.68）〕（5 文献，174/168 例）が有効である（A, I, イ），（エ）PEP と体位排痰法，PEP と CPAP, PEP と吸気抵抗の併用の差はない（B, I, イ），（オ）体位排痰法よりも CPAP が有効である〔OR：0.49（0.28～0.87）〕（5 文献，108/95 例）（A, I, イ），③急性呼吸不全に対する体位排痰法は酸素化を低下させる〔ES：−0.25（−0.50～−0.01）〕（7 文献，139 例）（C, I, イ），④体位

排痰法，早期離床は入院期間を短縮させないが，ISは短縮させる〔ES：−0.32（−0.53〜−0.12）〕（2文献，127/133例）（B，I，イ），⑤包括的な呼吸理学療法は術後の肺合併症を改善させる〔OR：0.02（0.16〜0.30）〕（4文献，828/1,077例）（A，I，イ），⑥包括的な呼吸理学療法は在院期間を短縮させる〔ES：−0.63（−0.73〜−0.52）〕（4文献，675例/915例）（A，I），⑦肺炎や無気肺の改善には percussion よりも squeezing のほうが有効で，人工呼吸器からの離脱やICU在室期間が短縮する〔OR：0.48（0.28〜0.84）〕（112/110例）（A，I，イ）（**表3**），⑧ALIとARDSの腹臥位での人工呼吸管理では，酸素化の改善が20％以上認められると生存率が改善する〔OR：0.63（0.41〜0.97）〕（5文献 225/108例）（A，I）．

2）新生児に対する呼吸理学療法

新生児に対する呼吸理学療法のEBMについては[71]，①体位排痰法（排痰体位と percussion, vibration の併用）は抜管後の無気肺の予防には有効でない〔OR：0.90（0.57〜1.46）〕（3文献，221例/225例）（C，I，ア），②体位排痰法は酸素化を改善させない〔ES：−0.07（−0.42〜0.28）〕（5文献，94例/94例）（C，I，ア），③体位排痰法で脳障害の頻度は増加しない〔OR：0.68（0.37〜1.25）〕（3文献，120例/152例）（C，I，ア），④体位排痰法は痰の喀出量を増加させる〔ES：0.82（0.47〜1.18）〕（3文献，68例/68例）（B，I，ア），⑤排痰法に伴う低酸素血症は酸素供給で改善する〔ES：1.76（1.15〜2.37）〕（2文献，29例/29例）（B，I，ア），⑥squeezing と bagging の併用は無気肺を改善させる〔ES：−1.18（−1.41〜−0.97）〕（1文献，55例/33例）．

3）慢性呼吸不全に対する呼吸理学療法

慢性呼吸不全に対する呼吸理学療法は，①体位排痰法（排痰体位と percussion, vibration の併用）では痰の喀出量が多くなる〔ES：1.75（1.31〜2.19）〕（6文献 60例）（A，I，イ），②体位排痰法により気道クリアランスは改善するが〔ES：1.92（1.41〜2.44）〕（5文献，38例），FEV_1は改善しない（B，I，イ），③排痰体位に percussion および vibration を加えても排痰体位のみと変わらない〔ES：0.02（−0.29〜0.33）〕（8文献，91例）（C，I，イ），④体位排痰法とその他の方法の比較では，（ア）体位排痰法よりも，Flutter 弁〔ES：−0.62（−0.89〜−0.37）〕（8文献，168/119例），体位排痰法と吸入の併用〔ES：−1.46（−2.19〜−0.74）〕（2文献20/20例），HFCC〔ES：−0.58（−1.00〜−0.17）〕（3文献，109/48例）のほうが有効である（B，I，イ），（イ）体位排痰法に比べ，PEP〔ES：−0.06（−0.30〜0.18）〕（10文献，262/262例），huffing および咳〔ES：−0.20（−0.47〜0.07）〕（8文献，118/117例），運動療法〔ES：0.10（−0.33〜0.53）〕，自律性排痰法〔ES：−0.16（−0.77〜0.45）〕（3文献，27/27例），肺内 percussion 換気法〔ES：−0.33（−0.88〜0.21）〕（3文献，27/27例），ACBTの差はない（C，I，イ），⑤徒手による軽打法と機械による軽打法では差はない〔ES：−0.06（−0.54〜0.42）〕（3文献，34/32例）（C，I，イ）．

Ⅳ．呼吸リハビリテーションのEBM

呼吸リハビリテーションのEBMに関しては，1997年の ACCP/AACVPR（American College of Chest Physician/American Association of Cardiovascular and Pulmonary Rehabilitation）の報告から，EBMが集積され変化してきている（**表8**）．特に，GOLD（Global Initiative for COPD）update 2004[89]では生命予後がB，うつ・不安の改善がAとなった．しかし，2007年の ACCP/AACVPR の新しい報告[90]では，運動療法に重点を置き，上肢筋トレーニングや下肢筋トレーニングの有用性を強調し，上肢筋トレーニングA，呼吸筋トレーニングB，生命予後やうつ・不安の改善は不明であるとしている．

表 8　EBM の変化

	ACCP/AACVPR (1997)	BTS (2001)	GOLD (2003)	NICE (2004)	ACCP/AACVPR (2007)
下肢筋トレーニング	A	A	A		A
上肢筋トレーニング	B	B	B		A
呼吸筋トレーニング	B		C		B
教育・社会心理的アプローチ	C		C		B
呼吸困難	A	A	A	A	A
運動耐容能	A	A	A	A	A
HRQOL	B	A	A	A	A
うつ，不安の改善			A	A	?
医療経済効果	B	A	A	A	B
生命予後	C		B		?

ガイドラインにおける推奨レベル
A：RCT，ヒトを対象にした多くのデータに基づくエビデンス
B：RCT，ヒトを対象にした限られたデータに基づくエビデンス
C：非ランダム化試験，観察研究に基づくエビデンス
D：審査委員による一致した判断である

GOLD update 2006[91)]では，呼吸リハビリテーションをより詳細に報告し，①呼吸リハビリテーションの適応はすべてのステージ（Ⅱ：中等症～Ⅳ：最重症）において，運動耐容能，呼吸困難，疲労を改善させ（A），在宅での継続プログラムにより健康状態を維持可能である（B），②呼吸リハビリテーションは MRC（medical research council）息切れの分類のⅤ度には有効でないかもしれない（B），③障害の程度には関係なく効果を認めるが，座ったきりの症例には在宅訪問は有効でない（A），④呼吸リハビリテーションの評価には，現病歴・身体的検査，気管支拡張薬の吸入前後での呼吸機能検査はベースラインの評価となり，運動耐容能，健康状態・息切れ，呼吸筋力・四肢筋力の評価はアウトカム測定の評価になる，⑤呼吸リハビリテーションの評価には，MRC の息切れの分類を用い，これは健康状態の把握や死亡率の予測になる，⑥教育・運動プログラムでは 1 クラス 6～8 人を対象にする（D），⑦教育に関しては，教育のみでは運動耐容能や呼吸機能は改善しない（B）が，日常生活のスキルやコーピングは改善する．禁煙教育を含む教育ではじめて COPD の経過に影響する（A）．終末期の話し合いは，終末期医療の判断に有効である（B），⑧喫煙者は非喫煙者に比べ，呼吸リハビリテーションを完了することは少ない（B），⑨呼吸リハビリテーションの効果は最低でも 6 週間必要で，より長いプログラムが有効である（B），⑩上肢筋トレーニング，呼吸筋トレーニング，筋力トレーニングはルーチンに行う必要性のデータはないが，有酸素運動に追加すると筋力は改善するが，運動耐容能や HRQOL の改善は明確でない，⑪運動療法により最大作業能 18％，最大酸素摂取量（$\dot{V}O_2$max：maximum oxygen consumption）11％，耐久時間 87％，6 分間歩行距離（6MWD：six-minutes walking distance）では 49 m 改善する，⑫呼吸リハビリテーションでは気管支拡張薬などの薬物療法との併用が望ましい，⑬運動療法は $\dot{V}O_2$max の 45％の運動強度，10～45 分，毎日少なくとも 4～10 週間行うと有効であるが，長いプログラムがより改善する．⑭目標心拍数（THR：target heart rate）による運動処方は COPD には制限があり，症候限界性の最大運動で 20 分の歩行，あるいは症候限界性の最大運動能力の 60～80％の耐久力トレーニングを持続あるいはインターバルを入れて行う，⑮歩行器は重症例の息切れや歩行距離を改善させる（C）．

ACCP/AACVPR 2007[90]では 21 の推奨をあげている．①歩行による筋肉運動トレーニングは必須プログラムとして推奨（A），②呼吸困難の改善（A），③HRQOL の改善（A），④入院日数と医療機関利用回数の減少（B），⑤医療経済効果（C），⑥包括的プログラムで心理的効果（B），⑦6～12 週のプログラムでいくつかのアウトカムが改善するが，12～18 カ月以上では徐々に減少する（A），HRQOL は 12～18 カ月以上維持可能（C），⑧長期プログラム（12 週）は短期プログラムより効果が維持可能（C），⑨呼吸リハビリテーション後の維持戦略は長期アウトカムにある程度の効果（C），⑩下肢トレーニングでは低強度よりも高強度のほうが生理学的効果が大（B），⑪低強度，高強度のどちらも運動トレーニングにより臨床的な効果あり（A），⑫筋力強化トレーニングを加えることで筋力と筋肉量を増加（A），⑬現在の EBM では，呼吸リハビリテーションに同化剤のルーチン使用を支持しない（C），⑭支持なしの上肢の耐久性トレーニングは有益であり，プログラムに組み込むべきである（A），⑮EBM で呼吸リハビリテーションの必須構成成分として吸気筋トレーニングをルーチンに行うことを支持しない（B），⑯教育は呼吸リハビリテーションの不可欠な構成要素であるべきで，教育は，急性増悪の協調的な自己管理，予防，治療の情報を含むべき（B），⑰単一な治療的療法としての心理社会的介入の効果を支持するわずかな EBM がある（C），⑱重度の運動誘発性低酸素血症では，運動トレーニング中に酸素投与を行うべきである（C），⑲運動誘発性低酸素血症のない患者に対する高強度の運動プログラム中の酸素投与は運動耐容能の増加をもたらす（C），⑳重症患者に対して運動トレーニングの補助として行う非侵襲的換気療法は，運動パフォーマンスの改善をもたらす(B)，㉑呼吸リハビリテーションは COPD 以外の慢性呼吸器疾患の特定の患者に有用である（B），と報告している．

過去の呼吸リハビリテーションのメタ分析をみると，Lacasse ら[92]の報告では，最大運動能は ES：0.3（0.1～0.6），6MWD は ES：0.6（0.3～1.0），情動は ES：0.5（0.2～0.8），呼吸困難は ES：1.0（0.6～1.5），疲労は ES：0.6（0.3～0.8），克服は ES：0.8（0.5～1.2）であり，Devine ら[93]の報告では最大運動能 ES：0.22（－0.12～0.56），運動耐容能は ES：0.64（0.45～0.7），呼吸困難は ES：0.65（0.37～1.04），呼吸機能（volume）は ES：0.18（0.02～0.34），呼吸機能（dynamic）は ES：0.10（－0.03～0.22）で，Cambach ら[94]の報告では，最大運動能は ES：0.4（0.2～0.6），6MWD は ES：0.5（0.3～0.7），情動は ES：0.5（0.2～0.7），呼吸困難は ES：0.7（0.4～1.0），疲労は ES：0.6（0.3～0.9），克服は ES：0.6（0.3～0.9），Salman ら[95]の報告では，軽症から中等症の COPD では 4 週間の呼吸リハビリテーションで改善するが，重症では 6 カ月以上必要で，歩行距離は ES：0.71（0.43～0.99），呼吸困難は ES：0.62（0.35～0.89），Cochrane Review[96]では呼吸困難は ES：0.98（0.72～1.22）であり，6MWD は最小臨床重要差 48 m，95％CI：32～65 m であった．まとめると呼吸リハビリテーションで改善するのは最大運動能ではなく，運動耐久性であり，HRQOL の中では呼吸困難が最も改善している．

新しい呼吸リハビリテーションによる改善のメタ分析では[97]，最大作業能 18％（13～24％），最大酸素摂取量 11％（4～18％），運動耐久時間 87％，最大運動能 8.4 ワット（3.4～13.4）であり，運動耐久性である．プログラムの期間の違いによる 6MWD は，長期（6 カ月以上）では 70 m（41～93 m），短期（6～8 週）では 42 m（10～72 m）と，4 週と 7 週，6 週と 12 週，3 カ月と 6 カ月の比較では，いずれも長期のほうが改善している．監視下と非監視下の違いによる 6MWD の違いは，監視下で 60 m（34～80 m），非監視下で 18 m（15～50 m）と監視下のほうが有効である．HRQOL の最小臨床重要差は CRQ (chronic respiratory disease questionnaire) で 10 点, 0.5 units (0.4〜0.7), SGRQ (St. George's respiratory disease questionnaire) で 4 点 (1.6〜6.4) である. 12〜18 カ月後死亡率は 0.69 (0.38〜1.25) と有意差は認めないが, 呼吸リハビリテーション (＋) 7.8%, 呼吸リハビリテーション (－) 9.9% と差を認め, 750〜1,000 人を対象に 3 年間の RCT が行われると証明可能となる. また, 呼吸リハビリテーションの適応は予測値に対する 1 秒率 (%FEV_1: percentage for forced expiratory volume in one second)＜40%, 高炭酸ガス血症, 高齢, 重度呼吸機能障害, 喫煙は除外因子ではない. 自己管理教育プログラムではコーピングスキルが改善する. 低リスク群では教育の効果が低く, 急性増悪による再入院の危険性のある重症例には有効である. 体重 2 kg 以上, BMI 1 クラスの改善では生命予後が改善する. 全身炎症の強いもの, 高齢者, 栄養摂取の低いものでは, 栄養療法の効果が低い. 維持プログラムは 1 回/週, 高頻度, 呼吸理学療法の監視下で 6〜8 週間は必要である.

新しい Cochrane review では[98], 11 文献 610 例の HRQOL に関するメタ分析では CRQ の息切れは ES：1.06 (0.85〜1.26) であり, 16 文献 384 例を対象にした SGRQ の全スコアでは ES：－6.11 (－8.98〜－3.42), 運動耐容能 16 文献 669 例では ES：48.86 (31.64〜65.28), 最大運動能 13 文献 511 例では ES：8.43 (3.45〜13.41) であった.

また, 重症例に対する運動耐容能改善のための新しいストラテジー[97,99,100]も考えられており, ①NPPV による換気補助と運動療法の併用〔9 文献 97/150 例の ES：0.75 (0.47〜1.02)〕[101], ②夜間 NPPV による休息と日中の呼吸リハビリテーションの併用, ③耐久力トレーニングと筋力トレーニングの併用, ④電気刺激による四肢筋の強化, ⑤インターバルトレーニングと運動強度, ⑥酸素吸入, ⑦栄養療法と運動療法の併用, ⑧薬物療法 (ステロイド, 成長ホルモン, 長時間作用型抗コリン薬), ⑨バイオフィードバック, ⑩Heliox ガスの吸入などである.

下肢筋と上肢筋のトレーニングのメタ分析では[102], 下肢筋トレーニングの 5 論文 202 症例は ES：0.90 (0.42〜1.38), 上肢筋トレーニングの 5 文献 136 例は ES：0.7 (0.28〜1.11) と有用性が高い. 特に重症例に対しては, 耐久力トレーニングよりも筋力トレーニングのほうが, HRQOL に及ぼす効果はより大きい[103]〔ES：－0.27 (－0.52〜－0.02)〕. 耐久力・筋力トレーニングの併用と筋力トレーニングの比較では, 歩行距離は ES：－7 (－24〜9), 最大運動能は ES：0.7 (－3.6〜5.0), 息切れは ES：0.25 (－0.02〜0.53) において差を認めていない. また, 現在のところ酸素投与下の運動療法の EBM は十分でない[104].

呼吸筋トレーニングに関しては現在 B レベルの推奨である. 呼吸筋トレーニングの古いメタ分析では, 最大吸気圧 (PImax：maximal inspiratory pressure)〔ES：0.15 (－0.09〜0.39)〕, 吸気筋耐力〔ES：0.22 (－0.03〜0.48)〕, HRQOL〔ES：0.12 (－0.18〜0.42)〕, 運動耐容能〔ES：0.20 (－0.06〜0.45)〕は改善せず, 最大分時換気量 (MVV：maximum voluntary ventilation)〔ES：0.43 (0.07〜0.80)〕のみ改善するので有用性はないと結論づけられた[105]. しかし, 1966〜2000 年までの 57 論文から 15 論文を対象としたメタ分析では[106], PImax〔ES：0.56 (0.35〜0.77)〕, 吸気筋耐力〔ES：1.16 (0.67〜0.15)〕, 息切れ〔ES：2.3 (1.44〜3.15)〕は改善するが, 運動耐容能は改善しなかったので有用性は強調されなかった. それらの背景には適切な運動強度が選ばれておらず, 適切に対象を選択した至適負荷強度によるトレーニング方法 (30%PImax から開始し, 60〜80% まで段階的に増強させる) によるシステマティックレビューでは[107], 呼吸筋力, 呼吸筋耐久力, 運動耐容能, 呼吸困難, HRQOL は有意に改善しており, 有用であると思われる. 現在の見解は, ①運動療法との併用

の効果では有意差は認めないが,改善傾向にある,②呼吸筋力の低下（PImax 60 cmH$_2$O 以下）した症例には有効である,③吸気筋力は換気制限の機序と基本的に関連しない.本法の有効性は限られた範囲のものであり,運動療法ほど大きい効果ではないとされている.

気管支喘息に対する呼吸筋トレーニングでは[108],5つの RCT（94例）から PImax 20.2 cmH$_2$O（13.2〜27.2）があり,1論文では努力肺活量（FVC：forced vital capacity）が 15.6％改善する.結論として PImax を改善させるか不明で,長期の RCT を行い,発作,息切れ,HRQOL に与える影響を調査し,非随意的な呼吸筋力の評価をすべきである.

また,維持期の呼吸リハビリテーションの最小で最大の効果を継続できるプログラムは今のところ不明であるが,在宅で簡単な呼吸筋トレーニングを継続するだけで運動耐容能や HRQOL の維持が可能であったとの論文もみられ[109,110],今後の検討課題である.

脊髄損傷に対する呼吸筋トレーニングの効果について,23 論文の 6 論文を対象に分析すると,呼気筋力,VC,RV は改善傾向にあるが,データが不十分なため呼気筋力,HRQOL,運動耐容能,呼吸器合併症の改善の効果に関しては十分に結論できない[111].

わが国の呼吸リハビリテーションのメタ分析では[112],1991〜2002年までの9文献258例を対象とし,胸郭に対するアプローチを含むプログラムと含まないプログラムを比較してみると,胸郭可動域練習を含むプログラムでは％肺活量（％VC：percent vital capacity）の ES：0.26（0.07〜0.45），6MWD の ES：0.45（0.27〜0.64），呼吸困難の ES：0.90（0.62〜1.18）と,含まないプログラムでは％VC の ES：0.19（−0.17〜0.56），6MWD の ES：0.32（0.07〜0.56），呼吸困難の ES：0.73（0.30〜1.16）と,胸郭のアプローチの有効性を示唆しているものであった.

V. おわりに

呼吸理学療法や呼吸リハビリテーションに関するメタ分析,システマティックレビュー,ガイドラインを中心に述べたが,呼吸理学療法の問題点として以下のものがあげられる[7,10,11,88].①論文は研究デザインが貧弱であり,二重盲検法デザインは少ない,②RCT のほとんどは 2 つの方法論の比較によるクロスオーバーデザインである,③サンプルサイズが小さく,20 症例以上のものは少ない,④アウトカムに関しては,痰の喀出量,呼吸機能,放射線アイソトープによる気道クリアランスなどの生理学的エンドポイントで短期間のものである,⑤疾患の進行,罹病率,死亡率,HRQOL,患者の満足度,入院期間,医療費などの長期の臨床的アウトカムをみたものは少ない,⑥呼吸理学療法手技が報告者により異なっており,施行者の手技や方法の差が結果にも現れる,⑦今後,対象疾患,呼吸理学療法のいろいろな方法を統一した大規模 RCT が必須である.

また,EBM がないとするものは,必ずしも無効を意味するものではなく,分析に必要な論文がないことも意味している.診療ガイドラインでは EBM レベルの低いものでも推奨レベルは高いものもあり,逆に EBM レベルの高いものでも医療費が高く危険性を伴うものに関しては,当然,推奨レベルは低くなる.このように臨床ガイドラインや EBM を,実際の医療にどのように活用していくかが重要である.

文献

1) 宮川哲夫：治療の歴史—呼吸リハビリテーション．治療学 **90**：1234-1239, 2001
2) Jones AP, Rowe BH：Bronchopulmonary hygiene physical therapy for chronic obstructive pulmonary disease and bronchiectasis. *Cochrane Database Syst Rev* **2**：CD000045, 2000
3) Schans C, Prasad A, Main E：Chest physiotherapy compared to no chest physiotherapy for cystic fibrosis. *Cochrane Database Syst Rev*

2：CD001401, 2000
4) Elkins MR, Jones A, Schans C：Positive expiratory pressure physiotherapy for airway clearance in people with cystic fibrosis. *Cochrane Database Syst Rev* **1**：CD003147, 2004
5) Flenady VJ, Gray PH：Chest physiotherapy for preventing morbidity in babies being extubated from mechanical ventilation. *Cochrane Database Syst Rev* **2**：CD000283, 2000
6) Main E, Prasad A, Schans C：Conventional chest physiotherapy compared to other airway clearance techniques for cystic fibrosis. *Cochrane Database Syst Rev* **1**：CD002011, 2005
7) Hess DR：The evidence for secretion clearance techniques. *Respir Care* **46**：1276-1293, 2001
8) Perrotta C, Ortiz Z, Roque M：Chest physiotherapy for acute bronchiolitis in paediatric patients between 0 and 24 months old. *Cochrane Database Syst Rev* **24**：CD004873, 2007
9) Hough JL, Flenady V, Johnston L, et al：Chest physiotherapy for reducing respiratory morbidity in infants requiring ventilatory support. Cochrane Database of Systematic Reviews, Issue 4, 2008 Copyright ⓒ 2008 The Cochrane Collaboration. John Wiley & Sons Ltd, DOI：10.1002/14651858. CD 006445. pub2
10) Stiller K：Physiotherapy in intensive care：towards an evidence-based practice. *Chest* **118**：1801-1813, 2000
11) 宮川哲夫：呼吸理学療法の科学性．人工呼吸 **15**：91-104, 1998
12) 宮川哲夫：呼吸器疾患に対する理学療法―気道クリアランス法のEBM．PTジャーナル **38**：767-778, 2004
13) Brooks D, Crowe J, Kelsey CJ, et al：A clinical practice guideline on peri-operative cardiorespiratory physical therapy. *Physiother Can* **53**：9-25, 2001
14) Pasquina P, Tramèr MR, Granier JM, et al：Respiratory physiotherapy to prevent pulmonary complications after abdominal surgery：a systematic review. *Chest* **130**：1887-1899, 2006
15) Overend TJ, Anderson CM, Lucy SD, et al：The effect of incentive spirometry on postoperative pulmonary complications：a systematic review. *Chest* **120**：971-978, 2001
16) Thomas JA, McIntosh JM：Are incentive spirometry, intermittent positive pressure breathing, and deep breathing exercises effective in the prevention of postoperative pulmonary complications after upper abdominal surgery? A systematic overview and meta-analysis. *Phys Ther* **74**：3-10, 1994
17) Gosselink R, Schrever K, Cops P, et al：Incentive spirometry does not enhance recovery after thoracic surgery. *Crit Care Med* **28**：679-683, 2000
18) Tablan OC, Anderson LJ, Besser R, et al：Guidelines for preventing health-care-associated pneumonia, 2003：recommendations of CDC and the Healthcare Infection Control Practices Advisory Committee. *MMWR Recomm Rep* **53**：1-36, 2004
19) Mackay MR, Ellis E, Johnston C：Randomized clinical trial of physiotherapy after open abdominal surgery in high risk patients. *Aust J Physiother* **51**：151-159, 2005
20) Westwood K, Griffin M, Roberts K, et al：Incentive spirometry decreases respiratory complications following major abdominal surgery. *Surgeon* **5**：339-342, 2007
21) Fagevik Olsén M, Hahn I, Nordgren S, et al：Randomized controlled trial of prophylactic chest physiotherapy in major abdominal surgery. *Br J Surg* **84**：1535-1538, 1997
22) Fagevik Olsén M, Josefson K, Lönroth H：Chest physiotherapy does not improve the outcome in laparoscopic fundoplication and vertical-banded gastroplasty. *Surg Endosc* **13**：260-263, 1999
23) Schmitz KH, Holtzman J, Courneya KS, et al：Controlled physical activity trials in cancer survivors：a systematic review and meta-analysis. *Cancer Epidemiol Biomarkers Prev* **14**：1588-1595, 2005
24) Knols R, Aaronson NK, Uebelhart D, et al：Physical exercise in cancer patients during and after medical treatment：a systematic review of randomized and controlled clinical trials. *J Clin Oncol* **23**：3830-3842, 2005
25) Varela G, Ballesteros E, Jiménez MF, et al：Cost-effectiveness analysis of prophylactic respiratory physiotherapy in pulmonary lobectomy. *Eur J Cardiothorac Surg* **29**：216-220, 2006
26) Cesario A, Ferri L, Galetta D, et al：Postoperative respiratory rehabilitation after lung resection for non-small cell lung cancer. *Lung Cancer* **57**：175-180, 2007
27) Kaneda H, Saito T, Okamoto M, et al：Early postoperative mobilization with walking at 4 hours after lobectomy in lung cancer patients. *Gen Thorac Cardiovasc Surg* **55**：493-498, 2007
28) Krause MF, Hoehn T：Chest physiotherapy in mechanically ventilated children：a

review. *Crit Care Med* **28**：1648-1651, 2000
29) Wallis C, Prasad A：Who needs chest physiotherapy? Moving from anecdote to evidence. *Arch Dis Child* **80**：393-397, 1999
30) 宮川哲夫：呼吸不全児に対する呼吸理学療法の重要性．小児外科 **35**：870-877, 2003
31) 宮川哲夫，木原秀樹：重症心身障害児の呼吸ケア．日本重症心身障害児雑誌 **32**：63-68, 2007
32) Pasquina P, Tramèr MR, Walder B：Prophylactic respiratory physiotherapy after cardiac surgery：systematic review. *BMJ* **327**：1379, 2003
33) Hawkes CA, Dhileepan S, Foxcroft D：Early extubation for adult cardiac surgical patients. *Cochrane Database Syst Rev* **4**：CD003587, 2004
34) Brasher PA, McClelland KH, Denehy L, et al：Does removal of deep breathing exercises from a physiotherapy program including pre-operative education and early mobilisation after cardiac surgery alter patient outcomes? *Aust J Physiother* **49**：165-173, 2003
35) Patman S, Sanderson D, Blackmore M：Physiotherapy following cardiac surgery：is it necessary during the intubation period? *Aust J Physiother* **47**：7-16, 2001
36) Westerdahl E, Lindmark B, Eriksson T, et al：Deep-breathing exercises reduce atelectasis and improve pulmonary function after coronary artery bypass surgery. *Chest* **128**：3482-3488, 2005
37) Dodek P, Keenan S, Cook D, et al：Evidence-based clinical practice guideline for the prevention of ventilator-associated pneumonia. *Ann Intern Med* **141**：305-313, 2004
38) Ntoumenopoulos G, Presneill JJ, McElholum M, et al：Chest physiotherapy for the prevention of ventilator-associated pneumonia. *Intensive Care Med* **28**：850-856, 2002
39) Ibáñez J, Peñafiel A, Raurich JM, et al：Gastroesophageal reflux in intubated patients receiving enteral nutrition：effect of supine and semirecumbent positions. *JPEN J Parenter Enteral Nutr* **16**：419-422, 1992
40) Torres A, Serra-Batlles J, Ros E, et al：Pulmonary aspiration of gastric contents in patients receiving mechanical ventilation：the effect of body position. *Ann Intern Med* **116**：540-543, 1992
41) Drakulovic MB, Torres A, Bauer TT, et al：Supine body position as a risk factor for nosocomial pneumonia in mechanically ventilated patients：a randomized trial. *Lancet* **354**：1851-1858, 1999
42) Chastre J, Fagon JY：Ventilator-associated pneumonia. *Am J Respir Crit Care Med* **165**：867-903, 2002
43) Hess DR：Patient positioning and ventilator-associated pneumonia. *Respir Care* **50**：892-898, 2005
44) Mori H, Hirasawa H, Oda S, et al：Oral care reduces incidence of ventilator-associated pneumonia in ICU populations. *Intensive Care Med* **32**：230-236, 2006
45) American Thoracic Society, Infectious Diseases Society of America：Guidelines for the management of adults with hospital-acquired, ventilator-associated, and health-care-associated pneumonia. *Am J Respir Crit Care Med* **171**：388-416, 2005
46) 宮川哲夫：VAPと呼吸ケア．人工呼吸 **23**：30-41, 2006
47) McCrory DC, Brown C, Gelfand SE, et al：Management of acute exacerbations of COPD：a summary and appraisal of published evidence. *Chest* **119**：1190-1209, 2001
48) Snow V, Lascher S, Mottur-Pilson C, et al：Evidence base for management of acute exacerbations of chronic obstructive pulmonary disease. *Ann Intern Med* **134**：595-599, 2001
49) NICE（National Institute of Clinical Excellence Guideline）：COPD. *Thorax* **54**：1-232, 2004
50) Yohannes AM, Connolly MJ：A national survey：percussion, vibration, shaking and active cycle breathing techniques used in patients with acute exacerbations of chronic obstructive pulmonary disease. *Physiotherapy* **93**：110-113, 2007
51) Fabbri LM, Hurd SS, GOLD Scientific Committee：Global Strategy for the Diagnosis, Management and Prevention of COPD：2003 update. *Eur Respir J* **22**：1-2, 2003
52) Gosselink RA, Wagenaar RC, Rijswijk H, et al：Diaphragmatic breathing reduces efficiency of breathing in patients with chronic obstructive pulmonary disease. *Am J Respir Crit Care Med* **151**：1136-1142, 1995
53) Gigliotti F, Romagnoli I, Scano G, et al：Breathing retraining and exercise conditioning in patients with chronic obstructive pulmonary disease（COPD）：a physiological approach. *Respir Med* **97**：197-204, 2003
54) Lewis LK, Williams MT, Olds T：Short-term effects on outcomes related to the mechanism of intervention and physiological outcomes but insufficient evidence of clinical benefits for breathing control：a systematic

review. *Aust J Physiother* **53**：219-227, 2007
55) Bianchi R, Gigliotti F, Romagnoli I, et al：Patterns of chest wall kinematics during volitional pursed-lip breathing in COPD at rest. *Respir Med* **101**：1412-1418, 2007
56) Sharma V：Diaphragmatic breathing training：further investigation needed. *Phys Ther* **85**：366-367, 2005
57) National Institute of Health：Guidelines for the diagnosis and management of asthma 1997. NIH Publication, Bethesda, 1997
58) Fisher MM, Bowey CJ, Ladd-Hudson K：External chest compression in acute asthma：a preliminary study. *Crit Care Med* **17**：686-687, 1989
59) 宮川哲夫：発作時の呼吸理学療法．牧野荘平（編）：喘息治療のコツと落とし穴．中山書店，2003, pp184-185
60) Hess DR, Fessler HE：Respiratory controversies in the critical care setting. Should noninvasive positive-pressure ventilation be used in all forms of acute respiratory failure? *Respir Care* **52**：568-578, 2007
61) Holloway E：Ram FSF：Breathing exercises for asthma. *Cochrane Database Syst Rev* **1**：CD001277, 2001
62) British Thoracic Society, Scottish Intercollegiate Guidelines Network：British guideline on the management of asthma. *Thorax* **58**：1-94, 2003
63) Hondras MA, Linde K, Jones AP：Manual therapy for asthma. *Cochrane Database Syst Rev* **3**：CD001002, 2002
64) Mebazaa MS, Abid N, Frikha N, et al：Le decubiutus vebtral au cours du syndrome de detresse respiratoire aigue：une revue critique dela litterature. *Ann Fr Anesth Reanim* **26**：307-318, 2007
65) Traver GA, Tyler ML, Hudson LD, et al：Continuous oscillation：outcome in critically ill patients. *J Crit Care* **10**：97-103, 1995
66) Davis K Jr, Johannigman JA, Campbell RS, et al：The acute effects of body position strategies and respiratory therapy in paralyzed patients with acute lung injury. *Crit Care* **5**：81-87, 2001
67) Goldhill DR, Imhoff M, McLean B, et al：Rotational bed therapy to prevent and treat respiratory complications：a review and meta-analysis. *Am J Crit Care* **10**：97-103, 2007
68) Barker M, Adams S：An evaluation of single chest physiotherapy treatment on mechanically ventilated patients with acute lung injury. *Physiother Res Int* **7**：157-169, 2002
69) Maxwell LJ, Ellis ER：The effect of circuit type, volume delivered and "rapid release" on flow rates during manual hyperinflation. *Aust J Physiother* **49**：31-38, 2003
70) Barker M, Eales CJ：The effects of manual hyperinflation using self-inflating manual resuscitation bags on arterial oxygen tentions and lung compliance：a meta-analysis of the literature. *SA J Physiother* **56**：7-16, 2000
71) Savian C, Paratz J, Davies A：Comparison of the effectiveness of manual and ventilator hyperinflation at different levels of positive end-expiratory pressure in artificially ventilated and intubated intensive care patients. *Heart Lung* **35**：334-341, 2006
72) Berney S, Denehy L：A comparison of the effects of manual and ventilator hyperinflation on static lung compliance and sputum production in intubated and ventilated intensive care patients. *Physiother Res Int* **7**：100-108, 2002
73) Maa SH, Hung TJ, Hsu KH：Manual hyperinflation improves alveolar recruitment in difficult-to-wean patients. *Chest* **128**：2714-2721, 2005
74) Choi JS, Jones AY：Effects of manual hyperinflation and suctioning in respiratory mechanics in mechanically ventilated patients with ventilator-associated pneumonia. *Aust J Physiother* **51**：25-30, 2005
75) 木原秀樹，中村友彦：NICUにおける呼気圧迫法による呼吸理学療法の有効性．第6回新生児呼吸療法・モニタリングフォーラム抄録集．2004, p165
76) Kreider ME, Lipson DA：Bronchoscopy for atelectasis in the ICU：a case report and review of the literature. *Chest* **124**：344-350, 2003
77) Savian C, Chan P, Paratz J：The effect of positive end-expiratory pressure level on peak expiratory flow during manual hyperinflation. *Anesth Analg* **100**：1112-1116, 2005
78) Hough JL, Flenady V, Johnston L, et al：Chest physiotherapy for reducing respiratory morbidity in infants requiring ventilatory support. *Cochrane Database Syst Rev* **16**：CD006445, 2007
79) 田村正徳，宮川哲夫，福岡敏雄，他：NICUにおける呼吸理学療法ガイドライン．日本未熟児新生児学会雑誌 **15**：149-157, 2003
80) 木原秀樹，宮川哲夫，真喜屋智子，他：NICUにおける無気肺に対する呼吸理学療法の有効性の検討．日本新生児学会雑誌 **38**：261, 2002

81) 木原秀樹, 安河内聰, 里見元義: 先天性心疾患術後における呼吸理学療法の導入. 日本小児循環器学会雑誌 18: 29-32, 2002
82) 木原秀樹, 中村友彦, 廣間武彦: NICUにおける呼気圧迫法 (squeezing) による呼吸理学療法の有効性と安全性の検討. 日本周産期・新生児医学会雑誌 42: 620-625, 2006
83) 木原秀樹, 中村友彦, 廣間武彦: 無気肺に対し気管内洗浄に積極的な呼吸理学療法を施行した早産児3例とECMO療法中の3例. 日本未熟児新生児学会雑誌 18: 59-64, 2006
84) Zhang E, Hiroma T, Sahashi T, et al: Airway lavage with exogenous surfactant in an animal model of meconium aspiration syndrome. Pediatr Int 47: 237-241, 2005
85) Demont B, Vinçon C, Bailleux S, et al: Chest physiotherapy using the expiratory flow increase procedure in ventilated newborns: a pilot study. Physiotherapy 93: 12-16, 2007
86) Almeida CC, Ribeiro JD, Almeida-Júnior AA, et al: Effect of expiratory flow increase technique on pulmonary function of infants on mechanical ventilation. Physiother Res Int 10: 213-221, 2005
87) Bernard-Narbone F, Daud P, Castaing H, et al: Efficacite de la kinesitherapie repiratoire chez des enfants intubes ventiles atteninats de bronchiolite aigue. Archives de Pediatrie 10: 1043-1047, 2003
88) 宮川哲夫: エビデンスの評価と適応. 宮川哲夫 (編): 動画でわかるスクイージングー安全で効果的に行う排痰のテクニック. 中山書店, 2005, pp8-36
89) GOLD update 2004: Global strategy for diagnosis, management, and prevention of COPD. NHLBI/WHO Workshop report. NIH publication, bethesda, 2004, pp1-112 (GOLD website www.goldcopd.org)
90) Andrew L, Ries MD, MPH, et al: Joint American College of Chest Physicians/American Association of Cardiovascular and Pulmonary Rehabilitation Evidence-Based Clinical Practice Guidelines. Chest 131: S5, 2007
91) GOLD update 2006: Global strategy for diagnosis, management, and prevention of COPD. NIH publication, bethesda, 2006, pp1-88
92) Lacasse Y, Wong E, Guyatt GH, et al: Meta-analysis of respiratory rehabilitation in chronic obstructive pulmonary disease. Lancet 348: 1115-1119, 1996
93) Devine ED, Pearcy J: Meta-analysis of the effects of psychoeducational care in adults with chronic obstructive pulmonary disease. Patient Educ Couns 29: 167-178, 1996
94) Cambach W, Wagenaar RC, Koelman TW, et al: The long-term effects of pulmonary rehabilitation in patients with asthma and chronic obstructive pulmonary disease: a research synthesis. Arch Phys Med Rehabil 80: 103-111, 1999
95) Salman GF, Mosier MC, Beasley BW, et al: Rehabilitation for patients with chronic obstructive pulmonary disease: meta-analysis of randomized controlled trials. J Gen Intern Med 18: 213-221, 2003
96) Lacasse Y, Brosseau L, Milne S, et al: Pulmonary rehabilitation for chronic obstructive pulmonary disease. Cochrane Database Syst Rev 4: CD003793, 2002
97) Troosters T, Casaburi R, Gosselink R, et al: Pulmonary rehabilitation in chronic obstructive pulmonary disease. Am J Respir Crit Care Med 172: 19-38, 2005
98) Lacasse Y, Goldstein R, Lasserson TJ, et al: Pulmonary rehabilitation for chronic obstructive pulmonary disease. Cochrane Database Syst Rev 4: CD003793, 2006
99) Ambrosino N, Strambi S: New strategies to improve exercise tolerance in chronic obstructive pulmonary disease. Eur Respir J 24: 313-322, 2004
100) Zuwallack R: The nonpharmacologic treatment of chronic obstructive pulmonary disease: advances in our understanding of pulmonary rehabilitation. Proc Am Thorac Soc 4: 549-553, 2007
101) 宮川哲夫: 呼吸理学療法とNPPV. 大井元晴, 鈴川正之 (編): NPPVマニュアルー非侵襲的陽圧換気療法の実際. 南江堂, 2005, pp225-234
102) O'Shea SD, Taylor NF, Paratz J: Peripheral muscle strength training in COPD: a systematic review. Chest 126: 903-914, 2004
103) Puhan MA, Schünemann HJ, Frey M, et al: How should COPD patients exercise during respiratory rehabilitation? Comparison of exercise modalities and intensities to treat skeletal muscle dysfunction. Thorax 60: 367-375, 2005
104) Nonoyama M, Brooks D, Lacasse Y, et al: Oxygen therapy during exercise training in chronic obstructive pulmonary disease. Cochrane Database Syst Rev 18: CD005372, 2007
105) Smith K, Cook D, Guyatt GH, et al: Respiratory muscle training in chronic airflow limitation: a meta-analysis. Am Rev Respir Dis 145: 533-539, 1992

106) Lötters F, van Tol B, Kwakkel G, et al: Effects of controlled inspiratory muscle training in patients with COPD: a meta-analysis. *Eur Respir J* **20**: 570-576, 2002
107) Geddes El, O'Brien K, Reid WD, et al: Inspiratory muscle training in adults with chronic obstructive pulmonary disease: an update of systematic review. *Respir Med* **99**: 1440-1458, 2005
108) Garrod R, Lasserson T: Role of physiotherapy in the management of chronic lung diseases: an overview of systematic reviews. *Respir Med* **101**: 2429-2436, 2007
109) Koopers RJ, Vos PJ, Boot CR, et al: Exercise performance improves in patients with COPD due to respiratory muscle endurance training. *Chest* **129**: 886-892, 2006
110) Battaglia E, Fulgenzi A, Bernucci S, et al: Home respiratory muscle training in patients with chronic obstructive pulmonary disease. *Respirology* **11**: 799-804, 2006
111) Van Houtte S, Vanlandewijck Y, Gosselink R: Respiratory muscle training in persons with spinal cord injury: A systematic review. *Respir Med* **100**: 1886-1895, 2006
112) Miyagawa T, Takahashi H, Shioya T: Meta-analyses of respiratory physiotherapy program in Japan. *Respir Care* **49**: 1364, 2004

第 2 章

呼吸器疾患の病態と呼吸ケア

　呼吸不全は大きく，急性呼吸不全と慢性呼吸不全に分類されるが，その病態もさまざまである．呼吸リハビリテーションや呼吸理学療法の対象疾患には，救急・集中治療から慢性期，内科系から外科系，新生児から老人まで，その領域は広い．呼吸ケアで大切な概念として，救急から在宅までの医療の連続性をもっていなければならない．また，呼吸ケアの学問領域には，①救急・集中治療医学，②呼吸器病学，③麻酔学，④リハビリテーション医学，⑤予防医学，⑥公衆衛生学，⑦理学療法学，⑧看護学，⑨臨床工学，⑩教育学が必要とされ，包括的かつチーム医療でなければならない．ここでは代表的な呼吸器疾患の病態とそのストラテジーについて取り上げた．

1．急性肺傷害
2．慢性呼吸不全
3．在宅酸素療法と在宅人工呼吸療法
4．新生児
5．神経筋疾患
6．脳血管障害
7．外科と呼吸器合併症

1 急性肺傷害

中野　泰　黄　英文　石坂彰敏*

◆Key Questions◆
1. 急性肺傷害の疫学，病態と生理
2. ALI/ARDS の診断基準
3. 急性肺傷害の内科治療

I. 急性肺傷害の疫学，病態と生理

1. 疫　学

急性肺損傷（ALI：acute lung injury）/急性呼吸促迫症候群（ARDS：acute respiratory distress syndrome）の発症頻度は，1972 年の米国国立衛生研究所（NIH：National Institute of Health）の報告では，全米で年間 15 万人（75 人/10 万人）とされていた．その後，医学の進歩および診断基準[1]（表 1）の変遷を経て，現在では 10～50 人/10 万人程度となってる[2~4]．おおむね低下傾向にあるが，バラつきがみられる原因として，調査期間や集中治療室の病床保有率など施設による影響が推定されている．わが国においては，全国 31 カ所の集中治療室（ICU：intensive care unit）を対象に調査が行われ，1993 年の 1 年間で ARDS 発症頻度は ICU 入室患者の 1.8％である[5]．これは概算すると ICU に収容される ARDS 患者は人口 10 万人あたり年 1.7 人となる．しかし，一般病棟での ARDS 発症患者が含まれておらず，実際の発症頻度はもう少し高いと思われる．

原因疾患別の ARDS 発症頻度について 1983 年の Fowler ら[6]による Denver study，1995 年の Hudson ら[7]による Seattle study がある．最も

表 1　ALI/ARDS の診断基準（文献 1）より引用）

1) 急性発症
2) ALI：$PaO_2/F_IO_2 \leq 300$ mg（PEEP 値は問わない）
   ARDS：$PaO_2/F_IO_2 \leq 200$ mg（PEEP 値は問わない）
3) 胸部 X 線（正面像）にて両肺の浸潤影
4) 左心不全（左房圧上昇）が臨床的に否定（肺動脈楔入圧測定時は 18 mmHg 以下）

発症頻度の高い疾患は，前者では胃酸の誤嚥，後者では敗血症症候群であり，異なる結果であった．しかし，これらの報告も AECC（American-European Consensus Committee）の診断基準[1]（表 1）を採用したものではなく，また敗血症（sepsis）の定義も異なっていた．前者が菌血症の診断基準を血液培養で 2 回陽性としており，3.8％と低い発症率であったのに対し，後者は敗血症を米国胸部疾患学会/集中治療医学会コンセンサス会議（ACCP：American College of Chest Physicians/SCCM consensus conference：Critical Care Medicine Consensus Conference）の診断基準[8]に従って診断し，41.2％と高い発症率を報告している．

ALI/ARDS 発症後の臨床経過はさまざまであり，ALI 患者の 54％がその診断日から 3 日以内に ARDS に移行する[9]という報告や，動脈血酸素分圧/吸入酸素濃度比（PaO_2：arterial oxygen

---

* Yasushi NAKANO, Hidefumi KOH, Akitoshi ISHIZAKA/慶応義塾大学医学部呼吸器内科

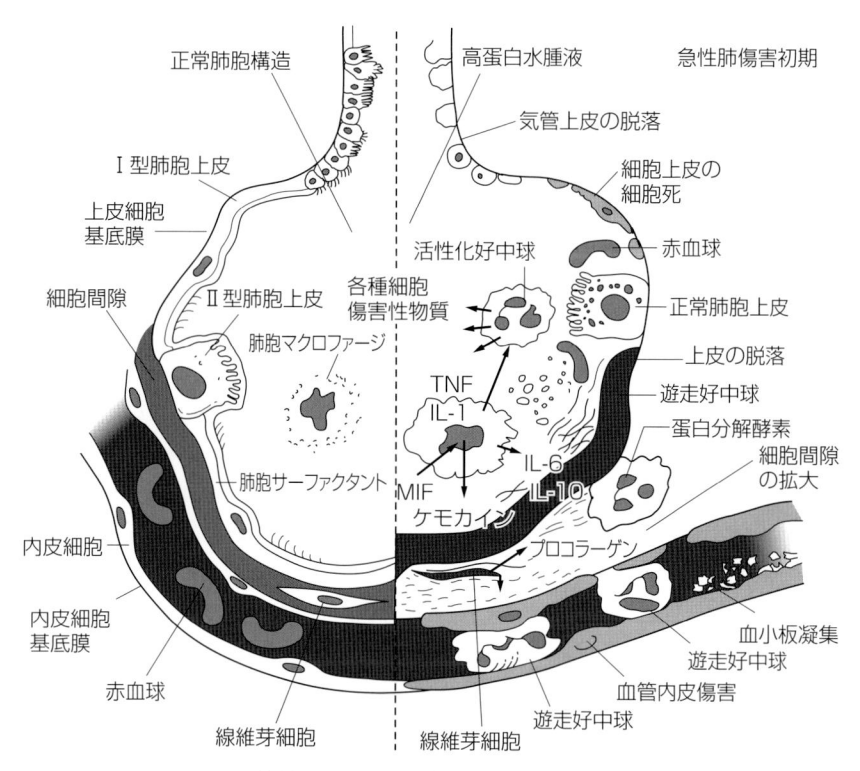

図 1 急性期 ARDS の病態（文献 18 より引用）

tension／F_IO_2：fractional concentration of inspired oxygen）と死亡率には差がないとする報告も散見される[10〜12]．

ARDS の死亡原因は，敗血症と多臓器不全が最も頻度が高い[13]．死亡率は 1980 年代まで 70％程度[14]とされていたが，近年は 40％前後[15,16]と低下傾向にある．有効な治療法がない中で死亡率の低下がみられるのは，人工呼吸管理および呼吸ケアを含めた全身管理の進歩の結果と思われるが，いまだその致死率は低いとはいえず，また一方では，この 10 年間では死亡率に変化はないとする報告もあり[17]，今後有効な治療法の確立が待たれる．

2．病態生理

ALI/ARDS は，なんらかの基礎疾患や原因の経過中に急性発症する呼吸不全であり，全身性炎症反応症候群（SIRS：systemic inflammatory response syndrome）に基づく多臓器不全の一症状であると考えられている．病態生理学的に ALI/ARDS とは，肺胞隔壁（血管内皮，肺胞上皮）の透過性亢進に基づく非心原性肺水腫とされる（**図 1**）[18]．健常者の肺においては，①血管内に蛋白質を保つことで浸透圧勾配を保つ，②間質中のリンパ球が血管内に灌流する，③肺胞上皮細胞の密着結合（tight junction）が肺胞腔内への液体滲出を防ぐ，などの調節機構が働き，肺胞腔が満たされることがない．しかし，肺炎や誤嚥などの直接的因子や，SIRS により放出される炎症性メディエータがもたらす間接的因子により[1]血管内皮細胞や肺胞上皮細胞が傷害を受けることでこの調節機構が破綻し，肺胞および間質に過剰な液体成分が流出する．その結果，換気血流比の不均等分布，組織破壊に伴う肺微小血栓による血管閉塞，肺血管攣縮などが生じ，ガス交換能の低下，肺コンプライアンスの低下をきたして ALI/ARDS となる．

炎症性メディエータには腫瘍壊死因子

(TNF-α：tumor necrosis factor-α)，IL-1，IL-6，IL-8などの炎症性サイトカイン[19〜23]，アラキドン酸代謝産物などがあり，これらにより活性化された好中球が接着因子を介して血管内皮接着，血管外組織への浸潤・遊走を経て，エラスターゼや活性酸素を放出し組織傷害をもたらす[24]．また，転写因子（NFκB：nuclear factor-kappa Bなど）を介した肺胞マクロファージの活性化も炎症惹起の原因として近年注目されている[25]．

間接的因子により肺傷害が生じやすい原因として，①上記の炎症性メディエータが血流上にあり，肺が全身の血流をすべて灌流している臓器であること，②肺胞マクロファージが強い貪食能をもち炎症惹起に強く関与していること，③外気と接し活性酸素が生じやすい環境にあること，④白血球の一部が肺にプールされていることなどが考えられている．

II．ALI/ARDSの診断基準

1967年，Ashbaughら[26]は多発外傷や膵炎，ウイルス性肺炎などに引き続いて急性発症した呼吸不全の12例に共通の病態と病理組織像があることを指摘し，呼吸窮迫症候群（RDS：respiratory distress syndrome）として発表した．その後，Pettyら[27]により成人呼吸窮迫症候群（ARDS：adult respiratory distress syndrome）と命名され広く定着したが，定義が不明確であったことから，1988年にMurrayら[28]が臨床病期，肺傷害スコアによる重症度，原因と合併症からなる新たな定義を提唱した．ここで提唱された肺傷害スコアは，胸部X線所見，PaO_2/F_IO_2，呼吸終末陽圧換気（PEEP：positive end-expiratory pressure），静肺コンプライアンスを点数化することで得られ，傷害の程度を表す指標として多くの臨床研究や臨床試験に用いられた．しかし，肺傷害スコアは予後を必ずしも反映せず，またこの診断基準自体に心原性肺水腫の除外についての見解がないことなどから新たな定義が模索されていた．

その後，1992年にAECCにより新たな定義が提唱され（表1）[1]，今日に至っている．ここでは先行する基礎疾患をもち，急性に発症した低酸素血症で，胸部X線像上では両側性の肺浸潤影を認め，かつ心原性の肺水腫が否定できるものとし，PaO_2/F_IO_2の値が300以下であればALI，さらにPaO_2/F_IO_2の値が200以下であればARDSと定義された．またARDSのAがadultからacuteに変更され，すべての世代に生じうる病態としてのARDSが再定義された．この定義は基礎疾患についての記述がなく，また胸部X線所見の記載も非特異的であるなど，問題点はいくつか指摘されているが[18]，無作為臨床試験（RCT：randomized clinical trial）遂行に大きく寄与した．さらに，1998年にはAECCよりpart 2としてガス交換能，臓器不全，原疾患，合併症からなる層別化システムが提唱されている[29]．

1．病理

病理学的には，びまん性肺胞傷害（DAD：diffuse alveolar damage）と呼ばれる定型的な肺胞傷害であり，時間経過から浸出期，器質化（増殖）期，線維化期に分類される．浸出期は間質性，肺胞性浮腫が目立ち，肺胞入口部を主体とする硝子膜形成が特徴とされ[30]，器質化（増殖）期はII型肺胞上皮の増加や筋線維芽細胞の増生，膠原線維の沈着などがみられる．線維化期に至ると膠原線維の増生によるリモデリングが進行し，間質の線維化，リンパ球浸潤，肺胞マクロファージの増殖がみられる[31]．

2．除外診断

前述の診断基準[1]では，あまりに多くの病態を包括しうるため，ALI/ARDS以外の病態との鑑別は非常に重要である．鑑別が必要な疾患として心原性肺水腫，急性間質性肺炎，特発性器質化肺炎，肺炎，過敏性肺臓炎，急性好酸球性

肺炎，粟粒結核，びまん性肺胞出血，癌性リンパ管症，薬剤性肺傷害，その他の非心原性肺水腫（過剰輸液，再膨張性肺水腫，褐色細胞腫，神経原性肺水腫，高地性肺水腫）などがあげられる．これらの鑑別には，病歴や基礎疾患，一般検査（血液検査，喀痰検査）で容易に鑑別できるものから，気管支鏡検査を必要とするものまでさまざまである．診断に際して，まずは肺水腫が非心原性であることを確認することが重要であるが，それには肺動脈カテーテルにて肺動脈楔入圧が 18 mmHg 以下であること，または心エコー所見や聴診上Ⅲ音奔馬聴律が聴取されないといったことなどで心不全を否定できればよいとされる．また，血中脳ナトリウム利尿ペプチド（BNP：brain natriuretic peptide）の測定も心不全の鑑別において有用とされる[32]．なお，ALI/ARDS に心不全が合併する例もあり，その場合に上記条件は絶対的ではない．

3．画 像

胸部 X 線像における急性発症の両側性の浸潤影（図2）は診断の根拠となるが，心胸比の拡大や VPW（vascular-pedicle width）の拡大などは循環血液量の増加を示す病態が示唆され，心原性肺水腫との鑑別上で有用と考えられる[33]．CT の典型像は，末梢側が温存され，荷重部背側に強い斑状あるいはびまん性汎〜多小葉性分布の示す，すりガラス陰影・浸潤影とされるが[34,35]，その分布の原因は肺外か肺内かで異なる傾向にあるとされ，前者では左右対称で背側優位な陰影分布を，後者では不均一な分布を，それぞれ示す傾向にあるとされる[36,37]．

4．気管支肺胞洗浄液

気管支肺胞洗浄液（BALF：bronchoalveolar lavage fluid）の解析は ARDS の早期診断，他疾患との鑑別，病状の把握などに有用である[38]．ALI/ARDS における BALF の細胞分画は好中球が有意に増加しており，好中球による肺の炎症

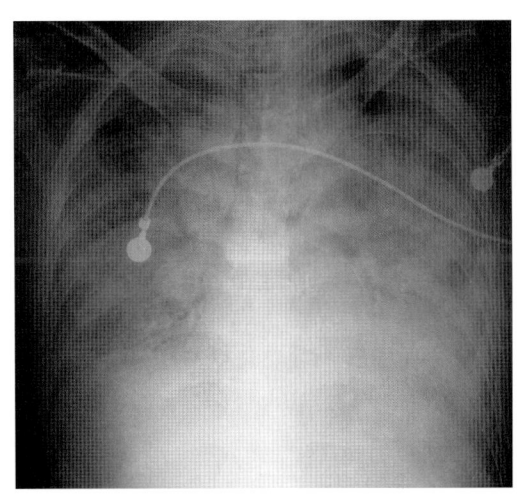

図2　ARDS の X 線像

を反映しているが，非特異的である[39,40]．

Ⅲ．急性肺傷害の内科治療

ALI/ARDS がなんらかの基礎疾患を原因とした病態である以上，原因疾患の治療が重要であることはいうまでもない．それに加えた，ALI/ARDS に対する特異的治療がこれまで模索されてきたが，現段階では生存率の改善をエンドポイントとした RCT で有効と判断された薬物はない．しかし，この 20 年間の ALI/ARDS の死亡率の低下はそういったさまざまな治療法の積み重ねの結果であることから，適応基準の選択など，工夫を重ねることでさらに治療効果の向上が期待される．ここではその一部について述べる．

1．グルココルチコイド（C，Ⅰ）

これまでのところ，投与量や投与時期，投与期間などに関して推奨できる EBM はない．1980 年代には ARDS 発症早期におけるグルココルチコイド（GC：glucocorticoid）大量療法が有効でないことが 3 つの大規模 RCT で示された[41〜43]が，これらの試験では GC の使用量や合併症対策に不明な点が残ることなどが指摘されていた．

その後，ALI/ARDS 発症 7 日以降の後期 ARDS における GC の使用（metilprednisolone 2 mg/kg/日）が有効であるとの報告[21]や，敗血症性ショック患者への少量ステロイド（hydrocortisone 100～200 mg/日）が循環動態の改善をもたらすとの報告[44]が相次ぎ，GC の効果が見直されている．しかし，ARDS 発症 2 週間以上経過した場合は，ステロイド投与がかえって予後を悪くしたとの報告[45]もあり，やはり投与時期，投与量に関しては適応を十分に考慮する必要がある．

2．好中球エラスターゼ阻害剤（B，Ⅰ）

ALI/ARDS において，活性化された好中球が接着因子を介して血管内皮接着，血管外組織への浸潤・遊走を経て，エラスターゼや活性酸素を放出し組織傷害をもたらす[24]．好中球エラスターゼ阻害剤を用いた第Ⅲ相 RCT において，全身性炎症反応症候群に伴う急性肺損傷症例の生存期間には影響を与えなかったものの，PaO_2/FIO_2，肺胞気動脈血酸素分圧較差（A-aDO_2：alveolar-arterial oxygen tension difference），PEEP，胸部 X 線像スコアの有意な改善，人工呼吸器装着期間や集中治療室在室期間の短縮も認められ有用性が証明された[46]．一方，海外での臨床試験（STRIVE）では有用性が示されなかった[47]が，この試験に関しては重症例が多く含まれていたこと，わが国での試験と同程度の重症度に限定して解析した場合には，その有効性が認められることが示されており[47]，発症早期からの使用に効果が期待される．

3．抗凝固療法

ALI/ARDS の病態においては，微小血栓や肺胞間質・肺胞内のフィブリン沈着が特徴とされており，実際に播種性血管内凝固（DIC：disseminated intravascular coagulation）や血小板減少といった凝固異常が高率に合併する．このような ALI/ARDS と凝固異常の強い関連性から，活性化トロンビン C，アンチトロンビンⅢといった抗凝固療法が ALI/ARDS の治療法として試みられてきた．遺伝子組み換え型活性化プロテイン C は，抗凝固作用と抗炎症作用を合わせもつ物質であることが知られており，重症敗血症症例への投与開始後 28 日目の予後を有意に改善したが，ARDS に関しては検討されていない[48]（B，Ⅰ）．また，活性化プロテイン C 同様，抗凝固作用と同時に抗炎症作用も期待されていたアンチトロンビンⅢに関しては，重症敗血症において高容量-長期使用にて凝固能の調整が改善されたが[49]，ヘパリン併用では出血による合併症の問題もあり[50]，推奨されない（D，Ⅰ）．

4．一酸化窒素吸入療法（C，Ⅰ）

一酸化窒素には血管拡張作用があるため，それによる換気が行われた肺胞領域の血管が拡張し，換気血流不均衡が改善される．そのほか一酸化窒素には，肺毛細血管圧の降下，肺血管透過性亢進の抑制，肺への白血球集積・粘着抑制，血小板凝集・粘着抑制，肺高血圧性血管病変の進展抑制作用などがあるため，一酸化窒素吸入療法は ALI/ARDS の治療法として期待されていたが，その効果は一過性であり，その有効性は認められていない[51,52]．

5．血液浄化療法

ALI/ARDS の原因，あるいは増悪因子となりうる液性因子やサイトカインを除去する目的で，持続的血液濾過透析（CHDF：continuous hemodiafiltration）やエンドトキシン吸着療法（PMX-DHP：polymyxin b-immobilized fiber column-direct hemoperfusion）といった血液浄化療法が試みられている．前者については，PMMA（polymethyl methacrylate）膜を用いた CHDF により炎症性サイトカインの除去および肺酸素化指標の改善を認めたとの報告もあるが[53]，敗血症患者のサイトカイン濃度や臓器不全数を改善しなかったとの RCT 結果[54]もあり，腎不全合併の

ALI/ARDS例を除いてCHDFは推奨されない（C, I）．PMX-DHPについては，ARDS患者における酸素化能，循環動態の改善，炎症性サイトカインの除去が報告されている[55,56]が，ARDS患者に対する有用性を示したRCTはなく，現在のところ推奨されない（C, III）．

6．サーファクタント補充療法（C, I）

肺サーファクタントには強力な表面張力低下作用があり，肺胞II型細胞で合成された後に肺胞腔内に分泌され，肺胞の虚脱と肺水腫の発症を阻止している．しかし，ALI/ARDS病態下においてはその分泌量が減少し，機能自体低下していることが知られている．サーファクタント補充療法は肺胞サーファクタントによる肺胞表面張力の改善や炎症抑制作用などが期待されていたが，臨床試験ではその有用性は認められておらず[57,58]，推奨されない．

7．呼吸管理療法

ARDS病態下では人工呼吸管理が行われることが多いが，管理方法を誤るとそれ自体が肺損傷（VALI：ventilator associated lung injury）をもたらすことがあるため適切な管理が必要である．具体的には，圧外傷，用量外傷を防ぐための低容量換気と，肺胞虚脱を防ぐためのPEEPを組み合わせた肺保護換気（lung protective ventilation）が用いられる．低容量換気について，一回換気量を6 ml/kg（プラトー圧30 cmH$_2$O）と12 ml/kg（プラトー圧50 cmH$_2$O）に設定した場合，後者のほうが死亡率が高かったという結果が得られている[59]．したがって，高容量換気は避けるべきであるが，ここでは適正換気量が示されたわけではなく，一回換気量10 ml/kg以下が推奨されている（A, I）．またPEEPについては高い設定のほうが肺胞虚脱を防ぎ，酸素化を改善する一方で，循環抑制や過膨張ももたらす可能性があり，臨床試験においても院内死亡率，人工呼吸日数に改善効果が認められず[60]，画一的なPEEP推奨値は示されていない（C, I）．気道内圧，酸素化能をモニターしながら，換気量，PEEP，吸入気酸素濃度を調整していく必要がある．

文献

1) Bernard GR, Artigas A, Brigham KL, et al：The American-European Consensus Conference on ARDS. Definitions, mechanisms, relevant outcomes, and clinical trial coordination. *Am J Respir Crit Care Med* **149**：818-824, 1994
2) Luhr OR, Antonsen K, Karlsson M, et al：Incidence and mortality after acute respiratory failure and acute respiratory distress syndrome in Sweden, Denmark, and Iceland. The ARF Study Group. *Am J Respir Crit Care Med* **159**：1849-1861, 1999
3) Hudson LD, Steinberg KP：Epidemiology of acute lung injury and ARDS. *Chest* **116**：74S-82S, 1999
4) Bersten AD, Edibam C, Hunt T, et al：Incidence and mortality of acute lung injury and the acute respiratory distress syndrome in three Australian States. *Am J Respir Crit Care Med* **165**：443-448, 2002
5) 多治見公高，武澤 純，氏家良人，松川 周，他：日本呼吸療法医学会・急性呼吸不全実態調査委員会報告書．人工呼吸 **16**：33-42, 1999
6) Fowler AA, Hamman RF, Good JT, et al：Adult respiratory distress syndrome：risk with common predispositions. *Ann Intern Med* **98**：593-597, 1983
7) Hudson LD, Milberg JA, Anardi D, et al：Clinical risks for development of the acute respiratory distress syndrome. *Am J Respir Crit Care Med* **151**：293-301, 1995
8) Bone RC, Balk RA, Cerra FB, et al：Definitions for sepsis and organ failure and guidelines for the use of innovative therapies in sepsis. The ACCP/SCCM Consensus Conference Committee. American College of Chest Physicians/Society of Critical Care Medicine. *Chest* **101**：1644-1655, 1992
9) Brun-Buisson C, Minelli C, Bertolini G, et al：Epidemiology and outcome of acute lung injury in European intensive care units. Results from the ALIVE study. *Intensive Care Med* **30**：51-61, 2004
10) Doyle RL, Szaflarski N, Modin GW, et al：Identification of patients with acute lung injury. Predictors of mortality. *Am J Respir Crit Care Med* **152**：1818-1824, 1995

11) Krafft P, Fridrich P, Pernerstorfer T, et al：The acute respiratory distress syndrome：definitions, severity and clinical outcome. An analysis of 101 clinical investigations. *Intensive Care Med* **22**：519-529, 1996
12) Zilberberg MD, Epstein SK：Acute lung injury in the medical ICU：comorbid conditions, age, etiology, and hospital outcome. *Am J Respir Crit Care Med* **157**：1159-1164, 1998
13) Ferring M, Vincent JL：Is outcome from ARDS related to the severity of respiratory failure? *Eur Respir J* **10**：1297-1300, 1997
14) Montgomery AB, Stager MA, Carrico CJ, et al：Causes of mortality in patients with the adult respiratory distress syndrome. *Am Rev Respir Dis* **132**：485-489, 1985
15) Milberg JA, Davis DR, Steinberg KP, et al：Improved survival of patients with acute respiratory distress syndrome (ARDS)：1983-1993. *JAMA* **273**：306-309, 1995
16) Abel SJ, Finney SJ, Brett SJ, et al：Reduced mortality in association with the acute respiratory distress syndrome (ARDS). *Thorax* **53**：292-294, 1998
17) Frutos-Vivar F, Nin n, Esteban A：Epidemiology of acute lung injury and acute respiratory distress syndrome. *Curr Opin Crit Care* **10**：1-6, 2004
18) Ware LB, Matthay MA：The acute respiratory distress syndrome. *N Engl J Med* **342**：1334-1349, 2000
19) Siler TM, Swierkosz JE, Hyers TM, et al：Immunoreactive interleukin-1 in bronchoalveolar lavage fluid of high-risk patients and patients with the adult respiratory distress syndrome. *Exp Lung Res* **15**：881-894, 1989
20) Millar AB, Foley NM, Singer M, et al：Tumour necrosis factor in bronchopulmonary secretions of patients with adult respiratory distress syndrome. *Lancet* **2**：712-714, 1989
21) Meduri GU, Headley AS, Golden E, et al：Effect of prolonged methylprednisolone therapy in unresolving acute respiratory distress syndrome：a randomized controlled trial. *JAMA* **280**：159-165, 1998
22) Jorens PG, Van Damme J, De Backer W, et al：Interleukin 8 (IL-8) in the bronchoalveolar lavage fluid from patients with the adult respiratory distress syndrome (ARDS) and patients at risk for ARDS. *Cytokine* **4**：592-597, 1992
23) Armstrong L, Millar AB：Relative production of tumour necrosis factor alpha and interleukin 10 in adult respiratory distress syndrome. *Thorax* **52**：442-446, 1997
24) Doerschuk CM：Mechanisms of leukocyte sequestration in inflamed lungs. *Microcirculation* **8**：71-88, 2001
25) Fan J, Ye RD, Malik AB：Transcriptional mechanisms of acute lung injury. *Am J Physiol Lung Cell Mol Physiol* **281**：L1037-1050, 2001
26) Ashbaugh DG, Bigelow DB, Petty TL, et al：Acute respiratory distress in adults. *Lancet* **2**：319-323, 1967
27) Petty TL, Ashbaugh DG：The adult respiratory distress syndrome. Clinical features, factors influencing prognosis and principles of management. *Chest* **60**：233-239, 1971
28) Murray JF, Matthay MA, Luce JM, et al：An expanded definition of the adult respiratory distress syndrome. *Am Rev Respir Dis* **138**：720-723, 1988
29) Artigas A, Bernard GR, Carlet J, et al：The American-European Consensus Conference on ARDS, part 2：Ventilatory, pharmacologic, supportive therapy, study design strategies, and issues related to recovery and remodeling. Acute respiratory distress syndrome. *Am J Respir Crit Care Med* **157**：1332-1347, 1998
30) Pratt PC, Vollmer RT, Shelburne JD, et al：Pulmonary morphology in a multihospital collaborative extracorporeal membrane oxygenation project. I. Light microscopy. *Am J Pathol* **95**：191-214, 1979
31) Lakshminarayan S, Stanford RE, Petty TL, et al：Prognosis after recovery from adult respiratory distress syndrome. *Am Rev Respir Dis* **113**：7-16, 1976
32) Maisel A：B-type natriuretic peptide levels：a potential novel " white count" for congestive heart failure. *J Card Fail* **7**：183-193, 2001
33) Pistolesi M, Milne EN, Miniati M, et al：The vascular pedicle of the heart and the vena azygos. Part II：Acquired heart disease. *Radiology* **152**：9-17, 1984
34) Ichikado K, Johkoh T, Ikezoe J, et al：Acute interstitial pneumonia：high-resolution CT findings correlated with pathology. *AJR Am J Roentgenol* **168**：333-338, 1997
35) Ichikado K, Suga M, Muller NL, et al：Acute interstitial pneumonia：comparison of high-resolution computed tomography findings between survivors and nonsurvivors. *Am J Respir Crit Care Med* **165**：1551-1556, 2002
36) Desai SR, Wells AU, Suntharalingam G, et al：Acute respiratory distress syndrome caused by pulmonary and extrapulmonary injury：a comparative CT study. *Radiology* **218**：689-693, 2001
37) Gattinoni L, Caironi P, Pelosi P, et al：What has computed tomography taught us about the

acute respiratory distress syndrome? *Am J Respir Crit Care Med* **164**：1701-1711, 2001
38) Steinberg KP, Milberg JA, Martin TR, et al：Evolution of bronchoalveolar cell populations in the adult respiratory distress syndrome. *Am J Respir Crit Care Med* **150**：113-122, 1994
39) Weiland JE, Davis WB, Holter JF, et al：Lung neutrophils in the adult respiratory distress syndrome. Clinical and pathophysiologic significance. *Am Rev Respir Dis* **133**：218-225, 1986
40) Fowler AA, Hyers TM, Fisher BJ, et al：The adult respiratory distress syndrome. Cell populations and soluble mediators in the air spaces of patients at high risk. *Am Rev Respir Dis* **136**：1225-1231, 1987
41) Bernard GR, Luce JM, Sprung CL, et al：High-dose corticosteroids in patients with the adult respiratory distress syndrome. *N Engl J Med* **317**：1565-1570, 1987
42) Bone RC, Fisher CJ Jr, Clemmer TP, et al：Early methylprednisolone treatment for septic syndrome and the adult respiratory distress syndrome. *Chest* **92**：1032-1036, 1987
43) Luce JM, Montgomery AB, Marks JD, et al：Ineffectiveness of high-dose methylprednisolone in preventing parenchymal lung injury and improving mortality in patients with septic shock. *Am Rev Respir Dis* **138**：62-68, 1988
44) Briegel J, Forst H, Haller M, et al：Stress doses of hydrocortisone reverse hyperdynamic septic shock：a prospective, randomized, double-blind, single-center study. *Crit Care Med* **27**：723-732, 1999
45) Steinberg KP, Hudson LD, Goodman RB, et al：Efficacy and safety of corticosteroids for persistent acute respiratory distress syndrome. *N Engl J Med* **354**：1671-1684, 2006
46) Tamakuma S, Ogawa M, Aikawa N, et al：Relationship between neutrophil elastase and acute lung injury in humans. *Pulm Pharmacol Ther* **17**：271-279, 2004
47) Zeiher BG, Artigas A, Vincent JL, et al：Neutrophil elastase inhibition in acute lung injury：results of the STRIVE study. *Crit Care Med* **32**：1695-1702, 2004
48) Bernard GR, Vincent JL, Laterre PF, et al：Efficacy and safety of recombinant human activated protein C for severe sepsis. *N Engl J Med* **344**：699-709, 2001
49) Hoffmann JN, Mühlbayer D, Jochum M, et al：Effect of long-term and high-dose antithrombin supplementation on coagulation and fibrinolysis in patients with severe sepsis. *Crit Care Med* **32**：1851-1859, 2004
50) Warren BL, Eid A, Singer P, et al：Caring for the critically ill patient. High-dose antithrombinⅢ in severe sepsis：a randomized controlled trial. *JAMA* **286**：1869-1878, 2001
51) Dellinger RP, Zimmerman JL, Taylor RW, et al：Effects of inhaled nitric oxide in patients with acute respiratory distress syndrome：results of a randomized phaseⅡ trial. Inhaled Nitric Oxide in ARDS Study Group. *Crit Care Med* **26**：15-23, 1998
52) Taylor RW, Zimmerman JL, Dellinger RP, et al：Low-dose inhaled nitric oxide in patients with acute lung injury：a randomized controlled trial. *JAMA* **291**：1603-1609, 2004
53) 平澤博之, 菅井桂雄, 織田成人：CHDFによる humoral mediator の除去は有効である. 集中治療 **9**：786-796, 1997
54) Cole L, Bellomo R, Hart G, et al：A phaseⅡ randomized, controlled trial of continuous hemofiltration in sepsis. *Crit Care Med* **30**：100-106, 2002
55) Nakamura T, Kawagoe Y, Matsuda T, et al：Effect of polymyxin B-immobilized fiber on blood metalloproteinase-9 and tissue inhibitor of metalloproteinase-1 levels in acute respiratory distress syndrome patients. *Blood Purif* **22**：256-260, 2004
56) Kushi H, Miki T, Okamoto K, et al：Early hemoperfusion with an immobilized polymyxin B fiber column eliminates humoral mediators and improves pulmonary oxygenation. *Crit Care* **9**：R653-661, 2005
57) Anzueto A, Baughman RP, Guntupalli KK, et al：Aerosolized surfactant in adults with sepsis-induced acute respiratory distress syndrome. Exosurf Acute Respiratory Distress Syndrome Sepsis Study Group. *N Engl J Med* **334**：1417-1421, 1996
58) Spragg RG, Lewis JF, Walmrath HD, et al：Effect of recombinant surfactant protein C-based surfactant on the acute respiratory distress syndrome. *N Engl J Med* **351**：884-892, 2004
59) Laffey JG, Kavanagh BP, Ney L, et al：Ventilation with lower tidal volumes as compared with traditional tidal volumes for acute lung injury and the acute respiratory distress syndrome. The Acute Respiratory Distress Syndrome Network. *N Engl J Med* **342**：1301-1308, 2000
60) Brower RG, Lanken PN, MacIntyre N, et al：Higher versus lower positive end-expiratory pressures in patients with the acute respiratory distress syndrome. *N Engl J Med* **351**：327-336, 2004

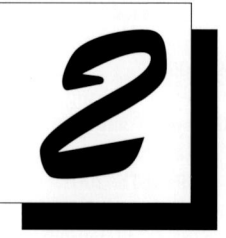

2 慢性呼吸不全

塩谷隆信* 佐竹將宏*
菅原慶勇** 高橋仁美**

◆Key Questions◆
1. 慢性呼吸不全の疫学, 病態生理
2. 慢性呼吸不全の呼吸ケアの方法
3. 呼吸リハビリテーション, 酸素療法
4. 慢性呼吸不全の治療・ケアのEBM

I. 慢性呼吸不全の疫学と定義

　最も広く受け入れられている呼吸不全(respiratory failure)の概念は, 「呼吸機能障害のために, 動脈血酸素分圧(O_2)と動脈血二酸化炭素分圧(CO_2)が異常値を示し, そのために正常な機能が営めない状態」[1〜3)]であり, 室内気呼吸時のPaO_2が60 Torr以下となる呼吸器系の機能障害, またはそれに相当する状態」[4)]と定義される. 呼吸不全は, 病態の経過による分類と成因による分類の2つに大別される. 病態の経過による分類では, 呼吸不全の状態が少なくとも1カ月以上続いた場合に慢性呼吸不全と定義される. 慢性呼吸不全は, $PaCO_2$が45 Torr以下の場合はⅠ型呼吸不全, 45 Torrを超える場合はⅡ型呼吸不全に分類される (**表1**)[4)]. 成因による分類では, ガス交換不全と換気不全に大別され, 前者はⅠ型呼吸不全に, 後者はⅡ型呼吸不全に相当する (**図1**)[4)]. 呼吸不全においてPaO_2が60 Torr以下と決められたのは臨床的な観察に基づくが, 組織レベルの低酸素血症(hypoxemia)の指標と

表1　呼吸不全の診断基準(厚生省特定疾患呼吸不全調査研究班　昭和56年度研究報告書)(文献4)より改変引用)

1. 室内気吸入時のPaO_2が60 Torr以下となる呼吸障害またはそれに相当する呼吸障害を呈する異常状態を呼吸不全と診断する
2. 呼吸不全を$PaCO_2$が45 Torrを超えて異常な高値を呈するものと然らざるものとに分類する
3. 慢性呼吸不全とは呼吸不全の状態が少なくとも1カ月間持続するものをいう. さらに, $PaCO_2$の程度により下記に分類される
　1) Ⅰ型呼吸不全($PaCO_2$が45 Torr以下のもの)
　2) Ⅱ型呼吸不全($PaCO_2$が45 Torrを超えるもの)

なる混合静脈血酸素分圧($P\bar{v}O_2$)は35 Torr未満とされ, この時のPaO_2は多くの場合にほぼ60 Torr以下であることが根拠の一つと考えられている[1,5)].

II. 慢性呼吸不全の病態生理

　Ⅰ型呼吸不全では, 肺胞気動脈血酸素分圧較差($A-aDO_2$; alveolar-arterial oxygen difference)が開大し高値を呈する. $A-aDO_2$が異常高値を呈する病態としては, ①換気血流比($\dot{V}_A/$

---

* Takanobu SHIOYA, Masahiro SATAKE／秋田大学医学部保健学科理学療法学専攻
** Keiyu SUGAWARA, Hitomi TAKAHASHI／市立秋田総合病院リハビリテーション科

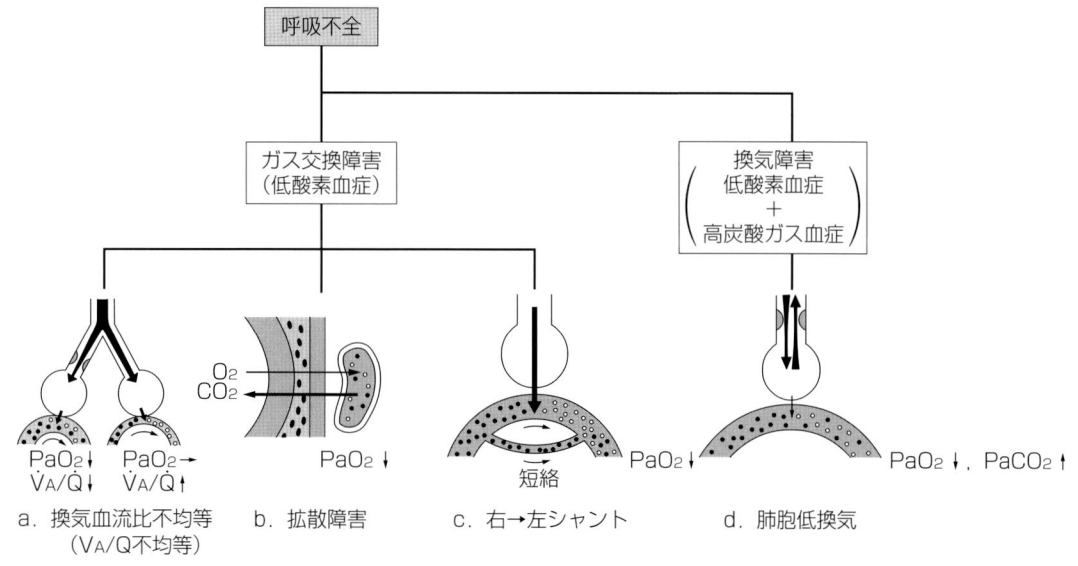

```
                    ┌─────呼吸不全─────┐
            ガス交換障害              換気障害
            (低酸素血症)          低酸素血症
                                      +
                                  高炭酸ガス血症
```

図 1 呼吸不全の分類と病態生理 (文献 4) より改変引用)

a. 換気血流比不均等 ($\dot{V}_A/\dot{Q}$不均等)
b. 拡散障害
c. 右→左シャント
d. 肺胞低換気

$\dot{Q}$) 不均等分布, ②肺拡散障害, ③右→左シャントがある (図 1a～c)[4].

$PaCO_2$ と肺胞換気量 ($\dot{V}_A$), CO_2 の産生量 ($\dot{V}CO_2$) の間には,

$$PaCO_2 = (\dot{V}CO_2 \times k)/\dot{V}_A \quad (k は定数)$$

の関係が成立し, $\dot{V}CO_2$ が一定の状況では $PaCO_2$ は $\dot{V}_A$ と反比例している. この式から, 高炭酸ガス血症を呈する II 型呼吸不全となる病態は肺胞低換気であることが理解される (図 1d)[4]. 最近では, $\dot{V}_A/\dot{Q}$ の低下部位の増加も $PaCO_2$ の上昇機序に関与していると考えられている[3,4].

III. 慢性呼吸不全の基礎疾患と合併症

呼吸器疾患のみならず神経・筋疾患, 肺循環障害などにより呼吸不全は惹起される (表 2)[4,6]. わが国における慢性呼吸不全の基礎疾患は, 慢性閉塞性肺疾患 (COPD: chronic obstructive pulmonary disease; 48%) が最も多く, 肺結核後遺症 (18%) は経年的に減少し, 肺線維症・間質性肺炎 (15%) や肺癌 (5%) が増加してい

表 2 呼吸不全を呈する疾患 (文献 4) より改変引用)

1. 呼吸器疾患
  1) 気道系障害: 喘息, 慢性閉塞性肺疾患 (COPD), 無気肺, 気道異物
  2) 肺実質系障害: 肺炎, 肺出血, 誤嚥, 刺激ガスの吸入, ARDS (急性呼吸窮迫症候群)
  3) 血管系障害: 血管炎, 肺塞栓
  4) 胸膜・胸郭系障害: 気胸, 胸水・胸膜炎, 動揺胸郭
2. 神経・筋疾患
  重症筋無力症, Guillain-Barré 症候群
3. 肺循環障害
  肺血栓塞栓症, 心原性肺水腫, 非心原性肺水腫

る[7]. 慢性呼吸不全に合併する病態として, ①肺高血圧・肺性心, ②呼吸筋疲労, ③中枢神経障害, ④消化管障害, ⑤肝障害, ⑥腎障害, ⑦貧血, ⑧栄養障害などがある (表 3)[4].

IV. 慢性呼吸不全の臨床症状・身体所見

慢性呼吸不全における臨床症状・身体所見は, 低酸素血症と高炭酸ガス血症で異なる.

低酸素血症の臨床症状・身体所見として,

表 3 慢性呼吸不全の病態生理（文献 4）より改変引用）

1．	肺高血圧症・肺性心	低酸素性肺血管収縮による
2．	呼吸筋疲労	呼吸筋へのエネルギー供給の低下，呼吸筋の仕事量の増大による
3．	中枢神経障害	CO_2 ナルコーシス，うつ，不安など
4．	消化管障害	胃酸の分泌低下，胃粘膜血流の低下による
5．	肝障害	肺性心，右心不全による
6．	腎障害	水，Na の排泄障害による
7．	貧血	消耗性疾患により症候性（続発性）貧血となる
8．	栄養障害	エネルギー摂取低下，呼吸筋の酸素摂取量の増大による

$PaCO_2$ 60 Torr 以下では頻脈，動悸，高血圧，頻呼吸，失見当識，40 Torr 以下ではチアノーゼ，不整脈，重度の呼吸困難，不穏，興奮，低血圧，乏尿，30 Torr 以下では意識消失，20 Torr 以下では昏睡，徐脈，チェーンストークス呼吸，ショック状態，心停止などが生じる[4,6]．

高炭酸ガス血症の臨床症状・身体所見としては，心拍出量増加と末梢血管拡張による手のぬくもり，頭痛，発汗，脈圧増大を伴う高血圧，頸動脈の躍動的拍動，縮瞳，羽ばたき振戦，無力感，傾眠，腱反射低下，不整脈，うっ血乳頭，低血圧，痙攣，昏睡などがある[4,6]．

チアノーゼは重篤な低酸素血症の徴候となるが，貧血のある患者では認めにくい．ばち指は，手指の末端部がドラムのばちのように肥大し，爪が弯曲するもので，気管支拡張症，肺癌，間質性肺炎に多くみられるが COPD では少ない．右心不全の兆候として，頸静脈怒張，肝腫大，頸骨稜や足背の浮腫を認める．聴診所見では，COPD では呼吸音は減弱していることが多いが，副雑音は慢性呼吸不全をきたす基礎疾患によりそれぞれ異なる．肺高血圧症があれば肺動脈弁口でⅡ音が亢進し，三尖弁閉鎖不全による収縮期雑音を聴取することもある．

Ⅴ．慢性呼吸不全の診断

動脈血ガス所見は慢性呼吸不全の診断において最も重要である．低酸素血症と診断したのち，高炭酸ガス血症（$PaCO_2$ >45 Torr）の有無，A-aDO_2 の開大の有無，酸素投与で PaO_2 が改善するかどうかで呼吸不全の病態が鑑別される（図2）[4,8]．

安静時動脈血ガスデータが正常であっても，運動時や睡眠時に動脈血酸素飽和度（SaO_2）を測定すると低酸素血症を証明できることも多い[4,6]．胸部 X 線像は基礎疾患の鑑別のためには必要であるが，その所見から呼吸不全の程度を定量的に評価することは困難である．呼吸機能検査は，基礎疾患の診断や病態の把握に有用である．しかし，一般的に換気障害とガス交換障害の程度は相関せず，呼吸機能検査だけに基づいて呼吸不全の程度を定量的に評価することも困難である．COPD では対標準 1 秒量（%FEV_1：forced expiratory volume in one second）に基づいて重症度が判定される[9]．

Ⅵ．慢性呼吸不全の治療・ケア

1．酸素療法

1）酸素療法とは

酸素は生体の正常な機能・生命の維持に不可欠な物質である．その酸素の供給が不十分となり細胞のエネルギー代謝が障害された状態を低酸素症（hypoxia）という．低酸素症に対して吸入酸素濃度（FIO_2）を高めて，組織へ酸素を供給する治療法が酸素療法である[4]．酸素療法の適応，酸素濃度と酸素流量，酸素投与方法など

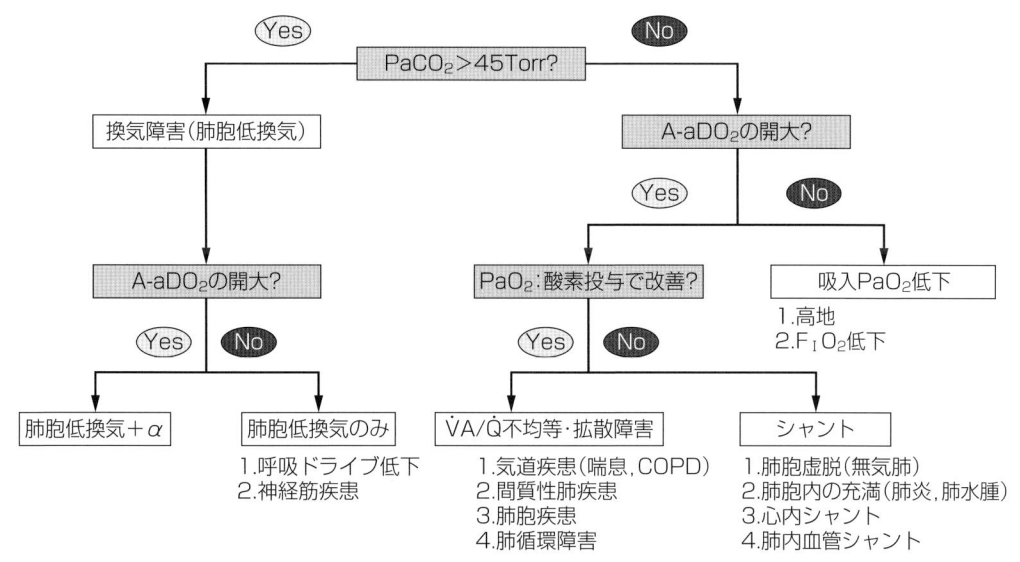

図2 血液ガス所見による呼吸不全の診断的アプローチ（文献4, 8）より改変引用）

を決める指標としてPaO_2が用いられる。低酸素血症は動脈血中の酸素が不足して低酸素症を起こす状態をいうが、PaO_2が正常であっても組織への酸素供給が不十分で低酸素症を起こすことがある。組織の酸素供給には、酸素分圧に加えてヘモグロビン濃度、心拍出量、組織血流量の役割も重要であり、酸素療法を実施する際には十分に考慮しなければならない。このように酸素療法を施行するにあたっては、酸素の生理学や生体のガス交換に関する理解が不可欠である。

2）ヘモグロビン酸素解離曲線（図3）[10]

肺から取り込まれた酸素の大部分は血液中のヘモグロビンと結合し、ごく一部は血漿中に物理的に溶解して末梢組織まで運搬される。ヘモグロビンの1分子は4分子の酸素と結合するが、ヘモグロビンの何%に酸素が結合しているかを示すのが酸素飽和度である。近年、酸素飽和度はパルスオキシメータで容易に測定することが可能となった。酸素分圧が高くなれば酸素飽和度は100%に近づき、酸素分圧がゼロであれば酸素飽和度も0%となる。ただし、両者の関係は直線ではなくS字状曲線となり、この曲線はヘモグロビン酸素解離曲線と呼ばれる（図3）[10]。

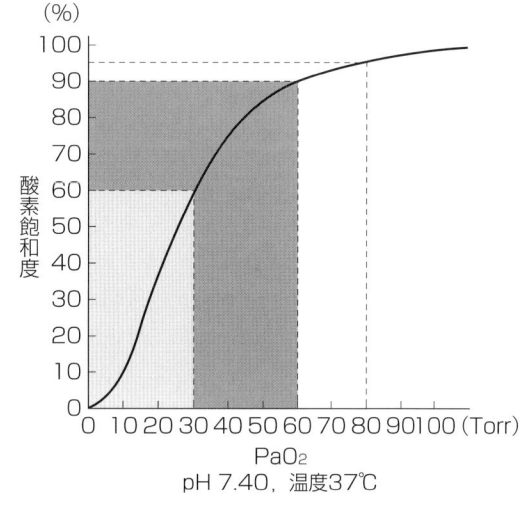

図3 ヘモグロビン酸素解離曲線（文献10）より改変引用）

この酸素解離曲線上には、記憶しておくと有用ないくつかのポイントがある（図3）。ただし、酸素解離曲線は固定したものではなく、$PaCO_2$の増加、pHの低下、体温の上昇、2,3-DPG（diphosphoglycerate）の増加によって右方へ移動し、組織への酸素供給を容易にする。この酸素解離曲線の左右への移動を数量的に表すのがP_{50}（酸素飽和度50%の時の酸素分圧）であり、正

(Torr)

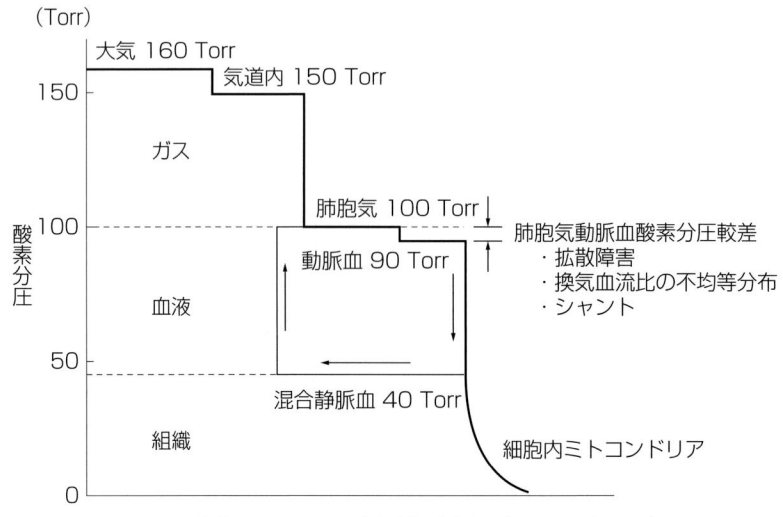

図4 酸素カスケード（瀑布）（文献4）より改変引用）

常値は27 Torrであるが，右方移動では大きくなる．

3）酸素カスケード（瀑布）（図4）[4]

大気中の酸素濃度は20.9％（約21％）である．気道内の酸素分圧は，体温（37℃）における飽和水蒸気圧47 Torrのために（760－47）×0.21＝150 Torrとなる．

肺胞気酸素分圧（P_{AO_2}）は，以下の肺胞式（alveolar equation）によって示される値をとる．

$$P_{AO_2} = F_{IO_2} \times (P_B - 47) - (P_{aCO_2}/R) \times [1 - F_{IO_2} \times (1-R)] \quad P_B：大気圧$$

ここでのRはCO_2産生量（約200 mL/分）とO_2摂取量（約250 mL/分）の比であり，ガス交換率（呼吸商）と呼ばれる．一般にRは0.80〜0.85の範囲内にある．

室内気吸入では上式の［　］の値はほぼ1とみなせるため，臨床的には次の簡易式が用いられる．

$$\begin{aligned} P_{AO_2} &= F_{IO_2} \times (P_B - 47) - P_{aCO_2}/R \\ &= 0.21 \times (760 - 47) - P_{aCO_2}/0.8 \\ &= 150 - P_{aCO_2}/0.8 \end{aligned}$$

P_{aCO_2}の正常値は40 Torrであるから，室内気呼吸中の正常P_{AO_2}は100 Torrとなる．前述のA-aDO_2は次式から求められる．

$$\text{A-a}DO_2 = P_{AO_2} - P_{aO_2}$$

ここでP_{aO_2}が90 Torrであると仮定すると，A-aDO_2は10 torrとなる．A-aDO_2の正常値は，理論的には10 Torr未満であるが，性別，年齢の影響を考慮して臨床的には20 Torrを超えた場合に明らかな$\dot{V}_A/\dot{Q}$の異常があると判断される[3,4]．

4）酸素療法の目的

酸素療法により下記のような効果が得られる[11]．

①低下したP_{aO_2}を上昇させ，低酸素状態に陥った組織への酸素供給を改善させる．

②低酸素血症により引き起こされた換気亢進や心拍数増加を抑制することにより，呼吸仕事量や心仕事量を軽減させる．

③低酸素性肺血管攣縮を軽減することにより，上昇した肺動脈圧を低下させて右心負荷を軽減させる．

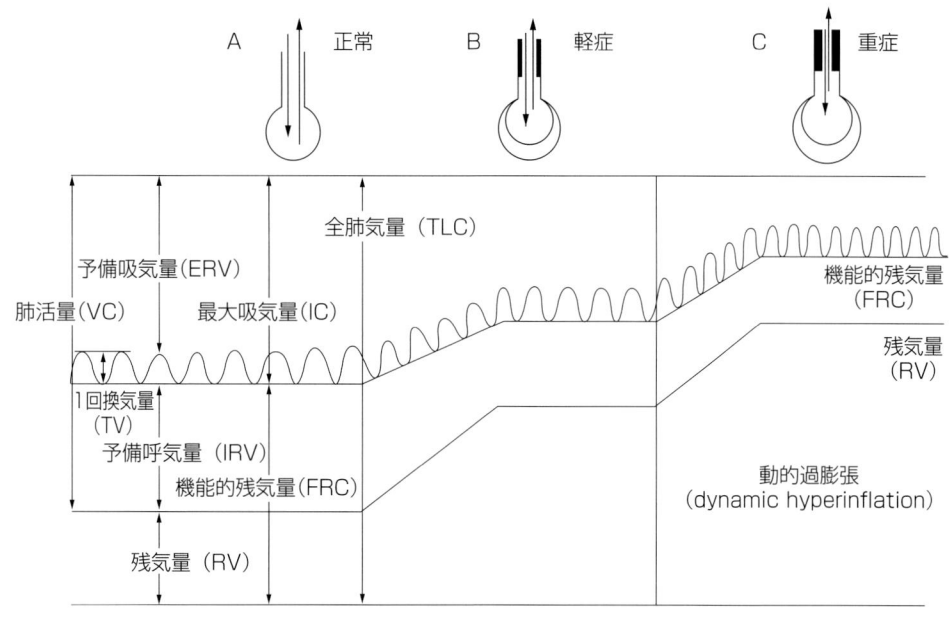

図 5 慢性閉塞性肺疾患（COPD）における肺気量と動的過膨張（文献 13）より改変引用）
A, B, C は COPD の進行における空気捉え込み（air trapping）機序による機能的残気量および残気量増加と動的過膨張現象を示す

5）酸素療法の急性効果

酸素吸入による急性効果としては，a. 運動耐容能の改善，b. 呼吸困難の軽減，c. 筋組織における乳酸産生の抑制，d. 運動に伴う換気量増加の抑制，e. 心負荷の軽減などがある[11]．

a．運動耐容能の改善

呼吸器疾患患者では，ごく軽度の運動でもPaO_2が低下する場合が多い．運動中の酸素吸入は，PaO_2低下を軽減し，酸素運搬を増し，運動持続時間を延長させる．下肢筋への酸素供給も増え，同部の酸素消費量を増加させる．呼吸困難の軽減が加わると運動耐容能はさらに向上する．しかし，このような効果はすべての患者にみられるものではなく，酸素吸入による骨格筋への酸素供給の増加には限界がある．

b．呼吸困難の軽減

運動中に生じる低酸素血症の程度に関係なく，酸素吸入により呼吸困難を改善することが多い．しかし，すべての患者において呼吸困難改善がみられるわけではない．酸素吸入による呼吸困難軽減の機序の一つとして，酸素吸入による換気ドライブの抑制があげられるが，詳細については明らかにされていない．低酸素血症の改善だけが呼吸困難軽減の機序ではないことを理解する必要がある．

c．筋組織における乳酸産生の抑制

COPD 患者において酸素吸入下にトレッドミル運動負荷を行うと，乳酸上昇とそれに伴う pH の低下が抑制される．これは酸素吸入により筋組織への酸素運搬が増加し，同部位における酸素の取り込みが亢進したことによる[11]．

d．運動に伴う換気量増加の抑制

COPD 患者における運動中の酸素吸入は，運動に伴う換気量増加を抑制する．また，換気亢進に伴う空気捉え込み（air trapping）を改善し，換気増大に伴う肺の動的過膨張（図 5）[12,13]を軽減する．同時に，分時換気量や呼吸数の増加も抑制する．これらの結果，横隔膜の仕事量が減り，呼吸筋疲労を遅らせ，換気増加に伴う呼吸補助筋の負荷を軽減させる．

e．心負荷の軽減

運動負荷中の酸素吸入は低酸素血症を改善し，それに伴う心拍数の増加を抑制する．さらに，酸素吸入は PaO_2 を上昇させることにより低酸素性肺血管攣縮を抑制し，肺動脈圧を低下させ，結果として右心負荷を軽減させる．このような酸素吸入の肺循環系に対する影響は，急性効果だけでなく慢性効果としても認められる．

6）酸素吸入の慢性効果

慢性呼吸不全の COPD 患者では，骨格筋萎縮，I 型筋線維の減少，好気性糖分解低下，嫌気性糖分解の亢進などが報告されている[14]．長期酸素吸入は，このような患者の筋肉のエネルギー効率を改善させる．しかし，長期間の酸素吸入が運動能力へどのように影響するかについての成績については一定していない[14]（C，Ⅲ）．

7）酸素吸入下の運動療法

運動時に低酸素血症が出現する患者に対しては，酸素吸入を行う．酸素吸入療法中の患者に対しても，呼吸リハビリテーションとしての運動療法は積極的に行うべきである．酸素吸入中の患者において運動療法を実施する際には下記の点に注意が必要である[11]．

①臨床的に安定した状態である．
②パルスオキシメータで SpO_2 と脈拍数を確認しながら行う．
③運動中は SpO_2 が 90％以上に維持されるよう吸入酸素流量，あるいは吸入酸素濃度を決める．

運動療法中に酸素吸入させると，より強い負荷の運動をさせることができる．その結果，呼吸リハビリテーションの効果がさらに向上する可能性がある．しかし，労作時の呼吸困難は軽減させるが，酸素吸入以上の運動耐容能の改善はなかったという報告もあり，酸素吸入下の運動療法の効果のエビデンスに関しては，今後の検討が必要である[4,11,15]（C，Ⅲ）．

2．酸素療法のエビデンス（理論的根拠）

酸素吸入は低酸素血症を改善させ，組織の低酸素症の予防や，慢性呼吸不全を伴う COPD 患者の生存期間も改善させる．在宅酸素療法を COPD 患者に行った英国の医学研究審議会（MRC：Medical Research Council）[16]と，米国の Nocturnal Oxygen Therapy Trial（NOTT）[17]の 2 つの臨床研究報告が長期酸素療法の有用性に関する理論的根拠となっている．

1）英国 MRC 研究[16]

低酸素血症を伴う COPD 症例 87 例を対象として次の 2 群に無作為に分類した．①薬物投与のみ群，②酸素吸入群：$PaO_2>60$ Torr となるように酸素吸入 2 l/分を少なくとも 1 日 15 時間以上実施．

3 年間の死亡率を追跡調査した結果，酸素吸入群で 45.2％，非投与群で 66.7％と酸素吸入群で死亡率が有意に低かった（図 6）[16]．

2）米国 NOTT 研究[17]

低酸素血症を伴う COPD 症例 203 例を次の 2 群に無作為に分類した．①終日酸素投与群（平均 17.7 時間吸入），②夜間 12 時間のみ吸入群．

平均 9 カ月の追跡調査で，終日群の死亡率は 12 カ月で 11.9％，24 カ月で 22.4％，夜間群の死亡率は 12 カ月で 20.6％，24 カ月で 40.8％であり，終日群では夜間群に比較してそれぞれ有意に死亡率が低かった（図 7）[17]．

3）わが国における研究[18]

わが国においては，厚生省特定疾患呼吸不全調査（平成 3 年度研究報告書）により，長期在宅酸素療法（LTOT：long-term oxgen therapy）実施群において生存率の有意な延長がみられた（図 8）[18]．また，肺高血圧症を合併する症例，高炭酸ガス血症がある結核後遺症では予後が悪いことが報告されている[18]．わが国の研究における問題点としては，LTOT 実施症例は 5,393 例と症例数が多いのに対して，LTOT 非実施症例は無作為対照群ではなく，なんらかの理由で LTOT を行わなかった特殊な群で，症例数が 107

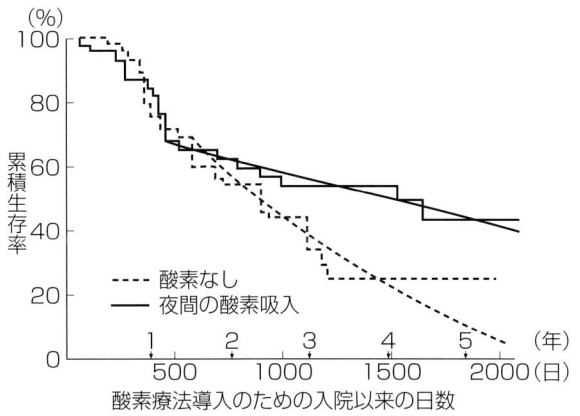

図 6 英国 MRC 研究における生存率曲線（文献 16）より改変引用）
在宅酸素療法開始 3, 4, 5 年後に有意差が認められた

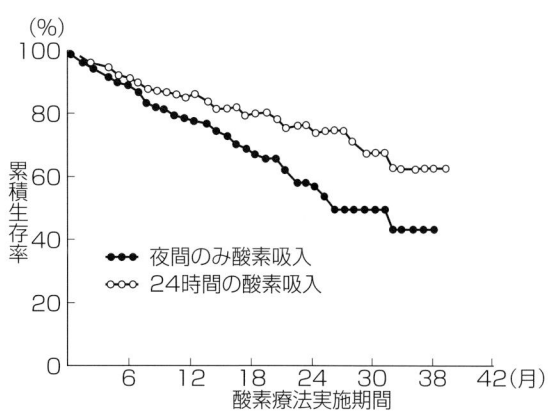

図 7 米国 NOTT 研究における生存率曲線（文献 17）より改変引用）
在宅酸素療法開始後，12，24，36 カ月で有意差が認められた（p＜0.05）

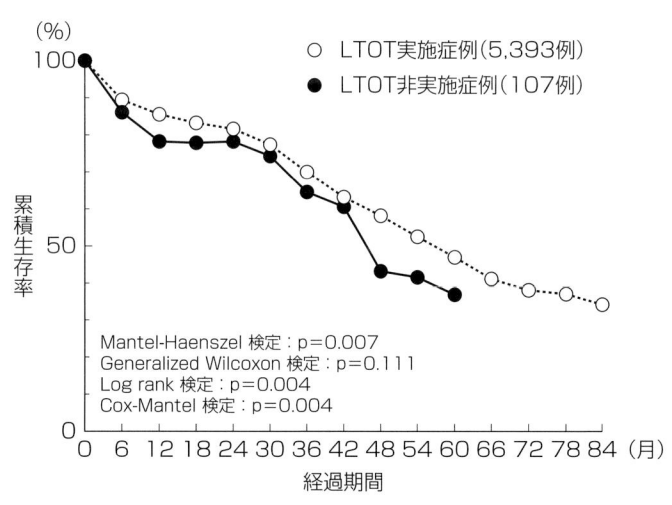

図 8 厚生省特定疾患呼吸不全調査研究班における生存曲線（LTOT 実施症例と非実施症例の比較）（文献 18）より改変引用）

例と少ないことが指摘されている[19]．

3．呼吸リハビリテーション
1）包括的呼吸リハビリテーション

呼吸リハビリテーション（以下，呼吸リハビリ）は，患者評価に始まり，患者・家族教育，薬物療法，酸素療法，呼吸理学療法，運動療法，社交活動などをすべて含んだ包括的な医療プログラムによって行われる[20〜22]．包括的呼吸リハビリは，患者およびその家族に対して，多次元的医療サービスを多くの職域にわたる専門家による医療チームから提供される．医療チームの構成は，医師，看護師，理学療法士，作業療法士，呼吸療法士，栄養士，薬剤師，酸素機器業者，ソーシャルワーカー，臨床心理士，臨床工学技士，臨床検査技師，介護士などであり，必要に応じて患者を支援する家族やボランティアも参加する（**図 9**）[13,22]．

呼吸リハビリの実施に際しては，チームコンセプトの統一やプログラムの方向づけに関わる

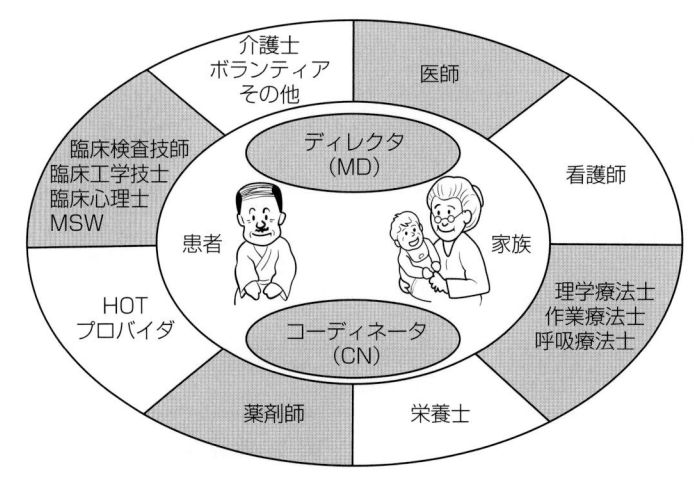

図 9　呼吸リハビリテーションにおける専門職医療チーム（文献 13）より改変引用）
MSW：医療ソーシャルワーカー，HOT：在宅酸素療法

表 4　COPD における呼吸リハビリテーションの効果（GOLD 2003）
（文献 9）より改変引用）

効　果	エビデンス
運動耐容能の改善	A
呼吸困難の軽減	A
HRQOL の向上	A
入院回数と日数の減少	A
慢性閉塞性肺疾患（COPD）による不安・抑うつの軽減	A
上肢の筋力と持久力トレーニングによる上肢機能の改善	B
効果はトレーニング終了後も持続	B
生存率の改善	B
呼吸筋トレーニングは，特に全身運動トレーニングと併用すると効果的	C
心理・社会的介入療法は有用	C

【エビデンスカテゴリー】
A：ランダム化比較試験（多量のデータ）による
B：ランダム化比較試験（限定された量のデータ）による
C：非ランダム化比較試験（観察的研究）による
D：GOLD パネルのコンセンサスによる判断

ディレクタ（医師），スタッフ間の連携，情報の共有，プログラムの調整を行うコーディネータ（看護師，理学療法士）の役割が非常に重要である．両者は常に患者と関わり，プログラムの進行状況，習得状況を把握し，メンバーや患者に情報をフィードバックし常に共有する必要がある[13,22]．

2）呼吸リハビリテーションのエビデンス

包括的呼吸リハビリは多数の比較対照臨床試験において慎重に評価され，その効果が GOLD（Global Initiative for Chronic Obstructive Disease）ガイドライン[9]にまとめられた（**表 4**）．2003 年 GOLD ガイドラインで特筆されるべきは，ACCP/AACVPR ガイドライン[23]では B 評価

表 5 Joint ACCP/AACVPR Evidence-Based Clinical Practice Guidelines に示された呼吸リハビリテーションに関するエビデンス (文献 24, 25)より改変引用)

		推奨レベル	
		1 (高い)	2 (低い)
エビデンスレベル	A (強い)	●呼吸リハは COPD の息切れを軽減 ●呼吸リハは COPD の健康関連 QOL (HRQOL) を改善 ●6〜12 週の呼吸リハはいくつかの有益な効果をもたらし、それらは 12〜18 カ月かけて徐々に減少 ◆COPD の運動療法は、歩行に関わる筋群のトレーニングが必須 ◆筋肉トレーニングを加えることにより、筋力が増強、筋量が増加 ◆上肢支持なし持久力トレーニングは COPD に有用であり、呼吸リハに加えるべき ◆低強度負荷および高強度負荷による COPD の運動療法は、両者とも臨床的に有用	
	B (中等度)	●呼吸リハは COPD 以外のいくつかの慢性呼吸器疾患においても効果的 ◆COPD の高強度負荷による下肢運動トレーニングは低強度負荷トレーニングよりも生理的効果は大きい ◆吸気筋トレーニングを呼吸リハの必須の構成要素としてルーチンに行うことを支持するエビデンスはない ◆患者教育は、呼吸リハの不可欠な構成要素.相互的なセルフマネジメント、増悪の予防と治療に関する情報提供が必須	●呼吸リハは COPD の入院日数や医療資源の利用を減少 ◆COPD に対する包括的呼吸リハは心理社会的効果をもたらす ◆選択された重症 COPD の運動トレーニングに NPPV を併用すると、ある程度の相加的な効果が得られる
	C (弱い)	●HRQOL などいくつかの呼吸リハの効果は、12〜18 カ月の時点でも対照群を超えて維持される ◆高度の運動誘発性低酸素血症をきたす患者には呼吸リハ中は酸素投与をすべき	●費用対効果が高い ◆より長期的なプログラム (12 週) は短期的なプログラムよりも効果の持続性が高い ◆呼吸リハ終了後の維持を目的とした介入は、長期的なアウトカムにある程度の効果を示す ◆COPD の呼吸リハにタンパク同化ホルモン剤のルーチンの併用を支持する科学的エビデンスはない ◆単独療法として行う心理・社会的介入を支持するエビデンスはわずかである ◆高強度負荷運動療法中の酸素投与は運動誘発性低酸素血症をきたさない患者の持久力をより改善させる可能性がある

1) COPD に対する生命予後改善効果は、エビデンスが不十分. 効果として推奨はできない
2) COPD の呼吸リハにおいて、ルーチンの栄養補給療法併用を支持する科学的エビデンスは不十分. 推奨はできない
3) エビデンスに基づく推奨はできないが、臨床の現場および専門家の見解は心理・社会的介入を包括的呼吸リハの構成要素として支持している
4) エビデンスに基づく推奨はできないが、臨床の現場および専門家の見解は、COPD 以外の慢性呼吸器疾患患者への呼吸リハは、COPD と非 COPD の共通の治療計画に、疾患別、個別の治療計画を加えたものとすることを示唆している
●：呼吸リハの効果に関するエビデンス　◆：手技，介入方法に関するエビデンス

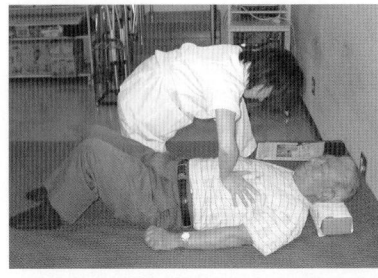

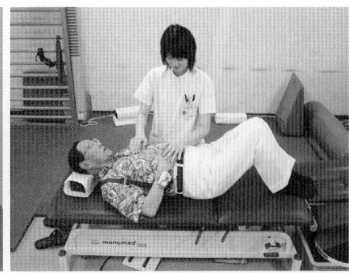

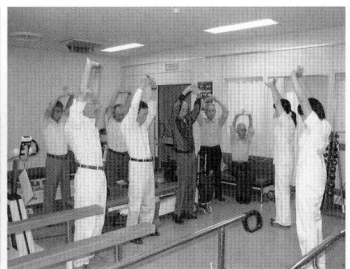

a. 呼吸介助　　b. 呼吸訓練　　c. 呼吸筋ストレッチ体操

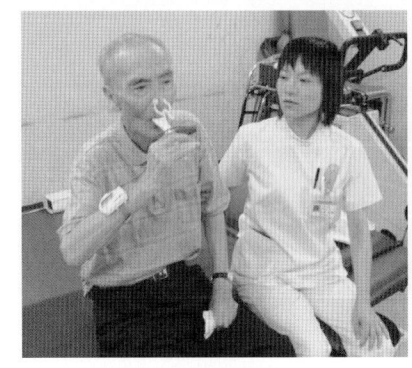

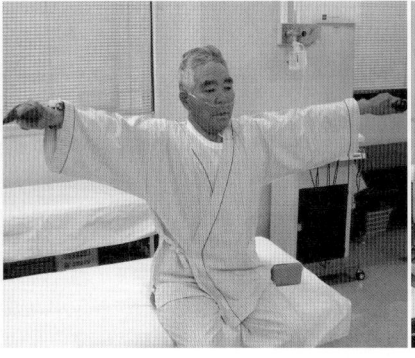

d. 呼吸筋訓練　　e. 上肢筋トレーニング　　f. 持久力トレーニング（エルゴメータ）

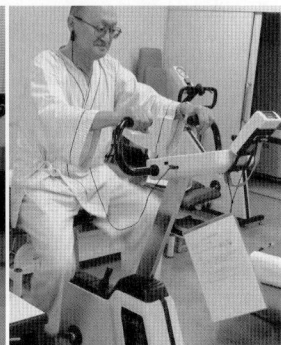

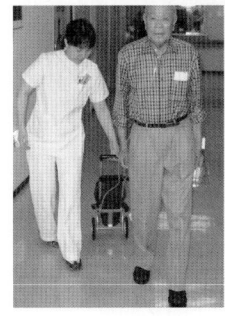

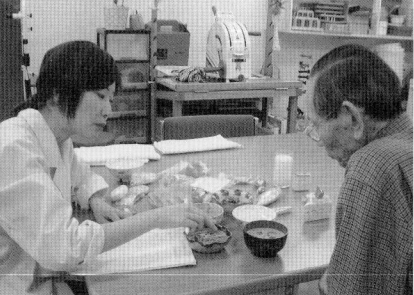

g. 歩行訓練　　h. 栄養指導　　i. 患者教育（呼吸教室）

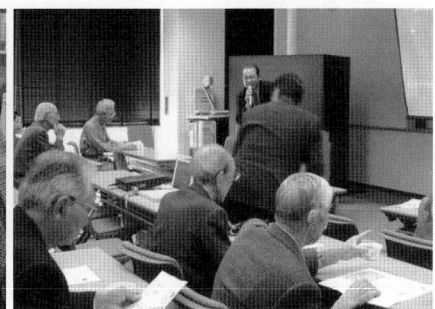

図10　包括的呼吸リハビリテーションの実際（市立秋田総合病院における実践）

であった健康関連 QOL（HRQOL：health-related quality of life）の向上がエビデンス A，C 評価であった生存率改善がエビデンス B と，より上位にランクされた点である．このようにエビデンスが高く評価された理由として，初期の研究では対照群がないためエビデンスが非常に低く扱われたという評価法の違いがあげられる．従来の古い評価法では，面接あるいは単純な質問票が用いられ，その技法および内容は粗雑なものであった．最近の HRQOL 評価法では，信頼性，妥当性，感度，再現性が実証されたものが使用されるため，研究精度が高くなったこともエビデンスが高く評価された理由の一つであると考えられる[13,22]．

2007 年 5 月，ACCP/AACVPR のガイドラインが 10 年ぶりに改訂され，またわが国の「呼吸リハビリテーションマニュアル—患者教育の考え方と実践」でもそのエビデンスが取り上げられた（表5）[24,25]．今回の改訂では，歩行が必須のプログラムであること，筋力トレーニング，

上肢支持なしトレーニングおよび低強度負荷運動療法の有用性が1Aと最高のエビデンスレベルに推奨された点が特筆される．さらに，呼吸リハビリがCOPD以外の慢性呼吸器疾患にも効果があること，下肢運動トレーニングでは高負荷の効果が大きいこと，および患者教育が呼吸リハビリに不可欠な構成要素であることが1Bのエビデンスレベルに記載されたことが新しい点である．

3）呼吸リハビリテーションのプログラム構成

包括的呼吸リハビリの種目は，呼吸介助，呼吸訓練，ストレッチ，呼吸筋トレーニング，上下肢トレーニング，歩行訓練，栄養指導，日常生活活動（ADL：activity of daily living）指導，患者教育（呼吸教室）など多岐にわたる（**図10**）[13,22]．プログラムの作成にあたっては，有用性がエビデンスとして確認された種目の中から，その施設のスタッフと稼働する機器によって実施可能なものを中心に行うことが現実的な選択である．プログラムの中では呼吸理学療法，運動療法および栄養療法が中心となる[22,26]．

a．呼吸理学療法

呼吸理学療法はリラクセーション，呼吸練習，呼吸介助，胸郭可動域運動，運動療法，排痰法などにより構成されるが，安定期COPD患者を対象とする場合には，後述の運動療法が中心に行われる[27]．COPDの重症例では，呼吸運動パターンの異常，筋・関節の柔軟性の低下，筋力低下，姿勢の異常が認められるため，これらの改善を目的としてリラクセーション，呼吸練習，ストレッチ体操，呼吸介助が行われる（**図11**）[27]．これらの種目は，効率のよい運動療法を行うためのコンディショニングとして位置づけられている[26,27]．COPDに対する主な呼吸練習には，口すぼめ呼吸と横隔膜呼吸（腹式呼吸）がある．呼吸法を習得したら，歩行，階段昇降，入浴，洗髪などのADLに応用する[22,26]．

b．運動療法

運動療法は呼吸リハビリの中核となる構成要素である[27]．運動療法のプログラム構成はCOPD患者の重症度により異なる．運動処方においては，軽症では高負荷のトレーニング，重

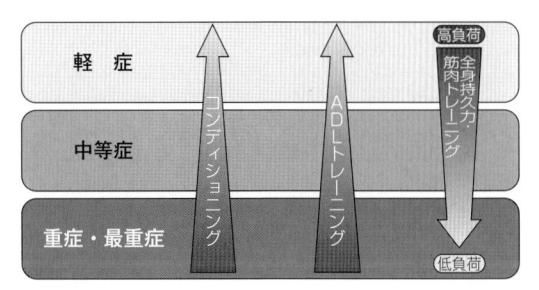

図11 運動療法開始時のプログラム（文献25）より改変引用）

表6 高強度負荷と低強度負荷（文献27）より改変引用）

負荷の強さ	高強度負荷（high-intensity）	低強度負荷（low-intensity）
定　義	・患者個々の $\dot{V}O_2$ peak に対して60〜80％の負荷	・患者個々の $\dot{V}O_2$ peak に対して40〜60％の負荷
利　点	・同一運動刺激に対して高い運動能力の改善がみられ，生理学的効果は高い	・在宅で継続しやすい ・抑うつや不安感の改善効果は大きい ・リスクが少ない ・コンプライアンスが維持されやすい
欠　点	・すべての患者に施行は困難（特に重症例） ・リスクが高いため，付き添い，監視が必要 ・患者のコンプライアンス低下	・運動能力の改善が少ない ・運動効果の発現に長期間を要す
適　応	・モチベーションが高い症例 ・肺性心，重症不整脈，器質的心疾患などがないこと ・運動時に SpO_2 が90％以上であること	・高度な呼吸困難症例 ・肺性心合併例 ・後期高齢者（85歳以上）

a. 歩行距離(m)に対する効果

b. 最大運動耐容能(Watt)に対する効果

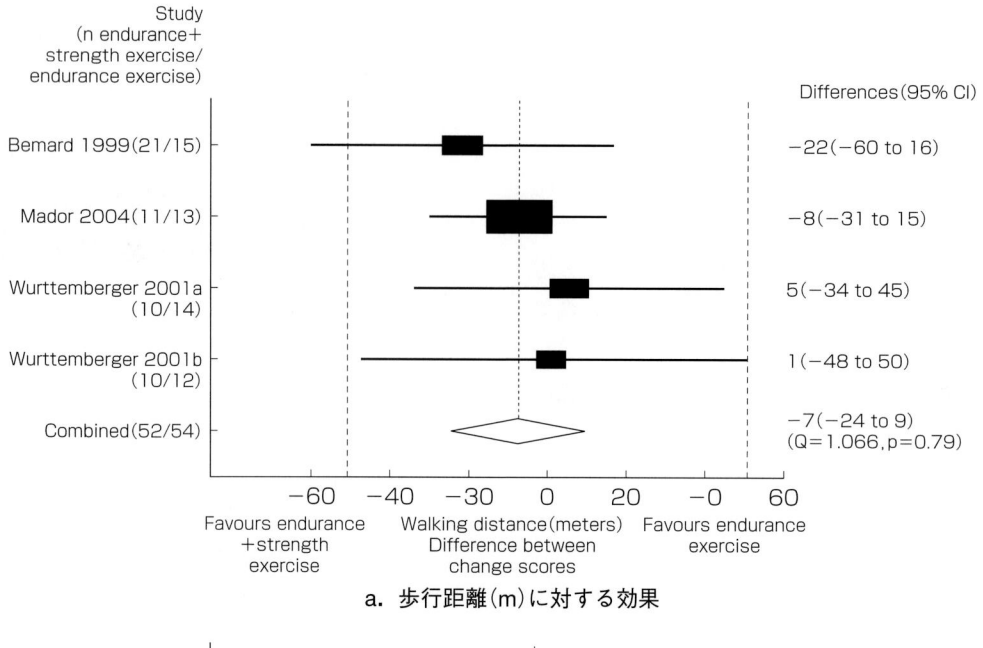

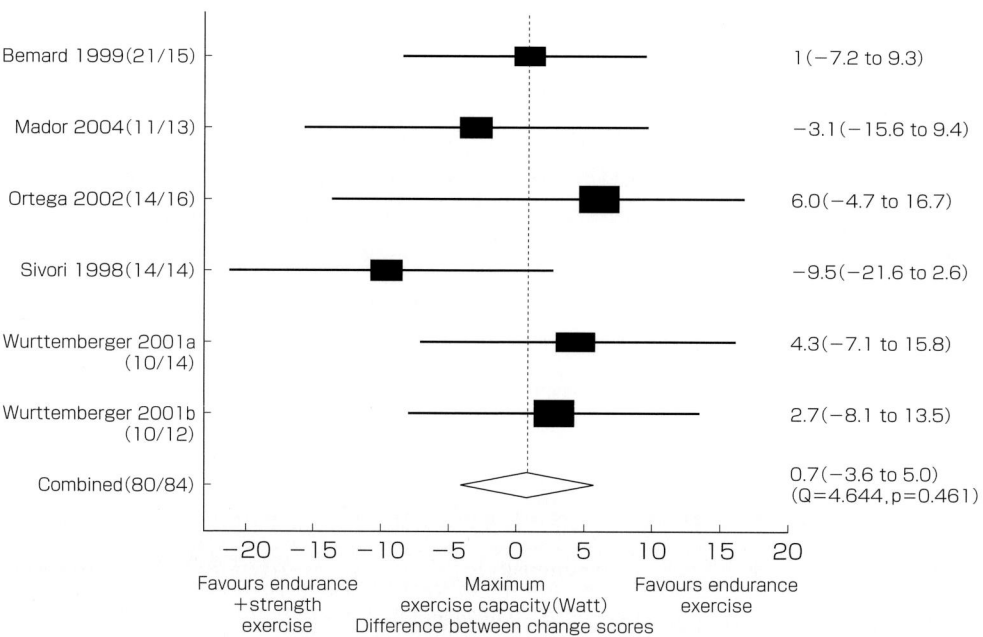

図 12 運動療法に関するエビデンス(持久運動と持久＋筋力運動の有用性についてのメタアナリシス)
(文献 30)より改変引用)

症ではコンディショニングと ADL トレーニング，低負荷のトレーニングが中心となり，重症例ではトレーニングに長期間を要する[25]．運動処方に際しては，frequency（頻度），intensity（強度），time（持続時間），type（種類）の FITT を考慮してプログラムを作成する[26,27]．

c．高強度負荷と低強度負荷

運動強度は，運動負荷試験で直接得られた最

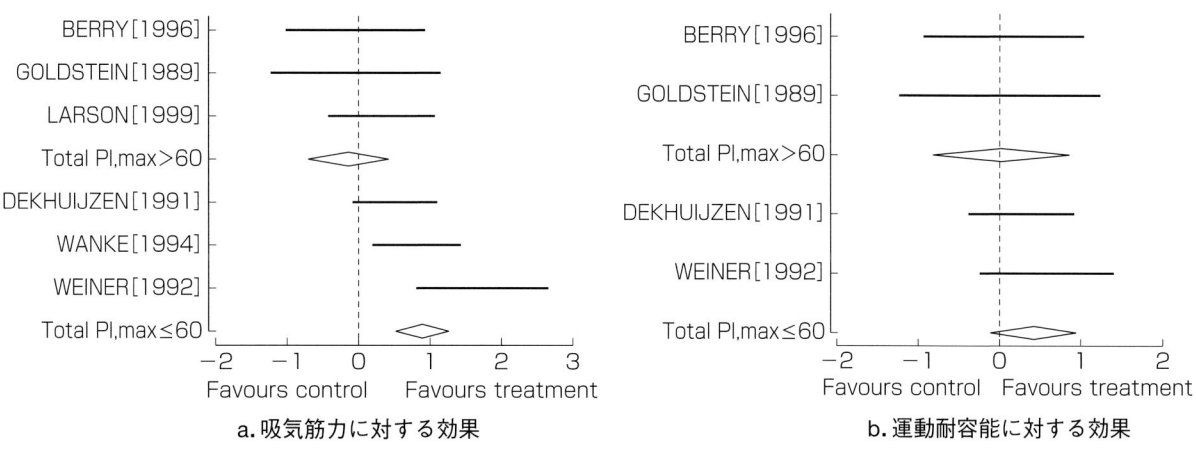

a. 吸気筋力に対する効果　　　　b. 運動耐容能に対する効果

図 13　呼吸筋トレーニングに関するエビデンス
(文献 33)より改変引用)

高酸素摂取量（$\dot{V}O_2$ peak）に対する運動時の酸素消費量の比率（%$\dot{V}O_2$ peak）により，高強度（high-intensity）負荷と低強度（low-intensity）負荷に大別される（**表 6**)[27]．包括的呼吸リハビリプログラムの中では，トレッドミルやエルゴメータを用いた高強度の運動療法が推奨されている[28,29]．しかし，運動療法のプロトコルについて体系的にメタ解析した Puhan ら[30]の報告によると，筋力増強運動は持久力運動に比較してHRQOL の改善が大きく，COPD 患者に高強度で運動療法を行うことを推奨する十分な根拠はみられないとしている（**図 12**)[30]．事実，高強度プログラムで運動療法を行うと，実施回数が少ない低頻度とならざるを得ず，結果として効果が小さくなるという現状もある[13,22]．さらに，在宅における運動療法プログラムの実施率は，実際の現場ではさらに低くなることを考慮すると，継続性を重視した運動強度を低く実施頻度を多くした低強度高頻度(low-intensity high-frequency) 運動療法プログラムが現実的であり，最近，このようなプログラムの有用性が報告されてきている[31,32]．

d．呼吸筋トレーニング

COPD では栄養障害，エネルギー消費量亢進などにより呼吸筋力の低下や疲労をきたし呼吸不全の一因となっている[9,13]．一般的に，呼吸筋トレーニングとしては圧閾値弁を用いた吸気抵抗負荷トレーニングが行われる．導入プログラムでは，30%PImax（最大吸気圧）で 15 分，1日 2 回で実施する[27]．吸気筋トレーニングに関しては，2003 年 GOLD ガイドライン[9]では，エビデンス C 評価であるが，吸気筋力 60 cmH$_2$O以下の患者で施行した場合の有効性がメタ解析で報告されている（**図 13**)[33]．

e．栄養療法

体重減少を認める COPD 患者は，呼吸不全の悪化や累積死亡率が高く，体重減少は気流閉塞とは独立した COPD の予後因子である[34]．COPD の栄養障害の機序としては，エネルギー消費量の増加（代謝亢進），カロリー摂取量の低下が報告されている[34,35]．カロリー摂取量低下の原因としては，食事中の PaO$_2$の低下，抑うつ状態による心理的影響，胃潰瘍など消化器疾患の合併などが考えられている[4,35]．栄養障害が予後を悪化させる理由としては，栄養障害がCOPD の病態を悪化させること，急性増悪の原因としての肺感染症の合併を助長することなどが考えられている[4,35]．

COPD で近年，提唱されている栄養療法の基準を**表 7**[4,35]に示した．しかし，これらはいずれ

表 7 COPD の栄養要素（文献 35）より改変引用）

1. 対　象
    1）％IBW（ideal body weight）が 90％未満の栄養障害者，特に％IBW が 80％未満は積極的な栄養補給療法の適応となる
2. 食事指導
    1）十分なエネルギー量の摂取を促す
    2）十分な蛋白源，特に分岐鎖アミノ酸の豊富な食品の摂取
    3）肺性心を合併する場合には，塩分制限（7～8 g 以下）
    4）利尿薬投与時には，K の補給
3. 栄養補給療法
    1）安静時エネルギー消費（REE：resting energy expenditure）の 1.5～1.7 倍のエネルギー摂取を目標（体重や性別にもよるが，おおよそ 2,000 kcal を目標とする）
    2）炭水化物の過剰投与は，二酸化炭素産生を増加させ，換気系の負担となりうるので，脂肪主体の栄養補給の有用性が示唆されている

栄養療法単独では十分な治療法とならない．運動療法とともにカロリー摂取を増加させることが重要である

も小規模な観察的研究を基にして作成されたもので観察期間も短く，長期間継続可能で確実に有用な栄養療法については現在のところ示されていない[36,37,38]．COPD における栄養障害は予後と密接に関係することから，医師，管理栄養士，看護師，薬剤師などから構成される栄養サポートチーム（NST：nutritional support team）による栄養療法が望ましい[13,35]．しかしながら，NST の有用性に関する科学的な検証も今後の課題である[24,35,36]．近年，COPD は全身性炎症性疾患と考えられている[38,39]．このことから，抗酸化作用を有する多価不飽和脂肪酸を多く含む栄養補助食品摂取[38,39]や分岐鎖アミノ酸含有製剤[40]の有用性，運動療法と補助栄養食品の併用効果[41,42]が報告され，栄養療法に再び期待が高まっている[37]（C, III）．

4．安定期 COPD の薬物療法

1）COPD の重症度と薬物療法

安定期 COPD の治療は，症状と重症度に応じて選択される．患者個々の重症度には通常，予測 1 秒量に対するパーセント値（FEV_1％pred）が用いられる．GOLD[43]の Stage I（mild）では呼吸機能異常が軽度であり，Stage II（moderate）では，労作時の息切れや急性増悪のため治療が必要となる．Stage III（severe）の症例では，繰り返す急性増悪のために HRQOL が障害され，適切な管理が必要となる．Stage IV（very severe）では明らかに HRQOL が障害され，生命を脅かすような急性増悪が出現する時期である．なお，2006 年に改訂された GOLD では，予防的治療の対象とされた Stage 0（at risk）は COPD の基準には該当しないことから削除された（表 8）[43]．GOLD では，COPD の各ステージ（重症度）別に推奨される治療法が列挙されているのが特徴である（表 8）[43]．

COPD の薬物療法としては，気管支拡張薬である抗コリン薬と β_2 刺激薬が中心となる薬剤として推奨されている（A, I）．気管支拡張薬は，それぞれ作用機序，作用時間が異なることから，単独の薬剤で効果が不十分な場合は，その薬剤を増量するより他剤を加え，複数の薬剤を併用にしたほうがより副作用が少なく，大きい効果を得ることができる．

2）抗コリン薬

抗コリン薬は，迷走神経末端から放出されるアセチルコリンが気道平滑筋上で受容体に結合するのを抑制して気道を拡張する（図 14）[44]．気道平滑筋のアセチルコリン受容体はムスカリン受容体と呼ばれ，M_1，M_2，M_3 の 3 つのサブタイプがある．M_1 受容体は気道壁の神経節に，M_2 受容体は神経節後線維末端に，M_3 受容体は気道平滑筋上に局在する（図 14）[44～46]．従来からの抗コリン薬は，M_1，M_2，M_3 に対する特異性は低く，すべてのサブタイプを阻害する[47]．

β_2 刺激薬が中枢から末梢までの広範な気道に

表 8 安定期 COPD の重症度別管理（文献 43）より改変引用）

	I期：軽症	II期：中等症	III期・重症	IV期・最重症
	80%≦%FEV$_1$	50%≦%FEV$_1$<80%	30%≦%FEV$_1$<50	%FEV$_1$<30%または%FEV$_1$<50%かつ慢性呼吸不全あるいは右心不全合併症

- 禁煙
- インフルエンザ
- 必要時に応じ短時間作用型の気管支拡張薬を使用
- 呼吸リハビリテーション
- 長時間作用型気管支拡張薬の定期的使用(単一・多剤)
- 吸入ステロイド薬の考慮（増悪を繰り返す場合）
- 長期酸素療法（呼吸不全時）
- 外科的治療法の考慮

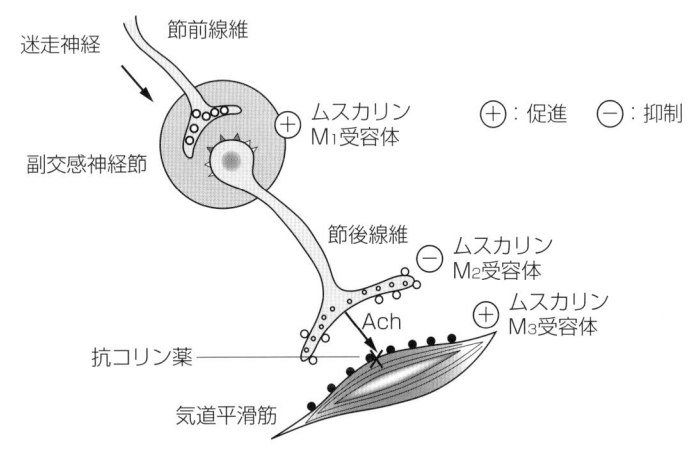

図 14 抗コリン薬の作用機序（文献 43）より改変引用）

拡張作用を示すのに対して，抗コリン薬は比較的中枢側に気道拡張を示す．これは，$β_2$ 受容体の分布が気道全般にわたるのに対して，迷走神経の分布は中枢側気道に比べて末梢側に疎であることに起因する[47]．最近開発された長時間作用性抗コリン薬（チオトロピウム）は M_1 および M_3 受容体に対する選択性が高く，作用時間が 24 時間以上と報告され，1 日 1 回の吸入で十分なことから患者コンプライアンスの向上が期待されている．

COPD では，労作時に機能的残気量が増加し，呼吸困難が悪化する動的過膨張が生じることが知られているが，チオトロピウムはこの動的過膨張を有意に抑制し，運動耐容能を改善することが報告されている（図 15）[48]．さらに，チオトロピウムを併用した呼吸リハビリ群では非併用群に比較して，呼吸困難，運動耐容能，HRQOL における改善効果が有意に大きいことが報告さ

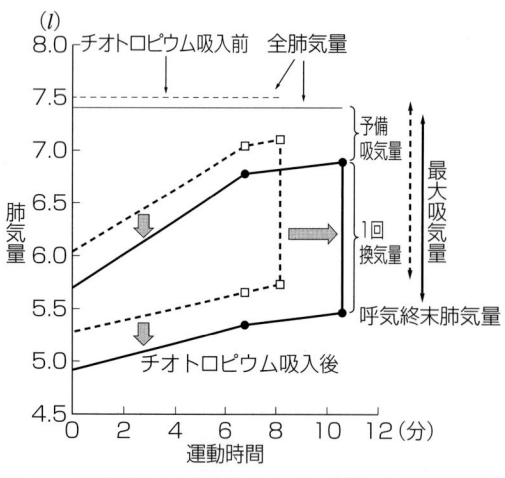

図15 長時間作用型吸入抗コリン薬による運動時の肺気量変化（文献48）より改変引用）

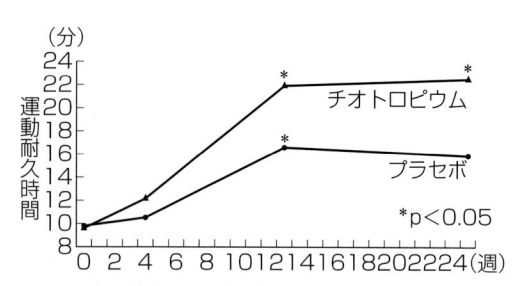

図16 長時間作用型吸入抗コリン薬併用による運動耐容能の改善（文献49）より改変引用）

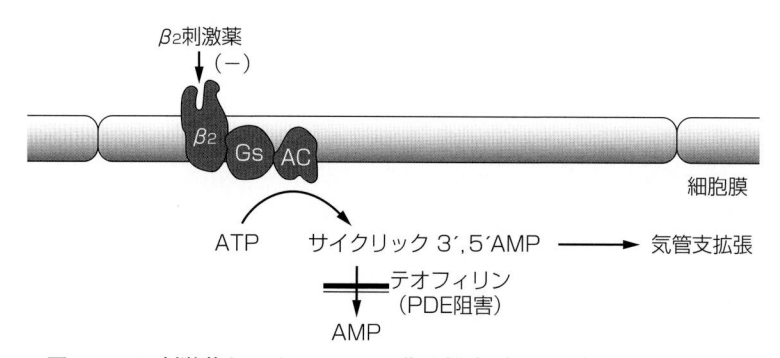

図17 β_2刺激薬とテオフィリンの作用機序（文献50）より改変引用）

れている（**図16**）[49]．

3）β_2刺激薬

β_2刺激薬は，気道平滑筋上にあるβ_2受容体を介して気道平滑筋を拡張させる．β_2受容体が刺激されると，Gs蛋白を介してアデニールシクラーゼが活性化し，細胞内でサイクリックAMPが産生される．サイクリックAMPはプロテインキナーゼAを活性化し，細胞内Ca^{2+}濃度を低下させ気道平滑筋を弛緩させる（**図17**）[50]．β_2受容体刺激による気道拡張作用は，抗コリン薬が比較的中枢気管支を拡張するのに対し，末梢細気管支まで広く拡張する[51]．

最近，日本でも長時間作用型β_2刺激薬（LABA；サルメテロール）が使用可能になった．β_2刺激薬は，長時間作用型および短時間作用型ともに，刺激される受容体は同じではあるが，連続的に刺激を与える場合，長時間作用型薬剤の少数回投与のほうが，短時間作用型薬剤の頻回投与よりサイクリックAMPの変動幅が小さく，気管支収縮の保護作用の観点からも優れているとされる[51,52]．

4）テオフィリン/PDEⅣ阻害薬

テオフィリンは約100年前に，茶葉より抽出・発見されたアルカロイドであり，カフェインとともにキサンチン誘導体と呼ばれる．テオフィリンの薬理作用は，気管支拡張作用と肺動脈や冠血管拡張作用，抗炎症作用などである．気管支拡張作用には，非選択的なphosphodiesterase（PDE）阻害作用とアデノシン拮抗作用の双方によることが考えられている（**図17**）[50,53]．

表 9 COPD における長期高用量吸入ステロイドの効果に関する大規模臨床試験（文献 55〜58）より改変引用）

	Copenhagen[55] (1999)	EUROSCOP[56] (1999)	ISOLDE[57] (2000)	Lung Health Study II[58] (2000)
試験期間（年）	3	3	3	3.3
実施地域	デンマーク	ヨーロッパ	イギリス	北米
参加施設	1 施設	39 施設	18 施設	10 施設
薬剤	budesonide	budesonide	fluticasone	triamcinolone
量/日（μg）	1,200×6 M＋800×30 M	800	1,000	1,200
対象者数	290	1,277	751	1,116
平均年齢（歳）	59	52	64	56
現喫煙者（%）	76	100	48	90
平均%1 秒量				
吸入ステロイド薬群	86%	77%	50%	65%
プラセボ群	87%	77%	50%	63%
$FEV_{1.0}$ の低下速度				
吸入ステロイド薬群	45 ml/y	57 ml/y	50 ml/y	44.2 ml/y
プラセボ群	42 ml/y	69 ml/y	59 ml/y	47 ml/y
肺機能に対する効果	（−）	はじめ 3〜6 カ月↑その後（−）	はじめ 3〜6 カ月↑その後（−）	（−）
他の効果	なし	？	症状改善 急性増悪の回数↓	症状改善 急性増悪↓ 気道過敏性改善 骨密度の低下

テオフィリンの COPD 治療における位置づけは，コントロールがうまくいかない症例に用いるという 3rd line の治療薬[53]の位置づけがなされている．この背景としては，テオフィリンのもつ副作用の発現頻度の高さと，吸入 β_2 刺激薬，抗コリン薬に比べ気管支拡張効果が弱いこと，吸入ステロイドに比べ抗炎症効果が弱いことがあげられる．欧米のガイドラインに比べて，日本でテオフィリンが多く用いられる理由としては，日本ではテオフィリンによる副作用が比較的少ないこと，気管支喘息などでの使用頻度が比較的高く医師側が使用経験豊富なこと，血中濃度モニターが比較的よく行われ適切に管理されていることなどがあげられる．日本では，呼吸器非専門医が COPD に対してテオフィリンを頻用しているとの報告もある[53]．

PDEIV 阻害薬は，免疫・炎症細胞や気管支平滑筋におけるサイクリック AMP に特異的に作用することが報告されている．近年，PDEIV 選択的阻害薬が開発されて，気管支喘息や COPD に対する有用性に関する臨床研究が行われているが，消化器症状，肝機能障害などの副作用も報告されており，その臨床的な効果については，まだ結論が出されていない[52,54]．

5）吸入ステロイド薬と経口ステロイド薬

吸入ステロイド薬の有用性について，最近，欧米で 4 つの大規模な臨床研究が行われたが，いずれにおいても経時的呼吸機能低下の改善という視点では，有効性を示す結果は得られなかった（**表 9**）[55〜58]．

経口ステロイド薬に関しては，長期療法で長期の利益を受けたとするエビデンスがなく，COPD において推奨されない（A，II）[43]．さらに経口ステロイド薬の長期療法の副作用の一つ

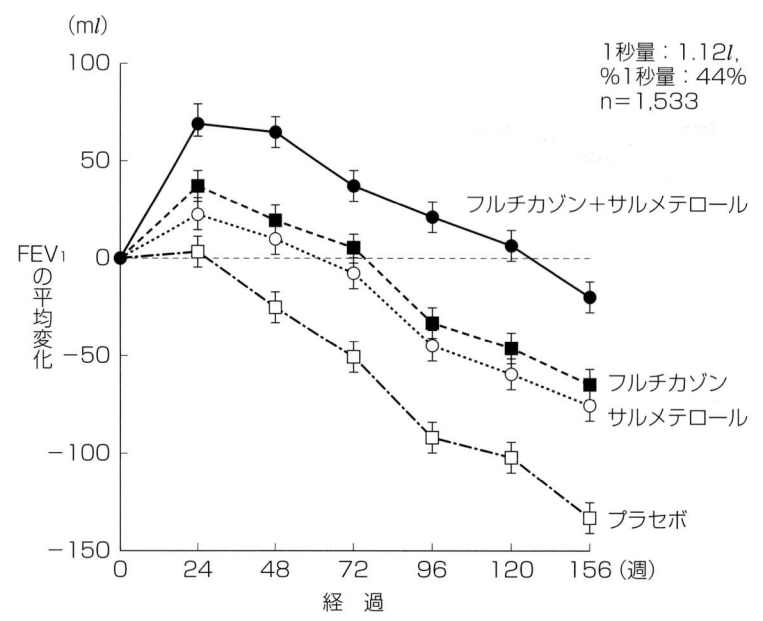

図 18 長時間作用型 β_2 刺激薬と吸入ステロイド薬による呼吸機能の経時的変化（文献 63）より改変引用）

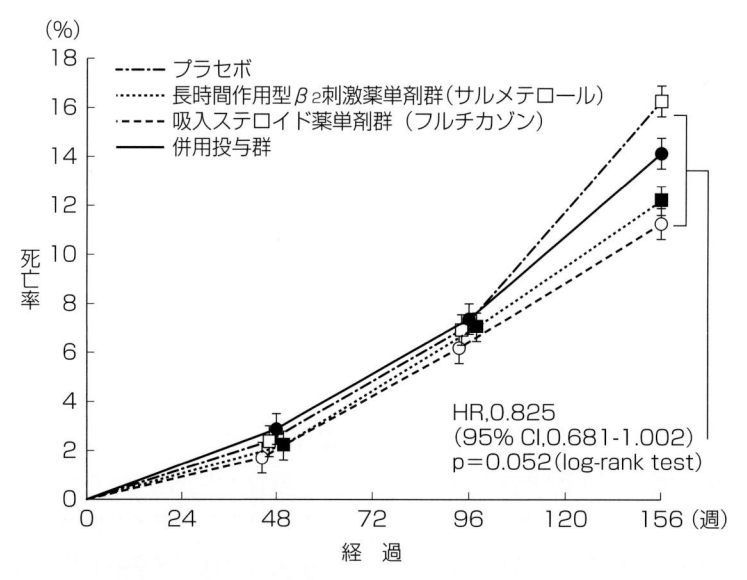

図 19 長時間作用型 β_2 刺激薬と吸入ステロイド薬による死亡率の変化（文献 63）より改変引用）

としてのミオパチーは進行した COPD 患者における筋肉衰弱，機能低下ひいては呼吸不全の一因となるとしている[59]．また，吸入ステロイド薬は，特に高齢者に用いると 1〜3 年で白内障の合併が増加することも報告され[60]，他の吸入薬に比べフルチカゾンでは内因性コルチゾール産生をより強力に抑制するために，全身性の副作用も出現しやすいことが報告されている[61]．

6）長時間作用型 β_2 刺激薬と吸入ステロイド薬の併用効果

長時間作用型 β_2 刺激薬（LABA）と吸入ステロイド薬との間には相互作用があると考えられている[62]．ステロイド薬は，核内 β_2 受容体遺伝子に働いて β_2 受容体の合成を促進する．一方，β_2 受容体への刺激は，細胞内サイクリックAMPの増加や，プロテインキナーゼAを活性化させ，直接的にステロイド薬の核内移行を促進する．LABAと吸入ステロイド薬を併用した2007年のTORCH study[63]の結果では，LABAと吸入ステロイド薬の併用群では，3年間の経過観察で呼吸機能の経年的低下が有意に抑制された（図18）[63]．一方，生命予後は改善傾向にあったが，統計学的に有意ではなかった（図19）[63]．

文　献

1) 川上義和：わが国における在宅酸素療法の歴史と現状．日医雑誌 **117**：663-667, 1997
2) 太田保世：呼吸不全の診療は正しく行われているか？　日内会誌 **88**：1-3, 1999
3) 福地義之助：呼吸不全．肺機能セミナー（編）：臨床呼吸機能検査第6版．日経印刷，2002, pp289-295
4) 日本呼吸器学会肺生理専門委員会，日本呼吸管理学会酸素療法ガイドライン作成委員会（編）：酸素療法ガイドライン．メディカルレビュー社，2006
5) Kawakami Y, Irie T, Kishi F：Criteria for pulmonary and respiratory failure in COPD patients. A theoretical study based on clinical data. *Respiration* **43**：436-443, 1982
6) 厚生省特定疾患「呼吸不全」調査研究班（編）：「呼吸不全」診断と治療のためのガイドライン．メディカルレビュー社，1996, pp10-13
7) 日本呼吸器学会：日本呼吸ケア白書．文光堂，1999
8) 三嶋理晃（訳）：呼吸機能障害—血液ガス．福井次矢，他（監）：ハリソン内科学原著 第15版．メディカル・サイエンス・インターナショナル，2003, p1497
9) NHLBI/WHO global initiative for chronic obstructive lung disease (GOLD) workshop summary. Global strategy for the diagnosis, management and prevention for chronic obstructive pulmonary disease. *Am J Respir Crit Care Med* **163**：1256-1276, 2001, updated, 2003 (reupdated, 2006)
10) 毛利昌史，工藤翔二（編）：肺機能テキスト．文光堂，1985
11) 宮本顕二．在宅酸素療法と在宅人工呼吸療法の適応基準について．日本呼吸管理学会雑誌 **12**：177-181, 2002
12) O'Donnell DE, Revill SM, Webb KA：Dynamic hyperinflation and exercise intolerance in chronic obstructive pulmonary disease. *Am J Respir Crit Care Med* **164**：770-777, 2001
13) 塩谷隆信，佐竹將宏，高橋仁美：COPDと包括的呼吸リハビリテーション．*Mebio* **23**：90-102, 2006
14) A statement of the American Thoracic Society and European Respiratory Society：Skeletal muscle dysfunction in chronic obstructive pulmonary disease. *Am J Respir Crit Care Med* **159**：S1-40, 1999
15) Nonoyama ML, Brooks D, Lacasse Y, et al：Oxygen therapy during exercise training in chronic obstructive pulmonary disease. *Cochrane Database Syst Rev* **18**：CD005372, 2007
16) Report of the Medical Research Council Working Party：Long term domiciliary oxygen therapy in chronic hypoxic cor pulmonare complicating chronic bronchitis and emphysema. *Lancet* **1**：681-686, 1981
17) Nocturnal Oxygen Therapy Trial Group：Continuous or nocturnal oxygen therapy in hypoxemic chronic obstructive lung disease. A clinical trial. *Ann Intern Med* **93**：391-398, 1980
18) 厚生省特定疾患呼吸不全調査研究班：在宅酸素療法実施症例（全国）の調査結果について．平成3年度研究報告書，1992, pp11-17
19) 木田厚瑞：医学的根拠からみた在宅酸素療法．木田厚瑞（編）：在宅酸素療法マニュアル 第2版．医学書院，2006, pp57-85
20) 日本呼吸管理学会，日本呼吸器学会：呼吸リハビリテーションに関するステートメント．日本呼吸管理学会雑誌 **11**：321-330, 2001
21) 日本呼吸器学会：COPD（慢性閉塞性肺疾患）診断と治療のためのガイドライン 第2版．メディカルレビュー社，2004
22) 塩谷隆信：包括的呼吸リハビリテーションとは．高橋仁美，他（編）：動画でわかる呼吸リハビリテーション．中山書店，2006, pp2-8
23) Pulmonary rehabilitation：joint ACCP/AACVPR evidence-based guidelines. ACCP/AACVPR Pulmonary Rehabilitation Guidelines Panel. American College of Chest Physicians. American Association of Cardiovascular and Pulmonary Rehabilitation. *Chest* **112**：1363-96, 1997
24) Ries, AL, Bauldoff, GS, Carlin, BW, et al：Pulmonary Rehabilitation：Joint ACCP/AACVPR Evidence-Based Clinical Practice Guide-lines.

Chest **131**：4S-42S, 2007

25) 日本呼吸ケア・リハビリテーション学会，日本呼吸器学会，日本リハビリテーション医学会，日本理学療法士協会：呼吸リハビリテーションマニュアル—患者教育の考え方と実践．照林社，2007

26) 塩谷隆信：COPDの包括的呼吸リハビリテーションについて教えてください．*COPD Frontier* **5**：29-37, 2006

27) 日本呼吸管理学会呼吸リハビリテーションガイドライン作成委員会，日本呼吸器学会ガイドライン施行管理委員会，日本理学療法士協会呼吸リハビリテーションガイドライン作成委員会（編）：呼吸リハビリテーションマニュアル—運動療法．照林社，2003

28) Casaburi R, Wasserman K：Exercise training in pulmonary rehabilitation. *N Engl J Med* **314**：1509-1511, 1986

29) Wasserman K, Whipp BJ, Koyal SN, et al：Anaerobic threshold and respiratory gas exchange during exercise. *J Appl Physiol* **35**：236-243, 1973

30) Puhan MA, Schunemann HJ, Frey M, et al：How should COPD patients exercise during respiratory rehabilitation? Comparison of exercise modalities and intensities to treat skeletal muscle dysfunction. *Thorax* **60**：367-375, 2005.

31) Normandin EA, MuCuster C, Conners M, et al：An evaluation of two approaches to exercise conditioning in pulmonary rehabilitation. *Chest* **121**：1085-1091, 2002

32) 菅原慶勇，高橋仁美，清川憲孝，他：COPD患者における外来呼吸リハビリテーションの長期効果—年代別の効果の検討．日本呼吸管理学会雑誌 **13**：356-364, 2003

33) Lotters F, van Tol B, Kwakkel G, et al：Effects of controlled inspiratory muscle training in patients with COPD：a meta-analysis. *Eur Respir J* **20**：570-576, 2002

34) Celli BR, Cote CC, Marin JM, et al：The body-mass index, airflow obstruction, dyspnea, and exercise index in chronic obstructive pulmonary disease. *N Engl J Med* **350**：1005-1012, 2004

35) 石坂彰敏：慢性閉塞性肺疾患（COPD）—GOLDをふまえた日常診療の指針—栄養指導の実際．内科 **93**：82-87, 2004

36) Ferreira IM, Brooks D, Lacasse Y, et al：Nutritional support for individuals with COPD. a meta-analysis. *Chest* **117**：672-678, 2000

37) Ferreira IM, Brooks D, Lacasse Y, et al：Nutritional supplementation for stable chronic obstructive pulmonary disease. *Cochrane Database Syst Rev* **2**：CD000998, 2005

38) Broekhuizen R, Wouters EF, Creutzberg EC, et al：Polyunsaturated fatty acids improve exercise capacity in chronic obstructive pulmonary disease. *Thorax* **60**：376-382, 2005

39) Matsuyama W, Mitsuyama H, Watanabe M, et al：Effects of omega-3 polyunsaturated fatty acids on inflammatory markers in COPD. *Chest* **128**：3817-3827, 2005

40) 渡邊　暢，高橋仁美，菅原慶勇，他：呼吸リハビリテーション施行者への栄養補助食品摂取による効果の検討．日本呼吸管理学会雑誌 **15**：617-622, 2006

41) Steiner MC, Barton RL, Singh SJ, et al：Nutritional enhancement of exercise performance in chronic obstructive pulmonary obstructive disease；a randomised controlled trial. *Thorax* **58**：745-751, 2003

42) 山田公子，伽羅谷千加子，渡部郁子，他：安定期COPD患者の栄養管理—CoQ_{10}含有栄養調整食（ライフロンQ_{10}®）を3カ月間併用して．日本呼吸ケア・リハビリテーション学会誌 **16**：322-328, 2006

43) NHLBI/WHO Workshop Report：Global Strategy for Diagnosis, Management, and Prevention of COPD. The Global Initiative for Chronic Obstructive Lung Disease（GOLD）, updated 2006

44) Barnes PJ：Modulation of neurotransmission in airways. *Physiol Rev* **72**：699-729, 1992

45) 梅津麻里，井上隆司，伊東祐之：気道の自律神経支配—最近の問題点．呼吸 **23**：110-118, 2004

46) 塩谷隆信：気道におけるムスカリン受容体サブタイプ．*THE LUNG-perspective* **3**：124-125, 1995

47) 山縣俊之，黒澤　一，一ノ瀬正和：吸入抗コリン薬—長時間作動型抗コリン薬チオトロピウムを含む．日胸 **63**：113-123, 2004

48) O'Donnel DE, Fluge T, Gerken F, et al：Effects of tiotropium on lung hyperinflation, dyspnea and exercise tolerance in COPD. *Eur Respir J* **23**：832-840, 2004

49) Casaburi R, Kukafka D, Cooper CB, et al：Improvement in exercise tolerance with the combination of tiotropium and pulmonary rehabilitation in patients with COPD. *Chest* **127**：809-817, 2005

50) Fredholm BB, Brodin K, Strandberg K：On the mechanism of relaxation of tracheal muscle by theophylline and other cyclic nucleotide phosphodiesterase inhibitors. *Acta Pharmacol Toxicol*（*Cohenh*） **45**：336-344, 1979

51) Johnson M：Development of the long-acting $\beta 2$-agonist, salmeterol. Kummer F,（ed）：Treatment of asthma：The long-acting $\beta 2$-agonists. Wien Springer, New York, 1998, p43

52) 一ノ瀬正和：COPDの薬物療法．日呼管学誌 **13**：327-331，2003
53) 巽浩一郎：キサンチン製剤．日胸 **63**：124-133 2004
54) 塩谷隆信：慢性閉塞性肺疾患（COPD）の最新薬物療法．埼玉医学会雑誌 **39**：130-139，2004
55) Vestbo J, Sorensen T, Lange T, et al：Long-term effect of inhaled budesonide in mild and moderate chronic obstructive pulmonary disease：a randomized controlled trial. *Lancet* **353**：1819-1823, 1999
56) Pauwels RA, Lofdahl CG, Laitinen LA, et al：Long-term treatment with inhaled budesonide in persons with mild chronic obstructive pulmonary disease who continue smoking. *N Engl J Med* **340**：1948-1953, 1999
57) Burge PS, Calverley PM, Jones PW, et al：Randomized, double blind, placebo controlled study of fluticasone proprionate in patients with moderate to severe chronic obstructive pulmonary disease；the ISOLDE trial. *BMJ* **320**：1297-1303, 2000
58) The Lung Health Study Research Group：Effect of inhaled triamcinolone on the decline in pulmonary function in chronic pulmonary obstructive disease. *N Engl J Med* **343**：1902-1909, 2000
59) 平田一人：COPDの治療戦略；ステロイド治療の妥当性と問題点．呼吸器科 **3**：146-153，2003
60) Garbe E, Suissa S, LeLorier J：Association of inhaled corticosteroid use with cataract extraction in elderly patients. *JAMA* **280**：539-543, 1998
61) Lipworth BJ：Systemic adverse effects of inhaled corticosteroid therapy：A systemic adverse effects of inhaled corticosteroid therapy：A systematic review and meta-analysis. *Arch Intern Med* **159**：941-955, 1999
62) Barnes PJ：Scientific rationale for inhaled combination therapy with long-acting beta2-agonists and corticosteroids. *Eur Respir J* **19**：182-191, 2002
63) Calverley PM, Anderson JA, Celli B, et al：Salmeterol and fluticasone proprionate and survival in chronic obstructive pulmonary disease. *N Engl J Med* **356**：775-789, 2007

3 在宅酸素療法と在宅人工呼吸療法

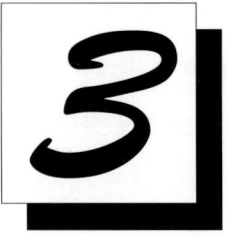

石原英樹*

◆Key Questions◆
1. 在宅呼吸ケアの疫学
2. 在宅酸素療法の適応，方法，効果
3. 在宅人工呼吸療法（マスク人工呼吸療法も含む）の適応，方法，効果
4. 在宅酸素療法と在宅人工呼吸療法のEBMと今後の方向性

I．在宅酸素療法

1．疫 学

　欧米では，1970年代はじめから慢性低酸素血症と肺性心を伴う慢性閉塞性肺疾患（COPD：chronic obstructive pulmonary disease）患者に対する適切な長期酸素療法の有効性が提唱され，1980年にはアメリカNOTTグループ[1]，1981年にはイギリスのBMRC[2]が相次いで大規模コントロールスタディを行い，その生命予後に及ぼす効果を証明した（A，I，イ）．このような病態生理学的効果を根拠として，欧米での在宅酸素療法（HOT：home oxygen therapy）の実践は，わが国よりもおよそ15年近く先行した．

　わが国では，1978年に厚生省特定疾患呼吸不全調査研究班が，日本でのHOT形成にはじめて意識的な取り組みを開始し，1984年の日本胸部疾患学会（現在の日本呼吸器学会）のガイドライン[3]を受け，1985年3月HOTに社会保険適用が開始された．以後，HOT療養者数は，一途に増加し続け，現在では約12万人（人口10万人に対し100人超）に達している[4]．同研究班の継続全国調査によって，COPDのみならず，当初わが国では多数を占めた肺結核後遺症患者にとっても予後改善効果，入院回数・日数の減少による経済効果，家庭・社会への復帰や呼吸困難の軽減による健康関連QOL（HRQOL：health-related quality of life），日常生活動作（ADL：activity of daily living）改善の可能性などが示唆された（A，II，イ）．

　HOTは，最も成功した在宅医療メニューの一つと評価され，日本の在宅医療にとっても大きな促進的インパクトを及ぼしている．

　1990年の診療報酬改定以降，病診連携を前提とした無床診療所でのHOTの実施が可能になり，1992年には第三次医療法改定の中ではじめて「居宅等」が正式に医療の場として位置づけられて，HOT，在宅人工呼吸療法（HMV：home mechanical ventilation therapy），在宅輸液療法（HIT：home infusion therapy）などの高度医療技術依存型在宅医療の環境整備に法的根拠が整備された．しかし「居宅」の選択肢，就職・就学などの課題がなお残されており，今後の改善が望まれる．

2．適応基準

　慢性呼吸不全患者の在宅呼吸ケアは，酸素療

---

* Hideki ISHIHARA／大阪府立呼吸器・アレルギー医療センター 非がん呼吸器グループ診療統括責任者 主任部長

表1 包括呼吸ケアメニュー

1. 適切な薬物（含酸素・換気補助）療法
2. 急性増悪（感染対策など）の防止
3. 急性増悪時の救命・集中治療
4. 包括的呼吸リハビリテーション
5. 患者・介護者教育（含禁煙）
6. 栄養指導
7. 心身医療的アプローチ
8. 社会福祉への橋渡し

表2 在宅酸素療法の適応基準

1. チアノーゼ型先天性心疾患
2. 高度慢性呼吸不全例：在宅酸素療法導入時に動脈血酸素分圧 55 mmHg 以下の者および動脈血酸素分圧 60 mgHg 以下で睡眠時または運動負荷時に著しい低酸素血症をきたす者であって，医師が在宅酸素療法を必要であると認めた者
3. 肺高血圧症
4. 慢性心不全：医師の診断により，NYHA3度以上であると認められ，睡眠時のチェーンストーク呼吸がみられ，無呼吸低呼吸指数（1時間あたりの無呼吸数および低呼吸数をいう）が20以上であることが，睡眠ポリグラフィー上確認されている症例

（厚生労働省告示および関連通知より抜粋 平成16年4月現在）

法を含めた薬物療法のみならず，包括的なアプローチが必要になる（表1）．

表2に，現在のHOTの適応基準を示す．呼吸器疾患の場合は，慢性呼吸不全症例で最大限の薬物療法や包括的呼吸リハビリテーションを実施したうえで適応を判断する．

また，動脈血酸素分圧（PaO_2：arterial oxygen tension）$\geqq 60$ torr の適応外症例が少なからず存在する．PaO_2が60 torr以上の症例であっても，呼吸困難の強い症例には早期にHOTを導入すべきとの報告もあるが[5]，現時点ではEBMに乏しく，今後の検討が待たれるところである．

3．呼吸不全の病態

慢性呼吸不全患者に酸素療法を行う際には，呼吸不全の病態を知る必要がある．呼吸不全には，高二酸化炭素血症を伴わない低酸素血症（I型呼吸不全）と，高二酸化炭素血症を伴う低酸素血症（II型呼吸不全）がある．

I型呼吸不全には，拡散障害，換気血流比不均等，シャントという3つの病態があるが，いずれも酸素療法の適応となる．II型呼吸不全には，酸素療法だけではなくなんらかの換気補助療法が必要である．また，著明な高二酸化炭素血症状態の患者に，高濃度酸素を投与すると，CO_2ナルコーシスに陥る危険があるので注意が必要である．

酸素療法導入当初は，高二酸化炭素血症を認めない症例でも，経年的に二酸化炭素が上昇し，II型呼吸不全となることがあるので注意が必要である．また，日中高二酸化炭素血症を認めない症例でも，夜間の睡眠時に低換気による高二酸化炭素血症を認める症例もあり，睡眠時の評価も重要である．

4．インターフェース

経鼻カニューラが最も多く使用されているが，2穴型のものと1穴型のものがある．また，外観上のハンディキャップ防止のため，眼鏡フレームの利用や無色カニューラの使用が可能である．さらに，吸気初期に高濃度の酸素を供給する必要のある患者の場合，ペンダント式または鼻腔式リザーバー付きカニューラを使用することによって，酸素流量を節約することができる．

気管切開患者の場合は，トラキマスクあるいは，気管チューブ壁や人工鼻に酸素コネクタのあるものを使用する．

5．酸素供給装置

1）酸素濃縮器（図1）

わが国では，空気から窒素を吸着し，90％以上の酸素濃度で最大7l/分までの流量を作成・供給する吸着型酸素濃縮装置が主流である．電力さえあれば，山間部，僻地，離島でも使用でき

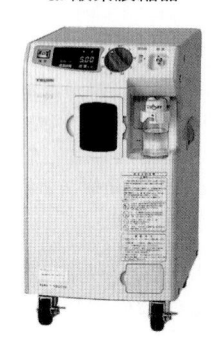

a. 酸素濃縮器　　b. デマンドバルブ

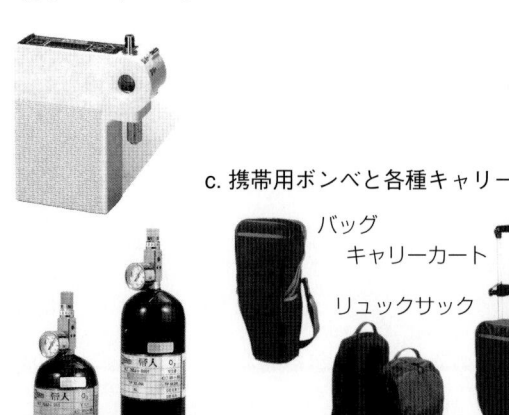

c. 携帯用ボンベと各種キャリー
バッグ
キャリーカート
リュックサック

図 1　酸素濃縮器と携帯用ボンベ
提供：帝人ファーマ株式会社

便利である反面，停電などに備えた予備酸素ボンベの設置が必要である．また，高流量供給型ほど電気代の負担が大きくなる．

外出時には，耐圧性に優れた軽合金性の小型酸素ボンベに，吸気時のみに酸素を供給するデマンドバルブを組み合わせる携帯方式が一般的である．デマンドバルブは，約3倍の酸素節約効果があるが，頻呼吸や弱い呼吸には追随しにくいという特性を知っておく必要がある．

最近，外付けバッテリーが接続可能な酸素濃縮器が開発され，停電・災害時の備えが徐々になされつつある．しかし現行機種は，酸素流量が $2l$ までであり，高流量酸素吸入を要する患者には使用が困難である．一方，欧米では携帯型の酸素濃縮器が開発されており，近い将来わが国でも使用可能になると思われる．

2）液体酸素システム（図2）

液体酸素の使用が，HOT に限って都道府県知事認可を前提として1990年から可能となったが，現在の普及率は HOT 全体の10%程度である．わが国では，設置型液体酸素供給装置の残量が少なくなると，その都度，業者が充塡済みの装置と交換するデリバリー負担があり，豪雪地域，僻地，離島などでの使用が困難である．一方，患者にとっての騒音，熱気，電気代負担がないというメリットもある．

外出時には，子容器に患者・介護者が設置型装置から液体酸素を充塡する必要があり，充塡法の指導が必要になる．また最近，液体酸素に対応したデマンドバルブが開発され，より小型軽量の携帯用酸素ボンベの使用が可能になった．

全国調査による患者アンケート[6]では，電気代負担の軽減要望が予想以上に多く，今後，酸素濃縮器のさらなる省電力化，あるいは液体酸素システムの見直しなどが必要であると考える．

6．酸素療法の目標

酸素投与にあたっては，PaO_2，動脈血酸素飽和度（SpO_2：percutaneous oxygen saturation）を個々の患者にとって最適値に保つよう調整する．特に，HOT 患者では SpO_2 を用いるのが簡便である．目標値は病態によって異なるが，90～92%以上を目安としている．また流量決定にあたっては，必ず二酸化炭素の上昇がないことを確認する．

患者ごとに安静覚醒時，睡眠中，入浴・歩行

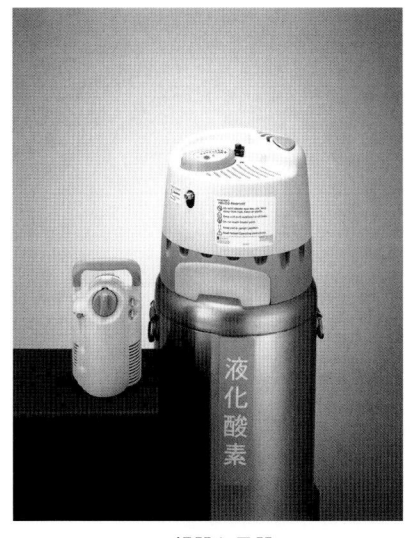

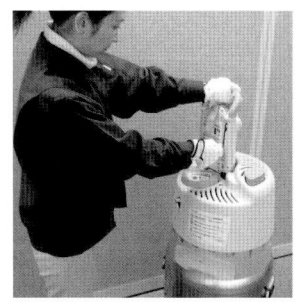

b. 充填（親器から子器への移し換え）

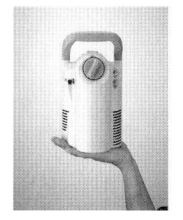

a. 親器と子器

c. 携帯用ボンベ

図 2 液体酸素システム
提供：タイコヘルスケアジャパン株式会社

などの労作時など，生活実態に応じたきめ細かな酸素流量の処方を行うことが重要である．労作時の流量は，安静時の 2～3 倍吸入量を必要とすることが多い．労作時の流量決定にあたっては，呼吸リハビリテーションのデータを参考に決定している．睡眠中の流量決定は，夜間 SpO_2 モニターを実施し決定している．

また，患者が自己調節で変更できる流量範囲をあらかじめ患者と申し合わせておくことも重要で，その範囲を超えて酸素流量を増やす時は，医師と相談するよう指導する．

7．酸素投与の方法

HOT 患者の場合，ほとんどの症例が先述の経鼻カニューラを使用している．吸入気酸素濃度は 1 l/分の流量で約 24％になり，酸素流量を 1 l/分増やすごとに約 4％上昇する[7]．しかし，患者の換気の状態によって，実際の吸入気酸素濃度が変化するので注意が必要である．また，酸素流量は一般に 7 l/分程度が上限である．これ以上の流量が必要な症例では，酸素マスクを使用するが，一定濃度の吸入気酸素濃度が供給できるベンチュリーマスクの使用が望ましい．高流量酸素供給が可能な酸素濃縮器の出現で，高流量を必要とする患者の在宅ケアが可能になった．しかし，高流量を要する患者の在宅には，「患者の病態が安定している」ということが大前提である．

II．在宅人工呼吸療法

1．疫 学

欧米の HMV は，1940 年代後半～1950 年代前半にかけて大流行した小児麻痺の後遺症である呼吸筋麻痺（レスピポリオ）患者を多数抱える中で，大規模な社会的要請として開始された．鉄の肺，キュラスポンチョ，気管切開下人工呼吸などが入り交じる時代を経て，1980 年代前半からは，鼻・顔面マスクやマウスピースによる，いわゆる非侵襲的陽圧換気（NPPV：non-invasive positive pressure ventilation）が長期・在宅人工呼吸療法の技術として導入されてきた．欧米におけるこのような HMV 形成の勢いは，歴史的な開始時期の早さのほか，社会政策理念と

図3 在宅人工呼吸症例数の変遷

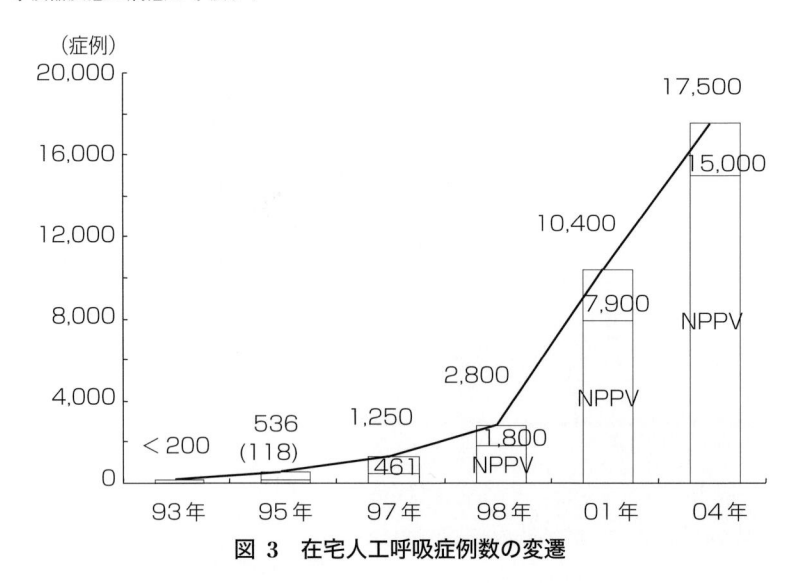

してのノーマライゼーション，障害者の自立生活運動，HRQOL重視の医療・福祉制度などの追い風，経済先進国共通の医療費高騰対策，特に定額制導入の医療保険などによって政策的にも誘導されてきたものと考える．

わが国では，1975年ごろ，神経難病看護の領域で必要に迫られてHMV実践が開始された．その後のHMV療養者数増加は，長年にわたって微々たるレベルに留まっていた．HOTと異なり，全国で合意のガイドラインがないまま，1990年にHMVへの社会保険適用が開始されて以降も，HMV療養者数の増加は数年間認められなかった．

長年停滞していたわが国のHMV療養者数は，1994年から2年ごとに診療報酬改定が進められたのと軌を一にして，加速度的な増加に転じている．

筆者ら[9]が実施した4回の全国実態調査では，図3に示すような現状にある．療養者数は，2004年の全国調査では1万7,500症例と推計でき，患者数の急増とともに注目すべきは，NPPV症例数が1万5,000例とHMVの過半数を占め，一方，気管切開下陽圧人工呼吸器（TPPV：tracheostomy possitive pressure）症例数は2,500例と相対的に減少していることである．NPPVの導入・普及が，HMV療養者数急増の一因であることが推定される．ちなみに，現在世界で最も多数のHMV療養者を擁するフランスでも，1995年ごろにNPPVがTPPVを凌駕している．それに伴い基礎疾患も，NPPV症例では神経筋疾患の割合が相対的に減少し，逆に呼吸器疾患の割合が増加傾向にあり，今後もこの傾向は続くと考えられる（図4）．逆にTPPV症例では神経筋疾患の占める割合が圧倒的に多かった（図4）．

しかし，HMV実施施設はHOTの71%に対して，34%と限られた施設でしか行われていない現状も明らかになっている．

以上のようなHMV療養者数の加速度的な増加傾向にもかかわらず，HMVの安全な継続性に不可欠な支援体制整備には，診療体制の整備，介護・在宅ケア資源の不足など，多くの課題がある．

2．適応と前提条件

人工換気の長期依存病態以外には入院の必要がない本人と介護者が，本療法の意義と限界や具体的な方法を理解し，地域の介護，福祉，医療資源による支援体制を最大限に活用して，病院外で生活する意欲を自発的に表明することである．そのうえで，必要な介護技術を習得した

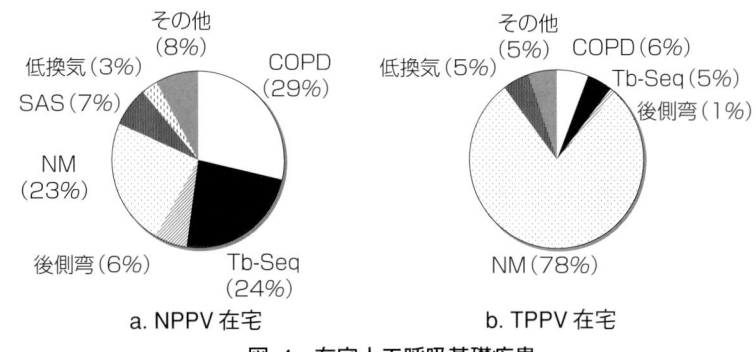

図 4　在宅人工呼吸基礎疾患

a. NPPV 在宅
- COPD (29%)
- Tb-Seq (24%)
- 後側弯 (6%)
- NM (23%)
- SAS (7%)
- 低換気 (3%)
- その他 (8%)

b. TPPV 在宅
- COPD (6%)
- Tb-Seq (5%)
- 後側弯 (1%)
- NM (78%)
- 低換気 (5%)
- その他 (5%)

表 3　準備・指導・訓練のチェックリスト

［準　備］
1. 中心病院の決定
2. 定期検診体制
3. 救急応需体制
4. 支援体制
    a. 訪問看護
    b. 理学療法
    c. デイケア施設
    d. ホームヘルパーなど
5. 必需物品整備
6. 介護者の確保
7. 身体障害（肢体機能・呼吸器機能）特定疾患認定手続きなど

［指導・訓練］
1. 人工呼吸器の取扱い
2. 用手人工呼吸法（アンビューバッグ）
3. 気管内吸引法
4. カニューラ挿入
5. 人工呼吸器回路交換
6. チューブトラブルへの対応
7. 介護方法
8. 緊急時の対応
9. communication aid の練習
10. 試験外泊

複数の介護者の確保が不可欠になる．また，NPPV と TPPV で適応や前提となる支援体制整備のあり方も今後明確になるであろう．NPPV から TPPV，あるいはその逆の方向への移行基準についても今後検討する必要がある．

3．準備とチェックポイント

適応が決まれば，実施導入の準備とトレーニングを始める．適応可否の決定および準備とトレーニングは，HMV 成功の重要な鍵であって，関連諸職種との十分な連携・協力の中で実施する必要がある．

実際の HMV イメージが実感できないために本人，家族・介護者などの態度決定にためらいがある場合は，同行往診などによって円滑に HMV を実施中の患者・家族に引き合わせる機会を用意することも，ときに有効である．

表 3 に準備とトレーニング，および達成度のチェックポイントを示した．準備とトレーニングの評価は，準備段階だけではなく，HMV 移行後も繰り返し継続する必要がある．

4．診療体制

全国調査の結果では[10]，往診・訪問看護体制ともに TPPV 症例で高率に確保されていた．これは NPPV 症例の場合，外来受診可能な症例が多いためと考えられ，両群間の差異が改めて明らかになった．また実施施設の検討では，診療所，訪問看護ステーションなどの病診連携の普及が明らかになった．しかし，地域ケアネットワーク形成は，NPPV 群で 28％，TPPV 群で 46％と低く，今後の整備が望まれる．診療体制

は，NPPV と TPPV で大きく異なる．

当センターの場合，TPPV 患者の場合，当センターからの医師往診，訪問看護体制やかかりつけ医の確保をし，例えば平日は必ずいずれかの職種が訪問する体制を実現している．一方，NPPV 患者の場合は，ほとんどの患者が外来受診可能であるため，医師の往診は行っていないが，訪問看護体制はできるだけ確保している．しかし，NPPV 患者でも人工呼吸器がほとんどはずせない患者の場合，TPPV 患者と同様の診療体制が必要になる．

5．人工呼吸器

人工呼吸器には従量式と従圧式のものがある．NPPV では従圧式人工呼吸器（Bi-level タイプの呼吸器）が使われることが多いが，神経筋疾患患者には，一定の換気量が保証される従量式人工呼吸器のほうがよい場合もある．

TPPV の場合，人工呼吸器は閉鎖回路を用いた従量式人工呼吸器が主流であったが，最近，在宅用ポータブル人工呼吸器にも圧調節換気（PCV：pressure control ventilation）モードを搭載している機種がある．従量式人工呼吸器の利点は，一定の換気量が保証されることであり，従圧式人工呼吸器の利点は，気道内圧のコントロールにより，圧損傷のリスクを軽減できる点である．症例に応じて使いこなせるのが理想である．

NPPV 用の人工呼吸器には，バックアップ用のバッテリーが内蔵されていないので，長時間換気補助を要する患者の場合には，外部バッテリーの準備が必要である．また，TPPV 用の人工呼吸器のほとんどは，内部バッテリーを内蔵しているが，その持続時間は 30 分～1 時間程度である．ほぼ 24 時間人工呼吸を要する患者の場合，停電時はそれだけでは不十分である可能性があり，外部バッテリーを準備しておくことが望ましい．

6．インターフェース

NPPV の場合，インターフェースとしてのマスクが重要で，NPPV 導入・継続の成否に大きく関与する．マスクの種類としては，鼻マスク，顔マスクがあるが，通常は鼻マスクを用いることが多い．しかし，開口によるリークが問題になる場合には，チンストラップ，顔マスクが用いられる．また，患者にベストフィットのマスクを選択することが重要で，マスクの選択・フィッティングが NPPV の成否を左右するといっても過言ではない．神経筋疾患患者の場合，マウスピースも重要なインターフェースである．

TPPV の場合，インターフェースは気管カニューレとなるが，気道分泌物，喀痰の多い症例などの場合，内筒洗浄ができるタイプのもの（内筒付きカニューレ）を使用する．

7．加温・加湿

気道の加温・加湿は重要である．特に冬季の乾燥した時期に，口，鼻，気道の乾燥が問題となる症例の場合，加温・加湿器の使用が必要となる．しかし，機器に付属の加温・加湿器だけでは不十分な症例もあり，そのような場合は，機器を設置している部屋全体の加温・加湿を指導する必要がある．

8．在宅 NPPV

1）有用性

慢性安定期の NPPV に関しては，さまざまな科学的検討がなされたが[11〜14]，この療法が有効であることを示す説得力のある EBM は，今のところない（B，II，イ）．しかし，長期酸素療法単独と比較すると，NPPV を加えることで，二酸化炭素の蓄積に対して効果があり，息切れ感も改善されるとの報告がある（II）[11,14]．

また，睡眠時無呼吸症候群や低換気に伴う睡眠呼吸障害の合併，特に夜間の REM 睡眠に伴う低換気がよく知られている．低換気に伴い酸素飽和度の低下が認められる．このような，夜

間の低換気に伴う低酸素血症は夜間の肺高血圧も招く．これらの睡眠呼吸障害（睡眠の質も含めて）がNPPVで改善するという報告もある[14]．

以上の肺機能，血液ガス，睡眠の改善が，HRQOLの改善につながると考えられている（II）．

一方，再入院の減少や急性増悪の頻度の減少の可能性が示唆されているが（II）[14]，今後より客観的な検証が必要と思われる．

2）メカニズム

例えば，COPD患者では肺の過膨張に伴う一回換気量の制限，横隔膜の平低下に伴う収縮効率の低下，内因性呼気終末陽圧換気（PEEP：positive end-expiratory pressure）に伴う呼吸仕事量の増大などが原因で呼吸筋に負担がかかり，呼吸筋疲労，換気不全をきたすと考えられている[12]．換気補助療法は，疲労した呼吸筋の負担を軽減し，呼吸筋の休息効果や呼吸調節系のリセッティングの可能性が示唆されている．すなわち，呼吸筋休息が呼吸筋の回復につながり，肺機能，血液ガス所見の改善につながると考えられている．

3）導入基準

慢性安定期のNPPV導入にあたっては，最大限の包括的内科治療を行っていることが大前提となる．それにもかかわらず，呼吸困難，起床時の頭痛・頭重感，過度の眠気などの自覚症状あるいは体重増加，頸静脈の怒張，下肢の浮腫などの肺性心の徴候などの他覚症状があり，高二酸化炭素血症，夜間の低換気をはじめとする睡眠呼吸障害を認める症例および急性増悪を繰り返す症例が主な適応になる．

また，導入3〜4カ月後に血液ガス検査，睡眠時呼吸状態，HRQOL，NPPVのコンプライアンス評価を行い，継続の必要性を評価する必要がある．

4）実際の導入方法

a．換気モード

モードについては，患者の呼吸状態の把握が

```
        Sモードで開始
        ↙        ↘
トリガーエラーなし   トリガーエラーあり
    ↓                ↓
S/Tモードで続行      Tモードへ変更
    ↓                ↓
設定圧は低めから    呼吸回数・吸気時間（I：E比）
                    を調節し，患者の自発呼吸に
                    同調するよう呼吸器を設定する
                     ↓
                    患者の呼吸パターンの変化に応
                    じて呼吸器の設定を変更する
```

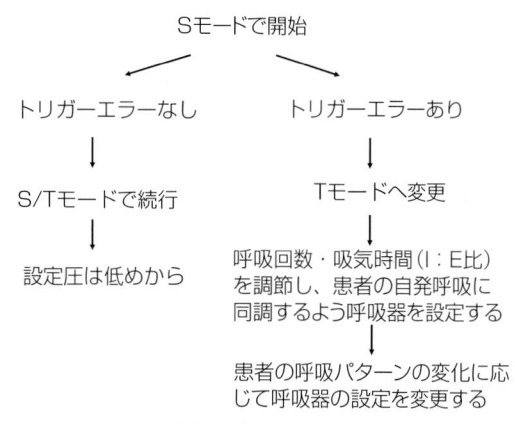

図5　換気モード

重要である．急性増悪時に多い，速くて浅い呼吸パターン（rapid shallow pattern）の場合，患者の自発呼吸が呼吸器を十分トリガーできるかどうか，また患者の呼吸に呼吸器の設定がよく追従しているかどうかの見極めが重要である．

当院の場合（図5），まずSモードで開始する．患者の自発呼吸によくトリガーしている場合は，S・S/Tモードで続行する．しかし，トリガーエラーが起こる場合は，Tモードに変更する．その場合，患者の呼吸パターンに同調するように呼吸器の設定（呼吸回数，吸気時間など）をすることが重要である．例えば，Tモードの場合，患者の呼吸状態が改善し，自発呼吸がしっかりしてくると，逆に苦痛を訴えることがある．そのような場合は，トリガーの具合をみながらS・S/Tモードへ変更する．

b．圧設定

圧設定は，患者のコンプライアンスと自覚症状，血液ガス所見などをみながら調節する．

呼気気道内陽圧（EPAP：expiratory positive airway pressure）は最低値から開始することが多いが，トリガーが悪い場合，EPAPを上げることによりトリガーが改善することがある．また，内因性PEEPが増加している症例では，これにほぼ等しいEPAP（PEEP）を設定する．しかし実際の臨床の場で，内因性PEEPを測定するのは困難である．臨床的に問題になる内因性

PEEP の値は，5〜10 cmH$_2$O 程度なので，実際には患者の呼吸努力がなくなる，あるいは呼吸が楽にできるような EPAP を設定する．具体的には，EPAP 4 cmH$_2$O から開始し，1 cmH$_2$O ずつ徐々に上げていき，呼吸補助筋の使用がなくなる，あるいは自覚的に楽に呼吸ができることを目標に圧設定を行う．だいたい 5〜8 cmH$_2$O でコントロールできることが多い．

吸気気道内陽圧（IPAP：inspiratory positive airway pressure）の設定に関しては，プレッシャーサポート圧と換気効率の関係を理解する必要がある．NPPV の場合，IPAP-EPAP がプレッシャーサポート圧となる．理論的にはプレッシャーサポート圧が高いほど，換気効率はよくなる．しかし NPPV の場合，マスク・口などからのリークが発生する可能性があるため，プレッシャーサポート圧を上げても，リークが増加するだけで換気効率がほとんど上がらないことがある．以上のことに留意して，IPAP の設定を行う必要がある．

具体的には，プレッシャーサポート圧としては 2〜4 cmH$_2$O 程度（EPAP 5 であれば IPAP7〜9）から開始し，徐々に上げていくことが多い．いきなり高いプレッシャーサポート圧に設定すると，患者が拒絶反応を示し，以後の NPPV が継続できなくなることがあるので注意が必要である．

c．呼吸回数・吸気時間

S・S/T モードの場合，呼吸回数，吸気時間（吸気呼気比）は，患者の呼吸パターンによって決定されるので，極端な頻呼吸の場合を除いて，問題になることはほとんどない．これに対して，T モードの場合，患者の呼吸パターンに呼吸回数，吸気時間を同調させる必要がある．呼吸回数は，患者の呼吸回数を測定し，ほぼ同じ回数にするか，1〜2 回ほど多めに設定する．吸気時間は，ベッドサイドで患者の呼吸パターンをよく観察し，微調整が必要になる．

ライズタイムに関しては，換気量や圧波形がモニターできる機種の場合は，換気効率が一番よくなる設定にする．モニターができない機種で，比較的意識が清明な患者の場合，コミュニケーションをとりながら，患者が楽に呼吸ができるパターン（呼吸回数，吸気時間も含めて）になるよう調整する．

9．在宅 TPPV

1）意　義

TPPV の意義は，最大限の自己実現を図りながら療養と生活の場の選択肢を病院外の自宅，またはその他に準備することであり，同時に目的そのものである（C，II，ア）．また，高度医療技術による依存性の高い HMV は，他の在宅医療全般の健全な普及定着を牽引するモデルとしての社会的意義を内包している．

実際の TPPV イメージが実感できないために本人，家族・介護者などの態度決定にためらいがある場合は，同行往診などによって既に円滑に実施中の患者・家族に引き合わせる機会を用意することも，ときに有効である．

2）診療・介護体制

在宅 TPPV は，NPPV に比べ診療体制，介護支援体制の必要度が異なり，導入にあたっては介護者の教育，在宅開始後の診療，介護支援体制の整備が必要である．

3）実際の導入方法

TPPV の設定は，通常の人工呼吸の設定と特に大きな違いはない．血液ガス所見を参考に，酸素流量，一回換気量（PCV の場合は吸気圧），呼吸回数を調節する．ただし神経筋疾患患者の場合，換気要求が非常に強い症例がある．すなわち血液ガス所見が正常にもかかわらず，換気量が足りないと自覚する患者が存在する．在宅での長期継続という観点から，この換気要求を満たす一回換気量の設定が必要になることがある．そのような症例には，その結果生じる呼吸性アルカローシスの補正のため，回路内に意図的な死腔を確保するなどの工夫が必要になる．

表 4 在宅人工呼吸療法の今後の課題

1. 地域ネットワーク形成のさらなる充実
2. 在宅ケア資源,経済的支援のさらなる充実
3. 診療・介護体制のさらなる充実
   (特に夜間・休日)
4. レスパイトケアの整備
5. 人工呼吸器,関連物品のさらなる改良

III. 在宅呼吸ケアのEBMと今後の方向性

　HOTは低酸素血症を改善し,肺血管抵抗の減少,右室負荷の軽減が図れる.COPDを対象とした長期酸素吸入のコントロールスタディによると,長期在宅酸素吸入群において生存率が有意に高いことが示されており,唯一確実に予後の改善が得られた治療である(A,I,イ)[8].HOT患者数は12万人前後で,ここ数年は横ばい状態であり,定常状態が続くものと思われる.一方,HMVに関しては現在のところEBM的には確立されていないが,高二酸化炭素血症など換気補助療法を必要とする患者にとっては,推奨されるべき治療法であると考える(B,II,イ).HMV患者数は増加傾向にあり,今後もNPPVを中心に患者数は増加するものと思われる.

　在宅呼吸ケアの看護の課題を**表4**に示す.診療・介護体制では,特に夜間・休日体制のさらなる充実,またHMVを継続するうえで,介護者の休養目的などのレスパイトケアの充実が喫緊の課題である.これらを整備することで,入院長期人工呼吸療養者の在宅希望を叶えられる可能性もある.また,機器,関連物品のさらなる改良が必要であり,特に災害時・停電時への対応を検討する必要があると考える.

文献

1) Nocturnal Oxygen Trial Group：Continuous or nocturnal oxygen therapy in hypoxemic chronic obstructive lung disease：a clinical trial. *Ann Intern Med* **93**：391-398, 1980
2) BMRC Working Party：Long-term domiciliary oxygen therapy in chronic hypoxic or pulmonale complicating chronic bronchitis and emphysema. *Lancet* **1**：681-685, 1981
3) 日本胸部疾患学会肺生理専門委員会：在宅酸素療法検討結果について.日胸疾患誌 **22**：730-732, 1984
4) 石原英樹,坂谷光則,木村謙太郎,他：在宅呼吸ケアの現状と課題—平成16年度全国アンケート調査報告.厚生労働省特定疾患呼吸不全に関する調査研究班平成16年度研究報告書, 2004, pp68-71
5) 舛谷仁丸,木村謙太郎,石原英樹,他：準呼吸不全・肺気腫患者に対する在宅酸素療法実施状況と今後の課題—特に実施基準と予後実態について.厚生省特定疾患呼吸不全調査研究班平成6年度研究報告書, 1995, pp68-71
6) 在宅呼吸ケア白書.日本呼吸器学会在宅呼吸ケア白書作成委員会, 2005
7) Branson RD：The nuts and bolts of increasing arterial oxygenation：devices and techniques. *Respir Care* **38**：672-686, 1993
8) Mathay RA, Arroliga AC, Wiedemann HP, et al：Right ventricular function at rest and during exercise in chronic obstructive pulmonary disease. *Chest* **101**：S255-262, 1992
9) 石原英樹,坂谷光則,木村謙太郎,他：在宅呼吸ケアの現状と課題—平成16年度全国アンケート調査報告.厚生労働省特定疾患呼吸不全に関する調査研究班平成16年度研究報告書, 2004, pp68-71
10) 在宅呼吸ケア白書.日本呼吸器学会在宅呼吸ケア白書作成委員会, 2005
11) Strumpf DA, Millman RP, Carlisle CC, et al：Nocturnal positive-pressure ventilation via nasal mask in patients with severe chronic obstructive pulmonary disease. *Am Rev Respir Dis* **144**：1234-1239, 1991
12) Meecham Jones DJ, Paul EA, Jones PW, et al：Nasal pressure support ventilation plus oxygen compared with oxygen therapy alone in hypercapnic COPD. *Am J Respir Crit Care Med* **152**：538-544, 1995
13) Clini E, Sturani C, Porta R, et al：Outcome of COPD patients performing nocturnal non-invasive mechanical ventilation. *Respir Med* **92**：1215-1222, 1998
14) Wedzicha JA：Long-term oxygen therapy vs long-term ventilatory assistance. *Respir Care* **45**：178-185, 2000

4 新生児

鈴木啓二　田村正徳[*]

◆Key Questions◆
1. 新生児呼吸障害の特徴（疫学，解剖，病態，生理）
2. NICUでの呼吸ケアの方法
3. 新生児の呼吸ケアの効果とEBM

I．はじめに

呼吸は生命の象徴である．この世に生を受けた新生児は第一啼泣により自らの呼吸システムを使った呼吸を開始する．ほとんどの新生児はこの劇的な胎外適応のプロセスを数分以内にこともなく完了する．しかしさまざまな原因によりこの精巧な適応過程の一部が狂ってしまい，呼吸障害を起こす新生児が少なくない．まして，胎外適応の準備のできていない時期に出生してしまった早産児においては，なおさらのハンディを克服しなければならない．

本稿では，まず成人や年長児と比較しての新生児の呼吸生理の特徴，その異常・適応障害の種類と異常徴候の特徴を簡単に概説した後に，新生児の呼吸理学療法（respiratory physical therapy）について述べることにする．

II．新生児の呼吸の特徴

新生児の呼吸は成人あるいは年長児と比べて，いくつかの解剖学的，生理学的な特徴を有する．以下にあげる新生児の呼吸の特性は，ほとんどが呼吸予備力を低下させる不利な要因として働く．

①肺の発育・発達（肺胞化）が完了していないため，ガス交換面積が小さく，空気血液バリアが厚いなど，構造的に未熟なうえ水分含量も多い．特に，早産児では肺サーファクタント活性が低いなど，機能的にも未熟なため，肺コンプライアンスが低く（肺が硬く），肺容量が減少しやすい（虚脱しやすい）．

②気道が全般的に細いため，もともと気道抵抗が高く，浮腫，分泌物の貯留などにより容易に高度の狭窄をきたす．

③胸郭コンプライアンスが高い（胸郭が軟らかい）ため陥没呼吸を生じやすく，肺拡張のための有効な胸腔内陰圧をつくりにくい．

④主として横隔膜呼吸であるが，相対的に腹部が大きく肋骨の走行も水平に近いため，一回換気量を増加させることが困難で，分時換気量を増加させるためには呼吸数を増やすしかない．

⑤呼吸筋が瞬発性においても，持久性においても未熟で疲労しやすい．

⑥もともと周期性呼吸の傾向があり，CO_2蓄積に対する反応性が低く，O_2低下に対して

[*] Keiji Suzuki, Masanori Tamura/埼玉医科大学 総合医療センター小児科

呼吸が抑制されやすいなど呼吸調節が未熟である．

⑦もともと肺血管抵抗が高く，低酸素症，アシドーシスにより容易に新生児遷延性肺高血圧症（PPHN：persistent pulmonary hypertension of the newborn）となり，高度の肺血流の低下をきたしやすい．

⑧酸素親和性の高いヘモグロビンFの割合が高い．

⑨代謝が活発で体重あたりの酸素消費量が多いため呼吸に対する需要が高い．

⑩自律神経調節機構が未熟なため，迷走神経反射により無呼吸発作や徐脈反応を起こしやすい．

III．新生児の呼吸障害の種類

呼吸は究極的には組織・細胞へ酸素を供給し，組織・細胞から二酸化炭素を運び出す働きである．組織・細胞は気道，肺および血液を介して大気とガス交換をしているので，この経路のどこが障害されても呼吸障害をきたす．

以下に新生児の呼吸障害の原因となる疾患，あるいは病態をその障害部位により分類して説明する．

1．肺実質の異常

呼吸窮迫症候群（RDS：respiratory distress syndrome），新生児一過性頻数呼吸（TTN：transient tachypnea of the newborn），肺炎，肺低形成などの肺胞や肺間質の異常．

2．気道の異常

後鼻孔閉鎖，喉頭軟化症などの上気道疾患や気管支の攣縮，肉芽，分泌物貯留などの下気道の狭窄ないし閉塞による換気不全．

3．胸郭の異常

致死性小人症（thanatophoric dysplasia）など骨・軟骨疾患による胸郭の低形成や胸郭コンプライアンスの上昇（しばしば肺低形成も伴う）など．

4．呼吸調節の異常

未熟性無呼吸や先天性中枢性低換気症候群（Ondine's curse）などの延髄呼吸中枢，化学受容器などの呼吸調節系の異常．

5．呼吸筋の異常

筋緊張性ジストロフィー，膜様横隔膜などの呼吸筋の異常（肺低形成を伴うことがある）．

6．肺循環の異常

チアノーゼ性先天性心疾患，PPHNなどによる有効肺血流量の低下．

7．体循環の異常

種々の原因による心不全，ショックや多血症（過粘度症候群）による末梢循環不全など．

8．酸素運搬能の低下

貧血による総ヘモグロビン濃度の低下，先天性ヘモグロビン異常による酸素結合能の障害など．

9．代謝異常

低血糖，体液電解質異常，一部の先天性代謝異常によるエネルギー代謝の障害，高体温による酸素需要の増加など．

IV．新生児にみられる呼吸異常の徴候

1．無呼吸・周期性呼吸

呼吸運動の停止，すなわち中枢性無呼吸，または周期的な数秒間の呼吸休止ないし一回換気量の低下．

2. チアノーゼ

一般的に毛細血管血の還元ヘモグロビン濃度が約 5 g/dl 以上の時，肉眼的チアノーゼが認められる．つまり，動脈血酸素分圧（PaO_2：arterial oxygen tension）のみならず総ヘモグロビン濃度，ヘモグロビンの酸素親和性，末梢循環などの影響を受けることに注意する必要がある．具体的には，多血症では出やすく貧血では出にくい．ヘモグロビン F の割合が高いと出にくく，末梢循環不全があると出やすい．

3. 頻数呼吸

生後数日を経た安定期での新生児の正常呼吸数は 30〜40/分で，通常，呼吸数 60/分以上を頻数呼吸とする．呼吸数は，最も客観的で鋭敏な呼吸異常の徴候の一つである．

4. 陥没呼吸

新生児は胸郭コンプライアンスが高い（胸郭が軟らかい）ため，容易に陥没呼吸を生じる．最も著しい場合は，胸郭全体が吸気時に引き込まれシーソー様呼吸となるが，多くは胸郭内陰圧と軟らかい部位の分布状態により肋間，季肋部，胸骨部，胸骨上窩などが陥没する．

5. 胸郭形状の異常（膨隆，陥凹）

胸郭内に気体や液体の貯留または実質性の占拠性病変があれば，患側の胸郭は膨隆する．逆に肺，胸郭の低形成があれば，ベル型の小さな胸郭を呈することがある．

6. 奇異呼吸

横隔神経麻痺があると胸式呼吸のみとなり，吸気時に腹部が引き込まれ陥凹する．

7. 鼻翼呼吸

低酸素症により下顎呼吸よりも鼻翼呼吸が出現しやすい．

8. 吸気または呼気の延長

気道の軟らかい新生児の自発呼吸においては，胸郭外気道は吸気時に，胸郭内気道は呼気時に細くなり，気道抵抗の増加により最大流量の低下を伴い吸気または呼気が延長する．

9. 咳　嗽

成人に比べ，咳嗽反射の未熟な新生児では気道や肺の病変による咳嗽を起こしにくい．

10. あえぎ呼吸（gasping）

強い低酸素状態にさらされた時，一次性無呼吸に引き続いて起こる不規則で間欠期が長く持続時間が短い大きな呼吸で，末期的な呼吸・循環不全の徴候の一つである．

11. 気道吸引物

気道吸引物の性状が，疾患・病態診断のための重要な手がかりとなる．

12. 呻　吟

肺容量の低下する病態下でみられる呼気時の「うめき声」で，呼気相での肺胞の虚脱を防ごうとする作用と説明されており，RDS で典型的にみられる．

13. 肺胞呼吸音，気管支呼吸音の異常

正常では肺胞呼吸音，気管支呼吸音の 2 種の呼吸雑音が聴取される．換気の低下により，これらの正常な呼吸音は減弱する．

14. 副雑音（喘鳴，ラ音）

喘鳴は，気道の狭窄による気道内乱流によって起こり，上気道では吸気時に，下気道では呼気時に強まる傾向がある．聴診器により聴かれる乾性および湿性ラ音は気管支，肺胞，間質の病変診断の助けとなることもある．

V．新生児の呼吸ケア

呼吸に関するケア（あるいは管理）は，広義には以下の項目がある．
① 気道確保（頭頸部ポジション，各種の「挿管」）．
② 人工換気．
③ 持続的気道内陽圧（CPAP：continuous positive airway pressure）．
④ 呼吸理学療法．
⑤ 気道吸引．
⑥ 吸入気加湿．
⑦ 薬物療法（人工肺サーファクタントの気管内投与，一酸化窒素（NO）吸入，薬物ミスト吸入，鎮静麻酔剤・呼吸賦活剤・ステロイド剤などの全身投与）．
⑧ 呼吸状態のモニター．

これらのきわめて膨大な分野である呼吸管理・呼吸ケアのうち，本稿では特に本特集の主題である④呼吸理学療法，⑤気道吸引に的を絞って以下に解説する．

VI．呼吸理学療法

呼吸理学療法とは，肺におけるガス交換の改善を目的とした理学療法全般を指し，気道クリアランス法のほか，呼吸筋や胸郭可動域の練習をも含む．このうち新生児領域で行われているのは狭義の呼吸理学療法，すなわち胸部理学療法である．胸部理学療法（CPT：chest physiotherapy または chest physical therapy）とは，機械的方法により排痰を促し，気道を開通させるための手技であり，いくつかの胸壁に対する理学的操作と体位ドレナージにより行われる．新生児に対する CPT 法は，成人で行われてきた方法をベースとして，それを新生児向きに修飾しながら適用されてきた．したがって，すべての新生児集中治療室（NICU：neonatal intensive care unit）でルーチンとして行われているものではなく，採用施設間でもその具体的な方法は統一されていない[1]．また，その有効性についての報告がある一方で，重篤な合併症の報告もあり，いまだ新生児領域で確立された標準的なケアとはいい難い．

1．胸部理学療法の手技

CPT の技法としては，軽打（percussion, clapping），振動（vibration），揺すり（shaking），さらには呼気圧迫（squeezing）などの運動を加えることと体位ドレナージ（postural drainage）がある．以下に，その具体的手技を説明する．

1）軽打法（percussion, clapping）

胸郭を軽く叩くことにより比較的中枢の気管支からの分泌物の移動を促進させる．原則的には呼気相において軽く曲げた指先掌側で軽く胸壁を叩く．

2）振動法（vibration）

胸郭に振動を与えることにより比較的末梢の気管支からの分泌物の移動を促進させる．繊毛運動に近い 12～15 Hz の周波数が効果的といわれており，指先，母指球，小指球または電動バイブレータを用いて原則的には呼気相で行う．

3）揺すり法（shaking）

吸気時に振動を与えることにより換気を促す．患側を上にして胸郭全体を引き上げながら 2～5 Hz の周波数で，姿勢が崩れない程度の振幅で揺する．

4）呼気圧迫法（squeezing）

目的とする胸郭部分を呼気時に圧迫することにより呼気流速を高め，分泌物の移動を促進させる．同時に，吸気の始まりでそれを急速に解除することにより吸気も促進する．呼吸に合わせて目的部位に指をあてがって行うが，胸郭全体を両手で包みこみ行う方法もある．

5）体位ドレナージ（postural drainage）

排痰をしたい目標とする肺領域を高い位置に，それに対応する中枢側を相対的に低い位置にして体位をとることにより分泌物の移動を促進す

2. 胸部理学療法に関するエビデンス

これらの CPT 手技についての論文からは，以下のような文献的エビデンスがある．

1）胸部理学療法の有効性を示したもの

①RDS の児において体位ドレナージのみの群と比較して，体位ドレナージに軽打法を加えた群では酸素化が改善していた[2]（Ⅱ）．

②新生児に対して CPT を行うと気道吸引量が増加した[3]（Ⅱ）．

③24 時間以上，気管挿管された児に対して抜管時に体位ドレナージに加えて振動法を行うと，抜管後の無気肺（特に右上葉）が減少した[4]（Ⅰ）．

④早産児に対しては軽打法，振動法により酸素化が改善した[5]（Ⅰ）．

⑤呼気流加速法（EFIT：expiratory flow increase technique）施行群では，処置後有意な呼吸数，動脈血酸素飽和度（SpO_2：percutaneous oxygen saturation），PaO_2/肺胞気酸素分圧（PAO_2：alveolar oxygen tension）の上昇と肺胞気動脈血酸素分圧較差（A-aDO_2：alveolar-arterial oxygen difference）の低下，すなわち短期的な酸素化の改善がみられた[6]（Ⅱ）．

⑥nasal CPAP，非侵襲的陽圧換気（NPPV：non-invasive positive pressure ventilation），CPT，dexamethasone 投与，methylxanthine 投与を比較すると，CPT はウィーニングのために有効で，抜管後無気肺を減少させないが再挿管率は低下させた．効果を得るためには 1～2 時間ごとに行う必要がある[7]（Ⅰ）．

⑦4 つの trial の review. CPT により抜管後，大葉性無気肺は減少しなかったが再挿管率は低下した[8]（Ⅰ）．

2）胸部理学療法による合併症を示したもの

①数カ月の振動法により肋骨骨膜下出血を起こし，肋骨にびまん性骨膜反応を起こした[9]（Ⅲ）．

②出生 24 時間以内の RDS 患児に対して CPT を施行した群は，しなかった群と比較して気管内吸引量，酸素化，血液ガス所見，動脈管開存症（PDA：patent ductus arteriosus），気管支肺異形成（BPD：bronchopulmonary dysplasia），脳室内出血（IVH：intraventricular hemorrhage）grade Ⅰ～Ⅱ，死亡率には差がなかったが，IVH gradeⅢ～Ⅳは多かった[10]（Ⅰ）．

③骨折を起こした未熟児くる病の極低出生体重児（VLBW：very low birth weight infant）において，胸部軽打法は危険因子であった[11]（Ⅱ）．

④213 人の 24～29 週で出生した児のうち 97 人（45％）が CPT を受けた．超低出生体重児（ELBW：extremely low birth weight infant）で CPT を施行した群としなかった群で比較すると，退院時の大脳囊胞性病変発生率，修正 1 歳時の脳性麻痺の発生率と発達指数（DQ：development quotient）に差はなかった[12]（Ⅱ）．

⑤13 人の 24～27 週出生の encephaloclastic porencephaly を起こした児とマッチした 26 人のコントロールで比較すると 2～3 倍 CPT を受けている率が高かった[13]（Ⅱ）．

3）胸部理学療法によるメリットはないことを示したもの

①24 時間以上挿管した児に対して抜管後無気肺予防のため抜管直後から 2 時間，または 4 時間ごとに CPT を施行し，しなかった群と比較した．CPT によって無気肺による再挿管率は低下しなかった[14]（Ⅰ）．

②NICU で人工換気された新生児について抜管後無気肺の頻度を CPT 施行群と非施行群で比較した．両群間に差はなかった[15]（Ⅱ）．

③13 例の人工換気中の新生児に対して介入前，胸部振動法，気管内吸引，過換気，2 時間

後の時点で血液ガス，呼吸パターンおよび換気メカニクス，機能的残気量（FRC：functional residual capacity）を測定した．吸引により気道抵抗とPaO_2は低下，呼吸数は増加し，過換気によりPaO_2は増加した．呼吸障害回復期の児に対するルーチンのCPTの有利性はなかった[16]（Ⅲ）．
④177例の新生児におけるRCTで，抜管後の軽打法，口咽頭吸引は有効でも有害でもなかった[17]（Ⅰ）．

3．要　約

以上の文献的エビデンスを要約してみると以下のようになる．
①CPTは抜管後無気肺の予防に有効とは断定できない．
②CPTにより酸素化が改善するとは断定できない．
③抜管後のCPTは再挿管の回避におそらく有効である．
④CPTにより痰の排出量は増加するとは断定できない．
⑤CPTにより脳障害の頻度は増加するとは断定できない．
⑥早産児に対してはCPTにより肋骨損傷の可能性がある．

つまり③以外はすべて"断定できない"という結果である．以上の文献的考察からは，新生児のCPTに関する推奨案を作成するのは容易なことではない．

上述した不透明性を踏まえたうえでわが国では田村，宮川らはNICUにおける呼吸理学療法のガイドラインとして以下のものを提案している[18]（ケアの難易度も追加した）．
①新生児，特に低出生体重児では，患児の病態生理の特殊性と手技の危険性をよく理解した熟練者が行う（B，Ⅱ，ア）．
②頭蓋内出血48時間以内，PPHNなどの循環動態の不安定な場合，重症低体温，緊張性気胸，肺出血のある症例ではCPTは行わない（D，Ⅲ）．
③VLBWでは，脳室内出血の危険性が高い時期はCPTは行わない（E，Ⅱ）．その後の時期においてもCPTの施行は慎重な検討を要する（C，Ⅲ）．
④CPTを行う時は，頸部を中間位に固定する（B，Ⅱ，イ）．
⑤抜管後は再挿管防止のため，頻回のCPTを行うほうがよい（B，Ⅰ）．
⑥軽打法は早産児に対しては行わないほうがよい（E，Ⅲ，ア）．
⑦振動法は通常の気管内吸引で痰が取りきれない場合や明らかな無気肺が存在する場合に限って行う（B，Ⅰ，ア）．
⑧呼気圧迫法の有効性と安全性は不明であり，実施に関しては個々の施設，症例によって判断する（C，Ⅲ，ア）．
⑨揺すり法の有効性と安全性は不明であり，実施に関しては個々の施設，症例によって判断する（C，Ⅲ，ア）．

4．結　論

以上の文献的考察から新生児のCPTについて以下のことが結論される．
①CPTは呼吸のみならず脳循環にも影響するため，成人あるいは年長児に対するCPT手技をそのまま新生児に適用するのは危険である．
②CPTを新生児に適用するには，その手技をどのように変更すればよいのかは確立されていない．
③施設，施行者によりその手技においてバラツキが大きく，しかもその手技により効果，合併症が左右される．
④短期的効果については，抜管後の再挿管予防において有効性のある可能性があるのみで，ほかの項目における効果，長期的効果においてはCPTの有効性は不明である．

VII. 気道吸引

気道吸引は呼吸・循環に対して大きな負荷を伴う操作である．呼吸予備力の小さい新生児において最小の負荷で最大の効果をあげるためのポイントとしては，吸引カテーテルの種類，吸引圧，挿入長，開放式・閉鎖式の別，吸引前の酸素化などがあり，これらの点について検討されてきている．

1．気道吸引法に関するエビデンス

気道吸引に関する文献的エビデンスとしては，以下のようなものがある．

1）気管内吸引の新生児に対する負担を示したもの

①モデル気管支肺・胸郭を使った実験では，気管内吸引による肺内圧の低下は著明であり，これにより肺容量の低下を容易にきたすことが予想された[19]（III）．

②筋弛緩下に高頻度振動換気（HFOV：high frequency oscillatory ventilation）中の新生児において，開放式気管内吸引のため回路を外すことにより著明な肺容量の低下がみられた[20]（II）．

③phenobarbital を投与しておくことにより，気管内吸引操作に伴う平均動脈圧と前大脳動脈の血流の増加は抑制されたが，経皮的動脈血酸素分圧（$TcPO_2$：transcutaneous arterial partial pressure of oxygen）の低下は抑制されなかった[21]（II）．

2）開放式と閉鎖式の比較

①11 人の早産児において，近赤外線スペクトル分析法により吸引による脳血液量（CBV：cerebral blood volume）の変化を測定した．開放式は閉鎖式に比べ CBV，心拍数（HR：heart rate），SpO_2 の低下が著しかった[22]（I）．

②15 人の ELBW で '部分換気下気管内吸引'（PVETS：partially ventilated endotracheal suction）と閉鎖式気管内吸引（CTSS：closed tracheal suction system）で比較した．CTSS では有意に SpO_2 の低下，心拍数の低下が軽かったが，徐脈の頻度は差がなかった[23]（I）．

③開放式，閉鎖式の両方で SpO_2，$TcPO_2$，徐脈に差はなく十分なエビデンスはない[24]（I）．

④グラム陰性桿菌の分離率は，閉鎖式（39％）より開放式（44％）の児において有意に高かった．閉鎖式はやや高価であるが，看護スタッフには容易で，短時間で行え，未熟児にやさしい吸引法と受け止められている[25]（I）．

⑤ELBW において閉鎖式吸引は，開放式吸引と比較して吸引による徐脈の程度と徐脈からの回復時間などの生理的指標において優れていた[26]（I）．

⑥ELBW において気管内吸引による脳血流速の変化は，開放式と閉鎖式の間で方式による差はなかった[27]（II）．

3）その他

①挿入長に関しては，deep 方式と shallow 方式の比較において結論を下す根拠となる良質の研究はなかった[28]（I）．

②吸引前の酸素化手技に関して推奨できる手技を提案できるような確実な根拠を得られる研究はなかった[29]（I）．

③吸引の頻度に関しては，4 時間ごとと 8 時間ごとの吸引で比較すると，両者に病原菌の気道保有率，感染症発生率，慢性肺障害の発生率などに差がなく，8 時間ごとの吸引でも十分と思われた[30]（II）．

2．要　約

以上の文献的エビデンスを要約し，ケアの難易度も加えると以下のようになる．

①気道吸引により肺容量の低下，SpO_2 の低下，徐脈，血圧上昇を起こすのみならず，脳循

環も変動し，児に対し大きな負担をかける（B，Ⅱ，ア）．
②開放式よりは閉鎖式気管内吸引のほうが，呼吸・循環に対する負担の観点からはおそらく優れているが，呼吸器感染症予防の観点においては不明である（B，Ⅱ，ア）．
③吸引カテーテルの挿入長においてはおそらく shallow 法がよいと想像されるが，確証はない（B，Ⅲ，イ）．
④至適吸引圧については気道の内径，吸引カテーテルの外径および内径，吸引システムにより吸引力は大きく変動するため，一概にいえない（C，Ⅲ，イ）．
⑤吸引前の酸素化の有効性については手技によるところが大きく結論できない（C，Ⅱ，イ）．
⑥吸引カテーテルの種類についての信頼できるデータはない（C，Ⅲ，ウ）．
⑦吸引頻度については，少なくともルーチンの頻回吸引の必要はなさそうである（D，Ⅱ，ウ）．

3．結 論

①気道吸引は新生児に対し呼吸のみならず，脳循環も含めた体循環に大きな影響を及ぼす操作であるため，回数と操作時間は必要最小限にするよう努めるべきである．
②閉鎖式吸引は開放式吸引に比べて呼吸・循環に対する負担が少ない．
③挿入長，吸引圧，吸引前の酸素化手技，吸引カテーテルの種類については，いずれも重要な項目であると思われるが，具体的な各種条件に左右されるので，統一した手法による比較検討が今後望まれる．

Ⅷ．結 語

新生児の呼吸ケアにおいて，最小限の呼吸理学療法，気道吸引は，ともに避けられない介入である．しかし，これらの介入は常にさまざまな程度の呼吸・循環への負荷を児に与えるので過度の介入は厳に慎むべきである．しかも予備力の少ない新生児においては，その方法により有効性と安全性が大きく左右されるのは明らかである．過去の多くの研究にもかかわらず，その方法に関して確定的な結論はほとんど出ていない．最良の呼吸ケアを目指すためには，手技・方法をこれまでよりもさらに詳細に決めて，それらについての基礎的・臨床的比較研究を今後進めていくことが望まれる．

文 献

1) Lewis JA, Lacey JL, Henderson-Smart DJ：A review of chest physiotherapy in neonatal intensive care units in Australia. *J Paediatr Child Health* **28**：297-300, 1992
2) Finer NN, Boyd J：Chest physiotherapy in the neonate：a controlled study. *Pediatrics* **61**：282-285, 1978
3) Etches PC, Scott B：Chest physiotherapy in the newborn：effect on secretions removed. *Pediatrics* **62**：713-715, 1978
4) Finer NN, Moriartey RR, Boyd J, et al：Postextubation atelectasis：a retrospective review and a prospective controlled study. *J Pediatr* **94**：110-113, 1979
5) Tudehope DI, Bagley C：Techniques of physiotherapy in intubated babies with the respiratory distress syndrome. *Austr Paediatr J* **16**：226-228, 1980
6) Almeida CC, Ribeiro JD, Almeida-Junior AA, et al：Effect of expiratory flow increase technique on pulmonary function of infants on mechanical ventilation. *Physiother Res Int* **10**：213-221, 2005
7) Halliday HL：What interventions facilitate weaning from the ventilator? A review of the evidence from systematic reviews. *Paediatr Respir Rev* **5**：S347-352, 2004
8) Flenady VJ, Gray PH：Chest physiotherapy for preventing morbidity in babies being extubated from mechanical ventilation. Cochrane Database Syst Rev CD000283, 2002
9) Wood BP：Infant ribs：generalized periosteal reaction resulting from vibrator chest physiotherapy. *Radiology* **162**：811-812, 1987
10) Raval D, Yeh TF, Mora A, et al：Chest physiotherapy in preterm infants with RDS in the first 24 hours of life. *J Perinatol* **7**：301-304, 1987

11) Dabezies EJ, Warren PD：Fractures in very low birth weight infants with rickets. *Clin Orthopaed Relat Res* **335**：233-239, 1997
12) Beeby PJ, Henderson-Smart DJ, Lacey JL, et al：Short-and long-term neurological outcomes following neonatal chest physiotherapy. *J Paediatr Child Health* **34**：60-62, 1998
13) Harding JE, Miles FK, Becroft DM, et al：Chest physiotherapy may be associated with brain damage in extremely premature infants. *J Pediatr* **135**：131-132, 1998
14) Al-Alaiyan S, Dyer D, Khan B：Chest physiotherapy and post-extubation atelectasis in infants. *Pediatr Pulmonol* **21**：227-230, 1996
15) Bloomfield FH, Teele RL, Voss M, et al：The role of neonatal chest physiotherapy in preventing postextubation atelectasis. *J Pediatr* **133**：269-271, 1998
16) Fox WW, Schwartz JG, Shaffer TH：Pulmonary physiotherapy in neonates：physiologic changes and respiratory management. *J Pediatr* **92**：977-981, 1978
17) Bagley CE, Gray PH, Tudehope DI, et el：Routine neonatal postextubation chest physiotherapy：a randomized controlled trial. *J Paediatr Child Health* **41**：592-597, 2005
18) 田村正徳, 宮川哲夫, 武澤 純：NICUにおける呼吸理学療法ガイドライン検討委員会：NICUにおける呼吸理学療法ガイドライン. 日本未熟児新生児学会誌 **15**：149-157, 2003
19) Morrow BM, Futter MJ, Argent AC：Endotracheal suctioning：from principles to practice. *Intensive Care Med* **30**：1167-1174, 2004
20) Tingay DG, Copnell B, Mills JF, et al：Effects of open endotracheal suction on lung volume in infants receiving HFOV. *Intensive Care Med* **33**：689-693, 2007
21) Burgess GH, Oh W, Brann BS 4th, et al：Effects of Phenobarbital on cerebral blood flow velocity after endotracheal suctioning in premature neonates. *Arch Pediatr Adolesc Med* **155**：723-727, 2001
22) Mosca FA, Colnaghi M, Lattanzio M, et al：Closed versus open endotracheal suctioning in preterm infants：effects on cerebral oxygenation and blood volume. *Biol Neonate* **72**：9-14, 1997
23) Tan AM, Gomez JM, Mathews J, et al：Closed versus partially ventilated endotracheal suction in extremely preterm neonates：physiologic consequences. *Intensive Crit Care Nurs* **21**：234-242, 2005
24) Woodgate PG, Flenady V：Tracheal suctioning without disconnection in intubated ventilated neonates. Cochrane Database Syst Rev CD003065, 2001
25) Cordero L, Sananes M, Ayers LW：Comparison of a closed (Trach Care MAC) with an open endotracheal suction system in small premature infants. *J Perinatol* **20**：151-156, 2000
26) Kalyn A, Blatz S, Feuerstake S, et al：Closed suctioning of intubated neonates maintains better physiologic stability：a randomized trial. *J Perinatol* **23**：218-222, 2003
27) Rieger H, Kuhle S, Ipsiroglu OS, et al：Effects of open vs. closed system endotracheal suctioning on cerebral blood flow velocities in mechanically ventilated extremely low birth weight infants. *J Perinat Med* **33**：435-441, 2005
28) Spence K, Gillies D, Waterworth L：Deep versus shallow suction of endotracheal tubes in ventilated neonates and young infants. Cochrane Database Syst Rev CD003309, 2003
29) Pritchard M, Flenady V, Woodgate P：Systematic review of the role of pre-oxygenation for tracheal suctioning in ventilated newborn infants. *J Paediatr Child Health* **39**：163-165, 2003
30) Cordero L, Sananes M, Ayers LW：A comparison of two airway suctioning frequencies in mechanically ventilated, very-low-birth-weight infants. *Resp Care* **46**：783-788, 2001

5 神経筋疾患

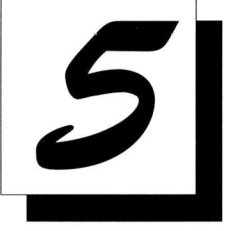

小森哲夫* 笠原良雄**
道山典功** 小林庸子***

◆Key Questions◆
1. 神経筋疾患の疫学
2. 神経筋疾患の呼吸不全の成り立ちと病態，生理
3. 神経筋疾患の呼吸不全に対する呼吸ケア
4. 神経筋疾患の呼吸不全に対する呼吸ケアの効果とEBM

I. はじめに

神経筋疾患には，呼吸障害を呈する疾患が数多くある．その原因は，球麻痺や声帯麻痺，喀痰排出困難など，気道クリアランスの問題による閉塞性換気障害と呼吸筋の運動機能障害による拘束性換気障害に大別される．神経筋疾患での閉塞性障害は，気管切開などの医療処置でしか改善できないことが多いが，拘束性障害と気道クリアランスに関しては呼吸リハビリテーション（RPT：respiratory physical therapy）の介入が有効である場合がある．

神経筋疾患のうち筋萎縮性側索硬化症（ALS：amyotrophic lateral sclerosis）やデュシュンヌ型筋ジストロフィー（DMD：Duchenne muscular dystrophy）など，いくつかの疾患にとって呼吸障害は，生命を左右する特に重要な症状である．従来の呼吸障害に対する対策は，呼吸不全に陥った後に気管切開を施し，侵襲的陽圧換気（TPPV：tracheostomy, invasive positive pressure ventilation）で，生命を維持するものであり，閉塞性・拘束性障害の双方に有効であった．加えて近年，鼻マスクを使った非侵襲的陽圧換気（NPPV：non-invasive positive pressure ventilation）が導入され，さらにRPTの重要性[1]も知られるようになったため，呼吸障害に対する対策が発症早期から継続的に導入できるようになった．しかし残念ながら，これらの方法についての認知はいまだ十分でなく，呼吸理学療法が現実に患者ケアに取り入れられて継続的に実施されることは，わが国では限られている．

II. 神経筋疾患における呼吸障害の特徴

神経筋疾患における呼吸障害を考えるには，まず呼吸をつかさどる運動系についての知識を整理する必要がある．胸椎・肋骨・胸骨などで構成される胸郭は，底部に横隔膜，肋間に内・外肋間筋，上部に胸鎖乳突筋や斜角筋などがある（図1）[2]．これらの筋は，呼吸に関連するので呼吸筋と総称され，脳からの指令により協調的に働いて胸郭を動かす構造になっている．呼吸筋を支配する中枢神経系は，延髄に存在する

---

* Tetsuo KOMORI／埼玉医科大学神経内科 准教授
** Yoshio KASAHARA, Noriyoshi MICHIYAMA／東京都立神経病院リハビリテーション科
*** Yoko KOBAYASHI／国立精神・神経センター病院リハビリテーション科 医長

a. 呼気時　　　　　　　　　b. 呼気時

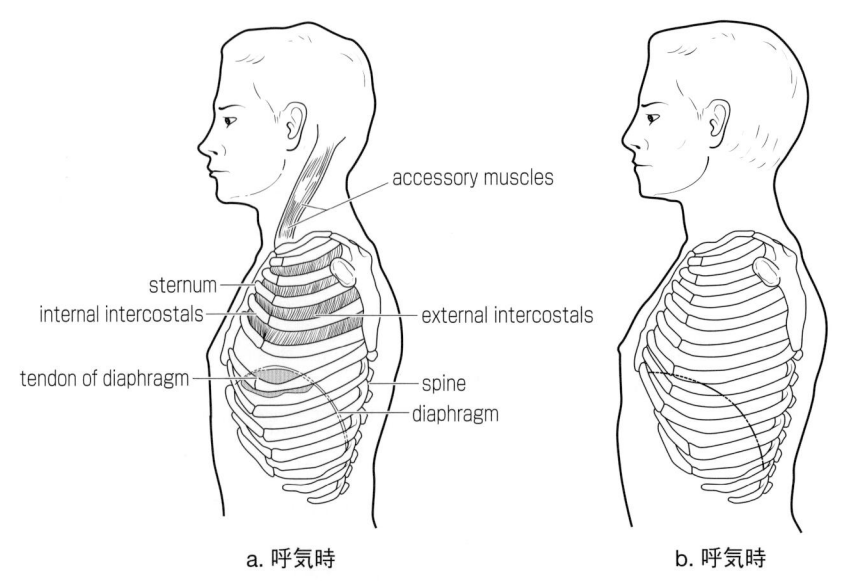

図1　胸郭の構造（文献3）より引用）
胸椎（spine），肋骨（intercostal muscle），胸骨（sternum）などで構成される胸郭は，底部に横隔膜（diaphragm），肋間に内肋間筋（internal intercostals），外肋間筋（external intercostals），上部に補助呼吸筋（accessory muscles）の胸鎖乳突筋（sternocleidomastoid muscle）や斜角筋（scalenus muscle）などがある．特に，横隔膜の位置に注意

呼吸中枢が自動的呼吸に，大脳運動野が随意の呼吸に関与している．これらの中枢から支配を受け，呼吸筋に至る二次運動ニューロンとして，第4頸髄から横隔神経が胸郭内を下降して横隔膜に至る．また，各胸髄から肋間神経が肋間筋に至っているが，肋間筋は上部胸髄では髄節性支配の傾向が強く，下部胸髄では豊富な吻合により多髄節支配の傾向が強いことが知られている[2]．頸部の各筋には頸髄からの髄節性支配があり，胸鎖乳突筋は第11脳神経（副神経）が支配している．安静時の呼吸では，主として横隔膜が収縮し，外肋間筋の働きもあって胸郭が広がると，胸腔内圧が低下し外気との圧差によって空気が肺に流れ込んでくる．これが吸気である．一方，横隔膜が弛緩し，内肋間筋横後部線維が働くと胸郭が狭くなり，胸腔内圧が上昇して外気圧に勝ると空気が肺から排出される．これが呼気となる（図2）[3]．これは，呼吸を運動器の視点から捉えたものである．神経筋疾患では，呼吸筋が侵され運動器の機能障害が起こり，それが呼吸障害として現れるのである．もちろん，肺胞において空気中の酸素と肺毛細血管中の静脈血の二酸化炭素の交換が起こることで，最終的に呼吸が完成するわけであるが，神経筋疾患では基本的にガス交換能は保たれている．つまり，神経筋疾患における呼吸不全は，換気障害が主体である．これは呼吸不全の中では拘束性障害にあたる．

神経筋疾患では，しばしば球麻痺という言葉が使われる．球麻痺は，嚥下・構音の障害であり，神経筋疾患の呼吸障害の主体である呼吸筋障害とは異なると考えるとわかりやすい．もちろん，咽頭・喉頭筋群の障害で気道狭小化が起こったり喀痰の排出が障害されるなど呼吸障害に悪影響を与えることも多く，球麻痺と呼吸障害は密接に関連しているが，それぞれ別個に進行し，それぞれの症状が患者の療養に影響を及ぼす時期は異なることも多い．

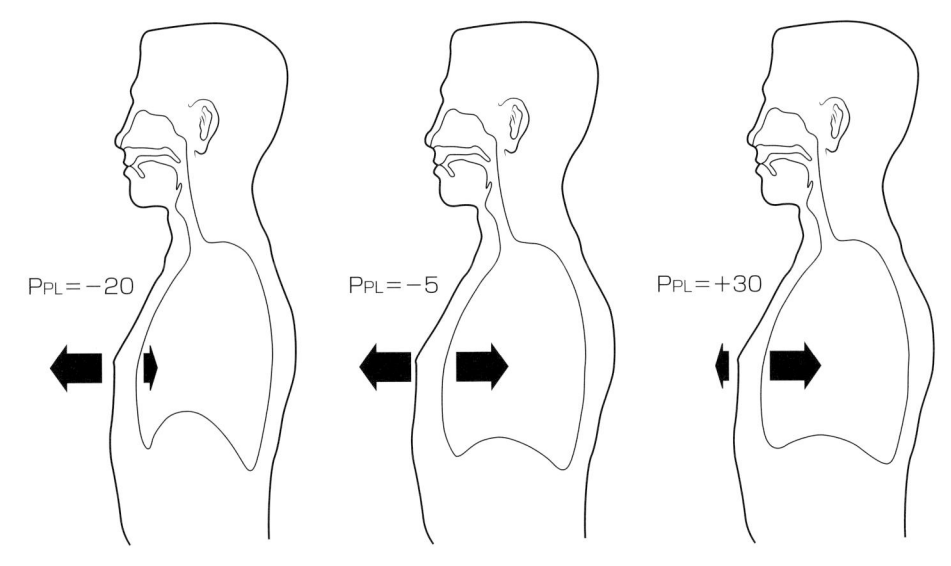

図2 呼吸に伴う胸郭内外の圧変化（文献3）より引用）
　胸郭の動きによって肺容量が減少し胸腔内圧が大気圧より高くなると呼気（a）となり，肺容量が増加して胸腔内圧が大気圧より低くなると吸気（c）になる．双方の圧がちょうどつり合った状態が機能的残気量（b）を表す

III．筋萎縮性側索硬化症に対する呼吸リハビリテーション

　代表的神経筋疾患である ALS に対する RPT は，特別に考えられたものは存在しない時代が続いてきた．したがって，EBM に耐えうる資料はなかった．一方，われわれは 1996 年から ALS について疾患の特徴を十分考慮し，患者の ADL や健康関連 QOL（HRQOL：health-related quality of life）を支えられるような RPT を開発してきた．そこで，われわれが開発したプログラムと最近約 10 年間の経験および結果について記述することとする．この RPT は，ALS の最大の死因となる呼吸障害に対する療法であるので，当然のことながら延命効果を意図してスタートした．

1．リハビリテーションプログラムの実際[4]

　われわれが採用したプログラムは，以下の通りである．

1）肋間筋・体幹筋のストレッチによる脊柱・胸郭の可動域練習
①背臥位での体幹の回旋運動．
②側臥位での体幹の回旋運動．
③背臥位で吸気時の胸腰椎の持ち上げ．
④背臥位での胸郭と肩甲帯の分離運動．
⑤背臥位で肋骨捻転．
⑥肋間筋のストレッチ．
⑦大胸筋のストレッチ．

2）呼吸介助法と呼吸パターンの改善
①上部・下部胸郭介助手技．
②深くゆっくりした口すぼめ呼吸と横隔膜呼吸．

3）吸気筋トレーニングとして最大吸気圧（PImax）の 30％ないし 15％の Threshold™負荷，または abdominal pad による横隔膜への 500 g～1 kg の加重負荷を 10 分間，1～2 回/日

　このプログラム構成は，一般的に行われる可動域練習としての 1），呼吸介助法としての 2），

慢性閉塞性肺疾患患者や人工呼吸器からの離脱の際の筋力増加を目的としたトレーニングを参考とした3)から成り立っている．Threshold™は，吸気に一定の圧を必要とするようにして吸気筋に負荷をかけることができる．実際の手技については，解説ビデオ5)を作成し市販しており参考になると思われる．

2．プログラム作成の背景

ALSの呼吸機能上の特徴は，前述の通り呼吸筋力低下に基づく拘束性換気障害である．呼吸筋でも特に肋間筋，横隔膜が障害され，肺胞低換気となる．横隔膜機能障害は肺活量（VC：vital capacity）の低下をきたし，その最も著明な症状は起座呼吸と吸気時の腹壁の陥没である．また，ALSの呼吸不全には球麻痺を伴い，誤嚥性肺炎など感染症を伴うこともある．ALSは発症部位に個人差が大きく，呼吸筋障害から発症する例も存在するが稀である．多くのALSでは，発症初期には呼吸不全の症状を伴うことが少なく，四肢筋や舌，咽頭筋の障害が呼吸筋障害より先行する場合が多い．しかし，徐々に睡眠時の肺胞低換気が原因となる低酸素血症によって熟眠感の減少や朝の頭痛・倦怠感，日中の過眠などがみられるようになる．もちろん呼吸機能の低下原因は複合的であり，呼吸筋力の低下だけでなく，筋緊張の亢進や体動が少ないことによる呼吸筋や体幹筋の短縮の結果，脊柱や胸郭の可動性低下による胸郭コンプライアンスの低下も加わった呼吸仕事量の増加が考えられる．

ALSの呼吸機能上の特徴は努力肺活量（FVC：forced vital capacity）と最大分時換気量（MVV：maximum voluntary ventilation）の低下である．MVVは最大吸気フローと最大呼気フローを反映し，呼吸筋力・耐久力の指標である．呼気筋力の低下に伴って一回換気量（TV：tidal volume）が低下し，機能的残気量（FRC：functional residual capacity）はわずかに増加するが，全肺気量（TLC：total lung capacity）は低下し拘束性換気障害を呈する．TLCの低下は，VCの低下によるところのものが大きく，なかでも最大呼吸量（IC：inspiratory capacity）は著明に低下する6)．スパイログラムで呼吸筋力の低下をみる場合には，%肺活量（%VC：%vital capacity）が正常でもICの減少が最初に出現することが多く，IC/%VCがよい指標となる．

動脈血ガスにおいては，ガス交換はFVCが20%まで低下するまで維持され，初期の動脈血ガスの測定は有用ではない．死亡する20日前までは$PaCO_2$はほとんど変化を示さないが，2週間前から上昇を始め，1週間前から急に上昇する症例が多い．しかし，水素イオン指数（pH：hydrogen ion exponent）は死亡2週間前から低下し始め1週間前から急速に低下する症例が多い7)．

呼吸筋力からみると，息切れを訴えるALS患者ではVCや最大呼気中間流量（MMEF：maximal mid-expiratory flow）は正常でも，MVVや最大吸気圧（PImax：maximal inspiratory pressure），最大呼気圧（PEmax：maximal expiratory pressure）は著明に低下している6)．PImax，PEmaxは正常値の34〜47%低下しており，息切れの程度は呼吸筋力と最も関係があるとしている8)．特に，肺機能の低下していない初期の段階でも，PImax，PEmaxの測定と息切れは有用な指標である．効果的な咳を行うためにはPImax 40 cmH_2O以上は必要である．また，体外式陰圧式人工呼吸器やpneumobelt，rocking bedの適応にはPImax 30 cmH_2O以下，動脈血二酸化炭素分圧（$PaCO_2$：arterial carbon dioxide pressure）45 mmHg以上といわれ6)，陽圧式人工呼吸器からの離脱の場合には，一般的にPImax 20 cmH_2O以上は必要とされる．

呼吸筋疲労とは負荷に対する仕事により，筋収縮力や収縮速度が低下した状態で，休息すなわち人工呼吸器により回復するものをいう．これに対し呼吸筋力低下は休息を与えても筋収縮力が低下している状態で，筋力強化が必要にな

る[9]．ALSでは呼吸筋力の低下があり，容易に呼吸筋疲労に陥りやすい状態にある．呼吸筋疲労はPImaxの40%以上の圧が必要とされた時に発症するので，現在のところ最も効率のよい呼吸筋トレーニングはPImaxの30%の負荷をかけて行うのがよいとされる[10]．その理由は呼吸筋力の強化ではなく，耐久力の強化を目指しているからである．神経筋疾患における呼吸筋トレーニングの報告では，運動ニューロン疾患，神経筋接合部疾患，筋原性疾患においても呼吸筋トレーニング後，6週間後，3カ月後もいずれもMVV，PImaxは増加し，急性増悪が減少しADLも改善したとの報告がわずかにある[11]．また別の報告では，ALS患者8名に4.5～27.0 $cmH_2O/l/s$ の吸気抵抗を加え呼吸筋疲労を起こした結果，PImax 18.3%，VC 7.2%，最大吸気流量5.5%の低下を認め，さらにテオフィリン徐放剤（theophyllin）を投与した結果，PImax 28.2%，VC 10%，PIFR 11.8%の増加を認めた．つまり，ALS患者は容易に呼吸筋疲労に陥りやすく，テオフィリン徐放剤は呼吸筋力を増加させる[12]．また，呼吸筋疲労のあるALS患者に体外式陰圧式人工呼吸器やマスクによる陽圧式人工呼吸器で休息を与えると呼吸筋力が改善することが報告されている[13]．

　これらのことからALSの呼吸機能の維持や呼吸不全発現の予防のためのstrategyとして，①呼吸筋筋力・耐久力の維持および改善，②肺・胸郭コンプライアンスの維持および改善，③非侵襲人工呼吸器による休息，④誤嚥性肺炎の予防と体位排痰法，⑤睡眠時低酸素血症の改善があげられる．なお，テオフィリン徐放剤などの薬物療法については，確たる実績がない．したがって，これらのことからALSの呼吸筋機能の低下を予防するため，より早期からのRPTの導入が有用であると思われる．呼吸筋力の比較的保たれている発症初期ALSに対するRPTには呼吸練習，呼吸筋トレーニング，胸郭可動域練習が適応されるが，進行に伴い呼吸筋トレーニングは困難になることが予測される．もちろん，呼吸不全に陥ったALSでは，人工呼吸器による換気サポートが延命の意味で選択できる唯一のオプションであり，RPTは呼吸器合併症を予防することに意義が見出されるようになっていく．この時期には体位排痰法，胸郭可動域練習，場合により嚥下練習が考えられる．

3．効果の評価法

　RPTの効果判定には，①肺活量（VC，FVC）およびflow volume曲線，②肺分画（IRV，ERV，RV，FRC，IC，TLCなど），③呼吸数（RR：respiraory rate），TV，分時換気量（MV：minute ventilation），④MVV，⑤PImax，PEmax，⑥胸郭拡張差，⑦自覚症状，⑧日常生活動作（ADL：activity of daily living）を用いることができると考えられるが，実際にRPTを実施しながらベッドサイドで簡便に測定が可能で経過観察を行えた項目は，呼吸機能のVC，FVC，PImax，PEmaxと自覚症状であった．これらの呼吸機能は，Morgan社製P-MAX monitorで簡便に測定できた．PImaxとPEmaxは口腔内圧であるが，気道閉塞がない状況では，それぞれ吸気筋力と呼気筋力を表すと考えて差し支えない．ALSでは，経時的な観察中にもしだいに運動機能が低下し，臥位でしか測定できなくなることも多い．そこで，すべての評価項目は臥位で測定した．呼吸機能検査時は，マウスピース（mouth piece）でなく鼻・口を完全に覆うことのできるフェイスマスク（face mask）を使用した．

4．筋萎縮性側索硬化症における呼吸リハビリテーションの効果

1）吸気筋力に対する影響[14]

　吸気筋力の指標はPImaxである．ALS 19例（男9例，女10例，38～74歳）でRPTを施行し，経時的にPImaxを記録した．そのうち9例はRPTプログラムのうちThreshold™やabdominal padを用いた吸気筋力トレーニングを

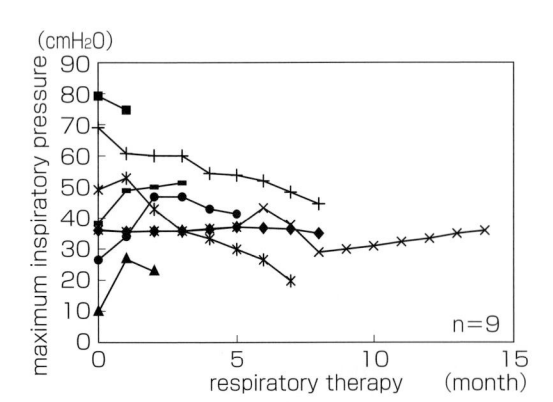

図3 RPTプログラムで吸気筋トレーニングも行ったALS 9例の最大吸気圧（PImax）の経時変化

横軸はRPT施行期間，縦軸はPImaxを示す．9例中6例で，PImaxが維持されたり増加したりする時期を有する

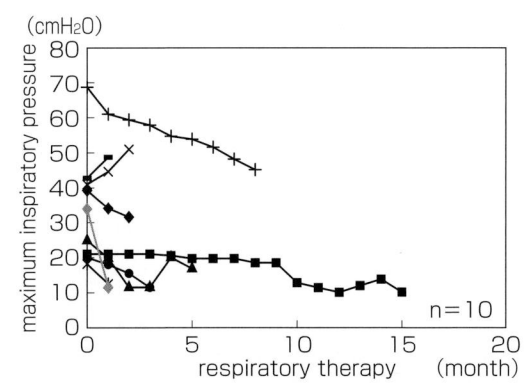

図4 RPTプログラムで吸気筋トレーニングを行わなかったALS 10例の最大吸気圧（PImax）の経時変化

横軸はRPT施行期間，縦軸はPImaxを示す．10例中4例で，PImaxが維持された時期を有するが，明らかな増加はみられていない

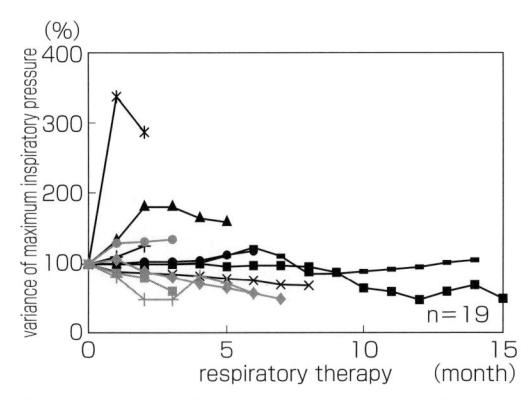

図5 RPTプログラムを行ったALS 19例の最大吸気圧（PImax）の変化をRPT開始時のPImaxを100%としての変化量

PImaxの維持・増加がわかる．横軸はRPT施行期間，縦軸はPImaxを示す．吸気筋トレーニングも行ったALS 9例のPImax増加の最大値は143±77%，吸気筋トレーニングを行わなかったALS 10例のPImax増加の最大値は105±10%で，両群に統計学的有意差が存在した

実施した（図3）が，10例には行わなかった（図4）．RPTの施行期間は症例により異なり1カ月から15カ月である．

図3と図4で明らかなように吸気筋トレーニングの有無や開始時のPImax値に関係なく，筋力トレーニング実施例では9例中6例（67%），非実施例では10例中4例（40%）でPImaxが明らかな低下を示さない期間が認められた．それぞれの例のRPT開始時のPImaxを基準（100%）として変化を%表示し（図5），各例の最大値の平均をとると，筋力トレーニング実施例では143±77%，非実施例では105±10%で両群間に統計学的有意差が存在した（$p<0.05$）．このことから，ALSに対するRPTは，一時期にせよ吸気筋力を維持させ，さらに吸気筋力トレーニングを加えると効果が高い可能性があることが示された．

2）肺活量に対する影響[15]

対象は，35名のALS患者にRPTを施行し，同時に経時的に%肺活量（%VC）を測定した．その他，PImax，PEmax，咳の最大呼気流量（PCF：peak cough flow）も測定したが，ここでは%VCについて経過を分析した．

まず，%VCを含め4つの測定項目の全検査結果は経過とともに低下した．初回評価時の%VCは，他の呼吸機能検査と相関し，また経過中の1カ月単位での%VC変化率も，同様に他の指標の変化と相関した．評価期間中に11名が鼻マスクなどを用いたNPPVを，8名がTPPVを受けていた．%VC変化率/月は，自発呼吸期間では平均−5.29%であったが，NPPV

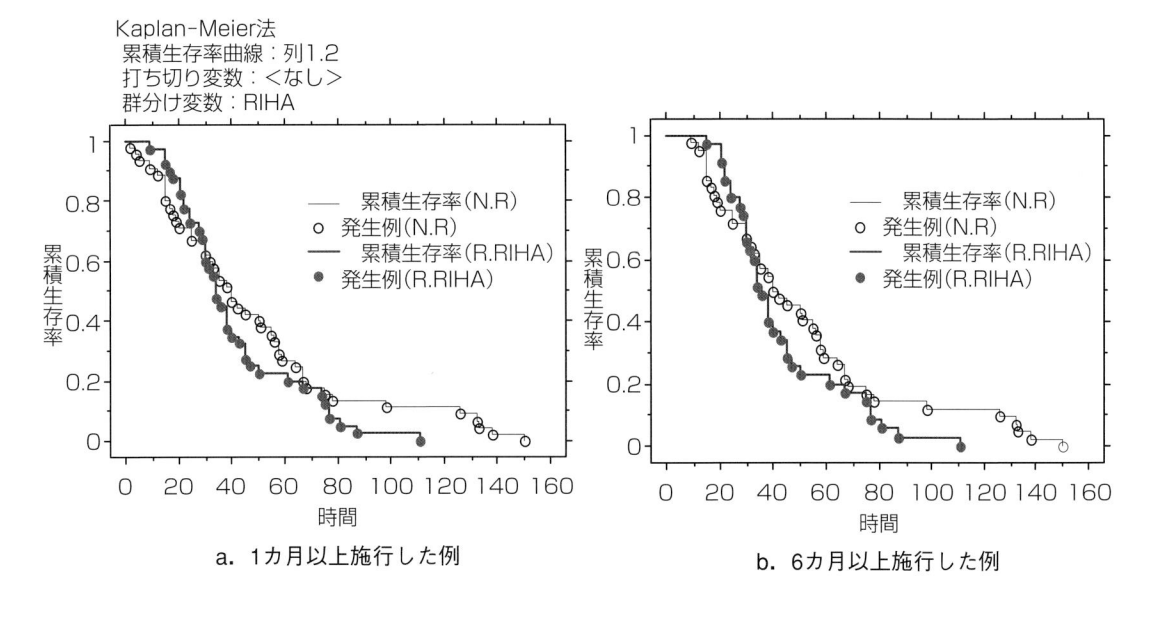

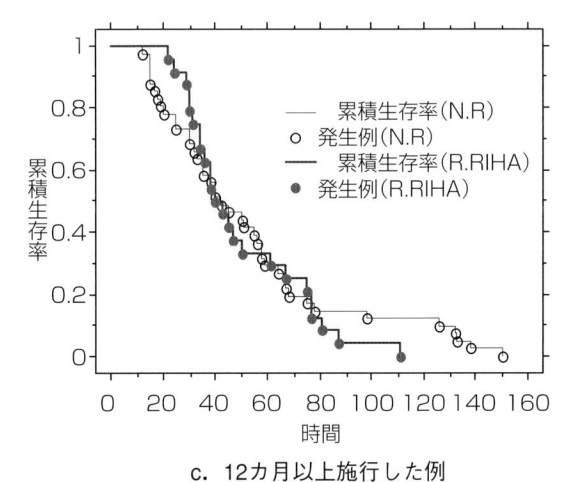

図6 RPTによる延命効果をKaplan-Meier法で生存分析した例
いずれの条件でも，RPTを施行しなかった例と有意差を認めなかった

使用期間では－2.2%となり，同じRPTを施行していてもNPPVで%VCの低下速度が緩和される傾向にあった．最終的に%VCが25%以下まで自発呼吸を継続した14名は，その変化のパターンから以下の4パターンに分けられた．

①A群：発症後1～2年の間に急激に低下する（%VC変化率/月＝－18.3%）．

②B群：A群ほど急激に低下せずにほぼ直線的に低下する（%VC変化率/月＝－6.0%）．

③C群：発症後4～5年は，%VC 50%程度でほぼ一定のレベルを維持し，その後急に低下する（%VC変化率/月＝前半＋0.1%，後半－11.7%）．

④D群：発症後8年以上経過しても%VC 25%以上を保ちゆっくりと低下する（%VC変化率/月＝－2.0%）．

%VCの変化は，予後を予想する一つの判断材料であるが，低下する経過にはパターンが存

表 1　ALS のための呼吸理学療法プロトコル

カテゴリー名	カテゴリー 1 呼吸障害徴候なし	カテゴリー 2 呼吸障害徴候あり	カテゴリー 3 部分的 NPPV	カテゴリー 4 常時 NPPV	カテゴリー 5 部分的 TPPV	カテゴリー 6 常時 TPPV
臨床的事項	ADL：運動時の息切れなし %VC：50% 以上 PCF：160 l/min 以上 RR：30/min 未満 VC：1,000 ml 以上	ADL：運動時や安静時に息切れあり %VC：50% 未満 PCF：160 l/min 未満 RR：30/min 未満 VC：1,000 ml 未満	NPPV を夜間や日中に一時的に使用する．また，NPPV を導入する時期も含む	一日中 NPPV を使用している	気管切開施行後で，夜間や日中に一時的に TPPV を使用する	気管切開施行後で，一日中 TPPV を使用している
評価項目 (できる範囲で)	VC, VE, TV, RR, PCF, PImax, PEmax, MIC, MVV, 胸郭拡張差, SpO₂, EtCO₂	VC, VE, TV, RR, PCF, PImax, PEmax, MIC, MVV, 胸郭拡張差, SpO₂, EtCO₂	VC, VE, TV, RR, PCF, PImax, PEmax, MIC, MVV, 胸郭拡張差, SpO₂, EtCO₂	VC, VE, TV, RR, PCF, PImax, PEmax, MIC, MVV, 胸郭拡張差, SpO₂, EtCO₂	VC, VE, TV, RR, PCF, PImax, PEmax, MIC, MVV, PIP, 胸郭拡張差, SpO₂, EtCO₂	VC, VE, TV, RR, MIC, MVV, PIP, 胸郭拡張差, SpO₂, EtCO₂
運動療法	目標心拍数を目安にした歩行などの軽い運動	起立・歩行などの移動動作を継続	起立・歩行などの移動動作を継続	呼吸器装着下での座位，立位，ベッド上の臥位での移乗，車いす乗車．ベッド上の臥位が多い時は頸部・体幹筋のストレッチやマッサージ	呼吸器を外しての座位，起立・歩行（蘇生バッグ使用も可）	痛みや苦痛の軽減に主眼をおき，呼吸器を搭載した車いすでベッドから離れる．ベッド上の臥位が多い時は頸部・体幹筋のストレッチやマッサージ
呼吸筋トレーニング	呼吸筋維持強化練習 (Threshold™ や R2 バッグなどを使用した負荷練習)，腹式呼吸で深呼吸	呼吸筋維持強化練習，腹式呼吸で深呼吸，息こらえ，発声練習	腹式呼吸で深呼吸，息こらえ，発声練習	呼吸筋トレーニングはしない，自発呼吸の練習	呼吸筋トレーニングはしない，自発呼吸の練習	呼吸筋トレーニングはしない
胸郭可動域練習	呼吸筋ストレッチ体操，胸郭捻転，助骨捻転，肩甲帯分離運動，胸腰椎持ち上げなど	呼吸筋ストレッチ体操 (介助でも可)，助骨介助，呼吸介助，肩甲帯分離運動，胸腰椎持ち上げなど	呼吸筋ストレッチ体操 (介助でも可)，助骨介助，呼吸介助，肩甲帯分離運動，胸腰椎持ち上げなど	呼吸筋ストレッチ体操 (介助でも可)，胸郭捻転，呼吸介助，肩甲帯分離運動，胸腰椎持ち上げなど	呼吸器を外しての呼吸筋ストレッチ体操，胸郭捻転，呼吸介助，肩甲帯分離運動，胸腰椎持ち上げなど	胸部捻転，呼吸介助，肩甲帯分離運動，胸腰椎持ち上げなど
肺の弾性維持	MIC 維持 (MI-E, 蘇生バッグ，呼吸器などを利用)	MIC 維持 (MI-E, 蘇生バッグ，呼吸器などを利用)	MIC 維持 (MI-E, 蘇生バッグ，呼吸器などを利用)	MIC 維持 (MI-E, 蘇生バッグ，呼吸器などを利用)	MIC 維持 (MI-E, 蘇生バッグ，呼吸器などを利用)	MIC 維持 (MI-E, 蘇生バッグ，呼吸器などを利用)
喀痰排出援助	咳の練習	咳の練習，咳の介助，加湿，体位排痰，squeezing，バイブレーション，MI-E の利用	咳の練習，咳の介助，加湿，体位排痰，squeezing，バイブレーション，MI-E の利用	咳の練習，咳の介助，加湿，体位排痰，squeezing，バイブレーション，MI-E の利用	咳の介助，咳の練習，加湿，体位排痰，squeezing，バイブレーション，MI-E の利用	加湿，体位排痰，squeezing，バイブレーション，MI-E の利用
注意事項	①目標心拍数はカルボーネン法により，(220−年齢−安静時心拍) × 0.2 を安静時心拍に加えて求める ②運動・呼吸筋ストレッチ中心の時期 ③筋疲労に注意	①深呼吸，息こらえ，咳の一連の動作を行うことに球麻痺が存在する時には排痰のために大切である ②胸郭可動域の維持を図る	①機器装着を外しての自発呼吸は疲労のない程度にする	①球麻痺の進行とともに NPPV が使いづらくなるので，球麻痺の程度に留意する	①胸郭可動域の保持で身体の安楽を図ることに主眼をおく	①胸郭可動域の保持で身体の安楽を図ることに主眼をおく

ADL：日常生活動作，%VC：%肺活量，PCF：最大呼気流量，RR：分時呼吸数，VC：肺活量，VE：分時換気量，TV：一回換気量，PImax：最大吸気圧，PEmax：最大呼気圧，MIC：最大強制換気量，MVV：最大分時換気量，PIP：最高気道内圧，SpO₂：経皮的酸素飽和度，EtCO₂：終末呼気炭酸濃度，MI-E：Mechanical In-Exsufflator (通称カフアシスト)，NPPV：非侵襲的陽圧換気，TPPV：侵襲的陽圧換気

(都立神経病院神経内科　小森哲夫，同リハビリ科　笠原良雄，道山典央，出倉甫子，2002)

在することを参考にして RPT を施行するとともに，患者の呼吸障害進行への医療的対応を考慮することが重要と考えられた．

3）予後に与える影響[16]

対象は，1996 年以降に RPT を施行した ALS 患者のうち，経過観察した 40 名（男 24 名，女 16 名）である．また，1980～1995 年に当院に入院し呼吸不全に陥った ALS 47 例の結果[17]を RPT を施行していない ALS と考え，疾患対照として用いた．方法として，発症から呼吸不全に至るまでの期間，RPT の期間などをカルテより抽出した．統計には，Kaplan-Meier 法での生存分析などを用いた．

RPT を施行した ALS の生存期間は 41.3±21.4 カ月，施行しなかった ALS の生存期間は 48.9±38.2 カ月で有意差を認めなかった．Kaplan-Meier 法を用いて，RPT を施行した ALS としなかった ALS の生存分析を行ったが，両者に統計学的有意差はなかった．RPT を 6 カ月以上行った例で分析しても，12 カ月以上行った例で分析しても，ともに対照と比して，統計学的に有意な生存の延長をみなかった（**図 6**）．これまでの検討結果から RPT は，一時的に吸気筋機能を保持することで，ALS 患者の療養中の呼吸状況を維持し喀痰排出など気道クリアランスへも好影響を与え，結果的に健康関連 QOL を維持することに役立つと推測される．しかし，ALS という進行性の病態全体では，呼吸不全に至るまでの期間に対する明らかな影響を示すには至らない可能性が高い．すなわち，ALS における RPT は延命より療養中の患者満足度を向上させる療法として位置づけて患者・家族への説明を行い，積極的に導入を検討するべきであると考えられた．したがって，ALS の呼吸障害への治療法として人工呼吸器を装着している場合でも，RPT を実施する意義があると考えられる．

5．筋萎縮性側索硬化症の病状進行と呼吸リハビリテーション

1）呼吸リハビリテーションからみた筋萎縮性側索硬化症の病期分類

ALS は進行性の疾患で，呼吸障害の進行につれていくつかの人工呼吸療法が導入される場合がある．人工呼吸器には，鼻マスクなどを用いた NPPV と TPPV がある．したがって，呼吸不全の症状を示さない時から 24 時間人工呼吸器を装着した状態まで種々の病期が存在し，状態によって RPT の内容を考える必要がある．われわれは，RPT からみて ALS を 6 つの病期に分類した（**表 1**）．しかし，ALS 例が順にすべての病期を経験するわけではなく，患者により人工呼吸療法の選択には幅がある．そこで，この場合の病期はステージでなくカテゴリーと考えた．

2）カテゴリー別の呼吸理学療法プロトコル[18]

カテゴリー別のプロトコルが**表 1**に示されている．カテゴリーは，カテゴリー 1～6 まで順に呼吸障害徴候なし，呼吸障害徴候あり，部分的 NPPV，常時 NPPV，部分的 TPPV，常時 TPPV に分けられている．カテゴリー 1 と 2 は，すべての患者が該当するが，人工呼吸療法である NPPV と TPPV は該当する場合としない場合が存在する．また，全般には人工呼吸療法を受けている場合がカテゴリー 1 や 2 より呼吸筋障害が強いと考えられる．そこでこのプロトコルでは，カテゴリー 1 と 2 では呼吸筋力維持強化訓練が取り入れられているのに対し，カテゴリー 4～6 では呼吸筋障害が強く，すでに呼吸筋力維持強化訓練の対象にはならないとの判断により，呼吸筋トレーニングはしないことになっている．すなわち，カテゴリーが進むにつれてトレーニング的要素がケアの観点に変化していることがこのプロトコルの特徴でもある．

Ⅳ．進行性筋ジストロフィーへの呼吸理学療法

　進行性筋ジストロフィーの中でも DMD は，呼吸筋麻痺の到来が早く，かつ重篤であり，呼吸不全をきたして人工呼吸器を装着することが多い．前述の ALS と比べ DMD では球麻痺の到来が遅い傾向にあるため，最近では NPPV による呼吸補助が一般的になった．RPT についても ALS より歴史が古い．しかし，中心的に実施されているものは，前項の ALS にも記載したような吸気筋トレーニングである．Di Marco ら[19]が報告したのが始まりで，以後いくつかの報告がある[20,21]．それぞれが少数例であるので効果の判断が難しいが，最近の報告では2年間の経過観察により PImax が維持・改善したとしている[22]．それ以外には，呼吸介助やアンビューを利用した肺容量の維持などが行われており，呼吸器が合併症の予防の観点で役に立つことがいわれている．

Ⅴ．まとめ

　神経筋疾患の緩徐進行性呼吸機能低下に対する RPT は，一定の方法がようやく明らかになってきたところである．経験の蓄積によりこれから有用性が確定していくものと考えられる．

文　献

1) 小森哲夫，三明裕知：ALS をめぐる最近の動き―呼吸障害とその対策．*Brain Medical* **14**：78-84，2002
2) Davies F, Gladstone RJ, Stibbe EP：The anatomy of the Intercostal nerves. *J Anat* **66**：323-333, 1932
3) Boyle JⅢ：Respiratory physiology in Bullock J, et al（eds）：Physiology. Williams Wilkins, Baltimore, 1991, pp149-198
4) 小森哲夫，宮川哲夫，道山典功，他：筋萎縮性側索硬化症の呼吸障害に関する研究―至適呼吸理学療法プログラムの研究．厚生省特定疾患調査研究班社会医学研究部門特定疾患に関する QOL 研究班平成8年度研究報告書，1997，pp115-119
5) 小森哲夫，宮川哲夫，他：筋萎縮性側索硬化症に対する呼吸理学療法プログラム―在宅で出来る呼吸不全の予防．東京シネ・ビデオ，1999
6) Braun SR：Respiratory system in amyotrophic lateral sclerosis. *Neurol Clin* **5**：9-31, 1987
7) 祖父江逸郎，他：筋萎縮性側索硬化症の呼吸不全．厚生省神経変成疾患調査研究班 1982年度研究報告書，1983，pp57-63
8) Black LF, HYatt RE：Maximal static respiratory pressures in generalized neuromuscular disease. *Am Rev Respir Dis* **103**：641-650, 1971
9) NHLBI Workshop summary. Respiratory muscle fatigue. Report of the Respiratory Muscle Fatigue Workshop Group. *Am Rev Respir Dis* **142**：474-480, 1990
10) 宮川哲夫：ウィーニングと呼吸筋訓練．人工呼吸 **13**：38-42，1996
11) Gross D, Meiner Z：The effect of ventilatory muscle training on respiratory function and capacity in ambulatory and bed ridden patients with neuromuscular diseases. *Monaldi Arch Chest Dis* **48**：322-326, 1993
12) Schiffman PL, Belsh JM：Effect of inspiratory resistance and theophylline on respiratory muscle strength in patients with amyotrophic lateral sclerosis. *Am Rev Respir Dis* **139**：1418-1423, 1989
13) Braun SR, Sufit RL, Giovannoni R, et al：Intermittent negative pressure ventilation in the treatement of respiratory failure in progressive neuromuscular disease. *Neurology* **37**：1874-1875, 1987
14) 小森哲夫，三日月裕知，道山典功，他：筋萎縮性側索硬化症の呼吸障害に関する研究―QOL を保持する方策．厚生省特定疾患調査研究班社会医学研究部門特定疾患に関する QOL 研究班平成10年度研究報告書，1999，pp207-210
15) 笠原良雄，道山典功，出倉庸子，他：筋萎縮性側索硬化症患者における呼吸機能障害の経時的分析．理学療法学 **32**：66-71，2005
16) 小森哲夫，笠原良雄，道山典功，他：ALS のための呼吸理学療法ガイドラインの作成．厚生省難治疾患克服研究事業「特定疾患の生活の質（Quality of life, QOL）の向上に資するケアのあり方に関する研究」班平成14年度研究報告書，2003
17) 廣瀬和彦，小森哲夫，平島富美子：ALS の呼吸管理の特性．日本呼吸管理学会誌 **5**：137-141，1996
18) 小森哲夫，道山典功，笠原良雄，他：呼吸理学療法と非侵襲的陽圧呼吸療法が筋萎縮性側索硬化症の生命予後に与える影響．厚生省難治疾患克服研究事業「特定疾患の生活の質

(Quality of life, QOL) の向上に資するケアのあり方に関する研究」班平成 15 年度研究報告書, 2004
19) Di Marco AF, Di Marco MS, Jacobs I, et al : The effects of inspiratory resistive training on respiratory muscle function in patients with muscular dystrophy. *Muscle Nerve* **8** : 284-290, 1985
20) Wanke T, Toifl K, Merkle M, et al : Inspiratory muscle training in patients with Duchenne muscular dystrophy. *Chest* **105** : 475-482, 1994
21) Gozal D, Thiriet P : Respiratory muscle training in neuromuscular disease : long-term effects on strength and load perception. *Med Sci Sports Exerc* **31** : 1522-1527, 1999
22) Koessler W, Wanke T, Winkler G, et al : 2 years'experience with inspiratory muscle training inpatients with neuromuscular disorders. *Chest* **120** : 765-769, 2001

6 脳血管障害

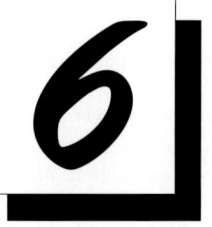

桑山直人*

◆Key Questions◆
1. 脳血管障害の疫学（外傷，脳外科手術も含む）
2. 脳血管障害における呼吸不全の病態と生理
3. 脳血管障害の呼吸ケアに必要なモニター
4. 脳血管障害の呼吸ケア
5. 脳血管障害の呼吸不全に対する呼吸ケアの効果とEBM

I．脳血管障害の疫学

　厚生労働省の平成17年人口動態統計によると，脳血管障害による死亡は13万2,847人で，悪性新生物，心疾患についで第3位であった．平成9年以後，この上位3疾患の順位に変動はない．また，平成17年の脳を含めた中枢神経の外傷に関係する死因と死亡数としては，交通事故による死亡が1万28人，転倒・転落による死亡が6,702人で，合わせておよそ15万人が脳血管障害を含めた中枢神経の障害・外傷で死亡している[1]．脳血管障害による死亡のうち脳梗塞が8万964人で最も多く，次いで脳内出血3万3,362人，くも膜下出血1万4,883人の順であった．平成16年の脳血管疾患に費やされた総医療費は1兆8,459億円と推定され，同年国民総医療費の約7.6％を占めた[1]．

　同様に厚生労働省によると平成17年10月現在の脳血管障害患者総数は，およそ136万5,000人と報告されている．この中には，外傷による脳脊髄損傷患者は含まれていない．また，同時期の脳血管障害によって入院している患者総数は約23万3,600人と推測されているが，そのうち呼吸器合併症を併発している患者数のデータ集積はない．

　開頭術は，平成17年の1年間で約7万7,500件が行われたと推測される．これは，脳血管障害のみならず，脳腫瘍，頭部外傷も含めた症例数である．これに関しても，開頭術後の呼吸器合併症について全国的なデータ集積はない．

　Langhorneら[2]によれば，脳血管障害発症から30カ月までの感染症合併の中で，呼吸器感染症は約22％にみられ，尿路感染症の24％に次いで2番目に多かった（III）．この報告は，連続する311例の脳血管障害症例に対する前向き調査であるが，今後はさらに多くの症例の集積が待たれる．Davenportら[3]は，急性期脳卒中（acute stroke）の症例では高齢者であるほど，また重症症例であるほど感染症を合併しやすいと報告している（III）．

II．脳血管障害患者における呼吸不全の病態と生理

　脳血管障害患者の呼吸不全が，どのような病態・生理で起きているかは，以下に述べるようなことが主に考えられる．

---

* Naoto KUWAYAMA／春日井市民病院救急部・脳神経外科

1．気道狭窄

意識状態の悪化によって舌根部が重力により沈下し，上気道を狭窄させる．普段からいびきをかいていた症例，高齢者，肥満者では，比較的軽度の意識障害でも容易に気道狭窄をきたすので注意を要する．舌根沈下によって起こる気道狭窄は，主に吸気時の障害となる．腹壁は動いていて，いかにも呼吸できているようにみえても，まったく換気できていない状態であることもある．また，吸気障害によって肺胞低換気となり，高炭酸ガス血症となる．さらに悪化すれば，低酸素血症となって呼吸不全状態を招く．

2．呼吸中枢機能障害

脳梗塞や脳出血によって延髄呼吸中枢が障害を受けると，呼吸回数や1回換気量が低下する．また，脳幹部の橋にある呼吸中枢の障害でも，規則正しい呼吸ができないため，肺胞低換気から呼吸不全状態となる．橋，延髄に脳梗塞や脳出血を発症すれば，直後から呼吸不全となり，重症例では急性期に呼吸停止となる．大脳の脳血管障害でも小脳テントヘルニアを引き起こせば，橋，延髄に障害が起きる．小脳梗塞や小脳出血では解剖学的に橋，延髄に近く，早期から呼吸障害を合併することもある．さらに大孔ヘルニア（小脳扁桃ヘルニア）を引き起こせば呼吸停止につながる．

3．誤嚥性肺炎

脳血管障害では頭蓋内圧亢進により，嘔吐を引き起こすことが多い．意識状態の良好な症例では，誤嚥することはまれであるが，意識障害を伴う場合は，誤嚥していると考えたほうがよい．特にくも膜下出血の症例では，頭痛と嘔吐を主訴とし，来院した時には，すでに吐物を誤嚥していることが多い．重症脳血管障害では，嚥下反射や咳反射が消失するために誤嚥するのである．また，意識障害が遷延する症例では，胃管から流動食を投与し経胃管栄養で管理することが多い．多くの場合，胃管を伝わって逆流してくる胃内容物を誤嚥しているといわれている．また，口腔内の嫌気性グラム陰性桿菌が誤嚥性肺炎の起因菌であることが多い[4]（C，Ⅲ，ウ）．長期に経胃管栄養を必要とする場合は，事故抜去の危険がより少ない胃瘻造設術を行うが，胃瘻が経鼻胃管より誤嚥性肺炎の発生を抑制するという，科学的根拠は今のところない[5]（C，Ⅲ）．

脳血管障害症例では，胃出血の合併が多いため，H_2拮抗薬の静脈内投与が推奨されている[6]（B，Ⅲ）．胃酸分泌が抑制され，本来強酸性である胃内の水素イオン指数（pH）が上昇する．腸内細菌にとっては，強酸性よりpHの上昇した胃内環境のほうが増殖に適しているため，胃内細菌数が増加し，これを誤嚥することで肺炎を起こしやすくなる．

4．神経原性肺水腫

重症脳血管障害や重症頭部外傷では，著明な交感神経系の興奮状態になる．そのため末梢血管が収縮し，血液が体の中枢部分に集まり，肺うっ血と肺毛細血管障害が起きる．中心静脈圧や肺動脈圧は上昇し，肺毛細血管障害による血管透過性亢進とあいまって重症肺水腫となることがある．くも膜下出血症例では，超急性期に発症直後の脳血管攣縮によって急激な脳虚血と，それに伴う脳浮腫が生じる．そのため，発症直後から神経原性肺水腫を合併する症例がある．この時期の脳血管攣縮は数時間以内に軽快することが多く，呼吸管理を適切に行えば比較的早期に神経原性肺水腫も改善することが多い．

5．肺動脈血栓塞栓症

脳血管障害の症例や，脳神経外科手術の術後症例では，意識障害や片麻痺のため長時間ベッド上で臥床のまま，両側下肢を動かせない状態が続く．そのため下肢深部静脈血栓症から肺動脈血栓塞栓症を発症しやすい．予防として段階

的弾性ストッキングを用いているが，症候性肺塞栓を有意に減少させるというランダム化比較試験（RCT：randomized controlled trial）は，今のところ存在しない[7]（C，Ⅱ）．早期に下肢他動運動を取り入れても100％予防できるわけではない．特に下肢静脈瘤，肥満症例，血栓症の既往，心不全などでは注意する．

Ⅲ．脳血管障害の呼吸ケアに必要なモニター

1．経皮的酸素飽和度，心電図

脳血管障害患者の呼吸ケアで，特別なモニターは必要ない．脳圧が高いことなどの理由で心電図のST-T変化や，不整脈が出現しやすいため，体位変換時や気管内吸引時には心電図変化に注意を要する．これは，他の疾患においても同様であろう．意識障害のある患者では，呼吸不全による苦痛を訴えられない．経皮的酸素飽和度や心電図を，常に注意深くモニターして異常の早期発見に努める．

モニター機器に頼りすぎたり過信したりするよりも，自分自身の観察力がより重要である．ちょっとした頭部の向きや体位変換したことによる胸郭の動き，呼吸状態の変化，呼吸音の異常，呼吸パターンの変化などに注意をすることが大切である．

2．経皮的炭酸ガス分圧測定

呼吸ケアに必要なモニターで，脳血管障害の症例にだけ特別に必要なものはない．特殊な症例として，もやもや病の患者があげられる．もやもや病では，病変部の脳は正常血管がなく，代わりにもやもや血管と呼ばれる細い血管によって血流を受けている．常に虚血状態の上に，もやもや血管が異常に細いため，術前術後に低炭酸ガス血症になると，さらに脳血流は低下して，脳梗塞になる恐れがある．もやもや病の術前術後には，人工呼吸器による過換気に注意を払い，経皮的炭酸ガス分圧（$TcPCO_2$）をモニターすることが重要である．

3．脳圧測定

脳室や脳槽にドレナージカテーテルの挿入されている症例について述べる．このドレナージカテーテルは頭蓋内圧（脳圧）の測定や，頭蓋内の髄液量をコントロールする目的で手術中に挿入されることが多い．気管内吸引時には，胸腔内圧の上昇とともに瞬間的に脳圧は50 cmH_2O ないし 70 cmH_2O をはるかに超える場合もある．このように脳脊髄液をドレナージしている症例では，気管内吸引によって髄液が一瞬流出する．髄液が多量に流出して低髄圧症になるのを避けるため，毎回吸引時にドレナージ回路をクランプしている施設もある．15秒以内で適切に行われた気管内吸引では，流出する髄液量は通常数 ml である．脳圧も吸引終了直後には，元の値近くまで低下する．低髄圧症で臨床上困ることはないので，われわれの施設では吸引ごとにドレナージ回路のクランプは行っていない．脳圧上昇を気にしすぎて気管内吸引を怠ることのないよう，必要に応じて躊躇せず吸引はすべきである．

例外的に気管内吸引も控え，バッキングをさせたくない症例がある．再破裂を繰り返しているくも膜下出血の症例で，術前に気管内挿管されている症例である．この症例では深く鎮静・鎮痛し，場合によって筋弛緩剤を投与することもある．不用意な気管内吸引で脳圧が急激に変化することは，再破裂の危険を高くする．脳圧が急激に高くなることよりも，急激に下がる時のほうがより危険であると考えられる．吸引を控えるべき期間は，術前の限られた時間のみで，長期間気管内吸引をしてはいけない症例はない．

15秒以内で適切に行われた気管内吸引によって，脳ヘルニアになってしまう症例が仮にあるとすれば，本来そのような症例は救命がたいへん困難であると考えられる．

前川[8]は，気管内吸引時に塩酸リドカインのネブライゼーション，または塩酸リドカイン1～2mg/kg 静注を行い，バッキングによる頭蓋内圧亢進を予防している（C, III, イ）．これは前述したように，重症くも膜下出血の術前など，特別な症例で特殊な状況では，これくらい慎重に気管内吸引をしてほしいのである．しかし，中枢神経疾患全症例にこのような呼吸ケアを適応する必要はないと思われる．われわれの施設の集中治療室では，この処置を行っていない．ただし，バッキングの抑制には，症例と期間を限定して筋弛緩剤を投与している．

IV．脳血管障害の呼吸ケア

1．気道狭窄の呼吸ケア

舌根沈下するような症例では，意識状態は中等度以上に障害されていると考えられる．脳血管障害の呼吸ケアを考える時，次の4点を基準にして以下に述べる．

1）酸素投与が必要か

脳細胞は，低酸素血症に非常に弱い．動脈血酸素分圧（PaO_2：arterial oxygen tension）≦60mmHg が続くと脳細胞の機能障害が起き，意識は低下する．意識障害が軽度あっても，必ずしも酸素投与が必要というわけでないことは脳卒中治療ガイドラインにもある[9,10]．呼吸不全を伴っていなければ酸素投与も，気道確保も，通常はいらない．しかし，意識障害の原因が不明で，今後急変する恐れのある場合には，急激な低酸素血症を免れるために PaO_2 は 150 mmHg 程度を目標にしてもよいと，脳指向型集中治療管理を行っている前川[8]は推奨している（C, III, イ）．

2）気管内挿管が必要か

意識障害の原因にかかわらず，通常の酸素投与で呼吸不全が解消できれば気道確保は必要ない．しかし気道閉塞，気道狭窄によって呼吸不全が存在する時には気管内挿管を行う．成書にあるように，顔面外傷などの特別な要因がなければ，第1選択は経口挿管である．経鼻挿管は内径が細く，留置チューブが長いので，副鼻腔炎を発症するなど，呼吸管理としては経口挿管が優れている．

3）人工呼吸管理が必要か

気道狭窄のみが，呼吸不全の原因であれば，人工呼吸管理は必要ないはずである．気道狭窄を放置したことによって二次的に起きた呼吸器疾患があれば，必要に応じて人工呼吸管理を要する．

4）気道狭窄の予防は

意識障害のため舌根沈下ぎみの患者では，通常肩枕などで頭部後屈ぎみにして，下顎を挙上させる．または，側臥位にすることで気道狭窄が解消されることもある．これらの処置で改善しない場合は，エアウェイを挿入するか気管内挿管が必要となる．長時間にわたって頭部後屈ぎみの姿勢にしていると，脳からの静脈還流が悪化し，脳圧を亢進させ，血圧上昇することもあるので注意する．また，頸髄損傷の症例では，頭部後屈は禁忌であるのはいうまでもない．エアウェイ挿入または気管内挿管を躊躇せず行う．

2．呼吸中枢機能障害

1）酸素投与が必要か

延髄呼吸中枢障害では肺胞低換気が問題となるため，二次的に起きる低酸素血症に対して酸素投与が必要となる．しかし，延髄にある呼吸中枢は中枢性化学受容器といって，pH の低下，高二酸化炭素血症が進行して起きる呼吸性アシドーシスに刺激されて呼吸を促す．一方，延髄の障害によって，もはや高二酸化炭素血症では呼吸促進が起きない場合，低酸素血症によってのみ呼吸促進がされるのである．これは，大動脈弓や頸動脈分岐にある末梢性化学受容器で行われる．したがって，酸素投与によって末梢性化学受容器からの刺激がなくなると呼吸抑制はさらに進み，かえって高二酸化炭素血症は悪化

する．

2）気管内挿管が必要か

呼吸中枢障害では，通常上記のような理由から，酸素投与のみでは状態は改善されず，気管内挿管下人工呼吸管理が必要とされる．病態によっては，嘔吐による誤嚥性肺炎の予防の意味もあるので，気管内挿管を躊躇しない．

3）人工呼吸管理が必要か

以上のような理由から，呼吸中枢障害では人工呼吸管理を必要とすることが多い．しかし，延髄呼吸中枢の障害されている脳血管障害や頭部外傷では，人工呼吸管理をしても生命予後は悪く，呼吸管理をする前に十分なインフォームドコンセントをとる必要がある．

4）呼吸不全の予防は

呼吸中枢障害を予防するには，脳ヘルニアを予防，回避するしかない．高浸透圧利尿剤を投与し，呼吸状態悪化が脳圧を高くしているなら早期に気管内挿管，人工呼吸をするべきである．

3．誤嚥性肺炎の呼吸ケア

1）酸素投与が必要か

誤嚥性肺炎では，起因菌の同定，感受性のある抗生物質の投与，誤嚥の再発予防に加え低酸素血症があれば酸素投与を必要とする．

2）気管内挿管は必要か，人工呼吸は必要か

喀痰喀出が不十分で，通常の酸素投与のみでは血液ガスデータに改善のみられない時は，気管内挿管を行い人工呼吸の適応となる症例もある．

3）予防は

誤嚥性肺炎の予防には，まず絶食にして状態が安定したら早期嚥下練習を開始する．球麻痺，仮性球麻痺患者など，嚥下困難が遷延することが予想される時は，経皮的内視鏡的胃瘻造設術（PEG：percutaneous endoscopic gastrostomy）を行う．PEGは経鼻経管栄養法よりも長期予後を改善し，栄養管理面で血中アルブミン値を良好に保つなど優れている[14]（A，Ⅰ，ウ）．しかし，PEGが経鼻胃管よりも有意に誤嚥性肺炎を防止したとする科学的根拠は，まだない[15]（C，Ⅲ）．

4．神経原性肺水腫の呼吸ケア

1）酸素投与は必要か

通常，神経原性肺水腫は重症脳血管障害症例や重症頭部外傷例に合併する．そのため原疾患の重症度からも，気管内挿管をして人工呼吸管理を行うことが多い．神経原性肺水腫を合併すれば，重篤な低酸素血症を呈するのが一般的である．

2）気管内挿管は必要か，人工呼吸は必要か

肺水腫の程度に応じて5～10 cmH$_2$O以上の呼吸終末陽圧換気（PEEP：positive end-expiratory pressure）を必要とする．ただし，PEEPをかけることにより脳圧上昇を気にしすぎて，呼吸管理を誤ることのないように注意する．神経原性肺水腫は，治療を開始すれば比較的早期に改善することも多いので，初期の評価と治療が重要である．脳血管障害急性期では，呼吸ケアを優先すべきである．高い酸素濃度を必要とすることもある．前述したように，交感神経系の異常興奮状態が原因であるため，原疾患の治療も同時に行わなければならない．脳圧を低下させ十分鎮静することも必要である．

3）神経原性肺水腫は予防できるか

神経原性肺水腫は，脳血管障害の発症直後や，中枢神経の重篤な外傷の受傷直後に発症するため，予防は困難である．

図1は，46歳，女性で重症くも膜下出血（Hunt & Kosnik Gr. 4）のために当院集中治療室に入院した直後の胸部X線像である．JCS100で，酸素化能が悪く，気管内挿管，人工呼吸管理を行った．換気条件は，換気モードSIMV，1回換気量500 ml，換気回数15/分，PEEP 3 cmH$_2$O，PSV（pressure support ventilation）10 cmH$_2$O，酸素濃度70％であった．ミダゾラム，ペンタゾシン，塩酸ニカルジピンを持続静脈投与した状

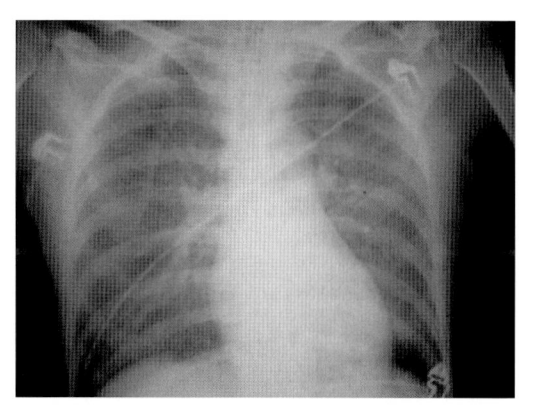

図1 くも膜下出血第1病日

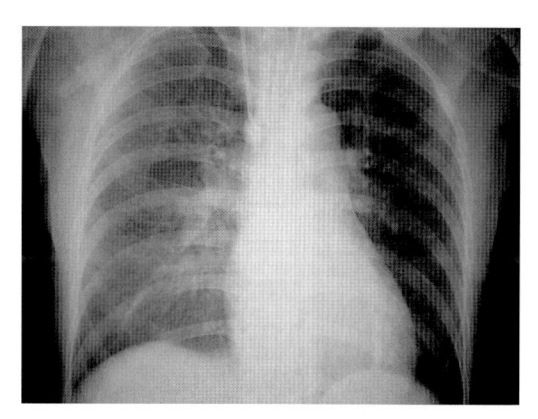

図2 くも膜下出血第2病日

態で，動脈血ガスデータは，pH 7.285, 動脈血二酸化炭素分圧（$PaCO_2$：arterial carbon dioxide pressure）40.6 mmHg, PaO_2 102 mmHg, 重炭酸イオン濃度（HCO_3^-）18.7 mEq/l, BE（base exess）−7.1 であった．

図2は，第2病日の胸部X線像である．換気条件は，換気モード SIMV, 一回換気量 500 ml, 換気回数 15/分，PEEP 3 cmH_2O, PSV 10 cmH_2O, 酸素濃度 40％．使用薬剤は同様に投与された状態で，pH 7.375, $PaCO_2$ 36.5 mmHg, PaO_2 182 mmHg, HCO_3^- 21.5 mEq/l, BE−3.5 と改善した．この症例は，肺水腫の改善を待ってから開頭クリッピング術を行い，神経学的欠損症状なく，独歩で退院された．退院時の胸部X線像では異常を認めなかった．

5．肺血栓塞栓症の呼吸ケア
1）酸素投与は必要か
2）気管内挿管は必要か
3）人工呼吸は必要か

以上の項目については，脳血管障害患者においても，特別な治療法や看護はないため，ここでは省略する．

4．予防対策は？

脳梗塞で下肢運動障害のある症例には，静脈血栓塞栓の予防にヘパリンナトリウムや，ダルテパリンナトリウムを投与することが推奨されるが，頭蓋内外の出血のリスクを増加させるので，全例に投与すべきではないとしている．脳出血の症例における静脈血栓塞栓，肺塞栓症の予防については，科学的根拠に基づく有効な方法はない[5]（C，Ⅰ，ア）．

われわれも，脳血管障害など運動障害のある症例や全身麻酔症例に，下肢静脈血栓症の予防として段階的弾性ストッキングを用いているが，急性期脳血管障害患者における深部静脈血栓症を有意に減少させたという RCT は今のところ存在しない[7]（C，Ⅱ）．

V．脳血管障害患者の呼吸不全に対する呼吸ケアの効果と EBM

脳血管障害患者が呼吸不全に陥った時の呼吸ケアに関する RCT は，ほとんど存在しない．脳卒中治療ガイドライン 2004[9]でも，脳卒中の呼吸管理については，以下に述べる内容にとどまっている．

超急性期の呼吸管理では，明らかな低酸素血症がない症例には酸素投与を推奨していない．これは，発症 24 時間以内に 100％酸素 3 l/min を 24 時間投与しても生存率，機能障害は，投与しない場合と差がなかったという Ronning ら[10]の文献に基づいている（C，Ⅲ，ウ）．これ

に対して，重症脳卒中患者に対する人工呼吸管理は，行うことを考慮してもよいが，予後を改善する科学的根拠はないため[11]，推奨はしていない（C，Ⅲ，イ）．

欧米における脳卒中専門病棟（SU：stroke unit）は，脳卒中の専門家たちによる多職種からなるスタッフが，患者の包括的評価と協調的治療を行う．SUの生命予後改善効果は，発症6週間以内に現れており，主に呼吸不全を含む合併症の減少によることが考えられる[12,13]（B，Ⅱ，ア）．

わが国では，脳卒中集中治療室（SCU：stroke care unit）と呼ぶ病棟がある．発症後14日を限度に1日5,700点の診療報酬点数が加算される設定である．認定基準として，経験5年以上の専任常勤医1人，看護配置常時3対1，専任PTまたはOT 1人，CT，MRIなどの必要な脳画像を，常時撮影・診断可能であるなどがあげられる．集約的な治療を行い治療成績を改善するものである．こういった試みが脳血管障害患者における呼吸不全を含めた合併症を減少させ，患者の機能予後も改善させることが期待される．

文献

1) 厚生労働省統計調査結果：http://www.mhlw.go.jp/toukei/index.html
2) Langhorne P, Stott DJ, Robertson L, et al：Medical complications after stroke：a multi-center study. *Stroke* **31**：1223-1229, 2000
3) Davenport RJ, Dennis MS, Wellwood I, et al：Complications after acute stroke. *Stroke* **27**：415-420, 1996
4) Thomas S, Raman R, Idikula J, et al：Alterations in oropharyngeal flora in patients with a nasogastric tube：a cohort study. *Crit Care Med* **20**：1677-1680, 1992
5) Andre C, de Freitas GR, Fukujima MM：Prevention of deep venous thrombosis and pulmonary embolism following stroke：a systematic review of published articles. *Eur J Neurol* **14**：21-32, 2007
6) Davenport RJ, Dennis MS, Warlow CP：Gastrointestinal hemorrhage after acute stroke. *Stroke* **27**：421-424, 1996
7) Muir KW, Watt A, Baxter G, et al：Randomized trial of graded compression stockings for prevention of deep-vein thrombosis after acute stroke. *QJM* **93**：359-364, 2000
8) 前川剛志：脳指向型集中治療管理．日本集中治療医学会雑誌 **11**：S81-S82, 2004
9) 篠原幸人，吉本高志，福内靖男，他：脳卒中治療ガイドライン2004．協和企画，2004
10) Ronning OM, Guldvog B：Should stroke victims routinely receive supplemental oxygen? A quasi-randomized controlled trial. *Stroke* **30**：2033-2037, 1999
11) Berrouschot J, Rossler A, Koster J, et al：Mechanical ventilation in patients with hemispheric ischemic stroke. *Crot Care Med* **28**：2956-2961, 2000
12) Stroke Unit Trialists' Collaboration：How do stroke units improve patient outcomes? A collaborative systematic review of the randomized trials. *Stroke* **28**：2139-2144, 1997
13) Indredavik B, Bakke F, Slordal SA, et al：Stroke unit treatment. 10-year follow-up. *Stroke* **30**：1524-1527, 1999
14) Bath PM, Bath FJ, Smithard DG：Interventions for dysphagia in acute stroke. The Cochrane Database Syst Rev, 2002
15) Marik PE：Aspiration pneumonitis and aspiration pneumonia. *N Engl J Med* **344**：665-671, 2001

7 外科と呼吸器合併症

渡部 和巨*

◆Key Questions◆
1. 外科手術の呼吸に及ぼす影響
2. 外科術後の呼吸不全の疫学，病態と生理
3. 外科術前・術後の呼吸ケア
4. 外科術前・術後の呼吸ケアの効果とEBM

I．はじめに

外科手術は，患者に侵襲を与えることを避けて通ることができない．アンブロワーズ・パレ（Ambroise Paré，1510〜1590）が手術を始めてから，手術の方法，麻酔の方法はより侵襲の少ない方法を目指してきた．一方，手術を受ける側は，栄養状態の改善が行き過ぎた肥満の出現，高齢化とともに肺障害をもっている患者の増加など，治療にとって負の要因を多くもつようになってきた．外科と呼吸器合併症を論ずることは容易ではない．外科治療や麻酔の進歩と患者側の変化，そして周術期の呼吸ケアの進歩や肺合併症治療の進歩がそれぞれ相互に関係し合っている．緊急手術，待機手術でも状況は大きく変わる．

手術中，患者は自発運動がないので呼吸運動は陽圧換気である．したがって，背臥位であれば，本来最も可動域がある横隔膜背側部分の動きが悪くなり無気肺を形成しやすくなる．

術後は抜管されていれば陰圧換気であるが，創痛の有無で呼吸は抑制される．手術中の水分バランスも術後24〜48時間からは大きく呼吸に影響を与える．

これらの状況下で，いかに患者をアセスメントするかが重要である．これは医師とともに十分評価・判断して計画を立てる必要がある．しかし，短時間でこれができなければ実践には役に立たない．

II．外科手術の呼吸に及ぼす影響

手術後合併症で最も多いものが肺合併症である．60歳以上であれば術後死亡の第2位の原因が肺合併症である．全身麻酔かそうでないかは術後の呼吸に及ぼす影響が大きい．胸部，上腹部の手術は肺合併症のリスクが高い．緊急手術では待機手術と比較して肺合併症は高率に起こる．慢性閉塞性肺疾患（COPD：chronic obstructive pulmonary disease），肺線維症などがあると特に危険度は高くなる．高齢者は肺コンプライアンスの低下，クロージングボリュームや残気量の低下，そして死腔増加，これらはすべてが無気肺の誘因となる．

最近ではガス麻酔は使用せず，すべて静脈麻酔で行う全身麻酔（TIVA：total intravenous anesthesia）もある．しかし，ガスそのものの肺に対する影響はないが，筋弛緩を使用した全身

---

* Kazunao WATANABE／湘南鎌倉総合病院外科

麻酔は陽圧換気であり，術後の患者の可動域制限および疼痛などの影響はガス麻酔と同様にあり，大きな違いはない．

呼吸に影響を及ぼす外科手術で特に重要なことは手術部位と合併肺疾患である．現在，鏡視下手術が増加し，これ自体は従来のパラダイムを変えた感があるが，術中手技自体が複雑化する傾向があり，手術時間の延長化などマイナス面もあるので一概にはいえないが，胸部手術，上腹部手術，下腹部手術，腹腔鏡下手術，そして頭頸部を含む末梢での手術の順で呼吸に対する侵襲が大きいといわれている．

胸部手術でも胸骨縦切開よりは肋間開胸のほうが全身麻酔の呼吸への影響は大きい．もちろん癌であれば，気道への迷走神経を切断することもあり，それだけ侵襲は大きくなる．

次に，上腹部での手術は横隔膜への影響が強く現れる．また術後感染を併発し，横隔膜下膿瘍を形成した場合などでは，よりいっそう呼吸への影響が大きくなる．

下腹部手術は横隔膜から離れているため呼吸への影響が少ない．また腹直筋も尾側での動きは頭側より少なく呼吸への影響は少ない．末梢の手術では，正常肺機能の患者であれば問題はない．これらはあくまでも原則であり，術後感染症を併発すれば下腹部であっても影響が大きくなる．

鏡下手術自体は肺合併症を減らした．胸腔鏡であっても腹腔鏡であっても，創の大きさが呼吸に与える影響は大きい．これは，硬膜外麻酔などの術後鎮痛だけでは説明がつかない長所がある．腹腔鏡下手術では気腹によって，肺容量低下，高二酸化炭素血症，心係数減少，心室充満圧と体血管抵抗を上昇させる．肺疾患のある患者では，高い二酸化炭素を正常値に下げるための過換気を行うことで air trapping がおき，循環虚脱に陥ることもありえる．したがって，重症肺疾患患者の場合は開腹も考慮に入れて手術を行う必要がある．もちろん，手術中の気腹は陽圧換気の欠点である無気肺を助長する可能性や，手術時間の延長による弊害もある．適切な気腹圧（通常 5〜10 mmHg）であれば大きな問題にはならない．

麻酔や手術後には，肺活量や機能的残気量の低下といった肺機能の変化と肺浮腫がある．全身麻酔下手術の場合，腹部手術では 1〜4 時間以内に肺活量は約 40％に低下し，12〜14 時間はこの状態が続き，その後 7 日目までにゆっくり回復して術前の 60〜70％まで回復する．その後，1 週間で元の状態に戻る．機能的残気量も減少程度は小さいが影響を受ける．術後 24 時間までに 70％にまで減少する．数日間はそのままで，10 日目までにゆっくり元に戻る．しかし実際には，患者は背臥位である時間が長いので，おのおのそれ以上に低下する．

また，肥満，重喫煙者，既存肺疾患があればさらに減少度は大きくなり，回復も遅れる．特に高齢者は影響が大きい．肺は広がりにくく，クロージングボリューム（closing volume），残気量，死腔は増大する．これらすべてが無気肺形成を助長する．さらに，1 秒量低下は分泌物排出能を阻害し，術後感染の可能性を高くする．

機能的残気量低下は，浅い一回換気量と周期的深呼吸の欠如でもたらされる．正常人は 1 時間のうちに数回は全肺気量位までの吸気があるが，それがない場合，数時間以内に肺胞虚脱となり，シャントを伴った無気肺がすぐに生じる．

術後の痛みが浅い一回換気量の原因と考えられているが，完全に痛みを除去したところで，完全に肺機能を元に戻すことはできない．神経反射，腹部膨満や肥満などが原因で横隔膜運動を制限することが一回換気量低下を引き起こすといわれている．

無気肺を最小限にするには，深呼吸が重要である．定期的最大換気はインセンティブスパイロメトリが有用である．特に肺合併症を起こしやすいハイリスク患者，例えば高齢者や体力を消耗している患者，高度肥満患者には有用であ

る．ベッド上での運動，早期離床，歩行，特に立位での深呼吸の奨励などを適切に指導できれば多くの場合，無気肺予防にはこと足りる．

術後肺浮腫は左室不全，過剰輸液，低浸透圧などの静水圧上昇や毛細血管透過性亢進によって引き起こされる．肺実質が浮腫になると小気管支内腔が狭くなり，肺血管抵抗が上昇する．さらに浮腫は感染症を引き起こしやすくする．適切な輸液管理と心不全の早期発見，早期治療が必要である．

敗血症は全身の毛細血管の透過性を亢進し，肺浮腫をも引き起こす．心不全もなく，過剰輸液もなく肺浮腫が進行していく場合は敗血症を疑うべきである．

術前の肺合併疾患があった場合は，炎症であれば消退するのを待ってから手術を行うのが基本ではある．上気道炎よりは下気道炎のほうが術後呼吸状態への影響は大きい．また気管支喘息，肺気腫，肺線維症，間質性肺炎などの慢性呼吸器疾患を有する場合は，できるだけよい状態で手術にもっていく必要がある．特に小康状態の間質性肺炎が術後増悪した場合は，決定的な治療法が疾患自体にないこともあって，致死的経過を辿ることがある．

患者自体の問題として，術前の喫煙歴，年齢，肥満度，患者の指導に対する協調性なども呼吸に影響してくるものである．喫煙者でも，術前のある期間，それが短期間であっても禁煙する意味は大きい．年齢が進むにつれクロージングキャパシティーが大きくなり，末梢気道閉塞，特に small airway と呼ばれる細気管支の閉塞は機能的残気量位を超えるため，術後無気肺による酸素化に大きな影響を与える．肥満は BMI で表現されるが，多くの肥満患者の胃酸度は高いこと，体型的に誤嚥しやすいことと相まって，肺炎を起こしやすい．ただし，高齢，重喫煙者といった単純な因子で手術ができないということはない．

周術期の呼吸ケアをする際には患者の協力は重要である．非協力的である場合，状態が悪くなった場合，いっそうケアが困難になる．術前からの十分な意思疎通が必要である．

外科手術のリスク評価は高齢化と相まって重要な問題であり，呼吸器合併症を有する場合，術後のリスクは高くなるが，術前にどこまで術後の状況を予測できるかは，さまざまな要素があり，簡単には予想がつかない．心臓外科領域では EUR スコア，一般外科領域では POSSUM (physiological and operative severity score for the enumeration of mortality and morbidity) スコアなどがあり，呼吸器科領域でもその変法がある．これらのスコアにも共通の要素として，これまであげた事柄は特に呼吸器合併症を考えるうえで大切な要素である．しかし，これらのスコアは入力する因子が多く，確かにコンピュータの使用で結果は早くはなるが，計算は煩雑である．また，他施設との比較には有意義ではあること，治療効果の評価には臨床的には有用ではあるとはいえるが，臨床現場では個々の患者の生存を予測できるほどまだ正確ではなく，それほど重要であるとはいえない．

III．外科術後の呼吸不全の疫学，病態と生理

大部分の患者は術後の肺機能の変化に耐え，困難なく回復する．呼吸機能が悪い患者は術直後適切な換気ができず，呼吸不全に陥る可能性がある．このような患者では，手術そのものの侵襲と麻酔自体が適切なガス交換可能なレベル以下に呼吸予備力を低下させる．急性呼吸促迫症候群（ARDS：acute respiratory distress syndrome）と違って，術後 48 時間以内に起こる呼吸不全は換気力低下が唯一の問題であり，肺実質の変化は最小限である．しかし，重篤になる場合もあり迅速な対処が必要である．

数分から 1〜2 時間以内に，特に誘因がなく発生する早期の呼吸不全は，胸郭内手術や上腹

部手術などの大きな手術や，外傷，既存肺疾患がある場合に起こりやすい．それに比べて48時間以降に起こる呼吸不全は，肺梗塞や腹部膨満，麻薬の過使用が誘因となる．

呼吸不全の症状として，25～36/分の頻呼吸と4 m*l*/kg以下の低一回換気，45 mmHgを超える二酸化炭素の上昇，60 mmHg未満の低酸素血症または低心拍出量があげられる．治療は十分な肺胞換気を行うために気管挿管し換気補助を行う．気管挿管した際には無気肺，肺炎の有無，迅速な処置を必要とする気胸がないかも確認する必要がある．

呼吸不全を予防するには注意深い術後肺ケアが必要である．無気肺であれば上述の技術で最小限に止める．既存肺疾患があれば十分な補液が必要である．なぜなら，既存肺疾患の患者は自然に過換気傾向にあり，それは不感蒸泄を多くし，脱水に陥りやすい．これは分泌物の水分を奪い，痰を固くし，排出を困難にする．高濃度酸素投与は肺胞内にある窒素を追い出し，肺胞虚脱の誘因となる．また，呼吸中枢の抑制で，換気も抑制する．COPDであれば硬膜外麻酔や局所麻酔の使用は痛みを除き，呼吸筋の機能を助けることによって，呼吸不全を予防することができる可能性がある．

術後呼吸不全の病態として，①肺損傷，②無気肺，③換気不全，④誤嚥，⑤肺炎，⑥ARDS，⑦心原性肺水腫，⑧肺塞栓，⑨神経因性肺水腫の9つがあげられる．ARDSと病態が似ている，⑩脂肪塞栓，呼吸不全にはなることは少ないが，⑪術後胸水についても述べる．一部術前・術後の呼吸ケアにも触れる．

1．肺損傷

外傷による直接打撲が胸壁とその部分の肺実質を損傷して生じる．低酸素血症を呈するが，胸部X線像上で局所浸潤が現れるのは，損傷肺が浮腫になる24時間以上経過してからである．来院時のX線像だけで判断してはならない．

2．無気肺

無気肺は腹部手術の25%に発生する最も多い肺合併症である．高齢者，肥満，喫煙，既存肺疾患を有する患者では，よりいっそう合併しやすい．術後48時間以内に最も発生しやすく，術後発熱の原因の90%以上を占める．多くの場合，自然に軽快する．

病態生理は，閉塞（obstruction）と非閉塞（closure）がある．閉塞はCOPDや挿管下麻酔ガスによる分泌物が原因であり，ときには血液そのものであったり，挿管チューブの誤った留置位置のせいでも起きる．非閉塞（外からの圧迫による閉塞と解釈してよい）は1 mm以下の細気管支（small airwayと呼ばれるもの）閉塞である．これはクロージングボリュームを超えた場合に閉塞が始まり，いわゆるdependent zoneにある肺や圧迫されている肺などは，肺気量が少ないがゆえに細気管支閉塞が始まる．その結果，浅い呼吸と深呼吸欠如により肺胞は広がらず，肺活量は減少する．クロージングボリュームは，高齢者や喫煙者の肺弾性収縮力減弱が原因で増加する．ほかに機能的残気量の低下や肺サーファクタントの消失も影響している．虚脱した肺胞からは空気は吸収されるが，血流はあまり変化しないので，換気-血流比は低下する．患者の心肺予備能が少ない場合は特に顕著であるが，無気肺になると酸素化能の低下がまずはじめに生じる．無気肺状態が長引けば感染を併発しやすくなる．一般には72時間を経過すると肺炎になることが多い．

無気肺は，原因不明の発熱，頻呼吸，頻脈が特徴的である．理学所見では横隔膜挙上，dependent zoneの呼吸音減弱などがあるが，しかし通常，所見は正常のことが多い．どの時期の状態かで所見も違う．重症であればX線像で板状無気肺を呈することもある．実際，診断そのものは治療に対する反応の早さが決め手になることもある．

無気肺は，早期離床，頻回体位変換，咳促進，

インセンティブスパイロメトリでほとんど予防できる．既存肺疾患のない患者は，これらの訓練の術前教育と術後の実施が無気肺を予防する．間欠的陽圧換気（IPPV：intermittent positive pressure ventilation）は，これらの単純な訓練より高価だが，効果はない．

治療は胸部パーカッション，咳，経鼻気管吸引による気道浄化，歩行，場合によって気管挿管，機械換気からなる．数時間で治療に反応するのが無気肺であり，これほど治療に対して反応がよい合併症はない．ネブライザーによる気管支拡張剤や去痰剤は，COPDの患者には効果があるかもしれない．大きな気管の閉塞であれば鎮静してベッドサイドで気管支鏡にて解除する．しかし，咽頭反射が強い気管支喘息患者には挿管してから行うことを勧める．

3．換気不全

胸壁外傷や術後疼痛と麻酔薬の影響が換気力を低下させる．また，長期疾病による異化作用の亢進による衰弱，気管支瘻，肺瘻などが原因で生じる．外傷によるフレイルチェストは奇異性呼吸となり，有効換気ができず高二酸化炭素血症となる．胸郭動揺までは起こさない中等度までの胸壁損傷でも呼吸時の痛みで低換気となる．横隔膜や呼吸補助筋の筋量や収縮力が低下していると，それらが回復するまでは長期の人工換気が必要とされる．肺手術後，胸部外傷，感染などが原因で気管支瘻，肺瘻は発生するが，胸腔ドレナージチューブや胸壁欠損からの空気漏れで診断がつく．空気の漏れる量が多ければ空気は患側に優先的に流れるため，健側へは十分な量の空気がいかず両側とも障害を受けることになる．

4．誤嚥

口腔咽頭内や胃内容物の誤嚥は普通，下部食道括約筋や下咽頭収縮筋にて逆流しないように予防されている．ところが，胃管チューブや挿管チューブの挿入，薬物による中枢神経系の抑制がある場合は，これらの防御機構が障害され，誤嚥しやすくなる．また，食道裂孔ヘルニアによる胃食道逆流や胃内食物の量，患者の体位なども誤嚥の重要な因子となる．意識が混濁した外傷患者は，容易に胃内容物を誤嚥する．腸閉塞および妊婦はもともと腸蠕動不全，腹腔内圧上昇のため誤嚥しやすい．

胃内容物や血液の誤嚥は，外傷受傷後または麻酔後時間の経っていない患者や，なんらかの理由で衰弱している患者や，反応が鈍い患者で気道を防御できない患者など，どのような患者にも起こりうる．原因は胃酸や気道内異物が肺胞膜と微小血管膜を破壊し，間質と肺胞の浮腫を引き起こすことである．その結果，数時間以内に低酸素血症になり，胸部X線像上では局所の浸潤影を示す．挿管チューブからの胃内容物の吸引によって診断がつく．2/3は胸部・腹部手術で発生し，そのうち半分は肺炎となり，誤嚥による肺炎では半分の確率で死亡する．軽度の誤嚥は術中に起きているが，問題にはほとんどならない．胃内にメチレンブルーを入れて手術を行い，終了した時点で気管内吸引をすると，メチレンブルーが約15％検出されるという報告がある．ボランティアでラジオアイソトープの検査をすると45％が睡眠中に誤嚥していることが示された．

重症度は誤嚥頻度，pH，量によって決まる．pHが2.5以下であれば局所の浮腫と炎症を起こし，化学性肺炎と呼ばれる．その後，引き続いて感染を併発しやすくなる．固形物であれば窒息，末梢気管支であれば無気肺から肺膿瘍になる．やはり下葉が最も障害を受けやすい．数時間で頻呼吸，副雑音聴取，低酸素，そしてまれではあるが，チアノーゼ，喘鳴，無呼吸になることもある．大量に誤嚥した患者の場合，損傷肺に過度の体液と浸透圧物質が流れ込み，その結果，有効循環血液量が低下し，低血圧からショックを引き起こす．

気管切開の患者は80％は誤嚥するのでいつも誤嚥性肺炎の危険がある．低圧高容量のカフが気管粘膜には重要であるが，カフにしわができやすく，silent aspirationの危険はいつもある．

予防として胃内容をからにし，適切な体位で，注意深い挿管を行い，誤嚥の危険性が高い場合には抗潰瘍薬も必要となる．気道開通を図り，それ以上悪くならないようにすることが重要である．気管内吸引はこれ自体が診断につながり，かつ咳を刺激し気道浄化に役立つ．

気管支鏡も固形物除去には役立つ．当然，輸液管理も重要である．抗生剤は，本来肺炎の際に使用すべきではあるが，腸閉塞患者で汚物状の液体などの高度に汚染された誤嚥物の場合はすぐに抗生剤を使用するべきである．高齢者の場合，重症期間を耐える予備力がないので，早めに抗生剤投与を考慮する．

5．肺　炎

肺炎は術後死亡で最も頻度の高い肺合併症である．術後死亡の半分以上が直接的原因にしろ，間接的原因にしろ肺炎で患者は亡くなる．腹腔内炎症で手術し，長期の人工呼吸管理を余儀なくされる場合が最も肺炎になりやすいといわれている．もちろん無気肺，誤嚥，大量の気管分泌物，肺損傷後のARDSに合併することもある．患者の防御として咳反射，粘液線毛システム，肺胞マクロファージがある．術後，咳は弱く，気管支からの排痰は有効的ではない．挿管によって粘液線毛輸送系は障害を受け，肺胞マクロファージの機能も術中・術後の酸素，肺浮腫，誤嚥，ステロイド治療などで低下する．また，気管支粘膜の扁平上皮化性や線毛の協調性欠如は細菌の侵入を容易にする．術後肺炎の半分以上の起炎菌が多種類のグラム陰性桿菌であり，口腔咽頭分泌物の誤嚥による．グラム陰性桿菌が集落をつくるのは健常人であればわずか20％であるが，術後はその咽喉頭の浄化機構が阻害されるので，集落化の頻度が高くなる．窒素血症や遷延化した気管チューブ留置，重症感染症合併がこれらをさらに悪化させる．人工呼吸器の吸入療法で感染菌が肺に到達することもしばしばある．緑膿菌やクレブシエラは加湿器のチャンバーに生き長らえて存在する．これらの菌がICUで流行する感染源である．一般的には体の他部位からの血流感染が肺炎の原因菌になることはない．

症状は発熱，頻呼吸，気道分泌物亢進，肺炎による肺実質の変化（consolidation），聴診上での変化などがあれば肺炎を疑う．なお，全身敗血症症状を呈することもある．低酸素血症，X線像では局所浸潤影や肺実質硬化を示す．これは気管チューブから回収した細菌と膿性痰によって診断がつく．臨床的肺感染症スコア（CPIS：clinical pulmonary infection score）はいくつかの因子から定量的にスコアをだし，肺炎の確定診断に寄与するといわれている．気管支鏡による肺胞洗浄と細菌培養でARDSとの鑑別が可能になることもある．

術後肺炎の死亡率は20〜40％である．緊急手術，人工呼吸器管理となる患者，多臓器不全，血液培養陽性患者，繰り返す肺炎はその死亡率を高くする．

術後肺炎を予防するには，気道分泌をスムーズに行うことが最も肝要である．呼吸訓練，深呼吸，咳は肺炎につながる無気肺を予防する．

確かに術後疼痛は浅い呼吸となるが，肋間神経ブロックや硬膜外麻酔をしても，無気肺や肺炎を予防できる力は，従来の疼痛管理法と比べても差がない．抗生剤の予防的投与も咽喉頭の集落を減らすことはないし，肺炎の頻度も減らすことはない．

肺炎の治療は気管からの分泌物をどう浄化・排出するかと，抗生剤を開始する時期も含めてどう使用するかが重要である．通常，気管チューブから直接採取された痰は，感染源の細菌同定に重要である．

しかし，いつ抗生剤を使用するかが問題であ

る．通常は①グラム染色で多数の白血球を含んだ膿性痰，②吸引で得られた病原菌，③全身敗血症の兆候に補液増加と耐糖能低下を示す場合，④肺機能悪化にて吸入酸素濃度を上げ，または呼気終末陽圧換気（PEEP：positive end-expiratory pressure）を上げて対処する場合，⑤X線像上悪化，これらがそろってから開始する．そろわない場合は，耐性菌のことを考えて使用は留保すべきである．

ただし，高齢者の場合は重症期を耐える機会は1回かもしれないので，若年者よりは速やかに使用すべきかもしれない．若年者であれば悪い状態が長く続いても回復できる．

例えば，80歳の高齢者でフレイルチェストであれば，早期に抗生剤を使用すべきであるが，大腸貫通のガンショット創で入院した20歳の患者が2週間後に肺炎の疑いがあった場合は，感染が証明され，細菌が同定されてから抗生剤を使用すべきである．CPISを計算すると肺炎の診断に役立つ．これは過剰治療と，耐性菌または同種菌の再感染を防止することができる．経験的に始めた抗生剤も72時間でCPIS 6点未満であれば安全に中止できる．

6．急性呼吸促迫症候群 ARDS

ARDSは，ショックと外傷または敗血症で発生する．損傷臓器または感染組織から出る活性化された凝固因子や炎症物質が，血中に凝固や炎症の仲介産物を放出する．肺は，そのいくつかから影響を受ける．腹腔内臓器の損傷であれば肝臓，そうでない場合は肺が循環では最初の微小血管床となる．したがって，肺では血管内皮細胞を損傷し，血漿が間質に染み出し，肺胞にも染み出す．その結果，肺水腫となり換気も酸素化も障害される．肺塞栓は血流を障害する．酸素低下，二酸化炭素増加，これらには代償機転がない．

透過性亢進の原因には，以下に述べるような多くの凝固や炎症の仲介産物がある．プロテアーゼ，キニン，補体，活性酸素，プロスタグランジン，トロンボキサン，ロイコトリエン，リソゾーマル酵素や他の仲介産物が放出される．これらは凝集した血小板や白血球から，または凝集産物と血管壁との相互作用の結果として内皮細胞や血漿から放出される．

いくつかの物質は，さらに血小板や白血球の化学的親和性を高めるものであり，炎症の悪循環から血管内皮の破壊を引き起こす．感染，疾病，外傷，虚血といった状況が肺以外の組織で発生し，肺組織の破壊と機能障害を引き起こす．

換気障害，無気肺，誤嚥，肺損傷などが否定された状況で，ショックや外傷，敗血症の治療開始後24時間で低酸素血症になると診断される．X線像はびまん性の浸潤像を呈する．肺自体は非特異的炎症を起こす．単球，好中球は間質に侵入し，数時間で浮腫となり，24時間以内に肺胞内の水浸しが顕著となる．瘢痕組織化は1週間以内に始まる．その過程に何も処置がされなければ，見た目は肝臓と同じように，水浸し状態となる．また，2週間以内には機能障害のある線維化が生じる．早期治療がなされれば，正常にもどる．見た目も顕微鏡レベルでも，脂肪塞栓との違いはない．骨髄の血流への逸脱が肺微小血管を障害するのと同じである．

7．心原性肺水腫

左房圧上昇と微小肺血管の静水圧上昇で発生する．心筋梗塞発生で生じる．心筋や冠動脈疾患の患者が体液移行や外科的ストレスでも発生する．心機能の悪い高齢者に対して急速輸液を行うと，心機能を超えて負荷がかかり肺水腫となる．まれではあるが，外傷や心臓手術後の急性弁膜症にても発生する．その他，低酸素血症，ラーレ，3音亢進，X線像での末梢浸潤，カーリー線，頸静脈怒張，S-G（Swan-Gantzカテーテル）での楔入圧上昇がある．

肺微小血管が正常であっても24 mmHg以上あれば肺水腫は発生する．24 mmHg以下であれ

ば肺水腫は発生しないが，16 mmHg を超えると透過性や浮腫は増強する．炎症過程がないものであれば，20 mmHg 以下にするべきである．炎症があれば 16 mmHg，できれば 12 mmHg 以下がよい．

8．肺塞栓

手術，外傷，固定または無動からの初動など，広範な静脈系に血栓集積を刺激する状況から，3 日目またそれ以上経ってから急速に発生する肺機能低下として発症するのが典型例である．担癌患者や手術侵襲が大きい場合，さらには重症外傷で危険度が高くなる．X 線像は非特異的である場合が多い．患者の検査室への移動，大量の造影剤使用などの欠点はあるが，高分解能 CT（HRCT）やカテーテル検査にて診断治療が可能である．カテーテル検査は，これ一つで確定診断ができ，かつ血栓溶解治療もできて，さらに下大静脈にフィルターも留置できる．

血栓は器質化することで影響を与えるのであって，新鮮な軟らかい血栓は肺動脈内膜に強力な線溶酵素をもっているので，問題にはならない．なお，3 日未満の突然の肺機能悪化は換気不全，無気肺，誤嚥，肺炎を考えたほうがよい．

9．神経因性肺水腫

神経因性肺水腫は頭部外傷や頭蓋内圧亢進によって，臨床的にも実験的にも認められる．正確な発症機序は不明だが，まれにみられるもので，肺微細血管収縮後に起こる交感神経の興奮であり，その結果，肺静水圧上昇に関係しているといわれている．しかし，このような状況の患者であっても，まず他の原因を除外することが重要である．

10．脂肪塞栓

脂肪塞栓は比較的よく起こっているが，症状が発現することはまれである．長骨骨折や関節置換を受けた患者の 90％で脂肪球が肺血管床に存在する．輸血や脂肪点滴，骨髄移植などの外部からの脂肪でも発生する．脂肪塞栓症候群では神経障害，呼吸不全，腋下や胸，前腕などの紫斑からなる．この脂肪塞栓症候群は，特に長骨骨折を起こした外傷患者から観察され，以前は骨髄塞栓の結果として，上記の症状が出ると考えられていた．

しかし，このような症状は他の状況でも生じるものであって，外傷後，呼吸不全と明らかに異なった領域としての脂肪塞栓の存在は疑問視されている．

外傷後 12 時間から 72 時間で始まるが，ときに数日かかって発症する．

あくまで診断は臨床現場でされる．外傷後の痰や尿の脂肪球は典型ではない．通常，ヘマトクリット低下，血小板減少，他の凝固系の変化が現れる．一度症状が出ると，呼吸状態や精神症状が落ち着くまで対症療法を行う．PEEP と利尿剤にて呼吸不全は治療する．呼吸不全の重症度によって，脂肪塞栓の予後は決まる．

11．術後胸水

胸水は少量であれば，上腹部手術では当たり前であり，臨床的重要性はない．

腹水と無気肺は胸水を増やす因子にはなる．心臓や肺に問題がなく，術後胸水が溜まる原因として膵炎や横隔膜下膿瘍などの横隔膜下の炎症を考える．呼吸機能自体に問題がなければ抜く必要はないが，感染を疑う時には穿刺検査が必要である．呼吸機能に問題があれば，胸腔ドレナージをする．気胸は陽圧換気や中心静脈カテーテル留置の際に生じるが，副腎または腎臓摘出の際の胸膜損傷でも起こりうる．

Ⅳ. 外科術前・術後の呼吸ケアとその効果とEBM

1. 術前・術後のケアについて

術直後，挿管中であれば吸引をしたり，必要な呼吸療法をする．

マスクや経鼻プロングで酸素投与されていて，気管挿管されていない場合は深呼吸を行い，無気肺予防のための呼吸を積極的に進める．術後，肺機能が変化するのは，肺活量と機能的残気量の低下と肺浮腫の結果である．

術前たとえ48時間前であっても呼吸ケアは術後の合併症を減らす．数日間の禁煙でも排痰量は減少する．経口にしろ吸入にしろ気管支拡張剤と1日2回の理学療法および体位ドレナージは気道からの分泌を促進する助けとなる．術前，咳の仕方，深呼吸の仕方，吸気努力を増加させるインセンティブスパイロメトリの一つには慣れておく必要がある．

術後患者の低酸素血症はシャント，換気-血流比不均等，そして肺胞低換気である．

拡散能の低下はほとんど問題にならない．これらに混合静脈血の低二酸化炭素血症が加わると心拍出量の低下，動脈血二酸化炭素の低下，組織代謝の亢進が原因となり，いっそう低酸素血症になる．

動脈血のシャントと換気-血流比不均等は実際には区別する必要はないが，100％酸素投与で改善するのが後者である．しかし，実際の臨床では当然この両者が混合しているのが当たり前である．

2. 肺合併疾患と術前の呼吸ケア

先に述べた術前に肺合併疾患がある場合を具体的に述べる．

1）上気道感染の場合

手術それ自体や気管挿管による麻酔が，呼吸器の防御機構を阻害したり，気道への侵襲を余儀なくされるので，感染を広げる．感冒，咽頭炎，扁桃炎などがあれば，できれば手術を延期して治癒するまで待つ．ウイルス感染は，細菌感染に対する生体の防御機構を弱くする．それでも手術が必要とされれば，適当な抗生剤を使用したり，感染部位にはなるべくふれないように注意する．上気道炎を有する患者の術後の合併症率や上気道炎合併時の推奨すべき麻酔法に関しては明記されたものはない．

2）下気道感染（気管炎，急性気管支炎，肺炎）の場合

待機手術では禁忌である．緊急手術であれば，吸入麻酔薬の加湿，十分な気道分泌物の除去，抗生剤や気管支拡張剤の継続使用を行う．手術が絶対適応ではない場合，下気道感染を有する患者の術後肺合併症の頻度やその重症度に関する有効な情報はなく，術後経過がどのようになるかははっきりはしていない．

3）COPD（慢性気管支炎，肺気腫）の場合

COPD合併症の頻度や重症度は，COPDの状態によって変わる．術前治療には，術後肺合併症の頻度を減少させる2つの研究がある．両方とも，胸部，上腹部手術を受けた患者で，術前肺機能検査でCOPDと定義されている．一つの研究では禁煙と膿性痰に対する抗生剤投与，気管支拡張剤投与，そして理学療法を1週間続けた．もう一つの研究では，それらを1週間ではなく2日間のみ続けた．両方の研究ともに合併症に頻度と重症度が著明に低下したと報告している．1週間継続のほうは在院日数も短縮した．別の2つの研究では，手術部位と肺疾患の関係に言及している．患者数が少ない研究であるが，血中二酸化炭素が上昇している重症肺疾患でなければ，末梢手術と術後肺合併症発生は関係がないことを報告している．これらの4つの論文では，待機手術では上腹部または胸部手術では術前治療は必要である．重症度，頻度ともに減少し，在院日数も減らす．最小限1週間は禁煙，抗生剤，気管支拡張剤は過剰喀痰の排出を助ける．これらの治療は外来レベルで可能である．

4）気管支喘息の場合

レトロスペクティブ研究では，気管支喘息患者の術後肺合併症の発生率は高い．術前治療として，気管支拡張剤使用，禁煙，感染治療がある．術中気道確保による機械的刺激での気管支攣縮は防がねばならない問題である．適切な麻酔薬を適切な濃度で投与する必要がある．必要に応じて，術中気管支拡張剤を使用しなければならない場合もあるが，麻酔薬との相互薬理作用を十分考えて使用する必要がある．ステロイド治療を受けている患者が多いので，周術期はステロイド治療を必要とする．

5）拘束性肺障害（肺線維症，肥満）の場合

拘束性肺障害に起因して起こる周術期肺合併症に関してはあまり情報がない．肺活量が減少し，血中酸素分圧も低く，特に労作時の酸素分圧の低下が著明である．他の肺疾患と術前準備は変わらなく，感染治療，痰の喀出，禁煙を行う．肺線維症患者で人工呼吸管理の場合，低い一回換気量で多めの呼吸回数を設定する必要がある．

重度肥満患者では術後肺合併症が起こる．正常体重の2倍ある重症肥満の肺機能低下は肺活量の低下に起因し，これが低酸素，気管周辺の蓄積した軟部組織による気管閉塞，胃内容物増加と増強した酸度を引き起こしている．問題が術前に認識され，評価されれば，合併症を最小限に抑えることができる．術後の早期モビライゼーションは必須である．

3．周術期のケア

1）肺機能検査

周術期の手術危険度を予測するうえでも肺機能検査は重要である．この検査は周術期ケアの指針になるだけでなく，特別に必要な患者をあぶり出すのにも大事なものである．その特別なケアによって合併症のリスクや在院日数短縮に寄与する．以下に，肺機能検査について述べる．

①術部位が重要である．頭・頸部を含めた末梢手術であれば軽度の肺疾患があっても問題はない．

②既往歴と身体所見（喘鳴，呼気延長がないか），労作時呼吸困難，運動耐性低下，咳，痰喀出程度，喫煙歴，以前の肺合併症，気管支喘息，年齢，そして体重を検査する．

検査としては，努力性肺活量と努力性呼気量で十分である．

1秒量は重要な検査である．低ければ気道可逆性試験を行う．血液ガス分析もする．拡散能，換気血流シンチ，肺動脈カテーテルなどは肺高血圧症や重症肺疾患，胸部手術を必要としている患者に限定される．

これまで肺機能検査が外科と麻酔のリスク評価に重要であることを証明しようと行われてきたが，いくつかの試験は周術期合併症とたいてい相関したが，大部分は決定的ではなく手術可能性の絶対的指針ではない．指針として提供はできるが，信頼できる予測値ではない．これは以下の理由による．

①頻度は低いが正常肺機能患者であっても肺合併症が起きる．

②ある手術手技には指針となっても，他の手術手技には正確には指針とはならない．

③患者の協調性のような漠然としたものは肺機能検査では説明がつかない．産生される痰の量もわからない．誤嚥の可能性も測定できない．

しかし，肺気量測定（特に努力性肺活量）と1秒量は，一般的には安価で最も価値あるスクリーニング試験である．1秒量や最大吸気量が半分であれば，肺切除をしない胸部手術でもリスクは高くなる．末梢手術であれば，30％まで下がってはじめてリスクが高くなる．呼吸抑制のある薬物を使用していない患者が腹部手術や肺切除のない胸部手術をこれから受けるのに，血中二酸化炭素が45 mmHgを超えていたら，非常に重篤な肺合併症の可能性を考える必要がある．これらの患者の手術を予定するならば，

これで十分か呼吸器専門医に相談すべきである．末梢手術であっても，血中二酸化炭素が高い場合は術後肺合併症が高頻度で発生し，人工呼吸器と特別なモニター監視が必要となる可能性が高い．血液ガスでは酸素化能も重要ではあるが二酸化炭素が高い場合は要注意であり，術後酸素投与には注意が必要である．高濃度酸素投与がなされた場合は呼吸性アシドーシスとなり，二酸化炭素ナルコーシスを起こす可能性がある．

2）筋弛緩剤

呼吸ケアで筋弛緩剤を使用する場合は，受傷直後の外傷や敗血症の初期に限られるといっても過言ではない．人工呼吸器と合わない場合は換気のみならず，心血管系の機能も低下するため，人工換気を導入する場合には必要かもしれない．筋弛緩自体は危険であり，絶対適応の場合のみ，しかもできるだけ短期間にすべきである．筋弛緩中の患者にとって人工呼吸器関連の事故は即死につながることは銘記しておくべきである．

3）胸部 X 線検査

人工換気中の患者の胸部 X 線像は毎日撮るべきである．臨床的変化には遅れるし，心原性肺水腫か否かを鑑別するには少し不十分ではあるが，肺挫傷，誤嚥，肺炎，気胸，縦隔気腫の発見には役立つ．また，胃管チューブ，挿管チューブ，経管チューブ，中心静脈栄養チューブ，SW カテーテルの位置を確認できる．気管チューブのカフ部分の気管拡張具合もわかる．

V．術後肺合併症のリスクを減少させる手技に関するエビデンス[1]

①術後のさまざまな肺拡張法は，無気肺，肺炎，気管支炎，重症低酸素血症に対して有効である（A）．

②選択的術後経鼻胃減圧は，無気肺，肺炎，誤嚥に対して有効である（B）．

③短時間作用の筋弛緩剤は，無気肺，肺炎の予防に有効である（B）．

④腹腔鏡手術は，開腹手術と比較して肺活量，1秒率の改善，無気肺，肺炎，肺合併症の減少に効果がある（C）．

⑤禁煙は，術後人工呼吸器を必要とする可能性を下げる（I）．

⑥術中の神経ブロックは，肺炎，術後低酸素，呼吸不全の予防に役立つ（I）．

⑦術後の硬膜外麻酔は，無気肺，肺炎，呼吸不全の発生頻度を低下させる（I）．

⑧免疫栄養（アルギニン，オメガ3脂肪酸，核酸のさまざまな配合）増強は，感染症，肺炎，呼吸不全の予防に役立つ（I）．

⑨経管栄養や中心静脈栄養は，無気肺，肺炎，膿胸，呼吸不全の予防に効果がある（D）．

⑩右心カテーテル（スワンガンツカテーテル）留置による患者管理は，肺炎を予防する（D）．

文献

1) Lawrence VA, Cornell JE, Smetana GW, et al：Strategies to reduce postoperative pulmonary complications after noncardiothoracic surgery：systematic review for the American College of Physicians. *Ann Intern Med* **144**：596-608, 2006

2) Moller AM, Villebro N, Pedersen T, et al：Effect of preoperative smoking intervention on postoperative complications：a randomised clinical trial. *Lancet* **359**：114-117, 2002

3) Miller JI, Grossman GD, Hatcher CR：Pulmonary function test criteria for operability and pulmonary resection. *Surg Gynecol Obstet* **153**：893-895, 1981

4) Cunningham AJ, Brull SJ：Laparoscopic cholecystectomy：anesthetic implications. *Anesth Analg* **76**：1120-1133

第3章

呼吸理学療法のための評価

　呼吸理学療法の専門性を発揮するためには，呼吸器疾患の病態生理や呼吸ケアの理解が必要であり，何よりも個々の症例の包括的な呼吸アセスメントに基づく呼吸理学療法プログラムの立案が不可欠である．総合的な評価により，個々の症例の重症度，緊急度，適応，禁忌および注意点，リスク管理とモニタリング，治療手技の選択と限界，効果判定，予後予測，ADLとHRQOL，ゴール設定などが可能となる．ここでは呼吸理学療法を施行する際に，重要とされる評価項目をあげた．

1．自発呼吸のアセスメント
2．呼吸のフィジカルアセスメント
3．ICUのモニタリングとリスク管理
　　―呼吸器を中心に
4．画像診断
5．呼吸機能
6．運動負荷試験
7．人工呼吸器とグラフィックモニター
8．呼吸障害者のADLとHRQOL

1 自発呼吸のアセスメント

尾﨑 孝平*

◆Key Questions◆
1. 自発呼吸の観察のしかた
2. 自発呼吸の制御とは
3. 自発呼吸の特徴とは
4. 自発呼吸の時間成分には何がある：時相，各時相の時間，ポーズ，頻呼吸
5. 自発呼吸の運動成分には何がある：呼吸筋，腹式呼吸と胸式呼吸，骨性胸郭の動き（肋骨の動き，butterfly movement），横隔膜と腹式呼吸，脊柱と呼吸補助筋
6. 上気道閉塞時の呼吸パターンは

I．はじめに

急性呼吸不全の病態が血液ガス所見に反映されるのは，呼吸の予備力が枯渇してからである．しかし，それ以前にすでに代償性の呼吸亢進が始まっている．もし，早い時点でその変化にわれわれが気づけば，呼吸理学療法と非侵襲的陽圧換気（NPPV：non-invasive positive pressure ventilation）マスクを活用し，挿管をせずに呼吸不全に対処できる可能性が出てくる．

そのためには，まず正常・異常の呼吸パターンを認識する能力が不可欠である．呼吸パターンの異常に早く気づいて対応できることは，悪性腫瘍を早期癌の時点で発見することに匹敵し，血液ガス所見に呼吸不全症状が反映されるほど悪化した状態で気づくことは，まさに進行癌になってから気づくことに似ている．

II．自発呼吸をどのぐらい観察しているか

①挿管されていない患者のカルテに，血液ガスと呼吸数以外で，呼吸に関する記載にはどのようなものがあるか？

②挿管されていない患者の呼吸状態を記録する時，どのような表現を使用するか？

呼吸の評価を具体的にしようとすると，実は定量的な表現が少ないことに驚かされるはずである．例えば「深い，浅い，呼吸苦，エアー入り云々」などの形容詞や抽象名詞，主観的表現ばかりになることが常である．有名な内科学の教科書[1]でさえ，呼吸数以外の表現には，深・浅，多・少，過・低などの形容詞に満ちている（表1）．そして唯一，定量的な指標である呼吸数でさえ，「呼吸数は入院時に数えるだけ」「熱計表や看護カルテには呼吸数は記載されない」ことも少なくない．呼吸がいまひとつ重要視されない理由の一つには，自発呼吸が心拍のように規則正しい一定のリズムをもたないことによる．

III．自発呼吸の制御

自発呼吸が心拍のように明確な規則性をもたない理由は，その制御が2系統から支配されることにある．

【呼吸運動は二重支配[2]（図1）】
①自律性呼吸調節．
②随意性呼吸調節（バイタルサインの中で唯

* Kohei OZAKI/神戸百年記念病院麻酔集中治療部

1 自発呼吸のアセスメント

表 1 呼吸パターンの表現 （文献 1)より引用）

○呼吸数のみの変化	●呼吸の深さと呼吸数の変化
頻呼吸　tachypnea	多呼吸　polypnea
徐呼吸　bradypnea	少呼吸　oligopnea
●呼吸の深さの変化（呼吸数は不変）	●分時肺胞換気量の変化
過呼吸　hyperpnea	過換気　hyperventilation
減呼吸　hypopnea	低換気　hypoventilation

呼吸パターンの表現には，呼吸数以外に定量的・具体的なものはない

自発呼吸の制御
（二重支配）

自律性呼吸調節　　　　**随意性呼吸調節**

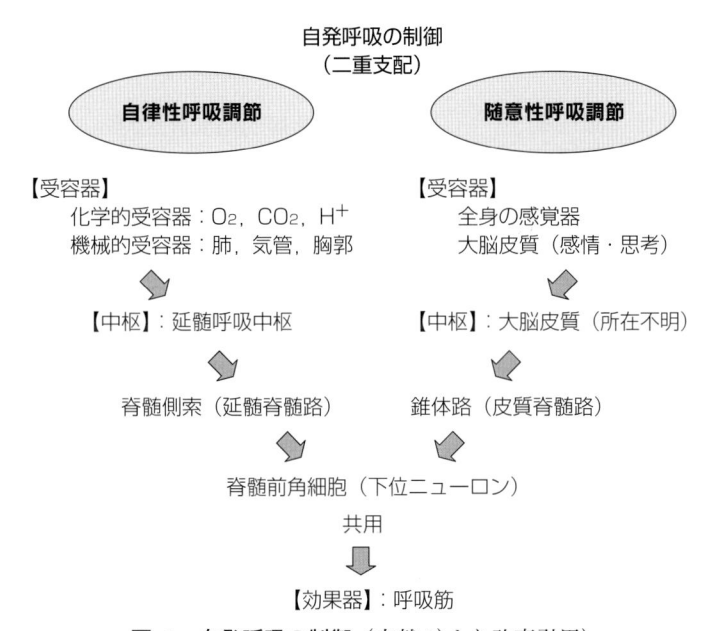

【受容器】
　化学的受容器：O_2, CO_2, H^+
　機械的受容器：肺, 気管, 胸郭

【受容器】
　全身の感覚器
　大脳皮質（感情・思考）

【中枢】：延髄呼吸中枢　　　【中枢】：大脳皮質（所在不明）

脊髄側索（延髄脊髄路）　　　錐体路（皮質脊髄路）

脊髄前角細胞（下位ニューロン）
共用

【効果器】：呼吸筋

図 1　自発呼吸の制御（文献 2)より改変引用）

一随意性をもつ)．

　心拍を意識して停止することはできないが，呼吸は意識して一時停止することができる．これは随意性調節が優位に働くからで，音声を出す動物は呼気を自由にコントロールする必要性があり，随意性調節が発達したと思われる．しかし，呼吸の制御が随意性調節にのみ依存すると，眠ると呼吸が停止することになり，この恐ろしい状態は「オンディーヌの呪い」といわれる．

Ⅳ. 自発呼吸の特徴

　その制御が 2 系統からなる自発呼吸は，他のバイタルサインとは異なる以下の特徴を有している．このため呼吸の観察は一定時間観察する必要がある．

　①自発呼吸は一定の幅の中でファジーな動き「ゆらぎ」を認める．
　②自発呼吸は代償的な動きをする．
　③自発呼吸は感情で左右されやすい．

1．ゆらぎ

　自発呼吸は心拍のように一定のリズムを刻まない．浜辺に寄せる波は一見して同じようにみえてもどの波も少しずつ異なり，同じものがない．自発呼吸は寄せる波によく似ていて「ゆらぎ」をもち，ファジーな動きをしている．

表 2　呼吸にまつわる言葉

鼻息が荒い，一息入れる，虫の息，息を呑む，息が詰まる，息抜き，息が通う，息遣い，息急き切って，息をつく，息をひそめる，ため息，息苦しい，青息吐息，息が上がる，ほっと一息，breathe again【ほっとする】，breathing place【憩いの場】，inspire【動詞：吸気】↔inspiration【名詞：発想】

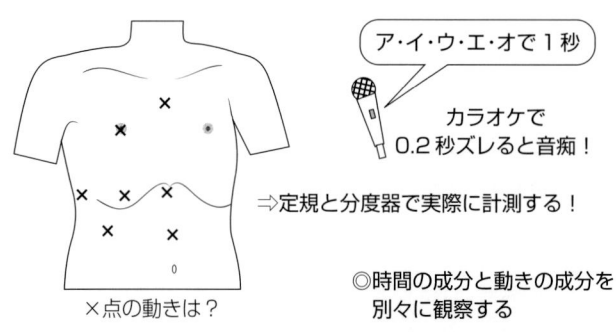

図 2　自発呼吸を詳細に観察し具体的に評価する

2．代償的な動き

　言葉を話すことは連続的な呼気であるため，われわれはどこかで大きな吸気である息継ぎをする．これは代償的な呼吸運動であるといえる．また，鎮静中の患者をみていると，大きめの呼吸が数呼吸続くと，次に小さめの呼吸が数呼吸続くことをよく目にするが，これも自発呼吸の代償の一つである．

3．呼吸と感情の結びつき

　自発呼吸が感情で左右されやすいことは，古今東西，呼吸にまつわる言葉が多いことからも容易に理解できる（表2）．患者に恐怖心やストレスを与えると呼吸は容易に変化する．

4．安静自発呼吸

　自発呼吸が安静状態にあるという言葉は，非常によく使用される．しかし，どんな状態であるのか実は適切な定義がない，いい加減な言葉である．例えば，睡眠中であっても夢によって呼吸は変化する．覚醒してじっとしている状態でもよからぬことを考えていたら呼吸は乱れる．体位も臥位なのか座位なのか決まっていない．つまり，安静自発呼吸という言葉はないと不便な言葉であるが，明確な定義がされていないということを知ったうえで使用してほしい．

V．まずは観察しよう！

　健常成人の安楽な臥位での安静の自発呼吸について，以下の3つの質問を学生や研修医に臨床実習のテーマとしてよく出題する．やってみると意外と難しいことに気づくはずである．

【問題】
　Q1．安静時の呼吸回数は？
　Q2．何秒吸って，何秒呼くか．どんな時相があるか？
　Q3．吸気・呼気で，どの部分が，どの方向へ，どれだけ動くか？ どの部分が最初にどの順序で動くか？

【注意（図2）】
　①形容詞や抽象名詞は使用せず，具体的に解答する．
　②時間は小数点以下1桁（0.2秒ぐらい）まで観察する．
　③動きは安静呼気位を基本に，実際に何cm何

mm 動いたか，もしくは最大可動域の何％程度動いたか？

厳密な数字より，意識して定量的に観察することを重視する．

1．安静時の呼吸を観察するための注意とコツ

最も大切なことは，相手に呼吸を意識させないことである．聴診器をあてると多くの人は長く大きく胸式の吸気をとる．したがって，呼吸に意識を向けないように工夫する．例えば，脈をとるふりをしながら呼吸運動を観察したり，臥床患者ではできるだけ患者の視野の外から観察したりする．また，会話はすべて呼気であるため，呼吸パターンを乱すので注意する．Q1では意識的な呼吸にならないように，安静時という点に注意して観察するように指導する．

呼吸を観察する時は，1分以上静かに視診を行いながら呼吸回数を数える．心拍のように15秒数えて4倍すると，呼吸の「ゆらぎ」「ファジー」な動きを捉えられない．次に，観察に慣れてきたら時計なしで呼吸数を当てる練習をする．一定期間練習すると，1呼吸サイクルからほぼ正確な呼吸数をいえるようになり，呼吸サイクルの乱れ（速くなったり遅くなったり）を呼吸数の変化として認識できるようになる．脈をとる時に，時計なしで脈拍数を知り，不整脈が認識できるのと同じである．

そして，大切なことは時間の成分と動きの成分を分けて観察することである．

VI．時間成分の観察

安静時呼吸数15回/分とすると，1呼吸サイクル時間は4秒である．人工呼吸器の吸気・呼気時間比は伝統的に1:2が用いられている．そこで，吸気する時間（吸息時間）と実際に呼気する時間（呼息時間）を尋ねると，I:E比（吸気相/呼気相時間比）が1:2であるから，1.3秒と2.7秒と何の疑問もなく回答するスタッフが少なくない．この人たちに秒針をみながら1.3秒間吸息を続けさせ，2.7秒間呼息させ続けると，はじめて安静時の呼吸パターンでないことに気づく．

1．安静時の自発呼吸にどんな時相を認識できるか？

深呼吸すると4つの時相を意識できる．例えば深呼吸をすると，吸息から呼息に移る時に必ず一時停止してから呼息に移ることに気づく．この時相を吸気ポーズという．実際にはほとんど止まらないまでも限りなく吸気が遅くなり，ゆっくり呼気が始まる時間帯であるが，便宜的に一時停止（ポーズ）という．また，呼息から吸息に移る時，一度呼吸運動を休止してから次の吸息が始まるのがわかる．この時相を休止期という．したがって，吸息，吸気ポーズ，呼息，休止期の4つの時相が安静時の自発呼吸に確認できる．実は，人工呼吸器の換気パターンもこれに基づいてつくられている．なお，吸気を「吸息」と表現するのは，吸気時間の解釈の中に①実際に吸気する時間（吸息時間）と，②吸息時間とポーズ時間の和（吸気相時間）の2つの解釈があり，混乱を避けるためにこのように定義した．呼息時間も同様に呼気相時間と呼気時間を区別するための用語である．

2．吸息時間と呼息時間はどれぐらい，どちらが長い？

少し大きめの呼吸もしくは深呼吸をしてみると，吸息時間と呼息時間はほぼ同じであることが認識できる．呼息終末にごく少ない呼気流量が続く場合（呼気がチョロチョロと声門から漏れる場合を含めると），呼息が若干長い時もあるが，一回換気量の大部分が呼息される時間は，吸息時間とほぼ同じである．

3．安静時の各時相の時間はどれぐらいか？

正常値というものはない．しかし，あくまでも目安としてあげると，①吸息：1〜1.5秒，②吸気ポーズ：約0.2秒，③呼息：1〜1.5秒，④休止期：残りの時間となる．個々で非常にバリエーションが大きく，また体位などによっても容易に変化する．意図的に模倣すると，休止期に息苦しさを感じてしまう．

4．吸気ポーズは何のため，吸気ポーズの有無で呼吸パターンはどう違う？

野球やゴルフ，テニスのスウィングでは，トップの位置で少し止まってから腕が下りてくる．この時，少し止まる動作がないとバットやクラブ，ラケットは腕の動きから遅れて，上手くボールをとらえられない．つまり，上げるという動きのモーメントを止めなければ，振り下ろすモーメントがスムーズに開始されないために，正しくボールをとらえられず真直ぐ飛ばない．

吸気ポーズも同様に吸息運動のモーメントを止めるために必要で，呼息運動を円滑に行うために不可欠な時相といえる．したがって，健常者が運動の後で頻呼吸になっても吸気ポーズは存在する．しかし，気道炎症の強いARDS（acute respiratory distress symdrome）症例では吸気ポーズが極端に短縮するか，認識しにくくなり，吸息から呼息にすぐに転じようとする結果，呼息の最初に強い努力呼気を必要とする．

5．頻呼吸は「呼吸数25回/分以上」

安静時の各時相の時間は，おおよそ図3aのように考えることができる．つまり吸息時間が1.0秒程度，吸気ポーズが0.2秒程度，呼息時間も約1.0秒，後は呼吸回数に応じて休止期が変化する．したがって，安静時の呼吸運動に要する時間はおよそ2.2秒になる．呼吸回数が15回/分ならば休止期は1.8秒（60秒÷15回−2.2秒）になる．

次に休止期が短くなり呼吸数が増えた場合を考える．休止期が吸気ポーズと同じように呼息モーメントをなくす最低限の0.2秒だとすると，1呼吸サイクルに要する時間が2.4秒となる（図3b）．この状態は，休まずに連続的に安静呼吸運動を繰り返す図3cの状態になり，この時の呼吸数が25回/分（60秒÷2.4秒=25回）となる．すなわち，安静時呼吸パターンのまま呼吸できる上限の回数が25回/分と言い換えることができる．したがって，25回/分以上の呼吸数にするには，吸息，吸気ポーズ，呼息，休止期のいずれか，あるいは4つの時相すべてを短縮しなければ頻呼吸にはならない（図3d）．そのためには，補助呼吸筋群（accessory respiratory muscle）を使った努力性呼吸が必要になる．呼吸仕事量が呼吸数25回/分を超えると，急激に増え始める理由はここにある．逆に呼吸数が25回/分以下の時には，人工呼吸器からの離脱に失敗することはまずない（注．慢性呼吸不全では，頻呼吸の定義を30回/分以上とされることが多い）．

1）呼吸数25〜30回/分を時間成分だけで頻呼吸と判断する

頻呼吸では努力性呼吸，多呼吸になっていると信じている人がほとんどである．つまり，頻呼吸を大きく動く胸部の動きを含めて感覚的に捉え，時間成分を正確に把握しない悪い習慣が蔓延している．これを払拭するために，以下のパターンをシミュレーションして観察してみる．

①模擬患者．
②25〜30回/分の頻呼吸．
③安静時の1回換気量 ｜ 上腹部の動きの振幅を
④腹式呼吸　　　　　｜ 1.5〜2 cmにとどめる

上記のこの頻呼吸パターンは時間成分だけが頻呼吸であり，意識しないと頻呼吸と認識することが困難である．このリズムを体得すると，自分の体の中に頻呼吸の時間のものさしをもつことができるので習得することを勧める．

a：安静時呼吸

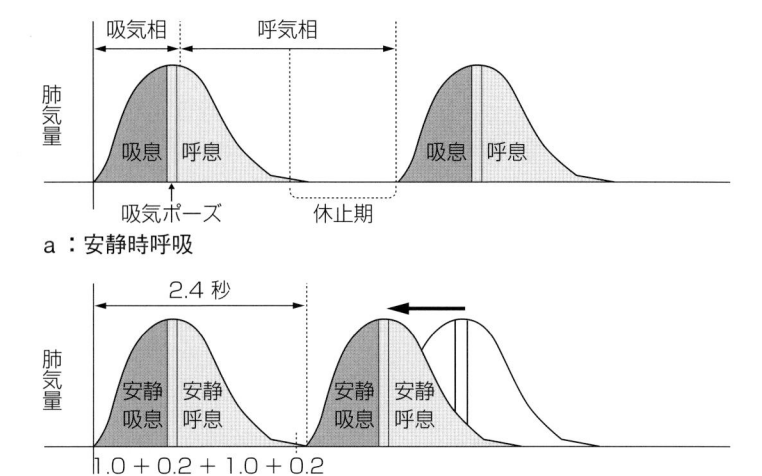

b：安静時呼吸のまま休止期を最短にする

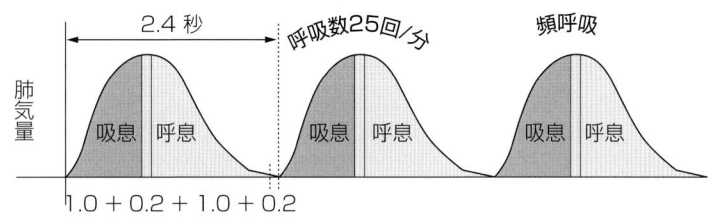

c：呼吸数25回/分（頻呼吸の定義）

d：頻呼吸と努力性呼吸

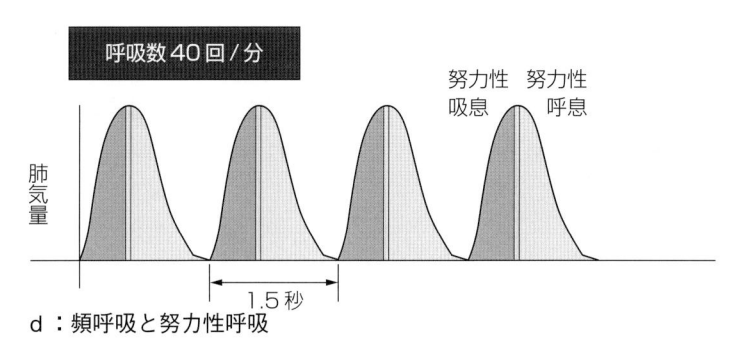

図 3　頻呼吸の定義

【頻呼吸定義の理論（尾崎仮説）について】

　この理論は，実は著者が考えた理解を容易にするための理論である．あまりにも明快な理由づけのために多くの場で採用されているが，実証されたものではないことを断っておく．例えば，必ずしも吸息時間と呼息時間が1：1のまま呼吸数が増加するとは限らない．ポーズの部分でも述べたが，呼吸不全では時相の時間配分も当然変化してくる．

　ただし，25回/分という回数が非常に重要なポイントであることは，多くの臨床家が身をもって知っている重要な数字であることにかわりはない．人工呼吸器からの離脱（ウィーニング）の時に，25回/分以下の呼吸数で離脱に失敗することがほとんどないということはよく知られた事実である．

Ⅶ. 運動成分の観察

動きを捉えることは案外と難しいものである．しかし，われわれはスポーツ競技の審判員ではないものの，体操やスケートの選手の得点をある程度推測できる．これは競技について見識があり，そのうえで腕の伸び方や足の上がり方などの各ポイントに違いを見出すからである．つまり，呼吸運動をみる場合も同じで，正しい知識を身につけ，肝心なポイントに焦点をあててみることが大切である．われわれが呼吸療法の専門家であると自負するには，呼吸療法の公式審判員でなければならない．そのために最も大切なポイントは，患者を漠然とみないことである．

【観察のポイント】
- 漠然と動きをみない
- 定量的に観察する
- 点・面，左右差を意識して観察する
- 吸気・呼気を分けて観察する
- 腹式呼吸・胸式呼吸を分けて観察する
- 初動部位を認識する
- 動きの範囲・振幅と可動域を認識する
- その他：定量的には困難であるが，円滑さ，同調性を把握する

【やらせてみて観察するポイント】
- 最大吸気と最大呼気をさせて，最大可動域を認識する
- 意識して腹式呼吸だけをさせる（下側肺障害の予防に有効）
- 最大呼気流速が十分か（喀痰排出力，気管支攣縮の評価）
- 咳嗽・会話をさせてみる（文章，分節，単語，声門機能）

1．胸郭は脊椎，肋骨，胸骨，横隔膜で形成され，これらに付随する呼吸筋群が呼吸運動を行う．では，安静時に使用する呼吸筋は[3]？

1）安静時の自発吸気に使う筋は？

横隔膜と外肋間筋といわれている[4]．これ以外の呼吸筋群，すなわち吸気補助呼吸筋群を使用している場合は，吸気を促進する必要性が患者に生じているか，あるいは興奮による換気亢進が存在していると考える．

2）安静時の自発呼気に使う筋は？

安静時の呼気には呼吸筋運動はなく，患者の呼吸仕事量はゼロである．つまり安静時の呼気相では能動的な運動はなく，呼気は吸気で拡張した肺・胸郭がそれらの有する弾性で，元に戻ろうとする力（recoil pressure）によって得られる[4]．したがって，呼気補助呼吸筋群を使用している場合は，呼気を促進する必要性が患者に生じているか，あるいは興奮による換気亢進が存在していると考えられる．

2．腹式呼吸と胸式呼吸を把握する

われわれは日常の中で胸式呼吸や腹式呼吸を意識しないで呼吸している．また，胸式とも腹式ともいえない胸腹式で呼吸していることも非常に多い．胸式と腹式を厳密に区別することには，大きな臨床的意味はないのかもしれない．実際に，MRIを用いて胸部の動きを確認すると，腹式呼吸でも上部胸部はわずかに動き，胸式呼吸でも横隔膜は一定の動きを伴う．しかしながら，これらを区別することは呼吸を観察する場合や呼吸理学療法の指導をするうえで役立つ．例えば，無気肺を改善する時に腹式呼吸が可能か否かは治療上重要なポイントとなる．

1）安静時呼吸は，胸式呼吸，腹式呼吸のどちら？ 立位と臥位では？

生理学では，安静時の呼吸は腹式呼吸が主体であり，換気量の約7割をつかさどるといわれる[5]．確かに患者を鎮静状態におくと腹式呼

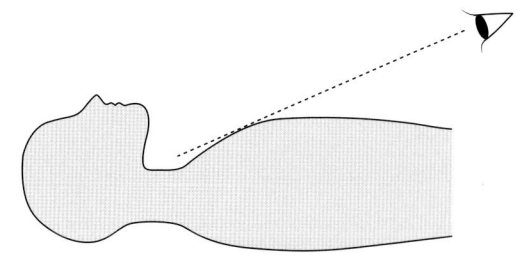

図 4　視診：視線を動きが最も判りやすい位置に置く

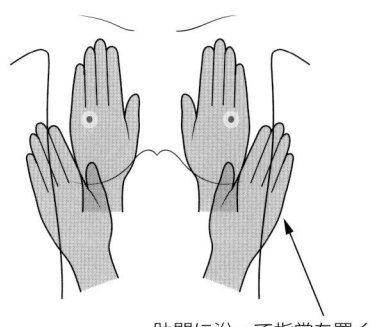

図 5　触診
肋間に沿って指掌を置く

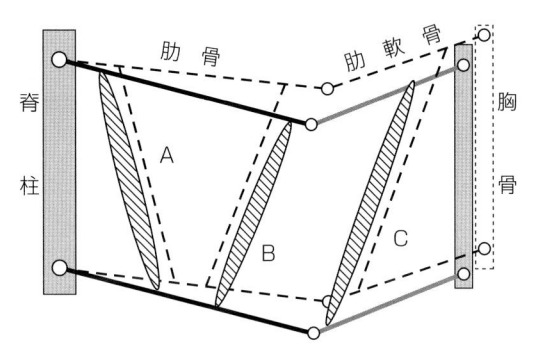

図 6　骨性胸郭と肋間筋の動き：機械的説明（Hamberger の説）
　A．外肋間筋：吸息運動
　　（安静時吸気で筋電図活動あり）
　B．肋骨部内肋筋：呼息運動
　C．軟骨部内肋間筋：吸息運動

の成分が多くなるように感じる．しかし，体位や肥満度などで胸腹の割合は大きく変化する．一般的に臥位では横隔膜が腹部臓器によって圧迫されるために胸式呼吸の成分が増加すると思われ勝ちである．しかし，肥満者で胸式成分が増加しているかというと，一概にそうともいえない．脂肪過多の腹部臓器は臥位で横隔膜を胸腔側へ押し上げるが，十分な筋力を有する横隔膜はもともとの位置に戻ろうとするために，逆に他の体位より横隔膜振幅は大きくなり，肥満者のほうがむしろ腹部の動きが大きくなることもしばしばである．

また，一般的に立位では横隔膜圧迫が少なくなり，腹式呼吸がより多くなりそうに思われるが，これも一概にはいえない．電車の中で観察していると，立位では胸式呼吸の成分が含まれる人が非常に多いことに気づく．

さらに，成人の呼吸パターンには性差があり，胸郭容積を変えるのに，女性は肋骨の動きに依存する割合が多く，男性は横隔膜に依存する割合が大きいと記されている[4]．覚醒時と睡眠時などの生活サイクルも影響し，正常域と呼べる範囲は明らかではない．

3．骨性胸郭の動きを観察する
1）胸隔運動に左右差があるのは？

胸郭運動に左右差を認める時，気胸・片側挿管，無気肺などの疾患を鑑別しなければならない．

しかし，その前に注意しなければならないのは，観察した患者の姿勢である．脊柱が左右へ曲がり傾く姿勢，捻れるような姿勢，あるいは脊椎変形によっても胸郭運動に左右差が生じる．顕著な例は側弯症である．

胸壁の左右差は曲面の視線を接線方向において観察するとよくわかる（図 4）．微妙な場合は両手掌を左右もしくは上下において確認する．

各肋間，左右肋間の開大差も参考になり，指掌を肋間において深呼吸させると理解しやすくなる（図 5）．

2）肋骨群と胸骨の動きは？

肋骨群のうち第 10 肋骨までが胸郭運動に関与するとされ，第 11，12 肋骨の先端は遊離するため直接には胸郭運動には関与しない．

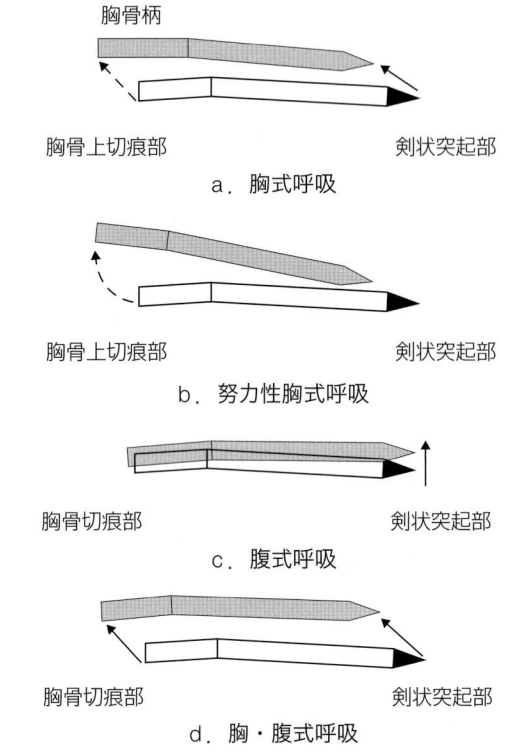

図 7 胸骨の動き：胸骨の動きから胸式・腹式の成分を診断する

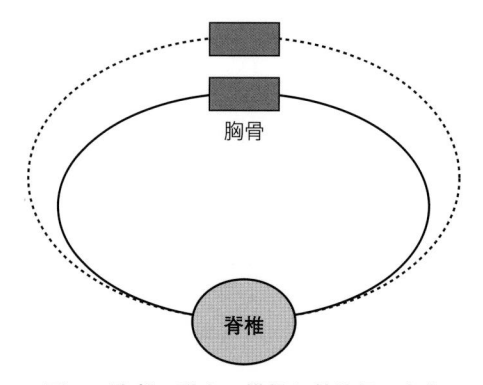

a．胸式呼吸
b．努力性胸式呼吸
c．腹式呼吸
d．胸・腹式呼吸

図 8 胸郭の動き：横径と前後径の変化

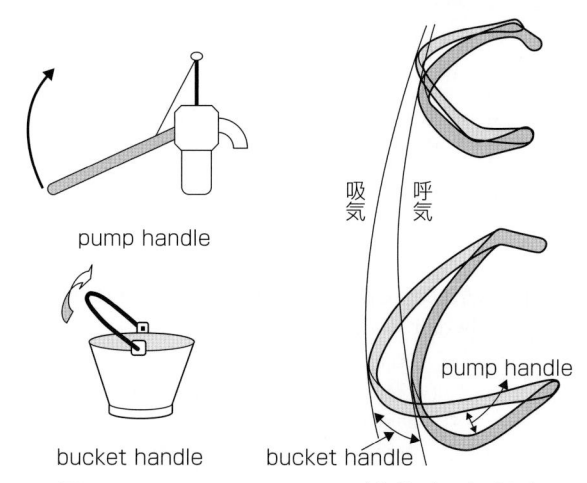

図 9 Cherniak & Cherniak（文献5）より引用）
下部肋骨のほうが横径拡大が大きい

脊柱を軸にした肋骨と胸骨の呼吸運動の説明として，Hamberger の機械的説明が有名である（図 6）．この説は単純化しすぎているという批判も多いが，基本的な動きを理解しやすいのが特徴である[5]．

3）胸骨は吸息でどちらに動くか？ 胸式呼吸では？ 腹式呼吸では？

片方の手掌を胸骨柄に置き，もう片方の手掌を剣状突起において，意識的に大きく胸式呼吸，腹式呼吸，胸腹式呼吸を行う．

【胸式呼吸（図 7 a, b）】

胸骨柄では頭側（上方）・腹側（前方）へ大きく移動する．大きく移動するといってもその絶対値は 2 cm 程度で，模式図に示すように頭腹側方向へ 30°〜45°方向である．剣状突起部も胸骨柄と同じ程度に頭側へ移動するが，剣状突起部の移動は胸骨柄より小さくなる．

a．ゆっくりとした胸式呼吸と努力性の胸式呼吸はどう違う

頸・肩部の補助呼吸筋群を使用せず，主に肋間筋だけで胸式吸気をする場合（図 7-a）と，頸・肩部の補助呼吸筋を使って努力性に胸式吸気する場合（図 7-b）では上部胸郭の動きが異なる．

b．努力性の胸式呼吸では，肩や頸部，鎖骨に付着する補助呼吸筋が上部胸郭を強く頭腹側に引き上げる．このため最大吸気位に近づくと，上部胸郭がより前方（腹側）へ移動し，胸骨柄も前上方への移動の割合が増える（図 7 b）．

つまり，胸式呼吸において頸部，肩，上胸部の補助呼吸筋を使用している時は，患者が大きな吸気努力を必要としていると考えるべきである．例えば，上気道狭窄や重症の急性肺傷害な

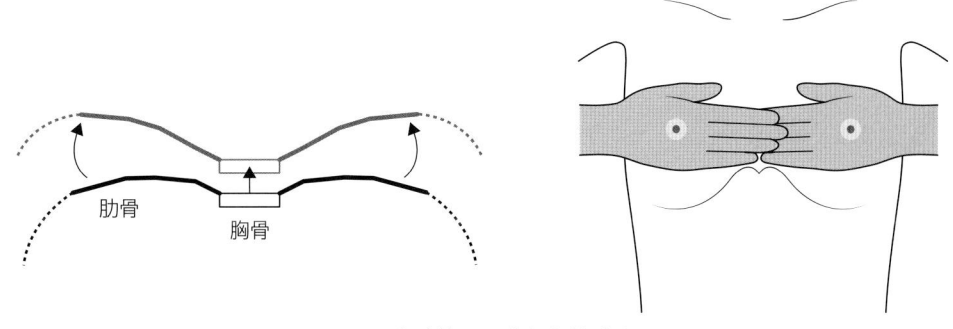

図 10　胸壁前面の動きを体験する
　両手の第 3～4 指を胸骨の下半分の部分で突き合わせるように置く．手掌は中心部で乳頭を覆うようにする．この配置で胸式呼吸を行うと，手が全体に前上方へ移動する運動に加え，手掌（肋骨部分）が指先（胸骨）より前方へ移動する様子がわかる．つまり，指先を中心に羽ばたくような動きを感じることができる

どでは補助呼吸筋群の使用がみられやすく，放置すると換気困難や呼吸筋疲労が進行し，危険な状態に陥ると考えて注意すべきである．

【腹式呼吸（図 7 c）】
　剣状突起部の前方への移動が主な動きで，上方移動は大きくない．胸骨柄はわずかに上方・前方に動くのみである．

【胸・腹式呼吸（図 7 d）】
　ちょうど図 6 の Hamberger の説のように，胸骨は脊椎に平行に上方・前方へ移動する．

4）下部肋骨と上部肋骨では動き方がどう異なるか？

　胸郭は図 8 のように前後左右に拡大して吸気を行う．しかし，肋骨のアーチは模式図のような単純な楕円の形をしていない（図 8）．また，上部肋骨と下部肋骨では，その動き方に違いがある．
　上部胸郭では吸気に伴って主に前後径がより大きくなるが，下部胸郭では前後径と横径の拡大率は，ほぼ同じであるといわれている．
　①胸郭上部可動域の拡大率：前後径＞横径
　②胸郭下部可動域の拡大率：前後径≒横径
　側胸部の肋骨は吸気によって外側・上方へせり上がって胸郭の横径を拡大する．ちょうどバケツの取っ手を持ち上げるような動きで bucket handle と呼ばれる．これに対して前後径は，斜

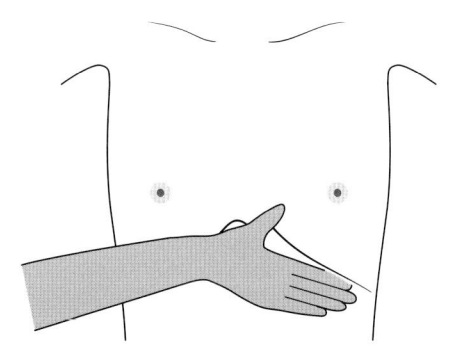

図 11　横隔膜麻痺の確認
　季肋部肋骨弓の裏側に第 2～5 指を図のようにして差し込む．腹式呼吸をして手が押し出されずにそのままの位置であったり，胸腔側へ引き込まれたりする時は横隔膜の運動はない．胸式呼吸と腹式呼吸を交互に行って確かめてみよう

めに位置する肋骨が頭側へ挙上することによって拡大し，この動きは pump handle と呼ばれる[5]（図 9）．

5）もう一つの動き（butterfly movement もしくは butterfly swing）

　前胸壁では，全体が前上方（頭腹側）へ移動する動きに加えて，両側の肋骨部分が胸骨面からさらに前方へせり上がって，前後径を拡大する．頭側からみると，ちょうど蝶が羽ばたくような動きになる（図 10）．この動きには名称はないので，筆者が個人的に butterfly movement

減 ← FRC → 増

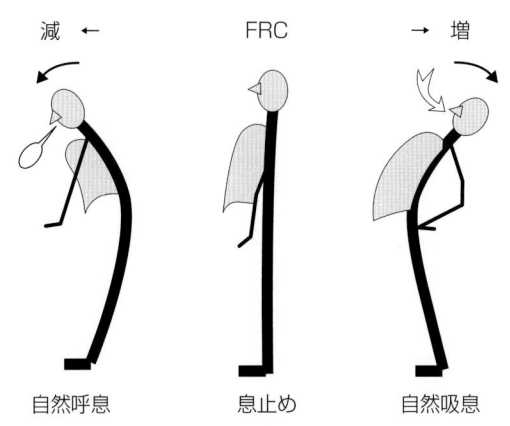

自然呼息　　息止め　　自然吸息

図 12　体位による肺容量の変化

と呼んでいる．この動きは胸骨下部のレベルで認識しやすく，図 10 のように両手を胸壁に置くとよく理解できる．

butterfly movement に注目する理由は，上気道閉塞つまり窒息をきたした時でも，この動きが前胸部に強く認められるからである．窒息患者を前にして butterfly movement を誤って換気があると判断してしまうために起きる医療事故が後を絶たない．ただし，窒息の場合の butterfly movement は，胸骨はほとんど持ち上がらないか，逆に沈み込むのが通常である．

4．横隔膜と腹式呼吸について

1）横隔膜の面積，可動域，神経支配は[5]？

横隔膜は腰椎，肋骨，剣状突起の 3 部分から筋線維が集まり，上方に向かって中央の腱部に集合し，上方凸のドーム状になった組織である．支配する運動線維は第 3〜5 頸椎から由来する左右の横隔膜神経で，交叉支配はない．すなわち，一側末梢の横隔膜神経が断裂すると患側の横隔膜運動は麻痺する．横隔膜の諸データは，以下の通りである．

① 横隔膜面積：一般的に成人で約 300 cm^2
② 横隔膜の振幅：安静時 1.5 cm，深呼吸 6〜7 cm
③ 最大吸気位：脊柱伸展で 10 cm 下方へ移動したがって，横隔膜の収縮によって得られる換気量は，

① 安静時　　300 cm^2 × 1.5 cm = 450 ml
② 最大吸気　300 cm^2 × 10 cm = 3,000 ml

と計算できる．

実際に安静腹式呼吸をする時，最も動きの振幅が大きい部分は，一般的に剣状突起と臍部の中間地点である．その振幅は横隔膜振幅にほぼ相当し，およそ 1〜2 cm である．

2）片側の横隔膜麻痺を診断するには？

図 11 のように左右別々に肋骨弓下に手を差し入れて腹式呼吸をさせてみると，麻痺側では手が吸気時に押し出されることはない．むしろ逆に，胸腔側に引き寄せられる．また，この方法は麻痺だけでなく，ウィーニング時の横隔膜の機能評価にも使用できる．

5．脊椎と補助呼吸筋群

1）脊椎の位置は換気にどのような影響を与えるか？

安静呼吸時には脊椎はほとんど動かない．しかし，努力性の呼吸をする時，われわれは脊椎を意識しないうちに動かしている．例えば，深呼吸する時を思い出してみるとよくわかる．深吸気では自然に背屈し，その呼気では前屈する．すなわち，脊椎の背屈は胸隔容積を増やし，吸気を補助する．逆に前屈では胸郭容積が小さくなり，呼気を補助する結果になる．脊椎の背屈は肋間の開大だけでなく，横隔膜振幅にも関係し，換気量に影響を与える．

急性呼吸不全患者が極度の努力性呼吸を強いられ続けると，背中や腰が「こる」という．この現象は，脊椎の姿勢筋が腰背部に多く存在することに起因している．腰背筋のマッサージが急性呼吸不全患者の呼吸理学療法に取り入れられている理由はここにある．つまり，長期間つづく努力性呼吸によって腰背筋が緊張して硬化し，円滑な呼吸運動を阻害する因子になるからである．腰方形筋あたりの腰背部をマッサージして筋緊張を緩和してあげると，気持ちがよい

と訴える呼吸不全患者は決して珍しくない.

2）脊椎の前後屈でどれくらい換気量が変わるか試してみる

　直立姿勢のまま，呼気終末で声門を意識的に閉じて息を止める．この形を基本姿勢とする．次に声門を閉じて息止めしたまま躯幹を伸展させる．伸展した位置のまま声門を開放すると，自然に吸息が起きるはずである．この時の吸息量は，背屈によって増加した肺容量に相当する．同様に，基本姿勢から屈曲すると，反対に自然に呼息が認められる．この時の呼息量は前屈による肺容量の減少分に相当する（図12）.

　試してみると脊椎の位置によって変化する換気量が意外と大きいことに気づくはずである.

3）補助呼吸筋[4,5]

　安静時に使用する呼吸筋は横隔膜と外肋間筋とされるが，換気量の増加あるいは気道抵抗の増大に伴って補助呼吸筋群の活動がみられるようになる.

　吸気を補助する筋と呼気を補助する筋に一応分けられるが，実際にはその分類は困難である．例えば，鎖骨と肋骨面に付着する胸筋群は肩を持ち上げている時には吸気補助に働くが，これらの胸筋群を緊張させたまま腕を組む動きをすると呼気を補助することになる．詳細は解剖学書を参照されたい.

　そのほかに，舌骨・咽頭の筋も補助呼吸筋の一つであり，努力呼吸時の喉頭や肺門の位置を固定する役割を果たす.

Ⅷ．上気道閉塞のパターンをチェックしよう

　上気道閉塞は医療事故，特に患者生命や予後に大きく影響するような重大な事故につながりやすいことが特徴である．チアノーゼや不整脈で上気道閉塞に気づいた場合，その直後に心肺停止に移行すると認識すべきである．したがって，できるだけ早期に上気道閉塞に気づかねばならないが，現存するモニターの中で最も敏感で精度のよい上気道閉塞モニターは，「呼吸パターンを理解できる人の目」である.

1．上気道閉塞の呼吸パターン

　上気道閉塞が存在しない時でも，最大吸気時の胸腔内圧は-80 mmHgに達し，横隔膜の上下にかかる圧差は約 100 cmH$_2$O といわれる．逆に最大呼息時の胸腔内圧は $+100$ mmHg を超える[5,9]．したがって鼻と口を閉じても（あるいは声門を閉じても），強い努力呼吸を行うと骨性胸郭と横隔膜は気道閉塞に抗して特徴的な動きをする．すなわち，胸部と腹部が逆位相に動く呼吸パターン，いわゆる「シーソー様呼吸」である.

2．模擬患者で窒息パターンを実施すると次のようになる

1）吸気時

a．胸　部

　前胸壁は前上方へ移動する．努力性吸気であるために上胸郭が剣状突起部より前上方へ移動する（図7）．しかし，前胸壁の動きは最大可動域を100%とすると20〜30％程度しか動かない.

　前胸壁の動きの中で，肋骨部分が鎖骨中線で持ち上がる動き butterfly movement（図10）を認める．特に骨性胸郭が柔らかい女性や小児では胸骨が落ち込み（胸骨の陥没）によって，この肋骨部分の butterfly movement が強調されてみえる．また，大きな胸腔内陰圧によって胸骨上窩陥凹，鎖骨上窩陥凹，肋間陥凹を吸気に一致して観察することができる.

b．腹　部

　補助呼吸筋群を使用した努力性吸気によって，非常に大きな胸腔内陰圧が発生するために，横隔膜は胸腔側に移動し，上腹部は陥凹する.

2）呼気時
a．胸部

内肋間筋および胸郭につく呼気補助呼吸筋群が，一気に骨性胸郭を縮小させる．

b．腹部

腹筋などの呼気補助呼吸筋群が収縮することによって，腹壁が緊張し，剣状突起と恥骨結合（腸骨前面）までが一直線になろうとする．この運動によって陥凹していた腹部が急速に起き上がってくる．さらに，胸腔内圧によって弛緩した横隔膜は一気に腹部側に押し戻され，腹部を押し上げる動きを助長する．

IX．おわりに

まず，安静時の呼吸パターンを時間と動きの成分に分けて観察するように心がけてほしい．ぜひスタッフ同士で観察実習をやってみることを勧める．そして，一連のトレーニングでは上気道閉塞パターンの早期認識を最低限の目標としてほしい．これは人工呼吸に携わる人だけでなく，医療従事者すべてにとって必須の知識である．なお，自発呼吸の診方についてわかりやすく記載されたものは数少なく，さらに詳細に知りたいという方に参考資料[7,8]を示しておく．

文献

1) 木全心一：過呼吸・低呼吸．上田英雄，他（編）：内科学．朝倉書店，1977，pp142-144
2) 安間文彦：神経疾患の呼吸異状と呼吸管理．呼吸療法医学会セミナー委員会（編）：第13回呼吸療法医学会セミナーテキスト．2001，pp114-150
3) Agostoni, E：Action of respiratory muscle. Fenn WO, Rahn H（eds）：Handbook of Physiology Sec 3 Respiration Vol 1. Amer Pysiol Soc, Bethesda, 1964, pp371-386
4) Richard SS（著），山内昭雄（訳）；スネル臨床解剖学第3版．メディカルサイエンスインターナショナル，2004，pp92-110
5) 本田良行：呼吸運動．本田良行（編）：臨床呼吸生理学（I）．真興交易医書出版，1977，pp52-62
6) Rahn H, Otis AB, Chadwick LE, et al：The pressure volume diagram of the thorax and lung. Am J Physiol **146**：161-178, 1946
7) Barbara AW：The Brompton Hospital guide to chest physiotherapy 5th. Blackwell Scientific Publication, Oxford, 1988
8) 尾﨑孝平：連載 自発呼吸のみかた．呼吸器ケア第4巻1～12号，2006

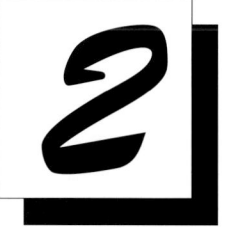

2 呼吸のフィジカルアセスメント

宮川哲夫*

◆Key Questions◆
1．呼吸理学療法のための評価
2．呼吸のフィジカルアセスメント（視診，触診，打診，声音振盪，聴診）
3．呼吸のフィジカルアセスメントと EBM

I．はじめに

呼吸理学療法の対象疾患は救急・集中治療から慢性期，小児から老人，内科系から外科系と多岐に渡っている．それぞれの評価において特異的な評価項目もあるが，最も基本となるのは身体的評価である．効果的な呼吸理学療法を行うためには十分なフィジカルアセスメント，モニタリング，画像診断，呼吸機能などに基づいた総合的な評価が必要である．個々の症例を評価し，適応，禁忌，治療手技の選択，リスク，合併症，効果判定，治療限界，予後の推測などについて十分な判断が求められる．

II．呼吸理学療法のための評価

呼吸不全の評価にはフィジカルアセスメント，血液一般検査，生化学検査，電解質，培養検査，胸部 X 線像，胸部 CT，呼吸モニター〔パルスオキシメータによる酸素飽和度（SpO_2：pulse oxymeter oxygen saturation），呼気終末炭酸ガス分圧（$ETCO_2$：end tidal CO_2），混合静脈血酸素飽和度（$S\bar{v}O_2$：oxygen saturation of mixed-venous

blood），換気モニター〕，呼吸機能，気管支鏡などがあげられるが，最も基本となるのはフィジカルアセスメント（視診，触診，聴診，打診）である．その理由には，モニターから得られた情報は意味があるかどうか．例えば異常値が出た場合には，生体の反応を正しく反映しているのかを見分ける能力が必要である．また，検査データ，胸部 X 線像の時間的なずれから今の病態をどう判断するか，在宅で呼吸モニターがまったくない時にどう判断するかなど，モニターだけに頼らず，身体的所見から判断する能力を身につけることが重要である．本稿ではフィジカルアセスメントからみた代表的な呼吸不全の臨床症状（表 1）[1,2]をまとめた．

III．呼吸のフィジカルアセスメント[1,2]

1．視診（inspection）

呼吸数は成人で 12〜20 回/分，新生児 40 回/分であり，頻呼吸はそれぞれ 24 回/分以上，60 回/分以上，徐呼吸はそれぞれ 12 回/分以下，20 回/分以下をいう．一回換気量は 5〜7 ml/kg で成人では 500 ml 程度である．吸気と呼気の比は 1：2 で，吸気と呼気の間には休止期がある．吸気の延長は上気道の閉塞で起こり，吸気時に

---
* Tetsuo MIYAGAWA/昭和大学大学院保健医療学部研究科呼吸ケア領域

表 1 臨床症状の特徴

	視診	触診	打診	聴診
気管支喘息	呼吸困難，呼吸数増加，咳，喀痰，呼吸補助筋の使用，起座呼吸，肺過膨張，奇脈	呼気時腹筋の使用	清音から鼓音	呼吸音減弱，呼気延長，ウィーズ，silent chest
肺気腫	呼吸困難，呼吸数増加，ビア樽様胸郭，呼吸補助筋の使用，気管短縮，口すぼめ呼吸，呼気時頸静脈怒張	呼吸運動低下（特に横隔膜），ポンプの柄の動き・バケツの柄の動きの低下，心拍最強点の剣状突起下へ偏移	鼓音	呼吸音減弱，呼気延長，吸気初期ラ音，過膨張では心音減弱
結核後遺症	呼吸困難，呼吸数増加，胸郭変形，呼吸補助筋の使用，高炭酸ガス血症	胸郭柔軟性低下，肺破壊部位の動きの低下	一定した所見なし	一定した所見なし
間質性肺炎	呼吸困難，浅く速い呼吸，乾性咳，呼吸補助筋の使用，労作時低酸素血症，蜂窩肺所見	呼吸運動低下	病巣部は濁音	背側部の吸気終末時ファインクラックル
気管支拡張症	多量の膿性痰，血痰，（副鼻腔炎，結核後遺症，線毛不動症候群，Kartagener症候群に合併），喀痰から緑膿菌やインフルエンザ桿菌	多量の喀痰ではラトリング	病巣部は濁音	吸気初期・中期ラ音，握雪音
気　胸	胸郭拡張左右差，気胸が大きいと呼吸困難，呼吸数増加，頻脈，チアノーゼ	皮下気腫，緊張性気胸では気管は健側に偏移，声音振盪消失，奇異呼吸	気胸部位は鼓音	呼吸音低下あるいは減弱
肺水腫	胸郭の動きは正常，血性泡沫状痰，Cst 低下，EIP 上昇	病態が重度なら気道内の水を触れる	荷重側で濁音，体位で変化	呼吸音減弱，断続性ラ音，喘鳴，体位で変化
無気肺	胸郭の動きの低下，Cst 低下，EIP 上昇，シルエットサイン	上葉の完全無気肺なら気管は患側へ偏移，呼吸運動低下，声音振盪消失	虚脱部位は濁音	呼吸音消失，気管支呼吸音，ラ音
肺挫傷	チアノーゼ，頻呼吸，呼吸困難，打撲創，フレイルチェスト，Cst 低下，EIP 上昇	肋骨骨折部に圧痛，きれつ音，フレイルチェスト，皮下気腫	気胸は鼓音，血胸では濁音	気胸では呼吸音消失，気管支呼吸音，出血が広範囲なら連続性ラ音
誤　嚥	胸郭の動きは正常か低下，Cst 低下，EIP 上昇	ラトリング	濁音	コースクラックル，ロンカイ
胸　水	胸郭の動きの低下，Cst 低下，EIP 上昇，PIP 上昇	胸水が多いと気管は健側に偏移，声音振盪で山羊音	荷重側で濁音，体位で変化	呼吸音消失，胸水部位には気管支呼吸音，体位で変化
肺　炎	発熱，倦怠感，咳，喀痰，胸郭の動きの低下，Cst 低下，EIP 上昇，PIP 上昇，起炎微生物，脱水	呼吸運動低下，胸膜摩擦音を触れることもある	consolidation sign（気管支呼吸音，濁音，声音振盪増加）	呼吸音低下，気管支呼吸音，断続性ラ音，連続性ラ音，胸郭摩擦音

Cst：静的コンプライアンス，EIP：プラトー気道内圧，PIP：最高気道内圧

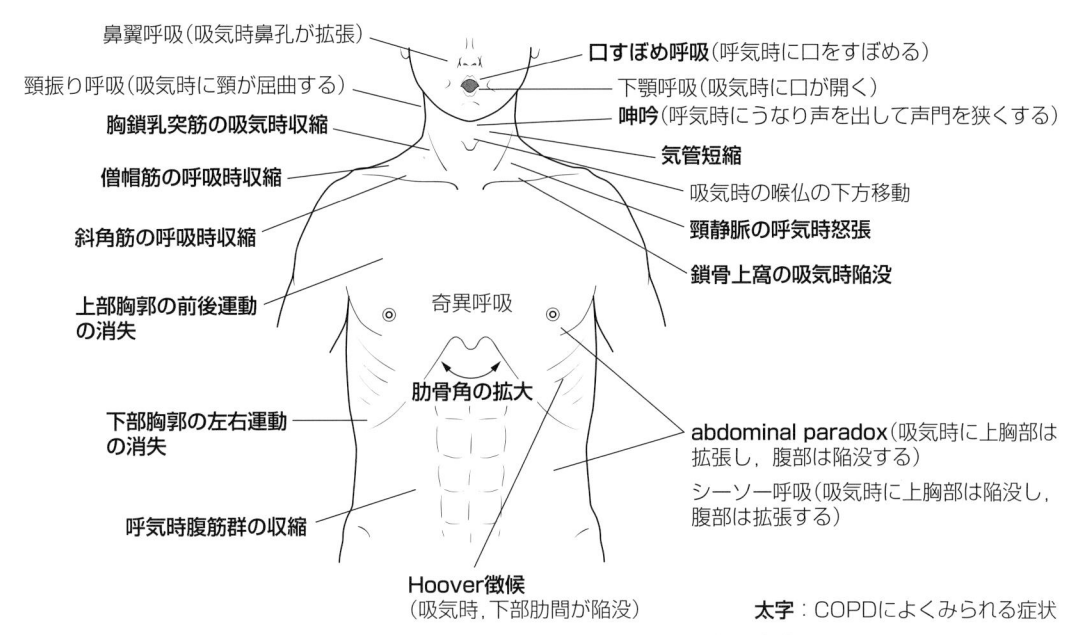

図中ラベル：
- 鼻翼呼吸（吸気時鼻孔が拡張）
- 頸振り呼吸（吸気時に頸が屈曲する）
- 胸鎖乳突筋の吸気時収縮
- 僧帽筋の呼吸時収縮
- 斜角筋の呼吸時収縮
- 上部胸郭の前後運動の消失
- 下部胸郭の左右運動の消失
- 呼気時腹筋群の収縮
- Hoover徴候（吸気時，下部肋間が陥没）
- 口すぼめ呼吸（呼気時に口をすぼめる）
- 下顎呼吸（吸気時に口が開く）
- 呻吟（呼気時にうなり声を出して声門を狭くする）
- 気管短縮
- 吸気時の喉仏の下方移動
- 頸静脈の呼気時怒張
- 鎖骨上窩の吸気時陥没
- 奇異呼吸
- 肋骨角の拡大
- abdominal paradox（吸気時に上胸部は拡張し，腹部は陥没する）
- シーソー呼吸（吸気時に上胸部は陥没し，腹部は拡張する）
- 太字：COPDによくみられる症状

図1　よく認められる異常呼吸と胸部・頸部の変化

心窩部，肋間腔，鎖骨上窩の陥没が生じる．呼気の延長は，慢性閉塞性肺疾患（COPD：chronic obstructive pulmonary disease）における末梢気道の閉塞で起こり，吸気と呼気の比は1：4にもなる．呼吸リズムは規則正しいか不整かを調べる．

優位呼吸パターンは上部胸式，下部胸式，横隔膜呼吸のどの呼吸様式が優位であるかをみるが，視診だけよりも触診のほうがわかりやすい．

人工呼吸中には左右のchest wall（胸腹部）が，同時に同じ程度に拡張しているか自発呼吸時と，機械呼吸時について調べる．呼吸数についても自発呼吸，機械呼吸，ともに調べる．胸腔ドレーン，術創やそのバンデージ，腹帯などは呼吸パターンに影響を与える．特に病変のある部位の胸郭は，その運動が制限されており，無気肺，肺実質の浸潤，胸水，横隔神経麻痺，気管チューブの位置異常，肺切除した部位に相当する胸郭も同様に制限されている．

頸部筋群（胸鎖乳突筋，斜角筋，僧帽筋）の吸気時収縮は吸気努力を示し，頸部に吸気時の鎖骨上窩の陥没があれば上気道の閉塞を示す初期徴候で，さらに閉塞が高度になれば胸部は陥没する．呼気時の腹筋の収縮は呼出障害および，末梢気道の閉塞を示す．そのほかの異常呼吸や胸部・頸部の変化には**図1**[2)]のものがある．

そのほか，視診として頸部の皮下気腫，手指・口唇のチアノーゼ，皮膚の張り・乾燥度・色，胸郭と脊柱の形状，ばち指，頸静脈怒張，腹部膨満，末梢の浮腫，精神心理状態，姿勢と体格，などを調べる．

咳嗽は，湿性（痰を伴う）か，乾性（痰を伴わない）咳か，その頻度をみる．咳の力は，強いか弱いか，深いか浅いかを随意的に可能かどうかをみる．また，意識障害があり挿管されていない場合には，胸骨上切痕部で気管を圧迫して咳を誘発する．あるいは経口吸引や経鼻吸引の際に，気管まで吸引チューブを挿入し咳の誘発の有無をみる．

喀痰の分類には一般に，Miller-Jonesの分類を用いて粘液痰か，膿性痰かをみる（M1：膿を含まない純粋な粘液痰，M2：少し膿性の痰を含む粘液痰，P1：膿性痰が1/3以下，P2：膿性痰が1/3〜2/3，P3：膿性痰が2/3以上）．また，

ザ桿菌，腐敗臭は嫌気性感染，黄緑色は好中球を表す．

また，吸引した痰の粘性の評価は以下の方法が簡便である．①薄い：吸引した後，吸引カテーテルがクリアーである．②中等度：吸引した後，吸引カテーテルの両側に粘着な分泌物が付着するが，水を吸引すると分泌物は除去される．③濃い：吸引した後，吸引カテーテルの両側に粘着な分泌物が付着するが，水を吸引しても分泌物は吸引されない．

2．触診（palpation）

視診でも述べたように chest wall の動きをみる．この際，体表からみた肺の位置（図2）[3]を理解しておくとよい．上葉は前方では第4肋骨より上部で，肺尖区は鎖骨より上部，側方では第4肋骨と中腋窩線の交点より上部に位置する．中葉と舌区は，前方では第4肋骨と第6肋骨に挟まれた部位であり，側方では第2胸椎と第6肋骨を結ぶ線と第4肋骨に挟まれた部位である．下葉は側方で中腋窩線と第8肋骨の交点より上部，後方で中肩甲線と第10肋骨の交点より上部である．胸骨角（Luis角）には第2肋骨があり，ちょうど気管分岐部にあたる．乳頭の位置は第4肋間で，心尖部は第5肋間と左鎖骨中線の交点，肩甲骨下角は第7肋骨でS6（上-下葉区）である．

上葉，中葉および舌区，下葉，横隔膜の動きは図3[3]のように手を置き，吸気，呼気において左右対称的に動くか，可動範囲はどうか，動くタイミングはどうか，同時に同程度動くかを調べる．前述のように一側の病変があればその部の動きは減少し，また病変の程度が小さければ，単にタイミングの遅れとして感じる．中枢気道に痰がある場合に聴取される呼気時水泡音では，手に rattling（ガラガラ音）の振動を感じる．また，吸気時にいびき音（グー音）を感じることができ，末梢気道に起因するラ音では感じない．

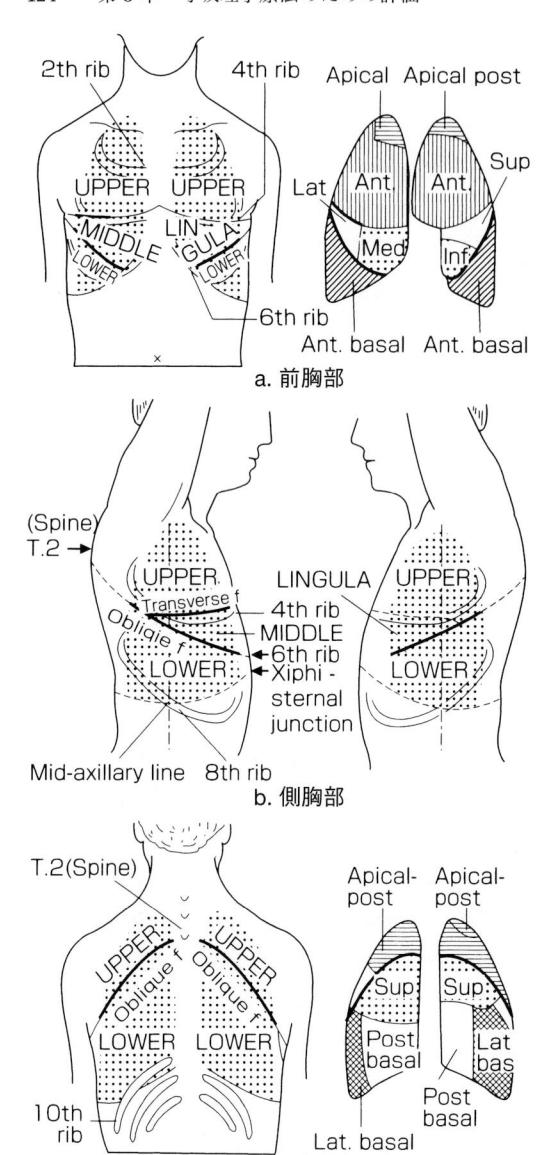

図2 体表よりみた肺の位置（文献3）より引用）

痰の色調，臭い，量，痰の出る時間などを調べる．性状では，透明に近く糸を引きやすい粘液性痰は，気管支粘液腺の過形成を意味し，黄緑色で膿汁様の膿性痰は細菌感染や，気道分泌と血漿滲出の亢進を示している．水様透明な漿液性痰は毛細血管の透過性亢進を意味し，泡状の泡沫性痰は肺のうっ血や透過性亢進を意味している．色調・臭いでは，ピンク色の泡沫痰は肺水腫を示し，濃い緑色は緑膿菌，インフルエン

気管の位置は示指を伸展させ，胸骨上切痕部を押して気管の位置を調べる．もし変位していた場合，一側は気管軟骨を触れ，他側は軟部組織を触れる．気道の変位は上葉，縦郭の病変を示し，無気肺，肺切除では同側（患側）へ変位し，気胸，胸水では対側へ変位するが，挿管されている場合はその変位は少ない．高齢者では大動脈弓が上昇するため右へ変位しやすい．

　肋骨角は90°以内で，左右の肋骨弓に両手を置いて判断する．肺過膨張の肺気腫では90°より大きくなり，ビア樽様の変形を示す．

3．打診（percussion）

　打診は，反響音・振動の変化により胸郭の空気含量を推測することができる．鎖骨は上葉および縦郭の状態を表しており，右中指で直接，鎖骨をたたく．肺野の打診は，左中指を胸郭に密着させ右中指でたたく．無気肺，胸水，血胸などでは肺の含気量が低下し濁音となり，気胸では鼓音となり，正常は清音となる．心臓部，肝臓部，骨部では濁音となる．打診は胸壁から5cm以内の深さで，2～3cmの直径の病変は見分けることができ，それより深部の病変については限界がある．400ml以上の胸水では濁音として聴こえ，胃部，腸部を打診する時に聞こえる鼓音が肺野において聴こえると肺気腫や気胸が疑われる．

　横隔膜の打診は背側で調べ，最大呼気位で濁音と清音の水平線を上下させながら調べていく．次に深吸気をさせて境界域を調べる．正常では横隔膜の動きは3～5cmはあり，肺過膨張の肺気腫，気管支喘息の発作時には動きは小さく，下部肺境界域は低下している．下部肺境界域の上昇は，妊娠，腹水などでみられる．人工呼吸器では，上側部の肺野が主に換気されるので注意する．

　心臓の打診の方法は2つあり，一つは第5肋間の左腋窩線上から胸骨中央に指1本を置き，その上を胸骨中央に向かって打診していく．清

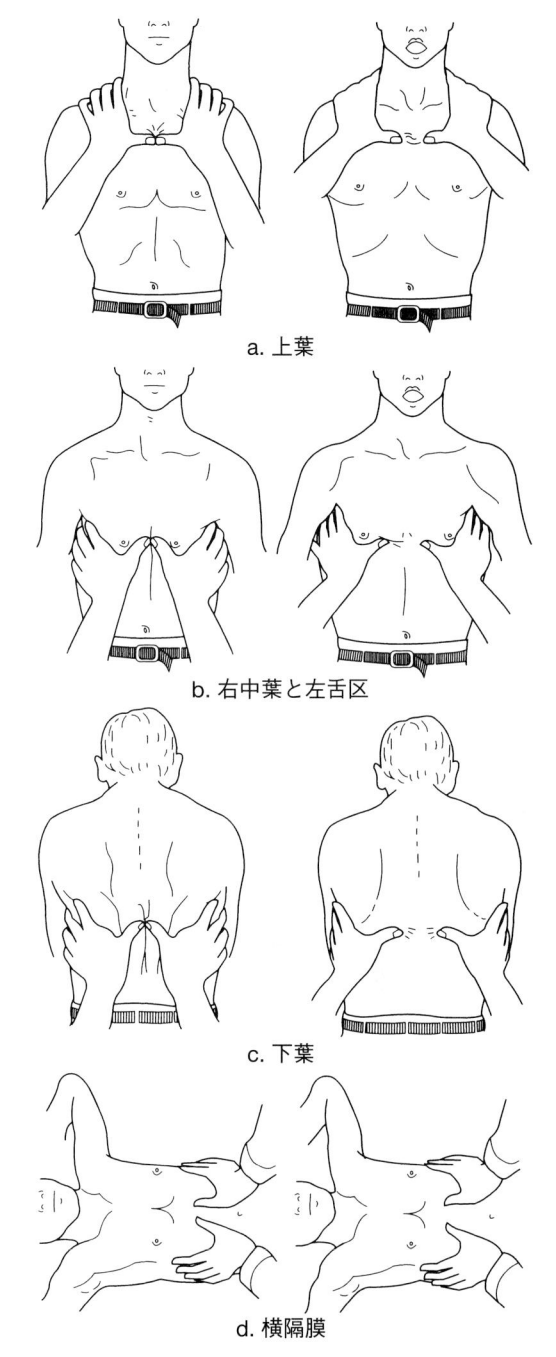

a. 上葉

b. 右中葉と左舌区

c. 下葉

d. 横隔膜

図3　胸腹部の動き（文献3)より引用）
左：呼気，右：吸気

音から濁音に移ったところが心臓であり，胸骨中央線上から10cm以上であれば左室肥大を疑う．心臓の右端は胸骨があり，打診による境界同定は困難で，左室肥大の有無のみの確認で右

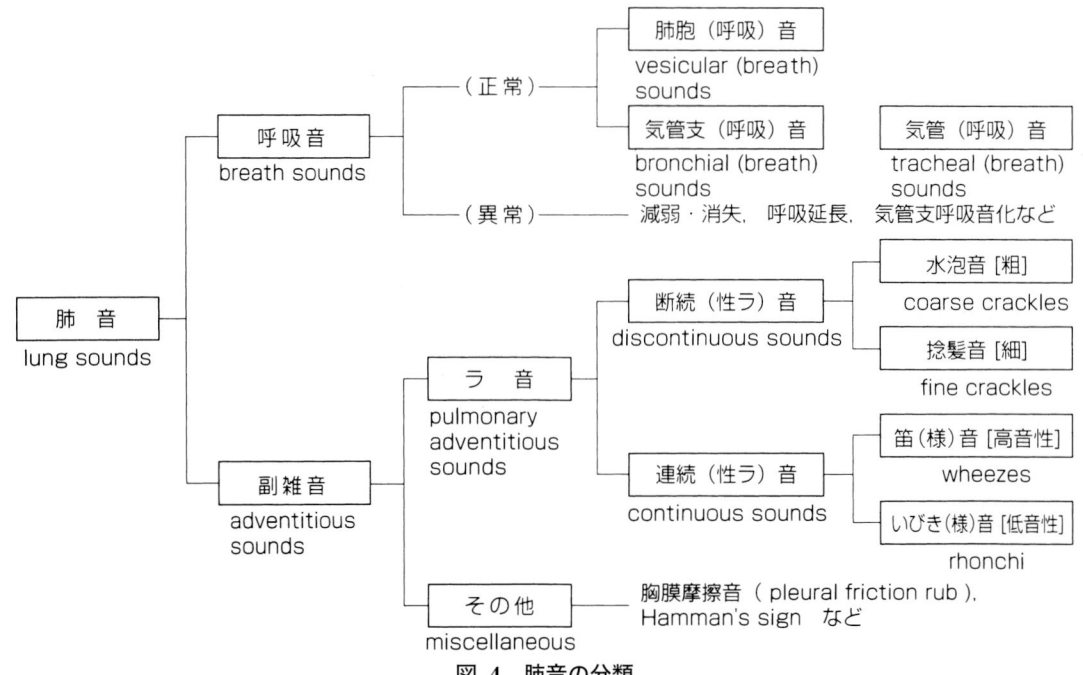

第3章 呼吸理学療法のための評価

```
肺音 ─┬─ 呼吸音 ─┬─ (正常) ─┬─ 肺胞(呼吸)音 vesicular (breath) sounds
lung sounds │  breath sounds │         └─ 気管支(呼吸)音 bronchial (breath) sounds ─ 気管(呼吸)音 tracheal (breath) sounds
      │              └─ (異常) ── 減弱・消失，呼吸延長，気管支呼吸音化など
      │
      └─ 副雑音 ─┬─ ラ音 ─┬─ 断続(性ラ)音 ─┬─ 水泡音［粗］coarse crackles
         adventitious │  pulmonary │  discontinuous sounds └─ 捻髪音［細］fine crackles
         sounds       │  adventitious │
                      │  sounds       └─ 連続(性ラ)音 ─┬─ 笛(様)音［高音性］wheezes
                      │                  continuous sounds └─ いびき(様)音［低音性］rhonchi
                      └─ その他 ── 胸膜摩擦音 (pleural friction rub), Hamman's sign など
                         miscellaneous
```

図 4 肺音の分類

心肥大の同定は困難である．もう一つの方法は，聴診器を第5肋間の左腋窩線上に置き，聴診しながら指で胸部を打診し，胸骨中央に向かって移動させていく．心臓の部位では，突然音が高くなる．同様に胸骨中央線上から10 cm以上であれば左室肥大を疑う．

胸水の打診方法は，座位で患者の後方に位置し，聴診器を第12肋骨より3 cm下方に当て，肺尖から肺底に向かって打診してくる．胸水が存在すれば，打診音は急に高く大きく聴こえる．また，背臥位で中腋窩線部を，側臥位で側胸部を調べると胸水の存在を知ることができるが，側臥位では腋窩部がより響くので注意する．

4．声音（音声）振盪

患者に低い声で「ひとーつ，ひとーつ」と発声させながら，肺野を聴診する．あるいは「あー，いー，うー，えー，おー」など母音を長く発音させてもよい．正常な肺野では「あー，おー」とすべてが同じように聴こえ同定は難しい．減弱していると喉頭から胸壁への音の伝達が妨げられていることを表す．例えば，胸水貯留では健側に比べて音は小さくなるが，明瞭に聴こえる．声がさらに明瞭化して山羊が鳴いているような音になる（山羊声）．気胸では山羊声化は起こらず，小さく聴こえる．また，一側の主気管支の完全閉塞の無気肺では消失し，肺炎などの肺実質の限局的な病変では亢進する．

5．聴診（auscultation）

肺音は各国により分類が異なり混乱していたが，1985年第10回国際肺音学会で整理された．肺音には健常肺に聴こえる正常呼吸音と異常な雑音である副雑音に分類される（図4）．それぞれの呼吸音の発生機序は異なっており，気管支音は気道の乱流で発生，肺胞音は肺胞内の渦流で発生，水泡音は気管内の水泡膜の破裂で発生，捻髪音はつぶれた末梢気道が吸気に急速に再開通して発生，いびき音は大きい気道の分泌物や狭窄部を通過する乱流によって発生，笛様音は細い末梢気管支の分泌物や狭窄部を通過する空気によって発生，胸膜摩擦音はフィブリンなど

表 2 副雑音の発生率

副雑音発生率（%）		正常 （334 例）	肺炎 （122 例）	うっ血性心不全（80 例）	気管支喘息 （51 例）	COPD （94 例）	間質性肺炎 （19 例）
ウィーズ	吸気時発生率	2%	12%	10%	37%	17%	0%
	呼気時発生率	2%	21%	14%	47%	31%	5%
	吸気・呼気いずれかまたは両方の発生率	4%	29%	16%	59%	59%	5%
ロンカイ	吸気時発生率	2%	16%	8%	16%	15%	0%
	呼気時発生率	3%	17%	18%	16%	18%	0%
	吸気・呼気いずれかまたは両方の発生率	4%	29%	20%	27%	26%	0%
クラックル	吸気時発生率	16%	81%	73%	56%	65%	100%
	呼気時発生率	8%	63%	31%	39%	37%	84%
	吸気・呼気いずれかまたは両方の発生率	21%	87%	76%	65%	71%	100%

が析出し，表面が粗くなり呼吸に伴い臓側胸膜にこすれて発生する．

1）正常呼吸音

a．気管呼吸音

頸部気管上で聴かれ，呼気に強く長く，呼気と吸気との間は中断している．空気がチューブ内を通るような音（ゴー）がする．気管音が他部位で聴取されるとその部位の無気肺，浸潤病変の存在を示唆している．気管呼吸音は気管支音とともに 100～3,000 Hz の音である[4]．

b．気管支（呼吸）音

前胸部胸骨上，背部両肩甲骨間で聴かれ，呼気時に中等度の風が吹くような音であり，吸気と呼気の間には休止期がある．この音がほかの肺野で聴かれると異常であり，その部位の胸水，間質水分の貯留，無気肺，萎縮肺，巨大空洞，切除肺（気管支伝達音），肺炎など，肺実質の含気低下を示す．

c．肺胞（呼吸）音

胸壁正中部，肺尖区以外の肺野で聴かれ，吸気時に大きく呼気と吸気はつながっており，呼気には聴かれない．静かで微風のような柔らかい音（スー）がする．肺胞音が小さいとその肺野の換気が低下しており，肺炎，肺気腫，胸水，胸膜の肥厚，気胸，巨大ブラなどで減少する．

肺胞呼吸音は 100～1,000 Hz の音である[4]．また，気管支炎，肺炎などでは粗く鋭利な音となる．肺胞呼吸音の強度と 1 秒量には正の相関を認め，気道閉塞が強いと肺胞呼吸音は低下しており，肺気腫の重症度判定の指標となる[5]．

2）副雑音

副雑音はラ音とその他の音に分類されるが，ラ音はいろいろな表記があり混同されている．2007 年第 32 回国際肺音学会で，日本語ではカタカナ表記とすることが推奨された．多チャンネルによる 700 例の副雑音の分析の結果，それぞれの副雑音の発生率を表 2 にまとめた[6]．特異的な疾患で認められるものもあるが，いろいろな疾患でも認められることもある．例えば，気管支喘息ではウィーズが 59% に出現するが，肺炎やうっ血性心不全では出現しにくい．また，呼気時クラックルは肺炎によくみられ，吸気時クラックルは間質性肺炎の特徴的な音である．

a．連続性ラ音（乾性ラ音）

連続性ラ音の意味するものは気道の狭窄である．250ms よりも長い持続時間である．しかし，典型的には 80～100 ms である[4]．

i）ウィーズ（wheeze 喘鳴, piping 笛様音）

気管支喘息などの閉塞性疾患で聴かれ，比較的末梢の気道閉塞で，400 Hz 以上の高い音で呼

気延長を伴い，「ピー，ヒュー」というような音である．吸気努力を伴う吸気時の連続音はstridor（ストライダー）と呼ばれる．ウィーズは頸部で聴くとより聴きやすくなる．ウィーズは気管支喘息のような気道閉塞を意味するが，著しい気道閉塞が認められてもウィーズは存在しないこともある．基本的には呼気時に聴取されるが，吸気時に聴取されるウィーズは重篤な気道攣縮の徴候であり，同時に気管内の器質的病変（分泌物貯留，浮腫，狭窄，異物，腫瘍）の存在を鑑別する必要がある．ウィーズには強度分類があり，0：ウィーズをまったく聴取しない，Ⅰ：強制呼気のみに聴取，Ⅱ：安静呼吸下で呼気のみ，Ⅲ：安静呼吸下で吸気・呼気ともに，Ⅳ：最も重症な呼吸音の減弱（silent chest）に分類される[7]．

気管支喘息の連続性ラ音は高音性や低音性の違いよりも，周波数成分が少ない澄んだ音（単音性：monophonic）と周波数成分が多い濁った音（多音性：polyphonic）のほうが病態をよく表わしている．単音性ウィーズでは単一の周波数をもつ音で，「ヒュー，キュー」の音が聴かれ，これは気道炎症が軽い状態であり，比較的太い気道で攣縮が起こっていると考えられる．一方，多音性ウィーズは多数の周波数をもつ音で，「ギュー，ガー」の音が聴かれ，これは気道攣縮に加え気管支ごとに程度の異なる気道浮腫も伴うので，より重症である．

ii．ロンカイ（rhonchus, rhonchi, snoring いびき音）

気道異物，痰，肺癌などによる比較的中枢の気道閉塞で起こり，200 Hz 以下の低い音で呼気延長ではなく呼気と吸気のどちらか，または両方に聴かれる．咳をさせて変化するならロンカイであり，「ガー，グー」というような音である．

iii．スクウォーク（squawk）

国際肺音学会の分類には入っていない音である．スクウォークの重要性に関しては，あまり知られておらず，多くの教科書には肺炎に関するスクウォークが記述されていない．スクウォークは吸気性で高音性の連続性ラ音であり，持続時間が短く 100 ms 前後でのため，吸気時のみで呼気時には聴こえない．吸気性ウィーズ，短いウィーズとも呼ばれる．スクウォークに対するわが国の訳語は定まっていないが，英語ではアヒルのガーガー鳴く音を示している．クラックルの出現に引き続いて認められることが多いので，吸気により細い気管支が再開放する時に，気管支壁が短時間共鳴し発生すると考えられており，吸気終末時の短い「キュ」という音である．過敏性肺炎，肺線維症，石綿肺，膠原病性肺，気管支拡張症，細気管支炎などで聴取され，肺炎の 15% に認められ，救急領域では急性の気管支喘息発作で認められる[6]．

b．断続性ラ音（湿性ラ音）

断続性ラ音（crackle：クラックル）には呼気性と吸気性のものがあり，吸気性では気道の開口音を反映している．持続時間は 20 ms 以下の音である．国際肺音学会では，以下の 2 つに分類している．

i）ファインクラックル（fine crackle, cripitation 捻髪音）

痰のない間質性肺炎によく聴かれ，持続時間は 5 ms で，下肺野に限定し吸気終末に聴こえる．体位に影響され腹臥位では聴こえにくく，咳をさせても消失しない．背臥位で聴こえやすく，深呼吸後の吸気に増強する．長期臥床患者の肺底部にも聴こえ，末梢気道の再開通の音である．小豆をざるに入れて傾けていくと波の音が聴こえるが，それは一つひとつの小豆の音である．ファインクラックルはそれと同様に一つひとつの肺胞が再拡張する時の音である．チリチリ，パチパチ，バリバリ，ザラザラというような周波数の高い 500〜1,000 Hz の音であり，ベルクロラ音もこれに属する．

ii）コースクラックル（coarse crackle, bubbling 水泡音）

痰，病変部の肺野，肺炎，肺水腫などで聴かれ，持続時間 10 ms で吸気・呼気とも聴こえる．周波数は 200～500 Hz の低い音である．体位の影響はなく咳をすると音が変化し，音源は中枢気道によるものである．比較的太い気道内で分泌物による水泡膜が破裂する際に発生する音である．「ブツブツ，ブクブク」というような 200～500 Hz の音である．

クラックルの波形を分析すると，大きい2つの振れ（偏移）と最初の振れ幅からファインクラックルとコースクラックルに大別できる[8]．ファインクラックルは初期の振れ幅は 0.7 ms，2 サイクルの振れは 5 ms と短く，コースクラックルでは初期の振れ幅は 0.5 ms，2 サイクルの振れは 10 ms と長い．

吸気性クラックルは，4 相に分類される[7,8]．①吸気初期クラックル（early inspiratory）：中枢気道の開口を反映し，COPD で聴かれる．低いピッチで持続時間は 9ms である．②吸気初期・中期クラックル（early to midinspiratory）：中間移行領域の気道の開口を反映し，吸気終末に向かうに従い徐々に消退するのが特徴で，気管支拡張症で聴取される．③吸気終末期クラックル（late inspiratory）：終末細気管支の開口を反映し，吸気終末に向かい徐々に増大するのが特徴で，間質性病変に聴こえる．④全吸気クラックル（holo（pan）inspiratory）：吸気全域に渡って同じ強さで聴かれるのが特徴で，肺炎などの肺胞性病変を示唆している．その他，皮下気腫で聴取されるスーパーファインクラックル（super fine crackle）は聴診器を軽く圧すると音が増強する特徴がある．

クラックルの特徴をあげると，クラックルの周波数は，肺炎では 302 ± 47 Hz，心不全では 311 ± 62 Hz，COPD や気管支拡張症では 200 Hz 程度で，いずれも持続時間は 8 ms と短い．それに比べると間質性肺炎の周波数は，462 ± 50～2,000 Hz と高い音であり，重力依存性である[8,9]．間質性肺炎では，短い持続時間のファインクラックルが聴こえるが，高分解能 CT でみると，クラックルと牽引性気管支拡張像，気腫性変化，希薄化は一致している[10]．間質性肺炎の初期には吸気終末にファインクラックルが，両側肺底部背側に限局して聴取されるが，疾患の進行とともに次第に吸気前半から聴取されるようになり，その範囲も肺野全体に及ぶようになるため，ファインクラックルの聴取範囲は疾患の広がりや重症度と比例する．また，進行とともに気道粘液腺の肥大・増殖が進み，気道内分泌物が増加してくると，呼気時コースクラックルが聴こえるようになり，重症度と関連している[8]．

一般的に，肺炎の初期にはファインクラックル，回復期にはコースクラックルといわれていたが，初期にはコースクラックル（持続時間 9～11 ms）が吸気中期に聴かれるが，回復期には吸気終末に持続時間 6～11 ms と間質性の音に似ている[11]．心不全のクラックルは吸気も呼気相も聴かれ，高いピッチの音で，心不全の回復とともにクラックルは消失する．

呼気性のクラックルは，気道内分泌物あるいは COPD で聴こえる．呼気時クラックルは吸気クラックルより周波数が低く，末梢気道の閉塞する音とされている[8]．

c．その他の副雑音

胸膜摩擦音は，胸壁と臓側の胸膜が擦れ合う時の音の胸膜病変で起きる．捻髪音とほとんど区別できない症例も多く，胸膜摩擦音は音の発生間隔が不規則で粗い感じの音で呼気・吸気にも聴こえ，ゴソゴソ，バリバリという，やや粗く音質も一定でない．胸膜炎の初期および吸収期に聴こえる．

Hamman's crunch（sign）は，傍胸骨部に心音に連動して聴取されるラ音であり，突発性縦隔気腫，軽度左気胸で聴かれる．心収縮中期にクリック音が聴こえる．左側臥位でよく聴取される．突発性縦隔気腫では胸骨左縁下部から心尖

図5 聴診の順番

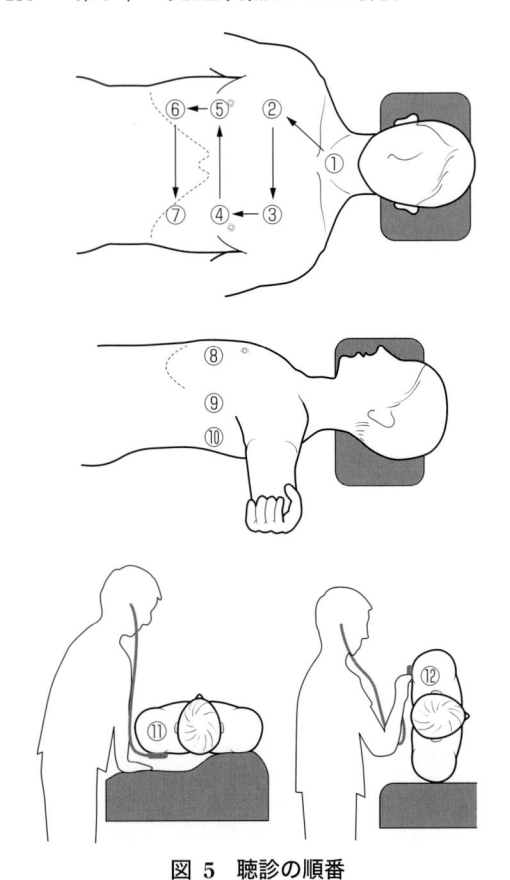

部に，または心収縮中期にクリック音が聴こえる．

d．小児の呼吸音

小児の呼吸音の特徴は，ウィーズ，コースクラックルが生じやすく，肺の線維化はまれでファインクラックルはほとんどない．クラックは通常，気道内分泌物過剰が原因である．また，正常でも気管支音が聴こえる範囲が大きく，新生児では全肺野で聴こえる．正常呼吸音は低年齢ほど高周波成分が多く，調子（ピッチ）が高い（高く聴こえる）．乳児では低周波成分が弱いので，呼吸音は小さい．

軽度の気道狭窄によって音が変化する．成人では聴こえない副雑音があり，細気管支炎によるウィーズ，コースクラックルあるいはクループの時生じる上気道の吸気性喘鳴（stridor）がある．小児は成人に比して，胸郭が薄く胸壁表面への肺音の伝達がよく，筋肉や乳房の発達がないので，成人では聴取困難な安静時呼吸音が聴取しやすい[4]．

聴診の際は，正常音か副雑音か，それは吸気か呼気か，どの部位で聴取されるかを胸部上方から下方へ左右対称に聴く．少なくとも同一部位で呼気と吸気を聴き，聴き取りにくい時は深呼吸をさせ，ラ音があれば体位を変えたり，咳をさせて比較してみる．痰が存在する時は，肺胞呼吸音は低下または消失し，粘稠痰の時はロンカイが，粘性が低い時はコースクラックルが聴かれ，痰が喀出されるとラ音は低下または消失し，肺胞音が聴かれる．中枢気道に痰がある場合には，ロンカイやコースクラックルが肺野全体に響いて，末梢の音は聴こえないので，中枢側の痰を除去してから再度聴くようにする．

聴診のポイントとして，背臥位で寝ている場合には，必ず胸側部から背側の呼吸音を聴くことが重要である．ベッドマットを手で押し下げて聴診器をその隙間に入れて，背側の呼吸音を聴くことができ，荷重側肺傷害の存在も知ることができる．心筋梗塞の合併症としてうっ血性心不全，胸水，肺水腫，肺炎などを合併している時には，胸部 X 線像から実質性か，間質性の病変か，判断することが困難な場合がある．その場合には，まず背臥位で胸側部から背側の呼吸音を聴く．胸水，無気肺では背側の肺胞呼吸音はまったく聴こえない．肺炎あるいは間質の水であれば，吸気時にファインクラックルが聴こえる．間質性疾患では吸気終末に向かい徐々に増大して聴こえ，肺炎では吸気相全域にわたって同じ強さで聴こえるのが特徴である．次に患側を上にした側臥位をとり，側胸部の呼吸音を聴く．肺胞呼吸音が大きく聴こえてくると間質の水か，または胸水であると判断する．無気肺では肺胞呼吸音は聴こえてこない．水は体位を変えると即座に変化し重力の影響を受けるが，痰ではすぐに変化しない（**図5**）．このように体位変換の有用性も聴診で知ることが可能である．

人工呼吸器装着時には呼吸音は鋭利化して粗く聴こえる．気管チューブのカフ漏れの音を副雑音と間違いやすいが，人工呼吸器の吸気時に同期して気道内圧上昇時に聴こえ，小さいウィーズのような音ならカフ漏れの音が頸部で聴かれる．さらに，胸腔ドレーンや胃管チューブの持続吸引の音，蛇管内の水滴の音も間違いやすい．気道分泌物や気管チューブの閉塞があると気道内圧が上昇し，副雑音があるので雑音と区別がつく．人工呼吸時は主に上側の肺の換気がなされるため下側の呼吸音は弱い．また，同期式間欠的強制換気（SIMV：synchronized intermittent mandatory ventilation）が少なく自発呼吸が弱い時は，人工呼吸器のマニュアルボタンを押して強制換気をさせるか，bagによる加圧換気をするかsqueezingをしながら聴診すると聞きやすくなる．呼吸音が弱いと副雑音を聞き逃すことがあるので注意する．

急性呼吸窮迫症候群（ARDS：acute respiratory distress syndrome）に対するリクルートメント法や呼気終末陽圧（PEEP：positive end-expiratory pressure）の設定にも聴診が有効である．背臥位でファインクラックルの聴こえる範囲が，前・中・後腋窩線上のどの位置にあるかを確認し設定圧を上げていくと，ファインクラックルの聴こえる範囲が後退してくるので，肺のリクルートメントの程度を知ることができる．

Ⅳ．フィジカルアセスメントとEBM[12]

症状と身体所見から確定診断あるいは除外診断をする場合の診断特性の表し方には，①感度・特異度，②尤度比，③κ（カッパ）値の3通りの方法がある．

1．感度（sensitivity）・特異度（specificity）

感度とは疾患をもつ患者のうち陽性に出る割合を示し，感度の高い（90％以上）検査が陰性であれば除外診断に役立つ．

表3 尤度比（LR）の解釈

尤度比(LR)	確率の変化(%)	診断特性
<0.1		よい
0.1	−45	
0.2	−30	中程度
0.3	−25	
0.4	−20	
0.5	−15	あまりよくない
0.5〜1		わるい
1	0	
1〜2		わるい
2	15	
3	20	あまりよくない
4	30	
5	35	
6		
7		
8	40	中程度
9		
10	45	
>10		よい

特異度とは疾患がない患者のうち陰性に出る割合を示し，特異度の高い（90％以上）検査が陽性であれば確定診断に役立つ．

また，陽性的中率（positive predictive value）とは，検査が陽性の時に疾患を有する確率を示し，陰性的中率（negative predictive value）とは，検査が陰性の時に疾患のない確率をいう．

2．尤度比（表3）

陽性尤度比（LR＋：positive likelihood ratio）とは，疾患のある人が陽性になる確率と，疾患のない人が陽性になる確率の比をとったもので，10以上あると確定診断に役立つ．

陰性尤度比（LR−：negative likelihood ratio）とは，疾患のある人が陰性になる確率と，疾患のない人が陰性になる確率の比をとったもので，0.1以下であれば除外診断に役立つ．LRのおお

表 4 鋸歯波形と呼吸音の尤度比

	鋸歯波形	呼吸音	両者併用
感度	0.82	0.66	0.59
特異度	0.7	0.74	0.96
陽性予測値	0.8	0.78	0.96
陰性予測値	0.73	0.6	0.62
陽性尤度比	2.7	2.5	14.7
陰性尤度比	0.25	0.45	0.42

まかな解釈は以下のとおりである．

①LR が>10 あるいは<0.1：診断特性はよい
②LR が 6～9 あるいは 0.2～0.4：診断特性は中等度
③LR が 3～5 あるいは 0.5：診断特性はあまりよくない
④LR が0.5～0.2：診断特性は悪い
⑤LR が 1：診断はまったく役に立たない

一つひとつの身体所見は診断特性が低いので，複数の身体所見を組み合わせて診断特性を高めようとすることは有用であるが，単に尤度比の掛け算から得られるものではなく，誤差が生じてしまう．尤度比の高い身体所見をいくつか組み合わせると確定診断ができそうであるが，確定診断のためには追加の臨床検査が必要となる．例えば，人工呼吸中の flow volume loop と呼吸音による痰の確認では，鋸歯波形がみられる時の陽性尤度比は 2.7，呼吸音で副雑音のある場合の尤度比は 2.5 で，その両者が認められる場合の尤度比は 14.7 となり，痰が確実に存在することになる（表 4）[13]．

3．κ 値

κ 値（κ 統計量）とは，カテゴリーなどの名義尺度での一致性の指標で，例えば X 線検査所見や身体的所見などのような主観が入る判定が複数の観察者間（判定者間一致）で，または同一観察者では複数回の判定間（判定者内一致）で，一致するかをみるものである．κ 値は，主観的測定の評価，診断基準の開発，観察者信頼性の検証のために用いる．κ 値は 0～1 までであり，一般的に κ 値が 0.41～0.60 の間ならば中等度の一致，0.61～0.80 の間ならばかなりの一致を示し，0.80 を超える場合はほぼ完璧に一致しているとみなす．

身体所見の短所として，①診断特性がよくない，②検者の熟練により所見にばらつきがある，③同一の検者でもときによって所見にばらつきがある，④習熟するのにある程度時間がかかる，などがあげられ，長所としては，①コストが安い，②非侵襲的である，③経時的に繰り返し行える，④スキンシップで患者とのコミュニケーションが図れる，があげられる[14]．

急性の発熱，咳，痰，呼吸困難のいずれかの症状で来院し，胸部 X 線像から肺炎と診断された 4,400 例の身体所見の検査特性について，感度，特異度，陽性尤度比，陰性尤度比を示す（表 5）[15]．しかし，個々の身体所見一つでは，診断特性として優れたものはなく，4～5 個の所見が同時にみられると診断特性は高くなる．

急性の咳で外来受診した 168 例中 20 例に肺炎を認め，それらの身体所見，バイタルサイン，血液検査は，肺炎でないものと比較して，体温>37.8℃，呼吸数>24 回/分，脈拍>100 回/分，SpO_2<93％，肺胞呼吸音減少，クラックル，ロンカイを認めている[16]．CRP>100 mg/l で LR＋：52，LR−：0.65，CRP>40 mg/l で LR＋：6.9，LR−：0.33 であり，CRP>100 mg/l の場合に，肺炎の診断は確定し，胸部 X 線像や抗生剤投与の適応となる．

下気道感染の 364 例のうち 48 例に胸部 X 線像で肺炎を認め，バイタルサイン，白血球数，CRP（C 反応蛋白），SpO_2は肺炎の診断に有用な項目である[17]．

247 例のうち 25 例で聴診所見で異常が認められた場合，特にクラックルやロンカイを認めた場合には，肺炎を認めた．多重ロジスティック回帰分析でみると，クラックル〔OR：41.0（9.5～177.3）〕，ロンカイ〔OR：34.1（3.9～297.1）〕は肺炎の診断に有用であった[18]．

表 5 肺炎の身体所見の検査特性

	感度（%）	特異度（%）	陽性尤度比	陰性尤度比
体温＞37.8℃	27〜69	49〜94	2.2	0.7
呼吸数＞28 回/分	36	82	2	0.8
脈拍＞100 回/分	17〜65	60〜92	1.6	0.7
打診上濁音	4〜26	82〜99	3	NS
呼吸音源弱	15〜49	73〜95	3	0.8
気管支呼吸音	14	96	3.3	NS
山羊音	4〜16	96〜99	4.1	NS
断続性ラ音	19〜64	48〜94	2	0.8
ウィーズ	15〜36	50〜85	NS	NS

表 6 肺炎の診断率

	感度（%）	特異度（%）	陽性的中率	陰性的中率	OR（95%CI）	有意差
体温＞38℃	30	89	30	89	1.61（0.70〜3.72）	0.002
呼吸数＞22 回/分	50	79	27	91	1.93（0.94〜3.99）	0.001
脈拍＞100 回/分	25	90	28	89	1.93（0.83〜4.51）	0.006
SpO_2＜95%	52	80	29	92	2.87（1.42〜5.80）	0.001
CRP＞20 mg/l	73	65	24	94	2.83（1.33〜6.04）	0.001
白血球＞10,000/μl	46	80	26	91	1.33（0.62〜2.82）	0.001
打診上濁音	―	―	81.8	20.9	1.2（0.2〜5.7）	NS
聴診の異常	―	―	87.4	62.5	11.5（5.4〜24.7）	＜0.05
気管支呼吸音	―	―	90.8	24.9	3.3（1.3〜8.0）	＜0.05
クラックル	―	―	100	26	―	―
ロンカイ	―	―	87.7	34.8	3.8（2.0〜7.2）	＜0.05
ウィーズ	―	―	89.5	28.4	3.4（1.6〜7.0）	＜0.05

　これらの 2 論文の感度，特異度，陽性的中率，陰性的中率，オッズ比（OR）を示す（**表 6**）[17,18]．

　肺炎の診断のために用いた身体所見の陽性尤度比を比較してみると，単独で尤度比の高い身体所見の項目はない．Wipf ら[19]の報告では，気管支声，声音振盪，打診による濁音の尤度比は高いがばらつきがあり，一つの身体所見では確定診断は難しいことになる．しかし，Saldias ら[20]の報告のように，発熱・呼吸数＞30 回/分と起座呼吸の組み合わせや発熱・呼吸数＞20 回/分と SpO_2＜90% の組み合わせでは尤度比は高くなり，診断特性は高くなる（**表 7**）[17,19〜26]．

　肺炎の身体所見のκ値では，2〜4 人の観察者の一致率をみたκ値が，0.5〜0.52 であったものは，打診上濁音，ウィーズ，胸膜摩擦音，0.41〜0.45 はクラックル，肺胞呼吸音の低下，バチ指，0.12 以下は低音の囁音胸声，声音振盪の増強，気管支の偏移である[27]．また，Wipf の報告[19]では，3 人の観察者によるκ値は，クラックル（0.23〜0.65）が高く，特に患側下の側臥位でのクラックルが最も高く，ウィーズ（−0.05〜1.0），気管支声（−0.14〜0.22），声音振盪（−0.10〜0.18），気管支音（−0.14〜0.14）であった．胸部 X 線像の浸潤影は，クラックル，気管支音，山羊声，肺胞呼吸音の低下，打診上濁音と相関を認め，多変量解析による肺炎の診断には，クラックルと肺胞呼吸音の低下が最もよい指標である．

　肺炎の重症度の把握には，「成人市中肺炎診療ガイドライン（2006）」[28]がある．以下の 5 項目のうち，①男性＞70 歳，女性＞75 歳，②BUN＞21 mg/dl または脱水あり，③SpO_2＜90%，④

表 7　肺炎の陽性尤度比の比較

	Diehr (1984)	Gennis (1989)	Singal (1989)	Heckerling (1990)	Wipf (1999)	Metlay (2003)	Saldias (2007)	Holm (2007)
心拍数＞100 回/分	NS	1.6	NS	2.3	—	1.6〜2.3	1.4	0.28
呼吸数＞20 回/分	—	1.2	—	—	—	1.5〜3.4	1.3	0.27
体温＞37.8℃	4.4	1.4	2.4	2.4	—	1.4〜4.4	2.2	0.3
ロンカイ	NS	1.5	—	1.4	1.2〜4.8	1.4〜1.5	NS	—
ファインクラックル	2.7	1.6	1.7	2.6	1.2〜4.8	1.6〜2.7	2	—
気管支声	—	—	—	3.5	1.2〜12.5	—	9.5	—
声音振盪	—	—	—	—	0.61〜12.5	2.0〜8.6	—	—
打診で濁音	—	—	—	—	4〜12.5	2.2〜4.3	—	—
発熱・呼吸数＞30 回/分・起座呼吸	—	—	—	—	—	—	14.7	—
発熱・呼吸数＞20 回/分・SpO$_2$＜90%	—	—	—	—	—	—	14.6	—

表 8　胸水の身体所見の検査特性

	感度（%）	特異度（%）	陽性尤度比	陰性尤度比	κ 値
左右非対称な胸郭拡張	74	91	8.14	0.29	0.85
声音振盪の低下	82	86	5.67	0.21	0.86
打診上濁音	89	81	4.82	0.13	0.84
肺胞呼吸音の減少	88	83	5.24	0.15	0.89
声帯共鳴音	76	88	6.49	0.27	0.78
クラックル（−）	56	62	1.48	0.71	0.67
胸膜摩擦音	5	99	3.88	0.96	−0.02
聴診上打診	58	85	3.88	0.49	0.76

意識障害，⑤収縮期血圧＜90 mmHg，軽度：上記 5 項目のいずれも満足しないもの，中等度：上記 5 項目の 1〜2 つを有するもの，重症：上記 5 項目の 3 つを満たすもの，超重症：上記 5 項目の 4〜5 つを満たすもの，ただしショックがあれば 1 項目でも超重症と判断する．

一方，278 例のうち 57 例を胸水と診断した際の身体所見の診断の信頼性は，最も優れているものは胸郭拡張，声音振盪，打診上濁音，肺胞呼吸音低下であり（κ 値：0.84〜0.89），よい指標になるものには，声帯共鳴音，クラックル，聴診上打診（κ 値：0.67〜0.78）であり，独立した指標として有効なものには，左右非対称の胸郭拡張，打診上濁音があげられる（表 8）[29]．

救急領域での聴診の診断価値について 243 例に対して用いた多重ロジスティック回帰分析の結果[30]，正常な呼吸音では，呼吸器および心疾患を有しないことがわかる（OR：0.12，95% CI：0.053〜0.29）．そして，ウィーズ〔OR：0.023（0.002〜0.33）〕，BNP（B タイプ利尿ナトリウムペプチド）の 100 pg/ml の上昇〔OR：1.16（1.004〜1.35）〕や PaCO$_2$ の上昇〔OR：0.25（0.10〜0.621）〕は心疾患の予測になり，ウィーズ〔OR：7.41（3.26〜16.83）〕と CRP 10unit の上昇〔OR：1.008（1.003〜1.014）〕は呼吸器疾患の危険因子となる．

胸部に異常のある 233 例の救急患者を対象に[31]，気道閉塞（1 秒量 70%以下）のある症例の検出には，聴診の感度 72.6%，特異度 46.3%，陰性的中率 68%，陽性的中率 51%であり，聴診による気道閉塞の診断ミスは 9.7%であった．正常な聴診所見は，気道閉塞のないことを示す

独立した因子である〔OR：2.48（1.43～4.28）〕．1秒率と聴診による気道閉塞の予測は有意な正の相関を認め，正常な呼吸機能では正常な聴診所見を有し，ウィーズ〔OR：0.274（0.14～0.536）〕，CRPの上昇〔OR：0.995（0.991～0.999）〕は逆相関を認める．

聴診による診断の陽性尤度比をみると[15,32,33]，肺線維症の呼気終末ファインクラックル（LA：9），気管支喘息・COPDの呼吸時ウィーズ（LA：6），慢性気管支炎の吸気初期クラックル（LA：14～20），肺気腫の肺胞呼吸音の減少（LA：10.2），心不全の吸気相全体クラックル（LA：3.4），肺炎の気管支音・咳・発熱（LA：3.3），肺炎の声音振盪・咳・発熱（LA：4.1）である．

文献

1) 宮川哲夫，Sanderson RR：理学療法評価9―呼吸理学療法のための評価．PTジャーナル **23**：637-645, 1989
2) 宮川哲夫：動画でわかるスクイージング―安全で効果的に行う排痰のテクニック．中山書店, 2005
3) Cherniack RM, Cherniack L：Clinical assessment. Respiration in health and disease 3rd eds. WB Saunders Company, Philadelphia, 1983, pp195-230
4) Pasterkamp H, Kraman SS Wodicka GE：State of art, respiratory sounds. Advances beyond the stethoscope. *Am J Respir Crit Care Med* **156**：974-987, 1997
5) Pardee NE, Martin CJ, Morgan EH：A test of the practical value of estimating breath sound intensity. Breath sounds related to measured ventilatory function. *Chest* **70**：341-344, 1976
6) Murphy RL：In defense of the stethoscope. *Respir Care* **53**：355-369, 2008
7) 宮城征四郎，喜屋武幸男，大滝美浩，知花なおみ：呼吸不全を伴う臨床症状と身体所見．*Medical Practice* **14**：223-227, 1997
8) Piirilä P, Sovijärvi AR：Crackles：recording, analysis and clinical significance. *Eur Respir J* **8**：2139-2148, 1995
9) Vyshedskiy A, Bezares F, Paciej R, et al：Transmission of crackles in patients with interstitial pulmonary fibrosis, congestive heart failure, and pneumonia. *Chest* **128**：1469-1474, 2005
10) Kawamura T, Matsumoto T, Tanaka N, et al：Crackle analysis for chest auscultation and comparison with high-resolution CT findings. *Radiat Med* **21**：258-266, 2003
11) Piirilä P：Changes in crackle characteristics during the clinical course of pneumonia. *Chest* **102**：176-183, 1992
12) 宮川哲夫：EBMに基づいた看護アセスメント．*Emergency Nursing* **12**：822-831, 1999
13) Guglielminotti J, Alzieu M, Maury E, et al：Bedside detection of retained tracheobronchial secretions in patients receiving mechanical ventilation：is it time for tracheal suctioning? *Chest* **118**：1095-1099, 2000
14) Jauhar S：The demise of the physical exam. *N Engl J Med* **354**：548-551, 2006
15) McGee S：Evidence-based physical diagnosis. WB Saunders, Philadelphia, 2001, pp910
16) Flanders SA, Stein J, Shochat G, et al：Performance of a bedside C-reactive protein test in the diagnosis of community-acquired pneumonia in adults with acute cough. *Am J Med* **15**：116, 529-535, 2004
17) Holm A, Nexoe J, Bistrup LA, et al：Aetiology and prediction of pneumonia in lower respiratory tract infection in primary care. *Br J Gen Pract* **57**：547-554, 2007
18) Hopstaken RM, Butler CC, Muris JW, et al：Do clinical findings in lower respiratory tract infection help general practitioners prescribe antibiotics appropriately? An observational cohort study in general practice. *Fam Pract* **23**：180-187, 2006
19) Wipf JE, Lipsky BA, Hirschmann JV, et al：Diagnosing pneumonia by physical examination：relevant or relic? *Arch Intern Med* **159**：1082-1087, 1999
20) Saldias PF, Cabrera TD, de Solminihac LI, et al：Valor predictivo de la historia clinica y examen fisico en el diagnostico de neumonia del adulto adquirida en la comunidad. *Rev Med Chile* **135**：143-152, 2007
21) Russi EW：Lung auscultation-a useless ritual? *Swiss Med Wkly* **135**：513-514, 2005
22) Diehr P, Wood RW, Bushyhead J, et al：Prediction of pneumonia in outpatients with acute cough―a statistical approach. *J Chronic Dis* **37**：215-225, 1984
23) Gennis P, Gallagher J, Falvo C, et al：Clinical criteria for the detection of pneumonia in adults：guidelines for ordering chest roentgenograms in the emergency department. *J Emerg Med* **7**：263-268, 1989
24) Singal BM, Hedges JR, Radack KL：Decision rules and clinical prediction of pneumonia：evaluation of low-yield criteria. *Ann Emerg Med* **18**：13-20, 1989

25) Heckerling PS, Tape TG, Wigton RS, et al：Clinical prediction rule for pulmonary infiltrates. *Ann Intern Med* **113**：664-670, 1990
26) Metlay JP, Fine MJ：Testing strategies in the initial management of patients with community-acquired pneumonia. *Ann Intern Med* **138**：109-118, 2003
27) Spiteri MA, Cook DG, Clarke SW：Reliability of eliciting physical signs in examination of the chest. *Lancet* **1**：873-875, 1988
28) 日本呼吸器学会市中肺炎診ガイドライン作成委員会：成人市中肺炎診療ガイドライン．日本呼吸器学会，2007
29) Kalantri S, Joshi R, Lokhande T, et al：Accuracy and reliability of physical signs in the diagnosis of pleural effusion. *Respir Med* **101**：431-438, 2007
30) Leuppi JD, Dieterle T, Koch G, et al：Diagnostic value of lung auscultation in an emergency room setting. *Swiss Med Wkly* **135**：520-524, 2005
31) Leuppi JD, Dieterle T, Wildeisen I, et al：Can airway obstruction be estimated by lung auscultation in an emergency room setting? *Respir Med* **100**：279-785, 2006
32) Delaunois LM：Lung auscultation：back to basic medicine. *Swiss Med Wkly* **135**：511-512, 2005
33) Mangione SMD：Physical diagnosis secrets. Hanley & Belfus, Philadelphia, 2000, pp518

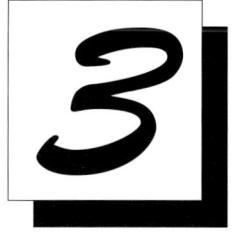

3 ICUのモニタリングとリスク管理
―呼吸器を中心に

大塚将秀*

◆Key Questions◆
1. 救急・集中におけるモニタリング
2. モニタリングの正常値および異常値
3. 呼吸理学療法施行時のリスク管理と効果
4. モニタリングのEBM

I. 患者モニタリングとは

例えば，高血圧症に対して降圧薬を投与する場合，単に処方しただけでは適切な血圧を維持できる保証はない．血圧の変化を追い，効果に応じて投薬量を調節する必要がある．この状態把握のことを患者モニタリングという（図1）．

血圧は，マンシェットによる非観血的測定が一般的だが，速い病態変化には追随できない．動脈にカニュレーションする観血的測定では，侵襲的である代わりに連続で正確な情報が得られる．現在の病態に適したモニタリング方法を選ぶことが重要である．

器械を使った数値測定だけでなく，診察所見や採血結果なども広い意味ではモニタリングである．一般的には連続データを指すが，非連続データを含める場合もある．

II. 集中治療とモニタリング

集中治療とは，重要臓器不全に陥った患者を集学的に治療して救命することである．そのためには，連続的で詳細な病態評価とそれに基づ

* Masahide OHTSUKA／横浜市立大学附属病院集中治療部

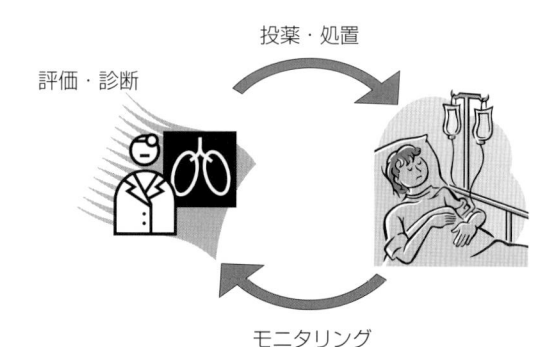

図1 患者モニタリングの概念
投薬・処置の反応をフィードバックするものがモニタリングである

くきめ細かい治療が必要となる．侵襲的なモニタリングが必要なことも多い．最低限必要な項目を表1に示す．

III. 呼吸器系のモニタリング

1. 換気メカニクス

1) 呼吸数

視診，聴診，胸郭インピーダンス法，二酸化炭素濃度法などで測定する．ベッドサイドモニターは，心電図電極を流用したインピーダンス法を，カプノモニターは二酸化炭素濃度法を用いている．人工呼吸器では，内蔵された流量計

表 1 集中治療に必要なモニタリング項目
すべての重症患者に共通して必要な項目で，ほぼ連続して測定されるもののみ．症例に応じ，他の項目も適宜追加される

意識レベル
心電図
心拍数
脈拍数
血圧
深部体温
動脈血酸素飽和度（パルスオキシメトリー）
呼吸数
中心静脈圧
尿量
【気道確保・人工呼吸中の場合】
　吸入酸素濃度
　二酸化炭素呼出曲線，終末呼気二酸化炭素濃度
　気道内圧
　換気量（一回換気量，分時換気量）

や気道内圧計で測定される．

　二酸化炭素の排泄量は，分時肺胞換気量に比例する．

　分時肺胞換気量＝一回肺胞換気量×呼吸回数
　一回肺胞換気量＋死腔量＝一回換気量

である．同じ分時肺胞換気量でも，速く浅い換気パターンと深くゆっくりした換気パターンがある．一般に，肺胸郭コンプライアンスが小さい場合は，少ない換気量で頻呼吸になる．気道抵抗が大きいと，換気量は大きくなり呼吸回数は減少する．

　二酸化炭素産生量の増加や死腔換気率の増大時は，一回換気量と呼吸回数が増す．

　換気には，吸息・吸気ポーズ・呼息・呼気ポーズの4つの時相がある．通常は，呼気ポーズ時間を変化させて呼吸回数を調節している．安静呼吸を維持できる呼吸回数は，およそ25回/分[1]である．これ以上の頻呼吸では，いずれかの時相を短縮させなければならない．吸気時間を短縮させるためには努力吸気が，呼気時間を短縮させるためには努力呼気が必要になる．ポーズ時間を短縮させると，吸呼気の開始時に大きな呼吸仕事が必要になる．頻呼吸の場合は，換気に大きな仕事量を必要としているといえる．

2）換気パターン

　吸息・吸気ポーズ，呼息・呼気ポーズの比率を，時相の換気パターンという．グラフィックモニターを用いると客観的な評価ができる．一般に，呼吸回数が増加すると一呼吸周期（T_{TOT}）に対する吸気時間（T_I）の比率（T_I/T_{TOT}）が上昇する．呼吸筋疲労や呼吸不全では，呼吸回数が増加する[2〜5]のでT_I/T_{TOT}も増加するが，増加しない場合[3,6]もある．

　もう一つは，胸式・腹式のパターンである．通常は胸腹式だが，種々の要因で変化する[7]．開胸手術後や胸部外傷後は腹式呼吸が優位となり，上腹部の手術後は胸式呼吸が優位となる．肋間筋と横隔膜の収縮位相がずれると，有効な換気量が得られなくなる．位相のずれは，人工呼吸の換気モードでも変化する[8]．吸気時に横隔膜が収縮して腹部が膨隆した時，胸郭や胸骨上窩，肋間が陥没する陥没呼吸，胸腹部の奇異性運動（paradoxical movement），シーソー呼吸は，上気道の高度狭窄で生じる．逆に，吸気で胸郭が拡張した時に横隔膜が挙上して腹部が陥没する奇異性運動は，横隔神経麻痺のほか呼吸筋疲労時にみられることがある[9]．しかし，それ以外でも生じる[10]ので，呼吸筋疲労に特異的な所見とはいえない．

　胸囲や胸郭インピーダンスの変化で，換気パターンを測定する専用の器械もあるが，一般的ではない．

3）気道内圧

　気道内圧は，人工呼吸中の最も基本的で重要な情報である．アナログメータやバーグラフ，グラフィック波形（「第3章6．人工呼吸器とグラフィックモニター」参照）で表示される．

　気道内圧は連続した数値情報だが，最高気道内圧，平均気道内圧，終末呼気圧，プラトー圧などが代表的なパラメータとして用いられる．平均気道内圧は肺の酸素化能と関連し，終末呼気圧は機能的残気量や酸素化能と関連する．プ

ラトー圧や圧規定換気時の吸気圧は肺胞内圧を示す．肺胞の過膨張を防止するためには，肺胞内圧は 30 cmH₂O 程度以下とする[11]ことが勧められている．

人工呼吸器に不同調な時は，波形が不規則になり，異常に高い気道内圧が発生することがある．最高気道内圧は 35～40 cmH₂O 程度以下とする．

陽圧換気中に強い吸気努力があると，気道内圧が低下する．回路リークがある場合にも低下する．最低気道内圧アラームを設定すれば，これらを発見することができる．

4）胸腔内圧

自発呼吸の換気は，胸腔内に発生する陰圧で行われる．自発呼吸を温存した陽圧換気は，気道内陽圧と胸腔内陰圧の合力で行われる．胸腔内圧の近似値として，臨床では食道内圧が測定される．食道内バルーンと圧トランスデューサーを用いる．専用の測定装置も市販されている．

5）流量

流量の測定方法には，タービン法（接線流式，軸流式），容積法，差圧法（層流型，オリフィス型），熱線法，超音波法，換気運動計測法などがある[12]．インセンティブスパイロメトリーで用いられるような簡易流量計もある．

6）換気量

換気量は，流量を積分することで求められる．一回換気量は，換気メカニクスや吸気時の肺の拡張を考えるうえで重要である．過大な一回換気量は，肺胞の過膨張から肺傷害を生じる可能性[13]が指摘されている．健常肺では 8～10 ml/kg 程度を用い，病的肺では傷害の程度に応じて制限して 6～4 ml/kg 程度とする[11]．圧規定換気やプレッシャーサポート換気の時に，吸呼気の介助を行うと一回換気量の増加が観察される．これは介助の有効性判定に利用できる．

分時換気量は，二酸化炭素排泄量と関連する．死腔換気率が増大すると，分時換気量に変化がなくても二酸化炭素排泄量が減少し，動脈血二酸化炭素分圧が上昇する．分時換気量と動脈血二酸化炭素分圧の経時的な測定は，病状評価に有用である．

換気量には，吸気値と呼気値がある．通常はほぼ近い値だが，リークがあると呼気値は吸気値よりも減少する．

7）浅速呼吸指数

呼吸不全では，一回換気量が減少[3,6]して呼吸回数が増加[2～5]する．呼吸回数を一回換気量で割った値（浅速呼吸指数：rapid shallow breathing index）は，これを鋭敏に反映するものとして提唱された．なお，105 回/l 以上では呼吸筋疲労から呼吸不全に陥る可能性が高い[14]とされる．

8）気道抵抗

呼吸仕事量は，気道抵抗（R：resistance）に逆らってガスを移動させることと，肺胸郭の弾性に逆らって肺を拡張させるために必要となる．

自発呼吸がなければ，一定流量で換気した時の吸気開始時の圧上昇，または吸気終了時の圧低下（⊿P：pressure）と流量（$\dot{V}$：flow）から計算できる（「第 3 章 6．人工呼吸器とグラフィックモニター」参照）．

$$R = \varDelta P/\dot{V}$$

自動的に測定計算して，常時表示する人工呼吸器もある．健常成人では数 cmH₂O/l/s 程度で，肺気腫などの閉塞性換気障害や喘息発作時に上昇する．

9）肺胸郭コンプライアンス，肺胸郭エラスタンス

肺胸郭コンプライアンス（C：compliance）は，肺胸郭の「膨らみやすさ」の指標であり，単位は ml/cmH₂O である．肺胸郭エラスタンス（E：elastance）は「膨らみにくさ」の指標であり，肺胸郭コンプライアンスの逆数である．肺胸郭エラスタンスは，気道抵抗と並んで呼吸仕事量を消費する重要な因子である．

自発呼吸がなければ，量規定換気では換気量（V）とプラトー圧（Pplat），呼気終末陽圧（PEEP：

positive end-expiratory pressure）から，圧規定換気では換気量と吸気圧（Pins），PEEPから計算できる（「第3章6節人工呼吸器とグラフィックモニター」参照）．

$E＝1/C$

$C＝V/（Pplat－PEEP）$

$C＝V/（Pins－PEEP）$ （ただし，吸気圧が絶対値表示の場合）

ここでもやはり自動的に計算して，常時表示する人工呼吸器がある．

肺胸郭コンプライアンスは，健康成人では1～2 ml/cmH$_2$O/kg程度であり，肥満，妊娠，腹圧上昇，腹部の手術外傷，胸部の広範囲熱傷，気胸血胸，肺炎，肺水腫，肺線維症などで低下する．肺気腫では増大する．

10）auto-PEEP，内因性 PEEP，intrinsic PEEP

気道に狭窄があると，外部からPEEPを与えていなくても呼気終末時に肺胞内が陽圧になる症例が報告[15]され，auto-PEEPと名づけられた．気道抵抗の上昇やコンプライアンスの増大による時定数の増加のほか，一回換気量の増加，呼気時間の短縮があると生じやすい[16]．

測定法には，回路閉塞法[15]，気流と気道内圧の高速同時記録法[17]，気流と食道内圧の高速同時記録法[18]がある．

auto-PEEPは，通常0である．auto-PEEPが発生している時は，一回換気量，分時換気量，呼吸回数，呼気時間，気道抵抗，肺胸郭コンプライアンスなどが総合的にみて満足できる範囲にないことを意味している．auto-PEEPが存在すると，呼吸仕事量の増加，人工呼吸器のトリガー不全，トリガーに要する呼吸仕事量の増加[19]，呼気努力の発生など，換気に必要なエネルギーが増加する．また，胸腔内圧が上昇しているため，循環系の指標（中心静脈圧，下大静脈径など）の誤評価や，過剰な肺胞内圧による肺損傷の可能性もある．

auto-PEEPは，できるだけ低下させるように努力しなければならない．換気量の減少，呼気時間の延長，気道抵抗や呼気回路抵抗の減少のほか，若干のPEEP付加が有効な場合[18]もある．

2．ガス交換
1）吸入酸素濃度

酸素は，好気的なエネルギー産生に必要不可欠だが，体内の貯蔵量はわずかである．絶え間のない供給が必要で，数分間の供給途絶でも不可逆的な細胞障害が生じる．吸入酸素濃度のモニタリングは，非常に重要である．特に，酸素療法中，気道確保下，自発呼吸のない強制換気中は，吸入酸素濃度低下による事故が生じやすいので注意する．

測定方法には，燃料電池法，パラマグネチック法，質量分析法などがある．燃料電池法の測定装置は小型だが，適宜較正が必要でセンサー寿命も短い欠点がある．パラマグネチック法は，較正の必要がなく寿命も長いが，装置が大型で重い．質量分析法は，大型で高価な設備が必要となるので，一般には普及していない．

2）血液ガス分析

採血試料の分析なので連続測定はできないが，酸素化や換気，酸塩基平衡評価の標準検査である．基本的には酸素分圧と水素イオン指数（pH：hydrogen ion exponent），二酸化炭素分圧測定を指し，いずれも電極法が用いられる．正確な測定には，定期的な較正と標準試薬による精度管理が必須である．

大気吸入下の動脈血酸素分圧（PaO_2：arterial oxygen tension）は年齢に依存して低下する（**表2**）．肺疾患，心疾患などで低下する．吸入酸素濃度（F$_I$O$_2$：fractional concentration of inspired oxygen）にも大きく依存する．F$_I$O$_2$を考慮したPaO_2の評価方法を**表2**に示すが，いずれもF$_I$O$_2$の影響を完全には除外できない．通常は，最も簡単な計算式ながら，比較的良好な評価が可能なP/F比が用いられる．P/F比が300～200以下になると陽圧換気が必要といわれ，挿管基準，

表2 年齢・F_IO_2を考慮した酸素化の評価方法

・年齢を加味した目安
 $PaO_2 = 100 - 0.3 ×$ 年齢
 $PaO_2 = 103 - 0.24 ×$ 年齢
・F_IO_2を考慮した評価法
 $A\text{-}aDO_2 = P_AO_2 - PaO_2$
 P/F 比 $= PaO_2/F_IO_2$
 $R\text{-}index = A\text{-}aDO_2/F_IO_2$
 酸素化指数 $= F_IO_2 ×$ 最高気道内圧$/PaO_2 × 100$
 $M\text{-}index = P_AO_2/PaO_2$
 P_AO_2：肺胞気酸素分圧
  $=(大気圧 - 47) × F_IO_2 - P_ACO_2/RQ + F_IO_2 × P_ACO_2 × (1-RQ)/RQ$
 P_ACO_2：肺胞気二酸化炭素分圧 $≒ PaCO_2$
 RQ：呼吸商 $= \dot{V}CO_2/\dot{V}O_2 ≒ 0.80 〜 0.85$

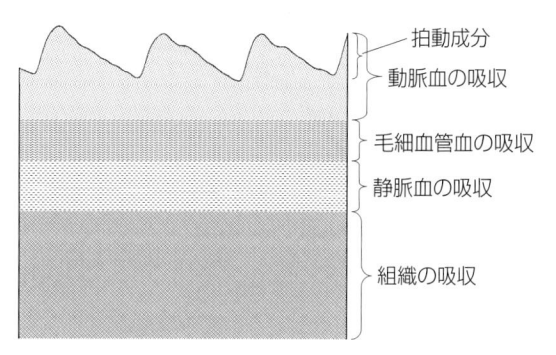

図2 パルスオキシメトリーの原理
組織を透過する光は，動脈血だけでなく毛細血管血，静脈血，組織で吸収される．透過光の拍動部分は，動脈血の吸収に相当する

抜管基準に用いられることも多い．なお，P/F比<300は急性肺傷害の，P/F比<200は急性呼吸窮迫症候群の診断基準[20]の1項目に用いられている．

pHの基準値は7.35〜7.45，動脈血二酸化炭素分圧（$PaCO_2$：arterial carbon dioxide pressure）は35〜45 mmHgとされる．pHと$PaCO_2$から計算された余剰塩基（BE：base excess）は，-2〜$+2$ mmol/lが基準値とされる．酸塩基平衡正常とはpH，$PaCO_2$，BEのすべてが基準値内であるものをいい，いずれか一つでも基準値外の場合を異常とする．pHを低下させる方向に働く病態をアシドーシス，上昇させる方向に働くものをアルカローシスという．$PaCO_2$が原因のものを呼吸性，BEが原因のものを代謝性，両者が原因のものを混合性という．

血管内に電極を留置してpH，PaO_2，$PaCO_2$を連続測定することも可能である．しかし，しだいにドリフトして不正確になること，侵襲性，コストなどの点で，広くは普及していない．

3）パルスオキシメトリー

還元ヘモグロビンと酸化ヘモグロビンは，吸光度特性が異なる．2波長で吸光度を測定すれば両者の比率が求められ，酸素飽和度を知ることができる．しかし，単に組織の吸光度を測定したのでは，毛細血管血や静脈血，組織自体の吸光が重なるので，動脈血の値が得られない．連続して吸光度測定すると，動脈の拍動に応じて吸光度が変化する（図2）．この変化分を取り出して分析すると，動脈血の酸素飽和度が求められる．これが，パルスオキシメトリーである．

較正は不要で，ほとんど無侵襲に連続測定ができる．最も重要視されるモニタリングの一つである．

酸素分圧と酸素飽和度の関係は，ヘモグロビンの酸素解離曲線（図3）という．酸素分圧80 mmHgは飽和度96%程度，60 mmHgは90%程度に相当する．酸素化の目標は飽和度95.6%以上で，90%以下の場合は特殊な場合を除いて直ちに対処が必要である．

パルスオキシメトリーに影響を与える因子は多い．センサーの装着不良，体動，末梢の低灌流，外光の入射，異常ヘモグロビンの増加（メトヘモグロビン血症，カルボキシヘモグロビン血症など），血中の青色系色素の増加（インドシアニングリーン，メチレンブルー，パテントブルー）などの場合に異常値を示すことがある[21]．採血による分析値と適宜比較する必要がある．

4）混合静脈血酸素飽和度

動脈血として運ばれた酸素は末梢の組織で消費されるが，その全量が消費されるのではなく，残った酸素は静脈血として還ってくる（図4）．混

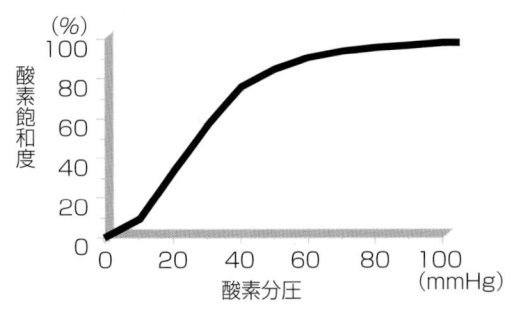

図3 ヘモグロビンの酸素解離曲線

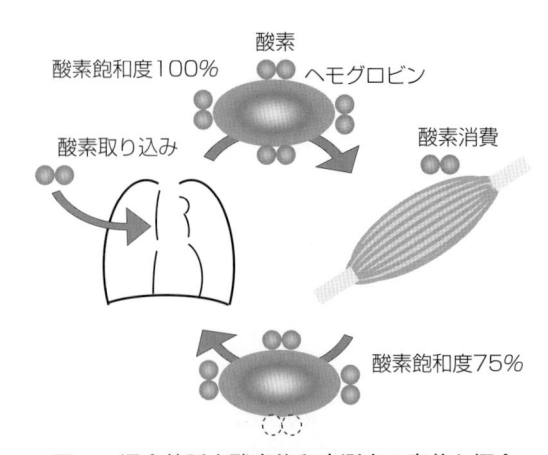

図4 混合静脈血酸素飽和度測定の意義と概念
動脈血で末梢に運ばれた酸素のうち，使い残されたものが S$\bar{v}$O$_2$ として測定される．呼吸循環代謝を含めた，総合的な酸素需給バランスの指標である

合静脈血酸素飽和度（S$\bar{v}$O$_2$：oxygen saturation of mixed-venous blood）は，動脈血酸素飽和度の低下，酸素消費量の増大，心拍出量の減少，ヘモグロビン濃度の低下時に低下する（コラム参照）．

組織によって酸素供給量（血流量）と酸素消費量のバランスは異なるので，静脈血の酸素飽和度は部位によって異なる．体全体の酸素需給について考える場合は，全身から還った血液が混合した状態（混合静脈血）の酸素飽和度を用いる．右心房や右心室内の血液では混合が不十分で，肺動脈血でほぼ均一となる．

S$\bar{v}$O$_2$は，およそ75％±5％程度である．高度の低下時は末梢での酸素抽出が難しくなり，嫌気性代謝が始まる．その目安は，およそ60％程度とされる．S$\bar{v}$O$_2$は，呼吸機能，循環動態，ヘモグロビン濃度，酸素消費などを総合的に考えた時の酸素需給の適切さを表しているといえる．

5）二酸化炭素呼出曲線，カプノメトリー

呼気中の二酸化炭素濃度を分析するもので，二酸化炭素排泄だけでなくガス交換・換気との関連で多くの情報が得られる．

測定方法には，赤外線吸光法と質量分析法がある．質量分析法は一般的でなく，もっぱら赤外線吸光法が用いられる．ガスサンプルを得る方法に，メインストリーム型とサイドストリーム型がある．メインストリーム型は，気管チューブと呼吸回路のYアダプタの間にセンサーを挿入し，回路内の二酸化炭素濃度を直接分析するものである．サイドストリーム型は，呼吸回路内のガスを一定の流量で吸引し，測定器具内で分析するものである．それぞれの特徴を**表3**に示す．いずれも較正が必要で，結露や麻酔ガスの影響を受けて測定値が不安定になる．

典型的な測定波形を**図5**に示す．二酸化炭素濃度は吸気時に0となり（**図5a**），呼気開始後（**図5b**），少し遅れて検出され始める（**図5c**）．濃度はしだいに上昇し，やがて平坦になる（**図5d**）．これを肺胞平坦部（alveolar plateau）という．次の吸気開始とともに，速やかに0に戻る．肺胞平坦部の二酸化炭素濃度（分圧）を終末呼気二酸化炭素（ETCO$_2$：end-tidal carbon dioxide）濃度（分圧）といい，動脈血二酸化炭素分圧と相関する．動脈血と終末呼気の分圧差を，動脈血-終末呼気二酸化炭素分圧較差（a-$_{ET}$DCO$_2$：difference of carbon dioxide pressure between artery and end-tidal）という．種々の波形の変化を**図6**に示す．解剖学的死腔の増大で呼気開始から二酸化炭素が検出されるまでの時間が長くなり，肺胞の時定数がばらつくと二酸化炭素濃度が上昇する時の傾きが緩やかになる．さらにばらつきが増すと，肺胞平坦部がなくなり，次の吸気開始まで徐々に二酸化炭素濃度が

表 3 赤外線吸光度測定法による二酸化炭素濃度分析器の比較

	メインストリーム型	サイドストリーム型
死腔	増加	不変
呼吸回路	重くなる	不変
呼吸ガス吸引	なし	200〜300 ml/min
測定時間遅延	なし	あり
波形の鈍化	ほとんどなし	あり
非挿管下の測定	不可能	可能

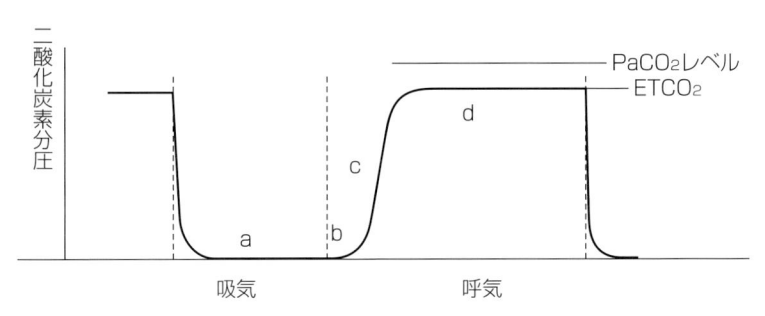

図 5 二酸化炭素呼出曲線（文献 22)より引用）

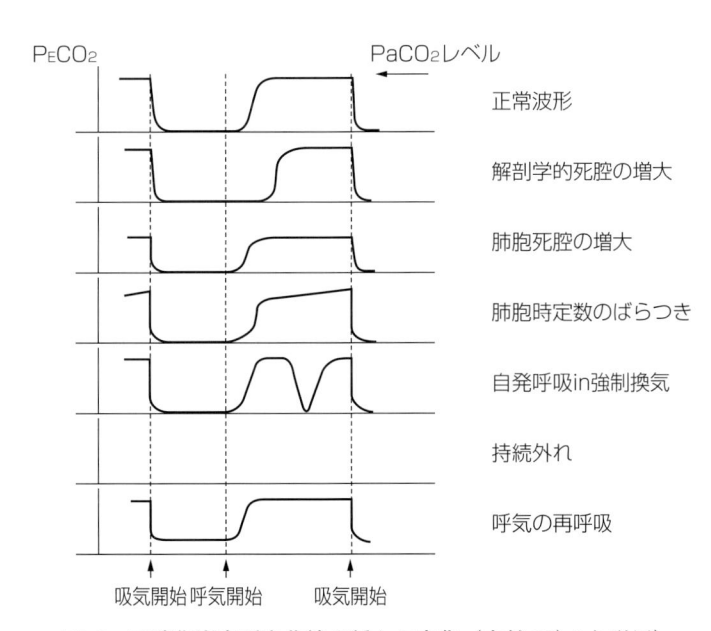

図 6 二酸化炭素呼出曲線の種々の変化（文献 23)より引用）

上昇する．肺胞死腔が増大すると，$a\text{-}_{ET}DCO_2$が大きくなる．二酸化炭素産生の増加や分時換気量減少による排泄減少は $ETCO_2$ を上昇させ，二酸化炭素産生の減少や分時換気量増加は $ETCO_2$ を低下させる．呼気の再呼吸が起こると，吸気時に二酸化炭素濃度が 0 でなくなり，回路の接続外れや気管チューブの誤抜去時は，二酸化炭素濃度が常に 0 になる．

ETCO$_2$は，PaCO$_2$と等しくないが傾向を反映する．ETCO$_2$は連続測定が可能なので，人工呼吸中やウィーニング中に有用である．

6）経皮的ガスモニタリング

皮膚に密封した容器を装着すると，拡散によって容器内のガスが皮下組織のガス分圧と平衡する．この容器内のガスを酸素，二酸化炭素電極で測定するものが経皮的ガスモニタリングである．特に，小児など皮膚が薄い場合は信頼性が高い．パルスオキシメトリーとカプノメトリーに組み合わせることで，モニタリングの質が向上する．

経皮的ガスモニタリングでは，定期的な較正とセンサー膜の交換が必要である．測定の信頼性を高めるために皮膚を加温して血流をよくするが，この熱で熱傷を負う場合もある．定期的にセンサーの装着場所を変え，皮膚の血液循環が悪い場合には測定を中止する必要もある．

Ⅳ．循環系のモニタリング

1．心電図

心電図は，心筋の電気活動を記録したものである．臨床で連続してモニタリングするものは，十二誘導のⅠ誘導，Ⅱ誘導，左前胸部誘導（V$_4$，V$_5$）に相当する波形が多い．監視する内容は，QRS波の形・間隔，P波の有無とPQ時間，ST-Tの変化などである．一誘導だけをモニタリングする場合は，P波が識別しやすいという理由でⅡ誘導が用いられる．個々の患者で異常が出現しやすい誘導がわかっている場合には，その誘導をモニタリングする．創などのために電極を貼る場所が制限される場合や，換気運動で波形が乱れやすい場合は，規定の電極位置にこだわる必要はない．ただし，貼付位置を変えると波形も変化するので，マーキングして同一患者では常に同じ位置に貼る必要がある．

2．心拍数，脈拍数

心拍数は心室筋の収縮数で，心電図のR波を数えることで測定できる．体動などで波形が乱れる場合や，T波が高い場合には誤った値が表示されることもある．

脈拍数は末梢での動脈拍動数で，触診や動脈圧波形，パルスオキシメトリーの脈波で測定する．体動などで波形が乱れている場合は，信頼性が低下する．

不整脈があると心拍数と脈拍数は一致しないことがある．無脈性電気活動（PEA：pulseless electrical activity）では，脈拍数は0になる．

3．動脈圧

通常は，上腕にマンシェットを巻いて非観血的に測定する．重症患者では，動脈にカニュレーションして観血的に連続測定する．値を評価する時は，トランスデューサーの電気的ゼロ点較正や，心房の高さとの位置関係，測定部位や体位を考慮する．

連続的な動脈圧表示は，心電図モニター，パルスオキシメトリーとともに理学療法の安全な施行に大きく寄与している．

4．肺動脈圧

肺動脈カテーテルが留置されている場合は，肺動脈圧のモニタリングが可能である．肺血管抵抗や右心機能，左心機能，血管内水分量を評価できる．

Ⅴ．呼吸理学療法とモニタリング

呼吸理学療法は，低酸素血症，低換気，気道内圧上昇，不整脈，脳圧亢進など，さまざまな合併症を誘発する可能性がある．期待される効果を上げるためには，効果を確認しながら微調整する必要もある．重症患者の理学療法は，厳重なモニタリング下で行い，合併症を最小限に

抑えつつ最大の効果を上げるように努力しなければならない．

1．低酸素血症[24,25]

喀痰の中枢への移動，胸郭圧迫による無気肺，体位変換による換気血流比不均衡など，酸素化を悪化させる危険性は十分に考えられる．パルスオキシメトリーによる監視は必須である．

推奨1：呼吸理学療法中は，パルスオキシメトリーを実施する（A，Ⅲ，ウ）．

2．胸腔内圧上昇

胸郭の圧迫，気道内の陽圧，気管支攣縮[26]，自発的な咳などによって，胸腔内圧が上昇する危険性がある．新生児では，頭蓋内出血のリスクも指摘されている[27]．胸腔内圧のモニタリングは簡単にはできないが，人工呼吸中は気道内圧をモニタリングし，気道内圧上限アラームを設定する．

推奨2：人工呼吸中は気道内圧を監視し，アラームを適切に設定する（A，Ⅲ，ウ）．

推奨3：小児では，胸腔内圧上昇を伴う呼吸理学療法を行わない（D，Ⅲ，ウ）．

3．過換気，低換気

頻回で長時間の換気補助は過換気を誘発し，$PaCO_2$の低下と，それによる脳血流の減少，冠動脈血流の減少，その後の無呼吸などの原因となる．一部の手技では，換気量が減少する可能性もある．換気量計や二酸化炭素呼出曲線などで適正換気を維持するよう努める．

4．不整脈

胸部への刺激は，不整脈を誘発することがある[28]．循環動態や二酸化炭素分圧の変化，低酸素血症，酸塩基平衡異常，電解質異常などから間接的に不整脈を誘発する可能性もある．心臓への直接刺激となるような推奨されない手技を

【混合静脈血酸素飽和度（$S\bar{v}O_2$）】

動脈血として供給される酸素（$\dot{D}O_2$）は，次のように表される．

$$\dot{D}O_2 = 10 \times CO \times CaO_2$$
$$= 10 \times CO \times (1.34 \times Hb \times SaO_2/100 + 0.0031 \times PaO_2)$$

CO：心拍出量，CaO_2：動脈血酸素含量，Hb：ヘモグロビン濃度，SaO_2：動脈血酸素飽和度，PaO_2：動脈血酸素分圧

末梢で消費される酸素量を$\dot{V}O_2$とすれば，静脈血との関係は次のようになる．

$$\dot{D}O_2 - \dot{V}O_2 = 10 \times CO \times (1.34 \times Hb \times S\bar{v}O_2/100 + 0.0031 \times P\bar{v}O_2)$$

$S\bar{v}O_2$：混合静脈血酸素飽和度，$P\bar{v}O_2$：混合静脈血酸素分圧

溶解している酸素量はわずかなので，これを省略すれば，

$$10 \times CO \times (1.34 \times Hb \times SaO_2/100) - \dot{V}O_2 = 10 \times CO \times (1.34 \times Hb \times S\bar{v}O_2/100)$$

整理すると，

$$\dot{V}O_2 = 10 \times CO \times 1.34 \times Hb \times (SaO_2 - S\bar{v}O_2)/100$$

変形すれば，

$$S\bar{v}O_2 = SaO_2 - \dot{V}O_2 / (0.134 \times CO \times Hb)$$

となる．

つまり，$S\bar{v}O_2$は動脈血酸素飽和度の低下，酸素消費量の増大，心拍出量の減少，ヘモグロビン濃度の低下時に低下する．

行わないとともに，心電図の監視が必要である．

推奨4：呼吸理学療法施行中は，心電図のモニタリングを行う（A，Ⅲ，ウ）．

5．血圧上昇・低下

刺激による交感神経の興奮，脳圧の上昇，胸腔内圧の上昇などから，血圧の上昇・下降を起こす可能性がある．

推奨5：呼吸理学療法施行中は，血圧のモニタリングを行う（A，Ⅲ，ウ）．

文献

1) 尾﨑孝平：自発呼吸のみかた．神津 玲(監)：コメディカルのための呼吸理学療法最新マニュアル．メディカ出版，2005，pp87-101
2) Okamoto K, Sato T, Morioka T：Airway occlusion pressure（P0.1）-a useful predictor for the weaning outcome in patient with acute respiratory failure. *J Anesth* **4**：95-101, 1990
3) Tobin MJ, Perez W, Guenther SM, et al：The pattern of breathing during successful and unsuccessful trials of weaning from mechanical ventilation. *Am Rev Respir Dis* **134**：1111-1118, 1986
4) Sahn SA, Lakshminarayan S：Bedside criteria for discontinuation of mechanical ventilation. *Chest* **63**：1002-1005, 1973
5) Sahn SA, Lakshminarayan S, Petty TL：Weaning from mechanical ventilation. *JAMA* **235**：2208-2212, 1976
6) Sassoon CSH, Te TT, Mahutte CK, et al：Airway occlusion pressure. An important indicator for successful weaning in patients with chronic obstructive pulmonary disease. *Am Rev Respir Dis* **135**：107-113, 1987
7) 小西晃生：呼吸運動．奥秋 晟，他編：麻酔・集中治療とモニタリング．克誠堂出版，1989，pp82-91
8) 大塚将秀，磨田裕，奥津芳人：Pressure Support のサポート圧と胸郭・腹部の運動．日本臨床麻酔学会誌 **9**：242-247, 1989
9) Cohen CA, Zagelbaum G, Gross D, et al：Clinical manifestations of inspiratory muscle fatigue. *Am J Med* **73**：308-316, 1982
10) Tobin MJ, Guenther SM, Perez W, et al：Konno-Mead analysis of ribcage-abdominal motion during successful and unsuccessful trials of weaning from mechanical ventilation. *Am Rev Respir Dis* **135**：1320-1328, 1987
11) The Acute Respiratory Distress Syndrome Network：Ventilation with lower tidal volumes as compared with traditional tidal volumes for acute lung injury and the acute respiratory distress syndrome. *N Engl J Med* **342**：1301-1308, 2000
12) 三条芳光：換気量．奥秋 晟，他（編）：麻酔・集中治療とモニタリング．克誠堂出版，1989, p66-75
13) Dreyfuss D, Basset G, Soler P, et al：Intermittent positive-pressure hyperventilation with high inflation pressures produces pulmonary microvascular injury in rats. *Am Rev Respir Dis* **132**：880-884, 1985
14) Yang KL, Tobin MJ：A prospective study of indexes predicting the outcome of trials of weaning from mechanical ventilation. *N Engl J Med* **324**：1445-1450, 1991
15) Pepe PE, Marini JJ：Occult positive end-expiratory pressure in mechanically ventilated patients with airflow obstruction：the auto-PEEP effect. *Am Rev Respir Dis* **126**：166-170, 1982
16) 倉橋清泰，磨田 裕，大塚将秀，他：閉塞性肺疾患モデルにおける auto-PEEP の不均等分布．臨床呼吸生理 **24**：205-209, 1992
17) Rossi A, Gottfried SB, Zocchi L, et al：Measurement of static compliance of the total respiratory system in patients with acute respiratory failure during mechanical ventilation. *Am Rev Respir Dis* **131**：672-677, 1985
18) Petrof BJ, Legare M, Goldberg P, et al：Continuous positive airway pressure reduces work of breathing and dyspnea during weaning from mechanical ventilation in severe chronic obstructive pulmonary disease. *Am Rev Respir Dis* **141**：281-289, 1990
19) Fleury B, Murciano D, Talamo C, et al：Work of breathing in patients with chronic obstructive pulmonary disease in acute respiratory failure. *Am Rev Respir Dis* **131**：822-827, 1985
20) Bernard GR, Artigas A, Brigham KL, et al：Report of the American-European consensus conference on ARDS：definitions, mechanisms, relevant outcomes and clinical trial coordination：The Consensus Committee. *Intensive Care Med* **20**：225-232, 1994
21) Severinghaus JW, Kelleher JF：Recent developments in pulse oximetry. *Anesthesiology* **76**：1018-1038, 1992
22) 大塚将秀：各種モニターの見方と解釈．神津 玲（監）：コメディカルのための呼吸理学療法最新マニュアル．メディカ出版，2005，pp124-135
23) 大塚将秀：モニター，呼吸器系，呼気二酸化炭素分圧．横浜市立大学麻酔学教室（編）：麻酔ハンドブック改訂2版．中外医学社，

2001, pp112-113
24) Walsh CM, Baba HS, Korones SB, et al : Controlled supplemental oxygenation during tracheobronchial hygiene. *Nurs Res* **36**: 211-215, 1987
25) Connors AF, Hammon WE, Martin RJ, et al : Chest physical therapy. The immediate effect on oxygenation in acute ill patients. *Chest* **78**: 559-564, 1980
26) Young S, Bitsakou H, Caric D, et al : Coughing can relieve or exacerbate symptoms in asthmatic patients. *Respir Med* **85**: 7-12, 1991
27) Raval D, Yeh TF, Mora A, et al : Chest physiotherapy in preterm infants with RDS in the first 24 hours of life. *J Perinatol* **7**: 301-304, 1987
28) Hammon WE, Connors AF, McCaffree DR : Cardiac arrhythmias during postual drainage and chest percussion of critical ill patients. *Chest* **102**: 1836-1841, 1992

4 画像診断

田中一正*

◆Key Questions◆
1. 呼吸理学療法を施行するために必要な画像の読み方
2. 正常画像と異常画像をどのように見分けるか
3. 画像診断からみた呼吸理学療法の効果判定とは

Ⅰ. 呼吸理学療法を施行するために知っておきたい画像の読み方

胸部の画像診断には，X線を使った胸部単純X線像，胸部CT像，磁気共鳴装置を使ったMRI，超音波を使う超音波（エコー）検査などがある．胸部は気管支・肺に空気を含んでおり，空気と臓器組織との兼ね合いをみるのに適しているX線検査法が主流をなす．ここではX線検査による画像診断を中心に述べる．

図1aは胸部単純X線正面像である．臓器の境としてみられるラインおよび主としてみられる陰影分布を示した．正面像では自分と向かい合った位置に画像があると思えばよい．向かって右に左肺，左に右肺がある．X線検査では空気は黒く，体内臓器や組織・体外物質は白く写る．組織の密度の違いにより白の濃淡差が出る．それとともにみられる含気相とのコントラスト（シルエット；silhouette）により臓器や物質の区別を行う（図1b）．表1に図1bにみられる臓器部位境界線（シルエット陽性）からみた肺区域を示す．胸部X線像の読影にあたっては濃淡を考えるうえで，また病変を知るうえにおいても体の解剖を覚えておくことは重要である．

さらに，ここでは胸部単純X線正面像で臓器部位境界をつくる線状陰影および気管支の分枝像などの見え方の実際を図2に示す．

Ⅱ. 画像診断を行うための解剖学

胸部の体は，外側から皮膚，皮下組織，筋肉（肋骨），壁側胸膜（胸腔），臓側胸膜，肺組織となる．空気の流れる順番でいうと，口腔，声帯，気管，気管支，区域気管支が分岐し，細気管支，肺胞となる．さらに酸素の流れは，肺胞（間質）でガス交換が行われ，毛細血管から肺静脈，左心房，左心室，大動脈から全身の組織で使用され，静脈系から右心房，右心室に戻ってきて肺動脈に流れる．さらにこれら気管や心臓，大血管が収まる縦隔には食道もある．

X線像で上部の中心に含気相として追える気管は，まず左右に分かれて主気管支となる．喉頭から気管分岐部まで約10～12 cm，分岐角は右25°，左35～45°と右で急峻で主気管支の長さも右2.5 cm，左は肺動脈との解剖学的関係のため4 cmと長い．

次いで葉気管支に分かれ，右は上・中・下葉枝の3つに，左は上・下葉枝の2つに分かれる．

---

* Kazumasa TANAKA／昭和大学富士吉田教育部

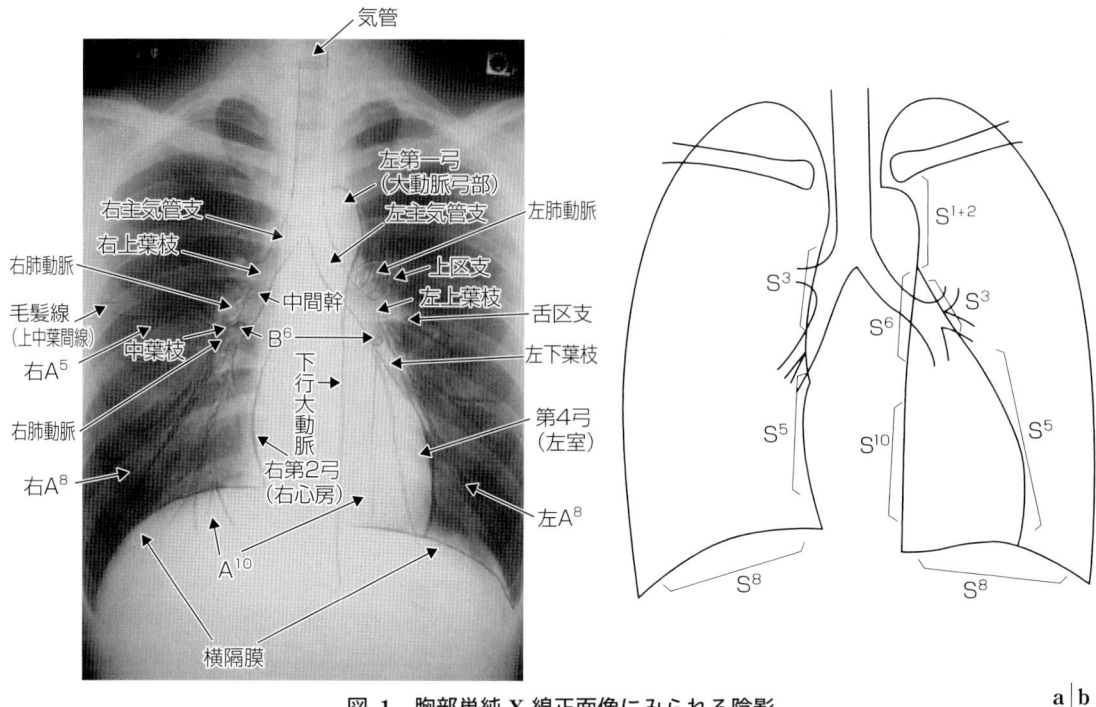

図 1 胸部単純 X 線正面像にみられる陰影

表 1 図 1b に示したシルエット陽性部位の肺区域

シルエットサイン陽性の部位	陰影の肺区域
左心陰影の辺縁	S^4, 主に S^5
左心陰影上部の辺縁	S^3
右心陰影の辺縁	S^5
上行大動脈の辺縁	S^3
大動脈弓部の辺縁	S^{1+2}
下行大動脈上部の辺縁	S^6
下行大動脈下部の辺縁	S^{10}
横隔膜縁	S^8

さらに右上葉枝は B^1, B^2, B^3 の3つの区域気管支に，中葉枝は B^4, B^5 の2つの区域気管支に，下葉枝は B^6, B^7, B^8, B^9, B^{10} の5つの区域気管支に分かれる．左上葉枝は B^{1+2}, B^3, B^4, B^5 の4つの区域気管支に，下葉枝は B^6, B^8, B^9, B^{10} の4つの区域気管支に分かれる．各区域気管支は同一番号の肺区域 S^1, S^2……S^{10} を支配する（**図3，図4**）．

肺区域の解剖学的位置関係（**図5**）は，肺の疾病部位の確認ならびに排痰治療に欠かすことのできない理解事項である（**図6**）．さらに，正常な構造で重要なものは横隔膜である．腹部との境をなし，最も大きく換気に関与し，呼吸に際して上下運動するのが正常である．横隔膜はドーム上の構造をしている．また，横隔膜の外側（C-P アングル：横隔膜角）は鋭角に切れ込んでいるのが正常である．ここが鈍角になっていると胸水の存在が示唆される．

Ⅲ．胸部単純 X 線像で肺内の異常をみる前に

1．立位撮影か，背臥位撮影か

背臥位では正常構造としての位置にあったものがみえなくなる．例えば少量の胸水の場合，立位では横隔膜角を越えて溜まっているのがみえるが，背臥位では肺野が白っぽくみえる程度で気づかないことがある．

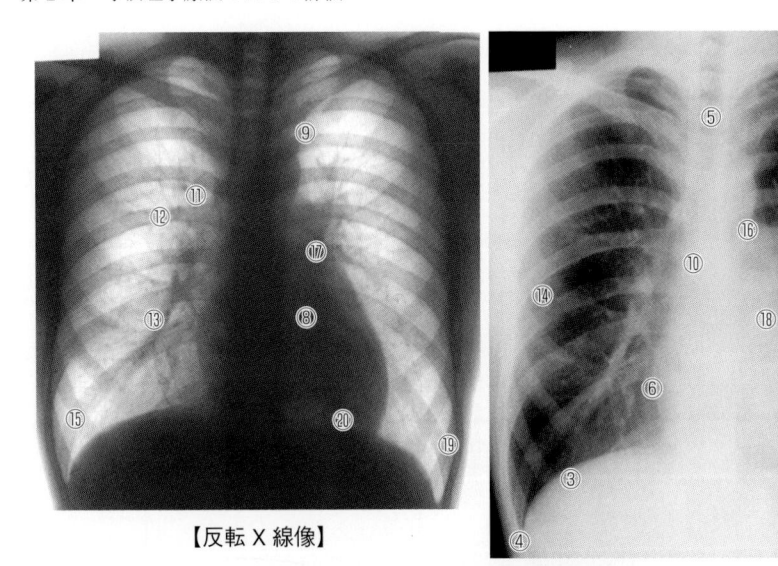

図 2　正常胸部単純 X 線正面像

①鎖骨，②肋骨（水平が後肋骨，斜めが前側の肋骨），③横隔膜（一般に右に肝臓があるため左より右側が高い），④肋骨横隔膜角（鋭角が正常，鈍化や消失は胸水のことがある），⑤気管透亮像（気管下部は大動脈弓に接するため生理的に正中より右方にある），⑥右心縁（右心房），⑦左心縁（左心室），⑧下行大動脈，⑨大動脈弓，⑩左右気管支分岐部（分岐角60°，右25°，左35°），⑪右 A^1，B^1，⑫右 B^{3b}，A^{3b}，⑬中間肺動脈幹，⑭毛髪線，⑮右 A^8（右肋骨横隔膜角へ延びる），⑯左上葉枝入口部，⑰左 A^{3b}，B^{3b}，⑱左 B^6，⑲左 A^8（左肋骨横隔膜角へ延びる），⑳左 A^{10}（心陰影に隠れてこの A^{10} と下行大動脈陰影がみえるかを確認すること）

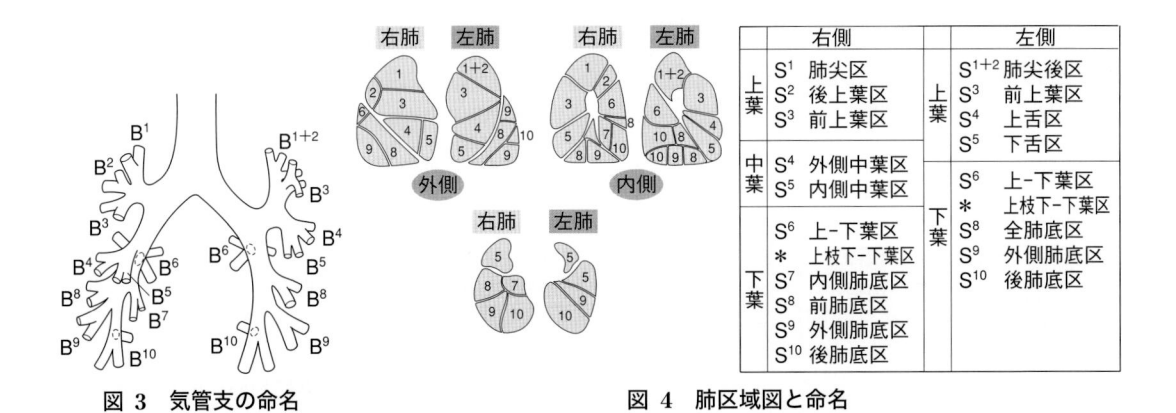

図 3　気管支の命名

図 4　肺区域図と命名

		右側			左側
上葉	S^1	肺尖区	上葉	S^{1+2}	肺尖後区
	S^2	後上葉区		S^3	前上葉区
	S^3	前上葉区		S^4	上舌区
中葉	S^4	外側中葉区		S^5	下舌区
	S^5	内側中葉区	下葉	S^6	上-下葉区
下葉	S^6	上-下葉区		$*$	上枝下-下葉区
	$*$	上枝下-下葉区		S^8	全肺底区
	S^7	内側肺底区		S^9	外側肺底区
	S^8	前肺底区		S^{10}	後肺底区
	S^9	外側肺底区			
	S^{10}	後肺底区			

2．背腹撮影か，腹背撮影か

　管球の位置，撮り方によって陰影の見え方も変わってくる．例えば，一般的な撮影は放射線が背部からあてられ，胸の前面に置かれているフィルムに撮影される（背腹撮影：P→A）．しかし，集中治療室でよく撮影される方法はポータブル撮影である．これは一般的なものとは逆に背中にフィルムを置き，前胸部から放射線をあてる（腹背撮影：A→P）方法がとられる（図7）．特にこの場合，臓器や陰影の位置が変わったり，縦隔や心臓の大きさが心拡大様で心タンポナーデと間違うような所見としてみられるといった撮り方による違いがある．

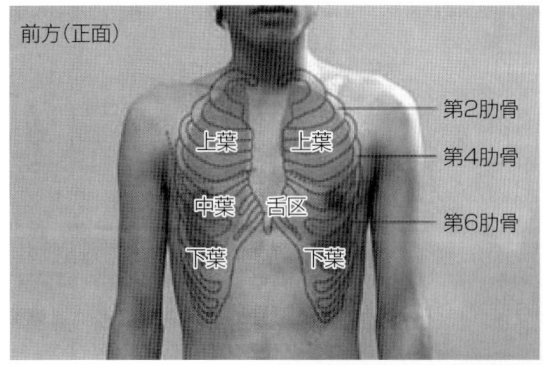

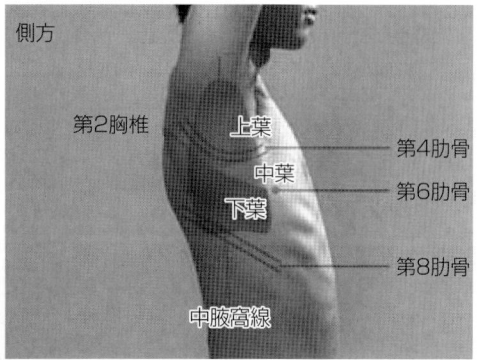

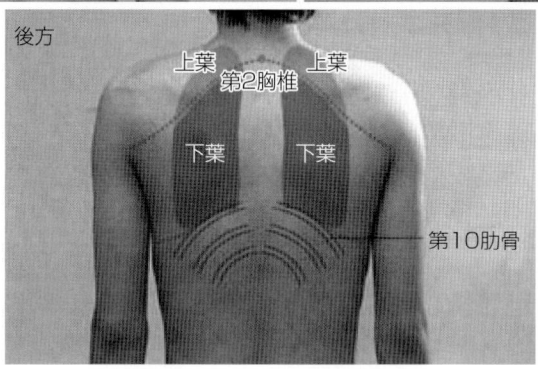

図5 肺区域の解剖学的位置関係
胸部X線像のアセスメントは、解剖を理解しているとわかりやすい

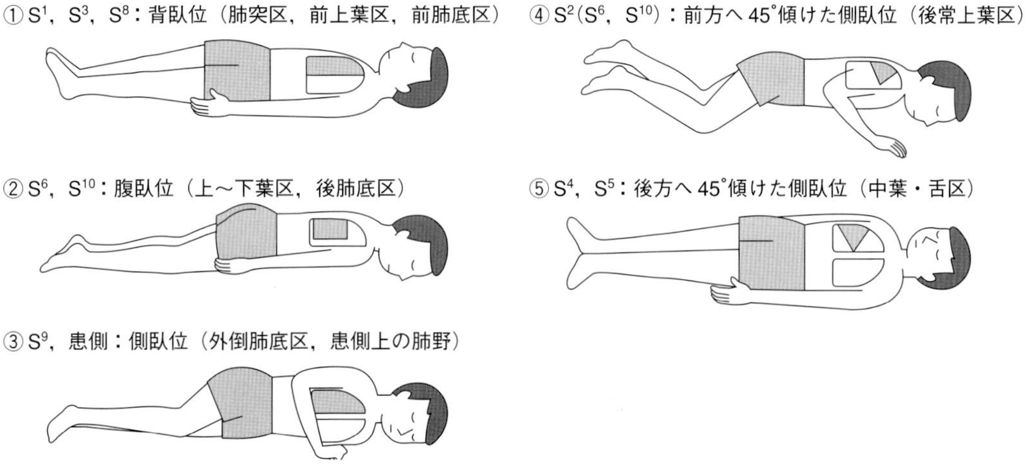

① S^1, S^3, S^8：背臥位（肺尖区，前上葉区，前肺底区）
② S^6, S^{10}：腹臥位（上〜下葉区，後肺底区）
③ S^9, 患側：側臥位（外側肺底区，患側上の肺野）
④ S^2(S^6, S^{10})：前方へ45°傾けた側臥位（後上葉区）
⑤ S^4, S^5：後方へ45°傾けた側臥位（中葉・舌区）

図6 体位ドレナージ

3．鎖骨頭は後第4肋骨に重なっているか

背腹撮影での正しい管球の高さ，位置で撮影された写真では，一般にこの位置関係が成り立ち，肺内の透亮像の位置関係が明瞭になる．

4．左右の鎖骨頭は脊柱との距離が等間隔か

正中位に撮られれば等距離である．等間隔でない場合，近いほうに斜位がかかっている．大きく違う時は斜位撮影の写真であるので，そのことを理解して読影を行う（**図8**）．

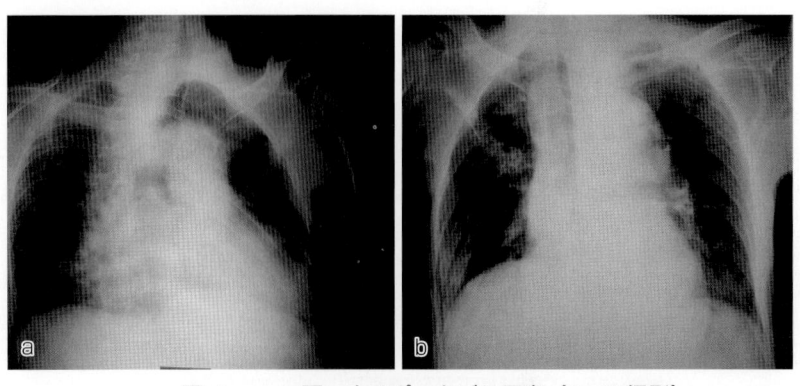

図7　a, b 同一人のポータブル写真（A→P 撮影）
a, b ともに寝た位置での撮影であるが，a は斜位のかかったまま撮られた画像

5．肋骨骨折はないか
　みえる範囲の骨や軟部組織に注意し，皮下気腫の空気像はみえるか，肋骨骨折ではないかを確認する．

6．肺野全体を左右で比較して，左右に濃度差がないか
　一般に血管影の減少する気胸，肺塞栓，気腫化などの疾患では黒くみえる．

7．女性では乳房は明瞭か
　乳房手術がなされると同側の肺野が明るく（黒っぽく）なる．逆に大胸筋で肺野が淡く（白っぽく）みえることもある（注：肺野が明るいとは X 線像では黒く写っていることをいう．反対に暗いとは白く写っていることをいう）．

8．体外異物の確認
　肺内病変ばかりに気をとられていると体外にある異物や挿入された医療器具の位置確認を怠ることになる．特に集中治療関係ではカテーテルがたくさん入っている（図8）．つい，カテーテルは正しく入っているものと思って意識しないことがよくある．カテーテルなどが挿入されている場合は，まず正しい場所にあるか確認をする．

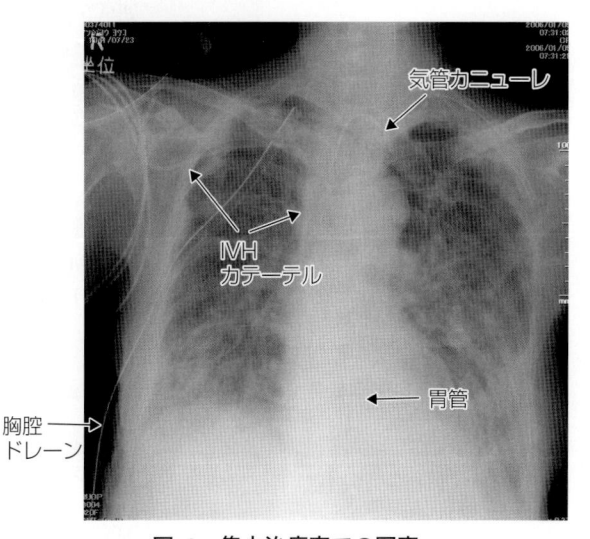

図8　集中治療室での写真
気管カニューレの位置はずれていないか？
胃管の場所は正しいか？
胸腔ドレーンの位置は正しいか？
IVH カテーテルの位置は正しいか？

9．最後に，読影する人の名前に間違いはないか，写真の左右は間違いないか
　右胸心の人や滴状心の人，ベッドサイド撮影で斜位撮影になってしまった人の写真には注意する．

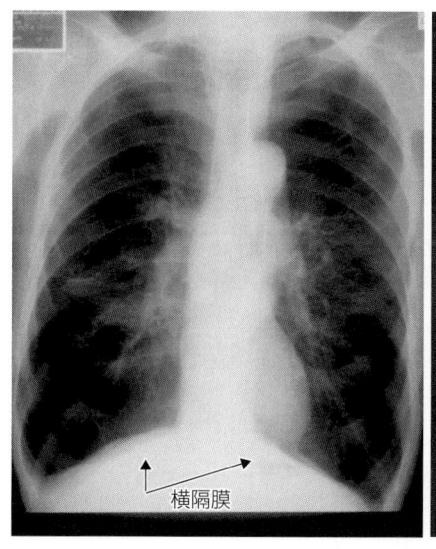

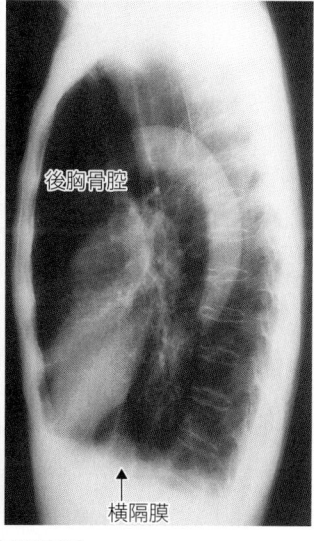

図 9　症例 1　肺気腫症例
横隔膜は平坦化しており，肺野には過膨張所見としての透過性亢進がみられる．肺野血管は全体に狭小化し，左右下肺外側，右上方肺では末梢血管がほとんどみえなくなり，異常線状影としてのブラ壁陰影や滴状心がみられる．側面では後胸骨腔の拡大，透過性亢進がみられ，横隔膜の平坦化が顕著である

Ⅳ．呼吸理学療法でよく出会う異常画像の特徴

1．症例 1　慢性閉塞性肺疾患（図 9）

慢性閉塞性肺疾患（COPD：chronic obstructive pulmonary disease），特に肺気腫の症例は膨らみすぎの肺なので，過膨張所見として透過性亢進，横隔膜平坦化，血管影減少，異常線状陰影としてのブラ壁陰影などがみられる．よって，肺野は全体に明るくみえる．しかし，肺の透過性変化は撮影条件によって左右されることが多い．過膨張所見の一つとして，横隔膜の平坦化は有意である．過膨張としての目安は，横隔膜面状に後第 11 肋骨あるいは前第 7 肋骨の大半を認め，横隔膜のドーム状形態の消失平坦化が所見である．側面では，さらに横隔膜の平坦化や樽状胸郭がよく観察される．

透過性亢進の様子は CT 像にてより鮮明である（図 10）．

肺気腫 CT 像の特徴は無構造野（LAA：low-attenation area）である．これは円形ないし楕円形で，周囲の肺野濃度に対し濃度の低下領域のことをいう．この LAA の広がり範囲が呼吸機能に影響する．また，ブラ（bulla）がみられる．ブラは径 1 cm 以上の気腫性気腔と定義され，この形態は著しい air-trapping（空気とらえ込み現象）を示唆している．これら LAA では肺としての面積はもつがガス交換は行われないこととなる．

2．症例 2　肺結核後遺症（図 11）

病変の萎縮・癒着性変化により代償的に気腫化がみられ，ブラが多発する所見がみられる．また，陳旧性病巣の縮みにより気管・気管支の病巣側への偏位がみられる．さらに，気管支には狭窄や拡張症を残すことが多い．

病巣の萎縮・ブラ化は CT 像でより鮮明にみられる（図 12）．CT では空洞化や引きつれ，縮み変形の強い病巣がみられる．本例のような場合，陳旧性病巣箇所を主体に気道感染症を併

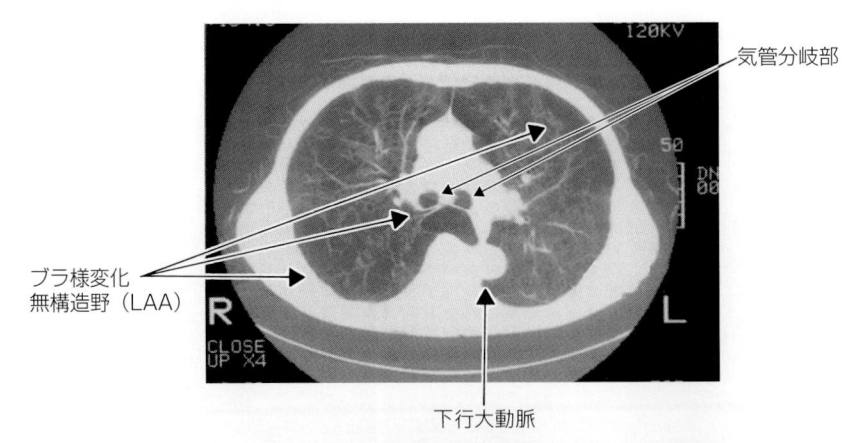

a：気管分枝下断面像

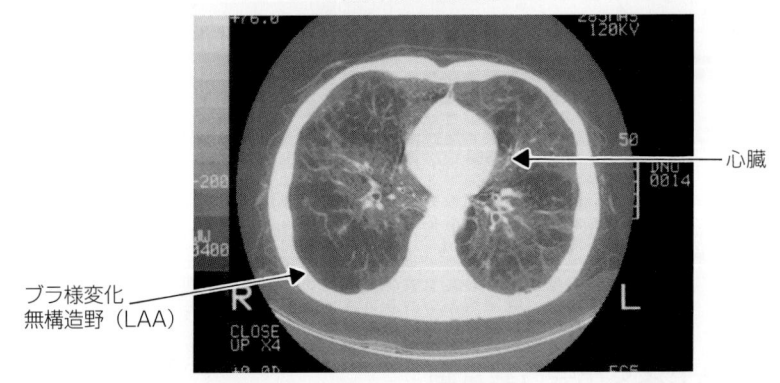

b：心臓位での断面像

図10 症例1 肺気腫のCT像
　肺気腫の特徴的所見は無構造野（LAA：low-attenation area）であるが，本例では進行が強く上部CT，下部CTともに広範な低吸収域が広がり，小葉中心型の肺気腫（無構造野）所見や広範な隔壁型無構造野（ブラ様所見）を認める

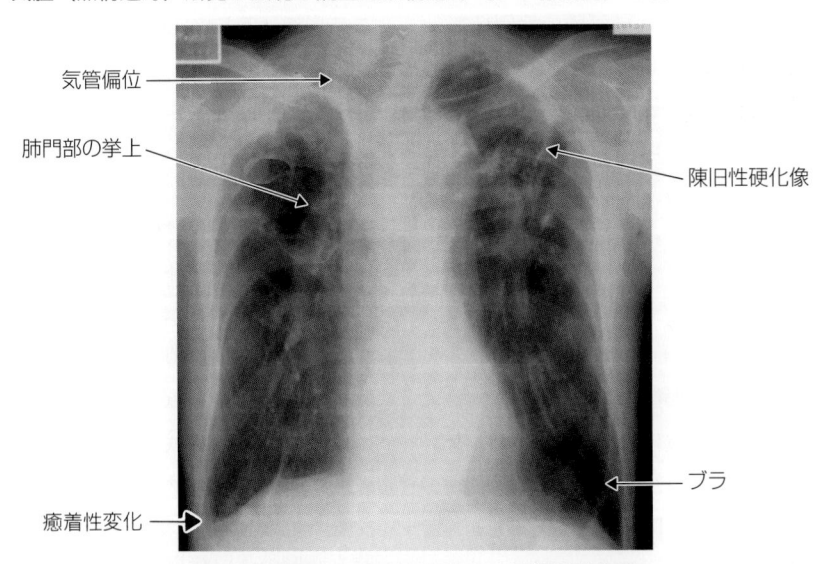

図11 症例2 肺結核後遺症・代償性肺気腫
　陳旧性病変の萎縮・癒着性変化と引きつれに伴う代償性気腫化が特徴である

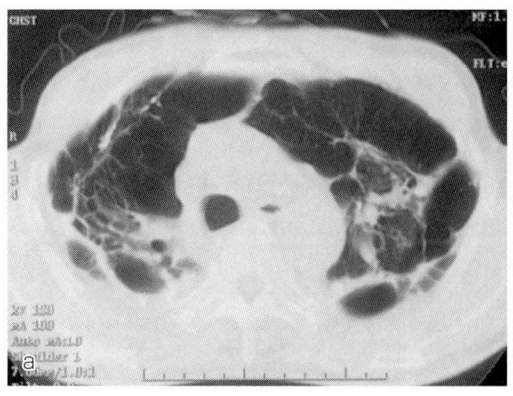

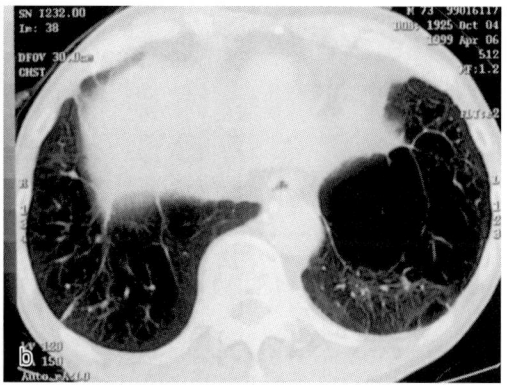

図 12　症例 2　肺結核後遺症・代償性肺気腫の CT 像
　a．気管部分での CT 像．上葉病変の萎縮・癒着と代償性気腫化ブラの多発と空洞化を認める
　b．心臓部分での CT 像．血管陰影の減少・狭小化とブラがみられる

発しやすく，感染を契機として呼吸不全に陥ることが多い．

3．症例 3　気管支拡張症（図 13）

肺野で併走する肺動脈より気管支径のほうが太くなる．胸部単純 X 線像上では，気管支壁の肥厚と拡張による tram line（トラムライン；電車軌道様にみられることを示している）が認められる．CT では気管支壁の肥厚として，横断面で signet ring sign（印鑑付き指輪）と呼ばれるリング状を呈した輪状変化や，不整形の筒状変化の気管支壁を認める．

感染などで気管支腔内に分泌液がたまり，鏡面像がみられることもある．また，末梢に air-trapping による斑状の低吸収域を認めることもある．気管支病巣部位を知ることは，排痰など理学療法を施行するうえで参考となる．

4．症例 4　肺炎（図 14）

左下葉肺炎例である．X 線正面像にて右に比べ，左のちょうど乳房の位置に白く陰影（コンソリデーション陰影）がみられる．

明らかに左右差がある．解剖学から心陰影に沿う乳房の位置にある肺区域は，上葉の S^4，S^5 であるが，X 線正面像にて心臓の辺縁陰影がくっきりとみえているので，この部位の浸潤影ではないことがいえる．

また，大動脈の下行脚が鮮明であり，左下葉でも S^9 を中心とした肺炎と診断できる．高齢者の寝たきりや術後の臥位姿勢の症例で下葉の肺炎を起こしやすい．

5．症例 5　胸水（図 15）

呼吸器障害をもつ症例では，肺性心の悪化により末梢浮腫とともに心不全胸水を認めることがある．胸水所見としては，両側肋骨横隔膜角の顕著な鈍化，横隔膜線の消失を認める．ほかに，心不全による肺内水分うっ滞を示す所見として Kerly's B line（少葉間隔壁肥厚），peribronchial thickenning（血管気管支周囲結合織の肥厚）などがみられる．さらに胸水がたまると，気管や心臓などの内腔臓器は対側に圧排され，心陰影と同様片側が真っ白に写る．

6．症例 6　無気肺（図 16）

本例は気管支喘息に無気肺を合併した例である．気管支喘息発作後，右前胸痛と呼吸困難がとれず来院．PaO_2 55 Torr，$PaCO_2$ 40 Torr と著明な低酸素血症を認め，胸部単純 X 線像にて両側上葉の無気肺を認めた．胸部 CT 像にて上葉の

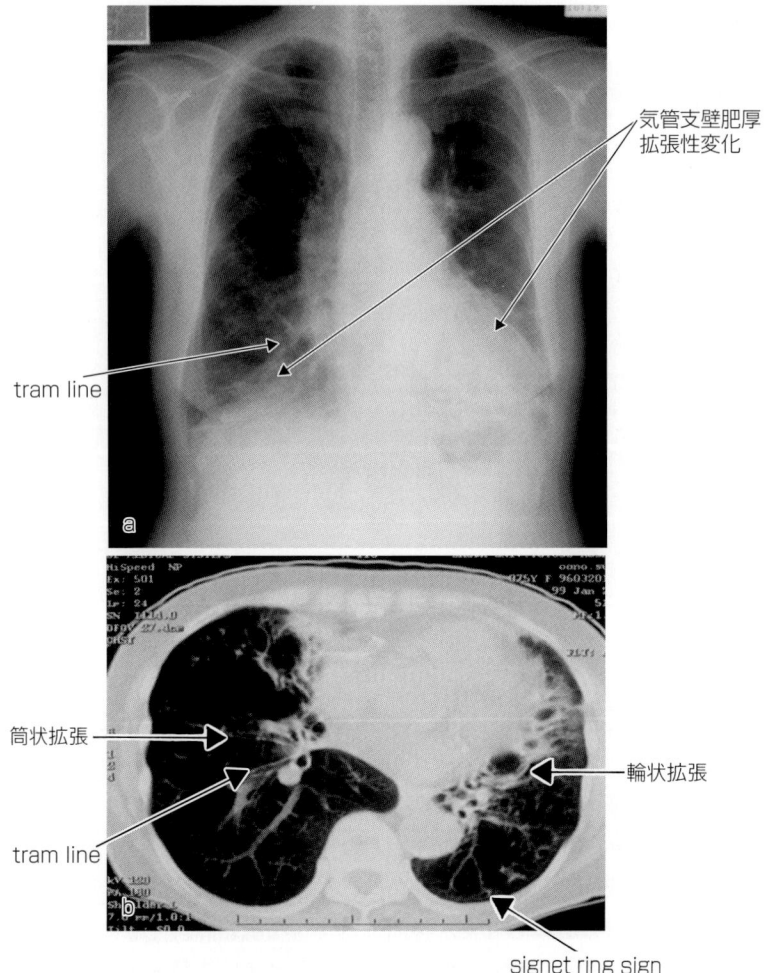

図 13 症例 3 気管支拡張症
胸部単純 X 線像にて気管支壁肥厚と拡張所見である tram line を認め，両下肺肺底部を主体に透過性の低下を認める．心臓位置断面 CT では気管支壁の肥厚像である輪状拡張（signet ring sign）および筒状拡張を認める

みの無気肺であることが明瞭にわかる．

無気肺を生じる気道閉塞原因としては，気道粘膜の浮腫，粘液産生亢進における粘液栓の形成，気管支平滑筋攣縮などがあげられる．

気管支拡張剤およびステロイド療法とともに，排痰にかかわる理学療法（squeezing，体位変換など）を施行のうえ，気管支鏡にて洗浄吸引を行い，軽快をみた．

V. 画像診断からみた呼吸理学療法の効果判定

1. 症例 8 呼吸理学療法と X 線像変化（図 17）

症例は肺結核後遺症に気管支喘息を合併した症例である．本例は，吸入ステロイドによる気管支喘息コントロールは良好であったが，ピークフロー値（PEF：peak expiratory flow）は 300 l/min と不安定であった．胸部単純 X 線像では

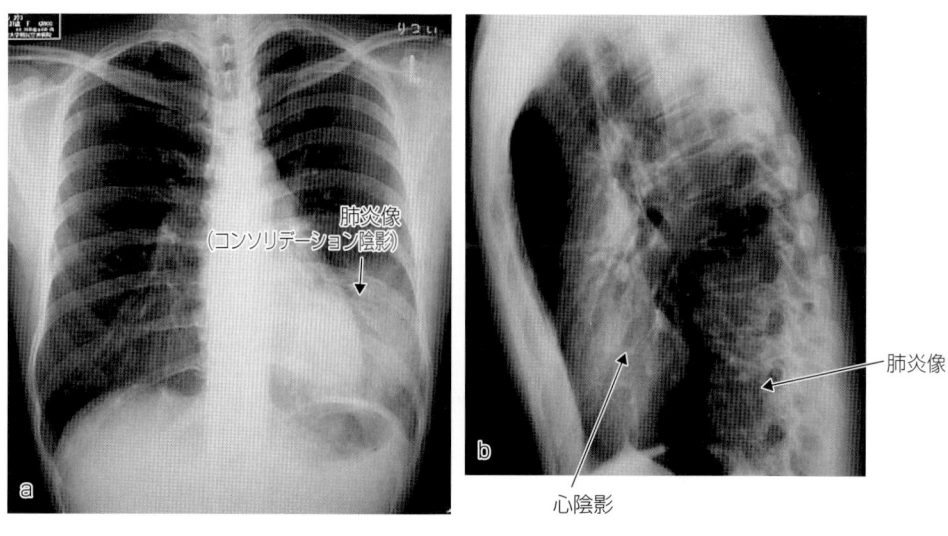

図 14 症例 4 肺炎症例
左心陰影がくっきりとみえ，その部分に白い陰影が重なってみえている．側面では背柱側に陰影がみられる

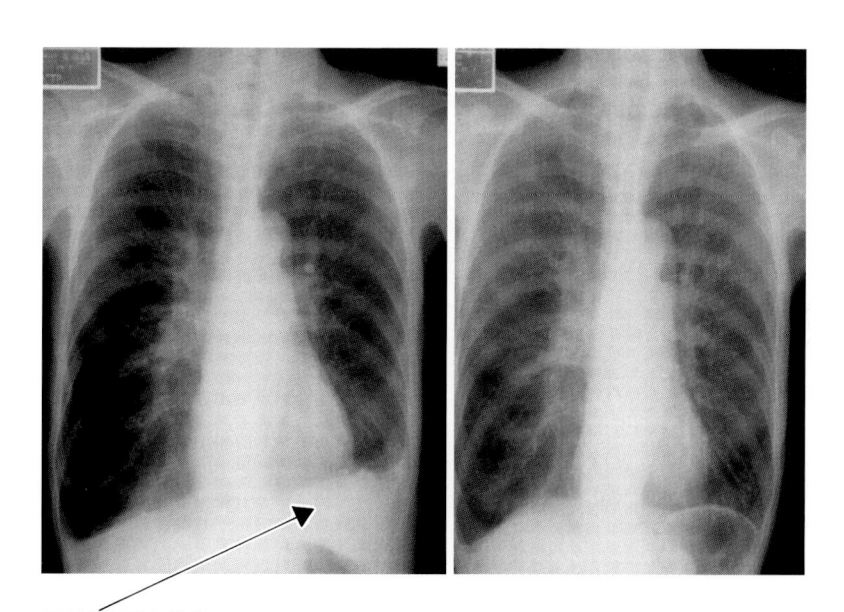

a．胸水貯留時　　　　　　　　b．軽快時（肺気腫例）
図 15 症例 5 肺性心症例
　いわゆる両側胸水の状態である．肺気腫に合併した肺性心悪化，心不全による胸水で，心拡大とともに肋骨横隔膜角の鈍化，ならびに左側では胃泡と横隔膜位置の解離がみられ，この間に貯留物のあることが推察される．本例でははっきりしないが，下肺野で横に水平な Kerly's B line や気管支透亮像の周囲が厚くなって竹輪状にみられる peribronchial thickenning がみられる．軽快時の胸部単純 X 線像では，横隔膜および横隔膜角が鋭角に明瞭である

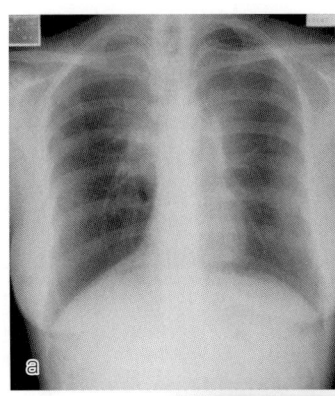

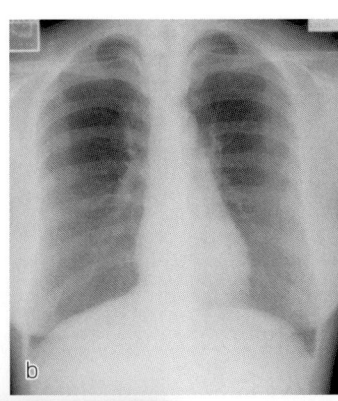

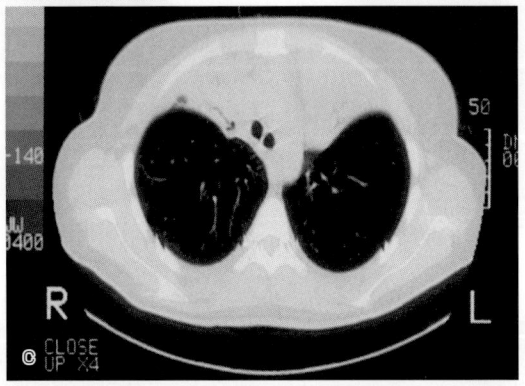

図16 症例6 無気肺症例
a．入院時，胸部単純X線像では正中を中心として上肺野に淡陰影を認める
b．軽快時には正常所見を呈している
c．入院時CT像．両側上葉の含気がなくなり前方へ収束，一部に気管支の透亮像がみられる．左右に分枝した主気管支も前方へ偏位し，両側上葉の無気肺であることが鮮明である

左胸郭形成術があり，胸膜癒着は強く一部胸膜は肺胞を呈し，左下葉および右肺は代償性気腫化を呈している．3年前にPEF値400 l/minを目標orderに呼吸理学療法を開始した．開始当初，胸郭の可動性は全体的に低下し，胸郭運動そのものにも左右差がみられた．その他の運動器に関しても，特に肩関節の可動域制限が著明であった．

そのため，上肢を動かすために上肢帯筋が胸郭を締めつけたり，胸郭の柔軟性が低下しているために，上肢の運動が障害を受けるような，上肢-胸郭の運動器系の障害が目立ち，日常生活動作の中で無理のない呼吸運動を制御することが困難になっていた．

当初，理学療法では無理のない呼吸運動を獲得するために，上肢-胸郭の運動器系の再建を行った．実際には胸郭のストレッチ，肩甲帯周囲筋のリラクセーションおよび肩甲骨の可動域訓練などである．

また，立位や歩行時などの姿勢に問題もあり，体位保持運動療法や靴へのインソール装着を用いて，無理のない呼吸運動が持続できるよう配慮していった．

週1回のペースでリハビリテーションを行った結果，現在では到達目標であったPEF値400 l/minの目標を達成し，歩行運動による呼吸困難もなく，安定した呼吸状態が維持できている．

今回の胸部X線像（**図17b**）では，以前（図

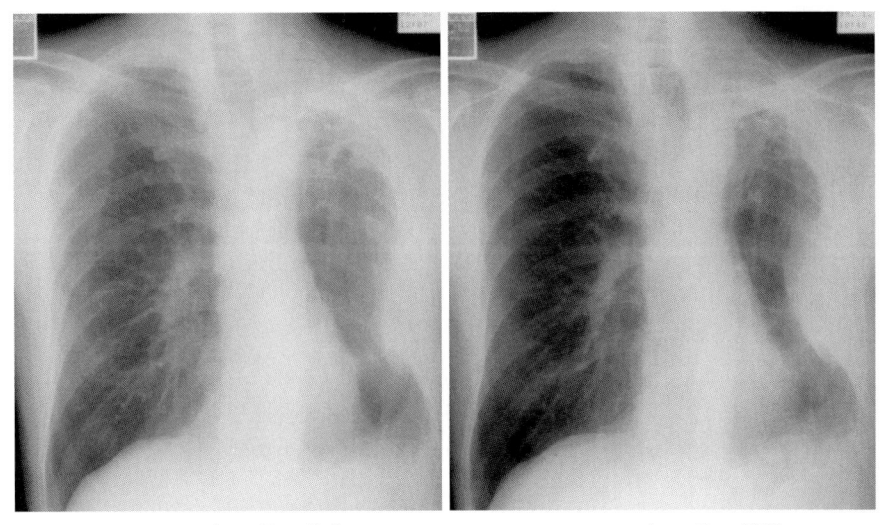

a. 1996 年 5 月 X 線像　　　　　　b. 1999 年 1 月 X 線像

図 17　症例 8　気管支喘息を合併した肺結核後遺症例の X 線像による効果判定
　左胸郭形成術後肺で左胸膜癒着・胼胝を強く認める．このため 1996 年 5 月の X 線像では左鎖骨線が下がっている．胸郭運動の改善に伴って撮影体勢もよくなり，多少の斜位は避けられないが，鎖骨線も水平に上がってきている

17a）に比べ左鎖骨位置に上昇がみられ，左右鎖骨結線が水平に近くなっており，左胸郭の運動能アップがなされたことがうかがえる．

2．肺気腫症例の X 線像による効果判定（図 18）

　胸郭の動きは，テープメジャー法などの徒手的手段や肺機能検査による評価が多く行われている．

　側面での吸気・呼気撮影を行うと，胸郭可動の有無がよくわかる．一般に吸気・呼気による肺の可動域は 1 肋間を動く．

　図 18 は肺気腫症例の側面像であるが，胸郭運動がなされ，とらえ込まれた含気をより呼出させることができれば，胸骨の可動範囲が大きくなり，横隔膜の動きが大きくなることを吸気・呼気写真により確認できる．

　胸部単純 X 線像は，呼吸理学療法に大きなヒントを与えてくれる参考資料である．安全な手技のためにも読影をしておきたい．

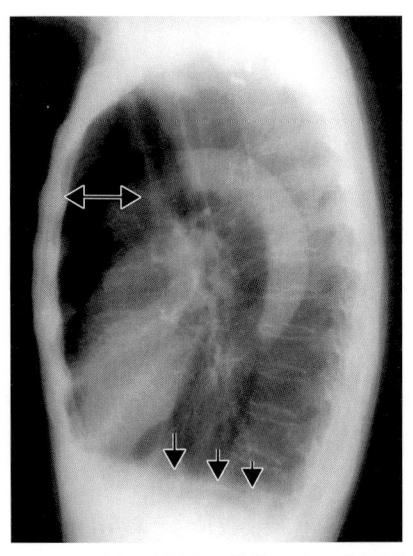

図 18　肺気腫症例 X 線像による効果判定
　横隔膜の平坦化や後胸骨腔の透過性亢進など，肺気腫の過膨張所見は側面像のほうがわかりやすい．呼吸理学療法により胸骨腔過膨張の減少（十分な呼気運動），横隔膜の上下運動（十分な吸気運動）が観察できる

5 呼吸機能

金子教宏*

◆Key Questions◆
1．呼吸機能検査の方法および呼吸生理
2．呼吸理学療法施行時に必要な呼吸機能検査
3．呼吸機能検査からみた重症度とその効果判定
4．呼吸機能検査と EBM

I．はじめに

呼吸機能検査は，画像診断とともに呼吸器診療の本幹というべき検査である．したがって，呼吸器内科医も非常に重要視するため，その方法や評価を理解することはチームスタッフにとって必要不可欠なものである．しかし，呼吸機能検査といっても非常に幅が広く，スパイロメトリーや肺拡散能検査だけではなく，ガス交換や運動負荷試験，呼吸筋力，胸郭可動域なども含まれる．ここでは一般臨床でよく遭遇する気管支喘息，慢性閉塞性肺疾患（COPD：chronic obstructive pulmonary disease）を中心に，呼吸機能検査の基本となるスパイロメトリー（フローボリューム曲線を含む）と理学療法との関連を中心にまとめる．

まず，呼吸機能検査は患者の努力に左右される検査であることを理解すべきである．すなわち，患者が最大限の努力をすることにより評価が可能になる．不十分な努力による検査結果は，評価を誤らせる可能性があり，注意が必要であることを銘記すべきである．検査結果をみる前に，検査に妥当性があるかを見極めなければならない．そのためには，検査方法なども知っておくことが必要である．また，用語の理解も必要である．

II．呼吸機能検査の方法および呼吸生理

1．スパイロメトリーとフローボリューム曲線（図1，2）[1]

1）測定方法の実際
a．測定方法と姿勢

検査は座位または立位で行う．姿勢によっても結果は変わってくるので測定方法を記載し，その後の評価をする場合は同一条件で行うようにする．マウスピースは，しっかりと装着し空気が口元からもれないようにする．患者の状態をよく観察し，無理をさせず疲労を残さないようにする．

b．機器の精度管理とメンテナンス

日常点検，定期点検を行い精度を管理し，維持することは重要である．

c．感染対策

感染管理の risk management の見地から検査機器が媒介となって，次の患者への感染は回避しなければいけない．検査時には，検査者は患

---

* Norihiro KANEKO/亀田総合病院呼吸器内科

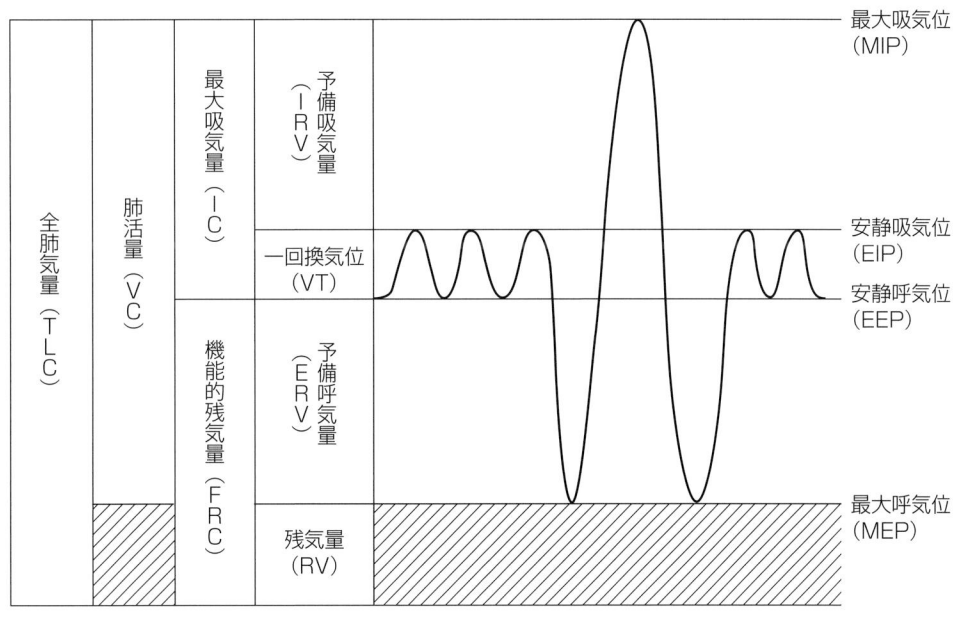

図 1 スパイログラム上に描かれた肺気量の変化と，肺気量分画の関係（文献 1)より引用）
TLC：total lung capacity, VC：vital capacity, IC：inspiratory capacity, FRC：functional residual capacity, IRV：inspiratory reserve volume, VT：tidal volume, ERV：expiratory reserve volume, RV：residual volume, MIP：maximal inspiratory position, EIP：end inspiratory position, EEP：end expiratory position, MEP：maximal expiratory position.
スパイロメトリーでは残気量（斜線部分）が求められないため，機能的残気量や全肺気量は測定できない

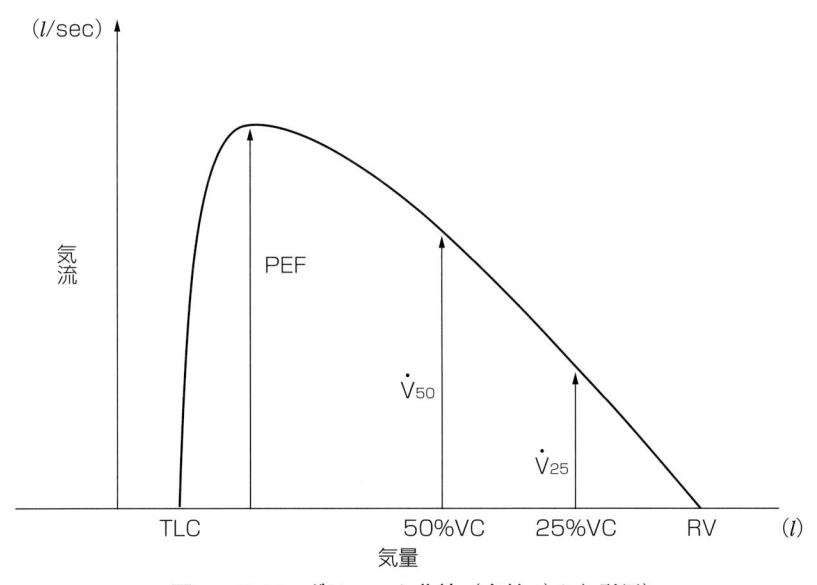

図 2 フローボリューム曲線（文献 1)より引用）

表 1 肺活量測定の妥当性・再現性と採択基準(文献1)より引用)

	基　準
妥当性	スパイログラムで以下を確認する ①安静呼気位が安定している*1 ②最大呼気位と最大吸気位のプラトー*2が確認できる ③吸気肺活量≒呼気肺活量*3
再現性	2つの妥当な測定結果において，最大の肺活量と2番目の肺活量の差が200 ml以下である
採択	最大の肺活量を示した測定結果を採択する

*1 安定とは安静呼気位の帰線が水平で最大吸気位と最大呼気位の呼気側 1/3〜1/2 ぐらいにあることをいう
*2 プラトーとは時間—気量曲線（スパイログラム）が2秒以上，上下なく水平な場合をいう
*3 COPD では空気とらえ込み現象のため吸気肺活量＞呼気肺活量となる場合がある

者ごとに手洗いをし，マウスピースは患者ごとに換える．また，結核患者や疑いのある患者も検査は行わない．マイコプラズマ感染症など飛沫感染患者も検査を控えることを原則とする．

2）肺活量検査の実際

肺活量検査は，安静呼吸（少なくとも3回以上の安静呼吸）から最大呼気まで呼出させる（最後まで息を吐ききってもらう）．その際，プラトーに達したことを確認する（モニターで2秒間変化がないこと）．その後，最大の吸気（最後まで吸ってもらう）をしてもらいプラトーを確認し，もう一度吐ききってもらいプラトーを確認し検査を終了する．

表1に肺活量検査の妥当性・再現性と採択基準を示す[1]．

3）努力性肺活量・フローボリューム曲線の実際

安静呼吸が安定した後，安静呼気位から最大吸気位まで思いきり吸ってもらう．そして，最大限の力で一気に努力呼気をさせ，最大呼気位まで呼出させる．最低6秒以上，呼気努力を続けるように声をかけ，最低2秒以上，呼気量が変化しないことを確認し検査を終了する（施行者が"最後まで頑張って吐いて，吐いて，まだまだ頑張って"と励まして行う）．

表2に妥当性・再現性と採択基準を示す[1]．

2．気道可逆性検査

気管支拡張薬の吸入前後に1秒量（FEV_1：forced expiratory volume in one second）を測定し，その改善の割合を計算することにより気道可逆性の程度とする．

すなわち，気道可逆性改善量とは，「吸入後の FEV_1 −吸入前の FEV_1」となり，気道可逆性改善率とは，「吸入後の FEV_1 −吸入前の FEV_1／吸入前の FEV_1」となる．

1）測定方法

①気管支拡張薬を吸入する前に努力性肺活量の測定を実施する．その中でいちばん妥当性のあるデータを選択する．

②気管支拡張薬を吸入する．気管支拡張薬の種類・吸入方法・投与量は，施設により異なるが一般的には硫酸サルブタモールを吸入することが多い．測定時間も吸入薬の種類により異なる（表3)[1]．

③β_2刺激薬であれば15〜30分後に努力性肺活量を測定し，妥当性のある測定値を選択する．

2）臨床での応用

この気管支拡張改善効果は，臨床的に非常に

表 2　努力性肺活量測定の妥当性・再現性と採択基準（文献1)より引用)

	基　準
妥当性	①フローボリューム曲線のパターンで，検査全般に十分な努力が得られており（最大吸気，すばやい呼気開始，ピーク，呼気の持続），アーチファクト（呼気早期の咳，声出しなど）がないこと ②呼気開始が良好であること 　・外挿気量が努力肺活量（FVC：forced vital capacity）の5%あるいは150 m*l* のうちいずれか大きいほうの値より少ないこと ③十分な呼気ができていること 　・時間—気量曲線（スパイログラム）が2秒以上プラトー*に達している 　あるいは 　・プラトーにならない場合は十分な呼気時間（15秒以上，あるいは6秒以上で被験者が呼気を持続できなくなるまで）であること
再現性	3回以上の妥当な測定結果のうち，最良のフローボリューム曲線（ベストカーブ）と次によいフローボリューム曲線（セカンドベストカーブ）の1秒量（FEV_1：forced expiratory volume in one second）の差とFVCの差がそれぞれ200 m*l* 以内であること
採択	最良のフローボリューム曲線（ピークが高く，ピークに到達するまでの呼気量が少なく，最大努力の得られているもの）をベストカーブとし，その測定結果を採択する．ベストカーブ選択にあたり，FEV_1+FVC の和が大きいことも参考にする

*プラトーとは時間—気量曲線が2秒以上，上下なく水平な場合をいう

表 3　気道可逆性検査に使用する代表的な吸入気管支拡張薬（文献1)より引用)

気管支拡張薬	吸入方法	投与例（成人）	吸入後の検査
短時間作用型 β_2 刺激薬 吸入用短時間作用型 β_2 刺激薬	スペーサー併用 MDI*で吸入 加圧式ネブライザーで吸入	硫酸サルブタモール　2吸入（200 μg） 塩酸プロカテロール　2吸入（20 μg） 硫酸サルブタモール 0.3〜0.5 m*l* （1.5〜2.5 mg）	15〜30分後
短時間作用型抗コリン薬	スペーサー併用 MDIで吸入	臭化オキシトロピウム　2吸入（200 μg） 臭化フルトロピウム　2吸入（60 μg） 臭化イプラトロピウム　2吸入（40 μg）	30〜60分後

*定量噴霧吸入器（MDI：metered dose inhaler）

重要である．「喘息予防・管理ガイドライン2006」[2]では，喘息の定義として「気道狭窄は，自然に，あるいは治療により可逆性を示す」と記載され，その可逆性の具体的な数値として「改善量200 m*l* 以上かつ改善率が12%以上であった場合，気道改善効果がある」と述べている．なお，日常診療でよく使用されるピークフローメーターを指標とすることもある．

一方，COPDの定義は，診断，管理，予防のグローバルストラテジー[3,4]では「進行性の気流制限を呈する疾患である．この気流制限は，さまざまな程度の可逆性を認め，…」と記載されている．基準は前述したものと同様である．

すなわち，COPDと気管支喘息を鑑別するために気道可逆性検査は重要である．しかし，これだけでCOPDと喘息とを鑑別することはできない．

3．気道過敏性試験

気管支喘息の定義の中でいちばん重要な点は「気道過敏性の亢進」である．気道過敏性試験に関してはGINA2006のガイドラインなどの成書

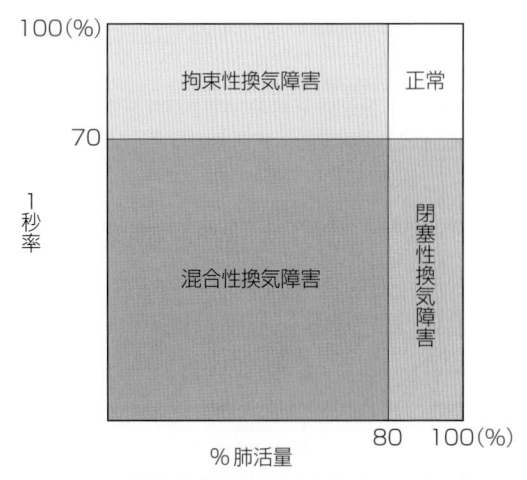

図 3 換気障害の分類（文献 1）より引用）
％肺活量（正常予測値に対する％）を X 軸に，1秒率を Y 軸にとり，％肺活量が 80％未満，1秒率が 70％未満を異常として換気障害を 4 つに分類する．閉塞性換気障害を呈する代表的疾患であるCOPD では，初期は閉塞性換気障害を呈するが，気流制限が高度に進行した状態では，1秒率だけでなく肺活量も減少し，混合性換気障害になる．これは閉塞性肺疾患と拘束性肺疾患が混在していることを意味しない．病態の進行に伴い残気量が全肺気量の増加以上に増えるため，両者の差である肺活量が減少することによる．拘束性肺疾患では肺活量の減少だけでなく，全肺気量も減少する．拘束性換気障害＝拘束性肺疾患，閉塞性換気障害＝閉塞性肺疾患などと 1 対 1 に対応して解釈してはいけない

を参考にしていただきたい．一般的には，低濃度の気管支収縮薬の吸入から開始して濃度を濃くし，FEV_1 が前値の 20％低下した時の濃度を閾値とし，その薬物濃度を PC20 と呼ぶ．すなわち，PC20 が低ければ低いほど，気道過敏性の亢進の度合いが強いということを意味する．また，正常者と気管支喘息患者との識別域は 5〜10 mg/ml（5,000〜10,000 μg/ml）程度とされる[2]．

4．スパイロメトリーとフローボリューム曲線の結果の解釈

適切な検査機器・検査方法で得られたデータを解釈することが重要である．

1）スパイロメトリーの正常と異常

％肺活量は正常予測値の 80％以上，1秒率（FEV_1％：percentage for forced expiratory volume in one second）は性別，年齢，身長に関係なく 70％以上を正常とする．肺活量は，正常予測値の 80％未満の場合は拘束性換気障害，FEV_1％が 70％未満の場合は閉塞性換気障害と判定され，両方が認められた場合，混合性換気障害と判定される（図 3）[1]．

2）拘束性換気障害

肺活量は，性別，身長，年齢の影響を受ける．体重の影響は受けないとされるが，高度の肥満では減少する．また，体位によっても変化し，背臥位では立位または座位と比較して 7〜8％低下するといわれている[1]．

a．病的因子

肺活量は，最大吸気位（思いきり吸った状態；全肺気量）と最大呼気位（思いきり吐き切った状態；残気量）の差である．

b．全肺気量の低下

①肺自体の異常
・肺弾性力の増大：肺線維症．
・肺コンプライアンスの低下：肺水腫．
・肺容積の減少：肺摘出後．

などで起こる．限局した無気肺では，代償的にその他の肺が拡張するので影響は少ない．

②肺以外の異常
・肺の拡張不全：胸水，胸膜肥厚，心拡大など．
・胸郭変形：脊椎側弯症，漏斗胸など．
・その他：腹部膨満，高度の肥満，横隔膜を含む呼吸筋力低下や麻痺，神経筋疾患．

c．残気量の増加

①肺自体の疾患

肺弾性力の減少による気流制限，すなわちCOPD や気管支喘息発作により起こる．高度に進行した COPD では全肺気量も増加するが，それ以上に残気量が増加するため拘束性換気障害も呈し，混合性換気障害となる．

②肺以外の異常

残気量の増加は，呼吸筋筋力の低下（神経筋

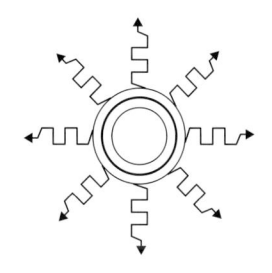

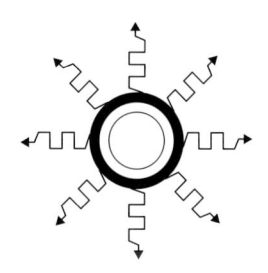

正常気道　　気道平滑筋の攣縮・肥大　　気道内分泌物貯留，粘液腺の肥大
　　　　　　　（気管支喘息）　　　　　（慢性気管支炎，気管支喘息）

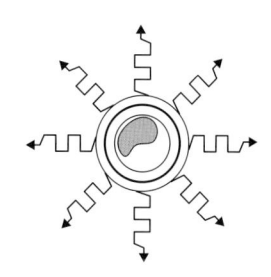

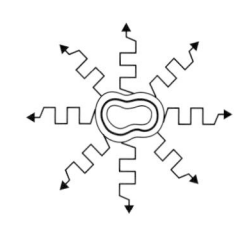

肺弾性力の低下　　　　　肺弾性力の増加
末梢気道の破壊　　　　　　（肺線維症）
　（肺気腫）

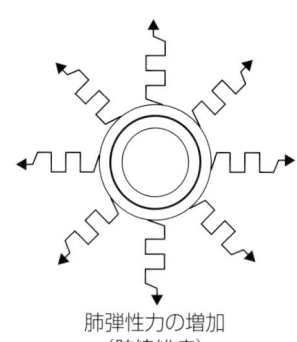

図 4 気道径に影響を及ぼす因子（文献 1）より引用）
肺弾性力は，肺自体が内側へ縮まる方向に作用するが，気道に対しては引っ張る方向に作用する．高肺気量ほどその傾向は大きい．そのため，肺弾性力が低下した高度の肺気腫では高肺気量位で呼吸しないと気道は閉塞してしまう．→は肺弾性力とその方向を示す

疾患）で認められる．

d．1秒量と1秒率に影響を及ぼす因子

FEV_1 は，肺活量と同様に性別・身長・年齢の影響を受ける．一方，FEV_1％は FEV_1 を努力性肺活量で除す（FEV_1/FVC）ため，これらの影響は少ない．非喫煙者でも加齢とともに FEV_1 は低下する．

e．病的因子

FEV_1 は，肺気量と気道閉塞により規定される．FEV_1％は，肺気量の影響は受けずに気道の閉塞性障害を反映する．FEV_1％の低下は，主に気道径の減少である．気道径の減少は，気管支平滑筋の肥大や攣縮（気管支喘息），気道内の分泌物増加（COPD，気管支喘息），肺弾性力の低下（COPD）により起こる（図 4）[1]．

f．臨床評価

肺機能検査は，肺の機能的な面での異常を知る唯一の検査である．しかし，これだけで臨床の評価をすることはできない．症状やフィジカルのアセスメント，画像診断や細菌学的な評価など，さまざまな情報を総合的に判断する力が必要である．今回は，肺機能検査からみた臨床的な評価について記載する．

g．スパイロメトリー

スパイロメトリーを用いて肺の機能的な異常があるかどうかを，まず判断する．スパイロメトリーが正常であっても，気管支喘息の安定した状態や肺拡散能が低下している場合は，スパイロメトリーが正常になることがあるので注意が必要である．スパイロメトリーで異常があった場合は，前述したように拘束性換気障害なの

表 4　スパイロメトリーに異常をきたす代表的な疾患（文献1）より引用）

障害のパターン	病　態		代表的疾患
閉塞性換気障害	気道閉塞	上気道	口腔内腫瘍，咽頭・喉頭腫瘍，喉頭（蓋）炎，気管支喘息，COPD，びまん性汎細気管支炎，再発性多発軟骨炎
		下気道	気管異物，気管腫瘍，肺リンパ脈管筋腫症，閉塞性細気管支炎（特発性，続発性），肺水腫
	支持組織の脆弱性		COPD
拘束性換気障害	肺の弾性の低下		特発性肺線維症，間質性肺炎，放射線肺臓炎，過敏性肺臓炎，肺好酸球性肉芽腫症，塵肺症，サルコイドーシス，肺胞蛋白症，肺胞微石症，肺アミロイドーシス
	肺容量の減少		肺葉切除後，肺腫瘍
	胸郭，胸膜病変		胸膜炎，胸膜肥厚，胸膜中皮腫，気胸，血胸
	呼吸運動，呼吸筋力の障害		重症筋無力症，神経筋疾患，肥満による低換気症候群
	高度の胸郭の変形		後側弯症，横隔神経麻痺
	浮腫		肺水腫
	その他		肥満

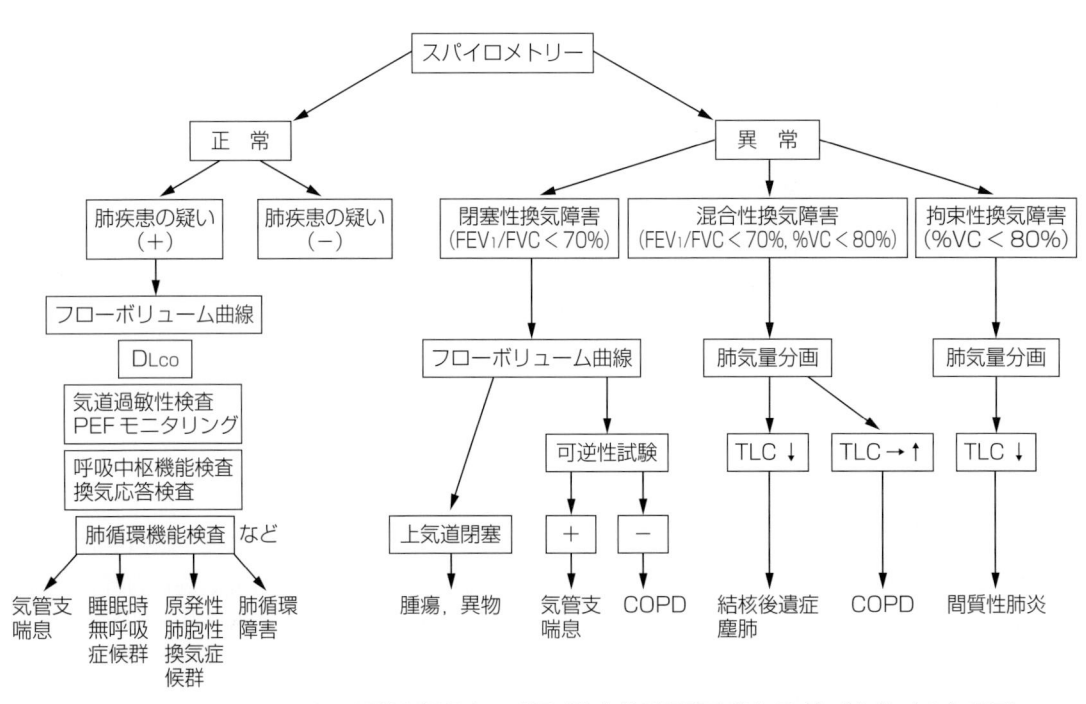

図 5　スパイロメトリーから異常を解釈する手順（代表的呼吸器疾患を示す）（文献1）より引用）

か閉塞性換気障害なのかを判断する（**表 4**，**図 5**）[1]．

3）閉塞性換気障害

一般的には，性別・身長・年齢の影響が少ない $FEV_1\%$ を用いることが多い．この $FEV_1\%$ の低下といっても閉塞部位の違いにより，フローボリューム曲線の形が異なる．そのため，このフローボリューム曲線の「形」が重要となる．すなわち，中枢気道の閉塞の場合は，フローボリューム曲線の形はピークが検出されず「台形

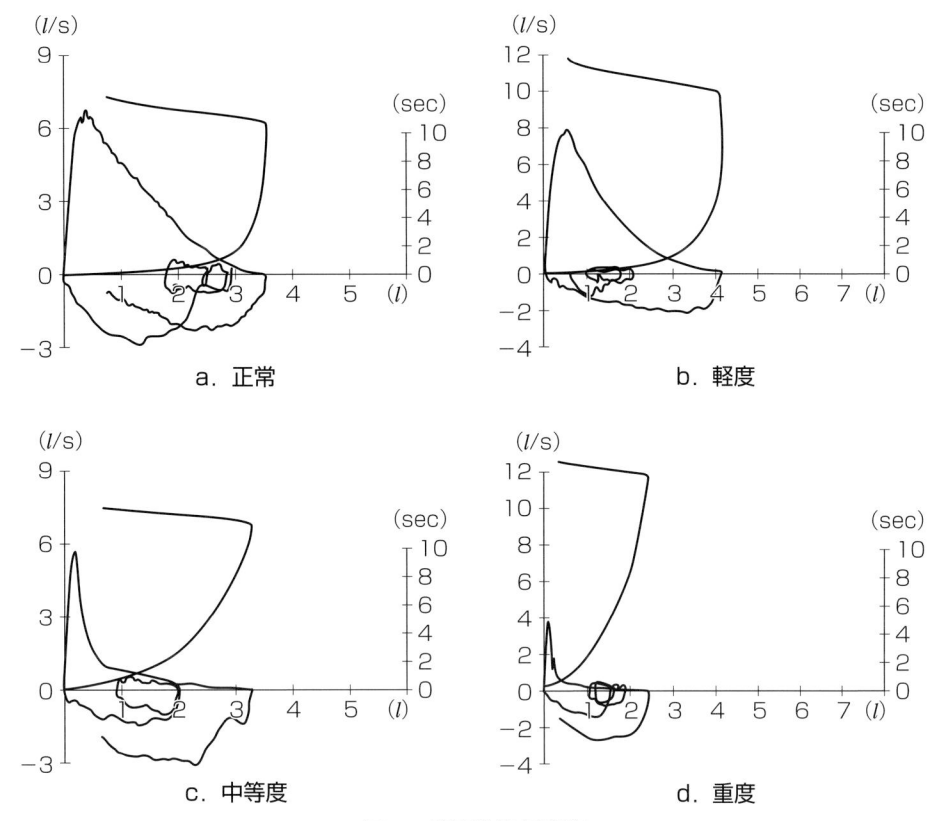

図 6 閉塞性換気障害
　a．正常　　b．軽度　　c．中等度　　d．重度

のような形となる．このようなフローボリューム曲線をみた場合は，中枢気道の腫瘍や異物を考慮し，画像診断や気管支鏡検査を早急にしなければならない（緊急性あり）．逆に末梢気道の閉塞の場合は，フローボリューム曲線の終わりの部分が下に凸の形になる．肺機能検査の用語を使えばV25，V50の低下となる．また，FEV_1は気管支拡張効果の判定に使用されることは前述したとおりである．この気管支拡張効果は，改善率が12％以上かつ200 mℓ以上であれば改善効果ありと判断するが，これをもって気管支喘息とCOPDの鑑別にはならない（図6）．

気管支喘息の診断・管理にピークフロー値（PEF：peak flow）を汎用する．このPEFは中枢気道の閉塞のモニタリングとして使用される．例えば，気管支喘息の特徴として日内変動があるかどうかをPEFでモニタリングしたり，気管支喘息の発作の状況をPEFでモニタリング，自己管理し，治療の目安とすることもある．

COPD患者の場合，運動耐容能が低下するが，その主な原因は肺機能障害による．COPDの場合，気道の閉塞が起こり，呼気の気流速度が制限される．労作時には，気流制限はさらに増強される．運動時には呼吸数が増加し，十分な呼気時間を得ることができない．すなわち，吐き切れない「吐き残し」が生じることになる．この吐き残しが残気量の増加になる．これを動的肺過膨張（dynamic hyperinflation）という．さらに，運動時には吸気容量（IC：inspiratory capacity）が減少し，運動時の一回換気量（TV：tidal volume）の増加が制限され，早くて浅い呼吸になる[3]．そのため，呼吸仕事量が増加し，呼吸困難の増強と運動耐容能の低下につながる（図7，8）[3]．

a. 健常人　　　　　　　　b. COPD

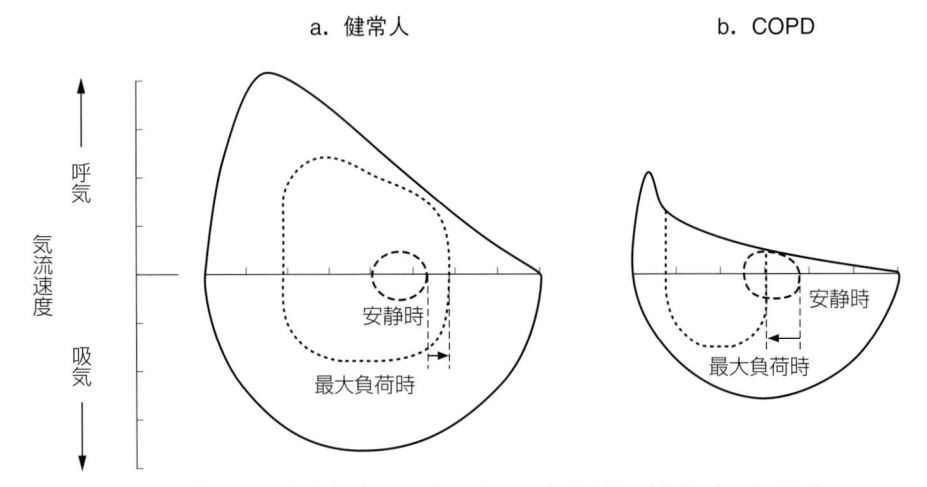

図 7　慢性閉塞性肺疾患（COPD）における気流制限（文献 3)より引用）
健常人では最大運動時にも換気のループはフローボリュームの内側に収まっているが，COPD では安静換気時にも換気のループがフローボリュームカーブにかかっており，呼気気流制限が生じている．運動時には気流制限はいっそう強くなり，呼吸終末肺気量も増大する

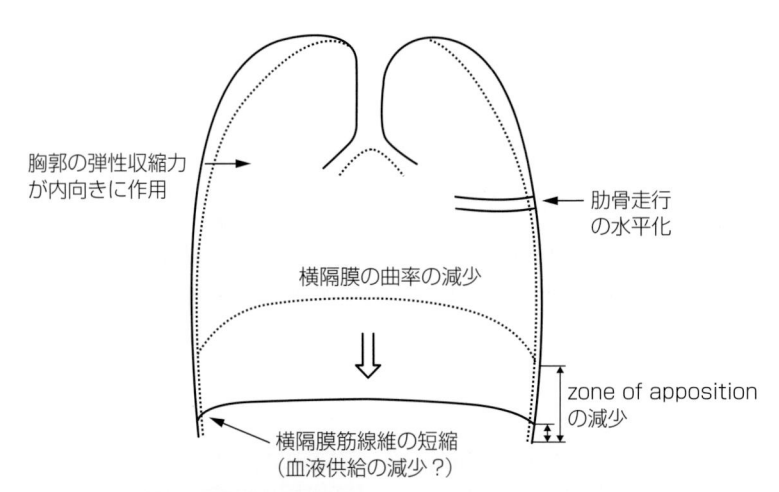

図 8　動的肺過膨張に伴う肺メカニクスの変化（文献 3)より引用）
動的肺過膨張によって横隔膜はさらに平坦化し，筋長の短縮，zone of apposition（胸壁と並走する横隔膜の筋層部）の減少，ドームの曲率の減少などによって十分に機能が発揮できない状態に陥る．これによって換気における寄与度が補助呼吸筋へとシフトする

4）拘束性換気障害

肺の容積が縮小する疾患であり，肺活量の減少（％肺活量＜80％）が特徴である代表的な疾患としては，肺線維症や胸郭の変形，結核後遺症，神経筋疾患などがある．この中で肺線維症は肺拡散能の低下が認められ，鑑別に際して肺拡散能検査は必要となる．

5）混合性換気障害

混合性換気障害には3つのパターンがある．
①疾患自体が閉塞性換気障害と拘束性換気障害を合わせもつ場合：塵肺，結核後遺症など．

②閉塞性換気障害と拘束性換気障害の合併：COPDと肺線維症など．
③見かけ上，拘束性換気障害を呈する場合：COPDが高度になると残気量が増加し，VCが低下する（図5，表4）．

III．呼吸理学療法施行時に必要な呼吸機能検査

呼吸理学療法により，どのような呼吸機能検査が変化するかということになる．そのためには，呼吸理学療法の目的をまず理解しなければならない．例えば，気管支喘息発作時に胸郭外胸部圧迫法（ECC：external chest compression）と気管支拡張剤の吸入を併用した時の効果に関して返答する場合，ECCがどのような手技で，効果を判断するためにどのような肺機能検査をすることが必要かを理解しなければいけない．気管支喘息の発作のモニタリングとして優れた肺機能検査は何かといえば，FEV_1，$FEV_1\%$，PEFとなる．これをECCの前後で調べれば効果があるかどうかが判断できる．実際，われわれは気管支喘息発作患者7名を対象に，ECC単独群とECCと気管支拡張剤を併用した群で比較したところ，PEFの改善がECCと気管支拡張剤を併用した群のほうがECC単独群と比較して優れていたことを証明できた（図9）．

各論に関しては各筆者に任せるとして総論的な考えに関して述べる．

1．気管支喘息を対象にした場合

気管支喘息は気道が狭窄する疾患である．すなわち，閉塞性換気障害となる．その場合，必要となる肺機能検査はスパイロメトリーであり，指標となる項目はFEV_1，$FEV_1\%$，PEFとなる．個人個人で検討する場合はFEV_1でも構わないが，FEV_1は性別・身長・年齢の影響を受けるので$FEV_1\%$がよい．しかし，スパイロメトリーは機械も大きく，前述したように技術的にも難

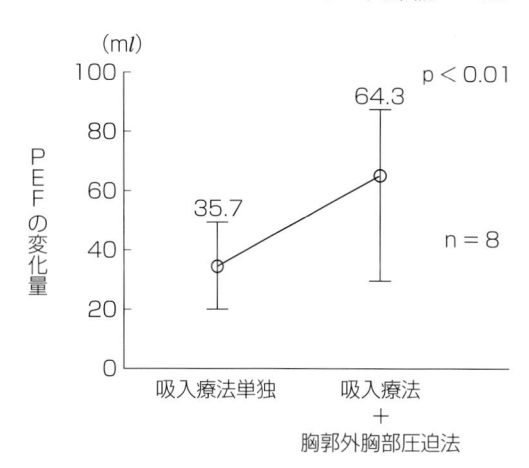

図9　胸郭外胸部圧迫法と吸入療法の併用効果

しい．しかも気管支喘息の場合は，日々の自宅でのモニタリングが必要となる．

そこで近年では，測定方法・機器の簡便さと自宅でのモニタリングが可能なピークフローメータによるPEFの測定がよく用いられるようになった．PEFも性別・年齢・身長の影響を受けるので，個々の変動をみる場合はよいが，群間で検討する場合は問題がある．通常，気管支喘息は可逆的な疾患であり，非発作時には正常になるはずである．しかし，気管支喘息の治療が不十分であった場合などは気道に不可逆的な変化が起こる．この変化をリモデリングといい，気管支喘息の重症化・難治化の一因といわれている．このような場合，肺機能検査では安定していても閉塞性換気障害が起こる（FEV_1，$FEV_1\%$の低下）．よって，治療や理学療法により効果をみる場合に用いられる指標の一つである．ちなみに，気管支喘息の場合，閉塞性換気障害があっても肺拡散能は低下しない．一方，COPDの場合は肺拡散能が低下することがあり，鑑別の一つとなる．

2．慢性閉塞性肺疾患（COPD）を対象とした場合

COPDの場合，前述したように閉塞性換気障害が病態の中心である．その指標としてのスパ

表 5 治療前の臨床所見による気管支喘息重症度の分類（成人）（文献 2）より引用）

重症度[*1]		ステップ 1 軽症間欠型	ステップ 2 軽症持続型	ステップ 3 中等症持続型	ステップ 4 重症持続型
気管支喘息症状の特徴	頻度	週 1 回未満	週 1 回以上だが毎日ではない	毎日	毎日
	強度	症状は軽度で短い	月 1 回以上日常生活や睡眠が妨げられる	週 1 回以上日常生活や睡眠が妨げられる	日常生活に制限
				短時間作用性吸入 β_2 刺激薬頓用がほとんど毎日必要	治療下でもしばしば増悪
	夜間症状	月に 2 回未満	月 2 回以上	週 1 回以上	しばしば
PEF FEV_1[*2]	%FEV_1, %PEF	80％以上	80％以上	60％以上 80％未満	60％未満
	変動	20％未満	20〜30％	30％を超える	30％を超える

[*1] いずれか 1 つが認められればそのステップと判断する
[*2] 症状からの判断は重症例や長期罹患例で重症度を過小評価する場合がある．呼吸機能は気道閉塞の程度を客観的に示し，その変動は気道過敏性と関連する．%FEV_1＝(FEV_1測定値/FEV_1予測値)×100, %PEF＝(PEF 測定値/PEF 予測値または自己最良値)×100

イロメトリーで得られる FEV_1, FEV_1％は，重要な指標となる．しかし，FEV_1％は分母が FVC であり，COPD が重症になると，この FVC も低下する．すなわち，重症になるほど FEV_1％は過小評価されることになる．そこで重症度を判定する時には FEV_1 を予測値（年齢・身長・性別・人種に基づく基準値）の FEV_1（予測 1 秒量）で割った値を用いる（実測 FEV_1/予測 FEV_1×100）．これを％FEV_1 と表記する．

また，COPD の運動時の肺機能検査で重要なことは動的肺過膨張である．近年，最大吸気量（IC：inspiratory capacity）の重要性が指摘されている．

Ⅳ．呼吸機能検査からみた重症度とその効果判定

現在，ガイドライン化している疾患としては，気管支喘息と COPD があり，これらを中心に述べる．

1．気管支喘息

肺機能検査は，気管支喘息の診断や治療方針の決定，治療経過判定のための客観的なデータとして，きわめて重要である．特に，気管支喘息の管理を考えるうえで重症度の判定は重要である．重症度に合わせた治療を行うのが一般的だからである．また，発作時の重症度も，その治療をするうえで重要である．

2006 年に発表された日本アレルギー学会「喘息予防・管理ガイドライン 2006」では，重症度を症状と肺機能検査（%FEV_1 と PEF の値，および PEF の変動率）で分類している[2]．また，治療薬が投与されている場合は，治療薬の内容と現在の状況から重症度を判断するように記載されている（**表 5，6**）[2]．発作の程度の重症度判定には症状，特に呼吸困難が重要とされる．肺機能検査としては PEF 値が用いられる．しかし，さまざまなパラメーターがあるが，すべて一致することは少ない．その場合，主には呼吸困難を指標にして重症度を判定することになる（**表 7**）[2]．

2．慢性閉塞性肺疾患（COPD）

COPD の重症度は，患者の症状やスパイロメトリーの異常の程度，呼吸不全や右心不全など

表 6 現在の治療を考慮した気管支喘息重症度の分類（成人）（文献 2）より引用）

現在の治療における患者の症状	現在の治療ステップ			
	ステップ1	ステップ2	ステップ3	ステップ4
ステップ1：軽症間欠型相当 ・症状が週1回未満 ・症状は軽度で短い ・夜間症状は月に1～2回	軽症間欠型	軽症持続型	中等症持続型	重症持続型
ステップ2：軽症持続型相当 ・症状は週1回以上，しかし毎日ではない ・月1回以上日常生活や睡眠が妨げられる ・夜間症状が月2回以上	軽症持続型	中等症持続型	重症持続型	重症持続型
ステップ3：中等症持続型相当 ・症状が毎日ある ・短時間作用性吸入β_2刺激薬がほとんど毎日必要 ・週1回以上日常生活や睡眠が妨げられる ・夜間症状が週1回以上	中等症持続型	重症持続型	重症持続型	重症持続型
ステップ4：重症持続型相当 ・治療下でもしばしば増悪 ・症状が毎日 ・日常生活に制限 ・しばしば夜間症状	重症持続型	重症持続型	重症持続型	最重症持続型

表 7 気管支喘息症状・発作強度の分類（成人）（文献 2）より引用）

発作強度[*1]	呼吸困難	動作	検査値[*3]			
			%PEF	SpO_2	PaO_2	$PaCO_2$
喘鳴/ 胸苦しい	急ぐと苦しい 動くと苦しい	ほぼ普通	80%超	96%以上	正常	45 mmHg 未満
軽度 （小発作）	苦しいが 横になれる	やや困難				
中等度 （中発作）	苦しくて 横になれない	かなり困難 かろうじて歩ける	60～80%	91～95%	60 mmHg 超	45 mmHg 未満
高度 （大発作）	苦しくて 動けない	歩行不能 会話困難	60%未満	90%以下	60 mmHg 以下	45 mmHg 以上
重篤[*2]	呼吸減弱 チアノーゼ 呼吸停止	会話不能 体動不能 錯乱，意識障害，失禁	測定不能	90%以下	60 mmHg 以下	45 mmHg 以上

[*1] 発作強度は主に呼吸困難の程度で判定し，他の項目は参考事項とする．異なった発作強度の症状が混在する時は発作強度の重いほうをとる
[*2] 高度よりさらに症状が強いもの，すなわち呼吸の減弱あるいは停止，あるいは会話不能，意識障害，失禁などを伴うものは重篤と位置づけられ，エマージェンシーとしての対処を要する
[*3] 気管支拡張薬投与後の測定値を参考とする

の合併症の有無に基づいて判定を行っている．COPDの重症度の判断基準としては%FEV_1（予測値に対する1秒量）を用いる．しかし，この指標は臨床的に妥当性が確認されておらず，今後の課題である（図10）[5]．経過観察のための肺機能検査は，スパイロメトリーによる閉塞性

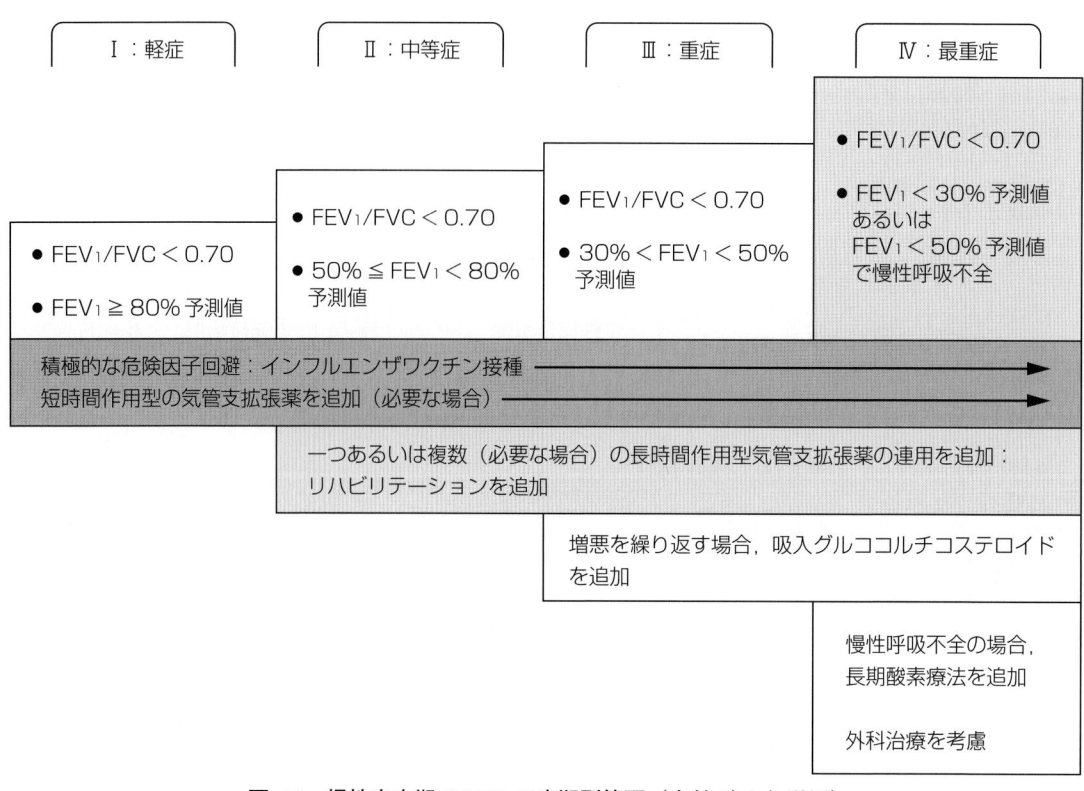

Ⅰ：軽症	Ⅱ：中等症	Ⅲ：重症	Ⅳ：最重症
● $FEV_1/FVC < 0.70$ ● $FEV_1 \geq 80\%$ 予測値	● $FEV_1/FVC < 0.70$ ● $50\% \leq FEV_1 < 80\%$ 予測値	● $FEV_1/FVC < 0.70$ ● $30\% < FEV_1 < 50\%$ 予測値	● $FEV_1/FVC < 0.70$ ● $FEV_1 < 30\%$ 予測値 あるいは $FEV_1 < 50\%$ 予測値で慢性呼吸不全

積極的な危険因子回避：インフルエンザワクチン接種 →
短時間作用型の気管支拡張薬を追加（必要な場合） →

一つあるいは複数（必要な場合）の長時間作用型気管支拡張薬の連用を追加：リハビリテーションを追加

増悪を繰り返す場合，吸入グルココルチコステロイドを追加

慢性呼吸不全の場合，長期酸素療法を追加

外科治療を考慮

図 10　慢性安定期 COPD の病期別管理（文献 5）より引用）
COPD の診断と病期判定には，気管支拡張薬投与後の FEV_1 が推奨される

表 8　日本の「喘息予防・管理ガイドライン 2006」に記載している肺機能評価（文献 2）より引用）

①気管支喘息の診断のための測定
　・PEF とその変動の測定
　・気道可逆性の評価のためのスパイロメトリー（気道可逆性試験）
　・気道過敏性の評価としての気道過敏性試験
②気管支喘息発作強度判定のための測定
　・PEF の測定，血液ガスの測定
③気管支初診時の重症度分類のための測定
　・スパイロメトリーあるいは PEF の測定
④治療経過の判定あるいは自己管理のための測定
　・スパイロメトリーあるいは PEF の測定
⑤気道のリモデリングの程度を推定するための測定
　・測定方法は確立されていない

換気障害の指標が有用である．しかしどの程度の間隔で観察するかの確実な EBM はないとされている[4]．

Ⅴ．呼吸機能検査と EBM

1．気管支喘息

患者の訴えは，必ずしも肺機能検査と一致しない．例えば，気管支喘息発作の時，呼吸困難を感じにくい人と気管支喘息死は関連しているという報告がある[6]．したがって，気管支喘息の管理をするうえで，自覚症状だけで判断するのではなく，スパイロメトリーなどの肺機能検査や血液ガスなど客観的な指標も重要である（**表 8**)[2]．

推奨 1：気管支喘息患者の診断・日常管理に PEF を含む肺機能検査は重要である（A，Ⅰ，イ）．

2．慢性閉塞性肺疾患（COPD）

1）COPD の病態評価のための初期検査計画

すべての病期の COPD 患者に対してスパイロメトリー検査を行うことは，絶対的必須である．FEV_1%と%FEV_1を用い，進行性の COPD 患者にあっては呼吸不全の状態を把握しなければならない[4]．

推奨2：COPD の病態評価に肺機能検査は必要である（A，I，ア）．

2）気流制限の診断と重症度の判定

気管支拡張薬吸入後の FEV_1%が 70％未満の場合に，気流制限ありと診断する[4]．気流制限の重症度は，気管支拡張薬吸入後の%FEV_1を用いて判定する．通常は，80％以上を正常と設定している[4]．

推奨3：COPD の診断・重症度判定に肺機能検査は必要である（A，I，ア）．

3）特殊病態，臨床病型の評価

肺拡散能は，肺実質の破壊（気腫）の程度と相関する[4]．そのため，肺拡散能検査は COPD の気腫性病変の評価や気管支喘息との鑑別に有用である．

推奨4：肺拡散能検査は COPD 患者の評価に必要である（B，I，ア）．

4）呼吸筋不全

COPD の場合，呼吸仕事量の負担が長期にわたり呼吸筋に対して負荷となる．また，栄養障害，ステロイドの使用など，二次的な呼吸筋の障害をきたすことがある．この場合，最大吸気/呼気口腔内圧（PImax/PEmax）の低下が診断的意義を有する[4]．

推奨5：COPD の評価に呼吸筋不全の評価が必要である（B，I，ア）．

5）経過観察のための肺機能検査

COPD 患者の経過観察の一つとしてスパイロメトリーは有用である．しかし，どの程度の期間をあけて評価すべきかの EBM は定まっていない．

推奨6：経過観察のため肺機能検査は必要である（B，I，ア）．

6）COPD の治療の中での運動療法の位置づけ

GOLD や日本のガイドラインでも，呼吸リハビリテーションは，中等症以上（%FEV_1が 80％未満の COPD）において推奨されている[4]．この呼吸リハビリテーションの中心は運動療法である．

7）運動療法の肺機能検査に及ぼす影響に関する EBM

運動療法は，それ自体では血液ガスや肺機能検査の改善には寄与しない．一部の報告では，胸郭の柔軟性の改善や肺の過膨張の改善効果が

【GOLD 2006 の主な変更点】

2006 年に GOLD は改訂されました．この中でいくつか追加されたポイントがあります．

①COPD は，喫煙者（元喫煙者を含む），高齢者が多く，虚血性心疾患や肺癌，骨粗しょう症，関節炎，糖尿病，逆流性食道炎などが併存していることが多い．COPD を管理するうえで重要である．

②COPD は，治療困難な疾患であるといわれていた．しかし，患者の予後を明るくし，医療チームのモチベーションをあげるうえでも「予防可能・治療可能」な疾患であることが追加された．

③スパイロメトリーによる COPD の病期分類を 4 段階とした．2001 年と比較して，「0 期：リスク群」が除外された．これは，リスク群が I 期へ進展するという EBM が得られなかったためである．しかし，公衆衛生学的なメッセージとして，喫煙者で咳や痰がある人は，正常ではないということが不必要になったという意味ではないことは覚えていなければならない．

その他にも，多くの国で行われた疫学調査の結果や病因，病態についてなど，追加された項目がある．

あるとされているが，今後の検討課題であろう．

文 献
1) 日本呼吸器学会肺生理専門委員会：呼吸機能検査ガイドブック．メディカルレビュー社，2002, p2, 4, 14, 16, p19-20, 22, pp45-46
2) 日本アレルギー学会喘息ガイドライン専門部会（監）：喘息予防・管理ガイドライン 2006．協和企画，2006, p2-5, 7-8, 54, 58-60
3) 日本呼吸管理学会呼吸リハビリテーションガイドライン作成委員会，日本呼吸器学会ガイドライン施行管理委員会，日本理学療法士協会呼吸リハビリテーションガイドライン作成委員会（編）：呼吸リハビリテーションマニュアル―運動療法．照林社，2003, pp10-12
4) 日本呼吸器学会 COPD ガイドライン第 2 版作成委員会（編）：COPD（慢性閉塞性肺疾患）診断と治療のためのガイドライン第 2 版．メディカルレビュー社，2004, p1, 57-60, 68, 77-84
5) 慢性閉塞性肺疾患の診断・治療・予防に関するグローバルストラテジー 2006．メディカルレビュー社，2007, p45
6) Kikuchi Y, Okabe S, Tamura G, et al：Chemosensitivity and perception of dyspnea in patients with a history of near-fetal asthma. *N Engl J Med* **330**：1329-1334, 1994

6 運動負荷試験

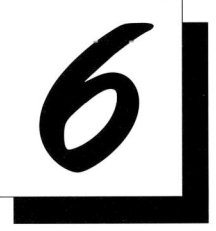

一和多俊男*

◆Key Questions◆
1. 呼吸器疾患患者の運動時の生理学的反応
2. 運動負荷試験の目的,種類,禁忌と方法
3. 運動時の生理学的応答,測定項目,正常値とデータの解釈
4. 運動負荷試験結果の理学療法への臨床的な応用
5. 運動負荷試験のEBM

I. はじめに

運動負荷試験は,慢性呼吸器疾患患者における重症度,労作時呼吸困難の成因,運動制限因子と運動耐容能を客観的に評価するうえで必要かつ有用な試験である.呼吸リハビリテーションは,主に慢性閉塞性肺疾患(COPD:chronic obstructive pulmonary disease)患者を対象にして施行されているが,運動負荷試験はその運動処方の決定や効果の評価などに重要な検査である.下肢筋を用いた運動負荷試験は,6分間歩行試験(6MWT:six-minute walk test)やシャトルウォーキング試験(SWT:shuttle walking test)[1]などの歩行試験と,エルゴメータやトレッドミルを用いた心肺運動負荷試験(CPEX:cardiopulmonary exercise testing)に大別される.CPEXは,循環器領域においては標準的方法が確立されて頻用されているが,呼吸器領域においては必ずしも標準的なプロトコールが確立されておらず,また高価な機器が必要であるために,限られた施設で施行されているのが現状である.しかし,2006年4月から呼吸器疾患患者においてもCPEXの施行が保険適応となり,今後,呼吸リハビリテーションとともにCPEXの普及が期待される.本稿では,呼吸リハビリテーションの主要な対象疾患であるCOPDを中心に,①呼吸器疾患患者の運動耐容能低下の病態生理,②運動負荷試験の目的,種類,禁忌と方法,③運動時の生理学的応答,測定項目,正常値とデータの解釈,④運動負荷試験結果の理学療法への臨床応用について自験を含めて解説する.なお,6MWTは米国胸部疾患学会(ATS:American Thoracic Society)[2]から,CPEXはATS/米国胸部疾患医専門協会(ACCP:American College of Chest Physicians)[3]からガイドラインが発表されており,両者の適応,方法と結果の解釈などが詳細に記載されているので参照されたい.

II. 呼吸器疾患患者の運動耐容能低下の病態生理

最大酸素摂取量($\dot{V}O_2max$:maximum oxygen consumption)は,CPEXの漸増運動負荷試験における最大運動時の酸素摂取量で,運動耐容能の重要な指標である.$\dot{V}O_2max$は加齢に伴って低下し,またマラソン選手の平均速度と有意な正の相関関係を示すことが知られている

---

* Toshio ICHIWATA／獨協医科大学越谷病院呼吸内科

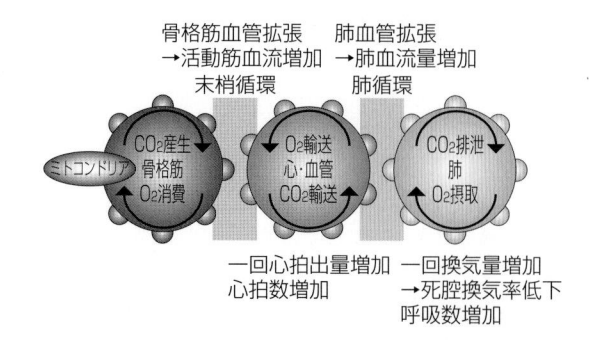

骨格筋血管拡張　肺血管拡張
→活動筋血流増加　→肺血流量増加
末梢循環　　　　　肺循環

一回心拍出量増加　一回換気量増加
心拍数増加　　　　→死腔換気率低下
　　　　　　　　　呼吸数増加

図1　運動時の主な生理学的変化（文献4)より一部改変引用）

表1　非訓練者が酸素供給により$\dot{V}O_2max$が制限された時の理論的な規定因子（文献5)より引用）

規定因子	平地	高地	規定因子に影響する要因
1. 筋酸素拡散能	2	1	組織・筋毛細血管酸素分圧，接触時間 ミトコンドリア含量，酸化酵素活性
2. 肺酸素拡散能	3	2	肺胞，肺毛細血管酸素分圧，接触時間 肺毛細血管床面積・血流量
3. 換気量	4	3	全肺気量，死腔量，呼吸数
4. 酸素輸送能	1	4	ヘモグロビン量，心拍出量，筋血流量

（$\dot{V}O_2max$が5.4 ml/kg/minの選手の完走時間は約2時間10分). $\dot{V}O_2max$は，呼吸器・循環器・骨格筋機能により規定（**図1**)[4]されており，健常な非訓練者が酸素供給により$\dot{V}O_2max$が制限された時の理論的な規定因子を**表1**に示す[5]. 正常酸素環境下の海面レベルでの$\dot{V}O_2max$は，酸素輸送能（ヘモグロビン量，心拍出量，活動筋血流量など）に最も影響を受け，次いで活動筋酸素拡散能，肺酸素拡散能，換気の順に影響される．実際の健常人を対象とした漸増運動負荷試験では，経皮的酸素飽和度（SpO_2：percutaneous oxygen saturation）は低下せず，換気予備能力は高く，酸素輸送能の指標である心拍数がほぼ最大予測心拍数（220－年齢）に達して運動を終了する．一方，低酸素環境下の高地では活動筋での酸素拡散能（組織・筋毛細血管酸素分圧，接触時間，ミトコンドリア含量や酸化酵素活性など）に最も影響を受け，次いで肺酸素拡散能，換気量，酸素輸送能の順に影響される．

COPDなどの慢性呼吸器疾患患者の運動耐容能の低下は，換気制限による労作時呼吸困難が主因と考えられてきた．しかし，COPD患者においては，①安静時呼吸機能検査からは約50％しか予測することはできない（B，Ⅱ，ア)[6]，②COPD患者を対象とした症候限界性運動負荷試験では，呼吸困難26％，下肢筋疲労43％，両者31％で運動を中止した（A，Ⅰ，ア)[7]，③COPDに対する呼吸リハビリテーションは運動耐容能を向上するが安静時呼吸機能を改善しない[8]などの報告がなされており，換気・ガス交換などの呼吸機能障害とともに下肢骨格筋機能障害が，COPDの運動耐容能を規定する重要な1因子として考えられている．

次に，COPDなどの慢性呼吸器疾患患者における運動耐容能の低下の原因である呼吸困難，呼吸機能障害と下肢骨格筋機能障害について，自験例を含めて解説する．呼吸は，各感覚受容

器からの求心性情報が脳幹の呼吸中枢へ送られて，さらに呼吸中枢から脊髄呼吸運動ニューロンへ出力されて換気運動が行われる．呼吸困難の発生機序に関する多くの学説は，基本的に呼吸中枢からの運動出力と各受容器からの求心性出力の間の解離またはミスマッチにより呼吸困難が生じるとの立場で報告されている．運動の換気運動に対する化学調節系は，動脈血酸素分圧（PaO_2：arterial oxygen tension），動脈血二酸化炭素分圧（$PaCO_2$：arterial carbon dioxide pressure）と水素イオン指数（pH：hydrogen ion exporent）を末梢・中枢化学受容器が感知して動脈血液ガスの恒常性を維持する．神経調節系は，迷走神経系が呼吸パターンに深く関与し，非迷走神経系は内肋間筋に豊富に存在する筋紡錘と四肢骨格筋，関節の機械的受容器と関連する．呼吸筋や四肢骨格筋への運動神経出力は，collateral discharge によって脳知覚領域で努力感として認識される．換気時に大きな運動出力が必要な場合，例えば筋長の低下，筋疲労，呼吸筋力低下時には，呼吸困難（呼吸努力感）が増強する．COPD 患者の労作時呼吸困難の発生は，動的肺過膨張による吸気筋の機械的負荷の増加，運動誘発低酸素血症による化学受容器刺激や乳酸の早期産生による換気需要の増加など，受容器からの複数の情報が関与している．そのため，呼吸困難発生の機序を正確に認識するためには，運動負荷試験により得られる多くの情報を統合して検討する必要がある．なお，呼吸困難は主観的経験と特徴づけられているため，生理学的，心理的環境因子などが相互に影響しており，慢性呼吸器疾患患者では不安と抑うつが存在すると呼吸困難が増強することも重要である[9]．

次に，呼吸器障害について解説する．COPD は肺実質および血管障害により安静時でも死腔換気率が高く，その代償として換気量が増加している．また，COPD は肺弾性圧が低下し，気道抵抗が上昇しているため，呼気気流が制限されて呼出時間が延長する．運動時は換気需要量

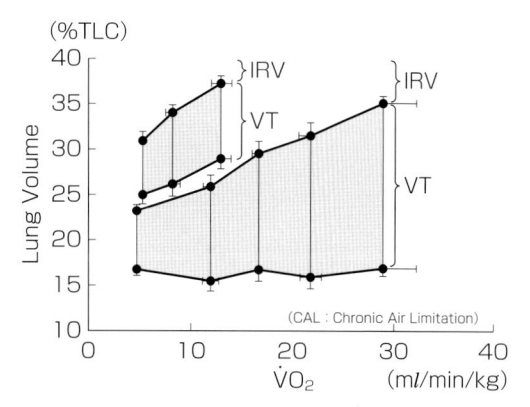

図 2 COPD 患者の運動時の肺動的過膨張（文献 10）より引用）
IRV：予備吸気量，VT：一回換気量

の増加により呼吸数が増加するが，COPD では呼出が終了する前に吸気が始まるため完全に呼出できず，動的肺過膨張をきたす．動的肺過膨張に伴って機能的残気量（FRC：functional residual capacity）が増加する．その結果，予備吸気量（IRV：inspiratory reserve volume）が減少して一回換気量（VT：tidal volume）が制限される（図2）[10]．図3は，COPD 患者 2 名にエルゴメータを用いた漸増運動負荷試験を施行し，腹壁気量（Vab：volume abdomen）と胸壁気量（Vrc：volume rib cage）を Respitrace^{TM} で測定し，Vab を X 軸，Vrc を Y 軸にとった時の安静時と最大運動時の呼吸ループである．症例 SJ（63 歳，%FEV_1 51.8%）では，最大運動時には安静時より大きな呼吸ループを描いたが，その形状は同様であった．一方，閉塞障害がより高度な症例 TT（58 歳，%FEV_1 26.1%）は，最大運動時には呼気終末時の Vrc が動的肺過膨張により著しく増加し，呼吸ループは奇異性呼吸を示唆する反時計回りの「8 の字」ループを描いた（C，Ⅲ，イ）．また，COPD では呼気気流制限により呼気終末時でも気道圧が大気圧より陽圧〔内因性呼吸終末陽圧換気（内因性 PEEP：positive end-expiratory pressure）〕となるが，呼出障害が高度であるほど内因性 PEEP が上昇して動的肺過膨張がさらに高度となる．その結果，

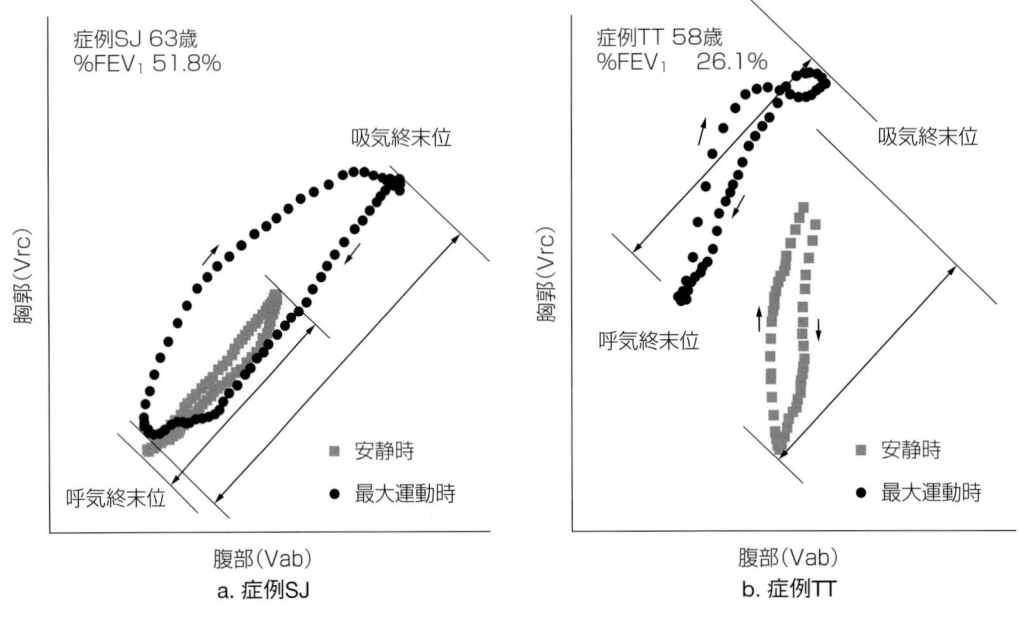

図3 COPD患者における安静時と最大運動時の胸腹呼吸パターン

運動時には換気効率が悪い，浅くて速い呼吸（rapid shallow breathing）を呈するため呼吸仕事量が増加する．動的肺過膨張によりFRCが増加すると横隔膜が短縮し，長さ─張力関係[11]により横隔膜の収縮力が低下する．運動時には動的肺過膨張が加わり，さらにFRCが増加して横隔膜は著しく短縮するため収縮力が低下する．また，COPDでは高齢で栄養状態が不良な患者が多いため，横隔膜筋量の低下も加わって，より収縮力が低下する．呼吸筋の筋力低下または機械的機能不全は，呼吸中枢の呼吸運動出力と換気量のミスマッチを生じて呼吸困難の原因となる．なお，呼吸困難は横隔膜ではなく，胸鎖乳突筋などの呼吸補助筋の活動動員の程度に比例し[12]，上肢を支える前屈み姿勢や仰臥位では，胸鎖乳突筋と斜角筋の動員が減少するために呼吸困難が軽減するが，上肢を支えない立位・座位では胸鎖乳突筋と斜角筋の動員が増加するため呼吸困難感が増強する（C，Ⅲ，イ）[13]．

次に，骨格筋機能障害について解説する．骨格筋は全身に約400種類存在して，各動作に適合するように骨格筋が配置されている．筋力は，筋肉量（筋横断面積）と各骨格筋の収縮速度で構成する骨格筋線維比率によって決定される．骨格筋線維は，収縮速度が遅い遅筋線維（タイプⅠ）と収縮速度が速い速筋線維（タイプⅡaとⅡb）の2つに大きく分類される．骨格筋は，アデノシン三リン酸（ATP：adenosine triphosphate）の加水分解で生じるエネルギーを用いて収縮し，ATP産生経路は無酸素性代謝と有酸素性代謝に大きく分類される．無酸素性代謝は，糖質を乳酸に分解してATPを産生する経路で，反応速度は速いがATP産生効率が低く，筋疲労の原因となる乳酸が産生される．一方，有酸素性代謝は，糖質・脂肪・蛋白質を酸化してATPを合成する経路で，反応速度は遅いがATP産生効率が高く，筋疲労の原因となる乳酸は産生されない．骨格筋線維の収縮などの生理学特性とエネルギー代謝特性は密接な関係にあり，収縮力は小さいが耐久性が高い遅筋線維は主に有酸素性代謝によりATPが産生されるが，収縮力は大きいが耐久性が低い速筋線維は主に無酸素性

a. $\dot{V}O_2max$の50〜60％で血中乳酸濃度は上昇する

b. 血中尿酸濃度は，PaO_2との関連は症例により異なる

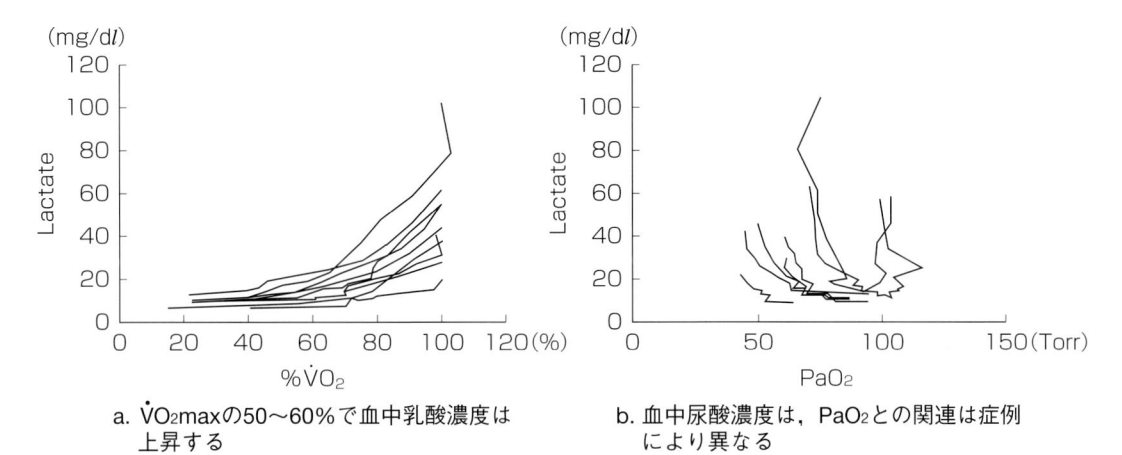

図4 COPD患者9名（67.9±7.6歳，％$FEV_1$52.9±17.6％）のエルゴメータによる漸増運動負荷試験における動脈血乳酸濃度の変動

代謝によりATPが産生されている．また，姿勢保持などの持続的活動が主である下肢骨格筋は高耐久性の遅筋線維比率が高い骨格筋が多く，単発的活動が主である上肢骨格筋は高筋力を生じる速筋線維比率が高い骨格筋が多い．

進行したCOPDなどの慢性呼吸器疾患患者は，労作時の息切れにより終日在宅で過ごすことが多いため下肢骨格筋の機能失調・低下（deconditioning）が生じ，日常生活活動（ADL：activity of daily living）の低下により，さらにdeconditioningが増悪するという悪循環を形成する．COPDの骨格筋機能障害の原因としては，deconditioningのほかに慢性低酸素血症と高二酸化炭素血症，全身性の炎症性変化（炎症性サイトカイン，酸化ストレス），電解質異常，ステロイドホルモン，心不全などが報告されている[14]．COPDの下肢骨格筋の特徴は，活動筋への酸素供給が十分であって乳酸性アシドーシスを容易に生じ[15]，また活動筋での酸素摂取量速度が遅いことなどから，無酸素性代謝能の亢進（有酸素性代謝能の低下）が示唆されており，また筋生検による組織化学的検査においても，速筋線維比率の上昇が報告されている[16]．漸増運動負荷試験における動脈血乳酸濃度は，各症例の$\dot{V}O_2max$の約50〜60％の負荷で動脈血乳酸濃度

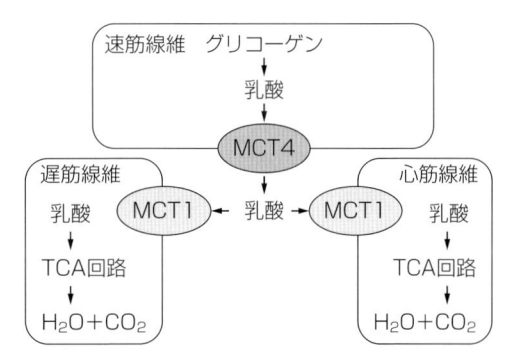

図5 乳酸輸送担体による乳酸の調節
（文献18）より一部改変引用）

は上昇するが，PaO_2との関連は症例によって異なっている（図4）．骨格筋内の乳酸の蓄積は筋疲労（筋収縮力低下）の原因として重要であるが，骨格筋疲労の原因は，中枢性疲労と末梢性疲労に分類される．中枢性疲労は，神経性疲労を生じた活動筋からの情報が求心性神経を介して中枢性神経に伝達されて生じるモチベーションの低下である．一方，末梢性疲労の原因は，エネルギー供給物質（グリコーゲン，グルコース，クレアチンリン酸など）の枯渇，代謝産物（乳酸など）による収縮の低下と高度筋細胞脱分極により細胞外K^+濃度上昇などがあり，特に骨格筋内の乳酸の蓄積は筋疲労の原因として重要である．持久力トレーニングにより遅筋線維

表2 運動負荷試験の絶対的・相対的禁忌（文献2）より引用）

絶対的禁忌	相対的禁忌
急性心筋梗塞（発症3～5日間）	左主冠状動脈狭窄と同程度な障害
不安定狭心症	中等度な狭窄性心弁膜症
治療抵抗性不整脈	未治療の安静時の高度な高血圧症
失神	（収縮時200 mmHg, 拡張時120 mmHg以上）
活動性心内膜炎	頻脈性不整脈または徐脈性不整脈
急性心筋炎・心膜炎	高度な房室性ブロック
症状を有する大動脈弁狭窄症	肥大型心筋症
急性肺塞栓症または肺梗塞	高度な肺高血圧症
下肢静脈血栓症	終期または合併症が存在する妊娠
解離性大動脈の疑い	電解質異常
治療抵抗性気管支喘息	運動が制限された整形外科疾患
肺水腫	
安静時 $SpO_2 \leq 85\%$	
呼吸不全	
運動で増悪する可能性がある疾患	
（感染症, 腎不全, 甲状腺機能亢進症）	
協調した運動ができない精神障害	

比率が増加すると，ミトコンドリア酸化酵素や酸化的リン酸化酵素活性が増加して骨格筋での有酸素性代謝能が向上し，筋疲労の原因となる乳酸の産生が軽減する．また，乳酸輸送担体（MCT：monocarboxylate transporter）[17]も増加して，速筋線維で産生された乳酸はMCT4により筋細胞外への放出が増加するために筋疲労が軽減し，また，放出された乳酸は遅筋線維のMCT1により取り込みが増加して血中乳酸濃度の上昇が軽減する（図5）[18]．

Ⅲ．運動負荷試験の目的，種類，禁忌と方法

運動負荷試験には，前述したように平地歩行負荷試験である6MWTとSWT, CPEXなどがあり，目的によって施行する運動負荷試験が選択される．6MWT, SWTとCPEXのいずれの試験でも，正確なデータを得るためには少なくとも1回の練習が必要である．

6MWTは，軽症～重症の呼吸器疾患患者における①治療効果の判定〔6分間歩行距離（6MWD：six-minutes walk distance）〕，②日常生活の活動性の評価，③予後の予測などに有用であるが，運動制限因子や呼吸困難の原因の解明といった，正確に運動耐容能を決定することはできない．6MWDと$\dot{V}O_2max$との相関係数は0.51～0.90と報告[19]されている（B, Ⅱ, ア）．また，COPD患者では治療により6MWDが54 m以上延長した場合，臨床的に施行された治療が有効であったと判定される（A, Ⅰ, ア）[20]．6MWTは簡便に施行できる反面，被験者のモチベーションとともに激励により変化するため，少なくとも統一した激励を行う必要がある[2,21]．

SWTはCDからの発信音に歩行速度を合わせるため，自己ペースで歩行する6MWTより正確に運動耐容能を予測することが可能である．SWTは，症候限界性トレッドミル漸増運動負荷試験と類似しているため，$\dot{V}O_2 max$と高い相関関係を認める（B, Ⅱ, ア）．

CPEXは，基本的な臨床所見（病歴，理学所見，胸部X線，安静時呼吸機能検査，心電図など）で診断できない呼吸困難，運動制限因子の診断，運動耐容能（$\dot{V}O_2 max$）の決定などに用いられる．表2にCPEXの絶対的禁忌と相対的禁忌を示すが，いずれの運動負荷試験の主な絶

表 3 エルゴメータとトレッドミルの利点と欠点
（文献 2）より引用）

	エルゴメータ	トレッドミル
最大酸素摂取量（$\dot{V}O_2max$）	より低い	より高い
最大仕事量測定	可能	不可
血液ガス分析での採血	容易	困難
ノイズとアーチファクト	少ない	多い
安全性	より安全	より安全が低い
肥満者の荷重負荷	より少ない	より多い
下肢筋練習効果	より低い	より高い
適切な対象	患者	活動的な健常者

対的・相対的禁忌は循環器系疾患であり，施行する医師は過去 6 カ月以内の安静時心電図を試験前に確認しなければならない．CPEX には一定負荷試験と漸増負荷試験があるが，1 回の試験で多くの情報が得られる症候限界性漸増負荷試験が一般に施行される．臨床においては，一定負荷試験は主に種々の治療効果（酸素投与など）判定に，漸増負荷試験は運動耐容能の評価や運動制限因子の解明などを目的に施行される．漸増負荷試験の負荷法は，一定時間ごとに負荷量を増加させる多段階漸増負荷試験と，連続して直線的に負荷量を増加させる連続的漸増負荷試験（ランプ負荷）がある．負荷装置は前述したようにエルゴメータやトレッドミルがあり，両者の利点と欠点を表 3[2]に示す．COPD などの慢性呼吸器疾患患者では，安全性がより高く，短時間で終了するエルゴメータを用いた症候限界性漸増負荷試験が一般的に用いられる．症候限界性漸増負荷試験は比較的安全な試験であるが，被験者の危険性を回避するために，症候限界前の運動中止基準（表 4）[2]を十分に理解したうえで施行しなければならない．

次に，実際の漸増運動負荷試験の手順を示すが，6MWT と SWT の方法は，日本呼吸管理学会，日本呼吸器学会，日本理学療法士協会が作成した「呼吸リハビリテーションマニュアル—運動療法」[21]に記載されているので参照された

表 4 症候限界性漸増運動負荷試験の中止すべき症状と兆候（文献 2）より引用）

1. 心臓の虚血性変化を示唆する胸痛
2. 心電図での虚血性変化
3. 多源性心室性不整脈
4. 第 II または III 度の房室ブロック
5. 運動中の最大収縮期血圧より 20 mmHg 以上の低下
6. 収縮期血圧 250 mmHg 以上，拡張期血圧 120 mmHg 以上の血圧上昇
7. 高度低酸素血症：SpO_2＜80％で高度な低酸素血症による兆候または症状を伴う場合
8. 突然の顔面蒼白
9. 協調性の消失
10. めまいまたは意識喪失
11. 呼吸不全兆候

い．

1．運動負荷試験前
①米国では全例，同意書をとる．
②検査は座位で行うため，心電図の電極は通常より 1 肋間下げて付ける．
③マスク，マウスピースからの空気のリークに注意する．
④呼気ガス分析器のキャリブレーションを行う．

2．被験者に対する注意
①被験者が声を出すとノイズが発生する．

表 5　運動負荷試験の測定項目 (文献2)より一部改変引用)

負荷量	仕事量 (WR)
代謝性ガス交換	酸素摂取量 ($\dot{V}O_2$), 二酸化炭素排泄量 ($\dot{V}CO_2$), 呼吸商 (RQ), 無酸素性代謝閾値 (AT), 乳酸濃度
心血管系	心拍数 (HR), 心電図, 血圧, 酸素脈 ($\dot{V}O_2$/HR)
換気	分時換気量 ($\dot{V}E$), 一回換気量 (VT), 分時呼吸数 (fR)
肺でのガス交換	動脈血酸素飽和度 (SpO_2), 換気等量 ($\dot{V}E/\dot{V}O_2$, $\dot{V}E/\dot{V}CO_2$), 呼気終末酸素分圧 (P_{ETO_2}), 呼気終末二酸化炭素分圧 (P_{ETCO_2}), 動脈血酸素分圧 (PaO_2), 動脈血酸素飽和度 (SaO_2), 動脈血肺胞酸素分圧較差 (A-aDO_2)
酸塩基平衡	死腔換気率 (VD/VT) pH, 動脈血二酸化炭素分圧 ($PaCO_2$), 重炭酸濃度 (HCO_3^-), 呼吸困難, 疲労, 胸痛
症状	

表 6　運動負荷試験の各測定値の正常値 (文献2)より引用)

測定項目	正常基準
最大酸素摂取量 ($\dot{V}O_2$max)	＞84％予測最大酸素摂取量
無酸素性代謝閾値 (AT)	＞40％予測最大酸素摂取量
心拍数 (HR)	HR max＞(220－年齢)×0.9
心拍数予備能 (HRR)	HRR＞15 beats/min
血圧	＜220/90
酸素脈 ($\dot{V}O_2$/HR)	＞80％予測最大酸素脈
換気予備能 (VR)	MVV－$\dot{V}E$ max＞11 l $\dot{V}E$ max/MVV＜85％
呼吸数 (fR)	fR max＜60/min
$\dot{V}E/\dot{V}CO_2$ (AT 時)	＜34
死腔換気率 (VD/VT)	＜0.28, ＜0.3 (年齢＞40歳)
動脈血酸素分圧 (PaO_2)	＞80 mmHg
動脈血肺胞酸素分圧較差 (A-aDO_2)	＜35 mmHg

②声をかけると心理的ドリフトがかかり換気量が変化する. また運動中の呼吸困難度を聞くことも換気量が変化する原因となる.

3. 安　静

①3〜4分間で, 呼吸商 (RQ：respiratory quotient；RQ＝$\dot{V}CO_2/\dot{V}O_2$) が 0.82〜0.84 になるような安静換気を指示する.
②食事直後は RQ が上昇するので注意する.

4. ウォーミングアップ

健常者 20 W, 患者 0〜10 W では 3〜4 分間施行する.

5. 漸増負荷

負荷量は健常者 20 W/min, 患者 5〜10 W/min で漸増する.

6. 終了ポイント

①目標心拍数〔(220－年齢)×0.85〕に達する.
②$\dot{V}O_2$ が増加しない.
③RQ が健常者 1.2, 患者 1.1 が目安となる.
④呼吸困難度が Borg scale で 5〜7 が目安となる.

7. クールダウン

①軽負荷で終了した場合は不要だが, 3〜4分間は施行したほうがよい.

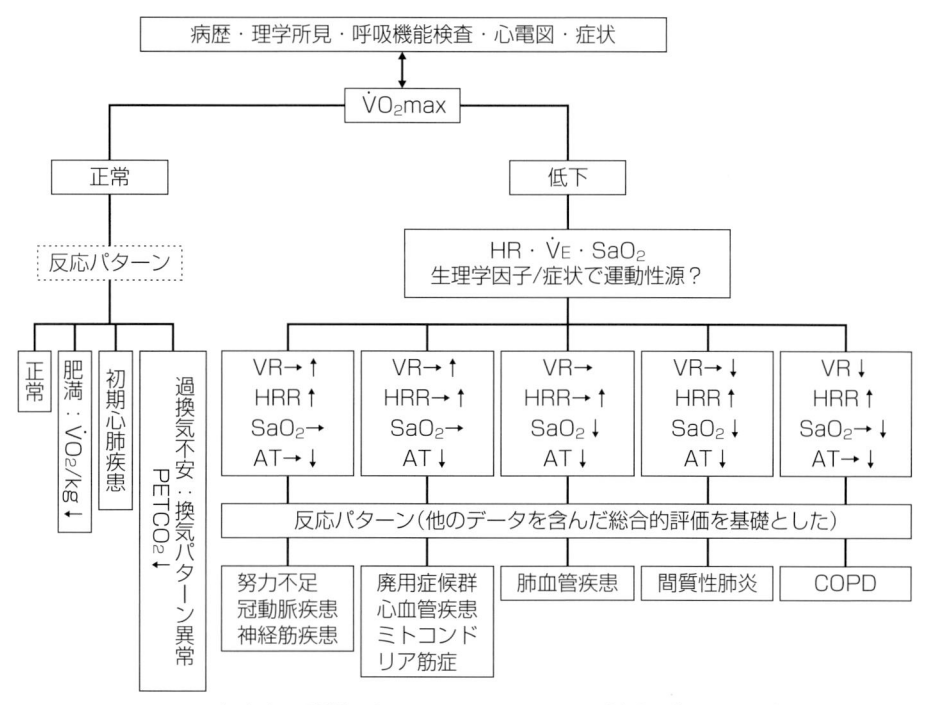

図 6　各疾患の診断のためのフローチャート（文献 2）より引用）

$\dot{V}O_2max$：最大酸素摂取量（正常値：予測最大酸素摂取量の 84％以上），$\dot{V}E$：分時換気量，VR：換気予備能（正常値：MVV－VE max＞11 l/min），HRR：心拍数予備能（正常値：（220－年齢）－HR max＞15 beats/min），AT：無酸素性代謝閾値（正常値：予測最大酸素摂取量の 40％以上），P_{ETCO_2}：呼気終末二酸化炭素分圧

② 施行しないと終了時負荷量が高いほど，高頻度に副交感神経緊張（vagotonia）による血圧低下，徐脈，意識障害などが終了後 90 秒以内に出現する．

③ 一般に運動負荷試験終了 10 分以内に有害事象が出現するので，その間は被験者を監視する．

Ⅳ．運動時の生理学的応答，測定項目，正常値とデータの解釈

運動負荷試験でのデータは，①初期ないし軽症の患者では正確な評価が困難，②負荷方法によって正常値が異なる，③最大努力は正確な解釈の必要条件，④一人の患者には複数の運動耐容能を低下させる病態が存在する，ことなどを認識したうえで解釈する必要がある．運動耐容能，運動制限因子の評価と解釈について解説し，運動負荷試験の測定項目を**表 5**[2)]に，正常値を**表 6**[2)]に，各疾患の診断のためのフローチャートを**図 6**[2)]に示す．

運動耐容能は，前述した $\dot{V}O_2max$ のほかに乳酸性代謝閾値（LT：lactic threshold），換気性閾値（VT：ventilatory threshold）と最大仕事量（WRmax：maximal work rate）で評価する．$\dot{V}O_2max$ は負荷量増加に対して $\dot{V}O_2$ が増加しなくなった時の $\dot{V}O_2$ であるが，運動耐容能の評価には，通常は運動終了時の $\dot{V}O_2$ である $\dot{V}O_2$ max が用いられる．$\dot{V}O_2$ maxは体重に依存するため，体重で補正した値（$\dot{V}O_2$/kg）で評価する．$\dot{V}O_2$ max の標準値は多くの報告がなされているが，Jones[22)]は，男性：60－0.05×年齢（±7.5），女性：47－0.37×年齢（±7.5）（ml/min/kg）と報告し，日本人における標準値は日本循環器学会から報告[23)]

されている．LTは，漸増負荷試験において動脈血乳酸濃度が急激に増加するポイントであるが，その機序については活動筋の酸素必要量増加による酸素の相対的な不足と，筋線維利用の変化（無酸素性代謝能が高いIIb型速筋線維の活動）の2つの機序が考えられている．$\dot{V}O_2$maxは，主に骨格筋機能と呼吸循環器機能により規定されるのに対して，LTは主に骨格筋のエネルギー代謝特性（遅筋線維／速筋線維比率）により規定されると考えられる．血中乳酸濃度は，少量の耳朶血でも測定可能な簡易的血中乳酸濃度測定器を用いると，動脈血を採血せずにほとんど侵襲なしに容易に測定することが可能である．また，負荷量がLTに達すると増加した乳酸が重炭酸系で緩衝されるため$\dot{V}O_2$に対して二酸化炭素排出量（$\dot{V}CO_2$：carbon dioxide output）が急激に増加し，その変曲点がVTである．VTは，そのほかに①$\dot{V}CO_2$が酸素摂取量を超える（$\dot{V}CO_2>\dot{V}O_2$），②RQ=1.0，③換気等量（$\dot{V}_E/\dot{V}O_2$）が最低，④呼気終末酸素分圧（P_{ETO_2}：partial pressure of end tidal）上昇，⑤呼気終末二酸化炭素分圧（P_{ETCO_2}：end tidal partial pressure of carbon dioxide）低下などにより決定することが可能である．しかし，慢性呼吸器疾患患者では，著しい換気制限が存在するとVTが決定できないことも多い．

健常者の運動時の換気パターンは，低負荷ではVTが増加し，$\dot{V}O_2$maxの70〜80％まではVTと呼吸数（fR：frequency of respiration）の両者が増加し，それ以降はfRが増加する．VTは，肺活量（VC：vital capacity）の50〜60％まで増加するが個人差が著しく，VTの増加に伴って死腔換気率（VD/VT）が低下して換気効率が上昇し，換気等量（$\dot{V}E/\dot{V}O_2$および$\dot{V}E/\dot{V}CO_2$）が低下する．VD/VTは換気パターンに依存し，前述したようにrapid shallow breathingを呈すると上昇する．運動時最大換気量（$\dot{V}E$ max：maximum exercise $\dot{V}E$）は，安静時最大換気量（MVV：maximal ventilatory volume）の約70％まで達し，健常者の換気予備能（=MVV−$\dot{V}E$ max）はMVVの15％以上である．また，運動時の呼気終末肺気量（EELV：end expiratory lung volume）は安静時でのFRCより0.5〜1.0l低下して，吸気弾性負荷の増加が抑制される．

ガス交換能の指標としては，肺胞気-動脈血酸素分圧較差（A-aDO$_2$：alveolar-artrial oxgen difference），VD/VT，PaO$_2$，SaO$_2$（SpO$_2$）がある．健常者のA-aDO$_2$は，安静時では約6 mmHgであるが，運動時は20 mmHg以上に増加し，50 mmHg以上ならガス交換障害が肺に存在する．A-aDO$_2$は，換気血流不均等（ventilation perfusion inequality）の増悪，左右短絡増加，拡散障害，混合静脈血PO$_2$低下などにより増加する．肺疾患，肺血管疾患，左右短絡性疾患では運動誘発低酸素血症を呈し，SaO$_2$（SpO$_2$）が88％以下またはPaO$_2$が55 Torr以下に低下した場合，臨床的に有意な低酸素血症と診断する．

心拍出量（$\dot{Q}$）は$\dot{V}O_2$と直線関係にあり，$\dot{Q}$は一回心拍出量（SV：stroke volume）と心拍数（HR：heart rate）の積で示される．軽負荷ではSVとHRがともに増加し，中等度以上の負荷では主にHRが増加して$\dot{Q}$が増加する．最大心拍数（HRmax）予測式は，①年齢−220，②210−（年齢×0.65）があるが，前者は高齢者において過小評価される．酸素脈（O$_2$ pulse，$\dot{V}O_2$/HR）は，運動時のSVの指標となる．

呼吸困難と下肢疲労は運動制限因子となる症状であり，Borg scale（BS）とvisual analogue scale（VAS）で評価されるが，BSがVASより理論的に優れている．運動終了時の呼吸困難度はBSで5〜8，VASでは50〜80であり，治療効果判定などに利用される．

V．運動負荷試験結果の理学療法への臨床応用

運動負荷試験の目的は，①運動耐容能の評価，②運動制限因子の解明，③原因不明な呼吸困難

の診断，④治療効果（運動療法や薬物療法など）の判定，⑤心肺疾患患者の機能的評価（早期のガス交換障害の診断など），⑥リハビリテーションの運動処方や酸素投与量の決定，⑦術前評価などがあげられる．運動負荷試験結果の理学療法への主な臨床応用としては，①運動処方の決定，②運動療法に伴う危険性の予測，③理学療法の治療効果の判定などがある．運動処方を決定するためには，運動耐容能とともに運動耐容能の低下の原因を明らかにする必要がある．COPDなどの慢性呼吸器疾患患者においては，前述したように呼吸機能障害とともに骨格筋機能障害が重要であり，運動制限因子を解明したうえで運動処方と負荷量を決定する．また，慢性呼吸器疾患患者では，合併症が安静時の諸検査で検出されずに運動負荷試験ではじめて明らかになる場合もあり，高度な合併症が存在する症例は運動療法の適応とはならない．実際，高齢なCOPD患者は喫煙者がほとんどであり，CPEXを施行してはじめて虚血性変化や不整脈を心電図で認めることがある．そのため運動療法を安全に施行するには，運動療法を開始する前に運動負荷試験を施行して，安静時検査で診断されない心疾患などの合併症の有無を検索する必要がある．また，SpO_2が90％未満の高度な運動誘発低酸素血症が出現する症例では，運動療法施行時の酸素投与の必要性の判断や酸素投与量の決定に運動負荷試験が有用である．運動負荷試験は，呼吸理学療法の効果判定に必要であるが，運動処方の修正や変更するうえでも運動負荷試験による再評価が重要である．また，再評価することにより，患者の理学療法に対するモチベーションの維持に対しても有効となる．

文　献

1) Singh SJ, Morgan MDL, Hardman AE：The Shuttle Walking Test. Glendfild Hosital, 1999
2) ATS Committee on Proficiency Standards for Clinical Pulmonary Function Laboratories：ATS Statement：guidlines for the Six-Minute Walk Test. *Am Respir J Crit Care Med* **166**：111-117, 2002
3) American Thoracic Society, American College of Chest Physicians：ATS/ACCP Statement on cardiopulmonary exercise testing. *Am Respir J Crit Care Med* **167**：211-277, 2003
4) Wasserman K, Hansen JE, Sue DY, et al：Principle of exercise testing and interpretation. Lea & Febiger, Philadelphia, 1987
5) Wagner PD：New ideas on limitations to VO_2max. *Exec Sports Sci Rev* **28**：10-14, 2000
6) Carlson DJ, Ries AL, Kaplan RM：Prediction of maximum tolerance in patients with COPD. *Chest* **100**：307-311, 1991
7) Killian KJ, Lablance P, Martin DH, et al：Exercise capacity and ventilatory, circulation, and symptom limitation in patients with chronic airflow limitation. *Am Rev Respir Dis* **146**：935-940, 1992
8) Casaburi R：Exercise training in chronic obstructive lung disease. Casaburi R (eds)：Principles and Practice of Pulmonary Rehabilitation. WB Saunders, Philadelphia, 1993, pp204-224
9) Dales RE, Spitzer WO, Schechter MT, et al：The influence of psychological status on respiratory symtom reporting. *Am Rev Respir Dis* **139**：1459-1463, 1989
10) O'Donnel DE, Bertley JC, Chau LK, et al：Qualitative aspects of exertional breathlessness in chronic airflow limitation pathophysiologic mechanisms. *Am J Respir Crit Care Med* **155**：109-115, 1997
11) Agostoni E, D'Angelo E：Static of the chest wall. Roussos C (eds)：In The Thorax. Marcel Dekker, New York, 1985, pp259-295
12) Breslin EH, Garoutte BC, Kohlman-Carrieri V, et al：Correlation between dyspnea, diaphragma and sternomastoido recruitment during inspiratory resistance breathing in normal subjects. *Chest* **98**：298-302, 1990
13) Sharp JT, Druz WS, Moisan T, et al：Postual relief of dyspnea in severe chronic obstructive pulmonary disease. *Am Rev Respir Dis* **122**：201-211, 1980
14) Skeletal muscle dysfunction in chronic obstructive pulmonary disease. A statement of the American Thoracic Society and European Respiratory Society. *Am J Respir Crit Care Med* **159**：S1-S40, 1999
15) Casaburi R：Skeletal muscle function in COPD. *Chest* **117**：267S-271S, 2000
16) Richardson RS, Leek BT, Gravin TP, et al：Reduced mechanical efficiency in chronic obstructive pulmonary disease but normal

17) Juel C : Lactate-poton ctransport in seletal mscle. *Physiol Rev* **77** : 321-358, 1997
18) 八田秀雄：乳酸を活かしたスポーツトレーニング．講談社，2001
19) Solay S, Brooks D, Lacasse Y, et al : A qualitative systematic overview of the measurement properties of functional walk tests used in the cardiorespiratory domain. *Chest* **119** : 256-270, 2001
20) Redelmeier DA, Bayoumi AM, Goldstein RS, et al : Interpreting small differences in functional status : the six minute walk test in chronic lung disease patients. *Am J Respir Crit Care Med* **155** : 1278-1282, 1997
21) 日本呼吸器学会呼吸リハビリテーションガイドライン作成委員会，日本呼吸器学会ガイドライン施行管理委員会，日本理学療法士協会ガイドライン作成委員会（編）：呼吸リハビリテーションマニュアル―運動療法．昭林社，2003
22) Jones NL, Cambell EJM : Clinical exercise testing, 2nd ed. WB Saunders, Philadelphia, 1952
23) 日本循環器学会運動に関する診療基準委員会：日本人の運動時呼吸循環指標の標準値．*Japanese Circulation Journal* **56** : 1514-1523, 1992

peak $\dot{V}O_2$ with small muscle mass exercise. *Am J Respir Crit Care Med* **169** : 89-96, 2004

7 人工呼吸器とグラフィックモニター

鵜澤吉宏*

◆Key Questions◆
1. 人工呼吸器の生態に及ぼす影響
2. 人工呼吸器のモードとグラフィックモニター
3. 人工呼吸器の肺メカニクスの評価とグラフィックモニター
4. グラフィックモニターの理学療法への臨床的応用
5. グラフィックモニターのEBM

I. はじめに

呼吸不全に人工呼吸器が果たす役割は，主に酸素化の改善と換気の補助があげられる．治療として用いられる人工呼吸器であるが，その設定によっては肺に損傷を及ぼすことがある．ガス交換の改善や呼吸仕事量の軽減などの効果を評価すると同時に，副作用としての循環動態の影響，肺損傷への影響，そして人工呼吸器と患者との同調性の観察を適切に行うことで安全な治療となる（図1）．そのため人工呼吸器のモニタリングをする目的は，患者の肺機能の評価や設定内容の確認による肺損傷の予防，人工呼吸器と患者の同調性の確認や治療の効果判定などの役割がある．

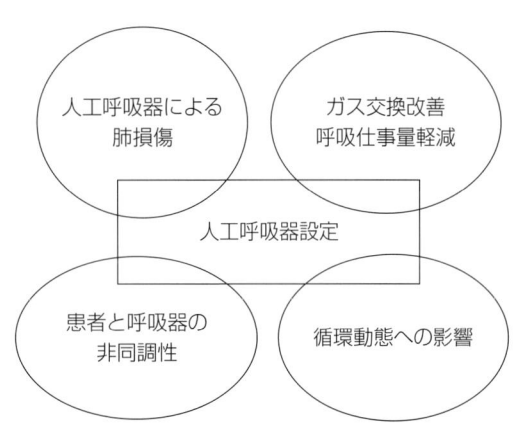

図1 人工呼吸療法中のモニタリングの目的
人工呼吸器は，循環動態への影響を考慮しながらガス交換の改善や呼吸仕事量の軽減などの治療や補助に用いられる．しかし，人工呼吸器の設定によっては，肺損傷や患者との同調性が得られないなどの不具合が生じるために，これらの調整が必要とされる

II. 人工呼吸器が肺に及ぼす影響

人工呼吸器は，陽圧を気道と肺へ送ることにより平均気道内圧を上げ，呼吸機能の改善を行う．しかしながら，人工呼吸器から送られるガスによって引き起こされる副作用には肺損傷（VALI：ventilator-associated lung injury）があ

---
* Yoshihiro UZAWA／亀田総合病院リハビリテーション室

り，これは人工呼吸器の不適切な設定によって生じることがある[1]．急性呼吸不全については，人工呼吸器の設定により生命予後が異なることが報告されている[2]．VALIには，ガスが肺胞へ送られるごとに拡張と虚脱を反復することで生じる機械的損傷や，高い吸入気酸素濃度による損傷，炎症性メディエータの産生などがあり[1,3]，その損傷が生じるメカニズムにより barotrauma, volutrauma, atelectrauma, biotrauma などと呼

ばれている[4]. barotrauma は，陽圧換気中の過剰な気道内圧により肺の過膨張が生じて肺胞が破壊され，エアリークが生じる病態であり，volutrauma は気道内圧や一回換気量の過剰な設定により肺胞での好中球や，蛋白の蓄積が起こり肺面活性物質のサーファクタント産生を低下させ，浸透性が亢進して肺水腫，肺コンプライアンスの低下を起こすこととされている．また，atelectrauma は一回換気量や気道内圧が過剰でなく適正であっても，無気肺のように残気量の低下をきたしている肺の状態では，ガスが送られる時に相対的に高いストレスがかかることで，その部位の肺損傷が生じる病態であり，biotrauma では肺胞の過膨張や繰り返す拡張と虚脱によって，炎症性メディエータが活性化されることで好中球集積，浮腫が生じる病態とされている[5]．このような人工呼吸器による肺損傷を防ぐためには，適切な一回換気量や呼気終末陽圧換気（PEEP：positive end-expiratory pressure）の設定，肺胞内圧（プラトー圧）のモニターが必要となり，このために呼吸器のグラフィックモニターからの情報が重要となる．

Ⅲ．人工呼吸器のモードとグラフィックモニター

臨床的に使われる代表的な波形は，時間軸に対して気道内圧，フロー（流量），換気量の変化を示した波形とループ波形（圧─量曲線，フローボリューム曲線）がある．これらの波形は人工呼吸器モードにより，その基本波形が異なる．

1．基本モードでの基本的な波形

1）従量式モードの波形（VCV：volume control ventilation）

このモードでは，吸気に用いるフロー波形の種類（矩形波，漸減波）とプラトー時間の設定の有無により基本波形が異なる（図2，3）．気道内圧と換気量の波形は，吸気で時間とともに上昇し，設定された換気量に達成すると呼気へ移行し基線へ戻る．吸気フローのうち，矩形波は人工呼吸器からの吸気フローの供給が一定の流量であるものをいい（図2），漸減波は徐々に減速するような吸気フローの供給法である（図3）．吸気フローの設定値が同じであれば，矩形波では最高気道内圧が高くなりやすく，吸気時間が短くなるなどの特徴がある．プラトー時間とは，吸気終末にフローを休止〔基線(0)に戻り〕させた時のことをいい，その時の気道内圧波形ではプラトー圧をモニターできる．このプラトー圧は肺胞内圧を示し，後述する静的コンプライアンスの測定や，肺損傷を予防するためのモニターとしても用いられる．

2）従圧式モードの波形（PCV：pressure control ventilation）

このモードでは，吸気時間の設定により各波形の違いがみられる．PCVでのフロー波形は漸減波様の波形を示すが，吸気終末にフローが基線に戻る波形と戻らない波形がある（図4）．これは吸気時間の違いによるもので，一般的には前者のようにフロー波形が基線に戻るまで吸気時間をとるように設定する．吸気時間が短いと後者のようにフロー波形が基線に戻る前に呼気に移行する．前者のようにフロー波形が基線に戻るまで吸気時間をとることで，後者に比べ一回換気量を増加させることができる．

3）圧支持換気モード（PSV：pressure support ventilation）

患者の吸気努力に対して換気補助を行うモードで，気道内圧波形では吸気開始前に陰圧化がみられる（図5a）．吸気努力を感知しガスが呼吸器から患者へ送られるが，フロー波形では吸気初期に速く，流量が徐々に減少するような波形を示す．吸気から呼気への移行は，漸減したフローの値があらかじめ設定された値に達した時であり，機種によってはその設定値を調整することで患者との同調性を調整することができる（図5a）．PSVでは支持圧のみを設定し，吸

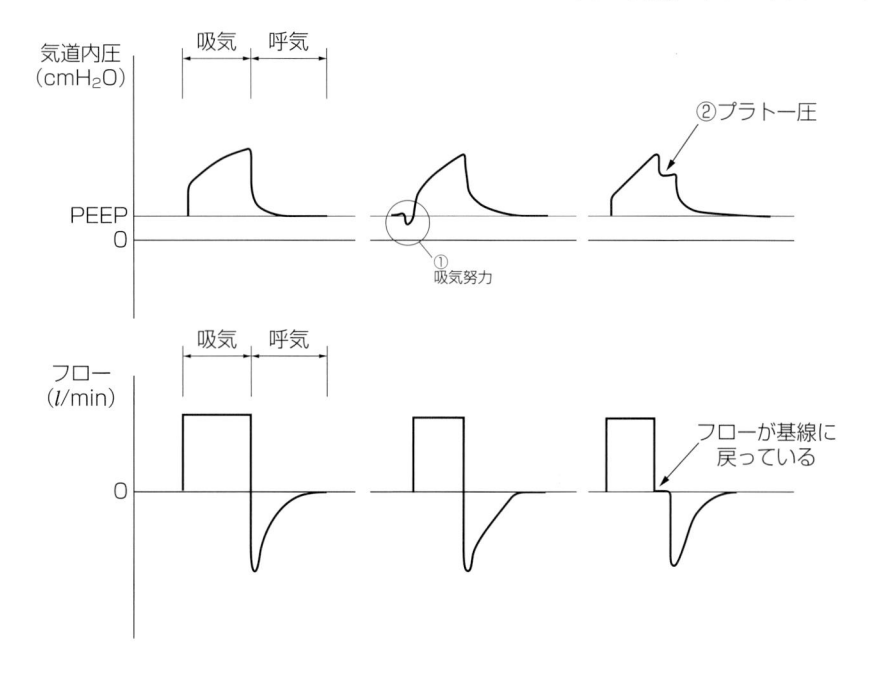

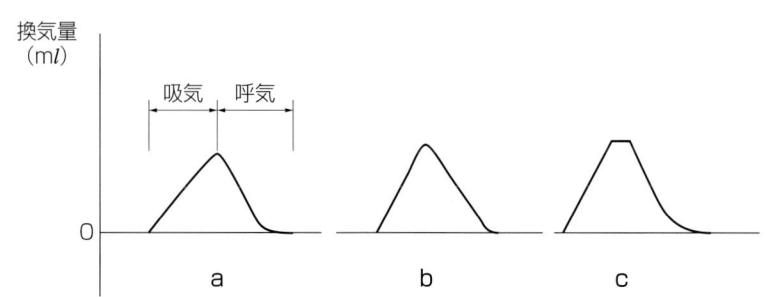

図 2　従量式モードで吸気フローに矩形波を用いた時の波形
a．吸気努力がない場合
b．吸気努力がみられる場合は，吸気開始時に気道内圧波形で陰圧へ振れる（①）
c．吸気終末にプラトー時間を設けた時，プラトー圧の測定ができる（②）

気時間，一回換気量は患者の呼吸様式で決まり，浅い呼吸や深呼吸も可能である．

4）持続気道陽圧モード（CPAP：continuous positive airway pressure）

他のモードに比べ，陽圧による換気補助がないため気道内圧波形の動きが少ない（**図 5b**）．

グラフィック波形を観察する際の注意点としては，まず各波形の縦軸と横軸の目盛りを確認する．目盛りの幅のとり方で各波形の形状が異なるようにみえるため，比較検討する場合はその目盛り幅を一定にする．また，使用している機種やモードが同じであっても設定内容や患者の気道抵抗，肺コンプライアンスなどの状態により波形が異なるため注意して観察するようにする．

2．各波形の特徴

各波形の観察ポイントをあげ，臨床的に特徴的な異常波形について説明する．時間軸に対する気道内圧，フロー，換気量のグラフィックモニター波形は 4 つの相（第 I 相：吸気努力のト

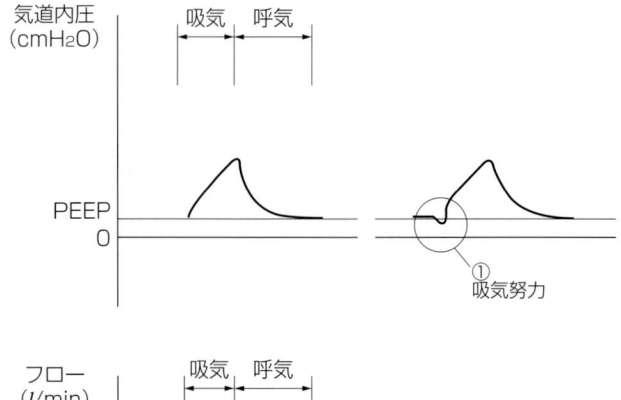

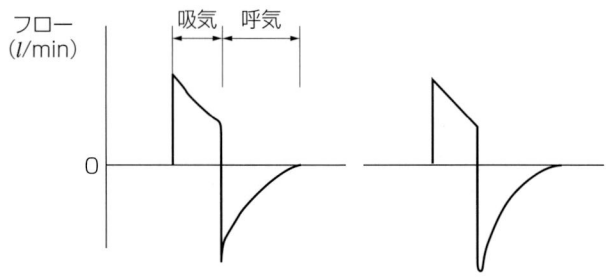

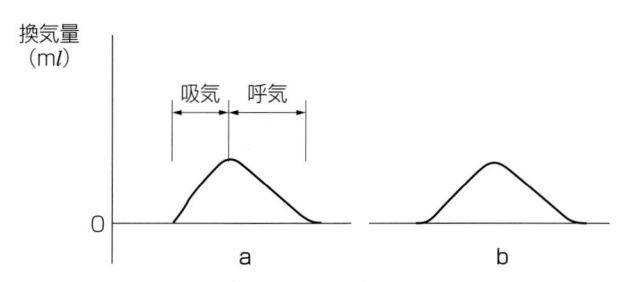

図 3　従量式モードで吸気フローに漸減波を用いた時の波形
a．吸気努力がない場合
b．吸気努力がみられる場合は，吸気開始時に気道内圧が陰圧への振れがみられる（①）

リガー時，第Ⅱ相：吸気にガスを供給する時期，第Ⅲ相：呼気への移行時期，第Ⅳ相：呼気相）に分けると理解しやすい[6]（**表 1，2，図 6**）．第Ⅰ相では，患者の吸気努力を呼吸器が感知する時期であり，感度設定，患者の吸気努力などにより影響される．第Ⅱ相では，吸気相全般であり，呼吸努力のある患者では吸気に必要なフローの供給が十分見合っているかの観察となる．第Ⅲ相では，吸気から呼気へ移行する時の評価となり，吸気時間の設定など人工呼吸器と患者の同調性の評価となる．第Ⅳ相では，呼気相の評価であり，肺からガスが戻る様子を観察するため，閉塞性肺疾患などの気道狭窄症状を呈する患者をモニターする際に重要となる．

1）気道内圧波形

気道内圧の変化を示し，陽圧換気を用いている時は時間とともに右上がりの部分が吸気側，右下がりの部分が呼気側となる．吸気でフローがゼロ（基線に戻る）のところでは，肺胞内圧（プラトー圧）を示す．PEEPを用いている場合は呼気の終わり（呼気終末）から，次の呼吸の始まりまでPEEPの設定値に戻る（**図 2**）．

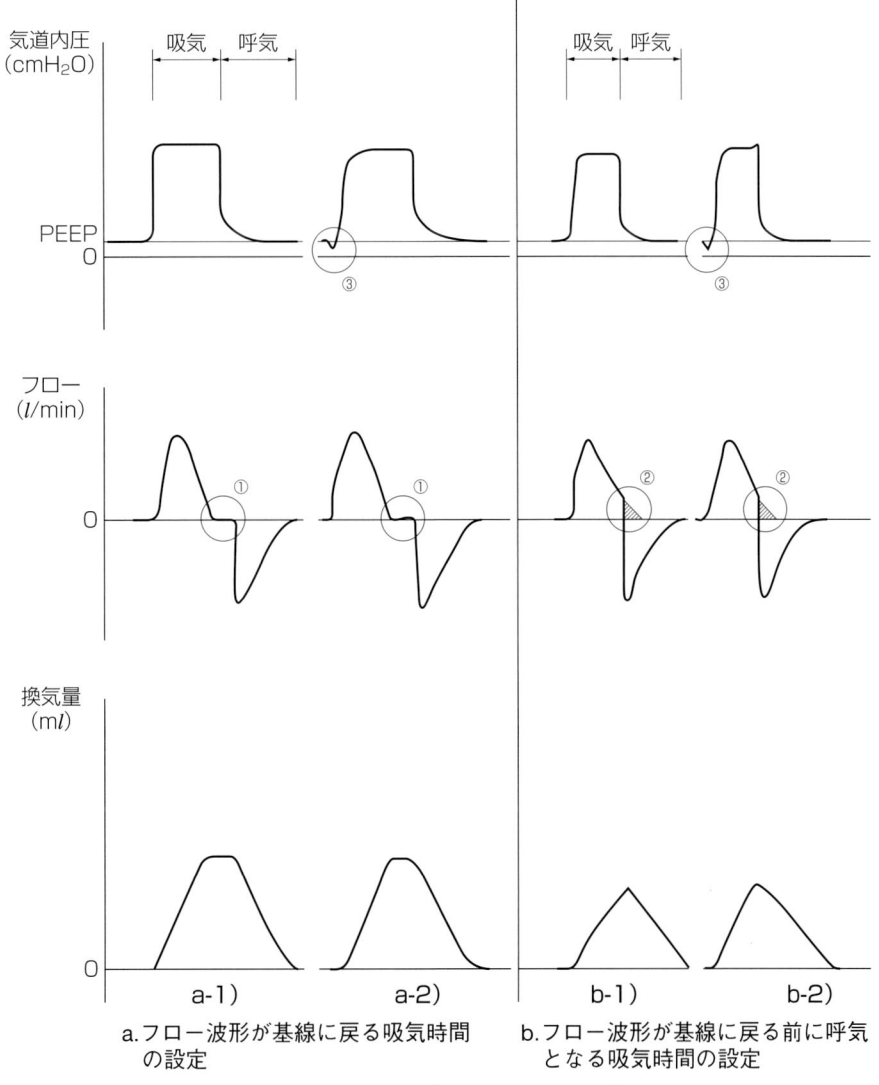

図 4 従圧式モードを用いた時の波形
　aとbでは吸気時間により波形が異なることを示す．aは吸気時間が十分あり，フロー波形が基線に戻っている（①）．一方，bではフロー波形が基線に戻る前に呼気となり，吸気時間が短い時にみられやすい（②）．a，bの1）は吸気努力がない場合，2）は吸気努力がみられる場合であり，2）では吸気開始時に気道内圧波形が陰圧側へ振れる（③）．②斜線部分は吸気フローが基線に戻るまで吸気時間を延ばすと得られる換気量を示す

　第Ⅰ相では，吸気努力の確認と吸気トリガーレベルの評価となる．吸気開始時の波形が陰圧に振れることで吸気努力を確認し自発呼吸の有無を観察する（**図7**）．吸気努力が強い場合は，陰圧への振れが大きくなる（**図7b**）．呼吸器感度設定の調節や患者の病態の変化を観察する．
　第2相では，吸気相全般で時間とともに気道内圧の上昇がみられる．VCVを用いている場合で患者の吸気努力が強い時，吸気フローが不十分であると気道内圧の上昇が得られず，下に凸となる波形を示す（**図7c**）．PCVやPSVに切り換えるか，VCVを継続したい場合は，吸気フローの設定値を上げる．漸減波の場合は矩形波へ変更するなどの調節をする．また，第Ⅱ相では肺

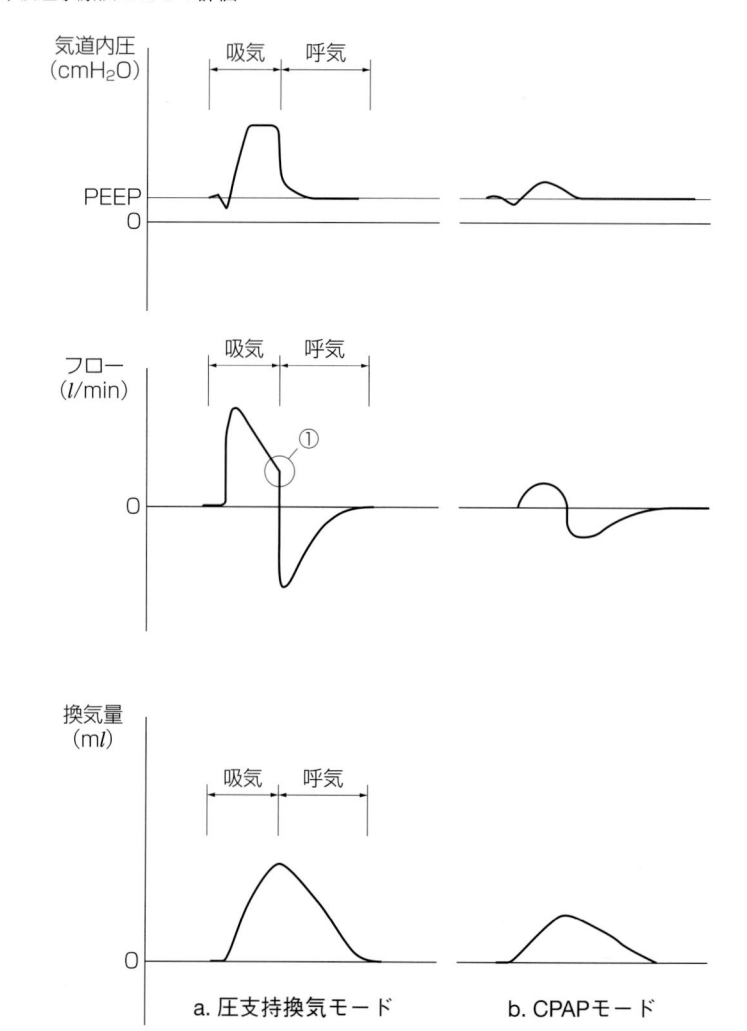

図 5 自発呼吸モードを用いた波形
a．①漸減したフロー値が設定値に達すると吸気から呼気へ移行する
b．患者の呼吸様式により波形は異なりやすい

表 1　呼吸周期から分けた波形の観察ポイント

相	呼吸周期	評価のポイント
1	吸気の開始時期	呼吸器のトリガー設定，患者の吸気努力など
2	吸気を送っている時期	呼吸器からのガスの供給流量が患者に見合っているかなど
3	吸気から呼気への移行	吸気から呼気への移行時の呼吸器と患者の同調性
4	呼気	気道狭窄程度，auto-PEEP リークなど

胞内圧の評価としてプラトー圧の評価も可能となる．VCV でプラトー時間を設定（0.5 秒程度）し，気道内圧が一定の値を示した値がプラトー圧となる（**図2**）．自発呼吸がありプラトー時間をとれない場合は測定が困難である．

第Ⅲ相の吸気相から呼気相へ移行するところでは，自発呼吸のある患者での観察が重要となる．患者が吸気を終えて息を吐こうとしても，

表 2 各波形の観察ポイント

	観察内容	相	ポイント
気道内圧波形	吸気努力の有無, トリガー感度の適正さ	1	吸気開始時の陰圧変化
	吸気流量不足と適正さ	2	吸気時の気道内圧の上がり方
	プラトー圧モニター	2	従量式換気モード時にプラトー時間をつける
	強制呼気	3	吸気最後にスパイク様の気道内圧上昇
	PEEPレベル	4	呼気陽圧の値
フロー波形	吸気努力と吸気開始の同調性	1	フロー波形と圧波形が同期しているか
	モードの確認	2	吸気波形の確認
	吸気時間の調整（PCV使用時）	3	吸気終末でフロー波形の基線への戻り
	強制呼気	3	吸気最後にフローの急な低下（スパイク様の気道内圧上昇を伴う）
	auto-PEEPの確認	4	呼気のフロー波形が基線に戻らない
	気道内分泌物の評価	全相通じて	フロー波形がのこぎりの歯のように振れる
換気量波形	リーク	4	呼気の波形が基線に戻らない
圧―量曲線	過膨張		くちばし様波形（換気量の増加を伴わない気道内圧の上昇）
	吸気努力の有無 トリガー感度の適正さ		吸気開始時, 気道内圧の陰圧への振れ幅
	肺コンプライアンスの評価		ループ波形の傾き
	気道抵抗の評価		ループ波形の広がり（幅）
フローボリューム曲線	auto-PEEPの確認		呼気波形が基線に戻らない
	気道狭窄の評価		呼気フローの低下, 呼気時間延長
	リーク		流量が呼気途中で基線に戻る
	気道内分泌物の評価		フロー波形がのこぎりの歯のように振れる

呼吸器側で吸気を送っている場合（吸気時間が患者が行う吸気時間より長い場合）は, 吸気後半にスパイク様の気道内圧の上昇がみられる（図8）. PCVでは吸気時間の調整, PSVでは吸気の立ち上がりや呼気へ移行するフロー設定値を調整すると同調性が得られやすい. 第Ⅳ相ではPEEPを示し, 一定値を示すようになる.

2）フロー波形

気道内のガスの動きをモニターし, 波形の上側が吸気相, 下側が呼気相を示すため吸気相と呼気相に分けて着目すると理解しやすい. この波形では, 第Ⅱ相での呼吸器からガスを送るフロー波形が設定条件により異なるため, モードの確認をしやすい（図2～5）. 第Ⅲ相では呼吸器設定の吸気時間が長い場合, 呼吸器が吸気フローを送っている時でも患者の呼気が始まった場合, 急速な吸気のフロー波形の低下が気道内圧の上昇と合わせて観察される（図8）. 前述のように吸気時間を短くするように調節する.

第Ⅳ相の呼気相では, 肺から呼出されるガスの動きを表すことから, 気道の狭窄状況を観察することができる. 呼気フローの頂点と呼気フローが基線に戻るまでの時間を観察する. 気道狭窄がある場合は, 図9a のように呼気フローの値が低く, 呼気時間が延長する[7]. 気管支拡張剤などの治療効果の判定に用いられ, 改善すると呼気フロー値が上昇し呼気時間が短くなる（図9b）. 次の吸気が開始するまでに呼気が完了していないと呼出困難となるため hyperinflation となり, 呼吸困難の増加, 循環動態への影響などがみられることもある. これを auto-PEEP といい, 吸気のトリガーまでに呼出が完了しないと, 人工呼吸器が患者の吸気努力を感知しにくくなり, 呼吸仕事量の増加がみられる.

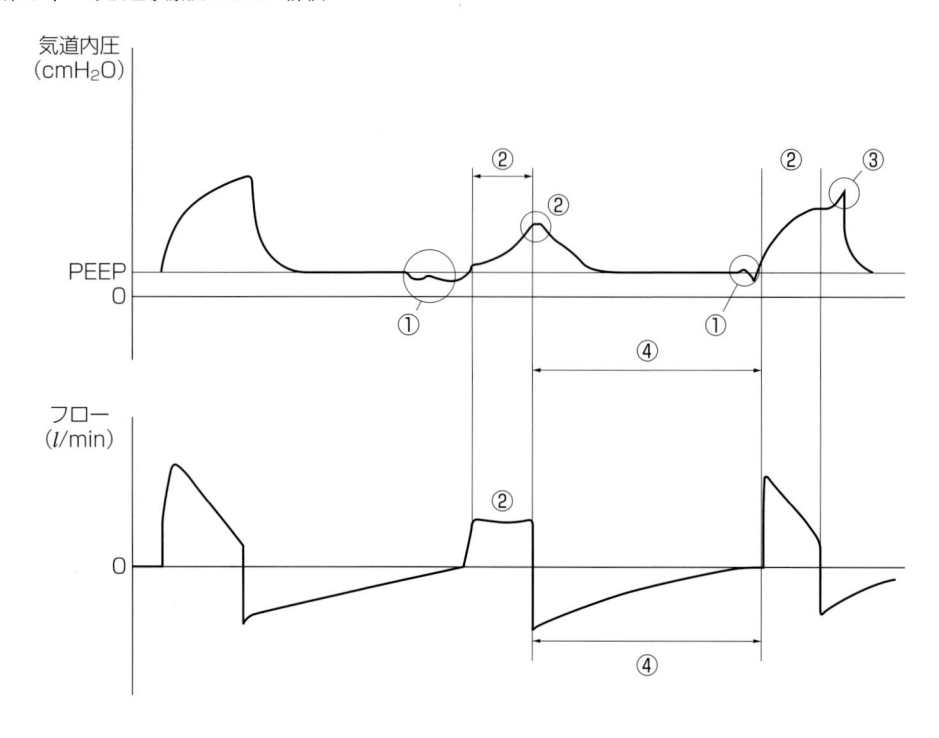

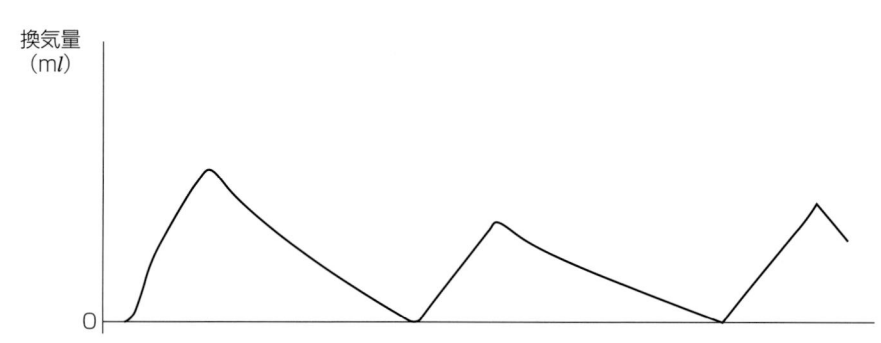

図 6 同期的間欠的強制換気（SIMV：synchronized intermittent mandatory ventilation）（VCV）と PSV の設定をした人工呼吸器での波形（文献 6）より一部改変引用）
①が第Ⅰ相，②が第Ⅱ相，③が第Ⅲ相，④が第Ⅳ相を示す

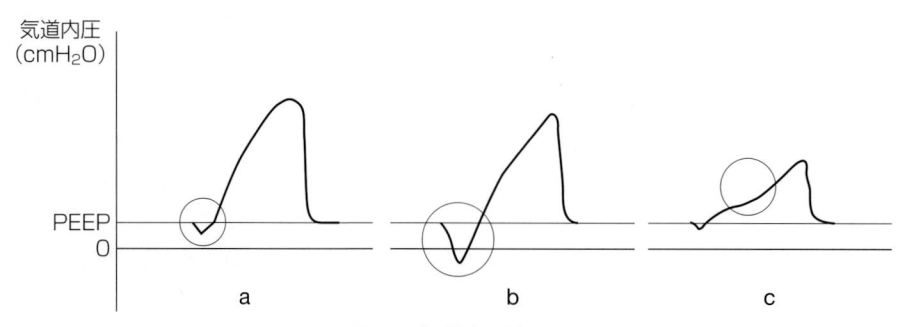

図 7 気道内圧波形
a．吸気努力がみられた時の一般的な気道内圧波形
b．過度な吸気努力が観察される
c．吸気フロー不足のため気道内圧の増加がみられず，下へ凸の形を示す

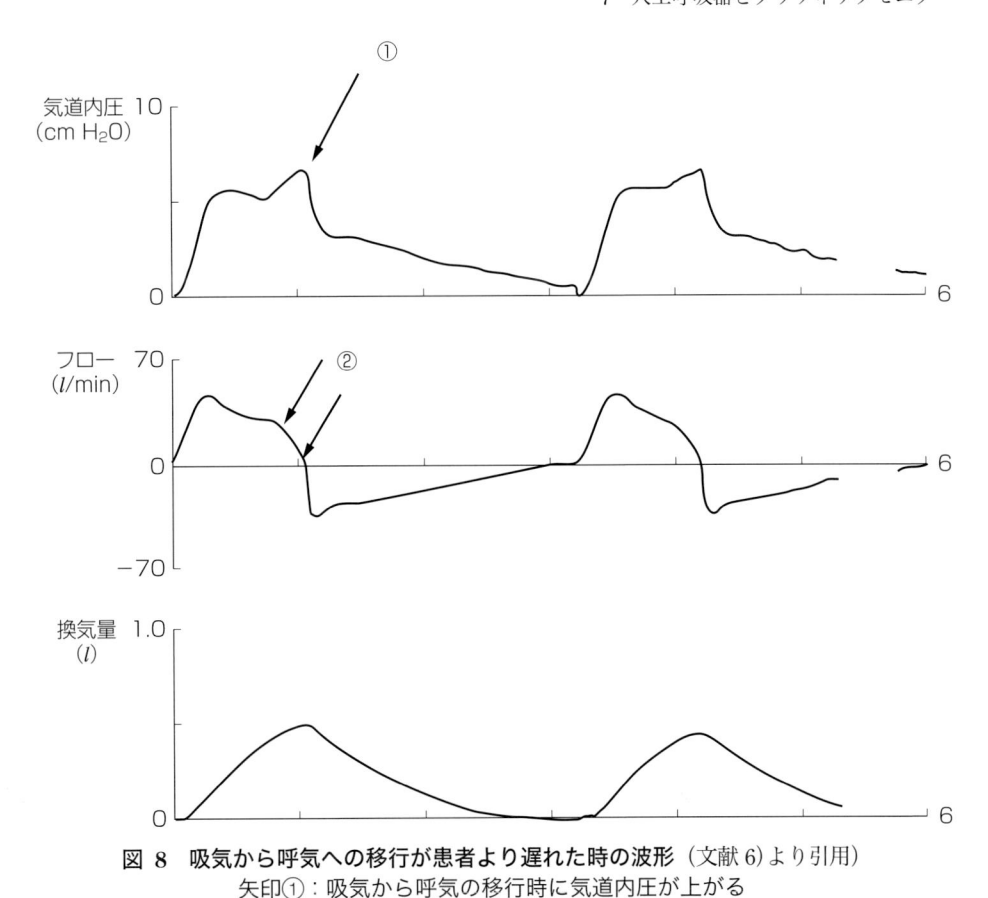

図 8 吸気から呼気への移行が患者より遅れた時の波形（文献 6)より引用）
矢印①：吸気から呼気の移行時に気道内圧が上がる
矢印②：吸気のフロー波形の急速な低下がみられる

3）換気量波形

呼吸器から送られるガスの量と患者から吐かれるガスの量の動きを示す．一般的に吸気量と呼気量はほぼ同じであるため，左右対称的な「山」のような波形を示す（**図 10a**）．第Ⅱ相では時間に伴い換気量は上がり，第Ⅳ相では基線に戻るようになる．しかし，**図 10b** のように基線に戻らない波形では，呼吸器が送った換気量がすべて戻っていないことを示しており，回路や患者にリークがあることを示す．

4）圧—量曲線

気道内圧と換気量の変化を示したグラフで，横軸に気道内圧，縦軸に換気量として表される．人工呼吸器設定により波形が異なり，吸気努力がない場合は反時計回りのループを描くが，吸気努力がみられると気道内圧が陰圧化するため左への移動がみられる．またプラトー時間を設定するとグラフ上で確認できる（**図 11**）．この波形は，呼吸器からのガスを送る時に得られる気道内圧と換気量の変化の割合をみることができ，肺や胸郭の拡張しやすさ（静的肺コンプライアンス）や気道でのガスの通りやすさ（気道抵抗）をみることができる．グラフの傾きがコンプライアンスを表し，横軸側へ傾くと必要な換気量を得るために高い気道内圧が必要となることからコンプライアンスの低下を示し，縦軸側へ傾くと逆に改善となる．曲線の膨らみ程度が気道抵抗を表す（**図 12a，b**）．

吸気後半で換気量の増加を伴わない気道内圧の上昇がみられる場合があり，鳥のくちばしのような形を示す時がある（**図 12c**）．換気量の増加に反映されない気道内圧の増加であるため，

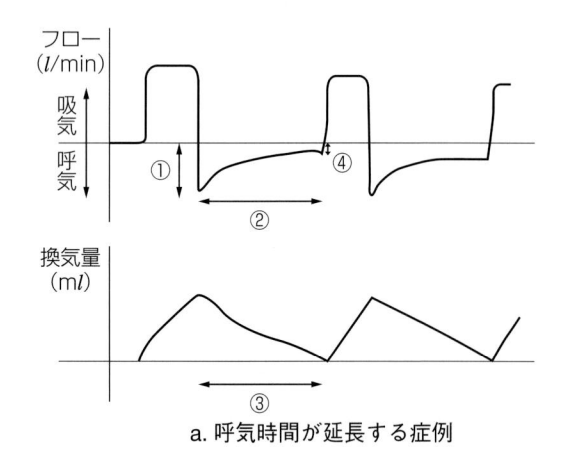

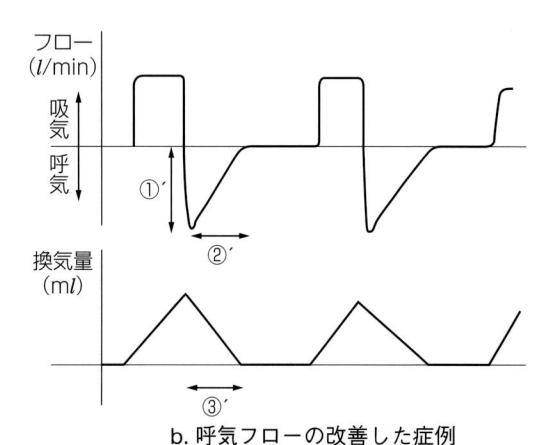

図 9　気道狭窄状況の観察例
a. 呼気時間が延長する症例
b. 呼気フローの改善した症例

呼気時間が延長する症例では（a），フロー波形の呼気相で呼気フロー値の低下（①）がみられ，基線に達するまで時間がかかる（②）．換気量波形でも呼気時間の延長がみられる（③）．auto-PEEP（④）．慢性閉塞性肺疾患など，気道が狭窄する病態にみられやすい

肺損傷を起こしやすくなる．この時は，VCVでは設定換気量を下げ，PCVでは設定吸気圧を下げることで調整する．

5）フローボリューム曲線

換気量とフローの変化を示したグラフで，横軸に換気量，縦軸にフローとして示し，縦軸の上側が吸気相，下側が呼気相となる．フロー波形でも述べたようにフローは気道内のガスの動きを示すので，この曲線から各肺気量位でのガスの流れやすさがわかる（図13）．呼気相での

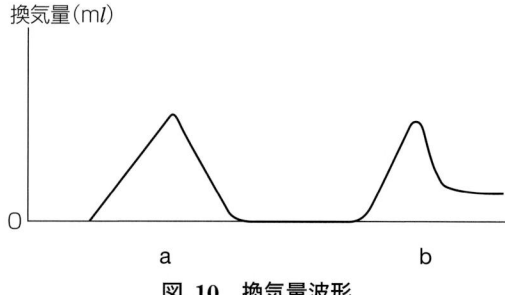

図 10　換気量波形
a．一般的な換気量波形
b．呼気が基線に戻っておらず，回路内にリークがみられる所見

呼気フローの値や呼気フローの基線への戻りで気道の狭窄程度の評価をする．また，換気量波形でみられたリークも観察できる．

Ⅳ．肺メカニクスの評価

1．肺メカニクス

肺メカニクスは，換気の際に生じる気道内圧や胸腔内圧などの圧，換気量，フローといった実測値を基に得られる指標である．肺メカニクスの評価では，肺や胸郭の拡張しやすさの指標であるコンプライアンス，気道でのガスの通過しやすさの指標である気道抵抗が評価される（表3）．

1）肺・胸郭のコンプライアンス

肺と胸郭の拡張のしやすさをコンプライアンスとして表す．肺と胸郭を拡張する際，どれだけの換気量と気道内圧が必要かということから測定するため，換気量と気道内圧の変化値を用いて評価する．人工呼吸器装着者のコンプライアンスには動的コンプライアンスと静的コンプライアンスの2つがある．

a．動的コンプライアンス

呼吸器回路から挿管チューブ，気道内を通ってガスが肺へ送られる間，吸気相全体を通じて得られた換気量と気道内圧の変化を指標とする．そのため，呼吸器回路や患者の気道での抵抗と肺や胸郭の拡張性の両方を合わせて評価するこ

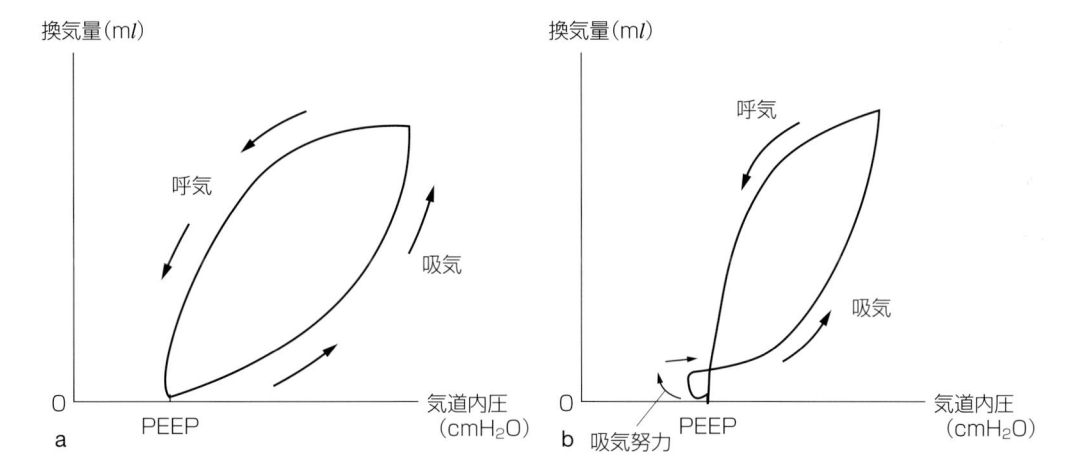

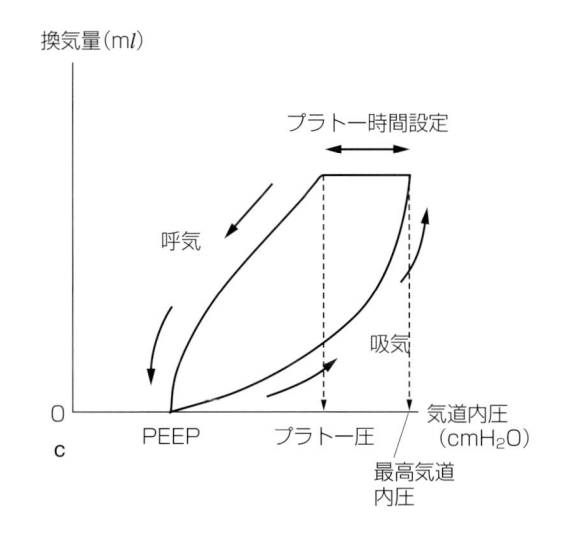

図 11 圧―量曲線での基本的波形の違い
a．陽圧換気中は反時計回りのループを描く
b．吸気努力がある時は吸気開始時に気道内圧が陰圧への動きがあるが，その後 a と同様の動きを示す
c．吸気終末にプラトー時間を設けた時にはプラトー圧が確認できる

とになり，肺コンプライアンスと気道抵抗各々の評価はできない．

b．静的コンプライアンス

人工呼吸器から肺へガスが送り込まれた後，ガスの流量を一時休止させ気流のない状態で気道内圧の値（プラトー圧）を測定し，その時の換気量と組み合わせて評価する．動的コンプライアンスでの呼吸器回路と患者の気道での抵抗を取り除き患者の肺胸郭の拡張性を評価する．数値が大きいと肺胸郭が拡張しやすいことを示す．

2）気道抵抗

ガスが呼吸器回路や，患者の気道を通過する時の流れにくさを示す値である．ガスのフローと，その時に生じる気道内圧の変化の組み合わせにより評価される．数値が大きいと気道の抵抗が大きいことを示す．

肺コンプライアンスと気道抵抗を波形で確認をする場合は，前述した圧―量曲線のループを

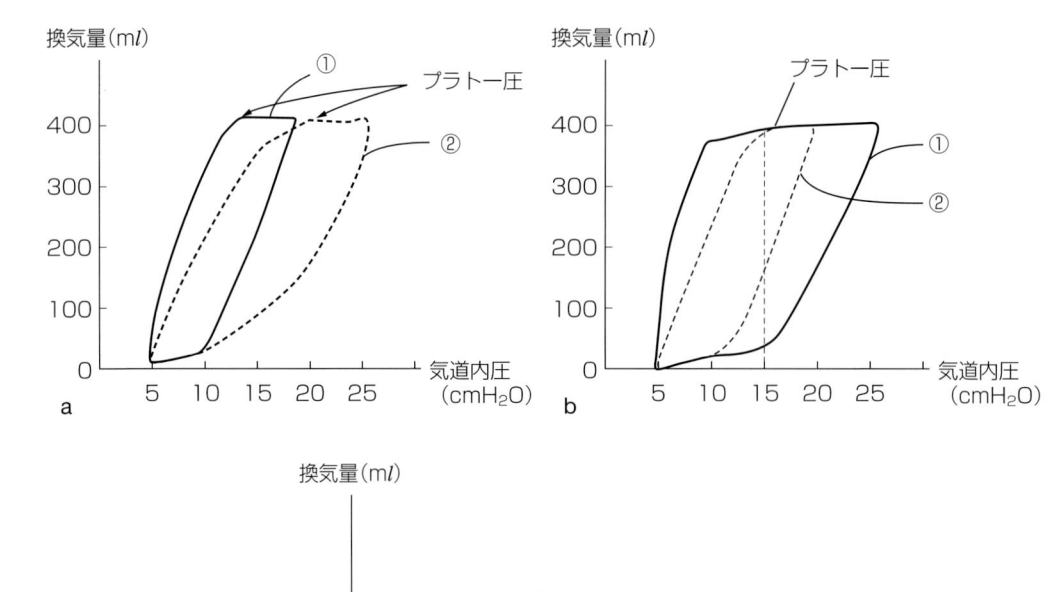

図 12　気道抵抗や肺コンプライアンスなどの違いによる圧―量曲線の変化
a，b は，気道抵抗や肺コンプライアンスにより波形が異なる．c は吸気後半で，換気量の増加を伴わない気道内圧の増加がみられる

　a．VCV 400 ml，PEEP 5 cmH$_2$O，peak flow 40 l/min，距形波，プラトー時間 0.5 秒，気道抵抗 5 cmH$_2$O/l/sec において肺コンプライアンスを①50 ml/cmH$_2$O（実線）と②25 ml/cmH$_2$O（破線）の 2 種類を設定した時の圧―量曲線．両者のプラトー圧が異なり，グラフの傾きが異なる

　b．VCV 400 ml，PEEP 5 cmH$_2$O，peak flow 40 l/min，距形波，プラトー時間 0.5 秒，肺コンプライアンスを 50 ml/cmH$_2$O の設定において，気道抵抗を①20 cmH$_2$O/l/sec（実線）と②5 cmH$_2$O/l/sec（破線）の 2 種類でみた圧―量曲線．両者ともプラトー圧は同じであるが，気道抵抗の違いのために各波形の幅が異なる

用いると評価しやすい．また，気道内圧波形は第 II 相での気道内圧の変化で観察する（**図 14**）．VCV を用いている場合，プラトー圧を設定した時の最高気道内圧とプラトー圧，PEEP の 3 つの圧差をみることでコンプライアンスと気道抵抗を視覚的に観察することができる．

V．グラフィックモニター所見の理学療法への臨床的応用

　グラフィックモニターの観察により呼吸器設定の調整をすることが多いが，理学療法を実施する時は，その練習効果などの評価にも応用できる．

1．気道内分泌物の喀出や無気肺

　無気肺では，静的コンプライアンスの低下が

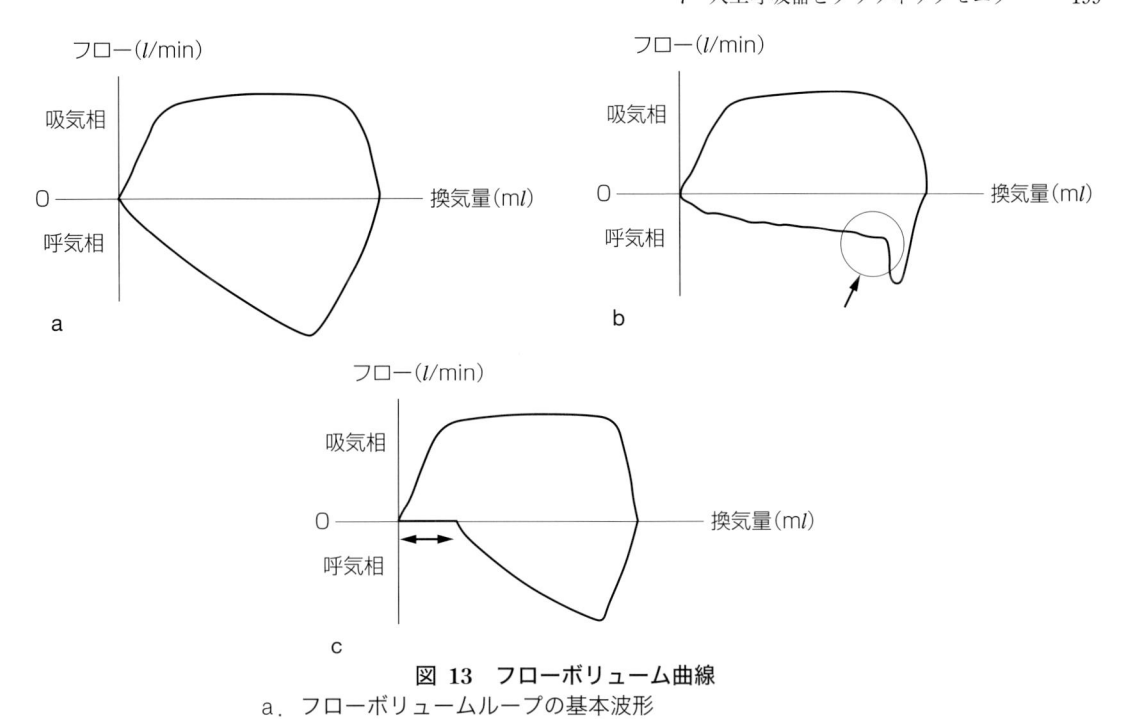

図 13 フローボリューム曲線
　a．フローボリュームループの基本波形
　b．呼気にフローの低下がみられる気道狭窄所見
　c．吸気と呼気の換気量が異なっており，回路内リークがみられる

表 3　人工呼吸器装着症例のコンプライアンスと気道抵抗の測定

	動的コンプライアンス	静的コンプライアンス	気道抵抗
測定内容	気道抵抗と肺胸郭の拡張性の両者	肺・胸郭の肺拡張の測定	気道（挿管チューブ，呼吸器回路を含む）での抵抗
測定に用いる値	一回換気量，最高気道内圧（PIP），PEEP	一回換気量，プラトー圧，PEEP	最高気道内圧，プラトー圧，フロー値
計算式	換気量／（PIP－PEEP）	換気量／（プラトー圧－PEEP）	（PIP－プラトー圧）／フロー
単位	ml/cmH_2O	ml/cmH_2O	$cmH_2O/l/sec$
正常値	50〜100 ml/cmH_2O	50〜100 ml/cmH_2O	5$cmH_2O/l/sec$
悪化の例	低下例：呼吸器回路内の水の貯留，気管支攣縮，分泌物の貯留，肺炎，肺水腫，ARDS，無気肺，気胸，胸水，肥満など	低下例：肺炎，肺水腫，ARDS，無気肺，気胸，胸水，肥満など 上昇例：慢性閉塞性肺疾患	上昇例：呼吸器回路内の水の貯留，気管支攣縮，分泌物の貯留など

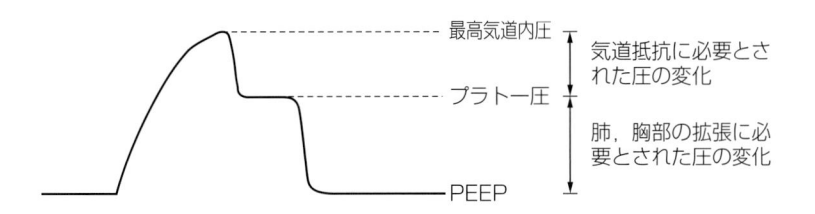

図 14　気道内圧波形での肺メカニクスの評価
　従量式モードで矩形波のフローでガスを送った時の気道内圧波形．最高気道内圧，プラトー圧，PEEP の関係を示している

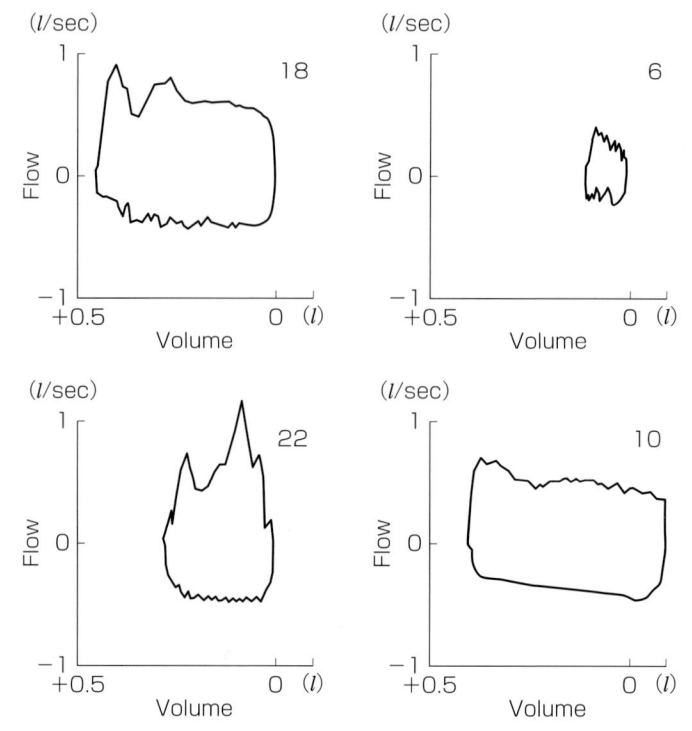

図15 気道内に分泌物がある時のフローボリューム曲線（文献8）より引用)
気道内に分泌物がある症例ではフローボリューム曲線でのこぎりの歯のような波形がみられる

みられる．人工呼吸器モニターでの評価では圧―量曲線の傾き，VCVではプラトー圧の値，PCVでは換気量の値を観察することとなる．気道内へ分泌物が移動または貯留すると，気道抵抗が増加する．人工呼吸器モニターでの評価では，圧―量曲線はループの幅が広くなる．気道抵抗が増加することで気道内のガスの動きが遅くなる，円滑さが得られなくなるなど，気流を表すフロー波形やフローボリューム曲線でフローの低下やのこぎり歯のような波形が観察できる（**図15**)[8]．理学療法による咳嗽，排痰練習や気管内吸引を行うと，これらの所見の改善がみられる．分泌物の喀出を行う時，用手的呼吸介助法などの排痰手技をしばしば用いることがある．理学療法士の手技を行うことで換気量や呼吸数，吸気と呼気のフローの変化がみられるかを観察する．しかし，フローの測定はフローセンサーにて行われるため，用いる手技によってはフローの変化に反映されない時もある．理学療法による影響を確認するためには，胸部理学所見なども同時に評価することが重要である．

2．呼吸練習，咳嗽指導

人工呼吸器を離脱する前に呼吸練習と咳嗽指導を行う．各数値は，モニター画面上の数値によって観察ができるが，その際換気量波形とフロー波形も観察する．

抜管を前に咳嗽指導を行うが，フロー波形を観察しながら咳嗽力のタイミングや強さ評価，その練習効果を評価できる（**図16**)．気管挿管中は，声帯の閉鎖ができないため，患者は咳嗽のタイミングがとりにくく，咳嗽力も十分発揮しにくい状態である．フロー波形を観察することで，咳嗽の要領が習得されているか，またその能力はどの程度かを観察することができる．

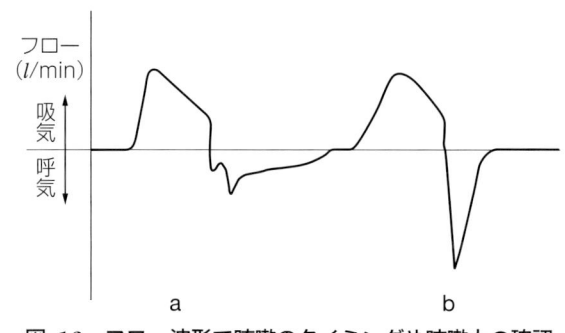

図 16 フロー波形で咳嗽のタイミングや咳嗽力の確認
a．呼気でタイミングよく咳嗽はできなかった
b．呼気のはじめに強い咳嗽がタイミングよく行えた

Ⅵ．グラフィックモニターの EBM

　人工呼吸器の使用については，EBM に基づいたガイドライン[9]が報告されており，その設定や治療計画については標準化されてきている．しかし，人工呼吸器のグラフィックモニターについてはガイドラインでは言及されておらず，またその使用や評価によるランダム化比較試験などはされていないため EBM としての効果判定は難しい．そのためグラフィックモニターに関してのEBM は一般的となっていない．しかし，人工呼吸療法による肺損傷を防ぐ方法として，肺胞内圧（プラトー圧）の評価と一回換気量の調節，PEEP の付加などが推奨されているため，これらを適切に実施するには臨床的にグラフィックモニターが用いられることになる．また，自発呼吸のみられる患者については人工呼吸器と患者の同調性評価をするうえで重要である．理学療法を実施する場面でも評価に用いることが望まれる．

文　献

1) Hess DR：Ventilator-Induced Lung Injury. Hess DR, (eds)：essentials of mechanical ventilation 2nd ed. Mc Graw Hill, New York, 2002, pp16-25
2) The Acute Respiratory Distress Syndrome Network. Ventilation with low tidal volumes as compared with traditional tidal volumes for acute lung injury and the acute respiratory distress syndrome. *N Engl J Med* **342**：1301-1308, 2000
3) International consensus conferences in intensive care medicine：Ventilator-associated Lung Injury in ARDS. This official conference report was cosponsored by the American Thoracic Society, The European Society of Intensive Care Medicine, and The Societé de Réanimation de Langue Française, and was approved by the ATS Board of Directors, July 1999. *Am J Respir Crit Care Med* **160**：2118-2124, 1999
4) Fan E, Needham DM, Stewart TE：Ventilator management of acute lung injury and acute respiratory distress syndrome. *JAMA* **294**：2889-2896, 2005
5) Slutsky AS：Lung Injury Caused by Mechanical Ventilation. *Chest* **116**：9S-15S, 1999
6) Nilsestuen JO, Hargett KD：Using ventilator graphics to identify patient-ventilator asynchrony. *Respir Care* **50**：202-234, 2005
7) Dhand R：Ventilator Graphics and Respiratory Mechanics in the Patient with Obstructive Lung Disease. *Respir Care* **50**：246-261, 2005
8) Jubran A, Tobin MJ：Use of flow-volume curves in detecting secretions in ventilator-dependent patients. *Am J Respir Crit Care Med* **150**：766-769, 1994
9) MacIntyre NR, Cook DJ, Ely EW, et al：Evidence-based guidelines for weaning and discontinuing ventilatory support：a collective task force facilitated by the American College of Chest Physicians；the American Association for Respiratory Care；and the American College of Critical Care Medicine. *Chest* **120**：375S-395S, 2001

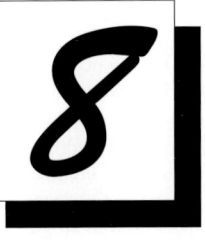

8 呼吸障害者のADLとHRQOL

小西かおる*

◆Key Questions◆
1. 呼吸障害者のADLとHRQOLの特徴
2. 慢性呼吸不全の心理社会的症状
3. 包括的HRQOLと疾患特異的HRQOL
4. 一般的ADLと疾患特異的ADL
5. ADLとHRQOL評価表のEBM

I. QOL

1. QOLとは

　quality of life（QOL）概念が用いられ始めたのは，19世紀の英国における産業革命以降であるといわれている．世界保健機構（WHO：World Health Organization）の報告[1]によると，QOLの基になる概念として1941年にHenry Sigeristが健康と人々の幸福との関連について明らかにしており，「健康とは，心と体のバランスがとれており，身体的・社会的環境によく適合している状態をいう．つまり，身体的・精神的能力がうまくコントロールされており，環境の変化にも適合でき，自分の能力に応じた社会貢献ができることを意味する．健康とは，単に病気がないことを意味するのではなく，意欲をもち，人生に前向きに立ち向かい，自らの役割に積極的に取り組むことをいう」と定義している[2]．この定義は，1947年に発表されたWHOの健康憲章の基になっている．

　1970年代以降，健康に関連した研究が集団，社会，文化，民族などを対象に急速に進められた．これらの研究は，QOLの概念を形づくる基礎となっている．QOLの共通した定義は未確立ではあるが，WHOはQOLについて「individual's perception of their position in life in the context of the culture and value systems in which they live and in relation to their goals, expectations, standards and concerns. It is a broad ranging concept, affected in a complex way by the person's physical health, pcychological state, personal belief and social relationships to salient features of their environment」と定義し，QOLを6つの側面（身体的，心理的，自立のレベル，社会関係，精神性/宗教/信念，生活環境）から構成される概念と設定して，国際比較が可能な包括的QOL尺度の開発に取り組んでいる[3]（表1）．

　日本における公の定義としては，2000年に厚生省（現在の厚生労働省）が，福祉サービス第三者評価事業の関連で公表した「障害者・児施設のサービス共通評価基準」の中でふれられている．ここでは「生活の質（QOL）の保障及び向上」が基本方針として取り上げられており，生活の質を「日常生活や社会生活のあり方を自らの意思で決定し，生活の目標や生活様式を選択できることであり，本人が身体的，精神的，社会的，文化的に満足できる豊かな生活」と定義されている[4]．

---
* Kaoru Konishi/昭和大学保健医療学部看護学科地域・在宅看護学

このようにQOLは包括的な概念であることから，例えば，道路・公園などの環境整備状況などの評価にも住民のQOLが取り入れられるようになってきた．これに対し，保健医療の分野では，このような広義のQOLと区別するために，健康関連QOL（HRQOL：health-related quality of life）として，疾患特有の問題を考慮した研究が進められてきた[5,6]．これにより，これまでの医療評価の指標として，死亡率や再発率，治癒率，検査データの改善率などの量的指標が用いられてきたことから，患者自身の主観的評価である質的指標を重視する傾向へと変化していった．

2．アウトカムとしてのQOL

アウトカム（outcome）とは，「結果，転帰，帰結」を意味する言葉であり，保健医療の分野では提供された医療やサービスの評価として用いられる．アウトカムは，臨床的アウトカム，患者立脚型アウトカム，経済的アウトカムに分類される．

臨床的アウトカムは，これまで多くの疫学研究や医療評価研究に用いられてきており，罹患率，死亡率などが代表される．これらの指標は定義が明確であり，国際的にも共通の指標として用いることが可能であるため，効果の比較がしやすいという特徴がある．

患者立脚型アウトカムは，患者の主観的評価を指標とし，満足度やHRQOLが代表される．これらの指標は，患者の社会生活や人生観，病気に対する構え，文化，家族関係などにも影響されるため，測定が難しく，尺度開発やその有用性について多くのエネルギーが注がれてきた．評価の信頼性・妥当性を確保するためにも，できるだけ国際的に標準化された評価法を用いることが望ましい．

経済的アウトカムは，臨床的アウトカムと同様に客観的指標であり，サービス利用率や入院期間などが代表される．医療費高騰に歯止めをかけるため，これらの指標はますます重要になってきており，政策決定などにも活用されている．

アウトカム研究が1980年代に目覚ましく発展した背景には，急速に進む少子高齢化と医学の進歩による社会構造の変化があげられる．これにより医療資源の有限性が問題となり，効率的・効果的な医療提供体制に対する評価が必要となった．また，医療全体に占める慢性疾患の比重が大きくなってきたため，治療や延命に重点を置くのではなく，健康の維持・増進，健康寿命の延伸が重要であるという医療パラダイムの変換が起こり，生活の質が治療の目標とされるようになった．さらに，情報開示や自己決定権の尊重が強調される中，医療評価においても患者の視点に立った指標が重要視されるようになったのである．

3．HRQOL指標

HRQOL指標には，大きく分けて「包括的QOL尺度（generic QOL）」と「疾患特異的QOL尺度（disease specific QOL）」がある．

1）包括的QOL尺度

包括的QOL尺度は，対象者の視点に立脚した健康度やそれに伴う日常生活および社会生活における機能を定量的に測定することを目的とした尺度である．健康な人も含めすべての人を対象にすることができるため，疫学調査などに適しており，さまざまな国でさまざまな集団を対象に大規模調査を実施することにより，国際的に標準化することが可能となる．

国際的に標準化され広く活用されている指標の代表的なものにNottingham health profile（NHP），sickness impact profile（SIP），MOS 36-item short form health survey（MOS SF-36®），COOP/WONCA charts，EuroQol（EQ-5D），World Health Organization quality of life assessment instrument（WHOQOL），quality of well being scale（QWB），schedule for the evaluation of individual QOL-directed weighting（SEIQOL-

表 1　国際的に標準化された代表的 QOL 尺度

	名称・略語		内容	作成者	使用許可	連絡先
包括的QOL尺度	nottingham health profile	(NHP)	・高齢者に対する健康関連QOL尺度 ・さまざまな集団に対する困難感を評価する	S Hunt, J McEwen, SP McKenna	作成者の使用許可が必要	100663.1650@compuserve.com
	sickness impact profile	(SIP)	・高齢者に対する疾患のインパクトを身体的および精神的能力において評価 ・COPD, 気管支喘息患者を対象に使用されている	B Gilson &#38；M Bergner, 1976（1981 改訂）	有料 Medical Outcomes Trust に連絡	info@outcomes-trust.org http://www.outcomes-trust.org
	MOS (medical outcomes study) short form health survey	(MOS SF-36®)	・包括的健康関連QOL尺度 ・さまざまな集団に対し広く用いられている	AL Stewart, R Hays, JE Ware RAND Corporation （日本語版） NPO 法人健康医療評価研究機構	Medical Outcomes Trust または The RAND Corporation に連絡 （日本語版） NPO 法人健康医療評価研究機構が管理	MOTrust@worldnet.att.net http://www.outcomes-trust.org （日本語版） http://www.i-hope.jp/
	SF-12 hearth survey SF-12v2 hearth survey	(SF-12®)	・SF-36, SF-36v2 と同じ8領域から構成され，12項目が選定されている ・幅広い健康状態に対して測定できる簡便で信頼性の高い尺度である ・疫学調査にも適しており，スクリーニングとして広く活用されている	John E, Jr	Quality Metruc Inc に連絡	info@qmetric.com
	dartmouth COOP charts COOP/WONCA charts (国際版) (WONCA：World Organization National Colleges, Academies, and Academic Associations of General Practices/Family Physicians)	(COOP/WANCA)	・臨床のプライマリケアで用いるために作成された，包括的な機能評価尺度である ・さまざまな状況や患者集団に多用されている	Nelson E et al The Dartmouth Primary Care Cooperative Information Project (COOP Project)	$15.00	http://www.dartmouth.edu/~coopproj/index.html
	EuroQol	(EQ-5D)	・現在の健康状態を評価する尺度で，専門職以外でも使用できるように作成されている	EuroQol グループ （日本語版） 日本語版 EuroQol 開発委員会	無料 （コマーシャルユースは有料）	fdecharro@compuserve.com
	World Health Organization quality of life assessment instrument	(WHOQOL-100)	・WHO の QOL の定義に基づく健康関連QOL尺度 ・文化や個人の健康感に影響を与える要因も含む，包括的尺度	WHOQOL グループ （日本語版） WHOQOL 日本語版開発グループ		whoqol@who.ch
		(WHOQOL-26)				
	schedule for the evaluation of individual QOL-directed weighting	(SEIQoL-DW)	・生活の質ドメインを直接的に重みづけする個人の生活の質評価法	O'Boyle CA, McGee H, Hickey A, et al （日本語版） 厚生労働省難治性疾患克服研究事業「特定疾患の生活の質（QOL）の向上に関する研究班」	作成者の許可が必要 （日本語版） 独立行政法人国立病院機構新潟病院神経内科「特定疾患の生活の質（QOL）の向上に関する研究班」事務局に連絡	（日本語版） http://www.nigata-nhgo.jp
疾患特異的QOL尺度	quality of well being scale	(QWB)	・面接により一般的健康を評価する健康関連QOL尺度	RM Kaplan PhD	$69.00 作成者に使用許可が必要 Medical Outcomes Trust に連絡	MOTrust@worldnet.att.net http://www.outcomes-trust.org
	asthma quality of life questionnaire (Juniper's)	(AQLQ)	・疾患が身体と精神に及ぼす影響を評価する疾患特異的尺度	E Juniper, G Guyatt, P Ferrie, L Griffith	作成者の使用許可が必要 （日本語版） 原著者が管理	http://www.qoltech.co.uk/ juniper@QolTech.co.uk
	St. George's respiratory questionnalre	(SGRQ)	・疾患が全体的健康感，日常的生活，Well-being に与える影響を測定する疾患特異的尺度	P Jones, F Quirk, C Baveystock, P Littlejohns	作成者の使用許可が必要 （日本語版） 西村浩一氏が管理	pjones@sghms.ac.uk
	chronic respiratory disease questionnaire	(CRQ)	・慢性呼吸器疾患による身体的，精神的状況を評価する疾患特異的尺度	GH Guyatt MD	作成者の使用許可が必要 （日本語版） 原著者が管理・現在使用不可	austinp@mcmaster.ca schuneh@mcmaster.ac guyatt@mcmaster.ca

回答方法	回答時間	回答法	領域	項目	内容	評価法
・自記式	5～10分	はい/いいえ	6領域	38項目	①身体機能（8項目），②痛み（8項目），③社会的孤立（5項目），④情動反応（9項目），⑤活力（3項目），⑥睡眠（5項目）	
・自記式 ・面接法	20～30分	はい/いいえ	2領域 （12カテゴリ）	136項目	①身体（移動，歩行，整容，動作），②精神（社会との関わり，コミュニケーション，注意集中行動，情動的行動；睡眠と休息，食事，家事，レクリエーションと娯楽，仕事）	・総合スコア ・領域ごとのスコア ・カテゴリごとのスコア （標準化された方法で重みづけをする）
・自記式（14歳以上）訓練を受けた研究者による面接，電話による回答も可	5分	3または5段階リカートスケール	8領域	36項目	・身体的健康度：①身体機能，②日常役割機能（身体），③体の痛み，④全体的健康感 ・精神的健康度：⑤活力，⑥社会生活機能，⑦日常役割機能（精神），⑧心の健康	・各質問の回答から得られた数値を基に換算式を用いて100点満点の連続変数に換算 ・領域ごとのスコア ・身体的および精神的健康度のサマリースコア
	2～3分		8領域	12項目		
・自記式 ・面接法	1～2分 （3チャート） 4～5分 （6チャート）	5段階リカートスケール（1～5段階のイラストと説明の中から選択）	9領域	6～9項目	・成人期COOP：①身体機能，②精神機能，③日常生活動作，④社会活動，⑤ソーシャルサポート，⑥健康状態の変化，⑦全体的健康感，⑧痛み，⑨生活の質 ・青年期COOP：①身体的健康感，②感情，③社会福祉機能，④ソーシャルサポート，⑤家族とのコミュニケーション，⑥生活習慣 ・COOP/WONCA：①身体的健康感，②感情，③日常生活動作，④社会活動，⑤健康状態の変化，⑥全体的健康感，＋痛み（オプション）	・各チャートはその領域の機能を直接評価するため，合計点を用いるのは推奨されない
・自記式（観察，代理回答，電話版もあり）	8分	3つの選択肢から選ぶVAS	5領域	5項目+VAS	①移動の程度，②身の回りの管理，③普段の活動，④痛み/不快，⑤不安/ふさぎ込み	・5領域から得られた結果から243の健康状態に分別し，これに意識不明，死を加えた245通りの健康状態に対し，効用値を割り当てるVASは0～100点で健康状態を評価
・自記式		5段階リカートスケール	6領域 25側面	100項目 （4項目/側面）	①身体的側面，②心理的側面，③自立のレベル，④社会的関係，⑤環境，⑥精神性/宗教/信念，＋全体的QOL	・合計点 ・領域ごとの合計 ・側面ごとの合計 ・得点が高いほどQOLが低い（痛みと不快，否定的感情，医療や医療への依存の3側面は得点を逆転させる）
			4領域	26項目	①身体的側面（7項目），②心理的側面（6項目），③社会的関係（3項目），④環境（8項目）＋全体的QOL	
・半構造化面接法		・5つのCueを抽出し，それぞれを1～100のVASで評価（Cueのレベル） ・Cueの重みを円盤を用いて100％になるように分配（Cueの重み）				・Cueのレベルと重みの積の合計をSEIQOLインデックスとする
・訓練された面接者による構造化面接法	12～20分		4領域	4項目	①症状/複合的問題，②可動性，③身体活動性，④社会活動性	・法則にしたがって得点を変換する0（死）～1.0（最良の機能）
		7段階リカートスケール	4領域	32項目	①症状（12項目），②感情（5項目），③活動制限（11項目），④環境刺激への暴露（4項目）	・各領域の平均値 ・すべての項目の平均値
・自記式 ・面接または電話によるインタビュー	10分	・①症状：5段階リカートスケール ・②活動，③衝撃：はい/いいえ	3領域	76項目	①症状（頻度と重症度），②活動（息切れによる活動制限），③衝撃（社会的能力，呼吸器疾患による精神的障害）	・総合スコア ・領域ごとのスコア（各項目は重みづけされる） ・0～100点：得点が高いほど健康状態は不良
・面接法	15～25分	数値化された7段階修正リカートスケール	4領域	20項目	・身体的機能：①息切れ，②疲労 ・感情的機能：③感情，④克服	・総合スコア ・領域ごとのスコア ・得点が高いほど健康関連QOLが高い

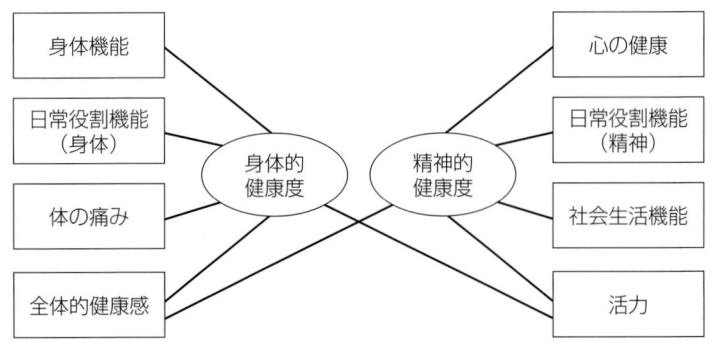

図 1 MOS SF-36® の因子構造（文献7）より引用）

DW）などがある（**表1**）．特に，MOS SF-36®，EQ-5D，WHOQOL，SEIQOL-DW は日本語版も開発されており，広く活用されている．

a．MOS SF-36®

米国の Medical Outcome Study が，全米の5大都市で診療を受けている主要な慢性疾患患者を対象に縦断的観察研究を行った際に，包括的 QOL 尺度として 1993 年に開発された．健常者から特定の疾患や症状をもつ患者にいたるまで幅広く用いることができ，臨床実践の効果や施策評価にまで応用が可能である．

自己記入回答式であるが，訓練を受けた面接者が面接や電話によって質問し回答を得ることもできる．身体的健康度と精神的健康度の2側面からなり，身体機能，日常役割機能（身体），体の痛み，全体的健康感，活力，社会生活機能，日常役割機能（精神），心の健康の8領域（36項目の質問）で構成される（**図1**)[7]．これらについて過去1ヵ月の主観的健康状態を回答するスタンダード版と過去1週間を回答するアキュート版がある．また，SF-36® を基に8領域12項目で構成された SF-12®，8領域8項目で構成された SF-8® があり，同様にスタンダード版，アキュート版がある．

評価は，各質問の回答から得られた数値を基に換算式を用いて100点満点の連続変数スケールに換算される．また，各領域のスコア，身体的健康度と精神的健康度の2つのサマリースコアを算出することができる．このようにファクターごとにスコアを算出することができる尺度を，プロファイル型尺度という．プロファイル型は，結果が実践に反映されやすいため臨床で多く使用される．

日本語版は NPO 法人健康医療評価研究機構（http://www.i-hope.jp/）によって管理されている．国民標準値が算定されているので，対象群の QOL の比較検討が可能である．

b．EQ-5D

ヨーロッパで開発され1990年に発表された包括的 QOL 尺度である．専門職以外でも実施可能なように作成されているため，幅広い対象に簡便に活用できることが特徴である．

自己記入回答式であるが，専門職による観察，家族などによる回答，電話による質問での回答を得ることもできる．移動の程度，身の回りの管理，ふだんの生活，痛み/不快感，不安/ふさぎ込みの5領域について，それぞれ3段階のどれにあたるかを回答する（**表2**)[8]．また，健康状態については VAS（visual analogue scale）で評価する2部構成となっている[9]．

評価は，5領域から得られた結果から，3の5乗（243）の健康状態に意識不明，死を加えた245通りの健康状態に分別され，効用値換算表を用いて，それぞれの健康状態に「死亡」を0，「完全な健康」を1とした効用値（QOL スコア）を割りあてることができる．健康状態についての VAS は 0～100 点で評価される．このように効用値と呼ばれる単一の値を算出する尺度を，

選考に基づく尺度という．全体的な評価であるため臨床では用いにくいが，費用対効果研究などの経済評価や施策評価には有用である．

日本語版は EuroQOL 開発委員会（委員長：慶應義塾大学医学部医療政策・管理学教室　池上直己）により開発され，EuroQOL Group の認定を受けている．日本独自の効用値の換算式の開発もされている．

c．WHOQOL

WHO が設定した QOL の定義と 6 つの構成概念（表3）を基に開発された，国際間比較が可能な包括的 QOL 尺度である．世界 15 カ所の WHO センターにおいて，4,500 人以上の対象者にパイロットスタディーを行い，100 項目を厳選したものが WHOQOL-100 である．この WHOQOL-100 の利用拡大を目指して，開発された短縮版が WHOQOL-26 であり，世界各地で翻訳されフィールドトライアルされている．

WHOQOL-100 は，自己記入回答式であり，WHO の QOL の構成概念である身体的側面，心理的側面，自立のレベル，社会的関係，環境，精神性/宗教/信念の 6 領域に全体的 QOL が加わって構成されている．6 領域は 25 の側面により構成されてあり，1 側面に 4 項目が設定され，合計 100 項目からなる．

WHOQOL-26 は，自己記入回答式であり，WHO の QOL の 6 つの構成概念のうち身体的側面（7 項目），心理的側面（6 項目），社会的関係（3 項目），環境（8 項目）の 4 領域に全体的 QOL（2 項目）が加わった 26 項目で構成されている．

評価は，痛みと不快，否定的感情，医療品や医療への依存の 3 側面については得点を逆転させ，合計スコア，各領域のスコア，各側面のスコアを算出するプロファイル型尺度である．得点が高いほど QOL が高いと評価される．

日本語版は WHOQOL 日本語版開発グループによって開発されており[11]，健常者から高齢者，精神障害者，癌患者など幅広く活用されている．

表2　日本語版 EQ-5D における 5 項目の設問（文献8)より引用)

移動の程度
私は歩き回るのに問題はない
私は歩き回るのにいくらか問題がある
私はベッド（床）に寝たきりである
身の回りの管理
私は身の回りの管理に問題はない
私は洗面や着替えを自分でするのにいくらか問題がある
私は洗面や着替えを自分でできない
普段の活動
私は普段の活動を行うのに問題はない
私は普段の活動を行うのにいくらか問題がある
私は普段の活動を行うことができない
痛み/不快感
私は痛みや不快感はない
私は中程度の痛みや不快感がある
私はひどい痛みや不快感がある
不安/ふさぎ込み
私は不安でもふさぎ込んでもいない
私は中程度に不安あるいはふさぎ込んでいる
私はひどく不安あるいはふさぎ込んでいる

d．SEIQOL-DW

前述した包括的 QOL 尺度のように，あらかじめ用意された質問紙に自己記入回答するという方法とは異なり，半構造化面接法によって生活の質ドメインを直接的に重みづけする個人の生活の質評価法である[12,13]．大規模な調査には適さないが，難病ケアや緩和ケアなどの根治できない疾患において患者個人の QOL を評価し，ケアの質改善に応用可能であると期待されている．また，症状の進行や状態の変化に伴う患者自身の価値観の変化を評価するにも有用である．

まず，調査対象者が自らの QOL として生活の中で大切にしている事柄（Cue）を 5 つ抽出する．次に，それぞれの Cue に対する満足度（Cue のレベル）を 0（最低の状態）〜100（最高の状態）の VAS で主観的に評価する．そして，5 つの Cue が生活の中で占める割合（重み）を，SEIQOL-DW の円盤（図2）を用いて合計

表 3 　WHOQOL の領域と下位項目（文献 10）より引用）

Overall and General Health	全体的な生活と一般的な健康の質
Domain 1-Physical Domain	領域 1-身体的側面
Pain and discomfort	痛みと不快
Energy and fatigue	活力と疲労
Sexual activity	性行為
Sleep and rest	睡眠と休養
Sensory function	感覚機能
Domain 2-Psychological Domain	領域 2-心理的側面
Positive feeling	肯定的感情
Thinking, memory and concentration	思考，学習，記憶，集中力
Self-esteem	自己評価
Bodily image and appearance	容姿（ボディイメージ）と外見
Negative feeling	否定的感情
Domain 3-Level of Independence	領域 3-自立のレベル
Mobility	移動能力
Activities of daily living	ADL
Dependence on medical substances and medical aids	医療品や医療への依存
Dependence on non-medical substances （alcohol, tobacco, drugs……）	嗜好品の常用 （飲酒，喫煙，麻薬……）
Community capacity	コミュニケーション能力
Work capacity	仕事能力
Domain 4-Social Relationship	領域 4-社会的関係
Personal relationship	人間関係
Practical social support	実践的な支え
Activities as provider/support	支える側としての活動
Domain 5-Environment	領域 5-生活環境
Physical safety and security	安全と治安
Home environment	居住環境
Work satisfaction	仕事の満足
Financial resources	金銭関係
Health and social care：accessibility and quality/leisure activities	医療社会福祉サービス：利便性と質
Opportunities for acquiring new information and quality	新しい情報・技術の獲得の機会
Participation and opportunities for recreation/leisure activities	余暇活動への参加と機会
Physical environment；Transport	生活圏の環境：交通手段
Domain 6-Spirituality/Religion/Personal Belief	領域 6-精神性/宗教/信念

100％になるように分配する．それぞれの Cue に対して「Cue のレベル」と「重み」の積を算出し，それらの合計を SEIQOL インデックスとして計量化し，個別化された QOL を測定する（図 3）．半構造化面接により QOL に関係する主要な領域（ドメイン）を概念化し Cue を抽出するため，面接者の面接技術が反映される．

日本語版は，厚生労働省難治性疾患克服研究事業「特定疾患の生活の質（QOL）の向上に関する研究班（主任研究者：中島　孝，分担研究者：大生定義）」によって開発されており，神経難病を中心に活用されはじめている．

2）疾患特異的 QOL 尺度

疾患特異的 QOL 尺度は，ある特定の疾患に対して，その疾患特有の症状や疾患による身体・精神への影響などをより詳細に測定することを目的とした尺度である．疾患特有の治療法や症状による評価が含まれるため，その疾患に対す

るQOLの感受性は高くなる．しかし，広範囲な調査には不向きであるため標準化が難しい．

癌，泌尿器，循環器などの慢性疾患に対する指標のほか，頭痛などの特定の症状に対する指標など，さまざまな分野での尺度の開発が進められている．呼吸器疾患について広く活用されている代表的なものに，asthma quality of life questionnaire（AQLQ），St. George's respiratory questionnaire（SGRQ），chronic respiratory disease questionnaire（CRQ）などがある（**表1**）．

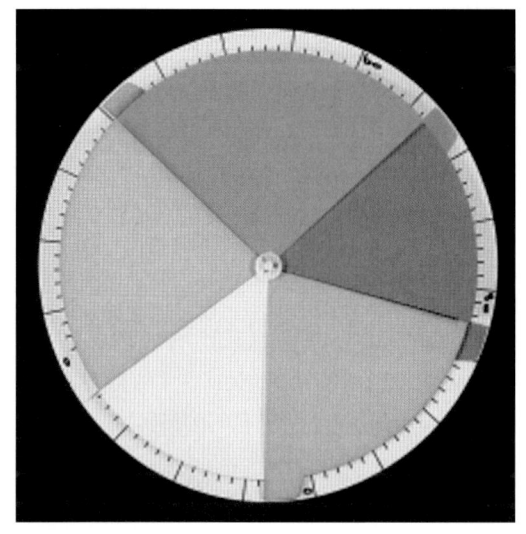

日本語版は西村ら[15)]によって開発されており，呼吸障害者を対象に広く活用されている．慢性閉塞性肺疾患（COPD：chronic obstructive pulmanary disease）における疾患特異的QOL尺度としては，CRQとSGRQが最も高頻度に使用されている．両者の尺度を直接比較した検討が行われているが，描出能力（discriminative property）や反応性ともにほぼ同等と考えられている[15,16)]．

a．SGRQ

英国 St. George's Hospital において Jones

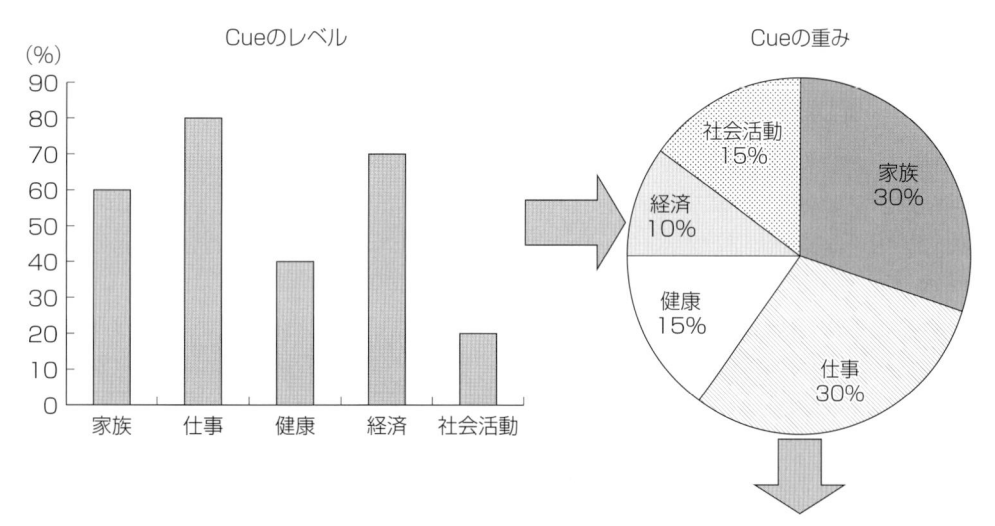

図2 SEIQOL-DWの円盤（文献14)より引用）

Cue	レベル	重み	レベル×重み
家族	60%	30%	18
仕事	80%	30%	24
健康	40%	15%	6
経済	70%	10%	7
社会活動	20%	15%	3
SEIQOL-DW インデックス			58

図3 SEIQOL-DWによるQOLの評価の例

ら[17])によって開発された気道疾患患者に対する疾患特異的QOL尺度であり，疾患が全体的健康，日常生活，well-beingに及ぼす衝撃を測定する．

自己記入回答式であるが，面接または電話による質問での回答を得ることもできる．領域Iでは症状（症状の頻度と程度について8項目），領域IIでは活動（呼吸困難を引き起こす，またはそれにより制限される日常生活動作について16項目），領域IIIでは衝撃（気道疾患による社会的機能や心理的な制限について26項目）といった構成からなる．

領域Iは5段階リカートスケール，領域IIおよびIIIはYes/Noによる評価であり，各項目には重みづけがされ，各領域のスコア，総合スコアが算出されるプロファイル型尺度である．0〜100点で評価され，得点が高いほど健康状態が不良であることを意味する．

b．CRQ

Guyattら[18])によって開発された慢性呼吸器疾患によって起こる身体的，感情的機能を評価する疾患特異的QOL尺度である．

面接により回答を得る方法をとり，身体的機能〔息切れ（5項目），疲労（4項目）〕と感情的機能〔感情（7項目），克服（4項目）〕から構成される．

身体的機能については，息切れと疲労を訴えることが多いとされる26の日常生活動作の中から5つを選択してもらい，選択された5つの日常生活動作に対して，それぞれ呼吸困難と疲労感を7段階で評価する．感情的機能については，感情と克服の各項目に対して7段階で評価する．各領域のスコア，総合スコアが算出されるプロファイル型尺度である．得点が高いほどQOLが高いことを意味する．

II．ADL

1．ADLとは

ADL（activities of daily living）は日常生活動作または日常生活活動と呼ばれ，心身の健康状態をみるうえでの重要な指標であり，個人の生活のありようを規定する要因の一つである．ADLは1960年代前半に機能障害や社会的不利という能力低下に焦点をあてた研究から始まり，リハビリテーション医学を軸として残存能力の評価や機能訓練の目標設定の重要な指標として研究が進められてきた．しかし，これらの研究におけるADLは，移動，食事，排泄，入浴，更衣などの低い水準の活動能力に偏っており，日常生活の自立を必ずしも網羅していないという限界をもっていた．

Lawton[19])は，人間の活動能力は低次の活動に関する能力から高次の活動に関する能力までを含むものであることに着目して，1972年に人間の活動能力を概念的に体系化した（図4）．「生命維持」は最も原始的で単純な活動能力で，「社会的役割」は最も高度で複雑な活動能力である．Barthel index[21])に代表される「基本的ADL（basic ADL）」尺度は，この体系では「身体的自立」を評価するものである．その後，食事の用意，掃除，洗濯，買い物，交通機関の利用，電話の使用，薬の服用，金銭の出納など，身体的自立よりも上位の水準にある活動能力の測定を目的とした「手段的ADL（instrumental ADL）」尺度の開発が進められた．さらに，請求書の支払い，手続き書類の作成，トランプなどのゲームなど，手段的ADLよりもさらに高次の活動能力の測定を目的とした「機能的ADL（functional ADL）」尺度の開発が進められてきた．また，基本的ADLに手段的ADLを加えた拡大ADL尺度により，地域で生活する人々のADLを包括的に評価しようとする試みへと発展している．

前述のADL尺度は，脳卒中や脊髄損傷などの肢体不自由障害や高齢による能力低下に対しては適しているが，呼吸障害などの内部障害では労作時の息切れなどが阻害因子となり，家事動作や外出に困難をきたす場合が少なくない．そのため，疾患特異的な症状を加味した動作確

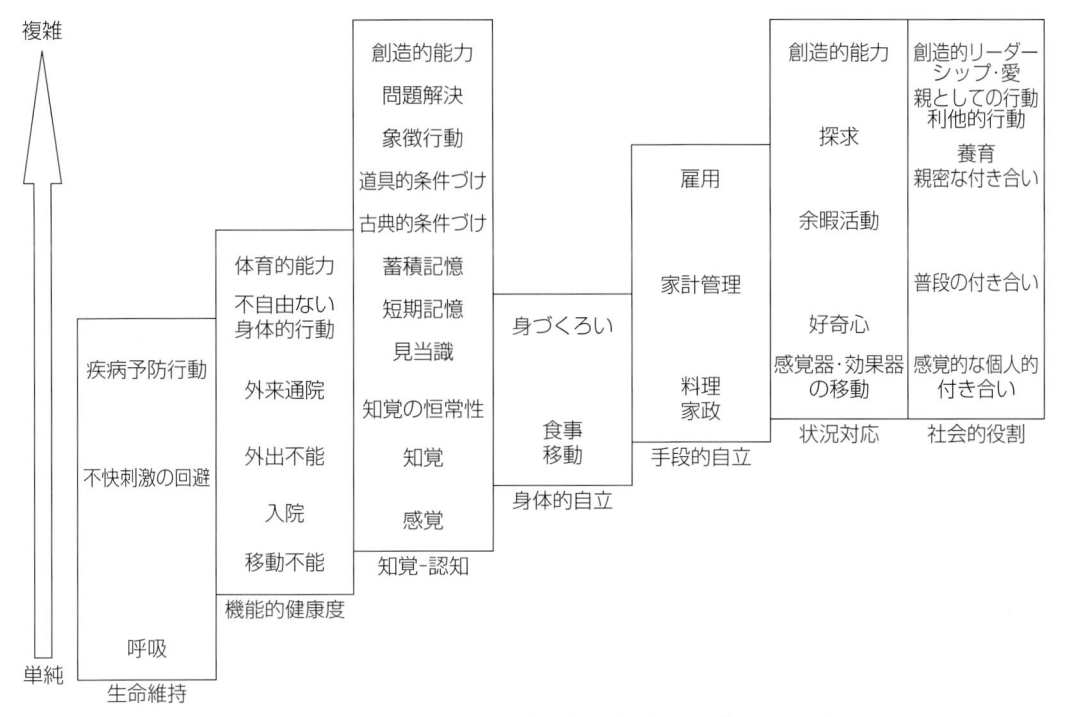

図 4 Lawton による活動能力の諸段階（文献 20)より引用）

認をするための疾患特異的 ADL 尺度も開発されてきた．

2．ADL の評価
1）基本的 ADL 尺度
a．Barthel index

Barthel ら[21]が 1965 年に開発した「できる ADL」を評価する尺度である．

食事，移乗，整容，排泄，入浴，平地歩行，階段昇降，更衣，尿便禁制の 10 項目からなる重みづけ評定尺度である．各項目は，自立度に応じて 0〜5，0〜10，0〜15 の得点が与えられる．全面介助 0 点〜自立 100 点で評価される．

b．機能的自立度評価法[22]

機能的自立度評価法（FIM：functional independence measure）は，アメリカリハビリテーション医学会の共同タスクフォースにより 1983 年に考案された，「できる ADL」ではなく「している ADL」，すなわち介護負担度を評価する尺度である．日本語版は，千野ら[24]により標準化されている．

運動項目は，セルフケア（6 項目），排泄コントロール（2 項目），移乗（3 項目），移動（2 項目）の 13 項目，認知項目は，コミュニケーション（2 項目），社会的認知（3 項目）の 5 項目，合計 18 項目から構成される（表 4）．評定尺度は 7 段階で，介助者が必要かどうかによって自立と介助を分類し，自立は 2 段階，介助が必要な場合はその程度により 5 段階に細分される．運動項目は 91 点，認知項目は 35 点の合計 126 点満点の指標で，得点が高いほど ADL が高いことを意味する．

2）手段的 ADL 尺度
a．instrumental ADL（Lawton）

Lawton ら[25]が 1969 年に開発した「手段的自立」の段階に属する 8 つの能力（電話，買物，食事の仕度，家事，洗濯，外出時の交通手段，医療品の服用，金銭の出納）に対し，3〜5 段階のガットマンスケールで評価される（表 5）．ガットマンスケールとは累積尺度と呼ばれ，ある段

表 4 FIM（文献 23)より一部改変引用）

運動項目（13 項目)		
セルフケア	① 食事	食事動作（そしゃく，嚥下を含む）
	② 整容	歯磨き，整容，手洗い，洗顔，髭剃，化粧など
	③ 清拭	身体各部（背中は除く）を洗う
	④ 更衣（上半身）	下着，上着とも（装具も含む）腰より上の更衣
	⑤ 更衣（下半身）	下着，ズボン，靴下，靴（装具も含む）腰より下の更衣
	⑥ トイレ動作	トイレ時の服の上げ下げ，排泄後の清潔
排泄コントロール	⑦ 排尿コントロール	失敗（こぼし）/排尿介助
	⑧ 排便コントロール	失敗（汚し）/排便介助
移乗	⑨ ベッド，椅子，車いす	乗り移り/起き上がりも
	⑩ トイレ動作	便器へ（から）の移乗
	⑪ 浴槽移乗	浴槽またはシャワー室へ（から）の移乗
移動	⑫ 移動（歩行・車いす）	50 m/距離/介助量
	⑬ 階段	12〜14 段階段昇降
認知項目（5 項目)		
コミュニケーション	① 理解	他人の言葉がわかるか/日常/複雑
	② 表出	患者の言葉の意味がとれるか/日常/複雑
社会的認知	③ 社会的交流	自分の行動が迷惑かわかる
	④ 問題解決	困ったことの処理など
	⑤ 記憶	身近な人/日課/命令の把持
FIM の採点基準		
	7 完全自立	補装具不要，介助不要，適切な時間内
	6 修正自立	介助は不要であるが，補装具を使用するか通常以上の時間がかかる
	5 監視または準備	身体に触れる介助は不要だが，監視，準備，助言は必要
	4 最小介助	75％以上を患者が行う（手を触れる程度）
	3 中等度介助	50％以上を患者が行う
	2 最大介助	25％以上を患者が行うが 50％以上ではない
	1 全介助	25％未満しか患者は行わない

階で「できる」と答えたものは，それ以下のすべての段階も「できる」ことが前提とされる．0〜8 点で評価され，得点が高いほど ADL が高いことを意味する．

これら 8 つの能力においては，男女の生活パターンの違いとそこで養われる能力の違いのため，男女に同一の質問項目と同一の採点基準を適用することには問題があるとされている．そのため，食事の仕度，家事，洗濯の 3 項目は男の被験者には使用せず，外出時の交通手段は男女別の採点基準が設けられている．社会の変化に応じて，採点基準の修正を行う必要がある．

b．老研式活動能力指標

古谷野ら[26]が日本の現状に基づいて 1987 年に開発した，地域での独立した生活を営むうえで必要とされる活動能力を測定するための尺度である．

自己記入回答式であり，「手段的自立（5 項目）」「知的能動性（4 項目）」「社会的役割（4 項目）」の 3 領域，13 項目から構成される（**表 6**）．Yes/No 評定の合計によって 0〜13 点で評価される．得点が高いほど ADL が高いと評価される．

3）機能的 ADL 尺度

Pfeffer ら[27]によって手段的 ADL よりもさらに高次の活動能力の測定のために 1982 年に開発された機能的 ADL 尺度である．小切手などの作成，納税記録などの収集，衣料品などの購入，チェスなどのゲーム，火の管理，食事の準備，

表 5 手段的 ADL（instrumennt ADL）尺度（文献 25）より引用）

項　目	男	女
A．電話		
1　自分で番号を調べ，ダイヤルする	1	1
2　よく知っている番号ならダイヤルできる	1	1
3　会話はできるが，ダイヤルはできない	1	1
4　まったくできない	0	0
B．買い物		
1　すべての買い物を自分でできる	1	1
2　小さな買い物なら一人でできる	0	0
3　どんな買い物にも付き添いが必要	0	0
4　まったくできない	0	0
C．食事の仕度		
1　自分で献立を考え，材料をそろえ，調理できる		1
2　材料さえそろっていれば調理できる		0
3　でき上がった料理を温め，出すことはできる．あるいは一応料理はできるが，適切な食事の水準を維持できない		0
4　食事の仕度は他の人にしてもらうしかない		0
D．家事		
1　一人ですべてできる．または，ときどき手伝ってもらえばできる		1
2　皿洗いなどの軽い作業ならできる		1
3　軽い作業ならできるが，清潔さの水準を維持できない		1
4　すべての家事を手伝ってもらう必要がある		1
5　どんな家事をも分担できない		0
E．洗濯		
1　完全にできる		1
2　小さなものならできる		1
3　まったくできない		1
F．外出時の交通手段		
1　公共交通機関を一人で利用する．もしくは，自分で自動車を運転する	1	1
2　タクシーでなら外出できるが，公共交通機関を利用することはできない	1	1
3　付き添いがあれば公共交通機関を利用できる	0	1
4　タクシーや自動車の利用にも付き添いが必要	0	0
5　まったく外出できない	0	0
G．医薬品の服用		
1　指定された時に指定された量を正しく服用できる	1	1
2　薬が順序よく準備されていれば正しく飲める	0	0
3　自分で自分の服薬を管理できない	0	0
H．金銭の出納		
1　自分の金銭の管理ができる	1	1
2　日常の金銭の管理はできるが，貯金や多額の出納には手伝いが必要	1	1
3　金銭の出し入れはできない	0	0

出来事への関心，情報の理解，日時の管理，外出の 10 項目について，0 点（正常）～3 点（できない）の 4 段階の評定の合計により 0～30 点で評価される（表 7）．得点が高いほど，ADL が低いと評価される．

表 6 老研式活動能力指標（文献 26）より引用）

毎日の生活についてうかがいます．以下の質問のそれぞれについて，「はい」「いいえ」のいずれかに○を付けて，お答えください．質問が多くなっていますが，面倒でも全部の質問にお答えください

1	バスや電車を使って一人で外出できますか	1 はい	2 いいえ
2	日用品の買い物ができますか	1 はい	2 いいえ
3	自分で食事の用意ができますか	1 はい	2 いいえ
4	請求書の支払いができますか	1 はい	2 いいえ
5	銀行貯金・郵便貯金の出し入れが自分でできますか	1 はい	2 いいえ
6	年金などの書類が書けますか	1 はい	2 いいえ
7	新聞を読んでいますか	1 はい	2 いいえ
8	本や雑誌を読んでいますか	1 はい	2 いいえ
9	健康についての記事や番組に関心がありますか	1 はい	2 いいえ
10	友達の家を訪ねることがありますか	1 はい	2 いいえ
11	家族や友達の相談にのることがありますか	1 はい	2 いいえ
12	病人を見舞うことができますか	1 はい	2 いいえ
13	若い人に自分から話しかけることがありますか	1 はい	2 いいえ

表 7 機能的 ADL 尺度（文献 27）より引用）

1	小切手の作成，請求書の支払い，家計簿・小遣帳への記入ができる
2	納税記録を集めること，仕事や保険の書類を作成することができる
3	衣料品，日用雑貨，食料品の購入が一人でできる
4	チェスやトランプのような技術を必要とするゲームができる
5	コーヒーやお茶を入れるために湯を沸かし，コンロの火を消すことができる
6	バランスのとれた食事を準備できる
7	最近の出来事についていける
8	テレビや書物，雑誌などの内容に注意し，理解することができる
9	約束の日時，家族の記念日や薬を飲むべき時を覚えていられる
10	居住地域の外へも外出できる

評　価

3 点　できない
2 点　手助けが必要
1 点　困難ではあるが自分でできる（やったことはないが，やれば困難を感じるだろう）
0 点　正常（やったことはないが，やればできるだろう）

4）拡大 ADL（extended ADL）尺度

細川ら[28]によって1994年に日本において一般性のある拡大 ADL 尺度として開発された．

基本的 ADL 尺度である Barther index の 10 項目について自立1点，それ以外0点と評価する ADL（10項目），老研式活動能力指標の手段的自立因子5項目について「はい」1点，「いいえ」0点と評価する IADL（5項目）の合計15項目で構成される（**表8**）．0〜15点で評価され，得点が高いほど ADL が高いことを意味する．

5）疾患特異的 ADL 尺度

a．千住らの ADL[29]

呼吸障害者に用いる疾患特異的 ADL 尺度であり，入院患者を対象としている．食事，排泄，整容，入浴，更衣，病室内移動，病棟内移動，院内移動，階段，外出・買物の10項目に対し，動作速度，息切れ，酸素流量の状況から0〜3点の4段階で評価する．これらに連続歩行距離を加えて100点満点で評価する（**表9**）．得点が高いほど ADL が高いことを意味する．

表 8　拡大 ADL 尺度の項目（文献 28)より引用）

項目番号と内容			原尺度*		拡大 ADL 尺度変換後の得点
			評定基準	得点	
ADL	1	食事	自立	10	1
			部分介助（刻み食など）	5	0
			全介助	0	
ADL	2	車いす/ベッドへの移乗	自立	15	1
			部分介助	10	0
			起き上がりのみ可	5	
			全介助	0	
ADL	3	整容	自立	5	1
			介助	0	0
ADL	4	トイレ動作	自立	10	1
			部分介助	5	0
			全介助	0	
ADL	5	入浴	自立	5	1
			介助	0	0
ADL	6	水平面の歩行	自立（45 m 以上）	15	1
			部分介助	10	0
			車いすなら可	5	
			全介助	0	
ADL	7	階段昇降	自立	10	1
			部分介助	5	0
			全介助	0	
ADL	8	更衣	自立	10	1
			部分介助	5	0
			全介助	0	
ADL	9	便禁制	自立	10	1
			部分介助（失禁あり）	5	0
			全介助	0	
ADL	10	尿禁制	自立	10	1
			部分介助（失禁あり）	5	0
			全介助	0	
IADL	1	バスや電車で外出	自立	1	1
			それ以外	0	0
IADL	2	日常品の買い物	自立	1	1
			それ以外	0	0
IADL	3	食事の用意	自立	1	1
			それ以外	0	0
IADL	4	請求書の支払い	自立	1	1
			それ以外	0	0
IADL	5	預貯金の出し入れ	自立	1	1
			それ以外	0	0

* Barther index（ADL1〜10），老研式活動能力指標（IADL1〜5）

表 9 千住らの ADL 評価表 (文献 29) より一部改変引用)

項目		動作速度	息切れ (Borg)	酸素流量	合計
入院患者用	外来・在宅用				
食事		0・1・2・3	0・1・2・3	0・1・2・3	
排泄		0・1・2・3	0・1・2・3	0・1・2・3	
整容		0・1・2・3	0・1・2・3	0・1・2・3	
入浴		0・1・2・3	0・1・2・3	0・1・2・3	
更衣		0・1・2・3	0・1・2・3	0・1・2・3	
病室内移動	屋内歩行	0・1・2・3	0・1・2・3	0・1・2・3	
病棟内移動	階段昇降 (坂道も含む)	0・1・2・3	0・1・2・3	0・1・2・3	
院内移動	外出 (屋外平地歩行)	0・1・2・3	0・1・2・3	0・1・2・3	
階段	荷物の運搬・持ち上げ	0・1・2・3	0・1・2・3	0・1・2・3	
外出・買物	軽作業	0・1・2・3	0・1・2・3	0・1・2・3	
合計		/30 点	/30 点	/30 点	
連続歩行距離		0:50 m 以内, 2:50〜200 m, 4:200〜500 m, 8:500〜1 km, 10:1 km 以上			
				合計	/100 点

評価
<動作速度>
0:できないか, かなり休みをとらないとできない (できないは, 以下すべて 0 点とする)
1:途中で一休みしないとできない
2:ゆっくりであれば休まずにできる
3:スムーズにできる

<息切れ (Borg)>
0:非常にきつい, これ以上は耐えられない
1:きつい
2:楽である
3:まったく何も感じない

<酸素流量>
0:2 l/min 以上
1:1〜2 l/min
2:1 l/min 以下
3:酸素を必要としない

これに対し,外来や在宅で評価が可能なように,病室内移動→屋内歩行,病棟内移動→階段昇降 (坂道も含む), 院内移動→外出 (屋外平地歩行), 階段昇降→荷物の運搬,持ち上げ,外出・買物→軽作業に修正された尺度も開発されている.

b. pulmonary emphysema-ADL (P-ADL)[30]

肺気腫患者に用いる疾患特異的 ADL 尺度であり, 在宅における食事, 排泄, 入浴, 洗髪, 整容, 更衣, 屋内歩行, 階段, 屋外歩行の 9 項目に対し, 酸素流量, 頻度, 速度, 息切れ, 距離, 達成方法の 6 指標を用いて, 原則として 0〜4 点の 5 段階で評価する (表 10). 208 点満点で評価され, 得点が高いほど ADL が高いことを意味する. また, 項目ごとにパーセントで算定した %P-ADL でも表示される.

c. the London chest activity of daily living scale (LCADL)[32,33]

COPD 患者に用いる疾患特異的 ADL 尺度であり, 在宅におけるセルフケア (4 項目), 家事 (6 項目), 動作 (2 項目), 余暇 (3 項目) の 4 領域 15 項目に対し, 0〜5 点の 6 段階で息切れの程度を評価する (表 11). 75 点満点で評価され, 得点が高いほど ADL が制限されていることを意味する.

d. the pulmonary functional status and dyspnea questionnaire (PFSDQ-M)[34,35]

呼吸障害者に用いる疾患特異的 ADL 尺度であり, 整髪, 更衣, 洗髪, シャワー, 両手挙上, 食事の準備, 3.5 m 歩行, 坂道歩行, でこぼこ道歩行, 階段 3 段昇る, の 10 項目に対し,「活

表 10 P-ADL（文献 31）より引用

酸素量：安静時（　　　）l/分　　氏名：
　　　　安静時（　　　）l/分　　評価日：　　年　　月　　日
　　　　安静時（　　　）l/分

＊各項目のあてはまる番号（0～4）を1つずつ選んで○で囲んでください

		酸素流量		頻度		速度		息切れ		距離		達成方法
食事	0	いつもより増量	0	毎回自分で食べない	0	まったく食べられない	0	耐えられない	0	自室（ベッド上）	0	食べさせてもらう
	1	状況により増量	1	ほとんど自分で食べない	1	かなり休みながら	1	かなりきつい	1		1	ほとんど食べさせてもらう
	2	いつもと同量	2	状況により自分で食べる	2	途中でひと休み	2	きつい	2		2	準備をしてもらえば自分で食べる
	3	状況により使用	3	ほとんど自分で食べる	3	休まずにゆっくり	3	楽である	3		3	準備も行う
	4	まったく使用せず	4	毎回自分で食べる	4	スムーズにできる	4	何も感じない	4	食堂（居間）	4	下膳（食器の後始末）も行う
排泄	0	いつもより増量	0	便所に行って排泄しない	0	まったく便所に行かない	0	耐えられない	0	ベッド上	0	便器を用い全介助を受ける
	1	状況により増量	1	排便のみ便所	1	かなり休みながら	1	かなりきつい	1	ベッド上、ベッドサイド	1	ほとんど介助を受ける
	2	いつもと同量	2	昼間便所に行くことがある	2	途中でひと休み	2	きつい	2	ベッドサイド	2	尿器、ポータブルトイレを使用
	3	状況により使用	3	昼間は毎回便所に行く	3	休まずにゆっくり	3	楽である	3	ベッドサイド、便所	3	夜間のみ尿器、ポータブルトイレを使用
	4	まったく使用せず	4	毎回（夜間も）便所に行く	4	スムーズにできる	4	何も感じない	4	便所	4	便所を使用し、まったく介助を受けない
入浴	0	いつもより増量	0	まったく入浴しない	0	まったく自分でできない	0	耐えられない	0	ベッド上	0	清拭（体を拭く）してもらう
	1	状況により増量	1	たまに入浴を行う	1	かなり休みながら	1	かなりきつい	1	ベッド上、洗面所	1	自分で清拭する
	2	いつもと同量	2	入浴日の2回に1回は入浴する	2	途中でひと休み	2	きつい	2	洗面所	2	シャワーを介助してもらう
	3	状況により使用	3	ほとんどの入浴日に入浴する	3	休まずにゆっくり	3	楽である	3	洗面所、浴室	3	シャワーを自分で、入浴は介助してもらう
	4	まったく使用せず	4	入浴日に毎回入浴する	4	スムーズにできる	4	何も感じない	4	浴室	4	自分で入浴（体を洗う/浴槽に入る）できる
洗髪	0	いつもより増量	0	まったく洗髪しない	0	まったく自分でできない	0	耐えられない	0	ベッド上	0	洗髪しない
	1	状況により増量	1	入浴とは別に洗髪してもらう	1	かなり休みながら	1	かなりきつい	1	ベッド上、洗面所	1	洗髪してもらう（全介助）
	2	いつもと同量	2	入浴時に洗髪してもらう	2	途中でひと休み	2	きつい	2	洗面所	2	毎回一部洗髪してもらう（一部介助）
	3	状況により使用	3	入浴時とは別に自分で洗髪する	3	休まずにゆっくり	3	楽である	3	洗面所、浴室	3	ときどき洗髪を手伝ってもらう
	4	まったく使用せず	4	入浴時に毎回洗髪する	4	スムーズにできる	4	何も感じない	4	浴室	4	毎回自分で洗髪する
整容	0	いつもより増量	0	洗面所で洗面歯磨きしない	0	まったく自分でできない	0	耐えられない	0	ベッド上	0	臥床のまま全面的に介助を受ける
	1	状況により増量	1	たまに洗面所で洗面歯磨する	1	かなり休みながら	1	かなりきつい	1		1	ベッド上に座って介助を受ける
	2	いつもと同量	2	状況により洗面所で洗面歯磨きする	2	途中でひと休み	2	きつい	2		2	準備されればベッド上で自分で行える
	3	状況により使用	3	ほとんど洗面所で洗面歯磨きする	3	休まずにゆっくり	3	楽である	3		3	腰掛けると自分でできる
	4	まったく使用せず	4	毎回洗面所で洗面歯磨きする	4	スムーズにできる	4	何も感じない	4	洗面所	4	立って自分でできる
更衣	0	いつもより増量	0	自分で更衣はできない	0	まったく自分でできない	0	耐えられない	0		0	更衣をしてもらう
	1	状況により増量	1	たまに自分で更衣を行う	1	かなり休みながら	1	かなりきつい	1		1	準備や更衣を手伝ってもらう
	2	いつもと同量	2	状況により自分で更衣を行う	2	途中でひと休み	2	きつい	2		2	準備されれば自分でできる
	3	状況により使用	3	ほとんど自分で行う	3	休まずにゆっくり	3	楽である	3		3	自分で行うがたまに手伝ってもらう
	4	まったく使用せず	4	毎回自分で更衣を行う	4	スムーズにできる	4	何も感じない	4		4	まったく介助を受けない
歩行	0	いつもより増量	0	まったく歩けない	0	まったく自分でできない	0	耐えられない	0	まったく歩けない	0	まったく歩けない
	1	状況により増量	1	たまに歩くことができる	1	かなり休みながら	1	かなりきつい	1	ベッド周囲のみ	1	介助（支えてもらう）があれば歩ける
	2	いつもと同量	2	状況により歩くことができる	2	途中でひと休み	2	きつい	2	自室内のみ	2	介助（手を引く）があれば歩ける
	3	状況により使用	3	ほとんど歩くことができる	3	休まずにゆっくり	3	楽である	3	便所洗面所のみ	3	監視があれば歩くことができる
	4	まったく使用せず	4	いつでも歩くことができる	4	スムーズにできる	4	何も感じない	4	自宅内はすべて	4	介助なく歩ける
階段	0	いつもより増量	0	昇れない	0	まったく自分でできない	0	耐えられない	0	まったく昇れない	0	自分では昇れない
	1	状況により増量	1		1	かなり休みながら	1	かなりきつい	1	5～6段	1	
	2	いつもと同量	2	必要なときだけ昇る	2	途中でひと休み	2	きつい	2	2階まで	2	介助があれば昇れる
	3	状況により使用	3		3	休まずにゆっくり	3	楽である	3	3階未満	3	
	4	まったく使用せず	4	いつでも昇ることができる	4	スムーズにできる	4	何も感じない	4	3階以上	4	自分だけで昇れる
屋外歩行	0	いつもより増量	0	まったく歩けない	0	まったく自分でできない	0	耐えられない	0		0	まったく歩けない
	1	状況により増量	1	たまに歩くことができる	1	かなり休みながら	1	かなりきつい	1		1	介助（支えてもらう）があれば歩ける
	2	いつもと同量	2	状況により歩くことができる	2	途中でひと休み	2	きつい	2		2	介助（手を引く）があれば歩ける
	3	状況により使用	3	ほとんど歩くことができる	3	休まずにゆっくり	3	楽である	3		3	監視があれば歩くことができる
	4	まったく使用せず	4	いつでも歩くことができる	4	スムーズにできる	4	何も感じない	4		4	介助なく歩ける

＊屋外歩行で、最長どのくらいの距離を歩くことができますか？　（　　　　　）m くらい

		酸素流量				速度		息切れ				達成方法
会話	0	いつもより増量			0	まったく自分でできない	0	耐えられない				最長どのくらいの時間話せますか？
	1	状況により増量			1	かなり休みながら	1	かなりきつい				
	2	いつもと同量			2	途中でひと休み	2	きつい				（　　　　）時間くらい
	3	状況により使用			3	休まずにゆっくり	3	楽である				
	4	まったく使用せず			4	スムーズにできる	4	何も感じない				

表 11 LCADL（文献 33）より引用

NAME						
DATE OF BIRTH						
DO YOU LIVE ALONE Yes ☐ No ☐						
Please tell us how breathless you have been during the last few days whilst doing the following activities.						
SELF-CARE						
Drying	0	1	2	3	4	5
Dressing upper body	0	1	2	3	4	5
Putting shoes/socks on	0	1	2	3	4	5
Washing hair	0	1	2	3	4	5
DOMESTIC						
Make beds	0	1	2	3	4	5
Change sheet	0	1	2	3	4	5
Wash windows/curtains	0	1	2	3	4	5
Clean/dusting	0	1	2	3	4	5
Wash up	0	1	2	3	4	5
Vacuuming/sweeping	0	1	2	3	4	5
PHYSICAL						
Walking up stairs	0	1	2	3	4	5
Bending	0	1	2	3	4	5
LEISURE						
Walking in home	0	1	2	3	4	5
Going out socially	0	1	2	3	4	5
Talking	0	1	2	3	4	5
How much does your breathing affect you in your normal activities of daily living?						
A lot ☐ A Little ☐ Not at all ☐						

The London Chest Activity of Daily Living Scale.（Score sheet）

0 Wouldn't do anyway
1 Do not get breathless
2 I get moderately breathless
3 I get very breathless
4 I can't do this anymore
5 I need someone else to do this

動に伴う呼吸困難」「活動に伴う倦怠感」「活動に伴う患者の変化」の3領域について，0〜10点の11段階で評価する（**表 12**）．領域ごとに100点満点で評価され，得点が高いほど，呼吸障害の程度が強いことを意味する．

III. 呼吸障害者の ADL と HRQOL

呼吸障害は呼吸器疾患や神経筋疾患などの慢性疾患により起こるため「疾患とともにどう生きるか」を深く考え，できるだけ安全で安楽な生活を過ごすことができるよう継続的にフォローすることが必要となる．そのためには，患者の ADL を的確に評価し，病態や生活の変化に伴い動的に変化する患者の価値観や QOL を理解することは重要である．このことにより，支援者が患者の QOL を共感し，より効率的なケアによって患者の人生を充実させたいという動機につながり，患者の療養方針や援助内容が明確化される．また，ケアの効果についてもこれらの評価によって理解でき，さらなる改善へと発展していくことが理想である．

しかし，呼吸障害があっても歩行や移動などの運動機能が保たれている場合，基本的 ADL 尺度や包括的 QOL 尺度では天井効果を示す．つまり，呼吸障害によって労作時に息切れが起

表 12 PFSDQ-M の例（文献 34）より一部改変引用）

活動評価

記入方法：次に示すのは，成人が日常生活で行う活動についてです．それぞれの活動について，呼吸困難が出現する前と比べて現在どのくらいの活動ができるか，あてはまる枠に「×」印を付けてください．すべての活動に必ずお答えください

記入例：
1. 「一度もしたことがない」：あなたが，その活動を一度もしたことがなければこの枠に印を付ける
2. したことがある活動については，「以前と変わらない」＝0 から「まったくできない」＝10 まであります．その活動についてあなたの現在の状況に一番合う枠に「×」印を付けてください

活動項目	一度もしたことがない	以前と変わらない 0	少し変化した 1		2	3	中等度の変化 4	5	6	大きく変化した 7	8	9	まったくできない 10
1 髪にブラシをかける/髪をとく													
2 シャツを着る													
3 髪を洗う													
4 シャワーを浴びる													
5 両手を頭の上にあげる													
6 軽食の準備													
7 3.5 m 歩く													
8 歩道を歩く													
9 でこぼこ道を歩く													
10 階段を 3 段昇る													

こったり動作の途中に休憩を要したりすることが ADL および QOL の低下につながることが十分に評価されない．これに対し，疾患特異的な ADL および QOL の指標が開発されてきた．しかし，国外で開発されたものがほとんどであり，日本の文化にそぐわないものや，個別の日常生活に十分反映しきれない状況がある．

呼吸障害をもつ患者が「疾患とともにどう生きるか」を考える際に，患者のライフスタイルやライフステージを考慮し，呼吸障害によって日常生活の「どの部分が」「どの程度」困難となり，「どのように制限される」ために，QOL に「どう影響しているか」を明確にする必要がある．例えば，歩行や移動時に息切れが強いと ADL が評価されていても，ほとんどベッド上で生活をしており，歩行や移動の機会が非常に少ない，または苦痛なく介助が得られる状況であり，本人がそれをよしとしているのであれば問題とはならない．しかし，同様の ADL であっても，排泄だけはどうしても自分で歩いてトイレまで行きたいと希望しており，ベッドからトイレまでの距離が遠いと，トイレまで歩行する時の息切れが苦痛となり，QOL が低下することもある．つまり，患者や家族が在宅での日常生活の中で大切に考えている ADL において，呼吸障害による苦痛や制限ができるだけ少なくなるようなケアの工夫をすることが最も重要なことであるといえる．

文　献
1) World Health Organization：Constitution of the World Health Organization. World Health Organization, Geneva, 1948
2) Sigerist HE：Medicine and Human Welfare. Yale University Press, New Haven, 1941

3) Study protocol for the World Health Organization project to develop a Quality of Life assessment instrument (WHOQOL). *Qual Life Res* **2**：153-159, 1993
4) 厚生省大臣官房障害保健福祉部：障害者・児施設のサービス共通評価基準．2000
5) Haberman MR, Bush N：Quality of life methodological and measurement issues. King CR, Hinds PS (eds)：Quality of life from nursing and patient perspectives：theory, research, practice. Jones and Bartlett Publishers, Toronto, 1998, pp117-139
6) 武藤正樹：社会環境とQOL 環境と保健分野におけるQOLの概念．環境衛生 **39**：6-9, 1992
7) 池上直己，福原俊一，下妻晃二郎，他（編）：臨床のためのQOL評価ハンドブック．医学書院，2001
8) 黒川幸雄，高橋正明，鶴見隆正，他（編）：理学療法MOOK13 QOLと理学療法 患者満足度をいかに高めるか．三輪書店，2006
9) 池田俊也，池上直己：QOLの測定尺度 健康関連QOL 尺度/EuroQol．総合リハ **31**：793, 2003
10) 田崎美奈子，他：WHOのQOL．診断と治療 **83**：137, 1995
11) 田崎美弥子，中根允文：WHO QOL26 手引．金子書房，1997
12) O'Boyle CA, McGee H, Hickey A, et al：Individual quality of life in patients undergoing hip replacement. *Lancet* **339**：1088-1091, 1992
13) 大生定義，秋山美紀，中島 孝：SEIQoL (schedule for the Evaluation of Individual Quality of Life)-DW 我が国での普及と課題．厚生労働科学研究費補助金難治性疾患克服研究事業 特定疾患患者の生活の質（Quality of Life, QOL）の向上に関する研究．平成17年度総括・分担研究報告書, 2006
14) Hickey AM, Bury G, O'Boyle CA, et al：A new short form individual quality of life measure (SEIQoL-DW)：application in a cohort of individuals with HIV/AIDS. *BMJ* **313**：29-33, 1996
15) Hajiro T, Nishimura K, Tsukino M, et al：Comparison of discriminative properties among disease-specific questionnaires for measuring health-related quality of life in patients with chronic obstructive pulmonary disease. *Am J Respir Crit Care Med* **157**：785-790, 1998
16) 西村浩一，月野光博：COPDにおける呼吸リハビリテーションの健康関連QoLに対する効果．日本呼吸管理学会誌 **11**：239-243, 2001
17) Jones PW, Quirk FH, Baveystock CM, et al：A self-complete measure of health status for chronic airflow limitation：The St. George's Respiratory Questionnaire. *Am Rev Respir Dis* **145**：1321-1327, 1992
18) Guyatt GH, Berman LB, Townsend M, et al：A measure of quality of life for clinical trials in chronic lung disease. *Thorax* **42**：773-778, 1987
19) Lawton MP：Assessing the competence of older people. Kent DP, et al (ed)：Research Planning and Action for the Elderly：The Power and Potential of Social Science. Behavioral Publications, New York, 1972, pp122-173
20) 柴田 博，古谷野亘，芳賀 博：ADL研究の最近の動向―地域老人を中心として．社会老年学 **21**：70-83
21) Mahoney FI, Barthel DW：Functional evaluation：the barthel index. *Md State Med J* **14**：61-65, 1965
22) Keith RA, Granger CV, Hamilton BB：The functional independence measure：a new tool for rehabilitation. *Adv Clin Rehabil* **1**：6-18, 1987
23) 千野直一（編著）：脳卒中患者の機能評価 SIASとFIM．シュプリンガーフェアラーク東京, 1997
24) 道免和久，千野直一，才籐栄一，他：機能的自立度評価法（FIM）．総合リハ **18**：627-629, 1990
25) Lawton MP, Brody EM：Assessment of older people：Self-maintaining and instrumental activities of daily living. *Gerontologist* **9**：179-186, 1969
26) 古谷野亘，柴田 博，中里克治，他：地域老人における活動能力の測定―老研式活動能力指標の開発．日公衛誌 **34**：109-114, 1987
27) Pfeffer RI, Kurosaki TT, Harrah CH Jr, et al：Measurement of functional activities in older adults in the community. *J Gerontol* **37**：323-329, 1982
28) 細川 徹，坪野吉孝，辻 一郎，他：拡大ADL尺度による機能的状態の評価：(1) 地域高齢者．リハ医学 **31**：399-408, 1994
29) 千住秀明：呼吸リハビリテーション入門―理学療法士の立場から．神陵文庫, 2000
30) 後藤葉子，上月正博，渡辺美穂子，他：在宅肺気腫患者のADL障害を詳細に捉えるための新しい在宅ADL評価票の開発．総合リハ **28**：863-868, 2000
31) 日本呼吸管理学会呼吸リハビリテーションガイドライン作成委員会，日本呼吸器学会ガイドライン施行管理委員会，日本理学療法士協会呼吸リハビリテーションガイドライン作成委員会（編）：呼吸リハビリテーションマニュアル―運動療法．照林社, 2003
32) Garrod R, Bestall JC, Paul EA et al：Development and validation of a standardized measure of activity of daily living in patients with

scvere COPD : the London Chest Activity of Daily Living scale (LCADL). *Respir Med* **94** : 589-596, 2000

33) Garrod R, Paul EA, Wedzicha JA : An evaluation of the reliability and sensitivity of the London Chest Activity of Daily Living Scale (LCADL). *Respir Med* **96** : 725-730, 2002

34) 小島重子, 安藤守秀, 岡澤光芝, 他：呼吸器疾患特異的機能状態に関する尺度の日本語版の開発. 日本呼吸器学会雑誌 **42**：486-490, 2004

35) Lareau SC, Meek PM, Roos PJ : Development and testing of the modified version of the pulmonary functional status and dyspnea Questionnaire (PFSDQ-M). *Heart Lung* **27** : 159-168, 1998

第4章 呼吸理学療法の基本手技

呼吸理学療法を大別すると，①リラクセーション，②呼吸練習，③呼吸筋トレーニング，④胸郭可動域練習，⑤気道クリアランス法，⑥運動療法の6つに大別され，その方法論も多岐にわたっている．急性呼吸不全を対象とした場合と慢性呼吸不全を対象とした場合は，どの治療手技に重点をおくかは異なり，個々の病態によっても変わってくる．また，呼吸ケアを理解しておくことは，呼吸理学療法の専門性を発揮するためにも重要である．さらに基本手技の生理学的背景やそのエビデンスを理解しておくことは，治療手技の選択や修正，限界などの臨床判断が可能となる．

1．リラクセーションと胸郭可動域練習
2．呼吸練習と呼吸筋トレーニング
3．気道クリアランス法
4．運動療法
5．呼吸理学療法に必要な呼吸ケアの基本手技―酸素療法，加湿療法，吸入療法，気道の管理と吸引

1 リラクセーションと胸郭可動域練習

柿崎藤泰*

◆Key Questions◆
1. リラクセーションと胸郭可動域練習の生理学
2. リラクセーションと胸郭可動域練習の手技と方法
3. リラクセーションと胸郭可動域練習の効果
4. リラクセーションと胸郭可動域練習の限界とEBM

I．はじめに

呼吸不全患者でみられる胸郭可動性の低下は，呼吸運動に伴う酸素消費量を増大させ，疲労や呼吸困難を増悪させる[1]．それゆえに，理学療法で重要視しなければならないことは呼吸困難を軽減し，運動耐容能を向上させることである．ただし，運動耐容能を高めるための呼吸練習や運動療法へ円滑に移行させるためには，呼吸困難の軽減を最優先に考えなければならない（A，I，ウ）．

慢性呼吸不全患者の病態として呼吸筋に過度な負荷がかかり呼吸筋は常に緊張した状態にあるといえる．理学療法では，できる限り呼吸筋の負荷を取り除き，楽な呼吸を身につけるためにも，呼吸筋のリラクセーションを図ることは重要であり，またこれは呼吸困難を軽減するうえでも有効である（II，ア）[2]．

わが国における呼吸理学療法における胸郭への直接的アプローチは特徴的な治療戦略の一つであり，運動耐容能の向上，呼吸困難の軽減，健康関連QOL（HRQOL：health-related quality of life）の改善，呼吸筋力および肺活量（VC：vital capacity），残気量（RV：residual volume）の改善などの結果をもたらす（II，ア）[3]．したがって，呼吸不全患者に対し胸郭可動性を高める治療の有用性は高いといえる．

本稿では胸郭や腹部での呼吸運動を障害する病態メカニズムと，具体的な呼吸筋のリラクセーションについて述べる．

II．胸郭可動性低下の要因

胸郭可動性は椎間関節，肋椎関節，胸肋関節などの関節可動性や肋軟骨の柔軟性，胸郭に位置する呼吸筋である肋間筋や横隔膜および胸郭に付着する肩甲帯の可動性，胸鎖乳突筋，斜角筋群，腹筋群などと胸郭に内包されている肺実質により決定される[4]．つまり，胸郭を構成する各関節の可動性が低下すること，肺の過膨張により横隔膜の機能低下が生じ，肋間筋や呼吸補助筋に依存した呼吸運動となり，早期に筋疲労を起こしやすくなること，などによって胸郭運動は制限されるのである．

III．姿勢の影響

疾病由来の胸郭可動性低下に加え患者によっ

---

* Fujiyasu KAKIZAKI／文京学院大学保健医療技術学部理学療法学科

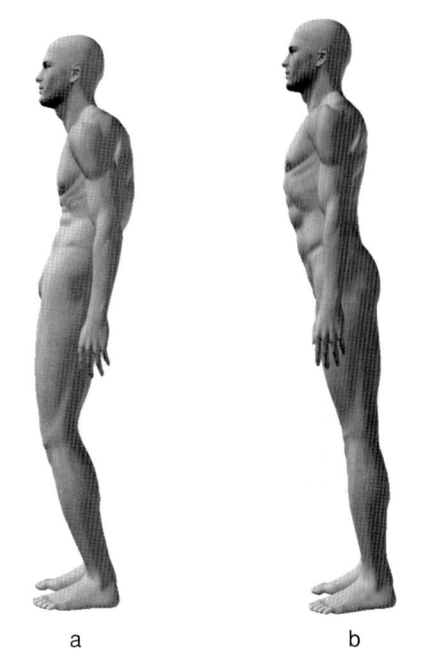

a　　　　　　　b

図 1　胸郭可動性の低下につながる姿勢
　　a．胸椎後弯が生じた姿勢
　　b．体幹の伸展が強調された姿勢

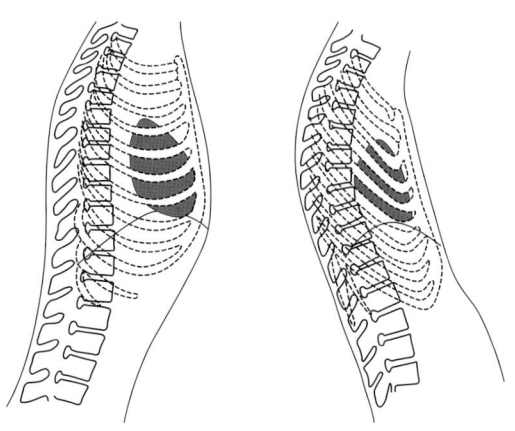

　　a．良好な姿勢　　　　b．胸椎後弯姿勢
図 2　横隔膜のアライメントに与える姿勢の影響（文献 6）より改変引用）
　　姿勢の悪化により横隔膜は垂れ下り機能低下を引き起こす

ては，姿勢や動作由来の胸郭可動性低下を呈しているケースも少なくない．健常人の立位姿勢を胸椎後弯姿勢に矯正し，呼吸に与える影響をみたところ，胸郭可動性，％肺活量（％VC：percent vital capacity），％努力肺活量（％FVC：percent forced vital capacity）は低下した報告[5]や，胸椎での運動性を高める要素を含めた理学療法を展開することにより，呼吸を意識しやすくなる臨床例が多く存在することなどから，われわれは姿勢の問題が胸郭可動性に大きく影響を及ぼす一要因として捉えている．

　姿勢の悪化により胸椎の後弯を生じた症例（**図 1a**）では，肋椎関節は前方回旋位で固定されることになり，肋骨の後方回旋運動は制限され，通常吸息時にみられる上位胸郭での pump-handle motion，下位胸郭での bucket-handle motion などの動きは障害を受けることになる．また，肋骨の下垂に伴い横隔膜前方部も垂れ下り，呼吸時の横隔膜の可動性は低下する．そして，腹部前面筋の弛緩も加わることから強制呼気で能動的な腹部前面筋の活動が障害され，腹部内容物を内上方に押し込んで得られる受動的な横隔膜の挙上する動きも不十分になる[6]（**図 2**）．結果的に胸椎後弯が定着すると胸郭，腹部での十分な吸気が得られにくくなる．

　胸椎後弯を呈している場合を全身的な視点からみると，上半身重心が下半身重心よりも後方に位置し，支持基底面の後方に身体重心仮想点が投影される（**図 3**）．そのため上半身重心は後方に移動しやすく，体幹前面の持続的な筋活動が必要となりこれも吸気運動を障害する要因となる．

　一方，体幹の伸展が強調された姿勢を呈する症例（**図 1b**）もあり，体幹を屈曲方向に弛緩することが困難となる．そして，肋骨の前方回旋運動が著しく制限され胸郭全体の下制運動が不良となり十分な呼気が得られない．

Ⅳ．胸郭形状変化

　胸郭形状を注意深く観察すると，胸椎アライメント変化を伴い左右の非対称性を認めることがある．左右の肋骨ではそれぞれ胸郭形状変化

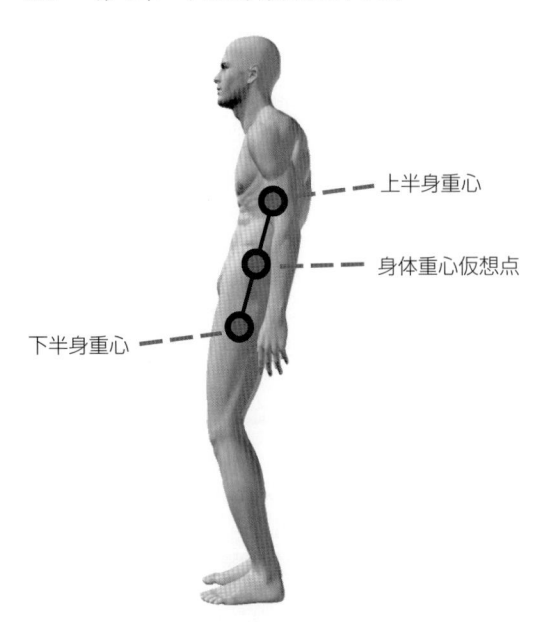

図 3　典型的な胸椎後弯姿勢
胸椎後弯姿勢を呈する場合，上半身重心が下半身重心よりも後方に位置し，支持基底面の後方に身体重心仮想点が投影される

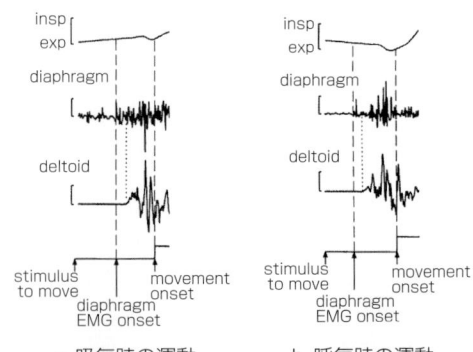

図 4　吸気と呼気中に行った急激な肩関節屈曲運動時の横隔膜と三角筋の筋活動のタイミング（文献 8）より改変引用）
横隔膜の活動，三角筋の活動，肩関節屈曲運動の開始を波線で示している．三角筋の活動に先行して横隔膜の活動が開始されている

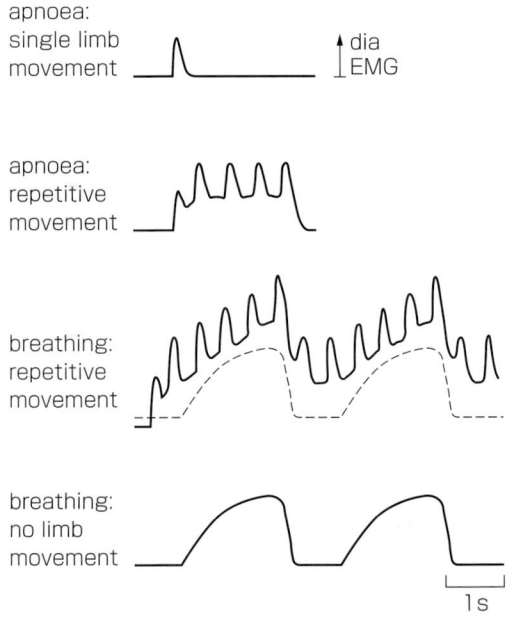

図 5　4つの課題における横隔膜の活動パターン（文献 9）より改変引用）
肩関節屈曲運動において呼吸活動に関係なく横隔膜の活動が生じている

に依存した動きが生じ，それが定着した場合，呼吸筋の短縮や伸長が部分的に生じやすくなり，胸郭全体としての可動性は低下する．

　胸郭形状変化をきたす要因としては，頸部や肩関節，肩甲帯の筋群，そして腹斜筋群を主とする腹部前面筋群などの非対称な筋緊張の存在などが大きく関わるものと考えられる．ただし，体幹の回旋運動やリーチ動作などを行う場合，対称的な胸郭形状から体幹の動きに伴い胸郭形状変化の自由度を大きくする能力をもつことは有利である[7]．この時胸郭の柔軟性は高い状態にあるといえる．

Ⅴ．横隔膜の機能低下と胸郭可動性

1．横隔膜の二重作用

　また最近，横隔膜や腹横筋などの呼吸筋活動と身体運動との関係について明らかにされてきている．上肢の挙上運動を急速に行うと上肢の筋収縮よりも横隔膜の筋収縮が先行すること[8]（図 4），反復した上肢の挙上運動を行うと呼吸活動に関係なく横隔膜の活動が生じること[9]（図 5），などから横隔膜は呼吸活動と身体運動における姿勢制御活動の二重作用を担うことになる．

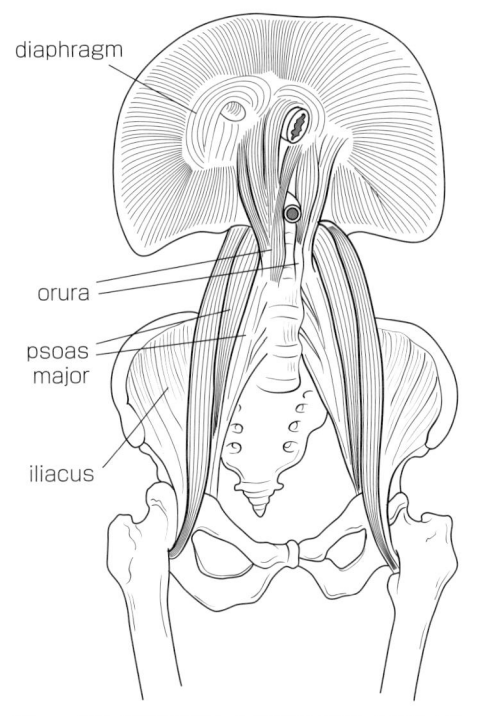

図 6 横隔膜腰椎部と大腰筋の連結（文献 12）より引用）

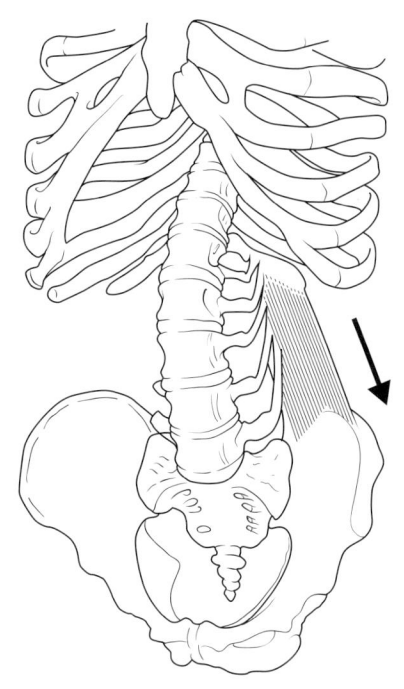

図 7 腰方形筋（文献 13)より引用）

横隔膜は腹横筋，腰部多裂筋深層線維，骨盤底筋群と協調し，その作用は腰部骨盤帯のローカルシステムと呼ばれている．横隔膜の機能低下は，呼吸機能の低下を引き起こすだけでなく，腰部骨盤帯の安定化にも影響を及ぼすことになり，慢性閉塞性肺疾患（COPD：chronic obstructive pulmonary disease）でみられる横隔膜の平抵化は，まさにその二重作用を障害するものである．臨床上，多くの COPD 患者でみられる身体バランスの悪さは，腰部骨盤帯のローカルシステムの低下により生じる現象と捉えることができる．そのため低下した姿勢制御を補償する戦略として，息をこらえ胸郭を固定し，体幹の安定を図ることが考えられる．立位での深呼吸で身体動揺を大きく呈する場合ほど胸郭可動性が低下すること[10]，体幹の姿勢制御向上を目的とした腰部骨盤帯のローカルシステムへの働きかけにより胸郭可動性が向上し，安静時の一回換気量（TV：tidal volume）が増加すること[11]，などの検討結果は胸郭による体幹の安定化作用の代償メカニズムを裏づけるものである．よって，横隔膜を含む腰部骨盤帯のローカルシステムの再建により胸郭可動性を維持，または向上させることが十分期待できる（Ⅲ，ア）．

2．腰椎骨盤帯の安定化

腰椎骨盤帯の安定に寄与する大腰筋は，腰椎部で横隔膜と筋膜で連結しており（図 6）[12]，両筋は互いに影響し合う．大腰筋の作用として体幹長軸に対し圧縮ベクトルが働き，腰椎の頭尾方向への伸びが生じ，腰椎骨盤帯の安定化機構としての役割を果たす．このような要因により大腰筋は横隔膜腰椎部や胸郭のアライメントを維持することで呼吸に貢献する．

また，呼気時に第 12 肋骨を沈下させ，呼気筋の補助として機能する腰方形筋（図 7）[13]は，片側的な短縮が定着すると脊柱の側弯が生じ，胸郭形態変化や腹部前面筋群の筋の長さや張力の変化を及ぼすので，臨床では注意する必要が

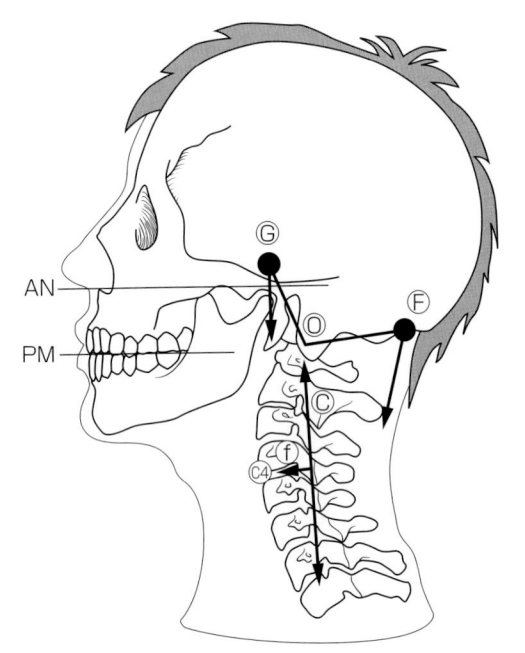

図 8 頭部の重心（文献 14）より引用）
G は頭部の重心を示す

ある．バランスよく両側で同時に収縮が生じると腰椎を伸展させる機能を有するため，そのコンディショニングの重要性は高いといえる（Ⅲ，ア）．

Ⅵ．頸部の影響

1．呼吸補助筋

安静呼吸において胸鎖乳突筋や斜角筋群の活動は，健常人にはほとんど認められないが，多くの呼吸不全患者では活動を認めることができる．これは呼吸における横隔膜の機能的な収縮が得られないために生じる呼吸運動であり，その継続により胸鎖乳突筋や斜角筋群の疲弊をきたし胸郭可動性は低下する．その結果，胸郭は吸気位にて固定され，呼気しようとしても胸郭を下制させることが困難になり，呼気筋である腹部前面筋群の機能は低下し，ついには肋骨弓部が前上方に変位する例も臨床では観察される場合がある．

また，姿勢の悪化により胸椎の後弯を生じた症例でも横隔膜の機能低下や肋椎関節での動きの制限をきたしやすい．この状態で換気量を維持するためには胸郭を引き上げる必要が生じ，胸鎖乳突筋や斜角筋群に過活動を引き起こす可能性も考えられる．いずれの場合でも，胸鎖乳突筋や斜角筋群のリラクセーションを施行しただけでは問題が生じるため横隔膜の機能をできる限り再建することはもちろんのこと，胸郭全体の調和のとれた吸気，および呼気運動を起こしやすい身体環境を整えることが重要である（Ⅲ，ア）．

2．頸椎運動

頭部の重心はトルコ鞍近くに位置する[14]（図8）．頸椎運動において頸椎の下位レベルを中心とした粗大な運動が生じた場合，この頭部の重心は大きく移動することになる．これにより胸鎖乳突筋をはじめとする多くの分節をまたぐ比較的大きな頸部の多関節筋による支えが必要となり，固定が必要となる体幹部や頸部でのリラクセーションは不良となる．よって，上位レベルを中心とした単関節筋による微細な運動を学習させ，頭部の重心の移動を最小限にできる動きを再構築し頸部のリラクセーションを図る必要がある（Ⅲ，ア）．

Ⅶ．アプローチ

わが国においてリラクセーションは，効率的な運動療法のためのコンディショニングの一つとして位置づけられている[1]．リラクセーションの適応は，頸や肩の呼吸補助筋を用いた浅く速い呼吸を行っている場合であり，その目的は胸郭の可動性，柔軟性を改善し，呼吸運動に伴う呼吸仕事量を軽減することである[15]．しかし，リラクセーションは呼吸困難の軽減に効果的であるとされているが，吸気補助筋の過度な筋緊張を抑制し，酸素摂取量を減少させるという呼吸生理学的根拠はまだ得られていないので，今

後エビデンスを獲得するための検討が必要である．

実際にはポジショニング，呼吸介助法などによる胸郭可動域訓練やストレッチなどは緊張した呼吸筋を緩和させるための呼吸コンディショニング法として用いられている．介助呼吸法は呼気時に胸郭を徒手的に圧迫することで呼気を介助する方法である．リラクセーションを目的とした呼吸介助法は一般に下部胸郭に対して行わせることが多い[16]．効果として一回換気量の増加や，呼吸補助筋を間接的にリラックスさせ，息切れを軽減させることができる[17]．しかし，施行者の手技の優劣がそのまま治療効果としてあらわれやすく，うまく行えない場合は，患者に違和感や圧迫感を与えるだけでなく，呼吸パターンの増悪を引き起こすこともある[18]．また，介助呼吸法は徒手による人工呼吸であり，介助する間はその目的を維持できるが，中断すればたちまち呼吸困難が増強する欠点もある[19]．

本間らが提唱した呼吸筋ストレッチ体操は，脳から吸気筋に指令が出ている時に吸気筋，呼気筋に指令が出ている時に呼気筋の筋紡錘をストレッチする体操である．ストレッチにより脳から呼吸筋への指令と呼吸筋から脳への情報がマッチした状態となり呼吸困難の緩和を導くのである（A，II，イ）．COPD患者に対する呼吸筋ストレッチ体操では胸郭可動性の向上，呼吸困難感の緩和，6MDの延長，QOLの改善などの効果が確認されている[20]．また，気管支喘息患者でもピークフロー値が上昇するなど呼吸筋ストレッチ体操の有用性が示されている[21]．

しかし，効果を引き出すには適切に目的とする部位を呼吸に合わせストレッチすることが条件となる．したがって，体操の達成度により効果も左右される（図9）．特に呼吸困難が強く十分に動作することができない場合，また肩関節を主とする運動器に運動制限が認められる場合などでは達成度は低くなる．いずれの場合においても呼吸筋のリラクセーションを獲得するう

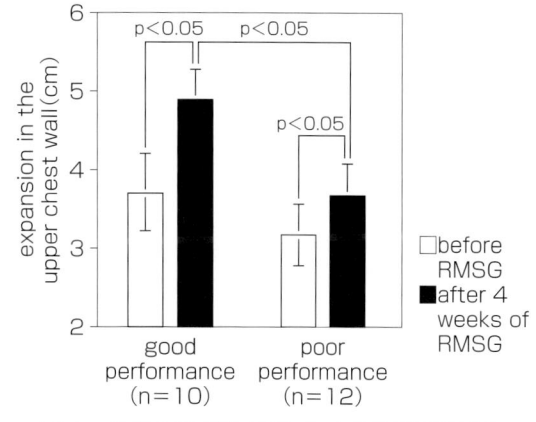

図9 体操の達成度の違いによる胸郭可動域変化（文献22）より引用）
適切に体操を行うことのできた群とできなかった群を比較すると胸郭可動域の変化量に違いが生じる

えで難渋する．このようなケースにおいては，個々に見合った治療体系を考えていかなければならない．呼吸筋のリラクセーションを持続的に保つには，調和のとれた呼吸運動を学習することが必要となる．それには従重力位，および抗重力位で胸郭や腹部の運動に及ぼす各肢節との運動連鎖を考慮した治療が必要となる．要するに胸郭や腹部を運動器として捉え，常に胸郭や腹部を使える状態にしなければならない．

運動学習の際に呼吸困難が増悪しないようコントロールすることが重要である．例えば，スリングなどの懸垂装置で自重免荷ができれば，小さな力で目的とする運動を促すことができ，呼吸困難の増悪を引き起こすことなく呼吸困難感をコントロールしながら運動学習できる利点をもつ．したがって，臨床での一つの有効な戦略となりえるのである（C，ア）．

実際にベッド上での背臥位で，胸郭の動きが伴わず腹部を強く緊張させ呼吸するような症例に対しスリングを用い全身を懸垂する（図10）．その後，みられなかった胸郭の動きと腹部が協調しはじめ呼吸困難が緩和することを多く経験する．全身への自重免荷作用が働き呼吸筋が抗重力筋活動から解放されること，また体幹後面

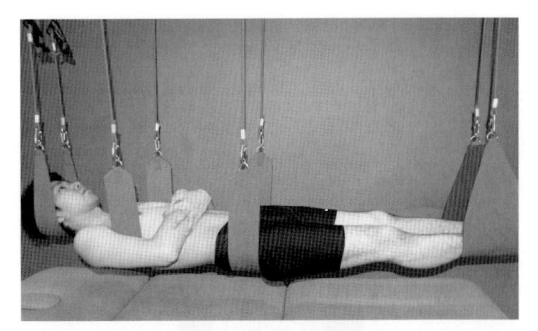

図10 スリングによる全身の懸垂
自重の免荷作用を利用し呼吸運動を行いやすくする

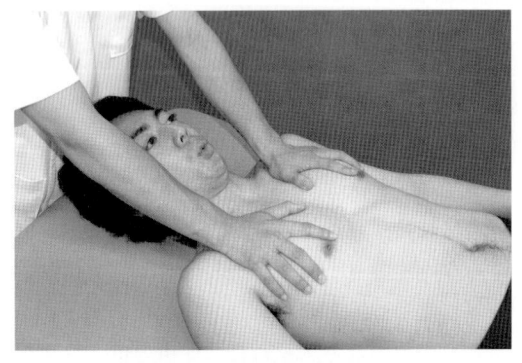

図11 上位胸郭の介助呼吸

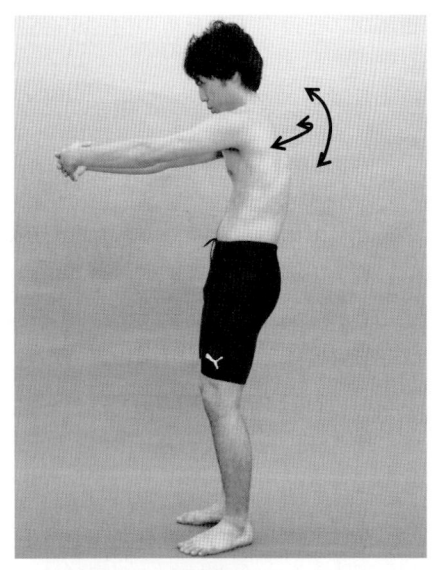

図12 吸気筋のストレッチ
吸気に合わせ吸気筋をストレッチする．両側の肩甲骨の外転運動，および胸椎の屈曲運動でストレッチを行う

に対する圧を除けることで胸郭の運動性が高まることなどが考えられる．

ここでは呼吸筋を主とする体幹のリラクセーションを獲得し，胸郭可動性を高める方法としてスリングを用いた戦略なども含めて紹介していく．

1．胸郭へのアプローチ
1）吸気位固定を解除する
a．他動的手技
i）上位胸郭の介助呼吸（図11）

呼吸補助筋である胸鎖乳突筋や斜角筋群，上位肋間筋の過活動により吸気位固定された胸郭を下制できるように，これらの筋群のリラクセーションを図り，呼気運動での肋骨の可動域を高める（C，Ⅲ，イ）．

b．能動的手技
i）吸気筋のストレッチ（図12）

胸椎レベルで体幹を屈曲し，上背部筋と上胸部の吸気筋をストレッチする．主として腰椎レベルでの屈曲を強めて行っている例が多いので注意を要する．両手で大きなボールを抱きかかえるようなイメージをもつと効果的に上背部を伸ばすことができる．

ストレッチを目的とする主な吸気筋は上位内外肋間筋，脊柱起立筋，僧帽筋などである．

ii）肋骨の下制運動（図13）

肋骨を下制させることが困難な例では，呼気において胸郭が弛緩してくる際の復元力を利用できず呼気運動に支障をきたす．また，横隔膜の吸気活動の準備も不十分となる．特に呼気で表層の腹部前面筋群を過剰に収縮させ，肋骨の下制運動は難しくなり肋骨の動きが止まってしまうことが多い．みぞおちに圧迫を加えながら腹部に過活動を起こさせないよう誘導し呼気させると，下位肋骨が内下方に弛緩してくるようになる．これを数回繰り返すことで，呼気時に

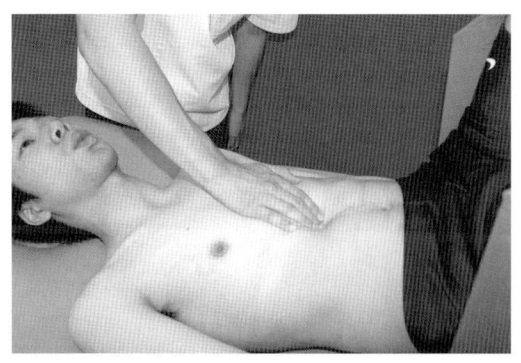

図 13 肋骨の下制運動
呼気に合わせ指先で剣状突起下方部に圧を加えていく．呼気中はできる限り剣状突起下方部に力を入れないよう指導する

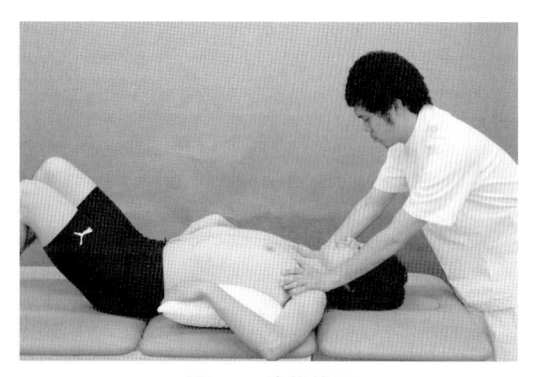

図 14 胸椎伸展

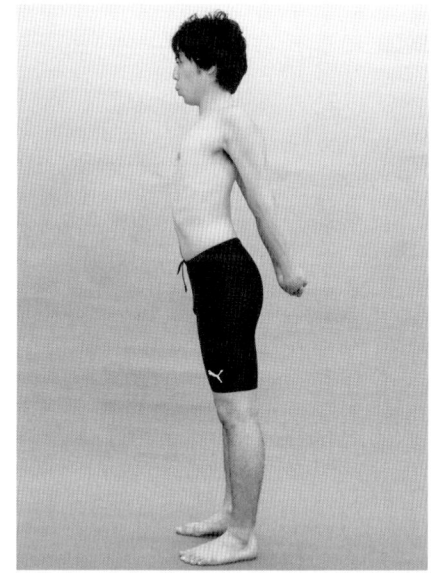

図 15 呼気筋のストレッチ
呼気に合わせ腹部前面筋群をストレッチする

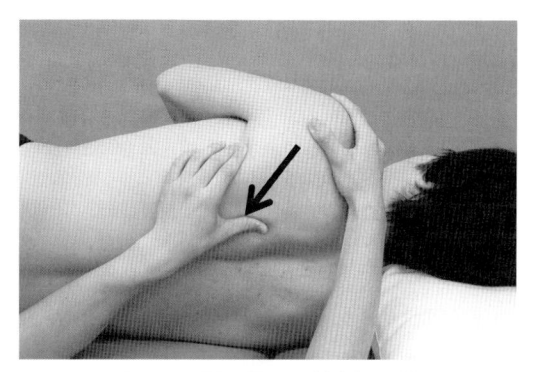

図 16 肩甲骨の下制内転運動
自動介助運動にて僧帽筋下部線維の収縮により，肩甲骨を下制内転方向に動かすことができるようにする

腹部前面筋の過活動を引き起こすことなく下位肋骨を下制することができ，腹部前面筋のリラクセーションが得られ，長く深い呼気が身についてくる（C，Ⅲ，イ）．

下位肋骨の可動域制限があり，下位肋骨の下制運動に難渋する例では，この部に対する介助呼吸にて可動域を確保してから行うと効果的である．

2）吸気の制限に対するアプローチ

a．他動的手技

ⅰ）胸椎伸展（図14）

姿勢の悪化により胸椎の後弯が生じた場合に，肋骨の後方回旋の運動障害を改善する目的で胸椎の伸展可動域を確保する．

b．能動的手技

ⅰ）呼気筋のストレッチ（図15）

足圧中心を前方に移動させながら腹部を前方に突き出し腹部前面筋をストレッチする．

ⅱ）肩甲骨内転下制運動（図16）

胸椎屈曲位が定着すると，肩甲骨は上方回旋，外転位を伴い筋短縮にもつながる可能性がある[23]．そのため，僧帽筋下部線維の収縮が生じにくくなり胸椎の屈曲位の助長，肋骨の後方回

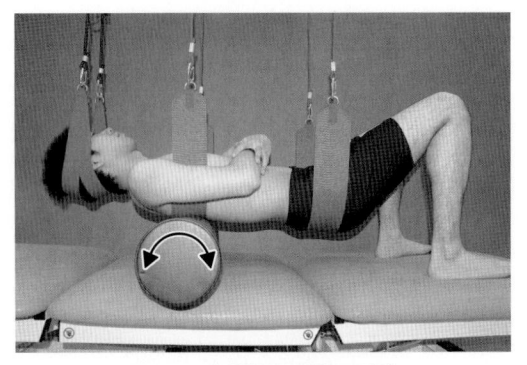

図17 胸椎伸展運動の誘導
息を吸いながら背部のストレッチポールを尾側に，吐きながら頭側に転がす

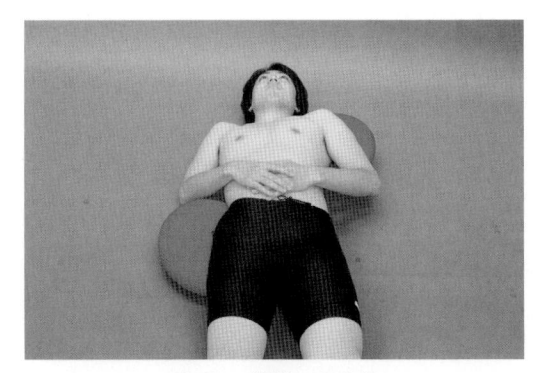

図18 体幹の正中化
上部体幹の左側への変位を認める場合の修正法を示す

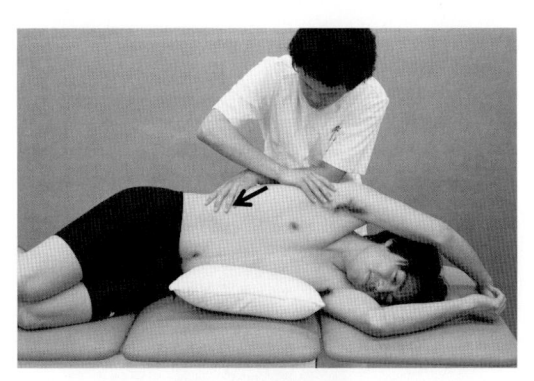

図19 体幹側屈

旋運動の障害に発展し，吸気運動の制限につながる．よって，側臥位で肩甲骨を把持して内側下方に自動介助運動にて肩甲骨の内転下制運動を学習させる．

iii) 胸椎伸展運動の誘導（図17）

上半身をスリングで懸垂し，上位胸椎レベルの後方部にストレッチポールを挿入して頭尾方向に繰り返し転がす．その際できる限り両下肢主体の運動にならないよう注意を促し，脊柱の屈伸運動が主となるよう介助する．尾側方向にストレッチポールが転がることで胸椎の伸展，肋骨の後方回旋運動が生じ，吸気を促すことができる（C，Ⅲ，イ）．

3）胸郭形状の正中化

a．介助呼吸での正中化

前額面上にて胸骨柄切痕と剣状突起の2点を結ぶ胸骨長軸の直線が垂直線に対し傾きをもつ場合，胸郭形状の非対称性として捉えている．胸骨長軸の直線が左に傾きをもつ時，左上胸部を呼気に合わせ下制する．

b．体幹の正中化

胸骨長軸が左に傾きをもつ時，上部体幹は左側方変位を呈することが多い．この時，体幹を立方体として捉えると左肩～右腰ラインの延長がみられる．よって左肩甲帯後部と右骨盤帯後部に空気の入った不安定板のような柔軟なものを挿入し，ゆっくりと呼吸させ体幹の正中化を図る（図18）．

また，体幹の台形的対応例に対し，体側の短縮側で肋間の狭小化を呈している場合は，愛護的に狭小化している肋間を開いていくようにストレッチする（図19）．

2．腰部骨盤帯のローカルシステムの再建

1）腹横筋

腹横筋の正しい収縮では，腹壁の深部の緊張がゆっくりと高まるのに対し，不適切な作用では腹壁の緊張が急激に高まり表在筋の筋収縮が感じられ，腹壁全体が拡張し触診している手指が腹壁から押し出される[24]．腹横筋の活動を促すうえで大事なことは，胸郭の容積を減らし腹壁を引き込むようにすることである．したがって，息を吐きながら腹横筋の収縮を促すと効果

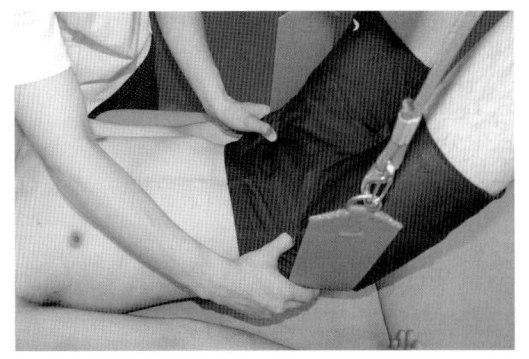

図 20　腹横筋の収縮
肋骨の下制運動（図 13）の延長でゆっくりと息を吐き呼気終末での腹横筋の活動を学習する

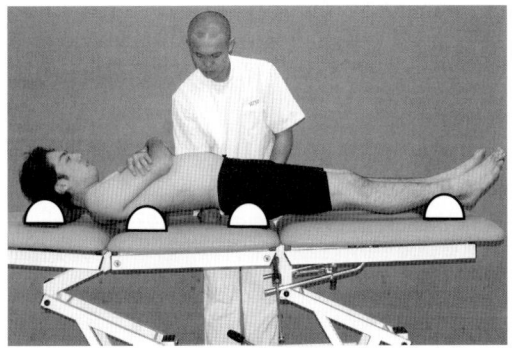

図 21　横隔膜呼吸の誘導
半円形のストレッチポールを頭部，背部，仙骨部，下腿遠位部に挿入する．吸気に合わせセラピストの指先で腰椎棘突起近傍を直上に突き上げるとより効果的である

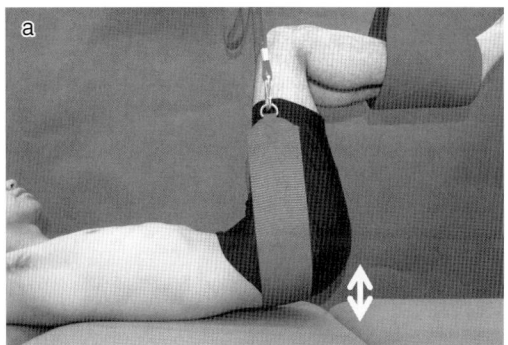

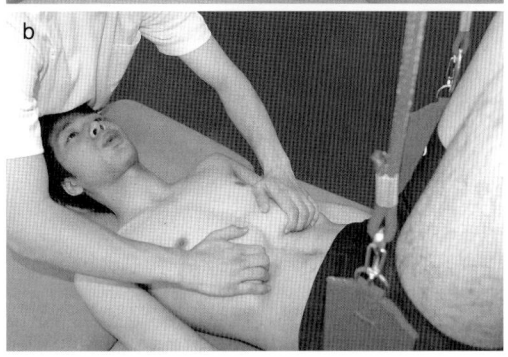

図 22　横隔膜への呼気介助
a．股・膝関節を 90°で骨盤を後傾位にした状態で挙上する
b．呼気に合わせ，肋骨弓後方部に指を挿入していき，呼気時にみられる横隔膜肋骨部の挙上を介助する

的に行える（C，Ⅲ，ア）．その方法は，息を吐いていく時にみぞおち付近に緊張が加わらない呼気運動を行うと腹部前面は内方に動いていく．この内方への動きを維持し，ゆっくりと息を吐き続け呼気終末に至ると下位の腹部に筋収縮が生じてくる（図 20）．この筋収縮をさまざまな体位で再現できるように学習させる．

2）横隔膜呼吸
a．腰椎伸展運動での吸気運動（図 21）
荷重しても変形しないストレッチポールなどを利用して身体の 4 カ所に挿入し，腰椎の伸展運動を誘導しながら吸気運動を促す．吸気時に片側で脊柱起立筋の過活動が確認できる時は，過活動の認められる同側の腰椎棘突起近傍をセラピストの指先を使い吸気に合わせ下方より上方に向かって垂直方向に強い圧迫を加える．数回吸気に合わせ圧迫を加えることにより脊柱起立筋の過活動は次第に低下し，より大きな横隔膜呼吸が得られる．圧迫を加える腰椎レベルに関しては，特に大きな横隔膜呼吸が生じる部位とする．

b．横隔膜への呼気介助（図 22）
背臥位にて股関節と膝関節を 90°屈曲した状態で骨盤帯をスリングで懸垂する．この時，骨盤が後傾位になるよう設定する．この環境設定により横隔膜の平担化が生じている症例でも深い呼吸が得られやすい．腹部内容物が頭側へ移動する際に生じる圧力が横隔膜を挙上させること，またこれが腹部前面筋の機能低下を補う作用と

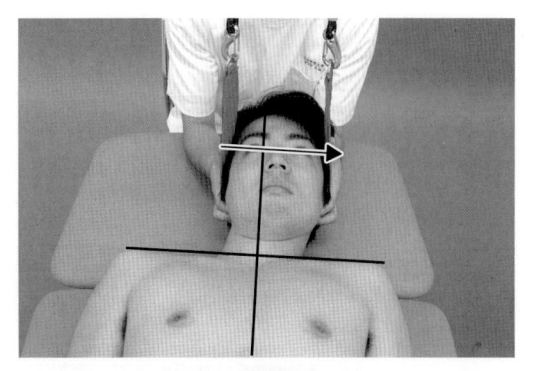

図 23 頸部の正中化
平行四辺形型の場合では，逆の平行四辺形に矯正するよう頭部の側方移動を行う

して働くことなどにより横隔膜のポジショニングが可能となり，横隔膜の運動が効果的に変化を起こす可能性がある．

そして深い呼吸が得られる環境設定ができた後にゆっくりとした呼気に合わせ，横隔膜の動きのイメージをもち，肋骨弓を軽く握るようにセラピストの指を挿入し，横隔膜を挙上する．肋骨弓の内側から外側にかけて横隔膜肋骨部の挙上運動を介助する．

3．頸部のリラクセーション
1）他動的手技
a．頸部の正中化

頸部のリラクセーション効果を引き出すためにスリングなどの懸垂装置を用いる．できる限り楽にしてもらい愛護的に伸張を加え椎体間の可動域を確保する．頸椎アライメントにおいて平行四辺形型の場合では，逆の平行四辺形に矯正するよう側方へ剪断応力を加え伸張し（図23），台形型の場合では短縮側に対し伸張を加える．

2）能動的手技
a．側屈運動と屈伸

頸部の側屈，屈伸運動（図24）をより上位レベルで行えるように誘導する．運動範囲は下位頸椎に波及しない程度で行う．特に運動中は胸鎖乳突筋や斜角筋などの多関節筋に収縮が生じ

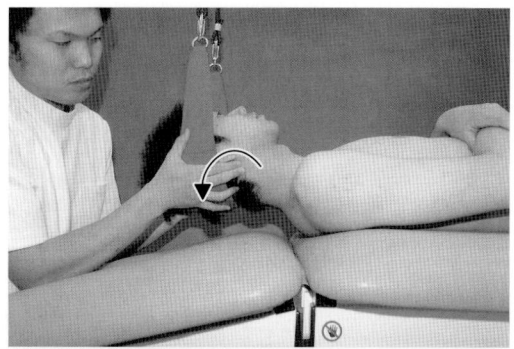

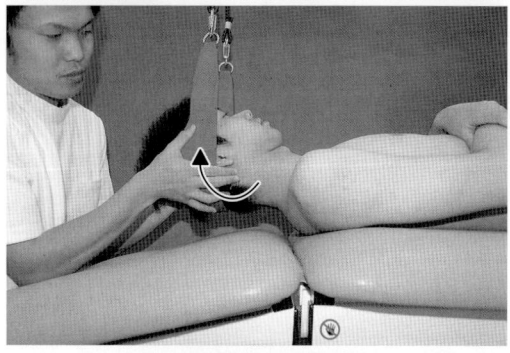

図 24 頸椎の屈伸運動
上位頸椎での屈伸運動を自動介助で行う．矢印で示した動きの方向をイメージし運動する

ないように注意する．

4．腰椎の安定化
1）腰方形筋エクササイズ

上半身重心点以下をスリングで懸垂し，腰椎下位レベルでの側屈運動を行う（図25）．下位腰椎レベルでの対称的な側屈運動が行える場合では，上部体幹には運動の波及は生じない．また，腹斜筋や脊柱起立筋群の収縮がみられた場合は，適切な運動が行えていないと判断する．

2）大腰筋エクササイズ

背臥位にて股関節と膝関節を90°屈曲した状態で骨盤帯をスリングで懸垂する（図26）．股関節の屈伸運動を行ううえで股関節屈伸運動に伴い骨盤の前後傾斜が生じたり，動作に伴う下部体幹の揺れや上部体幹に波及する運動が生じる場合は，適切に目的とする運動が行えていないと判断する．

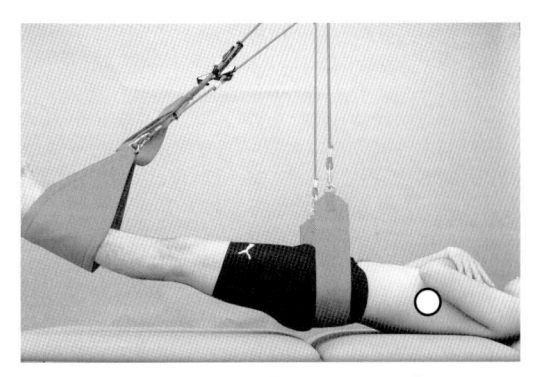

図25 腰方形筋エクササイズ
上半身重心点以下を懸垂し，体幹の側屈運動を行う．懸垂する際には股関節がニュートラルポジションとなるよう注意する

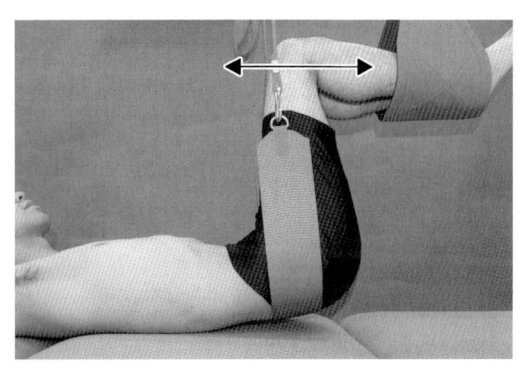

図26 大腰筋エクササイズ
股関節の屈伸運動の際には床面と下腿が水平になるよう注意する

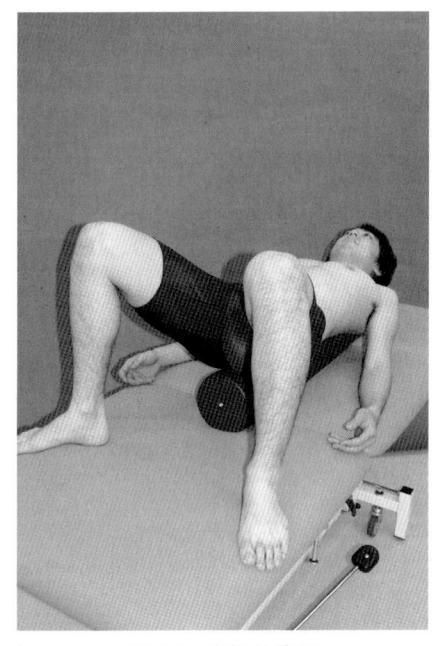

図27 脊柱の伸展

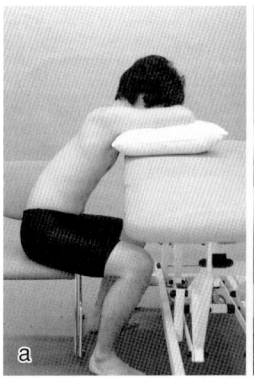

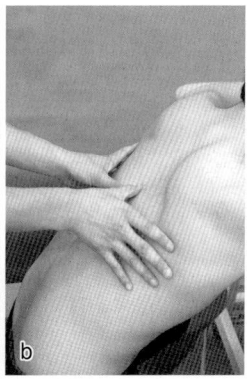

図28 胸椎の屈伸運動のコントロール
a．ベッドにもたれる
b．胸椎の屈伸運動で上位の椎体と下位の椎体の分離したわずかな動きを誘導する．屈伸運動に際して骨盤や股関節の動きが伴うことのないように注意する．また，他の分節と比較して動きの低下している分節に対し可能な限り動きを拡大していく

3）脊柱の伸展性向上
a．脊柱の伸展
パピーポジションにて脊柱を伸展させて胸腰椎の後弯を減少させ，脊柱起立筋のリラクセーションを図る．痛みが出現しない範囲でできるだけ時間をかけて行う．また，背臥位にて体幹長軸方向にストレッチポールを縦に挿入しバランスをとる（図27）．片側の下肢を軽く挙上し支持基底面を減らすことで，脊柱の支持基底面を拡大することができ，脊柱の頭尾方向への伸展性を高めることができる．

b．胸椎の屈伸運動のコントロール（図28）
胸椎の屈伸運動の低下は呼吸における肋椎関節の動きを障害する要因となるため胸椎の分節間での動きを拡大し，胸椎の屈伸運動のコントロール能力を高める．

文献

1) 日本呼吸管理学会呼吸リハビリテーションガイドライン作成委員会，日本呼吸器学会ガイドライン施行管理委員会，日本理学療法士協会呼吸リハビリテーションガイドライン作成委員会（編）：呼吸リハビリテーションマニュアル―運動療法．照林社，2003，pp25-28
2) 千葉一雄：リラクセーションと胸郭可動域訓練．黒川幸雄，他（編）：理学療法MOOK4 呼吸理学療法．三輪書店，1999，pp118-123
3) 髙橋仁美，塩谷隆信，他：ワークショップ「呼吸リハビリテーションガイドラインをめぐって」呼吸理学療法．日本呼吸管理学会誌 11：78，2001
4) 眞淵 敏，笹沼直樹：胸郭可動性改善テクニックとその留意点．理学療法 20：945-952, 2003
5) 仲保 徹，柿崎藤泰，根本伸洋，他：立位姿勢の変化が胸郭可動性に与える影響．理学療法学 33：415，2006
6) Zacharkow D：Posture：Sitting, Standing, Chair Design and Exercise. Charles C Thomas Pub Ltd, Springfield, 1988
7) 柿崎藤泰，根本伸洋，角本貴彦，他：体幹運動に伴なう肋骨の動きについて：体幹の回旋運動に着目して．理学療法学 34：156，2007
8) Hodges PW, Butler JE, McKenzie DK, et al：Contraction of the human diaphragm during rapid postural adjustments. J Physiol 505：539-548, 1997
9) Hodges PW, Gandevia SC：Activation of the human diaphragm during a repetitive postural task. J Physiol 522：165-175, 2000
10) 仲保 徹，岩崎裕子，柿崎藤泰，他：COPの前後方向の揺らぎからみた姿勢安定度と胸郭運動の関係．理学療法学 35：38，2008
11) 柿崎藤泰，角本貴彦，高江洲知恵，他：下部体幹での姿勢制御が胸郭運動および安静時換気量に及ぼす影響．理学療法学 28：114, 2001
12) Franklin E：Conditioning for Dance. Training for peak performance in all dance forms. Human Kinetics Publishers, Champaign, 2003
13) Calais-Germain B：Anatomy of Breathing. Eastland Press, Seattle, 2006
14) カパンディ AI（著），塩田悦仁（訳）：カラー版カパンディ関節の生理学III 脊柱・体幹・頭部．医歯薬出版，2008
15) 植木 純：III．呼吸リハビリテーションの実際1 COPD．江藤文夫，他（編）：臨床リハ別冊 呼吸・循環障害のリハビリテーション．医歯薬出版，2008，pp106-113
16) 髙橋仁美，宮川哲夫：呼吸リハビリテーションのプログラム―1 コンディショニング．髙橋仁美，他（編）：動画でわかる呼吸リハビリテーション 第2版．中山書店，2008，pp119-155
17) 清川憲孝：テクニック編―リラクセーション．塩谷隆信，他（編）：呼吸ケア．メジカルビュー社，2004，pp10-17
18) 佐野裕子：呼吸リハビリテーションに必要な各種療法―定義とエビデンス―2 コンディショニング．江藤文夫，他（編）：臨床リハ別冊 呼吸・循環障害のリハビリテーション．医歯薬出版，2008，pp59-65
19) 千住秀明：呼吸リハビリテーション入門 第4版．神陵文庫，2004，pp84-96
20) 山田峰彦，柿崎藤泰：慢性閉塞性肺疾患患者における呼吸筋ストレッチ体操の4週間の臨床効果．日本胸部疾患学会雑誌 34：646-652, 1996
21) 田中一正，柿崎藤泰：治療 気管支喘息における呼吸筋ストレッチ体操の効果．牧野荘平，他（監）：気道アレルギー'98．メディカルレビュー社，1999，pp201-209
22) Kakizaki F, Shibuya M, et al：Preliminary Report on the Effects of Respiratory Muscle Stretch Gymnastics on Chest Wall Mobility in Patients With Chronic Obstructive Pulmonary Disease. Respir Care 44：409-414, 1999
23) 柿崎藤泰，福井 勉：手技．田中一正，他（編），本間生夫（監）：呼吸運動療法の理論と技術．メジカルビュー社，2003，pp114-139
24) Richardson C, Hodges P, Hides J：Therapeutic Exercise for Lumbopelvic Stabilization：A motor control approach for the treatment and prevention of low back pain. Churchill Livingstone, Edinburgh, 2004

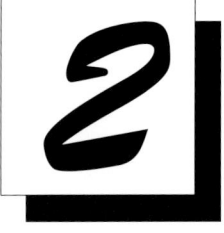

2 呼吸練習と呼吸筋トレーニング

川俣幹雄*

◆Key Questions◆
1. 呼吸練習と呼吸筋トレーニングの生理学
2. 呼吸練習と呼吸トレーニングの方法論と手技，適応，禁忌
3. 呼吸練習と呼吸トレーニングの効果，限界と EBM

I．呼吸練習と呼吸筋トレーニングの生理学

1．換気運動の基本的仕組み

吸気筋の収縮によって胸腔内圧が低下すると肺が拡張し，大気が肺内に流入して吸気が行われる．呼気は，肺の弾性収縮力によって受動的に行われる．

人における最大の吸気筋は横隔膜である．横隔膜は，胸腔と腹腔を分けるドーム状の強力な板状筋であり，その中心部は腱膜から構成されている．横隔膜の全表面積は成人で約 250 cm^2 で，最大で 7〜13 cm 下方へ変位する．横隔膜の換気能力は約 1,750〜3,250 ml であり，他の呼吸筋を合わせた全換気能力の約 70％ に相当する．筋線維構成からみると，成人の横隔膜ではタイプ I 線維が 55％，タイプ II 線維が 45％ である．横隔膜は骨格筋の一つであり，その収縮特性は他の骨格筋と同様に長さ—張力関係に従う．最大の収縮張力を発生する長さを最適長（Lo：optimal length）といい，横隔膜筋線維の Lo は，背臥位での機能的残気量位にほぼ等しい．

横隔膜の収縮力は強く，口腔内圧計で測定した最大吸気圧（円筒型マウスピース使用の場合）の正常値（平均値）は，男性 −129〜−126 cmH$_2$O，女性 −98〜−91 cmH$_2$O とされている（ただし，報告によって正常値には幅がある）．呼吸器疾患では，呼吸筋力が低下している場合が多く，疾患別に比較すると肺線維症，慢性閉塞性肺疾患（COPD：chronic obstructive pulmonary disease），気管支喘息の順に低下が大きい．

2．呼吸筋疲労

呼吸仕事量の増大により呼吸筋に過剰な負荷がかかると，呼吸筋は疲労に陥り正常な換気機能を維持できなくなり，呼吸不全を招来する．臨床的には低酸素血症，高炭酸ガス血症などの動脈血液ガスの異常とともに，浅くて速い努力性呼吸（rapid shallow breathing）などの異常呼吸パターンの出現などを認める．

呼吸筋疲労とは，「呼吸筋力が減弱し，適切な肺胞換気量を維持しえなくなった状態[1]」と定義され，呼吸不全発症の一要因である．これに対し，筋力低下とは休息していても筋収縮力が低下した状態と定義され，両者の鑑別が重要である．

臨床的には両者が混在し，鑑別が困難なことが多いが，呼吸筋疲労の身体所見には上記のほ

---

* Mikio KAWAMATA／九州看護福祉大学看護福祉学部

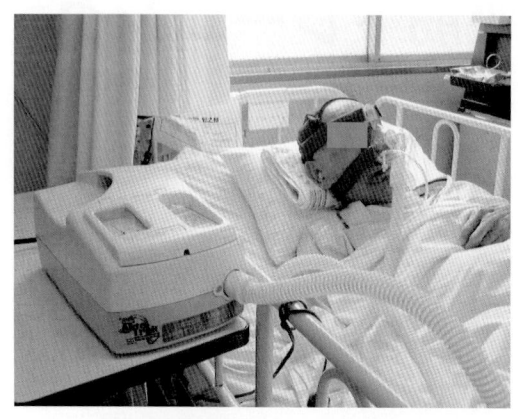

図1 非侵襲的陽圧換気法による呼吸筋の休息

かに，①吸気時の腹壁内方変位，②交代性呼吸（胸式呼吸と横隔膜呼吸の交互の出現），③胸鎖乳突筋，斜角筋などの呼吸補助筋の筋活動亢進，④鎖骨上窩，肋間腔の陥没などがある．生理学的評価には，40～300 Hz の筋電図高周波成分（H）と10～40 Hz の低周波成分（L）の比（H/L ratio）や tension-time-index などが用いられるが，検査手技が複雑であり臨床的汎用性には欠ける．

また呼吸筋疲労は，呼吸筋仕事量の増大とそれへのエネルギー供給のバランスで決定される．呼吸筋へのエネルギー供給には，筋血流量，動脈血の酸素含量，血液中の基質濃度，筋グリコーゲン，カルシウム，カリウムなどの電解質，ステロイド薬治療の有無など，複数の要因が関係しており，これらの評価も重要である．

呼吸筋疲労の治療には，呼吸筋の休息が第1選択肢であり，筋力低下は呼吸筋トレーニングが基本的治療法である．呼吸筋の休息には，非侵襲的陽圧換気法（NPPV：non-invasive positive pressure ventilation）が用いられている（図1）．

適度な負荷強度を用いれば，呼吸筋トレーニングにより呼吸筋力，持久力が増大することは疑いえない事実となりつつある．組織学的にも外肋間筋の筋生検の成績から，COPD 患者でも40～50％最大吸気圧強度の吸気筋トレーニングで，タイプⅠ線維の比率が約38％，タイプⅡ線維の大きさが約21％上昇することが示されている[2]．

Ⅱ．呼吸練習と呼吸筋トレーニングの方法論と手技，適応，禁忌

1．概念

呼吸練習は歴史的には，1950年代前半に Barach と William らの米国医師グループが呼吸器疾患の医療に応用し，わが国では50年代中ごろに古賀らが肺外科の周術期医療に，60年代に津田らが塵肺，肺気腫の呼吸リハビリテーションに応用した．以降，呼吸練習はさまざまな分野に用いられ，今日では慢性呼吸不全や気管支喘息，神経筋疾患，術前術後，人工呼吸器からの離脱などに応用されている．

しかし，その目的や定義は必ずしも明確ではなく，一部で混乱を招いてきた．例えば，わが国では横隔膜呼吸（DB：diaphragmatic breathing）と腹式呼吸（abdominal breathing）は，歴史的に同義語として用いられてきた．しかし，Barach らが紹介した DB と腹式呼吸は，もともと別のものである．DB は吸気時に横隔膜を収縮させる方法であり，腹式呼吸は呼気時に腹部周囲筋を収縮させて腹圧を高め，呼気を完全に行い横隔膜の機能を再建する方法（腹圧呼吸と呼ぶこともある）である．

このように呼吸練習の概念は，用語の問題一つとっても必ずしも明確ではない．そこでわれわれは，呼吸練習の定義として表1のような試案を提唱している[3]．

一方，呼吸筋トレーニングは「呼吸筋不全」という新しい概念が提唱されたことを背景に，「弱化した呼吸筋は，適度な負荷刺激により機能を回復しうる」という仮説の基に臨床応用が図られている．

表 1　呼吸練習の定義（試案）（文献3)より一部改変引用）

1．呼吸練習とは，呼吸困難の軽減，リラクセーション，パニック制御，換気効率・酸素化能など呼吸生理学的諸機能の改善，およびこれらを通じた運動能力の向上に寄与することを目的とした呼吸コントロール諸法の総称である
2．呼吸練習には，深呼吸，口すぼめ呼吸，横隔膜呼吸，腹圧呼吸，最大吸気持続法，インセンティブスパイロメトリー，その他，胸腹部の特定換気部位の随意的な制御法などが含まれる
3．呼吸練習は，ポジショニング，動作との協調，環境調整などと併用し，日常生活の改善に役立てることが必要である

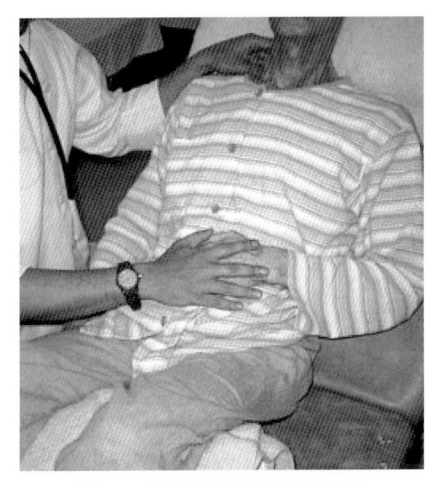

図 2　横隔膜呼吸指導の実際

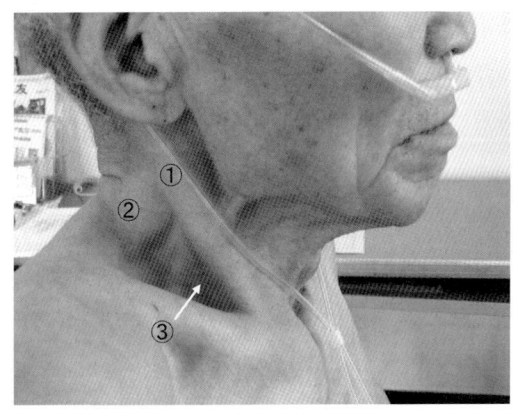

図 3　重症慢性閉塞性肺疾患患者の頸部呼吸補助筋の緊張
安静呼吸時の所見．胸鎖乳突筋（①），僧帽筋（②）の緊張が亢進し，鎖骨上窩は陥没している（③）．深吸気でさらに緊張は亢進する

2．方法論と手技

1）呼吸練習

a．分類

呼吸練習には，代表的なものに口すぼめ呼吸（PLB：pursed lip breathing）とDBがある（図2）．また，上部胸式呼吸法，下部胸式呼吸法，特定の胸郭部位の運動性を強調する部分呼吸法（segmental breathing），筋ジストロフィー症などに応用されている舌咽頭呼吸法（GPB：glossopharyngeal breathing）などがある．最近では，yoga（ヨガ）呼吸法や過換気のコントロールを目的としたButeyko（ビュテイコ）呼吸法なども，用いられている．

b．方法論，手技

PLBは，呼気時に口唇をすぼめながらゆっくりと呼出する方法である．口すぼめによる呼気時の陽圧効果で，気道の虚脱を予防し，呼吸数の減少と一回換気量の増加を図る．

DBは，吸気時に横隔膜運動を増幅させ，腹部の膨隆運動を強調して換気を行う方法である．COPD患者は，頸部の呼吸補助筋が緊張していることが多い（図3）．このため，呼吸練習は頸部，肩甲帯の緊張を緩和するストレッチやリラクセーションなどと併用するとよい．呼吸練習の具体的指導法を表2に示した．

呼吸練習は，呼吸困難の軽減の有無，呼吸数増大，呼吸補助筋の緊張亢進，奇異呼吸の出現，動脈血酸素飽和度（SpO_2：percutanneous oxygen sraturation）低下などの臨床兆候に十分注意しながら実施する．

人工呼吸器管理中も神経筋疾患などで自発呼吸を完全に喪失している場合を除き，ウィーニングなどのために呼吸練習が必要な場合がある．

表2 口すぼめ呼吸，横隔膜呼吸の指導法

1. 口すぼめ呼吸の指導法
   ①手順
   ・口唇を［f］または［s］に軽く閉じ，ゆっくりと呼気を行う
   ・吸気は鼻で行う
   ・吸気と呼気の比率は1：2以上で行い，徐々に呼気を延長する
   ②注意点
   ・喘鳴がある場合は，聴診でその軽減を確認する
   ・呼気は適度な腹圧で行い，腹部周囲筋を過度に緊張させない
   ・最初から過度に長い呼気をさせない
   ・呼吸数は20回/分以下で行う
2. 横隔膜呼吸の指導法
   ①手順
   ・セミファーラー位をとる
   ・患者の利き手を腹部に，その上に指導者の手を重ねる
   ・吸気時に腹部を軽く持ち上げるように指示する
   ・必要に応じて呼気相で腹部を軽く圧迫し，呼気を援助する
   ・効果が認められれば座位，立位，日常生活指導へ応用する
   ②注意点
   ・呼吸数，呼吸パターンなどを注意深く観察する
   ・最初から深呼吸をさせない
   ・横隔膜の動きを理解させる
   ・酸素化の改善が認められる場合，パルスオキシメーターによる視覚的フィードバックを行うと有効なことがある

呼吸練習は調整機械換気（CMV：controlled mechanical ventilation）を除くすべての換気モードで可能である．間欠的強制換気（IMV：intermittent mandatory ventilation）では，人工呼吸器による換気回数を確認し，ファイティングを起こさないよう注意する．人工呼吸器管理中に呼吸練習を実施する場合は，気道内圧の変動，患者の胸腹壁運動，送気音などに注意し，呼吸サイクルを適切に把握することが大切である．

呼吸練習は日常生活に役立てることが重要であり，動作法の工夫と併用することが大切である（図4）．

2）呼吸筋トレーニング

a．分類

呼吸筋トレーニングには，吸気筋トレーニングと呼気筋トレーニングがあるが，主に吸気筋トレーニングの臨床応用が図られている．

吸気筋トレーニングは，吸気抵抗負荷法と吸気に外部抵抗をかけない過換気法に分類される．吸気抵抗負荷法は，さらに気流抵抗負荷法と閾値負荷法に分けられる．

b．方法論，手技

気流抵抗負荷法は，小さな穴の開いた円筒状の器具を通じて吸気を行い，穴の大小によって吸気抵抗を変化させる方法である．本法を応用したピーフレックスの場合，6段階の吸気口ダイアルにより吸気抵抗負荷を増減することができる．他の器具には気流抵抗式吸気筋トレーニング器具（inspiratory muscle trainer）がある（図5a）．しかし，気流抵抗負荷法では，吸気流量によって抵抗が変化するため，定量的負荷が困難な欠点がある．

閾値負荷法は，吸気側に閾値弁（Threshold valve™）を付け，一定負荷以上での吸気努力を促す方法である．吸気流量にかかわらず定量的負荷を設定することが可能であり，欧米で最も汎用されている．代表的器具にThreshold IMT（図5b）などがある．

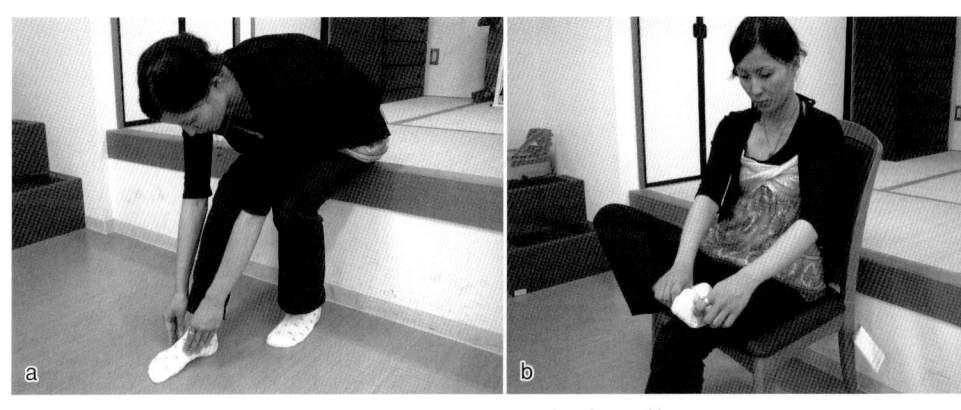

図4 動作法の工夫と呼吸法との協調
a, bとも靴下を履く動作. aでは過度の前傾姿勢により, 腹部を圧迫し呼吸を阻害してしまっている. このような姿勢は息こらえを誘発しやすい. bでは過度の前傾姿勢を避け, また背もたれのある椅子を使用することで無駄なエネルギー消費量を抑えている. また, 呼気に同調して動作を行うことで, 呼吸困難の軽減を図っている. 呼吸練習は, 動作法と協調させることが大切である

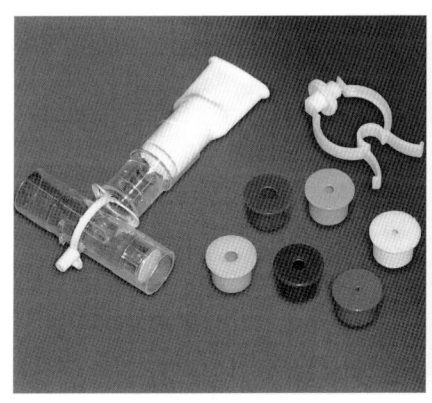

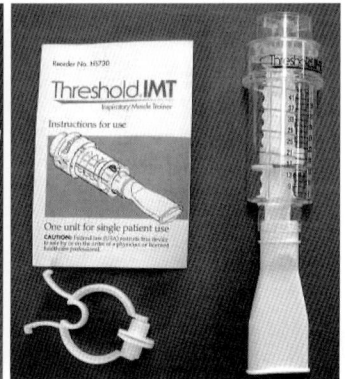

a. 気流抵抗式吸気筋トレーニング器具
(inspiratory muscle trainer)

b. Threshold IMT

図5 吸気筋トレーニング器具

　吸気抵抗負荷法では, 負荷強度, 頻度, 期間を明確にすることが重要である. Mahler[4]のガイドラインでは, 約30%最大吸気圧の負荷強度で1日30分 (15分×2回), 頻度は週4〜5回実施し, 段階的に負荷強度を増強することが推奨されている (**表3**).
　このほかにLarsonら[5]や米国スポーツ医学会[6]のガイドラインがあるが, ほぼ同様である. 欧米では高強度トレーニングが主流であるが, わが国では30%以下の負荷強度でも効果を認めたとする報告もあり, 今後の検討が必要である.

　過換気法は, 外部抵抗を与えず高換気で吸気筋に負荷を加える方法である. 通常, 最大換気量の60%に相当する最大持続換気量を負荷の指標とする. 器具を用いた方法にインセンティブスパイロメトリー (IS: incentive spirometry) (**図6**) があり, 吸気容量を増大させるタイプ (容量型) と吸気流量を増大させるタイプ (流量型) がある. 前者にCoach, Voldyne, VOLUEREXなどが, 後者にはTRIFLO II, CLINI FLO, HADSON modelなどの種類がある. 術後はゆっくりとした深呼吸で肺容量を増加させることが重要

表 3　Mahler の吸気筋トレーニングガイドライン（文献 4）より引用）

1．負荷強度：30±5％最大吸気圧（機能的残気量位）
2．頻　度：週 4〜5 回
3．期　間：1 日 30 分（15 分×2 回）
　　　　　この練習時間に耐えられなければ負荷強度を下げる
4．漸増法：最大吸気圧と呼吸困難，呼吸筋疲労の有無を確認し，段階的に負荷を増強する

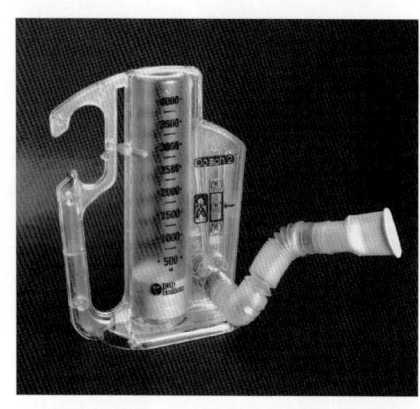

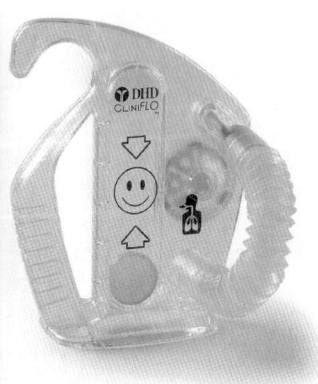

　　　a．インセンティブスパイロメトリー　　　b．インセンティブスパイロメト
　　　　（容量型，Coach2）　　　　　　　　　　　　リー（流量型，CLINI FLO）

図 6　インセンティブスパイロメトリー

表 4　インセンティブスパイロメトリーの実施法（文献 9）より引用）

1．設定された吸気容量，吸気流量まで吸気努力を行う
2．最低でも 3 秒間保持し，ゆっくり呼出する
3．無気肺の予防，治療には 1 セッション 5〜10 回の深呼吸を繰り返す
4．覚醒時，1 時間ごとに 1 セッションを繰り返す（1 日約 100 回が目安）
5．段階的に吸気容量，流量を漸増する
6．重症例では疲労などの症状を考慮し，回数，頻度を調整する
7．指導後は患者 1 人でできるのが望ましい（常時の監視は必要でない）
8．各施設の感染予防マニュアルに準じて器具の洗浄，消毒を実施する

であり，容量型が適している．安定期慢性呼吸不全の呼吸筋トレーニングには流量型がよい．実施法，注意点は**表 4** に示した．

2．適応と禁忌

1）呼吸練習

PLB は，主に COPD，気管支喘息などの閉塞性換気障害が適応となる．

COPD への横隔膜呼吸の適応について，Cahalin ら[7]は，一回換気量を増大させることができる場合とし，中等症から重症の COPD などは除外対象としている（**表 5**）．

わが国では DB 練習の適応と除外基準について，十分なコンセンサスが得られていない．そこで，われわれは試案として**表 6** のような除外基準を提起している[3]．

呼吸練習について米国胸部学会/欧州呼吸器学会のステイトメント[8]では，「患者は呼吸困難などの症状改善に有効であれば，最も効果的な方法を自ら選択する」とだけ記載されている．

表 5　Cahalin らの慢性閉塞性肺疾患（COPD）における横隔膜呼吸の適応と除外基準（文献 7)より引用）

1．適応：1）呼吸数が増加している場合
　　　　　2）一回換気量の低下を横隔膜呼吸によって増大させることができる場合など
2．除外：1）中等症から重症慢性閉塞性肺疾患
　　　　　2）著しい肺過膨張を伴う慢性閉塞性肺疾患で，横隔膜呼吸を行っても適正な横隔膜運動が認められず，一回換気量を増大させることができない場合

表 6　横隔膜呼吸の除外基準（試案）（文献 3)より引用）

1．機能的改善が期待できない横隔神経麻痺
2．横隔膜の機能不全が高度な高位脊髄損傷
3．横隔膜の機能不全が進行した筋萎縮性側索硬化症などの神経筋疾患
4．中等度から高度の横隔膜平担化を伴う慢性閉塞性肺疾患
5．胸部，腹部の非協調的運動が悪化する場合
6．頸部，肩甲帯の筋緊張亢進など努力性呼吸の増悪
7．酸素飽和度，換気効率など呼吸生理学的指標が悪化する場合
8．知能低下，聴覚障害，失認などにより指導の理解，実行が困難な場合
9．患者が中止を求めた場合など

また，呼吸練習は数回の指導後に習得が困難な場合，その後も困難なことが多く，適応の是非を早めに判断することが必要である．

2）呼吸筋トレーニング

適応は呼吸筋力が低下している場合あるいは疑われる場合であり，呼吸筋疲労は禁忌である．

IS の適応と禁忌は，米国呼吸療法協会（AARC：American Association for Respiratory Care）よりそのガイドライン[9]が示されている（**表 7**）．

III．呼吸練習と呼吸筋トレーニングの効果，限界と EBM

呼吸練習の効果をはじめて科学的に検討したのは，1954 年の Miller ら[10]の研究であった．以降，約 50 年間にわたり数多くの研究がなされ，呼吸困難の軽減，酸素化能の改善をはじめとするさまざまな効果が報告されている（**表 8**）．しかし，これらの先行研究には対象者数の制限，比較対照群の設定の問題など，方法論上の限界が指摘されている．

また，最近では呼吸練習の効果に否定的な報告も混在している．Spahija ら[11]は，PLB は安静時や運動時の呼吸困難を増強させることを報告し，Gosselink ら[12]は運動負荷時の DB は，自然な呼吸と比べ呼吸効率が低下することを報告している．

呼吸リハビリテーションに関する国際的研究機関の主なガイドラインやステートメントでは，呼吸練習の EBM は提示されておらず，その効果は明確ではない（**表 9**）．Gigliotti ら[13]のレビューでも，COPD における呼吸練習の効果については肯定，否定の研究が混在し，評価は確定していない．1966〜2003 年までの 397 論文を総括した Dechman ら[14]のレビューでは，COPDにおける横隔膜呼吸練習の有効性は支持されていない．

呼吸筋トレーニングの EBM は，GOLD（Global Initiative for Chronic Obstructive Pulmonary Disease updated 2005）では C（A〜D の 4 段階評価）である．米国胸部学会/欧州呼吸器学会（ATS：America Therapeutic Society/ERS：European Respiratory Society）の呼吸リハビリテーションに関するステートメント[8]では，EBM レベルは提示されていないが，吸気筋力

表 7　米国呼吸療法協会の「インセンティブスパイロメトリーの臨床応用ガイドライン」(文献 9)より一部引用)

1．適　応
　　1) 無気肺を起こしやすい患者(上腹部外科, 胸部外科, 慢性閉塞性肺疾患患者の手術)
　　2) 無気肺を起こしている患者
　　3) 四肢麻痺, 横隔膜の機能不全で拘束性肺障害
2．禁　忌
　　1) 理解力の低下した患者
　　2) 効果的な深呼吸のできない患者(肺活量が約 10 ml/kg 以下, 最大吸気量が予測値の約 1/3 以下)
　　　気管開窓は, インセンティブスパイロメトリーと確実に接続されていれば禁忌ではない
3．危険性と合併症
　　1) 指導後に十分な監督がなければ効果的実施が困難なもの
　　2) 肺の全体的な虚脱や硬化があり, 本法単独での治療効果が期待できないもの
　　3) 過換気
　　4) 気腫性肺の圧損傷
　　5) コントロール不良の疼痛による不快感
　　6) 低酸素血症
　　7) 気管支攣縮の増悪
　　8) 疲労
・その他, 呼吸数, 体温, 脈拍数, 聴診所見, 胸部 X 線所見などから治療効果を適切に判断することが必要

表 8　呼吸練習の効果 (主な先行研究の要約)

1．横隔膜呼吸の効果
　　①一回換気量が増大し, 呼吸数, 分時換気量が減少する
　　②呼吸効率が改善する
　　③下側肺の換気が改善し, 換気, 血流比が改善する
　　④PaO_2 が上昇し, $PaCO_2$ が低下する
　　⑤呼吸困難が減少する　など
2．口すぼめ呼吸の効果
　　①一回換気量が増大し, 呼吸数, 分時換気量が減少する
　　②呼気流量, 非弾性抵抗が減少し, 呼吸仕事量が減少する
　　③局所換気が改善する
　　④PaO_2 が上昇し, $PaCO_2$ が低下する
　　⑤呼気の初期流量を減少させて air trapping を減少させる
　　⑥安静時の呼吸困難が減少する
　　⑦呼気終末位の胸郭容量が減少する　など

が低下した患者では, 運動療法単独と比べ吸気筋トレーニング＋運動療法でより運動能力が向上するとの報告があるとされている. 実践ガイドラインでは科学的根拠は十分ではないが, 呼吸リハビリテーションプログラムに追加することを考慮する必要があるとされている. また, 米国胸部医師学会／米国心血管・呼吸リハビリテーション協会 (ACCP：American College of Chest Physicians／AACVPR：American Association of Cardiovascular and Pulmonary Rehabilitation) の「呼吸リハビリテーション：根拠に基づく臨床実践合同ガイドライン (2007)」[15]では, COPD の場合,「呼吸リハビリテーションの本質的な構成要素としてルーチンで吸気筋トレーニングを行う科学的根拠は明確ではない」とされている.

呼吸筋トレーニングに関しては, 上記以外に複数のシステマティックレビュー[16]やメタ分析[17]がある. これらの研究報告を総括すると各手技の EBM レベルは, 以下のようにまとめら

表 9　呼吸練習，呼吸筋トレーニングに関する主なステートメントやガイドライン

報告（年度）	分類	EBM	主な内容
ACCP/AACVPR の呼吸リハビリテーション（2007）	呼吸練習	＊	＊
	呼吸筋トレーニング	evidence＝B	ほとんどの RCT の成績では，十分な科学的根拠が得られていない．しかし，適切な負荷強度を用いたいくつかの RCT では，呼吸困難や運動耐久性の改善が示されている
GOLD（updated2005）	呼吸練習	＊	＊
	呼吸筋トレーニング	evidence＝C	＊
ATS/ERS の呼吸リハビリテーションに関するステートメント（2006）	呼吸練習	＊	・口すぼめ呼吸は自然呼吸と比べ，呼吸数，呼吸困難などが低下するとの報告があるが，運動能力の改善に関係するかは不明である ・横隔膜呼吸の有効性は実証されていない
	呼吸筋トレーニング	＊	・運動療法単独の場合と比べ，吸気筋トレーニング＋運動療法でより運動能力が改善するとの報告がある ・EBM は明確ではないが，呼吸リハプログラムに追加することは考慮すべきである

注1）＊：記載事項なし
注2）ACCP/AARC の evidence ランクは A～C の 3 段階，GOLD は A～D の 4 段階（ACCP/AARC：米国胸部医師学会/米国心血管・呼吸リハビリテーション協会，GOLD：Global Initiative for Chronic Obstructive Pulmonary Disease，ATS/ERS：米国胸部学会/欧州呼吸器学会）

れる．

①PLB は，安静時の呼吸数低下，呼吸困難の軽減，動脈血二酸化炭素分圧（$PaCO_2$：arterial carbon dioxide pressure）の低下，動脈血酸素飽和度（SaO_2：arterial oxygen saturatin）の上昇などに有効であるとの報告[18]はあるが，ランダム化比較対照試験（RCT：randomized controlled trial）による十分な裏づけはない（C，Ⅱ，イ）．また，運動時の症状改善効果は不明確であり，どのような患者に有効かも不明確である．

②中等症以上の COPD 患者における横隔膜呼吸の有効性を支持する根拠はない[14]．

③気管支喘息における呼吸練習の効果を総括した Cochrane レビュー[19]では，肺機能，気道過敏性などの改善効果は明らかではないが，短時間作用型気管支拡張剤の使用頻度は減少するとされている（C，Ⅰ）．

④術後における呼吸練習の効果は，術後合併症の減少や入院日数の短縮を認めたとする報告もあるが，Overend ら[20]のレビューでは明確な根拠は乏しいとされている（Ⅱ）．冠動脈バイパス術後の患者を対象とした最近の RCT[21]では，術後の深呼吸練習により無気肺と努力性肺活量，1 秒量などの肺機能の改善を認めたと報告されている（Ⅰ）．しかし，周術期の呼吸練習に関する全体としての評価は定まっていない．

⑤吸気筋トレーニングは教育のみの群と比較し，吸気筋力，持久力，健康関連 QOL（HRQOL：health-related quality of life）の呼吸困難スコアが有意に改善する[17]（Ⅰ）．

⑥適切な吸気抵抗負荷法あるいは閾値負荷法による吸気筋トレーニングは，最大吸気圧，吸気筋持久力，運動能力，最大仕事率（Watts），呼吸困難を改善する[22]（Ⅰ）．しかし HRQOL の改善効果は不明確である．

⑦高強度の吸気筋トレーニング（最大でベースラインの 101％増）は低強度（ベースラインの 10％増）のトレーニングと比べ，最

大吸気圧，6分間歩行距離，HRQOLの呼吸困難と疲労のスコアが有意に改善する[23]（Ⅰ）．

⑧吸気筋トレーニング単独，呼気筋トレーニング単独，吸気筋トレーニング＋呼気筋トレーニング，コントロール群における運動能力，呼吸困難の改善効果を比較すると，吸気筋トレーニングがその改善に最も関係している．ただし，吸気筋トレーニングに呼気筋トレーニングを追加する意義は乏しい[24]（Ⅰ）．

⑨拘束性肺疾患でも，吸気筋トレーニングにより最大吸気筋力，運動能力は向上する[25]（Ⅰ）．

推奨1：PLBは，呼吸困難の改善などの効果が確認されれば適応すべきであり，改善が得られなければ中止すべきである．適応は症例に応じて判断する（C，Ⅱ，イ）．

推奨2：DB練習は，中等症以上のCOPD患者には推奨されない．

推奨3：吸気筋力が低下した患者の場合，一般的な運動療法に適切な負荷強度での吸気筋トレーニングを追加することは考慮する価値がある（C，Ⅰ，イ）．

今後，欧米とわが国との疾患構成，年齢層の相違などを考慮したうえで，多施設間共同研究によるわが国独自のデータベースを構築し，EBMを検討していく必要がある．

文献

1) Roussos CS, Macklem PT：Diaphragmatic fatigue in man. *J Appl Physiol* **43**：189-197, 1977
2) Ramirez-Sarmiento A, Orozco-Levi M, Guell R, et al：Inspiratory muscle training in patients with chronic obstructive pulmonary disease：structural adaptation and physiologic outcomes. *Am J Respir Crit Care Med* **166**：1491-1497, 2002
3) 千住秀明，川俣幹雄：胸部理学療法．日本胸部外科学会，日本呼吸器学会，日本麻酔科学会合同呼吸療法認定士認定委員会（編）：呼吸療法テキスト 改訂第2版．克誠堂出版，2005, pp176-187
4) Mahler DA：Therapeutic strategies. Mahler DA（ed）：Dyspnea. Futura Publishing, New York, 1990, pp231-263
5) Larson JL, Kim MJ, Sharp JT, et al：Inspiratory muscle training with a pressure threshold breathing device in patients with chronic obstructive pulmonary disease. *Am Rev Respir Dis* **138**：689-696, 1988
6) ACMS：American College of Sports Medicines guidelines for exercise testhing and prescription 5th ed. Williams & Wilkins, Baltimore, 1995
7) Cahalin LP, Braga M, Matsuo Y：Efficacy of diaphragmatic breathing in persons with chronic obstructive pulmonary disease：a review of the literature. *J Cardiopulm Rehabil* **22**：7-21, 2002
8) ATS/ERS Pulmonary Rehabilitation Writing Committee：American Thoracic Society/European Respiratory Society Statement on Pulmonary Rehabilitation. *Am J Respir Crit Care Med* **173**：1390-1413, 2006
9) AARC Clinical practice guideline：incentive spirometry. *Respir Care* **36**：1402-1405, 1991
10) Miller WF：A physiologic evaluation of the effects of diaphragmatic breathing training in patients with chronic pulmonary emphysema. *Am J Med* **17**：471-477, 1954
11) Spahija J, Marchie M：Pursed-lip breathing during exercise increases dyspnea（abstract）. *Am Rev Respir Dis* **147**：a729, 1993
12) Gosselink RA, Wagenaar RC, Rijswijk H, et al：Diaphragmatic breathing reduces efficiency of brething in patients with chronic obstructive pulmonary disease. *Am J Respir Crit Care Med* **151**：136-1142, 1995
13) Gigliotti F, Romagnoli I, Scano G：Breathing retraining and exercise conditioning in patients with chronic obstructive pulmonary disease（COPD）：a physiological approach. *Respir Med* **97**：197-204, 2003
14) Dechman G, Wilson CR：Evidence underlying breathing retraining in people with stable chronic obstructive pulmonary disease. *Phys Ther* **84**：1189-1197, 2004
15) Ries AL, Bauldoff GS, Carlin BW, et al：Pulmonary Rehabilitation：Joint ACCP/AACVPR Evidence-Based Clinical Practice Guidelines. *Chest* **131**：4S-42S, 2007
16) Geddes EL, Reid WD, Crowe J, et al：Inspiratory muscle training in adults with chronic obstructive pulmonary disease：a systematic review. *Respir Med* **99**：1440-1458, 2005
17) Crowe J, Reid WD, Geddes EL, et al：Inspira-

tory muscle training compared with other rehabilitation interventions in adults with chronic obstructive pulmonary disease : a systematic literature review and meta-analysis. *COPD* **2** : 319-329, 2005
18) Bianchi R, Gigliotti F, Romagnoli I : Chest wall kinematics and breathlessness during pursed-lip breathing in patients with COPD. *Chest* **125** : 459-465, 2004
19) Holloway E, Ram FS : Breathing exercises for asthma. Cochrane Database Syst Rev : CD001277, 2004
20) Overend TJ, Anderson CM, Lucy SD, et al : The effect of incentive spirometry on postoperative pulmonary complications : a systematic review. *Chest* **120** : 971-978, 2001
21) Westerdahl E, Lindmark B, Eriksson T, et al : Deep-breathing exercises reduce atelectasis and improve pulmonary function after coronary artery bypass surgery. *Chest* **128** : 3482-3488, 2005
22) Geddes EL, Reid WD, Crowe J, et al : Inspiratory muscle training in adults with chronic obstructive pulmonary disease : a systematic review. *Respir Med* **99** : 1440-1458, 2005
23) Hill K, Jenkins SC, Philippe DL, et al : High-intensity inspiratory muscle training in COPD. *Eur Respir J* **27** : 1119-1128, 2006
24) Weiner P, Magadle R, Beckerman M, et al : Comparison of specific expiratory, inspiratory, and combined muscle training programs in COPD. *Chest* **124** : 1357-1364, 2003
25) Budweiser S, Moertl M, Jorres RA, et al : Respiratory muscle training in restrictive thoracic disease : a randomized controlled trial. *Arch Phys Med Rehabil* **87** : 1559-1565, 2006

3 気道クリアランス法

宮川哲夫*

◆Key Questions◆
1. 気道クリアランス法
2. 排痰の生理学
3. 排痰法，適応，禁忌，合併症
4. 体位排痰法の基本手技
5. 排痰法の効果判定
6. その他の気道クリアランス法
7. 気道クリアランス法のエビデンス・限界

I. 気道クリアランス法

　排痰法あるいは気道クリアランス法の目的は気道内分泌物を除去し，肺の換気とガス交換を改善させ，酸素化の改善を行うことである．それにより肺合併症を予防・治療し，気道感染を低下させることができる．気道クリアランスの方法には現在，以下のようないろいろな方法が行われている[1,2]．①体位排痰法：排痰体位，排痰手技 (percussion, vibration, squeezing, springing, post lifts, huffing, 咳)，②呼気陽圧 (PEP：positive expiratory pressure) 療法，持続気道内陽圧 (CPAP：continuous positive airway pressure)，間欠的陽圧呼吸 (IPPB：intermittent positive pressure ventilation)，非侵襲的陽圧換気 (NPPV：non-invasive positive pressure ventilation)，③振動呼気陽圧 (Flutter 弁^{TM}, Acapella^{TM}, RC-cornet^{TM})，④自律性排痰法 (autogenic drainage)，⑤自動周期呼吸法 (ACBT：active cycle of breathing technique)，⑥Bag による加圧換気 (肺過膨張手技)，⑦呼吸練習器具 (incentive spirometry)，⑧気管支鏡による気道内分泌物の吸引，⑨kinetic bed 療法，⑩高頻度振動法：肺内パーカッション換気 (IPV^{TM}：intrapulmonary percussive ventilation), Percussive Neb^{TM}，⑪高頻度胸壁振動法 (HFCWO：high frequency chest wall oscillation)：Smart Vest^{TM}, The Vest^{TM}, Hayek oscillator^{TM}，⑫咳の介助器具：Cough assist^{TM}，⑬運動，早期離床，早期抜管，⑭加湿療法，吸入療法，薬物療法，などがあげられる．このようにいろいろな気道クリアランスの方法が開発されているが，痰の移動に関する生理学で最も重要な因子は，換気の改善である．

II. 排痰の生理学

　鼻腔から肺胞に至るまでの気道において，異物や分泌物を排出するためのいろいろな気道防衛機構が機能している．気道クリアランスとは，過剰な気道内分泌物や気道の閉塞・抵抗がなくエアーエントリーが正常になされる状態をいう．

---

* Tetsuo MIYAGAWA/昭和大学大学院保健医療学部研究科呼吸ケア領域

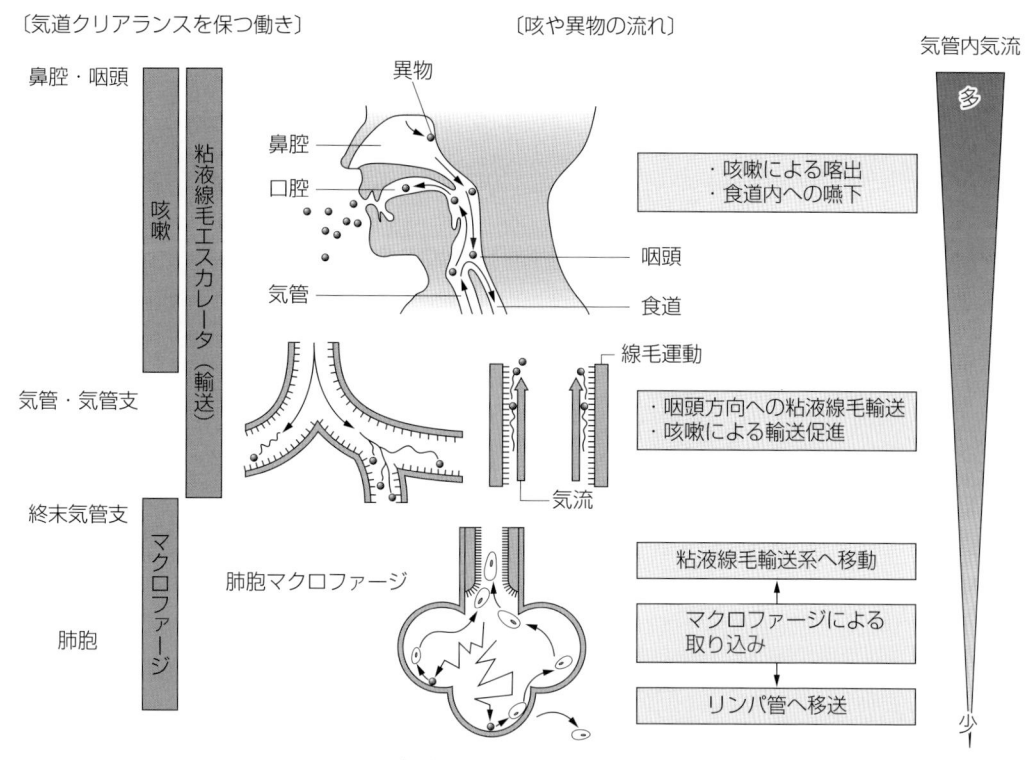

図 1 気道クリアランスのメカニズム

これは呼吸機能の働きを正常に維持するための重要な条件である．気道クリアランスには，以下の3つの働きがある[1]．①終末細気管支から気管支における異物や粘液を線毛運動によって咽頭方向へ移動させる粘液線毛エスカレータの働き，②中枢気道における痰や誤嚥した異物を除去する咳嗽の働き，③肺胞に沈着した異物などを排出する肺胞マクロファージの働きである（**図 1**）[1]．喫煙，加齢，呼吸器疾患，神経筋疾患，開胸開腹術後，人工呼吸管理，乾燥ガス，不動，低換気などにより，気道クリアランスが障害されると無気肺や気管支粘液栓形成をきたすことになる．

障害された気道クリアランスを改善させるためには，末梢気道からの痰の移動と中枢気道からの痰の移動を考えなければならない．

末梢気道からの痰の移動には気流が大きく関与する．そのため，痰を中枢気道に移動させるには critical opening pressure を利用した末梢へのエアーエントリーの改善と呼気流量の増加が重要である．critical opening pressure とは気管支が開通する閾値圧のことをいう．痰が気管支を閉塞し肺胞が虚脱していると，吸気時に吸気圧，吸気流量，吸気量が増大し，気管支が拡張する．critical opening pressure を超える圧が加わると痰が破れて肺胞に空気が入る．そうすると虚脱した肺胞が膨らみ，次に早い呼気流量で痰が押し出される（**図 2**）[1]．

また，末梢気道からの痰の移動には重力も影響するので，重力を利用した排痰体位（痰のある部位を最も高い位置に置く）をとると末梢から痰が移動する（**図 3**）．

中枢気道からの痰の除去には咳嗽が重要で，咳嗽による痰の除去は第 4～5 分岐部より中枢側の痰に有効であり，気道の虚脱性（狭小化）と二相流が関係する．等圧点より口腔側では胸腔内圧の上昇により気道が狭小化するため，呼気流量が増加し，痰を喀出させる．気道の狭小化

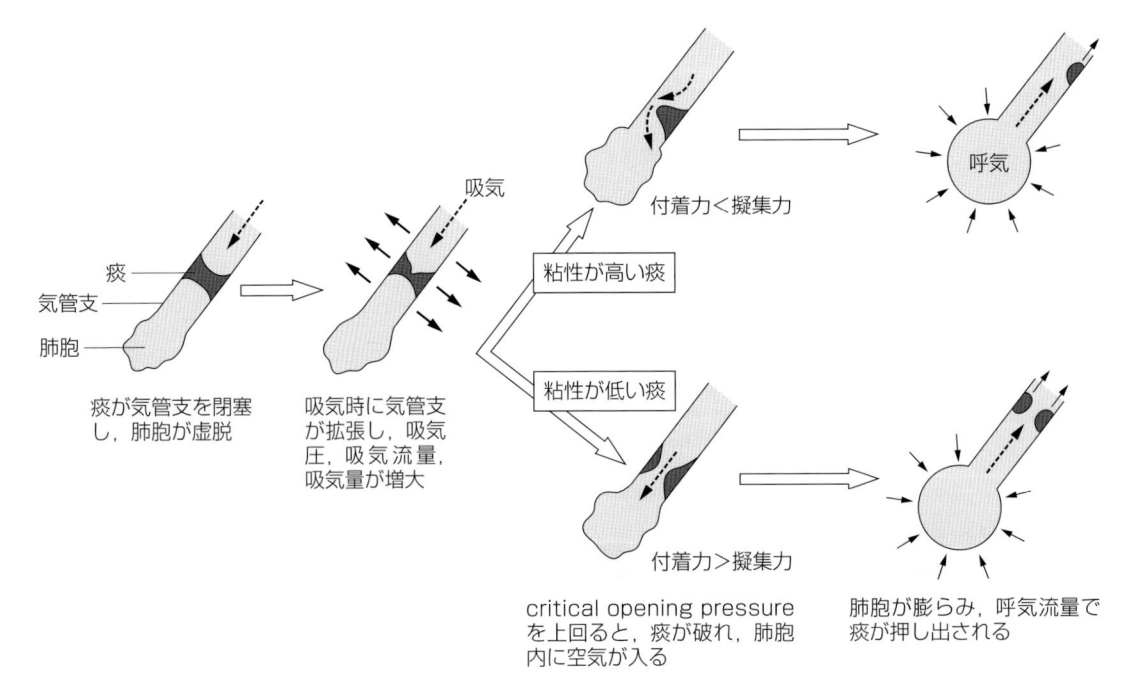

図 2　critical opening pressure

がなければ十分な呼気流量を得ることはできない．等圧点より中枢では気道の圧縮により呼気流量が早くなる．等圧点とは，胸腔内圧と口腔内圧が等しくなる点を等圧点という．等圧点より口腔側では気道の圧縮により呼気流量が高くなる（図4）．また，二相流とは管の中を液体（液相）と空気（気相）の二相の物質が流れる場合の流量を二相流という．咳による喀痰排出時には気道の虚脱性に加え，この二相流が関係し，その流れは複雑になる．気道から痰を除去するためには霧状流が必要となる（図5）．

咳嗽は喀痰，誤嚥した異物を体外に排出させる機構であり，神経反射によっても発生するが，意識的に行うこともできる．咳嗽は4相に分かれており，咳の誘発，深い吸気（肺活量の50％，最大吸気量の75％），圧縮（声門閉鎖0.2秒），早い呼気（はじめ30～50m秒，11l/秒，その後200～500m秒，3～4l/秒）の4相である（図6）．咳の圧は50～200 cmH$_2$O，流量は6～20l/秒，容量は2.5l，深い吸気から呼出までの時間は1.2秒程度である．咳嗽は気道に刺激が加わ

ると，迷走神経が興奮し，その興奮が延髄の咳嗽中枢に伝えられる．そこから迷走神経を介して喉頭，肋間，腹壁の呼吸筋群が刺激され急速に収縮して咳が発生する．咳嗽を抑制する因子として，意識レベルの低下，外傷や手術創の痛み，鎮静薬，麻酔薬などの影響がある．気管挿管や気管切開では声門の閉鎖が不可能である．

III．排痰法の適応と禁忌，合併症[1]

1．適　応

体位排痰法の適応は，痰の量が1日30ml以上（1回の吸引で5ml以上）存在する場合，痰の喀出が困難な場合（粘稠な痰，末梢気道に存在，挿管中，換気不全，咳が困難）であり，痰が存在しない場合は適応とならない．有効と思われる疾患には，急性呼吸不全では無気肺，肺炎，人工呼吸器装着患者，外科術後（心臓外科，肺外科，食道外科，上腹部手術，脳外科），胸部外傷，気管内異物，気管支喘息発作，慢性呼吸不全の急性増悪，脊髄損傷，肺膿瘍，新生児の

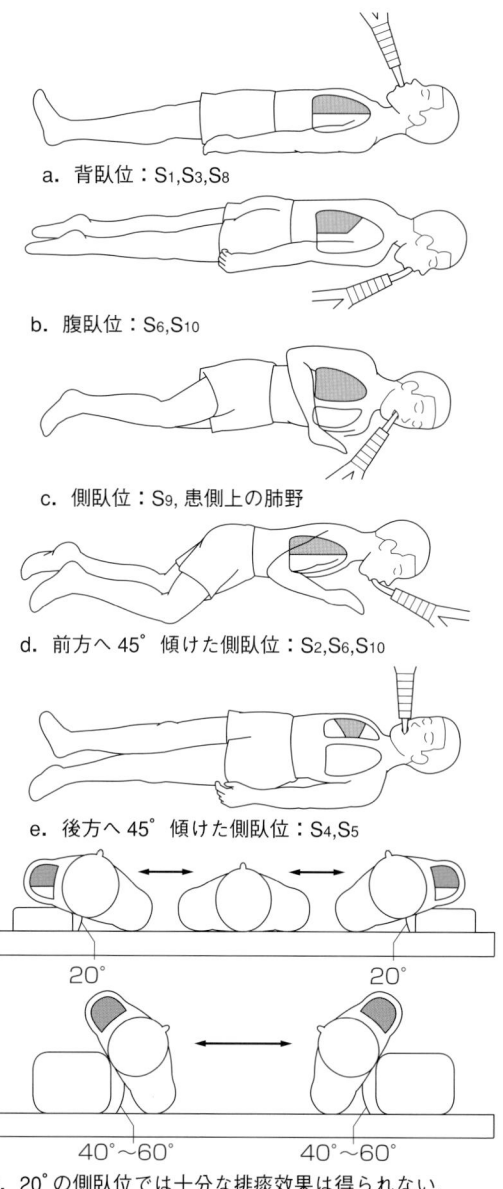

3 気道クリアランス法

a. 背臥位：S_1, S_3, S_8

b. 腹臥位：S_6, S_{10}

c. 側臥位：S_9, 患側上の肺野

d. 前方へ 45°傾けた側臥位：S_2, S_6, S_{10}

e. 後方へ 45°傾けた側臥位：S_4, S_5

f. 20°の側臥位では十分な排痰効果が得られない．40〜60°の側臥位が必要

図 3 修正した排痰体位

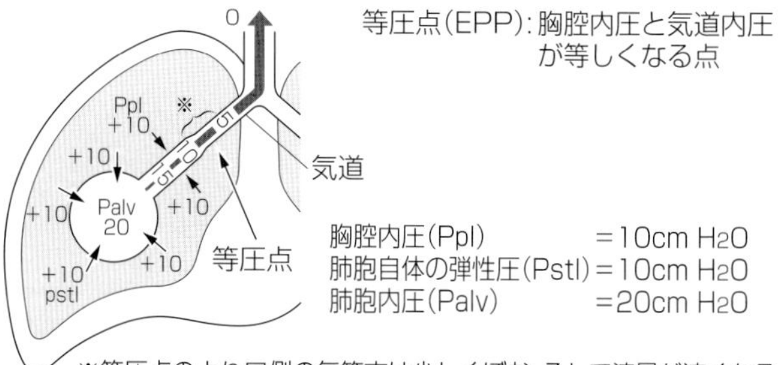

等圧点(EPP)：胸腔内圧と気道内圧が等しくなる点

胸腔内圧(Ppl)	=10cm H₂O
肺胞自体の弾性圧(Pstl)	=10cm H₂O
肺胞内圧(Palv)	=20cm H₂O

※等圧点のより口側の気管支は少しくぼむ．そして流量が速くなる

図 4 等圧点

① 肺胞での圧は肺胞自体の弾性圧(Pstl)と肺胞内圧(Palv)の和であり，肺胞から気道へと口腔側へ移動するとその圧は低下する
② 咳などの呼気努力では胸腔内圧(Ppl)が高まり，胸腔内圧と口腔内圧が等しくなる点を等圧点という
③ 等圧点より口腔側では気道の圧縮により，呼気流量が高くなる

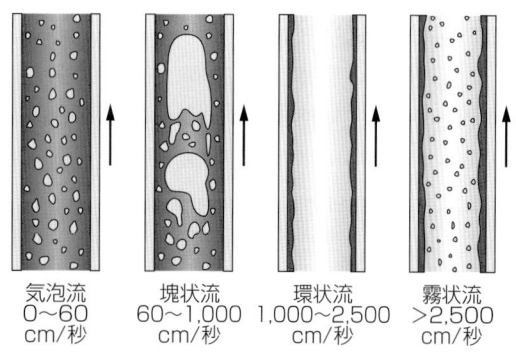

気泡流 0〜60 cm/秒
塊状流 60〜1,000 cm/秒
環状流 1,000〜2,500 cm/秒
霧状流 >2,500 cm/秒

気泡流：粘液で満たされた末梢気道を小さい気泡が 60 cm/秒以内で動くゆるやかな流れである
塊状流：粘液で満たされた気道を大きな気泡が 60〜1,000 cm/秒で動く流れである
環状流：粘液層でおおわれた管を空気が 1,000〜2,500 cm/秒の速さで通る流れである
霧状流：気管支が虚脱して粘液をはがすことが可能な 2,500 cm/秒以上の流れである．気道内に粘液が多いと抵抗が大きく，痰の移動も遅くなることがわかる

図 5 二相流
管の中を液体(液相)と空気(気相)の二相の物質が流れる場合の流量を二相流という

呼吸障害などである．慢性呼吸不全に関しては，慢性気管支炎，気管支拡張症，びまん性汎細気管支炎，嚢胞性肺線維症，神経筋疾患，脳性麻痺，脳血管障害などである．

排痰法の効果が明らかでない疾患は，急性呼吸窮迫症候群（ARDS：acute respiratory distress syndrome）である．肺内性の原因による ARDS で最も多い疾患は肺炎であり，排痰法は有効であると思われるが，肺外性の原因による ARDS では敗血症が最も多く，病態は肺毛細血管透過性の亢進した肺水腫・肺胞水腫であり，このような病態には排痰法は有効でない．

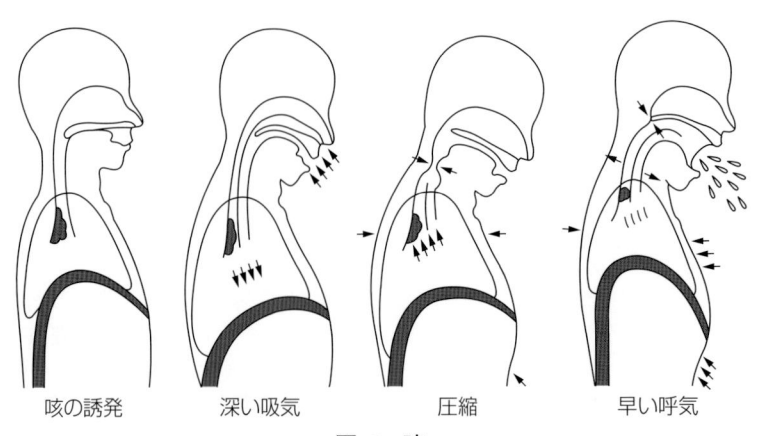

図 6 咳
咳の圧：50〜200 cmH₂O
流量：6〜20 l/秒
容量：2.5 l
深い吸気から呼出までの時間：1.2 秒

（咳の誘発／深い吸気／圧縮／早い呼気）

2．禁忌および合併症

　人工呼吸中の患者の苦痛体験で最もつらいと答えたものは，気管挿管に伴うもので，その内訳をみると喀痰に伴う苦痛が最も強い．体位排痰法による主な合併症は，低酸素血症，不整脈，頭蓋内圧上昇，気管支攣縮，疼痛であり，そのほかにも，低血圧，肺出血，肋骨骨折，嘔吐などが報告されている[1,3,4]．人工呼吸中の患者を対象に日常行われている処置について酸素消費量でみると，安静時に比べ体位排痰法で 38％，胸部 X 線像，更衣，体位変換，清拭，理学的検査などで約 20％の増加が認められる．心筋酸素需要の指標である二重積（収縮期血圧×心拍数）でみても体位排痰法では約 20％の増加があり，最も侵襲が大きい．そして，体位排痰法の後の代謝率は 45 分以上も上昇が続く[5]．特に高齢者，急性心疾患を合併した症例では循環動態に影響を及ぼしやすく，頭低位や percussion で重症不整脈が発生しやすい．左胸郭すなわち心臓部の percussion では高率に重症不整脈が発生する[6]．心拍出量の低下している場合や大動脈バルーンパンピング法（IABP：intra-aortic balloon pumping）を施行している場合には，特に心臓部の手技には注意が必要である．1997 年の NIH（National Insitute of Health）の気管支喘息ガイドラインには急性発作時の理学療法，特に percussion は気管支の攣縮を引き起こすので推奨していない[7]．気管支喘息発作時の percussion で気胸の併発も報告されている[8]．また，安定期の重症喘息（小児，成人）に対する排痰体位と percussion, vibration, huffing の併用では，成人の気管支喘息には問題ないが，小児の気管支喘息に関しては症状の悪化を認めている[9]．また，慢性閉塞性肺疾患（COPD：chronic obstructive pulmonary disease）の急性増悪時の percussion でも $FEV_{1.0}$ を有意に低下させる．換気-血流のミスマッチングを起こし，無理な排痰体位は困難である．急性増悪時には percussion を含む体位排痰法は修正した方法を考えなければならない[10]．小児の場合には percussion が原因で肺が虚脱し無気肺を引き起こすこともあり，胃食道逆流も合併しやすい[11]．新生児に percussion を施行したことが原因で，脳障害を引き起こし死亡している[12]．また，percussion による新生児の多発肋骨骨折も報告されている[13]．percussion による乳幼児の肋骨骨折の好発部位は 3〜8 肋骨で外側部や背側部に発症し，細気管支炎および肺炎の乳幼児 1,000 例に対し 1 例の発症率であ

る[14,15]）．

　急性呼吸不全の体位排痰法では percussion はむしろ禁忌とすべきで，負担にならない後述の squeezing を用いる．注意・禁忌とすべき疾患は心不全，重症不整脈，肺水腫，肺梗塞，脳浮腫，ショックである．特に，敗血症やショックを伴った重症例，心疾患合併例では，容易に血行動態に影響を及ぼすため，厳重なモニタリングのもと細心の注意を払わなければならない．

　禁忌では血行動態の不安定なもの，すなわち心不全，未処置の気胸，肺出血，肺梗塞，脳浮腫，ショックなどがある．合併症として，低酸素血症，気管支攣縮，不整脈，頭蓋内圧の上昇，疼痛，血圧の変動，肺内出血，外傷，嘔吐があげられる．限界として，血行動態や呼吸動態の悪化（呼吸数 10 回/分以上の変化，心拍数 20 回/分以上の変化，血圧 30 mmHg 以上の変化），不整脈，呼吸困難，疼痛，意識レベル，頭蓋内圧（ICP：intracranial pressure）の上昇，酸素飽和度（SpO_2：percutaneous oxygen saturation）や混合静脈血酸素飽和度（$S\bar{v}O_2$：oxygen saturation of mixed-vonous blood）の低下である．

Ⅳ．体位排痰法の基本手技

　体位排痰法の基本原則は，①排痰体位，②痰の移動を促進させる手技，③咳・huffing と吸引から成り立っている．排痰を促す原理とその方法には，以下のものがあげられる．①重力：排痰体位，②呼気流量：squeezing，咳，huffing，③エアーエントリー：springing，bag による加圧換気，post lifts，④分泌物遊離：percussion, vibration, shaking，⑤気道解放：呼吸終末陽圧（PEEP：positive end-expiratory pressure），PEP，⑥痰の性状：吸入療法，加湿療法，薬物療法，⑦気道内吸引（気管内，経鼻，経口），であり，排痰のメカニズムから考えると，重力を利用した排痰体位と呼気流量やエアーエントリーの改善を目的とした squeezing が重要である[1,3,4]）．

1．排痰体位および体位変換[1]）

　ICU ではいろいろなラインやチューブ，あるいは患者の耐性の問題もあり，教科書的な体位はとれないので修正した体位をとる（図 3）．特に頭低位は問題になることが多く，ICP が 20 mmHg 以上の場合や出血性ショックには禁忌となる．負担を減らすために単に患側上の側臥位で行うことが多い．側臥位が困難な場合には 40〜60°の側臥位にする（図 3）．最も頻回にベッドサイドで行う体位は 3/4 腹臥位，すなわちシムス体位であり，安全に施行できる[16]）．

　人工呼吸中の重症呼吸不全（ARDS，肺水腫，肺炎，肺挫傷など）では背臥位でいるため，重力の影響で背側荷重側肺に滲出液，気道内分泌物，血液などが貯溜し，荷重側肺傷害（下側肺傷害）を起こしやすい．この場合には腹臥位で換気-血流のマッチングが改善し，酸素化が改善する．改善のメカニズムと効果は，①背側の呼気終末気道閉塞が改善し FRC が増加，②気道内分泌物の排泄の促進，③局所の換気や換気-血流のマッチングが改善しガス交換が改善，④酸素化の改善，⑤肺メカニクスの改善，⑥人工呼吸器による肺傷害の減少である．腹臥位の有用性に関しては，荷重側肺傷害でも両背側の限局した無気肺には有効であるが，肺胞水腫や間質水腫では体位変換とともに水は荷重側に移動してしまうため腹臥位の効果は限られてしまう[17]）．画像診断所見では背側に限局した病変に有効であり，呼吸不全の早期に導入したほうがより有効である．禁忌として，顔面や骨盤骨折，熱傷や腹部の開放創，脊柱の不安定なもの，ICP の上昇，重症不整脈であり，注意点には致死的低血圧，低換気，気胸，心停止，呼吸停止，肥満や腹水（腹腔内圧が上昇），低酸素血症，合併症にはライン・気管チューブの事故抜去，顔面の浮腫などがあげられる[18]）．5 論文（713/659 例）のメタ分析では，酸素化の改善は認めら

るが，死亡率，ICU 在室日数には差はなく，腹臥位による呼吸器合併症や人工呼吸関連肺炎（VAP：ventilator associated pneumonia）の発症は認めない（A，I，イ）[19]．

心臓外科術後の体位変換直後には $S\bar{v}O_2$ は 5～10％は減少し，5 分以内にベースラインに戻る．その理由には $\dot{V}O_2$ の増加や筋活動の増加が考えられる．しかし，回復しない場合は心拍出量や酸素含量の低下，酸素消費量の増加を疑うべきで，再度，元の体位へ変換しなければならない．IABP 挿入時において側臥位への体位変換を行っても IABP の作動不良や合併症を認めないが，心不全，重症不整脈，ショックでは注意が必要である．駆出率が 30％以下の重症患者では右側臥位で 8.5％，左側臥位で 11.3％低下し，5 分以内に復帰するが，左側臥位での低下が著しい[20]．心係数の低い症例や肺動脈楔入圧（PCWP：pulmonary capillary wedge pressure）の高い症例では肺合併症の発生率が高く，$S\bar{v}O_2$ が 65％以上あれば肺合併症の発生頻度は低い（B，II，イ）．

頭部外傷時の頭低位は ICP＜15 mmHg，CPP（脳灌流圧）＞50 mmHg ならば可能である．また，水平位で ICP＞20 mmHg，CPP＜50 mmHg ならば頭側を挙上し，ICP が 1 分以内に戻るならば試みてもよい．頭低位で ICP＞25 mmHg，CPP＜50 mmHg ならば脳外科医と相談して決定する．ICP モニター下で 15 分以内にとどめるべきで，一般に吸引や加圧換気で ICP は上昇するが，CPP，BP は変化しない．特に重症クモ膜下出血でクリッピング術前の場合には，気管内吸引でのバッキングは注意する．ICP が 20～25 mmHg 以上ある時の怒責は避け，できるだけ血圧の変動は避ける（D，II，ア）．

肺出血では，排痰体位により血液が気管支を通って他の肺野に流入する可能性がある．逆に，不動の状態では停留した血液が培地になり肺炎を合併する．血小板が 5 万/mm³以下なら percussion は禁忌であり，2 万/mm³以下の場合は vibration も禁忌となり出血が起こる．血液そのものが排出される場合には squeezing は控えたほうがよく，排痰体位も健側肺に流入させないように工夫する[1]．しかし，血痰の場合には squeezing は必要である．重症症例では必ず背側の聴診，打診に心がけ，荷重側肺傷害が起こらないように注意する．

頸髄損傷では自律神経障害があり，胸部交感神経節より高位損傷のため胸腔内臓器は迷走神経優位となり，徐脈，気管支攣縮，肺水腫をきたしやすい．急速な体位変換や吸引で血行動態の変動や心停止をきたすことがある．また，絶対安静で体位変換が制限されることによる 2 次的合併症として荷重側肺傷害を起こしやすい．

体位変換の注意点として，①ライン，ドレーン，チューブに注意する，②鎖骨下の中心静脈カテーテルは側臥位や腹臥位では肩を外転させる，③大腿動脈ラインでは股関節屈曲に注意し，動脈圧波形を確認する，④腹臥位では気管内チューブに注意し頭部，上胸部，下腹部に枕を入れる，⑤胸腔ドレーンでは水封管の水中面が呼吸性に動くことを確認する，⑥経管栄養チューブでは注入後 30 分は頭低位を避ける，⑦体位は疼痛を最小限に止め，鎮痛が望ましい，⑧体位変換により低血圧を伴うこともあり，重症症例の体位変換は血行・呼吸動態のモニターを確認しながらゆっくり行う，⑨術後無気肺は，成人では健側下の側臥位で酸素化は最も改善するが，新生児，小児では異なる，⑩挿管中の患者の体位変換では VAP の発生を予防するため，挿管チューブのカフ圧の調節や吸引（口腔内，気管内，カフ上部）施行後の体位変換を行う．

このような早期からの体位変換や排痰体位により，発熱，挿管期間，ICU 在室期間が短縮する．すなわち，急性呼吸不全では予防的・積極的な体位変換が基本となる（A，I，イ）[21～25]．

2．排痰手技

排痰を促すには，排痰のメカニズムから考えると，重力を利用した排痰体位と呼気流量やエ

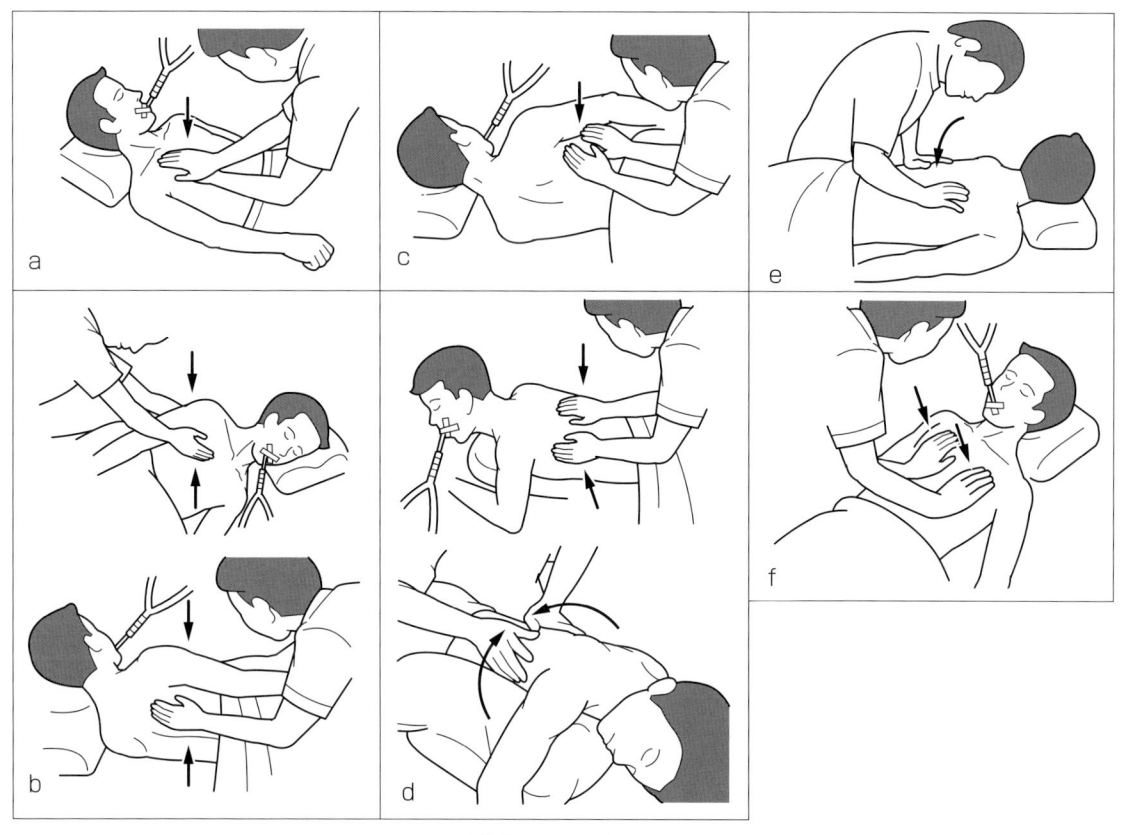

図 7　squeezing
a．上葉：第 4 肋骨より上の前胸部
b．中葉：前方は第 4 と第 6 肋骨に挟まれた部位，後方は肩甲骨の下角
c．下葉：中腋窩線と第 8 肋骨の交点より上部の側胸部
d．上：後肺底区：中腋窩線と第 8 肋骨の交点より上部の側胸部と第 10 肋骨より上の後胸部．
　下：後肺底区変法
e．両側後肺底区
f．中枢：第 4 肋骨より上の両前胸部

アーエントリーの改善を目的とした squeezing が重要である（図 7；A，I，イ）[1,3,4]．急性呼吸不全の体位排痰法では，percussion はむしろ禁忌とすべきで（D，II，ウ），負担にならない squeezing を用いる[1,3〜15]．

末梢気道からの痰の移動には，気流が大きく関与している．側副気道の効果についてはゆっくりした大きい換気で側副換気が改善するとの報告もあるが，それはヒトにおいては十分に確認されておらず，critical opening pressure が重要である．排痰に有効な手技は critical opening pressure（図 2）を利用した末梢へのエアーエントリーの改善と呼気流量の増加が重要な因子である[1,3〜15]．

COPD の急性増悪時に用いる排痰手技に関して，英国の 190 の呼吸リハビリテーション部門を対象に調査した結果，77％の回答が得られ，percussion，vibration，shaking は「いつも使う」「しばしば使う」は少なく，代わりに用いる手技として ACBT をあげている．このことは排痰法では胸郭を叩いたり振動させたりする手技よりも，換気の改善を促進させるほうが有効であることを示唆している[26]．

一方，欧州の小児・新生児領域の呼吸理学療

表 1 排痰手技の肺メカニクスにおける変化

	squeezing	percussion	vibration
volume (ml)	70.5±44.3	6.7±22.3	13.0±35.1
expiratory flow (ml/sec)	76.3±31.0	31.2±33.0	31.1±33.3
cdyn (ml/cmH$_2$O)	7.9±9.7	0.8±4.3	2.7±4.9
raw (cmH$_2$O/ml/sec)	1.1±3.2	0.5±1.7	−0.2±1.7

**：＜0.01
*：＜0.05

法には，呼気流量増加手技（EFI：expiratory flow increase technique）が用いられている．EFI は1970 年代に Barthe によって排痰手技として開発され，フランスでは一般的に用いられる手技であり，背臥位で胸部と腹部全体を呼気時に圧迫する方法である[27〜29]．

EFI の有用性に関しては，換気量，酸素化，二酸化炭素排泄能，無気肺の改善を認め，その安全性も証明されている[27〜29]．

squeezing は，カナダの理学療法士である Kolaczkouski ら[30]の手技であり，浅く速い呼吸，固い胸郭，無気肺，浸潤影，痰に対し，深い呼吸，胸郭の可動性の増大，痰の移動を目的に，局所的換気を改善させるため背臥位で前胸郭を，側臥位で側胸部を呼気時に内下側に向かって呼気終末位まで絞り込む方法である．しかし，これらの方法は排痰体位をとっていないことと，局所的な肺の換気の改善をめざすものではない．そこで図 7 のように排痰体位をとり局所的な換気を促す方法を，より発展させたものが squeezing である[1,3,4]．squeezing と同義語として，胸郭リンパポンプ法（thoracic lymphatic pump），換気補助法（ventilatory assist），胸部圧迫法（chest compression），胸郭圧迫法（thoracic compression），胸郭圧迫介助法（assisted thoracic compression），呼吸介助法（breathing assist）とも記述されている．

排痰手技の肺メカニクスにおける影響を squeezing, percussion, vibration で比較してみると，換気量，呼気流量，動的コンプライアンスの改善は squeezing で最も大きい（**表 1**）[31]．また，7 人の熟練した理学療法士が健常成人を対象に排痰手技を施行した結果，胸腔内圧の変動が大きい手技は，圧迫しながら振動を加えた場合で 9.55±1.16 cmH$_2$O 変化した[32]．また，vibration では呼気流量は 0.49 l/s/cmH$_2$O しか変化していない[32]．鎮静下人工呼吸中の健常羊を用いた研究でも，胸腔内圧の変化は percussion で 8.8±5.0 mmHg，vibration で 0.7±0.3 mmHg，shaking で 1.4±0.7 mmHg の変動であった．vibration による換気量の変化はわずか 50 ml 増加したが，血行動態，PFR の変化は認めていない[33]．

一方，人工呼吸中ではプレッシャーサポート換気（PSV：pressure support ventilation），CPAP，同期的間欠的強制換気（SIMV：synchronized intermittent mandatory ventilation）の自発呼吸に squeezing すると 1 回換気量が増加する．その効果は，肺メカニクスに依存し，気道抵抗が高い場合には有効であるが，コンプライアンスが低い硬い肺の場合には制限がある[34]．また，自発呼吸のない調節呼吸（CMV：controlled mechanical ventilation）であれば，圧規定式換気（PCV：pressure control ventilation）では squeezing により 1 回換気量は増えるが，量規定式換気（VCV：volumu control ventilation）では増加しないので，最高気道内圧より低めの

PSVに設定するか，得たい1回換気量になるようにPSVの圧を設定してsqueezingする．squeezingすることによりトリガーがかかり，1回換気量が増え呼気流量を高めることにより，痰の移動を促進させる．あるいはVCVのままsqueezingする時は，毎回の呼吸を連続してsqueezingしても1回換気量は増加しない．1回squeezingするとFRCが低下し呼気終末容量は低下するが，次の呼吸を1〜2回待ってFRCが元に戻ったのを確認し，squeezingすると一回換気量，呼気流量，肺胞内圧は増加する[34]（B，II，イ）．

人工呼吸中の多臓器不全症の患者やIABP挿入患者などの重症心不全患者においてもsqueezingは循環動態に大きな変動を与えず実施できる（B，II，イ）[35]．squeezingの注意点として低酸素血症や不整脈に注意し，心不全やIABP中も過度にならないように愛護的にモニター監視下で行うべきである．

また，エアーエントリーの悪い部位や無気肺にはBagによる加圧換気を行いながらsqueezingを行う．あるいは健側の胸郭を手で固定してBagによる加圧換気を行うと患側のエアーエントリーが改善し，無気肺治療に有効である（B，II，イ）[1,3,4]．bag加圧後，急に手を放す方法は呼気流量を増加させる．bagの大きさは大きいほうがより呼気流量は早くなる．少なくとも吸気/呼気比が0.9以下，つまり吸気流量より呼気流量が10％速ければ気道内分泌物は移動する[36]．注意点として，特に新生児においてはわずか1回の大きい一回換気量で圧外傷（容量外傷）をきたす危険性もあり，熟練者が行うべきで（D，II，ア）[1,13]，最高気道内圧や一回換気量のモニターは必須である[1,13]．このように新生児に対する体位排痰法は，より侵襲の少ない方法が必要でminimal handlingであるべきである[13]．percussionは頭蓋内出血，肋骨骨折の合併症の報告もあり，侵襲が大きいので用いない[13]．vibrationは気道内吸引をしても十分に痰が取りきれない場合や無気肺に用いる[13]．新生児では呼吸が速いためbag加圧と併用してsqueezingを行うと無気肺治療に有効である（B，II，ア）[1,3,4,13]．しかし，われわれは新生児においても，その有効性・安全性については確認しているが[37〜40]，熟練者でない場合には注意が必要である[1,13]．Cochraneの報告でもpercussionでは低酸素血症を伴うことと〔RR：0.53（0.28〜0.99）〕，percussion，vibrationに比べ，squeezingのほうが，無気肺を改善させること〔RR：0.25（0.11〜0.57）〕が報告されている（B，II，ア）[41]．

open lung strategyとは，急性肺損傷（ALI：acute lung injury），ARDSに対して虚脱した肺胞を開放させ，それを維持させるための人工呼吸管理の戦略であり，その目的は酸素化の改善と人工呼吸器関連肺損傷の回避である．その方法はいくつかあげられるが[42,43]，その中で①PEEP，②リクルートメント手技（虚脱した肺組織を短時間，高い圧で再膨張させる），③bagによる用手的加圧，④腹臥位呼吸管理は，体位排痰法に共通した概念でもある．気道クリアランスの方法の最も重要な生理学はcritical opening pressureであり，気道分泌物の移動に重要な概念である（図2）．無気肺治療では，まず無気肺の肺区域を上にした排痰体位をとり，その肺区域のエアーエントリーを改善させるために健側胸郭を固定し，bag加圧換気を行い無気肺部位へのエアーエントリーを促進する．critical opening pressureを超える圧により痰を突き破り，末梢気道にエアーエントリーさせる．虚脱肺胞にエアーエントリーされた後，その部位をsqueezingさせると容易に無気肺は改善する（B，II，ア）[1,3,4]．

3．咳・huffingと吸引

気道内分泌物が中枢気道に移動してきたら，咳・huffingあるいは気道内吸引を行う．咳・huffingは中枢気道の分泌物の除去に有効で，第5分岐部より中枢の痰の除去に有効である[1]．効

果的な咳・huffing を行うにはまず十分な吸気が必要であり，ゆっくり最大吸気を行った後，1～2秒間最大吸気位を保持した直後に施行する．huffing は咳と同様な効果があるが，侵襲は少なく，強制呼出手技ともいう．咳との違いは最大吸気位の後，声門と口を開いて一気にハァーと強制呼出を中・低肺気量まで数回行う方法である．強制呼出を行う方法であり，咳よりピークフローは小さくなる．開胸，開腹術後は介助者の手で創部を保護して行い，内科系の疾患では下部胸郭や上部胸郭を圧縮して咳・huffing を介助する．神経筋疾患，脊髄損傷ではエアースタック法（自力，bagging）で最大吸気位を保持し，咳・huffing を介助する．

非挿管下で咳ができない場合には，胸骨上切根部で気管を圧迫し，咳を誘発させる．あるいは経口・経鼻吸引において，吸引チューブを気管内に挿入し，吸引しながら咳を誘発させる．新生児の場合には咳ができないので，鼻粘膜を清潔なこよりで刺激して，くしゃみを誘発させる．

V．排痰法の効果判定

排痰法施行前後での効果判定には，以下のものを参考にする[1]．①呼吸音の変化，②呼吸パターンの変化，③喀出された痰量，④酸素化能・炭酸ガス排泄能の変化，⑤呼吸機能の変化，⑥胸部X線，CT所見の変化，⑦グラフィックモニター，肺メカニクスの変化などである．肺メカニクスの知識があれば，末梢気道からの痰の除去であるか中枢気道からの除去であるかの判断がつく．

人工呼吸中の静的コンプライアンス（Cst：static lung compliance）は，気流のない状態で肺・胸郭の膨らみやすさを示し，肺炎，肺水腫，ARDS，無気肺，気胸，胸水，肥満などで低下する．Cstの正常値は，体重1 kg あたり 1 ml/cmH$_2$O で末梢気道の状態を表す．動的コンプライアンス（Cdyn：dynamic lung compliance）は，気流が呼吸器回路，挿管チューブ，気道内を通り，肺に送られるまでの気道の抵抗および肺胸郭の膨らみやすさを示し，肺炎，肺水腫，ARDS，無気肺，気胸，胸水，肥満，呼吸器回路の水の貯留，気管支攣縮，気道内分泌物，気管支浮腫などで低下する．気道抵抗（Raw：airway resistance）は気流が呼吸器回路，挿管チューブ，気道内を通り，肺に送られるまでの気道の抵抗を示し，呼吸器回路の水の貯留，気管支攣縮，気道内分泌物，気管支浮腫などで低下する．Rawの正常値は 2～3 cmH$_2$O/l/sec で，10 cmH$_2$O/l/sec 以上は気道抵抗の上昇を示し，中枢気道の状態を反映している．体位排痰法により肺メカニクスは変化するが，吸引した痰の量には関係ない．一般に Cst は変化するが，Raw はあまり変化しない．計算式は以下のとおりである．

Cst（ml/cmH$_2$O）＝V$_T$/(EIP-PEEP)
Cdyn（ml/cmH$_2$O）＝V$_T$/(PIP-PEEP)
Raw（cmH$_2$O/l/sec）＝(PIP-EIP)/吸気 flow
V$_T$：呼気一回換気量，EIP：プラトー気道内圧，PIP：最高気道内圧

肺炎が原因である ARDS の排痰施行前後の変化を示す（図8）．

VI．その他の気道クリアランス法

1．呼気陽圧療法

呼気陽圧（PEP）療法は1970年代後半にデンマークで開発された．PEP により側副気道のKorn 孔や Lambert 管を通して閉塞した末梢気道が開放され，気道内分泌物が移動すると説明されている．Thera PEP™はインジケータ内ではPEP10～20 cmH$_2$O がかけられるようになっており，吸気と呼気の比が 1：3～4 になるように適切な抵抗量を 1～6 で調節する．PEP 圧は，圧モニターを用いて測定する．PEP 呼吸を 10～20回行い，2～3回 huffing を行って痰を喀出させる．吸入療法を併用可能なアダプターがあり，

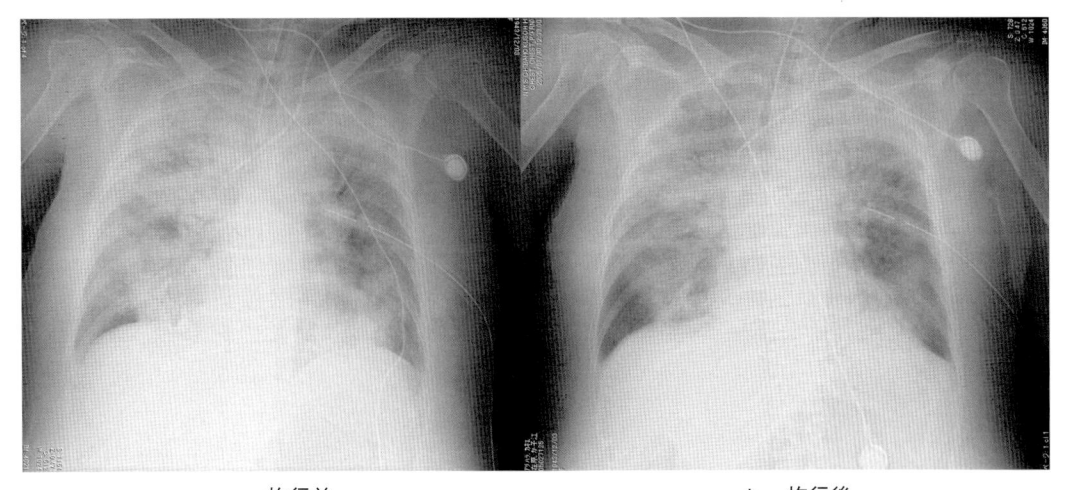

a．施行前
PaO_2 90.9 Torr, $PaCO_2$ 39 Torr, FIO_2 0.9, P/F101, V_T550 ml, PIP 29.9 cmH_2O, EIP 21.8 cmH_2O, PEEP 6 cmH_2O, V_I 40 l/min, Cst 34.8 ml/cmH_2O, Cdyn 23.0 ml/cmH_2O, Raw 12.27 cmH_2O/l/sec, 背側捻髪音

b．施行後
PaO_2 150 Torr, $PaCO_2$ 36 Torr, FIO_2 0.9, P/F167, V_T550 ml, PIP 24.8 cmH_2O, EIP 17.6 cmH_2O, PEEP 6 cmH_2O, V_I 40 l/min, Cst 47.7 ml/cmH_2O, Cdyn 29.3 ml/cmH_2O, Raw 10.9 cmH_2O/l/sec, 捻髪音減少

図 8　ARDS（肺炎）に対する squeezing（61 歳，男性，BW60kg）

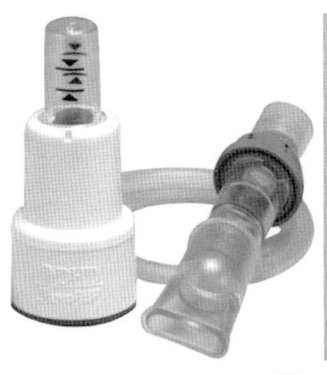

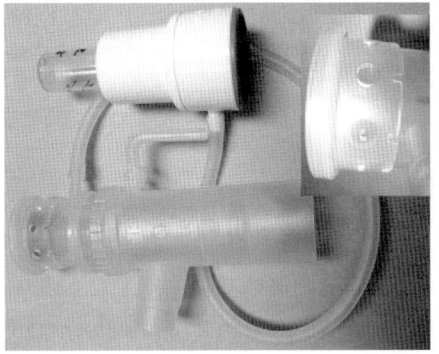

図 9　Thera PEP™

マスクでも使用可能である．図 9 左は Pari LC ネブライザー™が装着可能となっている（図 9）．エビデンスのほとんどは，嚢胞性肺線維症を対象に行われており，体位排痰法との比較では一秒量や排痰量に差を認めていないが[44〜47]，簡便，安全で自身で行える利点がある[48]．COPD に関しては長期効果が不明確である[49]．われわれは 4 種類の排痰法（squeezing，フラッター弁，PEP，自律性排痰法）の比較を行った結果，呼吸機能，呼吸筋力，動脈血ガス，排痰量の比較では squeezing が最も有効であった[50]．また，筆者のメタ分析の結果では体位排痰法と PEP の差は認めていない[1,3,4]．

2．振動呼気陽圧（Flutter 弁™，Acapella™，RC-cornet™）

図 10 左は Flutter 弁™で，それを改良したものが Acapella™である（図 10 右）．RC-cornet™はドイツで開発され，主にヨーロッパで使用されている．Acapella™は呼気に 10〜25 cmH_2O の

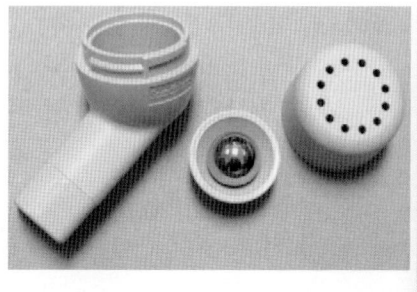

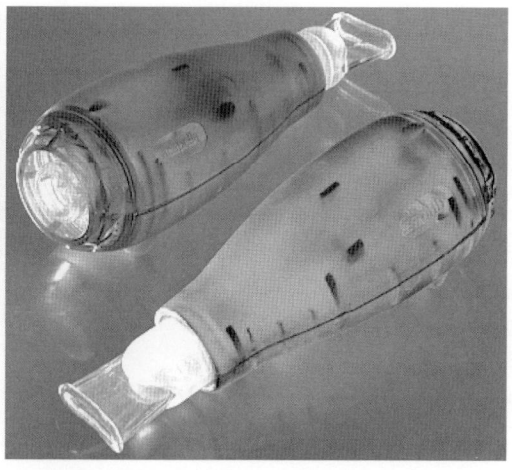

図 10　Acapella™

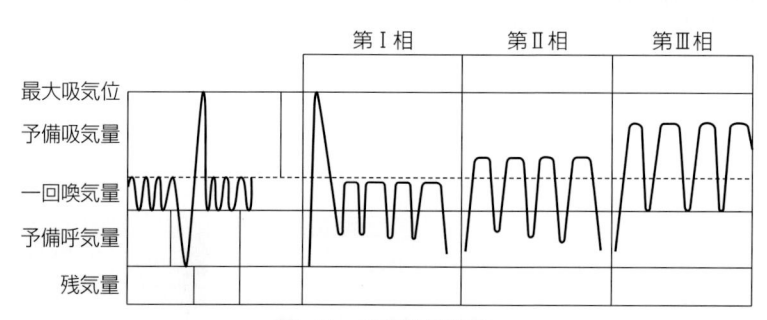

図 11　自律性排痰法

呼気陽圧が加わり，約 15 Hz（0〜30 Hz）の振動がかけられ，振動数/抵抗は可変である．**図 10 右奥**の器具は 15 l/分または 3 秒以上の呼気フローが必要で，**図 10 右前**の器具は低肺機能の症例に使用可能であり，15 l/分または 3 秒以下の呼気フローに可能である．また，気管切開チューブに接続可能で，いろいろな体位で使用可能である．使用方法は，吸気と呼気の比が 1：3〜4 になるように適切な抵抗量を調節する．FRC のレベルまで振動 PEP 呼吸を 10〜20 回行い，2〜3 回の huffing を行い排痰させる．体位排痰法との比較では，排痰量に差を認めていないが[47,51,52]，体位排痰法より Flutter 弁™が有効という報告[53]や Flutter 弁™よりも PEP のほうが有効との報告がある[54]．筆者のメタ分析では体位排痰法よりも振動呼気陽圧の喀痰量が多いという結果であった[1,3,4]．嚢胞性肺線維症を対象とした振動呼気陽圧の 19 論文を対象とした Cochrane のメタ分析では，その他の気道クリアランス法に比べより有効であるかどうかは不明であるとした[55]．

3．自律性排痰法

自律性排痰法（autogenic drainage）は，ベルギーの Chevallier によって開発された方法である（**図 11**）．呼吸基準位のレベルを変え等圧点を移動させることにより，末梢より分泌物を移動させる．第Ⅰ相で末梢の分泌物を移動し，第Ⅱ相で分泌物を中枢側へ集め，第Ⅲ相で喀出させる．それぞれの呼吸を 4〜5 回行い，吸気はゆっくり行い吸気位を 2〜3 秒保持させる．痰が移動してきたら，huffing を行い排痰させる．自律

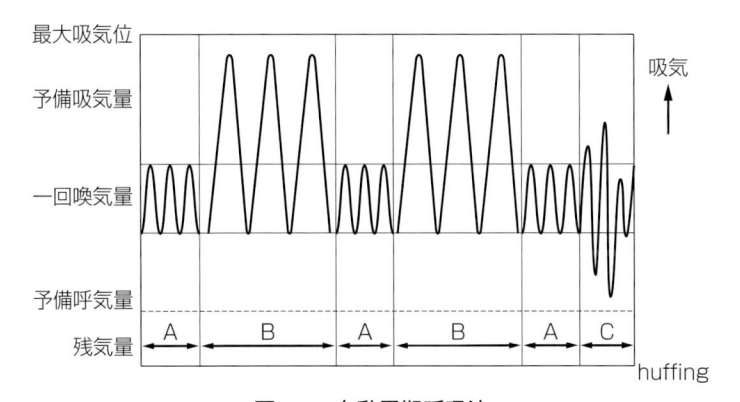

図 12 自動周期呼吸法
A：リラックスした腹式呼吸，B：深い部分呼吸，C：huffing の繰り返し

性排痰法と体位排痰法の比較では喀痰量には差を認めないが，酸素飽和度の低下が少なく負担の少ない排痰法である[56〜58]．自律性排痰法の最大呼気流量は，フローボリウム曲線に重なるかそれよりも上になり huffing の力はより大きくなる利点がある．

4．自動周期呼吸法

1990 年にイギリスの Webber が定義したものである．背もたれにもたれて，肩や胸郭上部の力を抜きリラックスさせる．正常の一回換気量と呼吸数で横隔膜呼吸を数分行う．次に胸郭拡張練習（深吸気を行って数秒深吸気位を保持し，呼気は自然に受動的に行う）を 3〜4 回行う．疲労と過換気を避けるため，それ以上は行わない．強調したい胸郭に手を置き深吸気を行うと，より換気パターンは強調される．そしてまた横隔膜呼吸を行う．これらを繰り返し行い，痰が中枢気道に移動してきたら低肺気量域からの huffing を 2〜3 回行い，次に高肺気量域からの huffing を 2〜3 回行う（図 12）．ほとんどの報告では，体位排痰法との比較で排痰量，呼吸機能，気道クリアランスに差を認めていないが[57]，体位排痰法よりも自動周期呼吸法が有効という報告もある[59]．

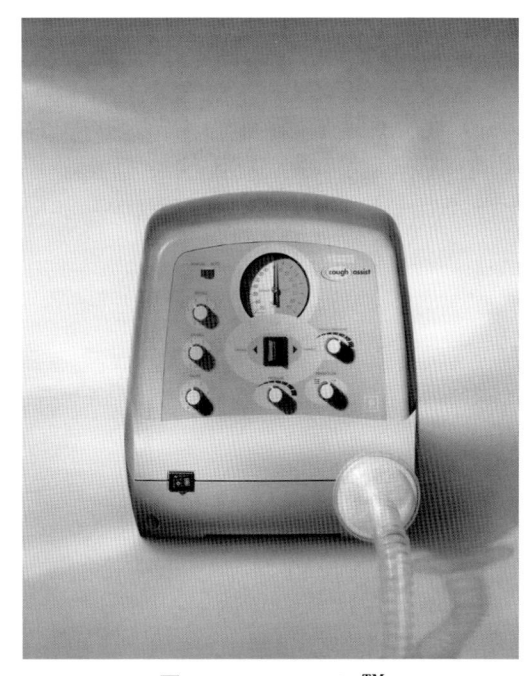

図 13 cough assist^{TM}

5．cough assist^{TM}（図 13）

気道にゆっくり陽圧（0〜60 cmH$_2$O）をかけ，その後急速に陰圧（0〜60 cmH$_2$O）をかけることにより，気道内分泌物を除去する．最初は圧を低めの 10〜15 cmH$_2$O から開始し，徐々に圧を上げる．最大吸気・呼気流量は 10 l/秒である．適応疾患は，神経筋疾患，脊髄損傷，脳性麻痺，内因性の肺疾患において，PEF が 2〜3 l/秒以下

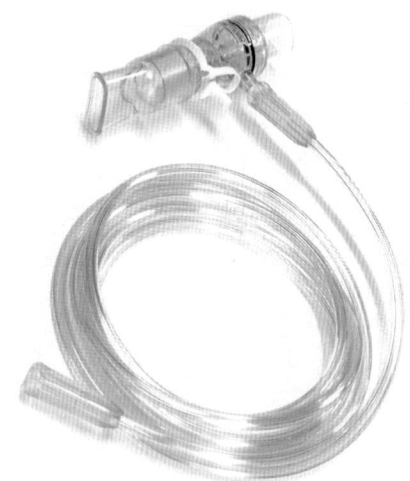

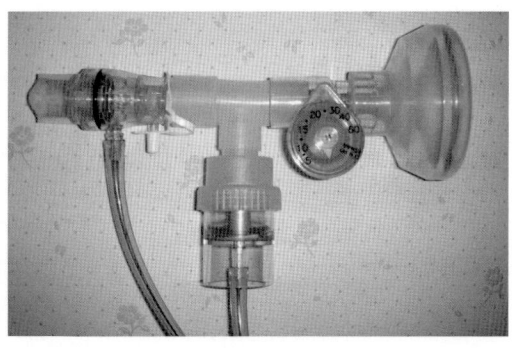

図 14　EzPAP™

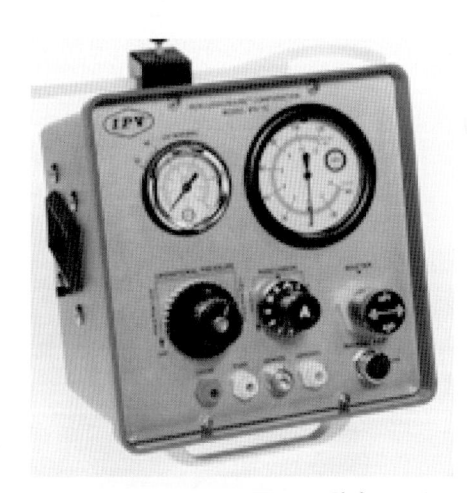

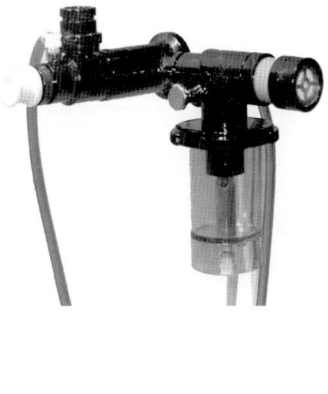

図 15　肺内パーカッション換気

に低下し，有効な咳が困難な症例である．禁忌は，ブラのある肺気腫，気胸，縦郭気腫である．合併症として，腹部膨満，胃食道逆流，喀血，気胸，胸部・腹部不快感，循環動態の変動などの報告がある．神経筋疾患において，呼吸不全増悪・上気道感染の減少，在院日数の減少，人工呼吸器からの離脱の促進，生存期間の改善などが報告されているが[60,61]，COPD に対する有用性は少ない[61]．

6．EzPAP™（図 14）

50〜60 psi のガス源に接続され，0〜15 l/分の流量で簡単に PEEP がかけられる機器である．圧モニタリングポートに圧力計を接続し，PEEP 圧を測定する．呼気流量が大きいと気道内圧は高くなり，吸気流量が小さいと気道内圧は低くなる．マスク，マウスピースで使用可能で吸入療法との併用が可能である（図 14 右）．まず，5 l/分の流量から開始し，適切な PEEP になるよう流量を調節する．マイクロネブライザーを接続すると気道を開放した状態で行うので吸入

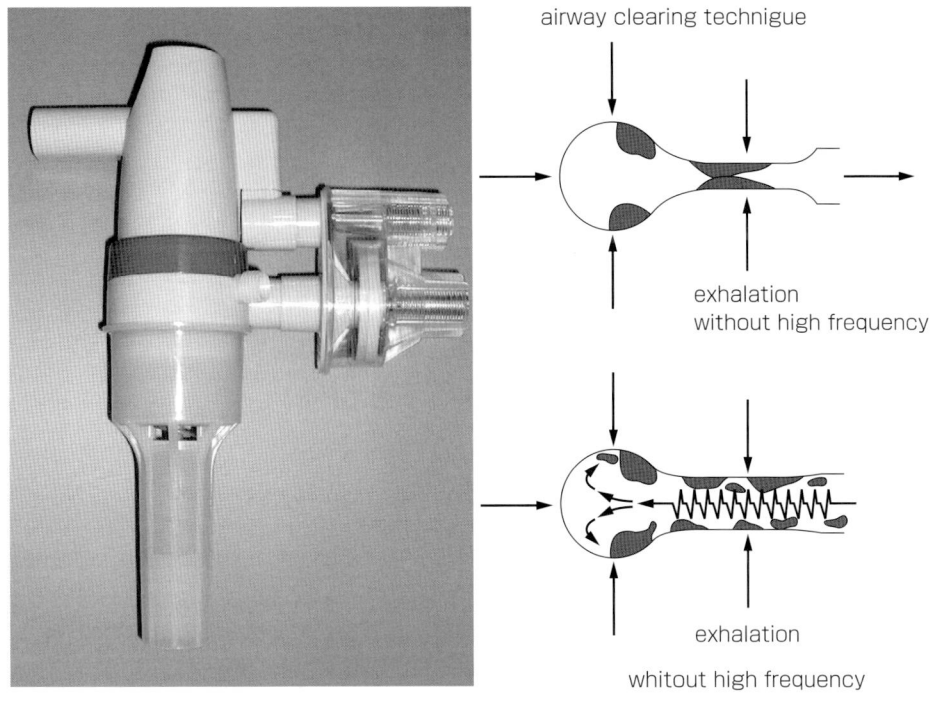

図 16 Percussive Neb™

効率が改善する．

7．肺内パーカッション換気（図15）

肺内パーカッション換気（IPV™）は，スライド式のベンチュリを利用した 200〜300 回/分（2〜5 Hz）の振動を加わえる機器である．20 ml のエアロゾルの吸入を含み，口腔内圧 10〜30 cmH$_2$O，duty ratio 25〜45％で駆動する．IPV™ では，振動数を上げると気道内圧は減少し，一回換気量は低下する．振動数を下げると圧は上昇し，換気量は減少する．神経疾患には振動数 80〜120 回/分，気道内圧 40 cmH$_2$O 以下で施行し，重度脳性麻痺ではまず排痰体位をとり，駆動圧 30〜40 psi，駆動頻度高頻度 easy 1〜4 を 4〜5 分間施行し痰を流動化させ，低頻度 hard 11〜7 を 1〜3 分間行い痰を排出させる[62]．振動周波数は，3〜16 Hz で分泌物の粘性を下げるが，1〜8 Hz の振動では粘性をかえって上昇させるともいわれている[63]．嚢胞性肺線維症を対象に IPV™と体位排痰法を比較すると，痰喀出量，呼吸機能の改善に差を認めていない[63〜67]．しかし，無気肺に関しては体位排痰法よりも有効であるとの報告もある[68]．

8．Percussive Neb™（図16）

20 ml のネブライザーで，呼気陽圧（6〜15 cmH$_2$O）と振動（6〜30 Hz）が加わる．振動は吸気も呼気も加わる．60 l/分のガス供給源が必要である．IPV™と排痰のメカニズムは同様であり，Percussive Neb™は，吸気時は 0〜6 cmH$_2$O，呼気時は 8〜14 cmH$_2$O の圧が加わり，吸気も呼気も 10 Hz の振動が加わる．気道は呼気時にも開放させ吸入効果と痰の移動を促進させる．体位排痰法と比較して排痰効果は同様であり[63,69]，入院期間，呼吸機能においても差を認めない[70]．

9．高頻度胸壁振動法（Smart Vest™，The Vest™，Hayek oscillator™）

胸壁ベストを装着し，呼気陽圧（3〜25 cmH$_2$O）

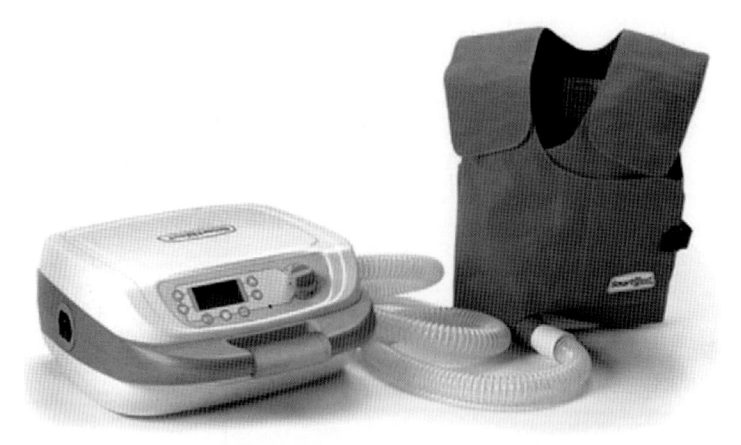

図 17　高頻度胸壁振動法（Smart Vest™）

と振動（5〜25 Hz）を 20〜30 分間施行し喀痰させる機器である（図 17）．重度の気道閉塞がある場合は，低い圧で 10〜15 Hz の振動を施行すると呼気終末位容量が減少する[71]．高頻度胸壁振動法（HFCWO）と振動 PEP，体位排痰法の比較では，痰喀出量，呼吸機能に差を認めず[72〜75]，ACBT が HFCWO より有効と報告されている[76]．鈍的胸部外傷の症例に用いても，痛み，呼吸・循環動態に悪影響はなく，安全で排痰法として用いることが可能である[77]．

Ⅶ．気道クリアランスのエビデンス

排痰法のエビデンスに関する詳細は，「第 1 章 呼吸理学療法の EBM」に述べたので，参照されたい．

Ⅷ．気道クリアランス法の限界[1,3,4,47,48,78〜80]

気道クリアランス法のエビデンスをまとめると，①論文は研究デザインが貧弱であり，二重盲検法デザインは少ない，②ランダム化比較試験のほとんどは 2 つの方法論の比較によるクロスオーバーデザインである，③サンプルサイズが小さく，20 症例以上のものは少ない，④アウトカムに関しては痰の喀出量，呼吸機能，放射線アイソトープによる気道クリアランスなどの生理学的エンドポイントで短期間のものである，⑤疾患の進行，罹病率，死亡率，HRQOL，患者の満足度，入院期間，医療費などの長期の臨床的アウトカムをみたものは少ない，⑥呼吸理学療法手技が報告者により異なっており，施行者の手技や方法の差が結果にもあらわれる，⑦今後，対象疾患，呼吸理学療法のいろいろな方法を統一した大規模ランダム化比較試験が必須である．

文　献

1) 宮川哲夫：動画でわかるスクイージング．中山書店，2005
2) Marks JH：Airway clearance devices in cystic fibrosis. Pediatr Respir Rev **8**：17-23, 2007
3) 宮川哲夫：呼吸理学療法の効果．PT ジャーナル **36**：961-964，2002
4) 宮川哲夫：呼吸理学療法の科学性．人工呼吸 **15**：91-104，1998
5) Weissmann C, Kemper M, et al：The energy expenditure of mechanical ventilated critically ill patients. Chest **86**：815-818, 1992
6) Hammon WE, Connors AF Jr, McCaffree DR：Cardiac arrhythmias during postural drainage and percussion of critical ill patients. Chest **102**：1836-1841, 1992
7) Guidelines for diagnosis and management of asthma, National asthma education and prevention program expert panel report 2, NHLBI. National Institute of Health, 1997

8) Zudaire LE, Del Rio MT, Bermejyo TB, et al：Status asthmaticus：In respiratory physiotherapy necessary? *Aller Immunopatho* **28**：290-291, 2000
9) Barnabe V, et al：Chest physiotherapy does not induce bronchospasm in stable asthma. *Physiother* **89**：714-719, 2003
10) McCrory DC, Brown C, Gelfand SE, et al：Management of acute exacerbations of COPD, A summary and appraisal of published evidence. *Chest* **119**：1190-1209, 2001
11) Krause MK, Hoedhn T：Chest physiotherapy in mechanically ventilated children：A review. *Crit Care Med* **28**：1648-1651, 2000
12) Coney S：Physiotherapy technique banned in Auckland. *Lancet* **345**：510, 1995
13) 田村正徳，宮川哲夫，福岡敏雄，他：NICUにおける呼吸理学療法ガイドライン．日本未熟児新生児学会雑誌 **15**：149-157, 2003
14) Chanelière C, Moreux N, Pracros JP, et al：Fractures costales au cours des bronchiolites aiguës virales：à propos de 2 cas. *Arch de Pediatr* **13**：1410-1412, 2006
15) Chalumeau m, foix-l' Helias L, Scheinmann P, et al：Rib fractures after chest physiotherapy for bronchiolitis or pneumonia in infants. *Pediatr Radiol* **32**：644-647, 2002
16) 宮川哲夫：シムス体位．PTジャーナル **40**：135, 2006
17) Galiatsou E, Kostanti E, Svarna E, et al：Prone position augments recruitment and prevents alveolar overinflation in acute lung injury. *Am J Respir Crit Care Med* **174**：187-197, 2006
18) Messerole E, Peine P, Wittkopp S, et al：The Pragmatics of prone positioning. *Am J Respir Crit Care Med* **165**：1359-1363, 2002
19) Abrog F, Quanes-Besbes L, Elatorous S, et al：The effect of prone positioning in acute respiratory distress syndrome or acute lung injury：a meta-analysis. Areas of uncertainty and recommendations for research. *Intensive Care Med* **34**：1002-1011, 2008
20) Gawlinski A, Dracup K：Effect of positioning on SvO2 in the critically ill patient with a low ejection fraction. *Nurs Res* **47**：293-299, 1998
21) Swadener-Culpepper L, Skaggs RL, Vangilder CA：The impact of continuous lateral rotation therapy in overall clinical and financial outcomes of critically ill patients. *Crit Care Nurs Q* **31**：270-279, 2008
22) Takiguchi SA, Myers SA, Yu M, et al：Clinical and financial outcomes of lateral rotation low air-loss therapy in patients in the intensive care unit. *Heart Lung* **24**：315-320, 1995
23) Delaney A, Gray H, Laupland KB, et al：Kinetic bed therapy to prevent nosocomial pneumonia in mechanically ventilated patients：a systematic review and meta-analysis. *Crit Care* **10**：R70, 2006
24) Traver GA, Tyler ML, Hudson LD, et al：Continuous oscillation：outcome in critically ill patients. *J Crit Care* **10**：97-103, 1995
25) Goldhill DR, Imhoff M, McLean B, et al：Rotational bed therapy to prevent and treat respiratory complications：a review and meta-analysis. *Am J Crit Care* **10**：97-103, 2007
26) Yohannes AM, Connolly MJ：A national survey：percussion, vibration, shaking and active cycle breathing techniques used in patients with acute exacerbations of chronic obstructive pulmonary disease. *Physiotherapy* **93**：110-113, 2007
27) Demont B, Vincon C, Bailleux S, et al：Chest physiotherapy using the expiratory flow increase procedure in ventilated newborns：a pilot study. *Physiotherapy* **93**：12-16, 2007
28) Almeida CC, Ribeiro JD, Almeida-Junior AA, et al：Effect of expiratory flow increase technique on pulmonary function of infants on mechanical ventilation. *Physiother Res Int* **10**：213-221, 2005
29) Bernard-Narbone F, Daud P, Castaing H, et al：Efficacite de la kinesitherapie repiratoire chez des enfants intubes ventiles atteninits de bronchiolite aigue. *Archives de Pediatrie* **10**：1043-1047, 2003
30) Fielding M：Techniques for pulmonary physical therapy. Malcolm P, et al（eds）：Current physical therapy. BC Decker, Toronto, 1988, pp15-20
31) Uzawa y, Yamaguchi Y, Kaneko N, et al：Change in lung mechanics during chest physical therapy techniques, *Respir Care* **42**：1087, 1997
32) McCarren B, Alison JA, Herbert RD：Manual vibration increases expiratory flow rate via increased intrapleural pressure in healthy adults：an experimental study. *Aus J Physio* **52**：267-271, 2006
33) Wong WP, Paratz JD, Wilson K：Hemodynamic and ventilatory effects of manual respiratory physiotherapy techniques of chest clapping, vibration, and shaking in an animal model. *J Appl Physiol* **95**：991-998, 2003
34) Miyagawa T, Shigeta M：Lung mechanics in chest physical therapy. 45th international respiratory care. *Respiratory Care* **44**：1240, 1999
35) 立石彰男，鶴田良介，他：人工呼吸中のMOF

患者における肺理学療法の効果と安全性．日本集中治療医学会誌　**1-S**：136，1994
36) Maxwell LJ, Ellis ER：The effect of circuit type, volume delivered and rapid release on flow rates during manual hyperinflation. *Austra J Physiother*　**49**：31-38, 2003
37) 宮川哲夫，木原秀樹：呼吸不全児に対する呼吸理学療法の重要性，小児外科　**37**：870-877, 2003
38) 木原秀樹，中村友彦，廣間武彦：NICUにおける呼気圧迫法（squeezing）による呼吸理学療法の有効性と安全性の検討．日本周産期・新生児医学会雑誌　**42**：620-625, 2006
39) 木原秀樹，中村友彦，廣間武彦：無気肺に対し気管内洗浄に積極的な呼吸理学療法を施行した早産児3例とECMO療法中の3例．日本未熟児新生児学会雑誌　**18**：59-64, 2006
40) Zhang E, Hiroma T, Sahashi T, et al：Airway lavage with exogenous surfactant in an animal model of meconium aspiration syndrome. *Pediatr Int*　**47**：237-241, 2005
41) JL, FlenadyV, JohnstonL, et al：Chest physiotherapy for reducing respiratory morbidity in infants requiring ventilatory support. Cochrane Database of Systematic Reviews, Issue 4, 2008 Copyright, 2008 The Cochrane Collaboration. John Wiley & Sons, DOI：10.1002/14651858.CD006445.pub2
42) Kacmarek RM, Kallet RH：Should recruitment maneuvers be used in the management of ALI and ARDS? *Respir Care*　**52**：622-631, 2007
43) Kallet RH：Evidence-based management of acute lung injury and acute respiratory distress syndrome. *Respir Care*　**49**：793-809, 2004
44) Elkins MR, Jones A, van der Shans C：Positive expiratory pressure physiotherapy for airway clearance in people with cystic fibrosis. In：The Cochrane Library, Issue 2. Chichester, Wiley, 2006
45) Bradley JM, Moran FM, Elborn JS：Evidence for physical therapies (airway clearance and physical training) in cystic fibrosis：An overview of five Cochrane systematic reviews. *Respir Med*　**100**：191-201, 2006
46) Main E, Prasad A, van der Shans C：Conventional chest physiotherapy compared to other airway clearance techniques for cystic fibrosis. In：The Cochrane Library, Issue 1. Chichester, Wiley, 2005
47) Myers TR：Positive expiratory pressure and oscillatory positive expiratory pressure therapies. *Respir Care*　**52**：1308-1326, 2007
48) McCool FD, Rosen MJ：Nonpharmacologic airway clearance therapies：ACCP evidence-based clinical practice guidelines. *Chest*　**129**：250S-259S, 2006
49) Olsén MF, Westerdahl E：Positive expiratory pressure in patients with chronic obstructive pulmonary disease-a systematic review. *Respiration*　**77**：110-118, 2009
50) Miyagawa T, Kasai F, Mizuma M, et al：Comparison of chest physical therapy, flutter valve, thraPEP, and autogenic drainage. American Association for Respiratory Care, 42nd International Convention, OF-96-198, 1996
51) Gondor M, Nixon PA, Mutich R, et al：Comparison of the flutter device and chest physical therapy in the treatment of cystic fibrosis pulmonary exacerbation. *Pediatr Pulmonol*　**28**：255-260, 1999
52) Homnick DN, Anderson K, Marks JH：Comparison of the flutter device to standard chest physiotherapy in hospitalized patients with cystic fibrosis：a pilot study. *Chest*　**114**：993-997, 1998
53) KonstanMW, Stern RC, Doershuk CF：Efficacy of the Flutter device for airway mucus clearance in patients cystic fibrosis. *J Pediatr*　**124**：689-693, 1994
54) McIlwaine PM, Wong LT, Peacock D, et al：Long-term comparative trial of positive expiratory pressure versus oscillating positive expiratory pressure (flutter) physiotherapy in the treatment of cystic fibrosis. *J Pediatr*　**138**：845-850, 2001
55) Morrison L, Agnew J：Oscillating devices for airway clearance in people with cystic fibrosis. Cochrane Database Syst Rev. 2009 Jan 21 (1)：CD006842
56) Van Ginderdeuren F, Verbanck S, Van Cauwelaert, et al：Chest physiotherapy in cystic fibrosis：short-term effects of autogenic drainage preceded by wet inhalation of saline versus autogenic drainage preceded by intrapulmonary percussive ventilation with saline. *Respiration*　**76**：175-180 2008
57) Fink JB：Forced expiratory technique, directed cough, and autogenic drainage. *Respir Care*　**52**：1210-1221；discussion 1221-1223, 2007
58) McIlwaine M：Chest physical therapy, breathing techniques and exercise in children with CF. *Paediatr Respir Rev*　**8**：8-16, 2007
59) Hasani A, Pavia D, Agnew JE, Clarke SW：Regional lung clearance during cough and forced expiration technique (FET)：effects of flow viscoelasticity. *Thorax*　**49**：557-561, 1994
60) Homnick DN：Mechanical insufflation-exsufflation for airway mucus clearance. *Respir Care*

52：1296-1305, 2007
61) Haas CF, Loik PS, Gay SE：Airway clearance applications in the elderly and in patients with neurologic or neuromuscular compromise. *Respir Care* **52**：1362-1381, 2007
62) 宮川哲夫, 木原秀樹：重症心身障害児の呼吸ケア. 日本重症心身障害児雑誌 **32**：63-68, 2007
63) Chatburn RL：High-frequency assisted airway clearance. *Respir Care* **52**：1224-1235, 2007
64) Natale JE, Pfeifle J, Homnick DN：Comparison of intrapulmonary percussive ventilation and chest physiotherapy. A pilot study in patients with cystic fibrosis. *Chest* **105**：1789-1793, 1994
65) Newhouse PA, White F, Marks JH, et al：The intrapulmonary percussive ventilator and flutter device compared to standard chest physiotherapy in patients with cystic fibrosis. *Clin Pediatr* **37**：427-432, 1998
66) Varekojis SM, Douce FH, Flucke RL, et al：A comparison of the therapeutic effectiveness of and preference for postural drainage and percussion, intrapulmonary percussive ventilation, and high-frequency chest wall compression in hospitalized cystic fibrosis patients. *Respir Care* **48**：24-28, 2003
67) Homnick DN, White F, de Castro C：Comparison of effects of an intrapulmonary percussive ventilator to standard aerosol and chest physiotherapy in treatment of cystic fibrosis. *Pediatr Pulmonol* **20**：50-55, 1995
68) Deakins K, Chatburn RL：A comparison of intrapulmonary percussive ventilation and conventional chest physiotherapy for the treatment of atelectasis in the pediatric patient. *Respir Care* **47**：1162-1167, 2002
69) Marks JH, Hare KL, Saunders RA, et al：Pulmonary function and sputum production in patients with cystic fibrosis：a pilot study comparing the PercussiveTech HF device and standard chest physiotherapy. *Chest* **125**：1507-1511, 2004
70) Marks JH, Homnick DN, Hare K, et al：The PercussiveTech HF compared to the Flutter device in cystic fibrosis patients：A six month pilot study. *Pediatr Pulmonol* **22**（Suppl）：309, 2001
71) Jones R, Lester R, Brown N：Effect of high frequency chest compression on respiratory system mechanics in normal subjects and cystic fibrosis patients. *Can Respir J* **2**：40-46, 1995
72) Kluft J, Beker L, Castagnino M, et al：A comparison of bronchial drainage treatments in cystic fibrosis. *Pediatr Pulmonol* **22**：271-274, 1996
73) Scherer TA, Barandun J, Martinez E, et al：Effect of high frequency oral airway and chest wall oscillation and conventional chest physiotherapy on expectoration in patients with stable cystic fibrosis. *Chest* **113**：1019-1027, 1998
74) Arens R, Gozal D, Omlin K, et al：Comparison of high-frequency chest compression and conventional chest physiotherapy in hospitalized patients with cystic fibrosis. *Am J Respir Crit Care Med* **150**：1154-1157, 1994
75) Braggion C, Cappelletti LM, Cornacchia M, et al：Short-term effects of three chest physiotherapy regimens in patients hospitalized for pulmonary exacerbations of cystic fibrosis：a crossover randomized study. *Pediatr Pulmonol* **19**：16-22, 1995
76) Phillips GE, Pike SE, Jaffe A, et al：Comparison of active cycle of breathing and high-frequency oscillation jacket in children with cystic fibrosis. *Pediatr Pulmonol* **37**：71-75, 2004
77) Anderson CA, Palmer CA, Ney AL：Evaluation of the safety of high-frequency chest wall oscillation（HFCWO）therapy in blunt thoracic trauma patients. *J Trauma Manag Outcomes* **2**：8 2008
78) Hess DR：The evidence for secretion clearance techniques. *Respir Care* **46**：1276-1293, 2001
79) Hess DR：Airway clearance：Physiology, pharmacology, techniques, and practice. *Respir Care* **52**：1392-1396, 2007
80) Rubin BK：Clinical trials to evaluate mucus clearance therapy. *Respir Care* **52**：1348-1358, 2007

4 運動療法

高橋哲也*

◆Key Questions◆
1．運動療法の生理学
2．運動療法の方法論と手技，適応，禁忌
3．運動療法の効果，限界と EBM

I．運動療法の生理学

呼吸器疾患に対する運動療法は，特に慢性閉塞性肺疾患（COPD：chronic obstructive pulmonary disease）の EBM の蓄積が多い．そのため，EBM に基づく記載を求められている本書においては COPD 患者に対する運動療法を中心に記述する．

1．慢性閉塞性肺疾患（COPD）患者の運動制限因子

COPD 患者の運動療法を理解するためには，運動制限因子に対する正確な理解が必要である．COPD 患者の運動制限の原因は，気道閉塞の増大〔1 秒量（FEV_1：forced expiratory volume in one second）の減少〕や肺胞弾性の低下（肺の過膨張）による換気供給能力の低下がもたらす運動時の換気制限〔運動時最大換気量（max $\dot{V}_E$：maximum minute ventilation）/最大換気量（MVV：maximum voluntary ventilation）が 1 以上〕，死腔換気量の増大，呼吸仕事量の増大，血液ガスの異常（動脈血酸素分圧の低下や動脈血炭酸ガス分圧の増加）などがあげられる[1]．さらに近年，末梢骨格筋機能の障害が COPD 患者の運動能力の制限因子に重要であることが多く指摘されるようになり[2〜6]，運動療法の必要性が強く指摘されるようになった．

1）末梢骨格筋機能の低下

わが国の COPD 患者の運動制限因子は，高齢者に多いこともあり，呼吸機能以上に末梢骨格筋機能の低下が重要である．COPD 患者は，労作時の息切れや体動による呼吸困難のために運動を避けるようになり，慢性的な低身体活動状態への適応（deconditioning；脱適応，脱調節状態）の結果，末梢骨格筋の萎縮と筋力低下がもたらされる．末梢骨格筋の deconditioning は筋線維の萎縮（筋量の減少）がその特徴である[6,7]．一般的に，COPD 患者の骨格筋ではタイプ I 線維とタイプ II a 線維の萎縮を認め，タイプ II b 線維の割合増加とタイプ I 線維の割合減少が認められる[8〜10]．タイプ I 線維の萎縮は長期間にわたる不活動状態が原因で，健常人の骨格筋に起こる deconditioning に類似する変化が COPD 患者の骨格筋にも認められる[8]．また，骨格筋の毛細血管の数は，同年齢の健常人に比べて少なく，酸素運搬能や酸素利用能は低下している[10〜12]．さらに，骨格筋の酸化酵素量の減少が認められ，解糖系酵素は高い活性を保ってい

* Tetsuya TAKAHASHI／兵庫医療大学リハビリテーション学部

る[13]．最近は，より詳細な検討によりdeconditioning以外の末梢骨格筋機能の障害機序が明らかになってきている[6]．deconditioning以外の末梢骨格筋機能の障害機序としては，加齢的変化，副腎皮質ステロイドによるミオパシー[14,15]（近位筋の低下やタイプIIb線維の萎縮が特徴），低酸素血症[16]〔骨格筋の低酸素血症への順応は，アデノシン三リン酸（ATP：adenosine triphosphate）産生の障害を導き，筋組織を酸化ストレスに影響を受けやすい組織に変化させてしまう〕，栄養不良[17]（長期間にわたる栄養不良状態は骨格筋量の減少に関連），電解質異常（低リン酸血症は，細胞内の低ATPレベルに関係し，筋力低下の基礎となる）[18]，代謝酵素の変化（COPD患者の骨格筋の酸化酵素活性は低く，また解糖系酵素活性は高く，ATPやクレアチンリン酸のレベルは低い）[13]，全身の炎症反応や炎症性サイトカインの上昇[6]，酸化ストレス[19]などがあげられる．

慢性呼吸器疾患患者の病理学的異常と運動療法の効果について**表1**にまとめた[20]．

2）換気制限

呼吸器疾患患者は，一定の運動を行うために必要な換気量が多く（換気効率が悪く），それは換気当量〔分時換気量（$\dot{V}_E$：minute ventilation）/酸素消費量（$\dot{V}O_2$：oxygen consumption）または$\dot{V}_E$/炭酸ガス排出量（$\dot{V}CO_2$：carbondioxide output）〕の高値，または$\dot{V}_E/\dot{V}CO_2$ slopeの高値によって示される．したがって，死腔換気が多ければ多いほど，分時換気量は増加し，換気当量が高く（換気効率が悪く）なる（**図1**）[21]．

特に，COPD患者は肺コンプライアンスが低下しているために，呼気時に気道閉塞が強くなり，呼出が不十分となるため呼気終末時に肺内に空気が閉じ込められてしまうトラップ現象，いわゆる動的肺過膨張（dynamic hyperinflation）を生じる[22]．運動が漸増するにつれて，動的肺過膨張が進行し，最大吸気量（IC：inspiratory capacity）は低下し，運動に伴う一回換気量の増加が制限される（**図2**）[22]．しかし，患者は換気要求の増加に見合う換気量を増やすために呼吸回数を増やし，いわゆるrapid and shallowな呼吸パターンを示す．この呼吸パターンは，換気効率をさらに悪化させる．COPD患者は，重症になればなるほど，動的肺過膨張の影響は強くなり，運動時の呼吸困難と運動耐容能の低下に影響する（**図2**）[23,24]．

また，MVVと運動終了時の換気量（peak $\dot{V}_E$）の差（MVV−peak $\dot{V}_E$）は換気予備能として知られ，健常人はその差が大きいが，COPDになると気道閉塞によりFVE$_1$が低下するためにMVVも低下してしまう．したがって，peak $\dot{V}_E$がMVVに接近し（**図3**），換気予備能が低下する[25]．つまり，COPD患者は換気の制限で運動耐容能の低下が生ずることになる．

3）ガス交換能の障害

安静時に低酸素血症を認めない場合でも，運動を開始するとしだいに低酸素血症を示す症例がいる．この運動時低酸素血症は，肺胞低換気よりも換気血流不均等（$\dot{V}_A/\dot{Q}$ミスマッチ）に起因する[26]．軽度から中程度のCOPDであっても，運動時に低$\dot{V}_A/\dot{Q}$やシャント様効果が原因で動脈血酸素分圧（PaO$_2$：partial pressure of arterial oxygen）は低下する．COPDが重症であれば肺血管床が障害され，運動が漸増するに従い肺血管抵抗は増加し，さらに肺動脈圧が上昇する．こうして右心から左心への血流が制限され，心拍出量の増加が制限され，混合静脈血酸素分圧（P$\bar{v}$O$_2$：partial pressure of mixed venous oxygen）が低下していく．P$\bar{v}$O$_2$の低下は低酸素血症の増強に働き，PaO$_2$の減少は毛細血管の攣縮につながり，肺動脈圧を上昇させるといった悪循環を引き起こす．運動時に低酸素血症がみられるようになると，末梢化学受容体をとおして換気刺激が亢進し，換気量の増加を引き起こす[24]．

4）心機能の低下

COPD患者は，低酸素性血管収縮[27]や血管自体の損傷[28]などに起因する肺血管抵抗の上昇に

表 1 慢性呼吸器疾患患者の病理学的異常と運動療法の

	病理学的異常
体組成	下肢筋横断面積↓ 除脂肪体重↓ 脂肪量↓ 除脂肪体重率↓
下肢筋線維のタイプとサイズ	タイプⅠ線維の割合とミオシン重鎖（重症例）↓ タイプⅡx線維の割合↑ 筋萎縮に関連した線維断面積↓
毛細管	線維の横断面に接触する毛細管数↓ 特に運動中に疲労を訴える患者
筋代謝能	酸化酵素量↓：クエン酸シンターゼ（CS），3-ヒドロキシアシル CoA デヒドロゲナーゼ（NADH），コハク酸デヒドロゲナーゼ，シトクロム c 酸化酵素 低酸素血症患者ではシトクロム c 酸化酵素↑
安静時や運動後の代謝	安静時：細胞内 pH↓，ホスホクレアチン（PCr）や ATP↓，乳酸やイノシン一リン酸↑，低酸素血症患者はグリコーゲンの蓄積↓，運動活動レベルのグリコーゲンの蓄積↓，蛋白質3の含量↓ 運動時：運動搬送能が比較的保たれている患者でも，細胞内 pH や PCr/無機リン酸（Pi）の急激な↓
炎症状態	炎症反応↑，痩せた患者の一部に筋内にアポトーシスが認められる
酸化還元状態	グルタチオンレベルは，正常または中程度減少．四頭筋運動の際に COPD 患者の筋中の酸化ストレス↑

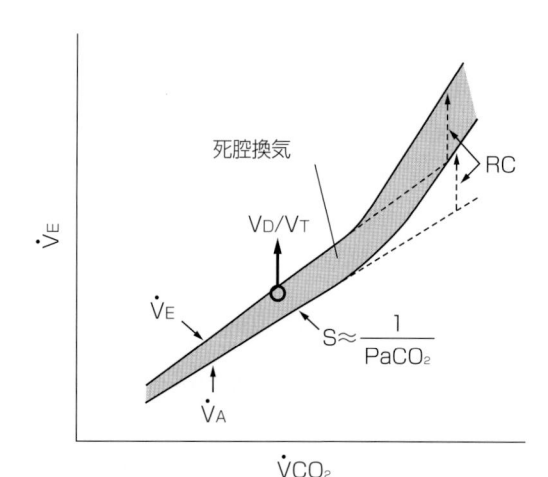

図 1 運動中の換気量と $\dot{V}CO_2$，$PaCO_2$ および死腔換気との関係（文献 21）より引用）
$\dot{V}_E$：分時換気量，$\dot{V}_A$：肺胞換気量，V_D：死腔換気量，V_D/V_T：死腔換気率，RC：代謝性アシドーシスに対する呼吸性代償

より右心室の後負荷が増加する．その結果，右心肥大を呈し，進行すると右心不全（肺性心）となる．この右心負荷は，左室にも影響し，直接運動耐容能の低下に影響する[29]．

5）呼吸筋機能の低下

COPD 患者の横隔膜は，肺過膨張に伴い，zone of apposition の減少や横隔膜筋線維が短縮，そして横隔膜ドームの曲率が低下し平坦化する[30]．胸腔内に一定の陰圧を生じさせるためには，平坦化した横隔膜では正常な曲率をもつ横隔膜よりも強く収縮することが必要となり（Laplace の法則），機械的効率が悪い分だけ呼吸筋の呼吸仕事量も増加する[30]．その結果，COPD 患者は慢性的に呼吸筋が過負荷の状態となり，呼吸筋力の低下が認められる[31]．呼吸筋機能が低下する結果，二酸化炭素の蓄積や呼吸困難，酸素飽和度の低下や運動耐容能の低下が認められるようになる[24]．

6）その他

COPD 患者では，不安やうつ状態などの心理的状態でいる人も少なくなく，運動や労作による呼吸困難の増強に強く不安感を抱いている人

運動療法の効果
除脂肪体重↑と脂肪量↑（リハビリテーションと食事療法） 除脂肪体重↑と脂肪量↓（筋力トレーニングと持久力トレーニング） 除脂肪体重をより増やすためには，テストステロンやアナボリックステロイドを使用する
線維の割合は変化せず，線維の横断面積↑
線維の横断面に接触する毛細管数は部分的に↓
持久力トレーニングの後に酸化酵素量↑
乳酸アシドーシス↓ 細胞内 pH や PCr/Pi の正常化 PCr の回復が早くなる
効果は報告されていない

効果（文献6）より引用）

もいる．そのため，不安や抑うつ的傾向などの心理的な要素も運動耐容能の低下に関与している[32]．

2．呼吸器疾患の運動生理

運動中の換気系，心血管系，下肢筋肉の関連性について，藤本ら[33]は図4のようにまとめている．この図によると換気系では，運動時に気道閉塞が強くなることによって動的肺過膨張が生じ，浅く速い呼吸運動となり，換気効率が悪化する．また，心血管系では肺血管床の障害のために運動時に低酸素血症になり，大動脈弓や頸動脈洞にある受容体を介して換気の亢進（換気量の増加）がもたらされたり，肺動脈圧の上昇により末梢骨格筋への酸素輸送が障害され，運動能力の低下に関与すること，そして末梢骨格筋では筋肉量と筋力の減少，筋内酸化酵素の低下により早期に酸素不足になるために筋疲労が早期に招来し運動能力の低下につながっていることが明瞭に図示されている．

Cooper[34]は，Wasserman博士が提案した有名な歯車を展開し，呼吸器疾患患者の運動制限因子のメカニズムを図示した（図5）．また，呼吸器疾患患者の息切れがもたらす悪循環を好循環に変える運動療法をはじめとした呼吸リハビリテーションのモデルも示している（図6）[35]．

Ⅱ．運動療法の方法論と手技，適応，禁忌

運動療法とは，対象者の心肺（全身）持久力，筋力・筋持久力，柔軟性など行動体力全般に対して運動をとおしてアプローチする言葉であり，その扱う範囲は非常に広い．そのため，特に本書では柔軟性やコンディショニング（全身調整）的要素の強いリラクセーションや胸郭可動域練習，呼吸練習，筋力・筋持久力のうちの呼吸筋に対するトレーニングは，本章の「1．リラク

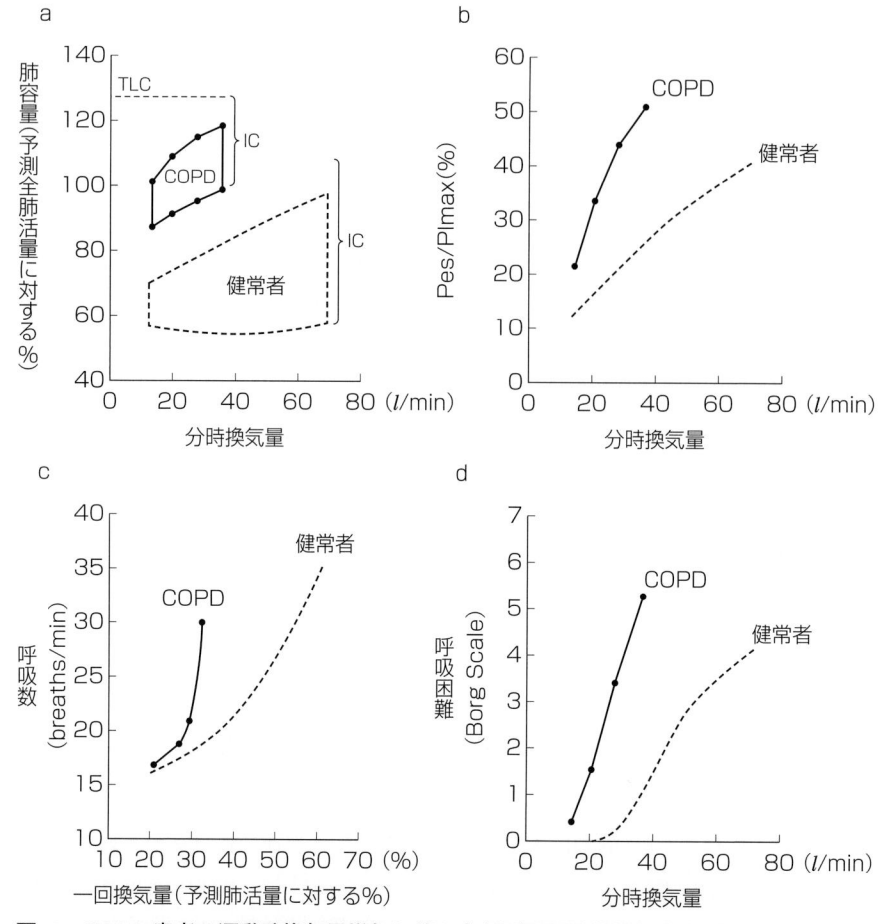

図 2 COPD 患者の運動時換気量増加に伴う各種呼吸関連指標の変化(文献 22)より引用)

a．健常者は，分時換気量が増加するに従い肺容量（IC：inspiratory capacity）も増加し，呼気時肺容量の予測全肺活量に対する割合もほとんど変化がない．一方，COPD は分時換気量が増加しても IC を増加させることはできず，呼気時肺容量の予測全肺活量に対する割合も漸増してしまう（動的肺過膨張）
b．同一分時換気量であっても COPD は，健常者に比して呼吸性の努力が多い（努力しなければ同じ分時換気量を確保できない）
c．一回換気量を増加させることができても，COPD は一回換気量を増加させることができず，一回換気量の限界に到達したら呼吸回数を増加させ換気量を増やす
d．COPD 患者は，同じ分時換気量であっても呼吸困難が強い

セーションと胸郭可動域練習」または「第 3 章 2．呼吸のフィジカルアセスメント」で取り上げられているために本稿では扱わない．また，いわゆる寝たきり状態から離床を進めて座る，立つ，歩くなどの基本的な日常生活動作（ADL：activity of daily living）獲得を目的とした ADL トレーニングについても「第 5 章 呼吸理学療法の実際」でまとめられているので本稿では扱わない．したがって，本稿で扱う運動療法は，心肺（全身）持久力，筋力（筋持久力を含む）の 2 項目に焦点を絞っての記述となることをお断りしておく．

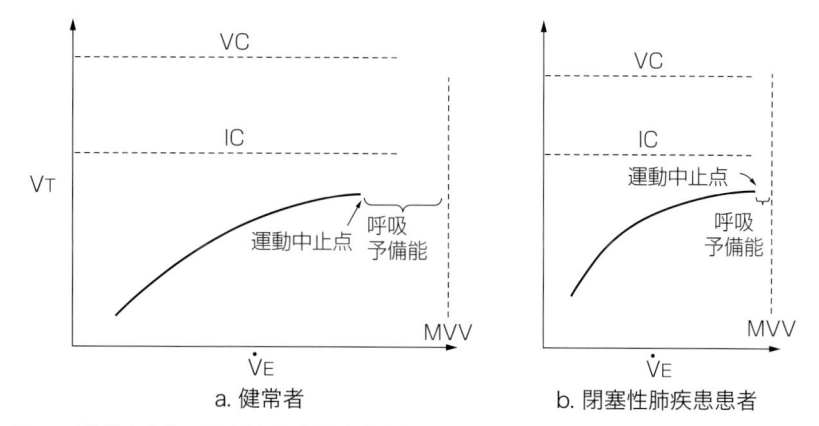

図 3 健常者(a)，閉塞性肺疾患患者(b)における漸増運動負荷テスト中の分時換気量($\dot{V}_E$)と一回換気量(V_T)の関係（文献 25）より改変引用）
縦の破線は被検者の最大換気量（MVV）を示し，MVV と peak $\dot{V}_E$ との差が呼吸予備能である．閉塞性肺疾患患者では呼吸予備能はきわめて小さい．V_T は常に肺活量や最大吸気量（IC）よりも小さい

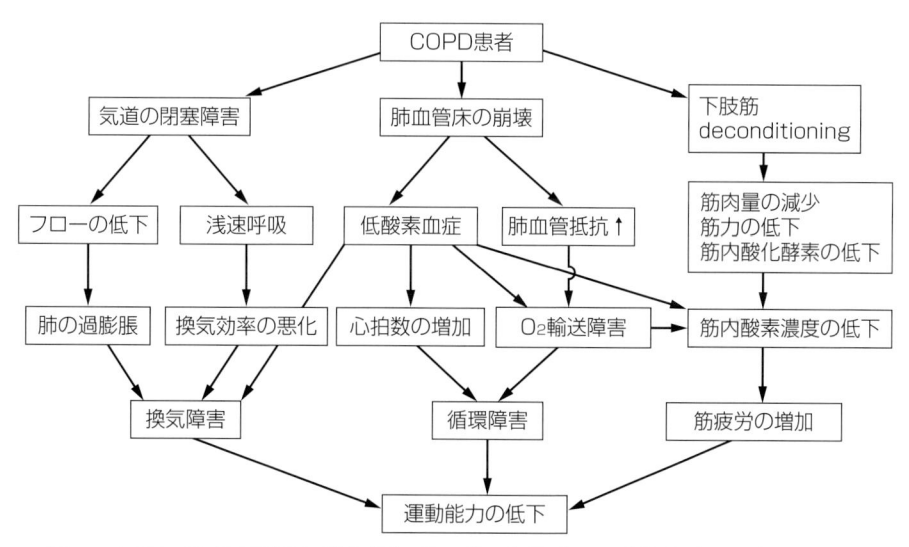

図 4 COPD 患者の運動に伴う換気系，ガス交換系，下肢筋肉系の反応のまとめ
（文献 33)より引用）

1．運動療法の適応

日本呼吸管理学会と日本呼吸器学会の呼吸リハビリテーションに関するステートメントによると，呼吸リハビリテーションの対象患者の選択基準は，①症状のある慢性呼吸器疾患，②標準的治療により病態が安定している，③呼吸器疾患による機能的制限がある，④呼吸リハビリテーションの施行を妨げる因子や不安定な合併症がない，⑤患者自身に積極的な意志があることを確認すること（インフォームドコンセントによる），⑥年齢制限や肺機能の数値による基準は定めない，としている[36]．しかし，厳密にはこれらは「呼吸リハビリテーション」の患者の選択基準であり，「運動療法」の適応と明記されたものではない．一方，日本呼吸器学会，呼吸管理学会，日本理学療法士学会の呼吸リハビリ

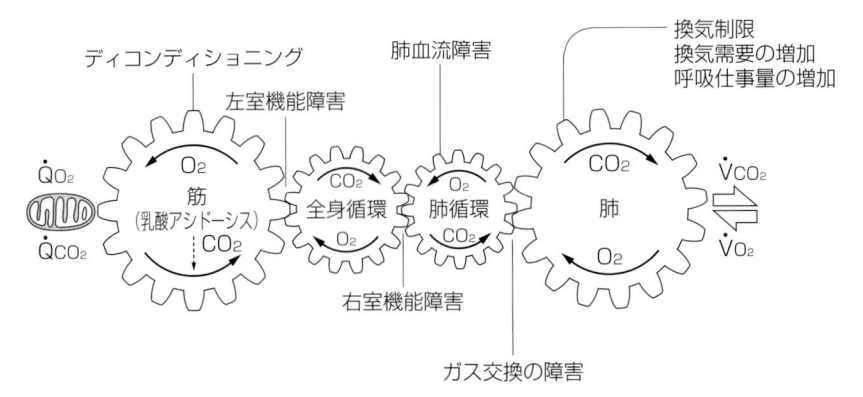

図 5 呼吸器疾患患者の運動制限因子のメカニズム（文献 34）より引用）

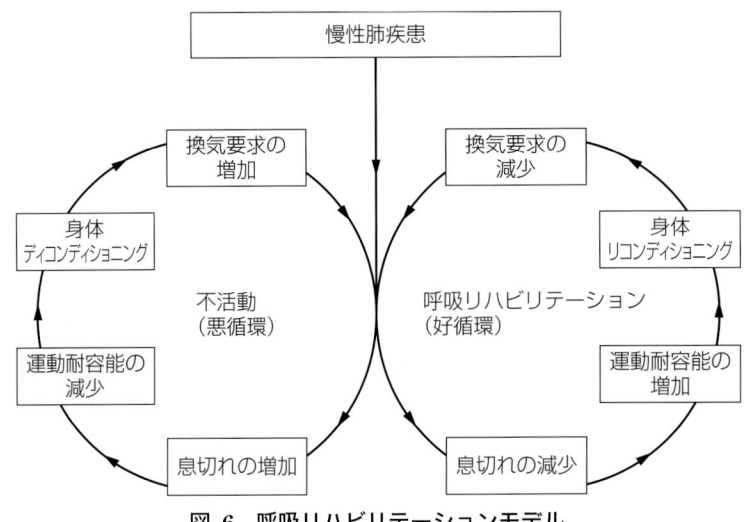

図 6 呼吸リハビリテーションモデル

テーションガイドライン作成委員会が共同で発行した「呼吸リハビリテーションマニュアル—運動療法」[32]によると，「どんな健康状態にある患者においても，ほとんどの呼吸器疾患では運動療法の適応になる．しかし，リハビリテーションを進めるうえで妨げになったり，運動中の危険性が増大するような合併症があれば運動療法の適応にならない」としている（ここでも「リハビリテーション」と「運動療法」という言葉が混在している）．同じマニュアルには，主な呼吸器関連疾患の運動療法（ADLトレーニングを含む）の適応について委員会の推奨レベルが発表されている（表2）．ただし，COPD以外の呼吸器疾患についての適応は委員の経験や合意を基に評価されている．

米国心臓血管呼吸リハビリテーション協会（AACVPR：American Association of Cardiovascular and Pulmonary Rehabilitation）による呼吸リハビリテーションプログラムのガイドライン[37]においても，運動療法の適応の記述は「Exercise training is recommended for rehabilitating virtually all patients with chronic lung disease in the absence of contraindications.（禁忌がなければ，慢性呼吸器疾患患者のほぼ全員で運動療法を実施することが望ましい）」にとどまっている．

最新の米国胸部疾患学会（ATS：American Thoracic Society）/欧州呼吸器学会（ERS：European Respiratory Society）の呼吸リハビリテー

表 2 呼吸理学療法，ADL トレーニングの呼吸器関連疾患における委員会の推奨レベル
（文献 32）より引用）

症状	呼吸理学療法における運動療法			ADL トレーニング
	全身持久力トレーニング	筋力トレーニング	コンディショニング	
COPD	＋＋＋	＋＋	＋＋	＋＋
気管支喘息	＋＋＋		＋	＋
気管支拡張症	＋	＋	＋＋	＋
肺結核後遺症	＋＋	＋	＋＋	＋＋
神経筋疾患			＋＋	
間質性肺炎				＋
術前・術後の患者	＋＋＋	＋＋	＋＋＋	
気管切開下の患者	＋	＋		＋

ションのステートメント[20]には，慢性呼吸器疾患の運動療法の適応は「運動耐容能が低下しているもの，労作による呼吸困難や疲労があるもの，または ADL の障害のあるもの，特に急性増悪後の COPD 患者は運動療法の対象にふさわしい」との記述がある．

2．運動療法の禁忌

前述のように，運動療法の適応が明記されていないため，相反する禁忌についても明らかな裏づけをもって明確に禁忌の記述をしているガイドラインは少ない．「呼吸リハビリテーションマニュアル―運動療法」[32]によると，運動療法の禁忌は表 3 のようにまとめられている．

AACVPR の呼吸リハビリテーションプログラムのガイドライン[37]では，原発性肺血管性疾患由来の肺高血圧症が，運動療法の適応除外の可能性があると指摘している．ATS/ERS の呼吸リハビリテーションのステートメント[20]には，運動療法の禁忌は明記されていない．

3．運動療法の実際

運動療法を実施する前には，個々の患者の運動能力を正確に評価して，運動療法プログラムを決定することが重要である．特に，運動耐容能の評価は各種運動負荷試験によって行われ，

その詳細は「第 3 章 5．運動負荷試験」に記載されている．また，運動療法開始前や運動能力の評価時には，それぞれの病態に応じた治療（気管支拡張剤や酸素の投与，合併症のコントロールなど）が十分になされていることも重要である[37]．

1）心肺（全身）持久力トレーニングの実際
a．下肢持久力トレーニング

下肢運動による持久力トレーニングは運動療法の中心的なプログラムである．前述したように本稿では，ベッド上での運動療法については触れないが，ひとたび身の回りの ADL が自立するレベルに身体能力が回復したら，全身持久力トレーニングが実施される．「呼吸リハビリテーションマニュアル―運動療法」[32]には，運動療法の基本として，まず運動に対する不安感や恐怖感を解消させることや個別性を重視すること，さらには日常生活上のニーズを把握した運動処方を行うことが明記されている．

施設の中での運動療法は，トレッドミルまたは自転車エルゴメータを用いた監視型運動療法が一般的である．各団体のガイドラインの中から下肢運動による全身持久力トレーニングについて抜粋しまとめた（A，I）（表 4）[20,32,37,38]．

推奨 1：最も基本的な持久力トレーニングの運動処方は，30 分の運動を週 3 回，少なくて

表 3 運動療法の禁忌（文献32）より引用）

1) 不安定狭心症，不安定な発症から短日の心筋梗塞，非代償性うっ血性心不全，急性肺性心，コントロール不良の不整脈，重篤な大動脈弁狭窄症，活動性心筋炎，心膜炎などの心疾患の合併
2) コントロール不良の高血圧症
3) 急性全身性疾患または発熱
4) 最近の肺塞栓症，急性肺性心，重度の肺高血圧症の合併
5) 重篤な肝，腎機能障害の合併
6) 運動を妨げる重篤な整形外科的疾患の合併
7) 高度の認知障害，重度の精神疾患の合併
8) 他の代謝異常（急性甲状腺炎など）

も6～8週間継続する．また，適切な運動強度の設定も重要である．ガイドラインから運動強度は，修正ボルグスケール4～6，最大酸素摂取量（最大仕事量）の40～80％となる（A，I，ア）．

わが国のCOPD患者は高齢で重症な患者が多いが，欧米ではα1アンチトリプシン欠損症や囊胞性肺線維症から低年齢でCOPDとなることも少なくないため[37]，欧米の運動療法の研究データを参照する場合には，研究に参加した対象者の年齢に注意し，対象患者と比較しながらプログラムを立案することが必要である．一般的に日本には，古くからの「肺病には安静療養」といった固定概念が浸透していることもあり，いきなり表4のような運動療法の原則をあてはめようとすると受け入れられないことが多い．例えば，高強度トレーニングの根拠とされるCasaburiら[39]の論文では，高強度トレーニング群（平均71ワットの運動強度）は平均年齢49歳，平均1秒量1.87l（56％），低強度トレーニング群（平均30ワットの運動強度）は平均年齢54歳，平均1秒量1.74l（56％）と，いずれの群も対象がかなり若く，呼吸機能も高度な閉塞性変化を示していない．われわれが扱う多くのCOPD患者は70歳前後で，平均1秒率は1l程度であることも合わせて考えると，高強度トレーニングを実施できるわが国の対象者は少ないと思われる（C，II）．

b．上肢持久力トレーニング

COPD患者は，上肢が関与するADLでも息切れを訴えることがあり，しだいに息切れがする上肢のADLを避けるようになるために，上肢ADL能力は徐々に低下していく．そのため，上肢運動による持久力トレーニングも考慮すべき運動療法プログラムである．表5に，各団体のガイドラインの中から上肢運動による持久力トレーニングについて抜粋しまとめた（B，II）[20,32,37,38]．

上肢持久力トレーニングには，自転車エルゴメータを上肢でクランク運動すること（supported exercise）や，支持なしで自由な運動（unsupported exercise）を行うことがガイドラインに記載されているが，具体的な内容に関しては記述に乏しい（B，II）．例えば，上肢での自転車エルゴメータを使用した上肢のクランク運動を，下肢持久力トレーニングと同様のプロトコルで行ってよいものかといった検証は不十分である．

推奨2：上肢持久力トレーニングの運動処方は，自転車エルゴメータを使用した支持運動や支持なしで自由に行う運動がある（B，II，ア）．

2）筋力（レジスタンス）トレーニング

「呼吸リハビリテーションマニュアル―運動療法」[32]では，筋力トレーニングの適応として，①筋力，筋持久力が低下し，日常生活機能が低下しているもの，②上肢を用いた動作で呼吸困難が強いもの，③職業上，比較的強い筋力，筋持

表 4 下肢運動による全身持久力トレーニングのガイドライン

	日本呼吸器学会 日本呼吸管理学会 日本理学療法士協会（文献 32 より引用）	BTS（文献 38 より引用）	ATS/ERS（文献 20 より引用）	AACVPR（文献 37 より引用）
年	2003	2001	2006	2004
頻度	●連日が望ましい ●週 3 回以上が望まれる	●週に 2～5 回	●最低でも週 3 回の監視型運動療法これは 2 回の外来，1 回以上の自宅トレーニングでもよいが，週 3 回と同等の効果があるかは疑問である ●週に 1 回では不十分	●週に 3～5 回
強度	●修正ボルグスケール 4～5 ●6 分間歩行テストやシャトルウォーキングテストの結果が適切な方法 ●心拍数は適切な指標にならない ●最大酸素摂取量の 40～80% ●最大仕事量の 40～80%	●最大運動強度または最大酸素摂取量の 60% ●シャトルウォーキングテストの最大歩行スピードの 60%	●低強度でも効果が認められているが，より高強度のほうが生理的効果は高い ●しかし，病気の重症度や症状，合併症，モチベーションにより修正されるべきである，低強度のほうが長期間の運動継続に効果があり，幅広い患者にも適応できる ●修正ボルグスケール 4～6 がターゲット	●高強度トレーニング（最大作業能の 60～80%）
持続時間	●最初は 5 分程度 ●徐々に時間を延ばし 20 分以上を目標 ●自覚症状が著しく継続が困難な場合は 1 回 2～3 分とし，総時間の合計を 20 分とする	●20～30 分	●30 分以上	●1 セッションは 30～90 分
種類	全身の大きな筋群を使用して一定のリズムを保った動的運動を一定時間以上行うトレーニング ●平地歩行 ●階段昇降 ●踏み台昇降（20 cm） ●自転車エルゴメータ ●半座位エルゴメータ ●トレッドミル歩行	●監視型運動療法 ●ウォーキングまたはサイクリング	●トレッドミル歩行や自転車エルゴメータ	●ウォーキング（トレッドミル歩行，トラック歩行，歩行器やカートや車いすで支えられて歩く） ●サイクリング，自転車エルゴメータ ●ステップエクササイズ ●ローイング，水中運動，修正エアロビクスダンス，座ったままでのエアロビクス
期間	●6～8 週間以上	●4～12 週間	●7 週間（4 週間では足りない） ●10 セッションよりも 20 セッション ●3～4 週間で 20 セッションでもよいが，長期間のトレーニングのほうがより大きな効果を生む	●4～12 週間
備考	●高度の呼吸不全や全肺性心を合併した人は低強度の運動で行う ●高齢者は軽めの運動強度が適切 ●在宅運動療法に向けた運動の自己管理が重要	●インターバルトレーニングも使用する ●心拍数よりもボルグスケールを使用	●30 分以上できない，低体力患者には，インターバルトレーニングを考慮する	

表 5 上肢運動による持久力トレーニングのガイドライン

	日本呼吸器学会 日本呼吸管理学会 （文献 32 より引用） 日本理学療法士協会	BTS（文献 38 より引用）	ATS/ERS（文献 20 より引用）	AACVPR（文献 37 より引用）
年	2003	2001	2006	1997/2004
種類	●上肢エルゴメータ 　（支持あり運動：supported exercise） ●上肢の挙上運動など 　（支持なし運動：unsupported exercise）	●上肢エルゴメータやウェイトを使った非支持上肢運動が有用である	●上肢エルゴメータ ●フリーウェイト ●弾性ゴムバンド などを使用した上肢運動	●上肢エルゴメータ：50 回転 最初は無負荷で 5 ワットずつ漸増 20〜30 分運動できるように ●ウェイトリフト：20〜30 分運動できるように
備考	●上肢エルゴメータ 利点：上肢エルゴメータは定量負荷がかけられる 欠点：専用の機器が必要，動作が日常的でない ●挙上運動：負荷は定量性を欠くが，動作は日常的	●上肢が関与する仕事に困難を訴えることも多い	●トレーニング特異性を考えて，上肢運動も加えるべきである	●中程度から重度の COPD で，特に肺の過膨張により横隔膜機能が低下している患者は，上肢を使う ADL に困難が生じてくる．上肢の運動は，不規則な非同期的な呼吸を導く

表 6 筋力（レジスタンス）トレーニングのガイドライン

	日本呼吸器学会 日本呼吸管理学会 （文献 32 より引用） 日本理学療法士協会	BTS（文献 38 より引用）	ATS/ERS（文献 20 より引用）	AACVPR（文献 37 より引用）
年	2003	2001	2006	2004
種類	●下肢筋力トレーニング ●上肢筋力トレーニング ●体幹筋力トレーニング ●筋力：60〜90%1RM，最低 1 セット（10〜15 回）を 2〜3 回/週 ●筋持久力：30〜50%1RM，最低 1 セット（25〜35 回）を 2〜3 回/週 ●弾性ゴムバンド，フリーウェイトを用いて最初は楽に上げることができる程度の負荷で行う ●少ない負荷から開始して徐々に強くしていき，適切な強度を決定する（適定法） ●移動に大きい関与する下肢筋群，上肢 ADL と関連が大きい上肢筋群，ADL 上息切れをきたす動作に近い運動を取り入れる ●4 週間は行う	●低強度の筋力トレーニングは安全で，効果もある ●重症な人には無負荷で運動を開始する	●1 RM の 50〜85%の範囲の強度 ●6〜12 回の繰り返し ●2〜4 セット	●手や足にウェイトを付ける ●フリーウェイト ●サーキットレジスタンストレーニング ●高強度と低強度のどちらがよいかは不明
備考	●継続を意識させるために，運動器具にとらわれない	●最大運動は改善しないが，筋力や歩行の持久力を改善する	●持久力トレーニングと筋力トレーニングのコンビネーションが重要	●ステロイド治療をしている患者は，筋の断裂や安全性への配慮がきわめて重要

表 7 筋力（レジスタンス）トレーニングの注意事項 (文献 38)より引用)

- 少なくとも 10 分程度の準備運動を行うこと
- 小さい筋群の前に大きな筋群をエクササイズする
- 過剰な血圧上昇をまねく可能性があるためグリップは軽く握ること
- 2 秒で重りを持ち上げ，4 秒で重りをゆっくり下すこと
- 肘や膝は完全に伸ばさず，少し余裕をもたせる
- 正しいフォームで運動すること
- 力をいれている間は息を吐くか，自然に呼吸をする
- 反復の間には必ず休止期をおく
- 軽く 12～15 回上げられるようになった時，負荷を増やす
- 過剰な負担は避け，RPE（主観的運動強度）が 11～13 くらいになるようにする
- 心イベントの徴候，特にめまい，不整脈，いつもと違う息切れ，狭心症のような不快感が現れたらすぐに中止する

久力を必要とするもの，があげられている．筋力トレーニングの単独の効果や，筋力トレーニングが持久力に派生する間接効果については検証が進んでいないが，持久力トレーニングに加えて，筋力（レジスタンス）トレーニングは運動療法の重要なプログラムの一つとして認識されている (B，I)．

筋力トレーニングの運動処方については Storer[40]が詳細なまとめを行っているが，呼吸器疾患に対する最良の筋力トレーニングについては，いまだコンセンサスが得られていない．これまでに報告された論文を参照すると，筋力トレーニングの基本は，週に 2～3 回，1 回最大反復（RM：repetition maximum）の 50～85％の負荷で，8～10 回の繰り返しを 1～3 セットを行う．1 セットよりも 2 セット，3 セットのほうがより効果があるという[40]．3～4 週間で負荷量を見直し，下肢は 5～10％，上肢は 5～7％の負荷を増加させる．多くの報告で負荷設定に％1RM が用いられているが，1 RM は徐々に改善していくので，10～12 RM，または 6～8 RM を 1 セットとする方法も用いられている[40]．表 6 は，各団体のガイドラインの中から筋力トレーニングについて抜粋しまとめた (B，I，ア)[20,32,37,38]．

負荷の種類には，弾性ゴムチューブ，ウエイトマシン，ダンベルなどのフリーウエイト，自分自身の体重などがあげられる．負荷の種類は，施設ごとに利用できるものを使用していくことになるが，漸増させたり，患者のモチベーションを保つ工夫が必要である．また，ウエイトマシンの最低負荷は，ときに高度に筋力低下を示す患者に対しては高すぎる負荷であるため，そのような場合には，弾性ゴムチューブやダンベルなどの工夫を凝らす必要がある．各セットのインターバルには規定はないが，呼吸を調整しながら行うことで，安全性を確保できる．筋力トレーニング中の注意事項については，心疾患の筋力トレーニングと，さほど変わりはない（表 7)[41]．ただし，過剰な血圧上昇をまねく可能性があるためグリップを軽く握ったり，バルサルバ効果を避けるために力をいれている間は息を吐くか，自然に呼吸をする（特に，口すぼめ呼吸を用いて呼吸を整える）ことと，酸素飽和度計で動脈血酸素飽和度（SpO_2：percutaneous oxygen saturation）を 90％以上に保つことは重要である．

推奨 3：COPD に対する筋力トレーニングの運動処方は，週に 2～3 回，1 RM の 50～85％の負荷で，8～10 回の繰り返しを 1～3 セット行う (B，I，ア)．

Ⅲ．運動療法の効果，限界と EBM

1．運動療法の効果
1）持久力トレーニングの効果

1997 年に報告された米国胸部疾患医専門協会（ACCP：American College of Chest Physicians）と AACVPR の科学的根拠に基づく（evidence-based）共同ガイドライン[42]によると，下肢のトレーニングの有効性を証明する報告は多く，証拠の強さは A[※1]とされ，下肢トレーニングは運動耐容能を改善させるので呼吸リハビリテーションの一部として推奨されるとの勧告が出されている．この共同ガイドラインに採用された 12 編の下肢のトレーニングについてのランダム化比較試験（RCT：randomized controlled trial）は，平均対象数が 40 例，平均年齢は 60〜70 歳，FEV_1 は 0.8〜1.2 l，FEV_1% （percentage of FEV_1）は 33〜39％と，わが国の対象者に比べてやや若い傾向はあるものの呼吸機能の低下は同程度であるといえる．3 カ月間の階段昇降トレーニングで 12 分間歩行距離が 6％の増加[43]，6 週間の運動療法の結果，12 分間歩行距離が 33％の増加[44]，8 週間の歩行トレーニングで 6 分間歩行距離が 122 m 改善[45]，6 カ月間の週 3 回，1 回 20 分間の自転車運動で，自転車一定負荷の持続引導時間が 102％延長[46]，6 週間の階段昇降，トレッドミル歩行，自転車，教育などの複合したプログラムによって漸増トレッドミル歩行運動時間が 40％改善[47]，12 週間 24 セッションの自転車運動，上肢運動，呼吸筋運動で，漸増自転車運動の最大強度が 10％改善[48]，漸増トレッドミル歩行運動負荷テストの最大酸素摂取量が 9％，最大負荷量が 33％改善，持続的トレッドミル歩行運動が 85％持続時間の改善[49]，12 週間の 50〜75％心拍予備数（HRR：heart rate reserve）で 20 分間週 3 回の歩行運動療法で 12 分間歩行距離が改善[50]など，ほとんどの報告で運動耐容能関連指標が改善した．興味深いことに，COPD 患者の運動療法の効果にはトレーニングの特異性も認められ，歩行や階段昇降による運動療法で自転車エルゴメータの最大運動負荷や最大酸素摂取量は変化がないとの報告がある[43,45]．一方で，自転車運動では 12 分間歩行距離は改善しないとの報告もあった[46]．さらに，一つの研究は運動療法介入群では運動耐容能関連指標に有意な改善を認めなかったものの，コントロール群で認められた運動耐容能関連指標の低下を認めず，運動能力を維持する効果を認めていた．

推奨 4：COPD 患者の下肢持久力トレーニングにより運動耐容能の改善が，トレーニングの特異的に現れる（A，Ⅰ，ア）．

一方，上肢のトレーニングは証拠の強さを B[※2]とされ，さらなる効果の検証が望まれる．上肢の筋力と持久力のトレーニングにより上肢機能を高めるので，上肢の運動を呼吸リハビリテーションに含めるべきであるとされている．この共同ガイドラインに採用された 5 編の上肢トレーニングについての RCT[45,51〜54]によると，上肢トレーニングを行うと上肢の運動能力が特異的に改善することで共通している．その中でも，自転車エルゴメータを使用した上肢トレーニング（supported exercise）とダンベルなどを使用した上肢トレーニング（unsupported exercise）の比較の研究がある[54]．10 週間の運動療法で，unsupported exercise のほうが supported exercise よりも有意に運動持続時間や仕事量が改善し，効果が高いことが報告されている（B，Ⅱ）．実際には自転車エルゴメータを使用した上肢トレーニングのほうが標準化は容易であり，ダンベルなどを使用した上肢トレーニングが優れているとした論文も少ないことから，どのような

[※1] A：研究計画や実施要綱が整備された対照試験（無作為化の有無は問わない）から得た科学的証拠で，ガイドラインの勧告の根拠となる統計学的な有意差を示す．

[※2] B：研究あるいは対照群をおいた試験から得られた科学的証拠であるが，勧告の根拠としては一貫性が欠けている．

上肢トレーニングが最もよいかという結論には至らない．

推奨5：トレーニングには特異性がある以上，困難を感じる上肢ADLを改善するためには運動療法プログラムに上肢運動を取り入れることが必要であるが，トレーニングの方法（種類，強度，頻度，期間など）のさらなる検討が必要である（B，II，ア）．

ACCP/AACVPRの共同ガイドライン以外にもいくつかCOPD患者のリハビリテーションに関しては，メタアナリシスやシステマティックレビューが報告されている．1996年にLacasseら[55]は11編のRCTを用いてメタアナリシスを行い，運動療法によって自転車エルゴメータの最大仕事率（ワット）よりも6分間歩行距離の改善のほうが大きく，健康関連QOL（HRQOL：health-related quality of life）の改善も認められると報告している（A，I）．また，2002年にはオランダのSalmanら[56]が18編のRCTを用いて歩行テストの結果をメタアナリシスで検討しており，重症なCOPD患者は6カ月以上行った場合に歩行距離がコントロール群よりも高値を示すようになるが，中程度のCOPDの場合も短期間であっても運動療法によってコントロール群よりも歩行距離が高値を示すと報告している（A，I）．

筋内の酵素活性に着目した興味深い研究がある．Maltaisら[57]は，呼吸器疾患患者に30分間のサイクリング運動を週3回12週間行ったところ，運動筋でのミトコンドリア中のクエン酸（TCA：tri-carboxylic acid）サイクルの酵素であるクエン酸合成酵素〔クエン酸シンターゼ（CS：citrate synthase）〕や，有酸素系代謝に関係する酵素〔3-ヒドロキシアシル CoA，デヒドロゲナーゼ（NADH）〕の有意な改善を認めたと報告した（B，II）．この報告は，BelmanとKendregan[58]によって報告された6週間の運動療法を行った後にミトコンドリア性酵素活性度に影響を与えなかった（C，II）ことと矛盾するが，この差は運動強度の違いが原因と推察されている．運動療法の効果を検証する際には，運動療法の種類，強度，頻度，期間などを慎重に吟味して参考にする必要がある．

2）筋力トレーニングの効果

近年，COPD患者に対する筋力トレーニングについての科学的根拠をまとめたシステマティックレビューが報告された．O'Sheaら[59]が行ったシステマティックレビューによると，83の論文の中から最終的に13の論文を選出し，筋力トレーニングの効果について検討している．上肢のメタアナリシスを図7に，下肢のメタアナリシスを図8に示す．上肢の筋力トレーニングの効果は3つの研究からまとめられ治療効果（筋力の改善）が明らかに認められている（$\delta = 0.70$；95％CI，$0.28 \sim 1.11$；$Z=3.3$，$p<0.001$）．同様に，下肢のトレーニングは5つの研究から治療効果が認められている（$\delta = 0.90$；95％CI，$0.42 \sim 1.38$；$Z=3.65$，$p<0.001$）．また，効果サイズは小さいものの，筋力トレーニングで約8％の有意な横断面積の増加も認められている．同時に，筋力トレーニングが歩行距離に及ぼす影響をまとめているが，筋力トレーニングが歩行距離に及ぼす影響は小さく，トレーニングの特異性が指摘されている（A，I）．

COPD患者に対する筋力トレーニングと持久力トレーニングを比較した研究もある．Spruitら[60]は，筋力トレーニング群と持久力トレーニング群とで比較し，両群ともに運動耐容能やHRQOLに同様の改善効果を認めたと報告している（C，II）．一方で，Madorら[61]は通常の持久力トレーニング群と持久力トレーニングに筋力トレーニングを追加した群で比較し，両群ともに筋力の改善は認められたが，HRQOLや大腿四頭筋の疲労しやすさ，6分間歩行距離には差を認めなかったとし，筋力トレーニングの付加的効果を否定している（C，II）．

推奨6：筋力トレーニングにより筋力は改善する（A，I）．しかし，筋力トレーニングにも

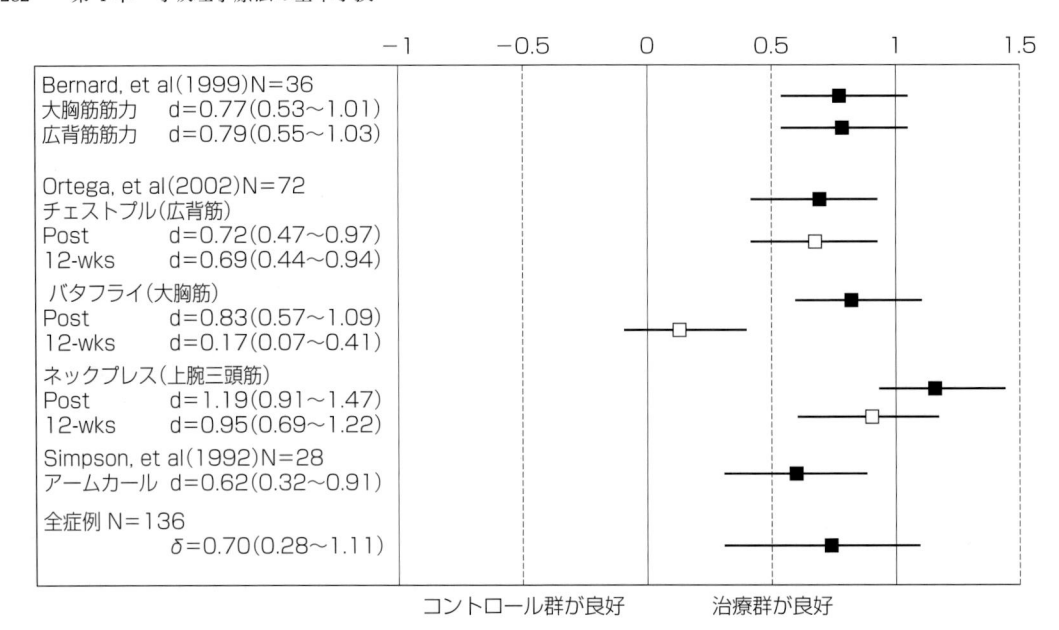

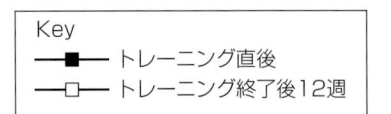

図7 上肢筋力トレーニングの効果

Bernard, et al(1999) N=36
　大胸筋筋力　　d=0.77(0.53～1.01)
　広背筋筋力　　d=0.79(0.55～1.03)

Ortega, et al(2002) N=72
　チェストプル(広背筋)
　Post　　　　　d=0.72(0.47～0.97)
　12-wks　　　　d=0.69(0.44～0.94)
　バタフライ(大胸筋)
　Post　　　　　d=0.83(0.57～1.09)
　12-wks　　　　d=0.17(0.07～0.41)
　ネックプレス(上腕三頭筋)
　Post　　　　　d=1.19(0.91～1.47)
　12-wks　　　　d=0.95(0.69～1.22)

Simpson, et al(1992) N=28
　アームカール　d=0.62(0.32～0.91)

全症例 N=136
　　　　　　　　δ=0.70(0.28～1.11)

コントロール群が良好　　治療群が良好

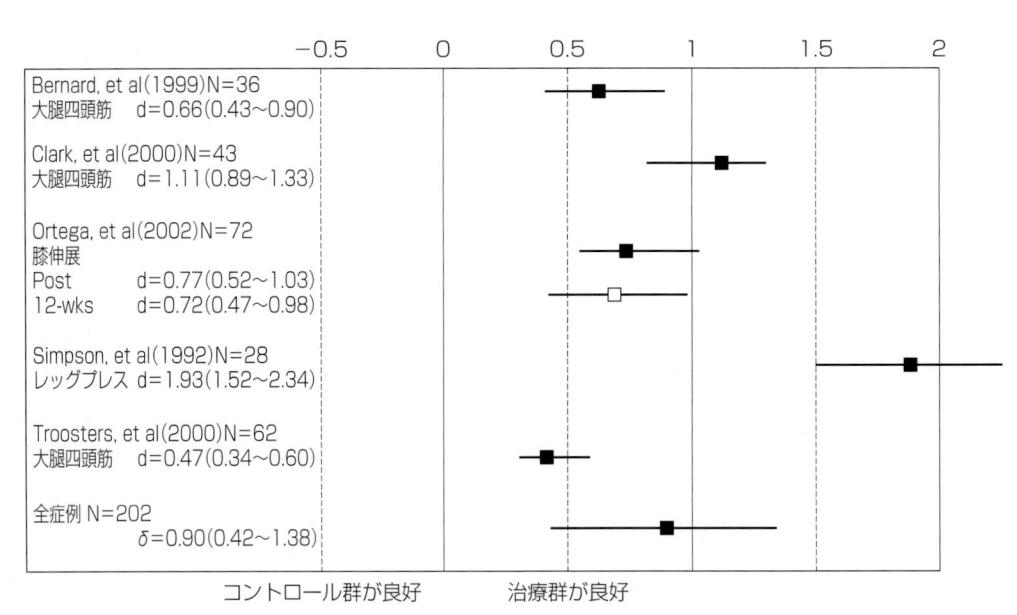

Key
　■　トレーニング直後
　□　トレーニング終了後12週

図8 下肢筋力トレーニングの効果

Bernard, et al(1999) N=36
　大腿四頭筋　　d=0.66(0.43～0.90)

Clark, et al(2000) N=43
　大腿四頭筋　　d=1.11(0.89～1.33)

Ortega, et al(2002) N=72
　膝伸展
　Post　　　　　d=0.77(0.52～1.03)
　12-wks　　　　d=0.72(0.47～0.98)

Simpson, et al(1992) N=28
　レッグプレス　d=1.93(1.52～2.34)

Troosters, et al(2000) N=62
　大腿四頭筋　　d=0.47(0.34～0.60)

全症例 N=202
　　　　　　　　δ=0.90(0.42～1.38)

コントロール群が良好　　治療群が良好

特異性があり，筋力トレーニングによる運動耐容能改善への効果は，さらなる検討が必要である(B，I，ア)．

3）その他の運動療法の効果

運動療法は中程度から高度のいずれのCOPD患者においても，運動耐容能ばかりでなく，息

表 8 ACCP/AACVPR の合同臨床実践ガイドラインの推奨と推奨レベル（文献 64）より引用）

推奨内容	推奨レベル
1．歩行による運動トレーニングプログラムは，COPD 患者の呼吸リハビリテーションの要素として推奨される	1A
2．呼吸リハビリテーションは COPD 患者の息切れ症状を改善する	1A
3．呼吸リハビリテーションは COPD 患者の健康関連 QOL を改善する	1A
4．呼吸リハビリテーションは COPD 患者の入院期間やヘルスケア利用を減少させる	2B
5．COPD 患者の呼吸リハビリテーションは費用効果が高い	2C
6．COPD 患者の呼吸リハビリテーションが生存率を伸ばすという十分な根拠はない	提示なし
7．包括的呼吸リハビリテーションは COPD 患者に対し心理的効果がある	2B
8．6〜12 週間の呼吸リハビリテーションの効果は 12〜18 カ月で減少していく	1A
健康関連 QOL の効果は 12〜18 カ月維持される	1C
9．12 週間の長い呼吸リハビリテーションのプログラムは，短いプログラムよりも効果がある	1C
10．呼吸リハビリテーションに続く維持目的の総合的ストラテジーは，長期のアウトカムに中程度の影響がある	2C
11．COPD 患者に対する高強度の下肢運動療法は，低強度の運動療法よりも高い生理的効果がある	1B
12．COPD 患者に対する低高度，高強度双方の運動療法は，臨床的効果がある	1A
13．呼吸リハビリテーションプログラムに筋力強化トレーニングを追加することは，筋力や筋量を改善する	1A
14．COPD 患者に対する継続的なアナボリックステロイドの投与は，最近の科学的根拠に支持されていない	2C
15．上肢の非支持持久力トレーニングは COPD 患者に対して効果的で，呼吸リハビリテーションのプログラムに含めるべきである	1A
16．呼吸リハビリテーションの必須の要素としての吸気筋トレーニングの導入は，科学的根拠として支持されていない	1B
17．自己管理，予防，治療についての教育は，呼吸リハビリテーションになくてはならない要素である	1B
18．単一の治療要素として心理的な介入の効果はわずかな根拠しかない	2C
19．専門家の意見として，COPD 患者のリハビリテーションに心理的介入を含めるべきである	提示なし
20．運動誘発性低酸素血症を示す患者に対して，運動療法中には酸素投与をすべきである	1C
21．運動誘発性低酸素血症を示さない患者に対して，運動療法中に酸素投与をすることは運動耐容能を改善する	2C
22．重症 COPD 患者に対して，非侵襲的陽圧換気は運動能力を中程度改善する	2B
23．COPD 患者に対するリハビリテーションにおいて，継続的な栄養補給をすることに対して十分な科学的根拠がない	提示なし
24．呼吸リハビリテーションは，COPD 以外の呼吸器疾患患者にも効果的である	1B
25．最近の臨床実践や専門家の意見として，COPD 以外の慢性呼吸器疾患患者の呼吸リハビリテーションは，COPD や COPD 以外の患者に対する共通の治療に加えて，個々の病気や患者に応じて治療戦略を修正すべきである	提示なし

切れの症状や疲労を改善する[62]．呼吸リハビリテーションによる臨床的に意味のある改善とは，6 分間歩行距離で 54 m，慢性呼吸器疾患質問表（CRQ：chronic respiratory questionnaire）の呼吸困難で 0.5 点，CRQ の Mastery で 0.5 点，St. George's respiratory questionnaire（SGRQ）の

HRQOLで4点とされている.

2006年11月に最新のGOLDガイドラインが示された[63]. これによると，呼吸リハビリテーションの効果は，運動耐容能の改善（エビデンスA），呼吸困難の減少（エビデンスA），HRQOLの改善（エビデンスA），入院回数と在院日数の短縮（エビデンスA），COPDに関連した不安や抑うつ（エビデンスA），上肢の筋力トレーニング，持久力トレーニングは腕の機能を改善する（エビデンスB），トレーニングの効果の持続（エビデンスB），生存率の改善（エビデンスB），通常の運動療法と同時に行う呼吸筋トレーニングは効果的（エビデンスC），心理療法は効果がある（エビデンスC）とまとめられている.

推奨7：運動療法により，呼吸困難は減少し，HRQOLは改善し，入院回数と在院日数は短縮し，COPDに関連した不安や抑うつは改善する（A，I，ア）．

2．運動療法の限界

このようにCOPD患者に対するリハビリテーションの効果については，非常に多くのエビデンスやガイドラインが報告されているものの，運動療法単独の効果についてはいまだ限定的であるし，COPD以外の呼吸器疾患，例えば気管支喘息，結核後遺症，その他の拘束性換気障害などの研究結果は十分ではない．そのため，これらガイドラインの結果を，そのまま非COPD患者に応用できるかどうかは，今後のさらなる研究をもって結論づける必要がある．

また，なぜ運動療法で運動耐容能が改善するのか，生理的効果と心理的効果の分離が難しい．さらに，年齢，性別，人種，病態などに対応した最適な運動療法の処方についても，今後の研究が待たれるところである．

3．運動療法のEBMのまとめ

臨床医学は日々進歩し，エビデンスが蓄積されている．この原稿を執筆中にも，ACCP/AACVPRから新たしいガイドラインが発表された（表8）[64]．このガイドラインによれば，気管支喘息や気管支炎，嚢胞性肺繊維症，間質性肺疾患，肺高血圧症，肥満，肺がんなどのCOPD以外の肺疾患に対する運動療法のエビデンスも出そろってきている．また，リハビリテーションの長期効果や生命予後に及ぼす影響についてもエビデンスが蓄積されている．さらに，非支持上肢の運動の推奨レベルが向上し，低酸素血症や非侵襲的陽圧換気についても記述も加わった．しかし，このような欧米のガイドラインに採用される日本からのデータは皆無である．日々進歩する臨床医学の中で，運動療法に限定したエビデンスの蓄積については，日本の理学療法士からの質の高いデータも期待されている．

文　献

1) Pathophysiology of Disorders limiting exercise. Wasserman K, et al (eds)：Principles of Exercise Testing and Interpretation. Lea & Febiger, Philadelphia, 1999, pp95-114
2) Maltais F, Simard AA, Simard C, et al：Oxidative capacity of the skeletal muscle and lactic acid kinetics during exercise in normal subjects and in patients with COPD. *Am J Respir Crit Care Med* **153**：288-293, 1996
3) Gosselink R, Troosters T, Decramer M：Peripheral muscle weakness contributes to exercise limitation in COPD. *Am J Respir Crit Care Med* **153**：976-980, 1996
4) 高橋哲也：呼吸器疾患の筋力低下の評価と治療．奈良　勲，岡西哲夫（編）：筋力．医歯薬出版，2004, pp260-273
5) Casaburi R：Skeletal muscle dysfunction in chronic obstructive pulmonary disease. *Med Sci Sports Exerc* **33**：S662-S670, 2001
6) Skeletal muscle dysfunction in chronic obstructive pulmonary disease. A statement of the American Thoracic Society and European Respiratory Society. *Am J Respir Crit Care Med* **159**：S1-40, 1999
7) Wuyam B, Payen JF, Levy P, et al：Metabolism and aerobic capacity of skeletal muscle in chronic respiratory failure related to chronic obstructive pulmonary disease. *Eur Respir J* **5**：157-162, 1992
8) Jakobsson P, Jorfeldt L, Brundin A, et al：

Skeletal muscle metabolites and fibre types in patients with advanced chronic obstructive pulmonary disease (COPD), with and without chronic respiratory failure. *Eur Respir J* **3**：192-196, 1990

9) Hildebrand IL, Sylvén C, Esbjörnsson M, et al：Does chronic hypoxaemia induce transformation of fibre types? *Acta Physiol Scand* **141**：435-439, 1991

10) Whittom F, Jobin J, Simard PM, et al：Histochemical and morphological characteristics of the vastus lateralis muscle in patients with chronic obstructive pulmonary disease. *Med Sci Sports Exerc* **30**：1467-1474, 1998

11) Simard C, Maltais F, Leblanc P, et al：Mitochondrial and capillarity changes in vastus lateralis muscle of COPD patients：electron microscopy study. *Med Sci Sports Exerc* **28**：S95, 1996

12) Simon M, LeBlanc P, Jobin J, et al：Limitation of lower limb VO (2) during cycling exercise in COPD patients. *J Appl Physiol* **90**：1013-1019, 2001

13) Jakobsson P, Jorfeldt L, Henriksson J：Metabolic enzyme activity in the quadriceps femoris muscle in patients with severe chronic obstructive pulmonary disease. *Am J Respir Crit Care Med* **151**：374-377, 1995

14) Decramer M, Lacquet LM, Fagard R, et al：Corticosteroids contribute to muscle weakness in chronic airflow obstruction. *Am J Respir Crit Care Med* **150**：11-16, 1994

15) Decramer M, de Bock V, Dom R：Functional and histologic picture of steroid-induced myopathy in chronic obstructive pulmonary disease. *Am J Respir Crit Care Med* **153**：1958-1964, 1996

16) Somfay A, Pórszász J, Lee SM, et al：Effect of hyperoxia on gas exchange and lactate kinetics following exercise onset in nonhypoxemic COPD patients. *Chest* **121**：393-400, 2002

17) Kelsen SG, Ference M, Kapoor S：Effects of prolonged undernutrition on structure and function of the diaphragm. *J Appl Physiol* **58**：1354-1359, 1985

18) Fiaccadori E, Coffrini E, Ronda N, et al：Hypophosphatemia in course of chronic obstructive pulmonary disease. Prevalence, mechanisms, and relationships with skeletal muscle phosphorus content. *Chest* **97**：857-868, 1990

19) Rabinovich RA, Ardite E, Troosters T, et al：Reduced muscle redox capacity after endurance training in patients with chronic obstructive pulmonary disease. *Am J Respir Crit Care Med* **164**：1114-1118, 2001

20) ATS/ERS Pulmonary Rehabilitation Writing Committee. American Thoracic Society/European Respiratory Society statement on pulmonary rehabilitation. *Am J Respir Crit Care Med* **173**：1390-1413, 2006

21) Wasserman K, Hanssen JE, Sue OY, et al：Chapter 2, Physiology of exercise. Wasserman K, et al（eds）：Principles of Exercise Testing and Interpretation. Lea & Febiger, Philadelphia, 1999, pp10-61

22) O'Donnell DE, Revill SM, Webb KA：Dynamic hyperinflation and exercise intolerance in chronic obstructive pulmonary disease. *Am J Respir Crit Care Med* **164**：770-777, 2001

23) O'Donnell DE, Bertley JC, Chau LK, et al：Qualitative aspects of exertional breathlessness in chronic airflow limitation：pathophysiologic mechanisms. *Am J Respir Crit Care Med* **155**：109-115, 1997

24) O'Donnell DE：Ventilatory limitations in chronic obstructive pulmonary disease. *Med Sci Sports Exerc* **33**：S647-S655, 2001

25) 谷口興一（監訳）：運動負荷テストの原理とその評価法―心肺運動負荷テストの基礎と臨床．南江堂，1999, p75

26) Barbera JA, Roca J, Ramirez J, et al：Gas exchange during exercise in mild chronic obstructive pulmonary disease. Correlation with lung structure. *Am Rev Respir Dis* **144**：520-525, 1991

27) Voelkel NF, Tuder RM：Hypoxia-induced pulmonary vascular remodeling：a model for what human disease? *J Clin Invest* **106**：733-738, 2000

28) Santos S, Peinado VI, Ramírez J, et al：Characterization of pulmonary vascular remodelling in smokers and patients with mild COPD. *Eur Respir J* **19**：632-638, 2002

29) MacNee W：Pathophysiology of cor pulmonale in chronic obstructive pulmonary disease. Part One. *Am J Respir Crit Care Med* **150**：833-852, 1994

30) Tobin MJ：Respiratory muscles in disease. *Clin Chest Med* **9**：263-286, 1988

31) Polkey MI, Kyroussis D, Hamnegard CH, et al：Diaphragm strength in chronic obstructive pulmonary disease. *Am J Respir Crit Care Med* **154**：1310-1317, 1996

32) 日本呼吸器学会，日本呼吸管理学会，日本理学療法士協会（編）：呼吸リハビリテーションマニュアル―運動療法．照林社，2003, p12

33) 藤本繁夫，吉川貴仁，立石善隆：慢性閉塞性肺疾患の運動生理―筋内酸素動態を含めて．日本臨床生理学会雑誌 **36**：75-81，2006

34) Cooper CB：Determining the role of exercise in patients with chronic pulmonary disease. *Med Sci Sports Exerc* **27**：147-157, 1995
35) Cooper CB：Exercise in chronic pulmonary disease：limitations and rehabilitation. *Med Sci Sports Exerc* **33**：S643-S646, 2001
36) 日本呼吸管理学会，日本呼吸器学会（編）：呼吸リハビリテーションに関するステートメント．日本呼吸器学会誌 **40**：536-544, 2002
37) American Association of Cardiovascular and Pulmonary Rehabilitation. Guidelines for Pulmonary Rehabilitation Programs, 3rd ed. Human Kinetics, Champaign, IL, 2004
38) British Thoracic Society Standards of Care Subcommittee on Pulmonary Rehabilitation：Pulmonary rehabilitation. *Thorax* **56**：827-834, 2000
39) Casaburi R, Patessio A, Ioli F, et al：Reductions in exercise lactic acidosis and ventilation as a result of exercise training in patients with obstructive lung disease. *Am Rev Respir Dis* **143**：9-18, 1991
40) Storer TW：Exercise in chronic pulmonary disease：resistance exercise prescription. *Med Sci Sports Exerc* **33**：S680-S692, 2001
41) 高橋哲也：運動療法．包括的心臓リハビリテーションの実際．中外出版（印刷中）
42) Pulmonary rehabilitation：joint ACCP/AACVPR evidence-based guidelines. ACCP/AACVPR Pulmonary Rehabilitation Guidelines Panel. American College of Chest Physicians. American Association of Cardiovascular and Pulmonary Rehabilitation. *Chest* **112**：1363-1396, 1997
43) McGavin CR, Gupta SP, Lloyd EL, et al：Physical rehabilitation for the chronic bronchitic：results of a controlled trial of exercises in the home. *Thorax* **32**：307-311, 1977
44) Cockcroft AE, Saunders MJ, Berry G：Randomised controlled trial of rehabilitation in chronic respiratory disability. *Thorax* **36**：200-203, 1981
45) Lake FR, Henderson K, Briffa T, et al：Upper-limb and lower-limb exercise training in patients with chronic airflow obstruction. *Chest* **97**：1077-1082, 1990
46) Weiner P, Azgad Y, Ganam R：Inspiratory muscle training combined with general exercise reconditioning in patients with COPD. *Chest* **102**：1351-1356, 1992
47) Reardon J, Awad E, Normandin E, et al：The effect of comprehensive outpatient pulmonary rehabilitation on dyspnea. *Chest* **105**：1046-1052, 1994
48) Wijkstra PJ, Van Altena R, Kraan J, et al：Quality of life in patients with chronic obstructive pulmonary disease improves after rehabilitation at home. *Eur Respir J* **7**：269-273, 1994
49) Ries AL, Kaplan RM, Limberg TM, et al：Effects of pulmonary rehabilitation on physiologic and psychosocial outcomes in patients with chronic obstructive pulmonary disease. *Ann Intern Med* **122**：823-832, 1995
50) Berry MJ, Adair NE, Sevensky KS, et al：Inspiratory muscle training and whole-body reconditioning in chronic obstructive pulmonary disease. *Am J Respir Crit Care Med* **153**：1812-1816, 1996
51) Belman MJ, Kendregan BA：Exercise training fails to increase skeletal muscle enzymes in patients with chronic obstructive pulmonary disease. *Am Rev Respir Dis* **123**：256-261, 1981
52) O'Hara WJ, et al：Weight training and backpacking in COPD. *Respir Care* **29**：1202-1210, 1984
53) Ries AL, Ellis B, Hawkins RW：Upper extremity exercise training in chronic obstructive pulmonary disease. *Chest* **93**：688-692, 1988
54) Martinez FJ, Vogel PD, Dupont DN, et al：Supported arm exercise vs unsupported arm exercise in the rehabilitation of patients with severe chronic airflow obstruction. *Chest* **103**：1397-1402, 1993
55) Lacasse Y, Wong E, Guyatt GH, et al：Meta-analysis of respiratory rehabilitation in chronic obstructive pulmonary disease. *Lancet* **348**：1115-1119, 1996
56) Salman GF, Mosier MC, Beasley BW, et al：Rehabilitation for patients with chronic obstructive pulmonary disease：meta-analysis of randomized controlled trials. *J Gen Intern Med* **18**：213-221, 2003
57) Maltais F, LeBlanc P, Simard C, et al：Skeletal muscle adaptation to endurance training in patients with chronic obstructive pulmonary disease. *Am J Respir Crit Care Med* **154**：442-447, 1996
58) Belman MJ, Kendregan BA：Exercise training fails to increase skeletal muscle enzymes in patients with chronic obstructive pulmonary disease. *Am Rev of Respir Dis* **123**：256-261, 1981
59) O'Shea SD, Taylor NF, Paratz J：Peripheral muscle strength training in COPD, a systematic review. *Chest* **126**：903-914, 2004
60) Spruit MA, Gosselink R, Troosters T, et al：Resistance versus endurance training in patients with COPD and peripheral muscle

weakness. *Eur Respir J* **19**:1072-1078, 2002
61) Mador MJ, Bozkanat E, Aggarwal A, et al: Endurance and strength training in patients with COPD. *Chest* **125**:2036-2045, 2004
62) Berry MJ, Rejeski WJ, Adair NE, et al: Exercise rehabilitation and chronic obstructive pulmonary disease stage. *Am J Respir Crit Care Med* **160**:1248-1253, 1999
63) Global Initiative for Chronic Obstructive Lung Disease. Global Strategy for the Diagnosis, Management, and Prevention of Chronic Obstructive Pulmonary Disease (2006). GOLD Website, www.goldcopd.org.
64) Ries AL, Bauldoff GS, Carlin BW, et al: Pulmonary Rehabilitation: Joint ACCP/AACVPR Evidence-Based Clinical Practice Guidelines. *Chest* **131** (5 Suppl):4S-42S, 2007

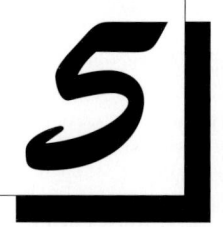

5 呼吸理学療法に必要な呼吸ケアの基本手技—酸素療法，加湿療法，吸入療法，気道の管理と吸引

南雲秀子*

◆Key Questions◆
1. 酸素療法の方法，適応，禁忌
2. 加湿療法の方法，適応，禁忌
3. 吸入療法の方法，適応，禁忌
4. 気道の管理と吸引の方法，適応，禁忌
5. 酸素療法，加湿療法，吸入療法，気道の管理と吸引の EBM

I．酸素療法の方法，適応，禁忌

組織が必要とする酸素が不十分な状態にある時，なんらかの方法によって組織への酸素供給を改善させることが必要になる．「酸素療法」を広い意味で捉えれば人工呼吸器や人工心肺，さらに高気圧酸素療法なども酸素療法の一環となるが，ここでは自発呼吸が確立されている患者にマスクなどの器具を用いて行う単純な酸素投与療法について述べたい．

1．方　法

酸素吸入の方法は，吸入器具（マスクなど）を通じて供給される酸素ガスの1分間あたりの流量（＝流速）と，患者が息を吸う際の1分間あたりの流量（＝流速）との関係によって大まかに分類し，酸素のほうが遅いものを低流量法，速いものを高流量法と呼ぶ．

低流量法の利点としては，器具が単純で取り扱いが容易であることがあげられるが，逆に欠点としては，吸入酸素濃度（F_IO_2：fraction of inspired oxygen）が設定できない，患者の呼吸パターンの変化により同じ流量でも F_IO_2 が変動する，加湿の効率が悪い，などがあげられる．

高流量法では，適切な設定により安定した F_IO_2 の投与が可能であること，器具によっては効率のよい加湿が可能であることなどの利点があるが，取り扱いがやや複雑なため不適切な設定では適正な酸素投与ができない，通常の使用法では高濃度の酸素投与ができないなどといった欠点もある．

1）低流量法

代表的な酸素投与器具は，酸素カニューラ，単純酸素マスク，非再呼吸式（またはリザーバーバッグ付き）酸素マスクなどである．低流量法の酸素投与器具では，器具内に流入させる（マスク内への）供給酸素濃度（F_DO_2：fraction of derivered oxygen）は常に100％で，患者は吸気の際にその酸素を室内気ととも吸い込むことで薄められ，F_IO_2 が得られる．

a．酸素カニューラ（図1）

酸素カニューラは2つの噴出口のついた細い酸素チューブで，それを患者の両方の鼻腔に当てて患者の鼻腔内に酸素を投与する．鼻腔が酸素の貯留場所（リザーバー）として働くことにより，少ない流量の酸素を効率よく吸入させることをねらった器具である．1回の吸気ごとに，患者は鼻腔に貯留した濃い濃度の酸素と同時に，

---
* Hideko NAGUMO／湘南厚木病院呼吸療法部

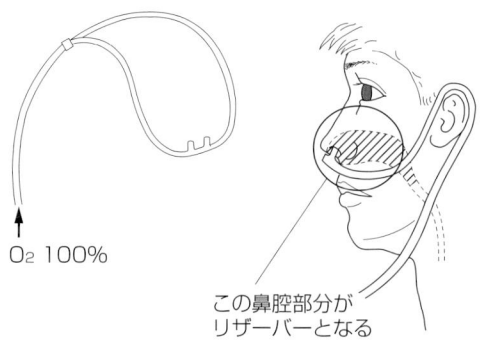

図 1　酸素カニューラ

表 1　低流量装置の流量と期待される F_IO_2

	流量	F_DO_2	F_IO_2	
酸素カニューラ	1 l/分	1.0	0.24	（あくまでも目安である）
	2 l/分	1.0	0.28	
	3 l/分	1.0	0.32	
	4 l/分	1.0	0.36	
	5 l/分	1.0	0.40	
	6 l/分	1.0	0.44	
単純酸素マスク	6 l/分	1.0	0.40	あくまでも目安である
	8 l/分	1.0	0.50	
	10 l/分	1.0	0.60	
非再呼吸式マスク	8 l/分	1.0	0.60	正しい装着法での目安（マスクが顔面に密着し，リザーバーバッグが吸気のたびに1/2〜2/3程度つぶれる状態）
	10 l/分	1.0	0.70	
	12 l/分	1.0	0.80	
	それ以上	1.0	0.90	

多量の室内気を吸い込んで混合されるため，実際に患者が呼吸する酸素の濃度（F_IO_2）は，そのたびに薄められて得られたものになる．カニューラに流す酸素は最高 6 l/分までで，1 l 増えるごとに約 4％吸入酸素濃度を上げるといわれている（表 1）．

6 l/分でも患者の低酸素が改善されない場合には，酸素カニューラによる酸素投与は不適切と評価し，単純酸素マスクで 5〜6 l/分の酸素投与に変更後，酸素化の程度をみながら再評価する．

酸素カニューラによる酸素投与では混合する室内気の割合が高いため，乾燥した酸素ガス（配管やボンベから出てくる酸素は湿度 0％）を加湿する必要性は低く，3 l/分以下の流量では加湿装置は不要である（B，I）．ただし，患者が不快感を訴える場合には加湿装置を使用する．それ以上の流量を流す場合には，鼻腔の乾燥による合併症（鼻出血など）を防ぐために，加湿装置を使用するべきである．

b．単純酸素マスク（図 2）

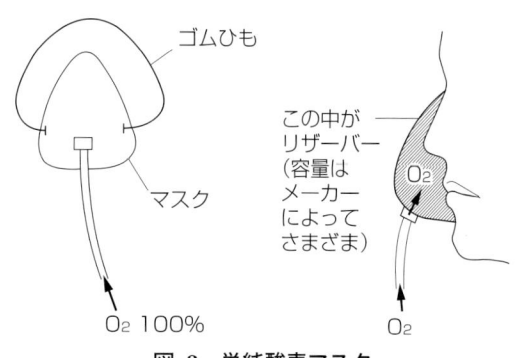

単純酸素マスクは顔の上に当てたプラスチック製のマスク内を酸素の貯留場所（リザーバー）として働かせる器具である．酸素カニューラと比較するとリザーバーの容量が大きいため，より高濃度の酸素を投与できるが，一呼吸ごとにマスク内の酸素とマスクの周りから吸い込まれた室内気が混合される点ではカニューラと同じである．欠点として，患者の呼気がマスク内に

図 2　単純酸素マスク

残ってしまうような状態（酸素流量の少ない状態）で使用すると，患者は自らの呼気を再呼吸することになり動脈血二酸化炭素分圧（$PaCO_2$：arterial carbon dioxide pressure）の上昇を招くおそれがある．マスク内への呼気貯留を防ぐには酸素流量は最低でも 5 l/分または 6 l/分を維持する必要がある．

単純酸素マスクは，酸素流量 5〜10 l/分程度で使用する．F_DO_2 は常に 100％で，F_IO_2 はおよそ 40〜60％程度といわれている．5〜6 l/分の酸素流量で酸素化が維持できる患者であれば，マスクから酸素カニューラへの変更が可能と考え

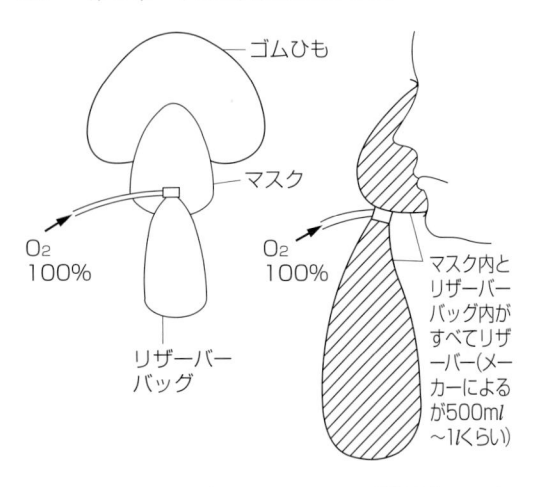

図3 非再呼吸式（リザーバーバッグ付き）マスク

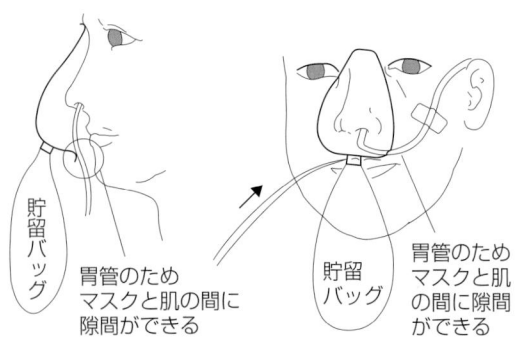

図4 リザーバーバッグ付きマスク

る．また，単純酸素マスク10 l/分の酸素投与で患者の低酸素が改善しない場合には，それ以上に流量を上げるよりも次に述べる非再呼吸式（リザーバーバッグ付き）マスクに変更するほうが効率的である．単純酸素マスクは酸素流量が多いため，酸素供給源には基本的に加湿装置を使用する（B）．

c．非再呼吸式（リザーバーバッグ付き）マスク（図3）

単純酸素マスクの酸素流入部に，酸素の貯留場所としてのバッグを追加したものが「リザーバーマスク」で，そのバッグとマスクの間およびマスクと外気の間に一方弁を追加したものが非再呼吸式マスクである．完全な非再呼吸式マスクは，ほぼ100％に近い高濃度の酸素投与が可能であるが，酸素の供給源が絶たれた際には患者を窒息させる危険があるため，一般的に使用されるのはマスクと外気の間に一部開口部を残した「部分的非再呼吸マスク」と呼ばれるものである．これらのマスクは，特に高濃度の酸素吸入が必要な場合に使用される．リザーバーの部分に，ほぼ100％の酸素を蓄え，患者の吸気ごとに，室内気ではなくこのリザーバー内の酸素を吸気させることで高いF_IO_2を得ることを可能にしている．

使用上の注意として重要なのは，マスクが顔面にフィットし，呼吸ごとにリザーバーバッグが半分程度へこむような動きをしている状態でなければ有効に作用していないということである．マスクと顔面の間に隙間があると，そこから室内気を吸い込んでしまうため，リザーバーバッグ内の酸素が有効に活用できず，F_IO_2が低くなる．よくみかけるのは，鼻から挿入された胃管のためにマスクが浮き上がってしまう例である（図4）．胃管が除去できなければ，粘着テープなどでマスクと顔面の隙間を埋めることでより高い酸素濃度が確保できる．また，酸素流量にも注意が必要である．非再呼吸式（リザーバーバッグ付き）マスクを使用する場合，吸気のたびにバッグが1/3～2/3程度つぶれるくらいが効率的な流量といえる．酸素流量が不足していると1回の呼吸ごとにバッグが完全につぶれてしまい，室内気を吸気してF_IO_2が下がることになる．酸素流量は8～15 l/分程度が標準である．流量が多いため加湿装置を使用する（B）．

非再呼吸式（リザーバーバッグ付き）マスクにより，酸素流量8 l/分で患者の酸素化が維持できるようであれば，単純酸素マスク10 l/分へ変更できる可能性がある．逆に，非再呼吸式（リザーバーバッグ付き）マスクで酸素を15 l/分使用し，マスクのフィッティングがよく，バッグのつぶれ具合もよい状態であれば，マスクで投与できる最高のF_IO_2（90％以上）が投与できると考えられる．この状態で患者の低酸素が改

善されなければマスクによる酸素投与は限界と考え，人工呼吸を検討する．

2）高流量法

高流量法の酸素投与器具は，ベルヌーイの定理を応用して高圧の酸素に室内気を一定の割合で混合し，患者の口元に患者が吸気するスピードと同じか，それ以上の高流量で提供することで，患者に長時間一定したF_IO_2を与えられるようにする．器具は大きく分けて2種類ある．一つは，恒圧式流量計（フローメーター）の直近に酸素を一定の濃度に薄める器具（ブレンダー）と大容量のネブライザーを一緒に設置し，蒸留水の霧入り酸素ガスを多量に提供できるタイプ（図5a），もう一つは加湿をしていない酸素ガスを細いチューブで患者の近くまで運び，マスクの近くにブレンダーを設置して酸素を薄めるタイプ（図5b）である．

高流量法の酸素投与器具でもF_DO_2とF_IO_2の違いをしっかり押さえる必要がある．低流量法の器具と違って高流量法の器具ではF_DO_2は確実にセットすることができるが，セットしたF_DO_2がF_IO_2と同じになるためには，患者が息を吸うスピードよりもマスクに供給される薄められた酸素ガスのスピードが速くなくてはならない．安静呼吸時の吸気流量は30〜40l/分程度だが，酸素投与の必要な状態の患者では一回換気量が増大していたり，呼吸回数が多くなっていたりするため，高流量法での酸素投与には40〜60l/分の酸素流量を設定する．

酸素の希釈割合を**表2**に示した．通常，酸素ボンベや中央配管からの酸素ガスは酸素流量計から酸素マスクへ供給される．酸素流量計から得られる最大流量は12〜15l/分であるため，ブレンダーからのF_DO_2で40l/分の酸素を供給できるのは最大でも50％までであることがわかる．つまり，F_DO_2とF_IO_2を一致させることができるのは酸素濃度が最大50％の設定までである．これ以上の高濃度でブレンダーをセットした時には，F_DO_2は設定した濃度になるが，患者の口元

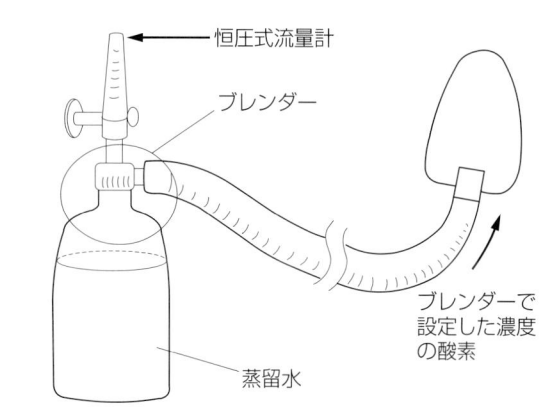

a．F_DO_2はブレンダーで設定したとおり＋霧状の蒸留水による加湿

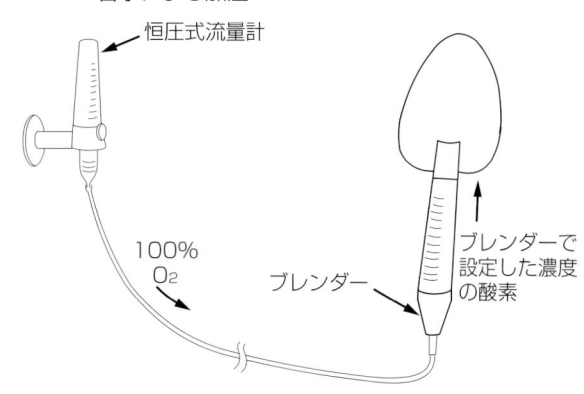

b．F_DO_2はブレンダーで設定したとおり＋加湿なし（ただし，ブレンダーから吸い込まれた室内気の絶対湿度が残る）

図5　高流量法の酸素マスク

で室内気と混合されるため，F_IO_2は低くなる．これは，50％以下の濃度で設定したブレンダーに，不適切に少ない流量の酸素を流しても同様である．

高流量法の投与器具には，低濃度のセットと高濃度のセットがある．それぞれのセットから提供できるF_DO_2は低濃度セットが24〜40％程度，高濃度セットが30〜98％程度である．60％以上の高濃度もF_DO_2として設定することが可能だが，F_IO_2としてはそれだけの高濃度は決して得られないことを認識して使用する必要がある．

a．酸素希釈装置＋大容量ネブライザーの組み合わせ

インスピロン®とアクアパック®のシステムは，

表 2　高流量法使用時の酸素希釈割合と必要流量

希釈した酸素濃度	酸素：空気	その濃度の酸素を40 l/分得るための酸素流量	その濃度の酸素を60 l/分得るための酸素流量
0.24	1：25.3	1.58 l/分	2.28 l/分
0.28	1：10.3	3.53 l/分	5.31 l/分
0.3	1：7.78	4.56 l/分	6.83 l/分
0.35	1：4.64	7.09 l/分	10.64 l/分
0.4	1：3.16	9.62 l/分	14.42 l/分
0.5	1：1.72	14.70 l/分	22.05 l/分
0.6	1：1.03	19.70 l/分	29.56 l/分
0.7	1：0.61	24.84 l/分	37.27 l/分
0.8	1：0.34	29.85 l/分	44.78 l/分
0.9	1：0.14	35.09 l/分	52.63 l/分

　表中の▨▨▨の部分は流量が多すぎて臨床で用いる通常の流量計では設定できない〔設定可能なのは呼吸が安定している患者（40 l/分で十分）で F_IO_2＝0.5 まで，安定していない患者（60 l/分必要）では F_IO_2＝0.4 が限界である〕

酸素の希釈計算式

酸素1 l と空気X l を混合して40％の酸素を得る場合
(1＋0.21X)：0.79X＝4：6
　　6×(1＋0.21X)＝4×0.79X
　　　　6＋1.26X＝3.16X
　　　　　　1.9X＝6
　　　　　　　X＝3.15

100％の酸素 1 l に対して，3.15 l の空気を混合すると 40％の酸素が 4.16 l できる

高流量システムの理解のために，吸気流量を計算する

I/E＝1：2　　　　呼吸数 15 回/分，一回換気量を 0.52 として
60 秒÷15 回＝4 秒/回
4 秒÷3＝1.333 秒←I：E 比を 1：2 とした時の 1 回の吸気時間
0.5 l÷1.333 秒＝0.375 l/秒←その時間内に 0.5 l の一回換気量を吸気する時の吸気流量
0.375 l/秒×60 秒＝22.5 l/分←それを毎秒から毎分に換算

1 秒間平均して吸気するとすれば，吸気流量は 22.5 l/分
しかし，吸気ははじめに速く後半ゆっくりになる

22.5 l/分×1.5＝33.75 l/分←スピードを 1.5 倍すると
22.5 l/分×2＝45 l/分←スピードを 2 倍すると

患者の吸気をすべて賄うにはこのくらいの流量が必要

酸素投与器具の中でも最も加湿能力が高い器具である（**図6**）．大容量のネブライザー（ジェットネブライザー）が器具に組み込まれているため，多量の酸素ガスを流してもほぼ 100％以上の加湿を得ることができる．霧状の蒸留水がマスクの口元までみえる場合には，酸素ガスは蒸

留水の過飽和状態（水が霧としてガス内に浮かんでいる状態）である．ブレンダーの近くでは霧がみえるがマスク付近では霧がみえない場合には，その水分は蛇管の途中ですべて蒸発してしまっていると考える．また霧がみえる場合には，患者の吸気・呼気を観察し，吸気の時にも霧が出ているような状態であれば全体の流量は十分であり，$F_DO_2 = F_IO_2$ であることが確認できる．

b．ベンチュリーマスク

ベンチュリーマスクのブレンダーは，患者のマスクに比較的近い所に置かれる．コネクター状になっている製品が多く，濃度ごとにブレンダーが色分けされている製品と，ダイヤルを調節して濃度を変える製品がある．装置が簡便で設定しやすいこと，単純酸素マスクのように呼気を再呼吸させる危険性が低く，低濃度の酸素を確実に投与できるということから，特に慢性呼吸不全患者の急性増悪時に効果的である．

インスピロン®のような加湿効果がないため，設定した酸素濃度が高い時には，やや乾燥しすぎになることがある．50％以上の設定で使用する際にはボトル型の加湿装置を使用したほうがよい（B，III）．

2．適　応

呼吸不全急性期の患者では，動脈血酸素分圧（PaO_2：partial pressure of arterial oxygen）＜60 torr または動脈血酸素飽和度（SaO_2：arterial oxygen saturation）＜90％が酸素療法の適応である（A，I）．急性心筋梗塞や重症の外傷などでは，酸素化の良し悪しにかかわらず酸素療法を開始する．急性期の患者では低酸素症が疑われる場合にも，PaO_2 を確認する前から酸素投与を開始することがある．逆に，慢性呼吸不全の場合には酸素化の目標値がもう少し低くなる場合もある．

3．禁　忌

慢性呼吸不全により慢性的な高二酸化炭素血症を呈している患者（安定期に $PaCO_2$ が 45 torr 以上で pH が 7.35〜7.40 の間にある，つまり完全に代償された呼吸性アシドーシスの状態にある患者）は，通常の呼吸中枢による呼吸のコントロール（血中二酸化炭素の上昇を感知して呼吸回数や深さを調節）が失われており，代わりに頸動脈にある酸素受容体が PaO_2 の低下を感知して呼吸回数や深さをコントロールしている．そのため，酸素療法により PaO_2 が高い状態になると呼吸刺激が低下し，$PaCO_2$ の上昇が起こることがある．これを CO_2 ナルコーシスという．

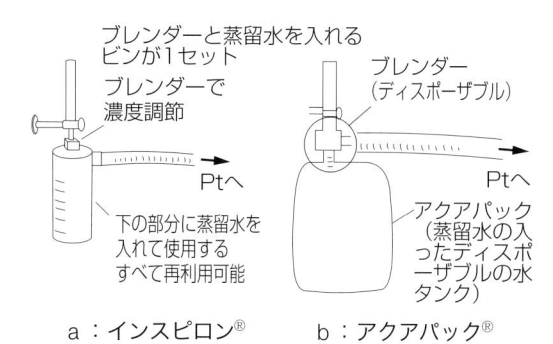

このような患者への酸素投与は禁忌ではないが，酸素投与をする場合には PaO_2 が高くなりすぎないようにする．具体的には，慢性呼吸不全で安定時の $PaCO_2$ が正常値（35〜45 torr）よりも高い患者への酸素投与は，90％＜SaO_2＜95％を守ることで安全な酸素療法ができる．

II．加湿療法の方法，適応，禁忌

1．方　法

ここでは加湿療法を「酸素吸入時における吸入酸素の加湿」と定義して解説する．

急性期の医療施設で酸素療法を実施する場合，酸素ガスの供給源（中央配管経由もしくは酸素ボンベ）にかかわらず，供給される酸素ガスは湿度0％の完全に乾燥した状態になっている．乾燥したガスは配管設備やガスボンベの耐久性を向上させるが，それを吸入する患者にとって

は粘膜への刺激が強い，不感蒸泄として体から奪われる水分が増える，分泌物が粘稠になる，などの影響が出るため，吸入気の湿度を適正な状態に保つ方策をとる必要があり，それが加湿療法である．

酸素マスクやカニューラなどの酸素吸入器具を使用する際の酸素加湿装置には，ボトル型と霧吹き型の2種類がある．それぞれに利点と欠点があるため，よく理解して使用することが大切である．

1）ボトル型

酸素流量計の直後にボトルを設置して滅菌精製水をため，この水の中にストロー状の器具を通して乾燥した酸素を流す．酸素は泡となって水面に出るまでのわずかな間に水の中を通ることで湿度を得ていく．また，水面からも常に水蒸気が蒸散して酸素の湿度を上げる．

このボトルの利点は設置が簡単であること，ディスポ製品を使用すれば患者ごとの消毒などの手間も省けることなどであり，欠点はボトルを常に上向きに設置しなければいけないことや，非ディスポ製品では患者に使用するたびに消毒・滅菌作業に手間がかかること，さらに加湿の効率としてそれほど高くないことがあげられる．

2）霧吹き型

酸素流量計の直後に水タンクと霧吹き効果のある部品（ジェットネブライザー）をセットし，患者に供給する酸素ガスに霧状の水を混合する方法である．酸素ガスが患者に到達するまでに霧が完全に蒸発して湿度の高い透明なガスになってしまう場合もあるが，霧が残った状態のままで患者に投与される場合もある．霧吹き型の加湿装置にはインスピロン®やアクアパック®があるが，いずれも簡易的な酸素希釈装置が内蔵されていて24〜50％程度の酸素濃度であれば，ほぼ安定したFiO_2を供給できるようになっている（前項を参照）．

霧吹き型加湿装置の利点は，加湿効率が非常に高い点である．酸素マスクに流入する酸素ガスが霧状の水を含んでいる状態であれば，過飽和量の水分が供給ガスに含まれていることになる．そのため，気道にある乾燥した分泌物に水分を与えて軟らかくする効果がある．欠点としては，過剰な加湿により気道からの不感蒸泄がなくなるため，気化熱による体温調節ができなくなること，さらに霧状の蒸留水を吸入することにより気道過敏性の高い患者では気管支喘息発作の危険性があることなどである．

2．適応

健康な人が上気道を経由して酸素療法を受ける場合には，加湿の必要はほとんどない．砂漠や非常に気温の低い土地では空気中に含まれる水分量（絶対湿度）が極端に少ないが，そのような環境に急につれてこられてもそれほど問題にならない程度に，人間の上気道の加湿システムは優れているのである．ただし，健康を害している患者に酸素療法を行う場合には，極端な低湿度の酸素による脱水症状の悪化や，口渇感の増強，咽頭痛や分泌物の乾燥などが起こりやすいため，供給する酸素ガスの加湿療法が行われている．

日本呼吸器学会による酸素療法ガイドライン[1]によれば，低流量法である酸素カニューラを使用する場合3*l*もしくは5*l*までの流量に限っては供給する酸素ガスの加湿をしなくてもよいとなっている．理由は，室内気による酸素の希釈の割合が高ければ，吸入する酸素ガスは室内気の湿度からほんのわずかに湿度が下がるだけだからである．高流量法のベンチュリーマスクの場合にも同様であり，吸入酸素濃度が40％程度までの設定であれば加湿器具は不要である（B，I）．

逆に，吸入酸素濃度が40％を超えることを期待して使用する器具（単純酸素マスク，リザーバーバッグ付きマスク）の場合には，乾燥した酸素ガスの割合が増えて低湿度による合併症が起こりやすくなるため，加湿を行うべきである．

3. 禁　忌

ボトル型の加湿装置には禁忌はないが、霧吹き型の加湿装置は新生児、特に未熟児と、気道過敏性のある患者（気管支喘息の既往のある患者）には使用しない。体重の少ない新生児では過剰な加湿により水分過多になりやすく、また気道過敏性のある患者は気管支喘息発作を起こす可能性がある。

III. 吸入療法の方法，適応，禁忌

一般に吸入療法とは、霧状の水または薬剤を吸気と一緒に吸い込み、上気道から下気道のいずれかの部分に付着させることで、なんらかの効果を期待する治療法である。ここでは気道の加湿の手段としての蒸留水の吸入ではなく、薬剤の吸入に焦点を当てて考える。

1. 方　法

吸入療法は大きく分けると、ネブライザーと定量吸入器〔定量吸入器（MDI：metered dose inhaler）や乾粉末吸入器（DPI：dry powder inhaler）など〕の2種に分けられる。ネブライザーとは薬液を生理食塩水などで希釈し、それを霧状にして患者に吸入させるもので、取り扱いはやや複雑だが、急性期の患者に薬剤の投与ができ、また分量の調整や薬液の混合などが可能である。それに対し、定量吸入器は取り扱いが比較的単純であるが、一定量しか吸入できないなどの欠点もある。それぞれについて取り扱い方法を説明する。

1）ジェットネブライザー（図 7a）

あらかじめ調整・希釈した薬液を強い圧力の空気（または酸素）の流れで霧状に変化させ、細かい粒子状にして吸入させる装置である。ジェットネブライザーによってつくられる粒子は大きさがさまざまで、大きな粒子は口腔内や咽頭部に付着し、中くらいの粒子は咽頭部から先の気道にかけてそれらの壁に付着し、最後に

a. ジェットネブライザー

b. 超音波ネブライザー

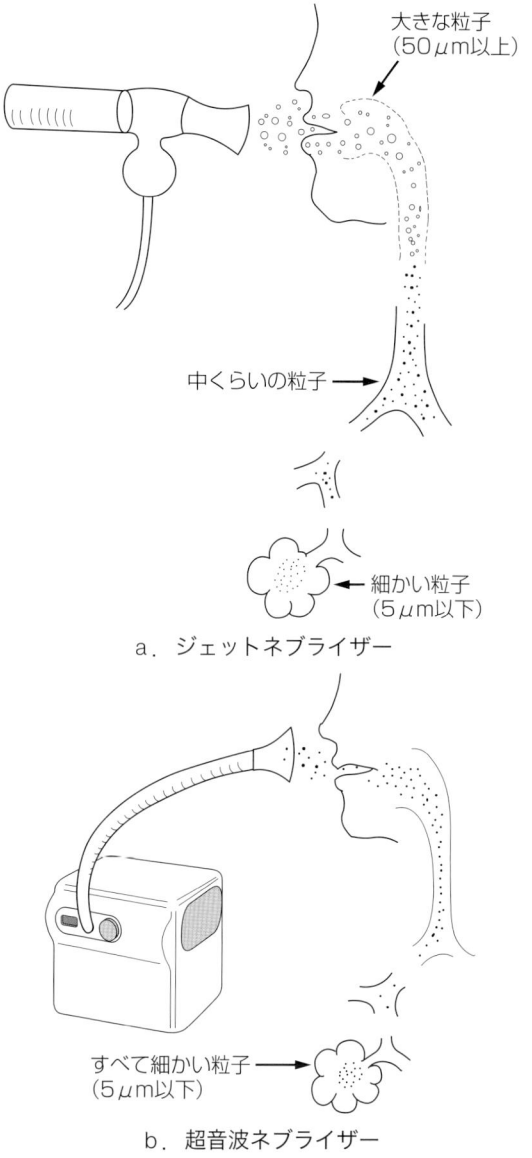

図 7　ネブライザーの種類と粒子

$5\mu m$ 以下の粒子だけが末梢にある細気管支から肺胞へ到達する。この粒子のばらつきがジェットネブライザーの特徴である。

このように気道の広い範囲に薬剤の投与ができることから、末梢気道の狭窄の治療としてだけでなく、分泌物の貯留や気道狭窄が中枢側の気道にまで及んでいるような気管支喘息、慢性閉塞性肺疾患（COPD：chronic obstructive pulmonary disease）のような病態の患者にも有効

な薬剤投与が可能である．さらに，気管チューブ抜管後の喉頭浮腫による気道狭窄治療のためのエピネフリン投与では，大粒の粒子が喉頭の部分に付着することから最も効果を発揮する．

2）超音波ネブライザー（図7b）

薬液を希釈し，カップにセットして超音波を当てることで，均一な粒子を作り出すことができることが超音波ネブライザーの特徴である．一般的には粒子を最も遠位である細気管支から肺胞に到達させるために，ネブライザーの作り出す粒子の設定は最も小さい5μm以下に設定されていることが多い．これにより，末梢気道から肺胞にかけて病変のある患者に対し，特に効率のよい薬剤投与ができることになる．

3）定量型の吸入器（MDI/DPI）

MDIはスプレー缶に薬剤を封入したもので，ボタンのひと押しによって定量の薬液が噴霧され，それを吸入するようになっている．小さいボンベ状のため持ち歩きが容易である反面，スプレー噴射で薬剤を投与するため，ジェットネブライザー同様に粒子の大きさにバラつきが出やすく，大きな粒が口腔や咽頭に付着しやすい．

DPIははじめから粉状の薬剤が1回分ずつ定量化してセットされた吸入器具で，やや大きめだが取り扱いは難しくない．この粉状の吸入薬は，目標となる気管支に届くためにちょうどよい粒子の大きさにできているため，口腔などほかの部分への付着が少ないことが特徴である．

2．適応

吸入療法の適応は，基本的には外用薬である薬剤（吸入薬）を気道に散布することである．効果的な吸入の方法はゆっくり吸気して，息止めを5～10秒行うことだが，呼吸困難症状の強い急性期の患者では，呼吸が速迫であるために，吸入に適した呼吸方法をすることが難しい．そのため，1回の吸入量を一呼吸で吸入しなければならない定量型の吸入器（MDIやDPI）よりも，ネブライザー（ジェットネブライザーまたは超音波ネブライザー）が適当である．ネブライザーであれば，たとえ一呼吸ごとの呼吸パターンはうまくなくとも，15～20分の長い時間をかけて吸入することで，下気道のねらった場所までの薬剤の到達率が高くなる．急性期でなくとも，深呼吸や息止めなどやや難しい吸入手技ができない患者は，毎日の投薬もネブライザーを使用するとよい．

深呼吸や息止めなどのやや難しい吸入手技ができる患者には，より簡便な取り扱いのできる定量吸入器が好ましい．定量吸入器は薬剤の開発が進み，長時間作動型の薬剤やステロイドと気管支拡張薬との2剤の合剤が発売されている．薬剤の内容によって適切な指導をすることが大切である．

3．禁忌

薬剤の禁忌に関してはそれぞれの効能書きを参照のこと．

気管支喘息患者（気道過敏性のある患者）では，生理食塩水および気管支拡張薬以外の薬剤を吸入させる場合には気管支喘息発作を誘発する危険がある．去痰薬などを吸入する場合には，必ず気管支拡張薬と混合すること．

IV．気道の管理と吸引の方法，適応，禁忌

1．気道管理

侵襲的人工呼吸を実施する場合には気道確保が必要になる．気道確保はチューブを鼻腔，口腔，または外科的に造設した気管切開孔を通して気管内に挿入・留置することである．肺に対して陽圧換気をするためのルートであると同時に，通常であれば呼吸をするための気道と食事をするための食道が共用している咽頭から喉頭蓋までの部分を気道として独立させるための方法ともいえる（図8）．このようにして確保された人工気道は，陽圧換気の必要がなくなり，患

者が自ら気道の開存性を保つことができるようになるまで，適切に管理されなければならない．

1）経鼻挿管・経口挿管

鼻または口から長いチューブを気管分岐部の約3～5 cm上まで挿入して固定する．チューブの内径が6 mmを超えるものはチューブ先端の外側にあるカフを膨らませてチューブと気管の内壁を密着させる．カフの作用により，上気道から垂れこんだ分泌物が肺内に直接流入することを阻止できると同時に，陽圧呼吸のための加圧した吸気を漏らさず換気に提供できる．

このような方法で気道確保されている患者は，なんらかの原因による呼吸不全の急性期にある．経鼻挿管・経口挿管の固定は，主に粘着テープを用いて患者の顔面に貼り付ける方法であるため固定性が悪く，不用意に力が加わることにより抜けやすいが，もし抜去されてしまうと呼吸管理ができず，患者にとって非常に危険な状態になる可能性がある．意識レベルとチューブのポジショニング，患者の体動などには特に注意を払い，体動が激しい場合には鎮静を検討し鎮静スケールを用いて評価する．また，医療者による体の移動の危険にも注意する．

2）気管切開

気管切開は手術により気管皮膚瘻を造設し，その瘻孔を介し短いチューブを挿入して気道確保するものである．経口・経鼻挿管と同様に成人ではカフを用いてチューブから先の部分を分離している．手術後1週間は，瘻孔が不安定なため誤抜去による合併症に特に注意が必要だが，瘻孔が安定すればチューブの再挿入は比較的安全にできるようになる．気管切開用のチューブは頸部にひもなどでしっかり固定することができる．

気管切開により気道確保をされている患者は一部の例外を除いて安定期にある．気管切開は，経鼻・経口挿管と比較して固定が容易で確実であるため，患者の鎮静は不必要もしくは最低限で抑えられ，さまざまな体動や積極的なリハ

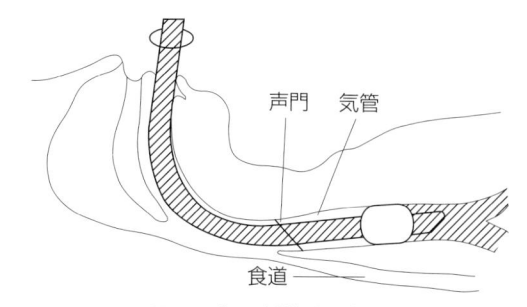

図8　経口挿管時の気道
カフを膨らませて気管の壁に密着させることで気道と食道を分離する

ビリテーションにも適応できる．体位を変えたり起き上がったりすることは，患者の全身のコンディション改善に役立つとともに肺内の分泌物の排出にも効果があるが，体位を変えるたびに痰がチューブ内に出てきたりチューブの周囲（気管切開孔）から流れてきたりすることがあるため，常に看護師とリハビリ担当者の協力が必要である．

2．吸　引

1）方　法

呼吸ケアに関わる吸引手技とは，口腔・鼻腔・気管内の吸引をいう．口腔と鼻腔の吸引と気管内吸引の最も大きな違いは，上気道である口腔・鼻腔は清潔操作が必要ないのに対し，気管内吸引は本来無菌であるはずの下気道を吸引するために清潔操作下で行うことである．また，気管内吸引は侵襲の大きい手技であり，原則として医師，看護師，助産師，保健師，および指導を受けた患者の家族のみ許された手技である．

口腔や鼻腔の吸引は，患者の求めに応じて，または分泌物の貯留などが観察された時に行う．体液が付着する可能性があるので，手袋をした手で吸引チューブを準備し，貯留している分泌物を少しずつ愛護的に吸引する．咽頭部の奥のほうを吸引すると嘔吐反射が起こることがあるので注意する．また，鼻腔は出血しやすいため必要性を十分評価したうえで吸引を行うべきである．

気管内吸引を行うには，まずその必要性を評価することから始める．吸引が必要であると判断したら，バイタルサインをチェックし，酸素投与を行っている患者であれば，一時的に高濃度の酸素投与を1～3分間実施して血中の酸素分圧をあらかじめ上昇させ，気管内吸引による低酸素症とそれによる合併症の予防をする．

吸引チューブを清潔操作下で準備し，気管チューブを人工呼吸器や酸素投与器具から外して吸引を開始する．吸引の際には陰圧をかけたチューブをゆっくり挿入し，分泌物が吸引されてきたらいったんその場所でチューブを止める．チューブを進めず，指先でねじるように動かし，その場所にある痰がすべて吸引されたら少しずつ先へチューブを進め，また分泌物が吸引されたら同様の操作を繰り返す．このようにして手前から順に吸引すると効率よく分泌物を除去することができる．チューブが奥まで到達し，軽い抵抗を感じたら挿入を止め，そのあたりの分泌物をできるだけ吸引できるように再度指先でねじるようにチューブを動かし，吸引されるものがなくなっていればゆっくりとチューブを引き抜く．吸引中に咳嗽が強くある場合には，チューブを1cmくらい引き抜いてチューブによる気管への刺激を抑える．

特に急性期の患者では吸引中は常にパルスオキシメータを装着させ，動脈血酸素飽和度（SpO_2：percutaneous oxygen saturation）が90％を切ることがないように注意することが重要である．1回の気管内吸引にかける時間については，誰でもこの時間内なら安全というものはない．患者の状態によっては5～10秒間の吸引であっても低酸素状態をきたす場合もあれば，30秒以上にわたって痰を吸引してもまったくSpO_2が低下しない場合もあるし，吸引中は安定していても，その後徐々にSpO_2が下がるような症例もある．患者による反応の違いに注意して観察する必要がある．安全な吸引のためにはSpO_2やモニター心電図などで，患者の一般状態を監視しながら安全な状態で吸引手技を終了できるよう考える．

2）適応

上気道の吸引は，嚥下機能や咳嗽力に問題のある患者に必要な手技である．例えば，嚥下機能障害が進行した場合，唾液も嚥下できなくなり，口腔や咽頭部に分泌物が貯留してくる．咽頭部は気道と食道の交差する場所であるため，貯留した分泌物の量が増えてくると呼吸が苦しくなったり，吸気の際に分泌物を気管に誤飲してしまうようになるので，それを防ぐために貯留した分泌物を吸引で除去する必要がある．また，咳をする力が低下したり，意識レベルが低下したために下気道から咽頭部まで上がってきた痰を口から出すことができない患者でも，同様に口腔・鼻腔・咽頭部などに貯留してしまった喀痰などを吸引で除去しなければならない．

気道確保されている患者（気管に挿管されている患者と気管切開されている患者）は，原則的に気管吸引が必要である．このような患者は気道確保により声帯の機能が妨げられて咳嗽時に腹圧をかけることができないため，痰の切れが悪くなりがちである．吸引の前には体位を変えたり，咳を促したり，用手的に深呼吸をさせたりするとよい．

3）禁忌

口腔・鼻腔の粘膜が傷ついた状態になっていたり，易出血状態の時には，口腔・鼻腔の吸引は必要最小限とする．また，頭蓋底出血の可能性がある場合（髄液鼻漏）には，感染を防ぐため鼻腔の吸引は禁忌となる．

気管挿管の患者では，吸引を行わなければ分泌物により気道が閉塞する可能性があるため，気管吸引は必須であることが多い．患者の状態によっては，吸引によりバイタルサインに大きな影響が及ぶことを考慮し，実施前のアセスメントと実施中のモニタリングに注意する．

V. 酸素療法，加湿療法，吸入療法，気道の管理と吸引の EBM

呼吸ケアに携わる専門職（呼吸療法士）が存在する米国などと比較すると，わが国ではここで論じてきた酸素療法や加湿・吸入・気道管理などの分野における基礎的研究や教育機関の数が非常に不足している．例えば，酸素やその他の医療ガスの物理的特性や，病院などの施設で供給されている酸素ガスの圧力・組成・安全システムについて，学ぶ場所もテキストも不十分である．そのため，臨床で働くスタッフには正しい知識が行き渡らず，先行文献の中にも研究の根拠となる部分において，不正確な知識を基に論じられているものも見受けられる．

近年，酸素療法における加湿療法に関して，特にマスクやカニューラなどの酸素投与器具を使用する際に，酸素を積極的に加湿するべきかどうかということに関する論議が盛んに行われている．EBM となったのは，米国呼吸ケア協会（AARC：American Association for Respiratory Care）のガイドライン[2]で，これが 4 l/分までの酸素投与には加湿器が不要であると定義していたことから，日本でもしだいに流量の少ない酸素投与の際の加湿は行わない方法を取り入れる施設が出てきていた．2006 年に日本呼吸器学会が酸素療法ガイドラインを策定し，ここで 3 または 5 l/分までの酸素投与の際には，加湿が不要であると定められたため，これを取り入れる施設が多くなったが，実際には引き続き臨床で平行して研究が行われている．

AARC のガイドラインでは，4 l/分までは基本的に加湿器は必要ないとしているが，同時に患者が希望した時や酸素吸入によると思われる違和感などの症状を訴えた時には加湿器を設置するべきと定めている．酸素療法を受ける患者といっても，年齢，重症度，呼吸器系の疾患の有無や脱水症状の有無など，患者側の条件はさまざまである．わが国においても多くの施設での研究結果から，低流量の酸素吸入であってもある程度の患者は加湿していない酸素による不快感を訴えることが報告されている[3〜6]が，自覚症状の有無とそれによる治療への影響，さらにコスト面を評価すると，酸素カニューラ 3 l/分以下の場合と，ベンチュリーマスク 40％以下の場合には酸素吸入時に加湿が不要であるといえる（B，II）．

呼吸ケアに携わる職員は，常に患者の全身状態を含めた呼吸状態を評価し，治療の方法を調整できる知識と技術をもったコメディカルでなければならない．同時に，高温多湿の真夏の東京から低温乾燥の真冬の北海道まで，さまざまな気候条件により絶対湿度が大きく変動する日本においては，投与する酸素の湿度だけに注目するのではなく，室内気の湿度と酸素療法時の加湿器の必要性に焦点を当てた，日本独自のEBM を求める研究が望まれる．

文　献

1) 日本呼吸器学会肺整理専門委員会，日本呼吸管理学会酸素療法ガイドライン作成委員会（編）：酸素療法ガイドライン．メジカルビュー社，2006
2) AARC クリニカルプラクティスガイドライン（翻訳版）58，急性ケア施設における成人の酸素療法：http://210.136.153.232/html/rcnjp_02.html
3) 加藤湖月，尺田　峰，渡邉久美：低流量酸素吸入時の加湿に関する検討．岡山大学医学部保健学科紀要　**14**：85-94，2003
4) 駒形玲子，佐藤みつ子，五十嵐裕子，他：経鼻的低流量酸素吸入における加湿有と加湿無の自覚症状の検討．日本看護学会論文集．成人看護　**36**：234-236，2005
5) 石井美佳，幸内真由美，廣瀬由美，他：酸素吸入の加湿の有無による自覚症状の変化を調査して．月刊ナーシング　**24**：128-130，2004
6) 宮本顕二，加後勇人，福家　聡，他：経鼻的酸素吸入における酸素加湿の必要性の有無に関する研究．日本医師会雑誌　**133**：673-677，2005
7) 桜本秀明：安全で効果的な気管吸引．EBNursing　**16**：8-13，2007
8) 木村史良：酸素療法の適応と方法．EBNursing　**16**：14-17，2007

第5章

呼吸理学療法の実際

呼吸理学療法の対象となる主な疾患の特徴，呼吸理学療法の実際，EBM について up-to-date な内容を述べた．

1. 心臓外科（心疾患）
2. 外科術後─上腹部・食道外科における呼吸理学療法
3. 肺外科術前術後の呼吸理学療法
4. 脳血管障害
5. 新生児
6. 多発外傷
7. 気管支喘息
8. 気道熱傷
9. 頸髄損傷
10. 肺移植と肺容量減少術
11. 筋ジストロフィー
12. 筋萎縮性側索硬化症
13. 脳性麻痺
14. 慢性閉塞性肺疾患
15. 慢性呼吸不全の急性増悪
16. 間質性肺炎
17. 在宅呼吸リハビリテーション

1 心臓外科（心疾患）

押味由香*

◆Key Questions◆
1. 心臓外科の病態生理（冠動脈バイパス術，弁置換術）
2. 心臓外科の呼吸理学療法プログラム（適応，禁忌，注意点，方法，クリティカルパス）
3. 心臓外科の呼吸理学療法の効果，限界とEBM

I．心臓外科の病態生理（冠動脈バイパス術，弁置換術）

1．心臓と肺の関係

呼吸と循環は密接に関係しており，どちらか一方が障害されるともう一方のシステムも影響を受ける．心臓外科術後では全身麻酔，開胸術，体外循環などの独特な条件のために，呼吸器合併症を起こしやすい．心臓外科術後は血行動態の不安定さ，不整脈の出現，出血などのリスクの高い患者を評価し，安全により有効な呼吸理学療法を進めることが重要である．

1）心臓，循環の基本的な仕組みと知っておきたい基本的用語

まず，心臓のポンプとしての機能を反映する心拍出量を規定する4つの因子（①心拍数，②前負荷，③後負荷，④心筋収縮力）について説明する．

①心拍数：心臓外科術後の徐脈治療には体外式ペースメーカを使用したり，薬剤の投与で対応する．頻脈も120〜130 bpm/min を超える場合は，拡張期時間が短縮することにより心拍出量が減り，血圧が下がる危険性もあるので注意する．

②前負荷：心室に流入する血液量により決まる．つまり，拡張末期における心室内圧である．左心系の前負荷は肺動脈楔入圧（PCWP：pulmonary capillary wedge pressure），右心系の前負荷は中心静脈圧（CVP：central venous pressure）で評価する．

③後負荷：心臓が収縮期に抗さなければならない圧を指す．左心系の後負荷は収縮期血圧と全血管抵抗，右心系の後負荷は肺動脈圧と肺血管抵抗を評価する[1]．

④心筋収縮力：心臓外科術後は心筋の収縮力を高めるために，強心剤，カテコールアミンがよく使用される．

また，心臓のポンプの効率を表す指標に左室駆出率（EF：ejection fraction）がある．

EF＝1回心拍出量（SV：stroke volume）/拡張終期容量（EDV：end-diastolic volume）

1回心拍出量＝1回の心臓の収縮により左室から送り出される血液量をいう．成人でだいたい70 m*l*，正常の心臓は拡張終期に左室に存在する血液の3分の2を送り出すことができる[2]．心

---

* Yuka OSHIMI／葉山ハートセンター

筋の異常，変性，弁の障害によりポンプ能力の落ちた心臓では，この EF が 40％ 以下の患者もいる．

2．心臓外科手術

さまざまな心臓の病態により，心臓のポンプ能力を障害させることがある．心臓外科の手術直後にも心不全を起こしうる．手術時期も心筋梗塞後の緊急のものから，ある程度心不全を内科的にコントロールしてから行われる弁置換術，弁形成術など手術の時期にも幅があり，待機手術より緊急手術のほうが合併症を起こす確率が高く，また手術成績も下がる．ここでは，比較的症例の多い心臓外科手術について説明する．

1）冠動脈バイパス術

冠動脈バイパス術は，年々発展してきており，on-pump から off-pump，低侵襲冠動脈バイパス術（MIDCABG：minimally invasive direct coronary artery bypass grafting）など，低侵襲で患者への負担を軽減した冠動脈バイパス手術も年々増えてきている．術式や人工心肺使用の有無により，術後の合併症やリスク管理にも違いが生じる．

2）弁置換術，弁形成術

心臓の弁の障害には 2 つあり，逆流（regurgitation）と狭窄（stenosis）である．逆流とは，弁の不全や障害のために僧房弁逆流や大動脈弁逆流など，本来の血液の流れに対して逆方向に血液が流れてしまい，そのために血行動態に影響を及ぼし，心臓への負荷増大，肺への悪影響を及ぼすものである．狭窄は弁の出口が狭くなり，そのために関連する房，室の圧が上昇してしまうものである．例えば，僧房弁の狭窄がある症例では左心房内の圧が上昇するが，その影響が肺循環にまで及び，重症になると肺うっ血を引き起こす．なお，機能不全の弁を形成するものと置換するものがある．

3．術後の人工呼吸器管理

最近は，心臓外科手術後でも血行動態に問題がなければ，早期抜管が推奨されるようになってきている．"fast-track protocol" または "rapid weaning protocol" と呼ばれ，最近ではほとんどの冠動脈大動脈吻合術（CABG：coronary aortic bypass graft）術後の患者が 4～8 時間で抜管されるようになってきている．抜管のクライテリア（criteria）を満たせば，術後 1 時間で安全に人工呼吸器を離脱するケースもある．その早期抜管の安全性も確認されている[3〜5]（B，I）．人工呼吸管理が 8 時間以上必要となる原因には，意識レベルの低下，肺炎，肺水腫などに起因する低酸素症，呼吸数の増加，そして術後の出血，低心機能，血行動態の不安定さなどがあげられる[6,7]．2 週間を超えるような長期の人工呼吸器管理を必要とする症例は，術前からの呼吸，循環の不安定さをもつものが多い[8]．また，体外循環を使用しない off-pump での CABG 術など，心臓外科の技術も発展していることにより，呼吸に与える影響も変化してきている．

4．心臓外科術後の合併症

心臓外科手術後は血行動態が不安定であり，重篤なものでは術後の心拍出量低下に伴う生体の酸素需要供給バランスの破綻である低心拍出量症候群（LOS：low output syndrome）や，術後の出血，心タンポナーデのような合併症を起こす危険がある[9]．また，低血圧に起因した腎血流の低下による腎障害や，脳への血流阻害による神経学的障害，感染による胸骨離開などが起こる時がある[10]．

術後にいちばんよくみられる合併症は，以下にあげる呼吸器合併症と不整脈である．

1）術後の呼吸機能障害

心臓外科術後の呼吸器機能障害（postoperative pulmonary dysfunction）がいくつかあり，程度にこそ個人差があるが，ある程度は避けられないものである．これには，ほとんどすべての症

例にみられる動脈血低酸素症などがあり，ガス交換の異常と肺のメカニクスの変化に起因するものである．これらは，肺胞気動脈血酸素分圧較差（A-aDO$_2$：alveolar-artrial oxygen partial pressure difference）の拡大，肺毛細血管の透過性の亢進，肺血管抵抗の増加，肺内シャント率の増加，白血球・血小板の肺内凝集，また肺活量の低下，機能的残気量の低下，肺の静的・動的コンプライアンスの低下にみられるような肺のメカニクスに変化が生じる[11]．

2）呼吸器合併症

心臓外科後はさまざまな要因により，呼吸器合併症を起こしやすい．無気肺，肺水腫，胸水は心臓外科術後によくみられる合併症である．全身麻酔下で人工呼吸器を使用している時には下葉（背側）により大きな無気肺およびシャントが起こる[12]．体外循環使用時の低酸素症は，無気肺に起因する肺内シャントによるものが多い[13]．

最近の研究では体外循環を使用した場合，使用しない場合に比べても A-aDO$_2$ によって評価されるガス交換においては大きな違いはないとしている[14,15]．

CABG 後の胸水は左側に多く，内胸動脈を使用した場合と伏在静脈を使用した場合では胸水の頻度には差がみられない[16]．内胸動脈を使用する手術では，伏在静脈を使用した場合に比べて，胸膜切開術を伴うために，術後の呼吸機能が落ちる割合が高いことを示唆する研究があるが，内胸動脈を使用し胸膜切開術を行ったものと行わなかったものを比較すると，両者の間に無気肺と胸水を起こす割合に違いはないという報告もある[17]．

肺水腫には心不全による心原性肺水腫と急性呼吸促迫症候群（ARDS：acute respiratory distress syndrome）のような非心原性の肺水腫に分かれるが，心臓外科術後には術中の輸液過剰による肺水腫により，拡散障害，肺のコンプライアンスの低下をきたし，酸素化が大きく障害

表 1 心臓外科術後の呼吸器合併症
（文献 11) より引用）

胸水・血胸
無気肺
横隔神経障害
長期化した人工呼吸器管理
横隔膜機能障害
肺炎
横隔膜麻痺
肺塞栓
急性呼吸促迫症候群
誤嚥
気胸
乳び胸

される特徴をもつ[18]．心機能が低い患者においては，低酸素症と肺のコンプライアンスの低下のために患者は努力様呼吸となることが多く，交感神経が優位となり，心不全を悪化させることがある．

その他の呼吸器合併症を**表 1** に，呼吸器合併症を引き起こす要因を**表 2** に示す[11]．

3）術後の不整脈

心臓の手術を受ける患者には術前からの不整脈を有する患者が少なくはないが，術後に新たに不整脈が発生する場合もある．心臓外科手術後にみられる不整脈は，非生理的な体外循環，不適切な心筋保護，心室切開，心房切開，周術期心筋梗塞，代謝変動，低酸素状態や，低血圧，洞結節や房室結節，心室内伝導系の障害などの要因による[19]．心房細動は，心臓術後患者の 25〜60％にみられる[20]．この不整脈に対する危険因子は高齢，弁形成・弁置換術，そして手術前に心房細動の既往があるものである[21]．

II．心臓外科の呼吸療法プログラム

心臓外科後の呼吸理学療法は，呼吸と循環状態に常に注意を払い，心臓外科手術後特有のリスクを理解しながら進めなければならない．まず，どのような介入が必要かを評価し，その呼吸理学療法を施行するうえでのリスクと効果を

表 2　心臓外科術後の呼吸合併症に関連する危険因子（文献 11）より引用

術前	COPD 肥満 年齢＞60 歳 糖尿病 喫煙歴 慢性心不全 緊急手術 心臓外科再手術 身体活動性の低下
術中	呼吸機能の抑制 神経障害 肺の虚脱 体外循環/体外循環時間の延長 体表冷却/低体温 内胸動脈の使用 胸骨正中切開 複数のバイパス
術後	麻酔覚醒不全による呼吸の抑制・低下 横隔神経不全/横隔膜機能不全 疼痛 一定一回換気量/浅表呼吸 コンプライアンスの低下 肺活量・機能的残気量の低下 換気・血流比の不均衡，生理学的シャント 体液バランスの崩れ 臥床，姿勢 胸腔ドレーン 経鼻胃管 排痰・咳嗽困難 胸水 無気肺 肺水腫 誤嚥

認識したうえで治療に臨むことが大切である．おのおのの手技の具体的手法については，それぞれの節を参照していただきたい．

1．呼吸療法施行時のリスク管理

心臓外科術後は，生命に直接関わるような重篤なリスクを及ぼす可能性があることを常に念頭におき，注意深い評価をする．まず，呼吸理学療法を施行する前にカルテや担当看護師から患者の情報を得て，呼吸理学療法の適応があるかどうかの判断をする．心不全の悪化や重症不整脈の出現，血行動態の不安定さなどがあれば，呼吸理学療法は禁忌となる．

呼吸理学療法を施行する前後，施行中にバイタルサインを観察することは非常に重要である．術後の高血圧は心臓への負荷を増加させ，出血のリスクを高めることがあるので，血圧の変動には十分に注意する必要がある．特に冠動脈への血液供給は拡張期に行われるため，拡張期の血圧にも注意したい．

また，心電図にも注意し，重症不整脈の出現および循環動態を不安定にさせる不整脈の出現時の呼吸療法は禁忌である（**表 3**）．特に心臓外科後の血行動態の不安定な時期には不整脈も出やすく，モニターを観察しながら呼吸理学療法を進める必要がある．

1）術前指導

心臓の手術を受ける前の患者は，極度に緊張していることが多い．術前に，患者には術後の経過とともに必要な呼吸練習を説明・指導する．術後早期に離床を始めることを説明することは患者の不必要な不安を軽減し，術後の呼吸理学療法を効果的に進めるために重要である．特に呼吸器合併症のリスクの高い患者の吸気筋群のトレーニングは，術後の肺炎などの呼吸器合併症を減らし，入院期間の短縮にも効果があるとする研究も最近報告されている[22]．

2．心臓外科の呼吸療法プログラムの内容

心臓外科術後の呼吸理学療法の有効性を検証する論文がいくつか発表されているが，現在のところいちばん有効であるという効果的方法は一つも確立されていない．多くの研究が深呼吸練習，早期離床，咳の促通・介助，インセンティブスパイロメーター，呼気陽圧療法（PEP：positive expiratory pressure）などから複数を組み合わせた呼吸理学療法の結果として効果があるとする立場をとるものが多い．したがって，それぞれの治療の適応，禁忌，注意点を知ったうえでフィジカルアセスメント，動脈血ガス分析，

表 3 重症不整脈（Lown の重症度分類）

Grade 0	PVC なし
Grade I	散発性心室期外収縮（29 発/1 時間以下）
Grade II	頻発性心室期外収縮（multiple PVCs：30 発/1 時間以上）
Grade III	多源性心室期外収縮（multifocal PVCs）
Grade IV	A．2 連性心室期外収縮（couplet） B．連発性心室期外収縮（short run）：3 連発以上
Grade V	R on T

表 4 心臓外科術後早期離床プロトコールの例（文献 26)より引用）

術後日数		METs	運動内容
術後 1 日目	午後	1.7	室内歩行
術後 2 日目	午前	2.0	グループ運動，歩行，トレッドミル
	午後	2.4	グループ運動，歩行，トレッドミル
術後 3 日目	午前	3.0	グループ運動，歩行，トレッドミル

X 線像，血液検査などの結果を統合した患者評価を行い，適切な治療を選択することが大切である．

1）抜管後の持続的気道内陽圧・二相性陽圧呼吸法

術後の無気肺を予防・治療するために持続的気道内陽圧（CPAP：continuous positive airway pressure）が用いられる．これは，CPAP により正常より低下した機能的残気量を改善する目的がある．CPAP の合併症として，胃部の膨満感，吐気などが報告されている[23]．CPAP の代わりに適切な一回換気量を維持するための換気を補助しながら，無気肺の治療，酸素化の改善を期待して，二相性陽圧呼吸法（BiPAP：bi-level positive airway pressure）を使用することがある．

2）体位変換，ポジショニング

換気・血流比を改善することにより，低酸素症を改善したり，体位排痰による気管浄化を促通するためにもポジショニングは有効な手段である．心臓外科後の循環動態の不安定な患者では，ポジショニングにより血圧の低下を招くこともあるので注意が必要である．心不全による肺水腫，肺塞栓，過度な胸水の存在がある場合，体位排痰は禁忌となる．頭低位はコントロールが困難な高血圧や，誤嚥の危険性が高い場合は禁忌である振動法（vibration）や叩打法（percussion）を使用する場合は，皮下気腫，最近挿入されたペースメーカがある場合，患者が胸郭に痛みを訴える場合には禁忌である[24]．特に体位排痰法を重症患者に施行する場合は，頻脈，二重積（収縮期血圧×心拍数）の増加，低酸素症，不整脈の出現などを引き起こすことがある[25]．また，大動脈内バルーンパンピング（IABP：intra-aortic balloon pumping）などの補助循環を使用している患者はポジショニングに制限が生じる．

3）早期離床

早期の人工呼吸器からの離脱が可能になっていると同時に，早期離床が呼吸理学療法の有効な手段として実践されるようになってきている（表 4)[26]．脱コンディショニングを防ぎ，呼吸器の合併症を防ぐのに有効である．心筋の機能は CABG 後の初日には低下するが，術後の早期離床時において，この低下は心係数（CI：cardiac index）や混合静脈血酸素飽和度（SvO_2：mixed venous oxygen saturation）に明らかな変化を引き起こさない[27]．早期離床時の禁忌を以下にあげる．

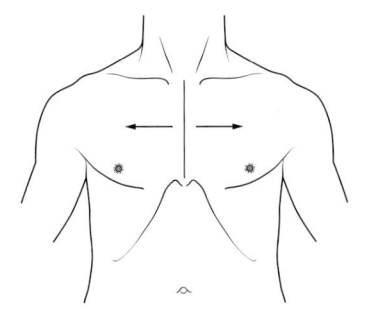

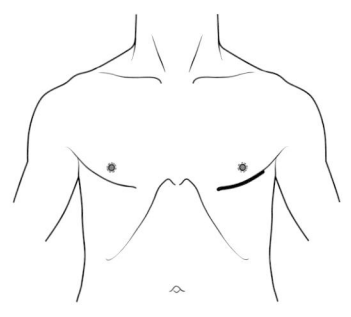

a．胸骨正中切開　　　　b．MID CAB

図 1　開胸術の創部

①不安定な血圧．
②体外式ペースメーカが必要なⅢ度の AV ブロック．
③循環動態に影響を及ぼす心房細動．
④HR＞120 bpm/min．
⑤inotropic 薬を必要とする心不全．
⑥点滴静脈注射からの降圧剤の使用．
⑦Swan-Ganz カテーテル．
⑧新たな急性心筋梗塞または不安定狭心症．
⑨神経学的イベント．

4）胸郭拡張運動（深呼吸），最大吸気保持法，強制呼吸，呼吸介助

開胸術後，呼吸パターンは浅表性の呼吸となりやすい．痛みが強い場合は，これを助長させる．呼吸介助を行うことにより，一回換気量を増大させ，呼吸数を減少させる．自発呼吸が可能な患者には，強制呼吸（huffing）や自動周期呼吸法（ACBT：active cycle of breathing techniques）などを用いて，気管内分泌物の排出を促すことも有効である．最大吸気保持法（SMI：sustained maximal inspiration）とは機能的残気量（FRC：functional residual capacity）レベルからゆっくりと吸気を始め，最大吸気時に 5 秒間息を止めてから，ゆっくりと呼気に移る呼吸法である．

5）咳の指導，介助

術後の呼吸パターンや，術後の創部（図 1）および術創部周囲の痛みのため，咳嗽が抑制を受ける．効果的な咳の指導，また不十分な時には介助を要する．咳の指導における禁忌は少ないが，急性心筋梗塞で冠動脈の血流が阻害された状態にある時や，治療されていない気胸が存在する時は禁忌となる[28]．

また，創部を枕などで保護しながら咳を行う瞬間に患者自身で軽く圧迫をするように指導することで，痛みを軽減し，より効果的な咳を促すことができる．また咳が弱い場合は胸郭を介助し，呼気流量を高めるために促通する場合は，愛護的に行うことが大切である．

6）呼気陽圧療法

呼気時の 10～20 cmH$_2$O の圧抵抗に対して，患者が息を吐くようにデザインされた器具を使用する．無気肺の予防，治療および，排痰の効果が期待される．循環動態が不安定な場合は禁忌となる[29]．

7）インセンティブスパイロメトリー

インセンティブスパイロメトリーは，心臓外科術後の肺合併症の予防と治療の手段として伝統的にルーチンで行われていることが多い．タイプは容量型（volume-oriented）か流量型（flow-oriented）に分かれる．flow-oriented スパイロメトリーのほうが器具によって生じる呼吸仕事量は大きい[30]．禁忌は，使用方法を理解できない場合，協力を得られない場合であり，過換気，圧損傷，痛みの増加，低酸素血症，疲労，気管支痙縮の悪化が合併症としてあげられる[31]．

8）関節可動域練習

胸郭の可動性を改善し，適切な呼吸パターンを促通するためにシルベスター法など，上肢の運動を使用することは有効であるが，術後24時間以内は胸骨にストレスをかけないために，肩関節屈曲運動を90°以下にとどめるべきである．また，施行時は片側ずつ運動するべきである．

9）痛みのコントロール，リラクセーション

痛みのコントロールは，心臓外科手術後の早期離床を促すうえでも重要である．適宜，鎮痛剤を使用することが必要になる．ゆっくりとした深呼吸を使用したリラクセーションテクニックを術前に指導し，術直後に実践することにより，血圧，心拍数，呼吸数の減少がみられ，リラクセーションを促すことができる[32]．また，冠動脈バイパス術後の胸腔ドレーンの抜去時に，鎮痛剤の使用と合わせてこの深呼吸を使用したリラクセーションを実践したところ，有効であったとしている[33]．

Ⅲ．心臓外科の呼吸理学療法の効果，限界とEBM

心臓外科術後の呼吸理学療法の効果については，ガイドラインやEBMに基づいた確実な方法がまだ確立されていないといえる．近年，少しずつ心臓外科術後の呼吸理学療法の有効性を検証する研究が出てきているが，まだ十分であるとはいえない．大規模な適正に計画された質のよい研究が待たれる状態である．以下に心臓外科の呼吸理学療法の効果を示す．

75歳以下の心臓外科（CABG，大動脈弁置換術，僧房弁置換術，大動脈瘤修復術）待機手術後の患者を対象とした研究では，早期抜管（8時間以内）は従来の方法と比較してICU内，術後30日以内の死亡率や再挿管率，術後の心筋梗塞の罹患率に有意差はなかった．しかし，早期抜管によりICU滞在時間（約7時間）および入院期間（約1日）が短縮できると実証する報告が多数ある[34]（A，Ⅰ，ア）．

心臓外科術直後の挿管中に行う，ポジショニング，蘇生バッグ加圧による用手換気，吸引，胸郭拡張運動，上肢の運動などを含む呼吸理学療法は，術後の経過が順調なケースでは明らかな効果は確認できていない[35]（C，ア）．

開心臓術後のCPAPは，抜管後の低酸素症を改善するのに有効であると報告する研究がいくつかある[36,37]（B，Ⅰ，ア）．また，インセンティブスパイロメトリーのみの治療に対して，CPAPまたはBiPAPの治療は，肺活量，1秒量（FEV_1：forced expiratory volume in one second），動脈血酸素分圧（PaO_2：arterial oxygen partial pressure）の改善に効果があったとするものもある[38]．また最近では，BiPAP（NIPV）とCPAPを比較したものもあるが，BiPAPのほうがX線像上での無気肺スコアでの改善が認められたが，酸素化，肺機能検査，入院期間などの指標においては両者に違いがなかったとしている[39]（B，Ⅰ，ア）．

インセンティブスパイロメトリーは，心臓外科後の呼吸理学療法として非常に臨床場面ではよくみられる治療の一つであるが，心臓外科術後のインセンティブスパイロメトリーの有効性は証明されていない（C，イ）．早期離床＋呼吸練習＋排痰法のコントロール群に対し，インセンティブスパイロメトリーをさらに加えた群を比較しても，無気肺の発生，肺機能検査，動脈血酸素飽和度（SpO_2：percutaneous oxygen saturation），呼吸器感染症，入院期間に関してインセンティブスパイロメトリーの付加効果はみられないとの報告がある[40]．また，huffing＋咳＋早期離床に呼吸練習，またはインセンティブスパイロメトリーを加えても，FRCと動脈血ガス（ABG：arterial blood gas）の結果には明らかな違いはなかったと報告されている[41]．

呼吸練習に関しては，抜管2時間後からの早期の用手的呼吸介助法とACBTを用いた呼吸理

学療法を行うことにより，酸素投与期間を短縮できたという報告がある．これは早期の呼吸理学療法（B，I，イ）の重要性を示唆する研究である[42]．また，術後2日目に深呼吸，深呼吸＋PEP療法，深呼吸＋吸気抵抗－呼気陽圧マスク（IRPEP：inspiratory resistance-positive expiratory pressure mask）をそれぞれ30回の治療を一度行ったところ，無気肺の改善とPaO_2の改善に効果があった．しかし，3つの方法間での大きな違いはみられなかった[43]．

CABG患者の術後に深呼吸訓練とPEP療法を組み合わせた呼吸理学療法を施行したところ，術後4日目にて呼吸理学療法を行わなかった対照群と比較し，明らかな無気肺の改善と肺機能の改善を認めた[44]．また，深呼吸＋PEP療法，IRPEP，深呼吸の効果を比較した研究では深呼吸と呼気瓶を使用したPEP療法群において全肺気量（TLC：total lung capacity）の減少がほかの群に比べて少なかったとしている[45]．

心臓外科術後の予防的な呼吸理学療法の効果については，まだ十分に証明されていない[23]．また心臓外科術後，重症な呼吸合併症に対する呼吸理学療法の効果については，まださらなる研究が望まれる．

文献

1) 田中一正（監），日本呼吸ケアネットワーク（JRCN）（編）：呼吸アセスメント－呼吸ケアのためのチーム医療実践ガイド．メジカルビュー社，2006, pp45-46
2) Scanlan CL, Wilkins RL, Stoller JK：Egan's Fundamentals of Respiratory Care. Mosby, St. Louis, 1999, pp175-193
3) Silbert BS, Santamaria JD, O'Brien JL, et al：Early extubation following coronary artery bypass surgery：a prospective randomized controlled trial. The Fast Track Cardiac Care Team. *Chest* **113**：1481-1488, 1998
4) Dumas A, Dupuis GH, Searle N, et al：Early versus late extubation after coronary artery bypass grafting：effects on cognitive function. *J Cardiothorac Vasc Anesth* **13**：130-135, 1999
5) Nicholson DJ, Kowalski SE, Hamilton GA, et al：Postoperative pulmonary function in coronary artery bypass graft surgery patients undergoing early tracheal extubation：a comparison between short-term mechanical ventilation and early extubation. *J Cardiothorac Vasc Anesth* **16**：27-31, 2002
6) Wunderink R, Yende S：Causes of prolonged mechanical ventilation after coronary artery bypass surgery. *Chest* **122**：245-252, 2002
7) Liu LL, Gropper MA：Respiratory and Hemodynamic Management After Cardiac Surgery. *Curr treat Options Cardiovasc Med* **4**：161-169, 2002
8) Branca P, McGaw P, Light R：Factors associated with prolonged mechanical ventilation following coronary artery bypass surgery. *Chest* **119**：537-546, 2001
9) 公文啓二：開心術後心不全治療の最近の進歩．ICUとCCU **27**：845-851, 2003
10) Hough Alexandra：Physiotherapy in Respiratory Care Third Edition. Nelson Thornes, UK, 2001, pp270-276
11) Wynne R, Botti M：Postoperative pulmonary dysfunction in adults after cardiac surgery with cardiopulmonary bypass：clinical significance and implications for practice. *Am J Crit Care* **13**：384-393, 2004
12) Tokics L, Hedenstierna G, Svensson L, et al：V/Q distribution and correlation to atelectasis in anesthetized paralyzed humans. *J Appl Physiol* **81**：1822-1833, 1996
13) Magnusson L, Zemgulis V, Wicky S, et al：Atelectasis is a major cause of hypoxemia and shunt after cardiopulmonary bypass：an experimental study. *Anesthesiology* **87**：1153-1163, 1997
14) Cox CM, Ascione R, Cohen AM, et al：Effect of cardiopulmonary bypass on pulmonary gas exchange：a prospective randomized study. *Ann Thorac Surg* **69**：140-145, 2000
15) Syed A, Fawzy H, Farag A, et al：Comparison of pulmonary gas exchange in OPCAB versus conventional CABG. *Heart Lung Circ* **13**：168-172, 2004
16) Peng MJ, Vargas FS, Cukier A, et al：Postoperative pleural changes after coronary revascularization. Comparison between saphenous vein and internal mammary artery grafting. *Chest* **101**：327-330, 1992
17) Rolla G, Fogliati P, Bucca C, et al：Effect of pleurotomy on pulmonary function after coronary artery bypass grafting with internal mammary artery. *Respir Med* **88**：417-420, 1994
18) 荒井他嘉司：開胸，開腹手術後の肺合併症．3学会合同呼吸療法認定士認定委員会：第8回3学会合同呼吸療法認定士認定講習会テキスト．3学会合同呼吸療法認定士認定委員会,

2003, pp313-322
19) 山城敏行：心臓外科手術と不整脈．日本臨床 **54**：2227-2232，1996
20) Palin CA, Kaliasam R, Hogue CW Jr：Atrial fibrillation after cardiac surgery：pathophysiology and treatment. *Semin Cardiothorac Vasc Anesth* **8**：175-183, 2004
21) Hogue CW Jr, Hyder ML：Atrial fibrillation after cardiac operation：risks, mechanisms, and treatment. *Ann Thorac Surg* **69**：300-306, 2000
22) Hulzebos EH, Helders PJ, Favie NJ, et al：Preoperative intensive inspiratory muscle training to prevent postoperative pulmonary complications in high-risk patients undergoing CABG surgery：a randomized clinical trial. *JAMA* **296**：1851-1857, 2006
23) Patrick P, Tramer MR, Walder B：Prophylactic respiratory physiotherapy after cardiac surgery：systematic review. *BMJ* **327**：1379, 2003
24) AARC Clinical practice guideline. Postural Drainage Therapy. *Respir Care* **36**：1418-1426, 1991
25) Hammon WE, Connors AF Jr, McCaffree DR：Cardiac arrhythmias during postural drainage and chest percussion of critically ill patients. *Chest* **102**：1836-1841, 1992
26) Clark EI, Roberts CL, Traylor KC：Cardiovascular single-unit stay：a case study in change. *Am J Crit Care* **13**：406-409, 2004
27) Kirkeby-Garstad I, Stenseth R, Sellevold OF：Post-operative myocardial dysfunction does not affect the physiological response to early mobilization after coronary artery bypass grafting. *Acta Anaesthesiol Scand* **49**：1241-1247, 2005
28) AARC Clinical practice guideline. Directed cough. *Respir Care* **38**：495-499, 1993
29) AARC Clinical practice guideline. Use of Positive Airway Pressure Adjunct to Bronchial Hygiene Therapy. *Respir Care* **38**：516-521, 1993
30) Weindler J, Kiefer RT：The efficacy of postoperative incentive spirometry is influenced by the device-specific imposed work of breathing. *Chest* **119**：1858-1864, 2001
31) AARC Clinical practice guidelines. Incentive Spirometry. *Respir Care* **36**：1402-1405, 1991
32) Miller KM, Perry PA：Relaxation technique and postoperative pain in patients undergoing cardiac surgery. *Heart Lung* **19**：136-146, 1990
33) Friesner SA, Curry DM, Modeman GR：Comparison of two pain-management strategies during chest tube removal：relaxation exercise with opioids and opioids alone. *Heart Lung* **35**：269-276, 2006
34) Hawkes CA, Dhileepan S, Foxcroft D：Early extubation for adult cardiac surgical patients. *Cochrane Database of Systematic Reviews* **4**：CD003587, 2003
35) Patman S, Sanderson D, Blackmore M：Physiotherapy following cardiac surgery：Is it necessary during the intubation period? *Aust J Physiother* **47**：7-16, 2001
36) Pinilla JC, Oleniuk FM, Tan L, et al：Use of a nasal continuous positive airway pressure mask in the treatment of postoperative atelectasis in aortocoronary bypass surgery. *Crit Care Med* **18**：836-840, 1990
37) Jousela I, Rasanen J Räsänen J, Verkkala K, et al：Continuous positive airway pressure by mask in patients after coronary surgery. *Acta Anesthesiol Scand* **38**：311-316, 1994
38) Matte P, Jacquet L, Van Dyck, et al：Effect of conventional physiotherapy, continuous positive airway pressure and non-invasive ventilatory support with bilevel positive airway pressure after coronary artery bypass grafting. *Acta Anaesthesiol Scand* **44**：75-81, 2000
39) Pasqina P, Merlani P, Granier JM, et al：Continuous positive airway pressure versus noninvasive pressure support ventilation to treat atelectasis after cardiac surgery. *Anesth Analg* **99**：1001-1008, 2004
40) Crowe JM, Bradley CA：The effectiveness of incentive spirometry with physical therapy for high-risk patients after coronary artery bypass surgery. *Physical Ther* **77**：260-268, 1997
41) Jenkins SC, Soutar SA, Loukota JM, et al：Physiotherapy after coronary artery surgery：are breathing exercises necessary? *Thorax* **44**：634-639, 1989
42) 高橋哲也，安達　仁，金子達夫，他：冠動脈バイパス術後に呼吸療法は必要か？　理学療法学 **28**：31-37，2001
43) Westerdahl E, Lindmark B, Eriksson T, et al：The immediate effects of deep breathing exercises on atelectasis and oxygenation after cardiac surgery. *Scand Cardiovasc J* **37**：363-367, 2003
44) Westerdahl E, Lindmark B, Eriksson T, et al：Deep-breathing exercises reduce atelectasis and improve pulmonary function after coronary artery bypass surgery. *Chest* **128**：3482-3488, 2005
45) Westerdahl E, Lindmark B, Almgren SO, et al：Chest physiotherapy after coronary artery bypass graft surgery-a comparison of three

different deep breathing techniques. *J Rehabil Med* **33**：79-84, 2001

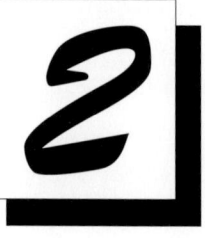

2 外科術後—上腹部・食道外科における呼吸理学療法

山下康次[*]

◆Key Questions◆
1. 上腹部外科と食道外科の特徴
2. 上腹部外科と食道外科の呼吸理学療法プログラム（適応，禁忌，注意点，方法，クリティカルパス）
3. 呼吸理学療法に効果，限界とEBM

Ⅰ．はじめに

　近年，がん患者数は増加傾向を示し高齢者の罹患率も上昇しているが，手術手技・術後管理の向上により手術適応が拡大する傾向にある．また，慢性呼吸不全や糖尿病・心疾患などの併存合併症，脳血管障害や筋骨格系などの問題により術前から運動障害を有する患者に対しても手術適応が拡大されつつある．したがって，術後呼吸器合併症を予防することが患者の早期離床を展開するための重要な要因の一つとなる．術後呼吸器合併症の要因としてあげられるのは，①手術侵襲，②術前呼吸器合併症の有無，③術後疼痛，④喫煙，⑤年齢，⑥肥満，⑦栄養状態，⑧術前活動レベルなどがあげられる．上腹部・食道外科における呼吸理学療法の目的は，術前より患者の状態を十分に把握し，術後の離床を円滑に行うことが目的となる．

Ⅱ．上腹部外科と食道外科の特徴

1．上腹部・食道外科の病態生理

　上腹部とは横行結腸より上部にある臓器を示し，そこには胃，胆嚢，膵臓，肝臓が存在する．ここでは，理学療法に必要な最低限の病態生理を述べる．

　1）上腹部外科の病態

　a．胃外科の病態[1,2]

　胃に対する外科的治療は胃がんが最も多く，わが国では胃がんの有病率が高い．胃がんに対する治療は主に早期発見と外科的治療である．患者の多くは経口摂取量の低下により低栄養状態を呈しているのが特徴である[1]．特に食道がんや胃がん患者においては高度にがんが進行するとさらに著明となる．胃がん患者については，がん組織の蛋白やエネルギー奪取により重篤な栄養障害に陥りやすくなり[2]，免疫機能が低下する．こうした状況下で手術侵襲や術後の経口摂取制限が加わると，さらに免疫機能が低下し術後合併症が発症しやすくなる．

　b．胆嚢外科の病態[3]

　胆嚢の存在する位置は解剖学的に血管網，リンパ網が豊富に存在し，進行胆嚢がんであれば容易に周囲へ浸潤，転移してしまう[3]．また，肝臓や肝十二指腸間膜，肝臓，十二指腸に隣接しているため，がんの部位によってはさまざまな浸潤，転移を示すという特殊性がある．浸潤・転移する臓器としては肝臓，周囲のリンパ節，

---
[*] Yasuji YAMASHITA／市立函館病院中央医療技術部リハビリ技術科

肝十二指腸膜などがあげられる．したがって，胆嚢がんは早期発見にて切除を行えば予後はよいが，そうでない場合は他臓器に転移・浸潤し予後は不良となる．

c．膵臓外科の病態生理[4〜6]

膵臓外科で特に膵頭十二指腸切除の対象となる患者では，①膵管閉塞や膵臓の線維化に伴う膵内外分泌機能の低下，②閉塞性黄疸の影響による肝障害，③消化管の通過障害や食欲不振などがすでに患者背景に存在しており，入院時には栄養障害をきたしていることが少なくない[4]．術前の栄養障害と同様に，術後は残存膵の機能低下により消化吸収障害や糖代謝異常を生じるのは必至で，周術期の栄養管理は手術成績を左右する．また，進行がんに対しては拡大手術が行われ，門脈合併切除や膵頭神経叢の郭清を加えた侵襲度の大きい手術となるため，術後合併症には十分な注意を要する．このように周術期を通して低栄養状態の患者に術後呼吸器合併症が発生すると治療には困難を極める．また根治性を求めた拡大手術の成績も進行がんに対しては予後が悪く，このような場合には患者の健康関連QOL（HRQOL：health-related quality of life）を重視した術式が選択される．幽門輪温存膵頭十二指腸切除術は，膵頭十二指腸切除術と比較してHRQOLはよいとされている[5]．膵体尾部がんに対しては，従来は膵頭部がんと比較して予後は不良であったが，先行報告では切除例での成績は変わらないとの報告[6]もある．上腸間膜動脈周囲神経叢郭清を徹底的に行うと，術後難治性下痢や消化吸収障害が生じ長期栄養管理が必要となり，HRQOLはきわめて不良となる．したがって，膵臓外科患者に対する呼吸理学療法は，術式を理解したうえでHRQOLを念頭に置き包括的リハビリテーションを行う必要がある．

d．肝臓外科の病態[7,8]

肝臓は蛋白合成，分解，解毒，排泄といった代謝の中心臓器である．わが国における肝臓外科の特徴は，慢性肝障害を合併した肝細胞がんである．また，肝臓は他臓器からの悪性新生物の転移の好発部位ともなっている．逆に肝細胞がんは血管腔に接して血行性転移を起こしやすく，肝内転移が起こりやすいばかりか，門脈・下大静脈に腫瘍栓の塞栓を引き起こし，遠隔臓器に転移を引き起こしやすくなる．転移の好発部位は肺やリンパ節などである．臨床症状は特有な症状はなく，いつしか発病し急速に進行する．したがって，悪性新生物が発見されてから手術を行うときには肝臓のみならず，他臓器にも転移しており，手術侵襲が拡大する可能性がある．肝臓外科手術後の循環動態には十分な注意が必要である．体位変換による循環動態の変化は認められないとの報告[7]があるが，左側臥位で下大静脈径は最も圧迫され，右側臥床位では下大静脈径は最も拡大するという報告[8]もある．

2）食道外科の病態

食道がんの臨床症状は，嚥下困難が存在することである．最初はごくまれに乾いた固形物の通過障害を示す程度だが，その程度はだんだん増強し，次第に流動に近いものまで通過障害を示すようになり，徐々に低栄養状態を呈する．特徴としては早期がんではほとんど無症状であるが，発見時にはすでに進行していることが多い．また，食道がんの発生には，食事や喫煙，飲酒などの生活習慣が環境因子として強く関与しているといわれている．特に喫煙と飲酒との相乗効果が指摘されており，1日20本以上の喫煙，1日3合以上の飲酒する群が他の群と比較して食道がんの発生に有意差があることが指摘されている．

Ⅲ．術後合併症

術後合併症は，①手術に起因するもの，②患者に起因するものに大別される．

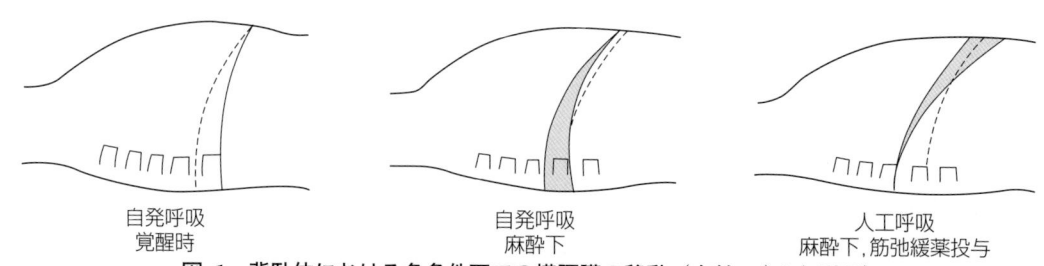

図 1　背臥位における各条件下での横隔膜の移動（文献10）より引用）

背臥位成人で覚醒時から全身麻酔下，さらに筋弛緩薬投与および人工呼吸下での横隔膜側面像の動きを示したもの．破線は覚醒時の横隔膜FRC位を示す．麻酔下では横隔膜の著明な頭側移動が起こる

1．手術に起因するもの

1）麻　酔[9,10]

病態生理と同様に詳細は割愛する．手術が生体に与える影響として，まずは麻酔の影響があげられる．特に全身麻酔が呼吸機能に与える影響として機能的残気量が低下する[9,10]．さらに手術侵襲が呼吸器系に与える影響としては，手術部位が横隔膜に近いほど大きいとされている．また，全身麻酔中は人工呼吸器により換気を維持するが，自発呼吸とはまったく違う呼吸状態を呈する（図1）[10]．臥床による横隔膜機能の変化は，Froeseら[10]の報告によると覚醒時自発呼吸，安静時換気での横隔膜の動きは背側で大きく腹側で小さい．しかし，麻酔作用により横隔膜の位置は頭側に移動する．さらに筋弛緩薬投与ののち，人工呼吸管理になると吸気時に腹側横隔膜が背側より動きが大きくなり，背側では横隔膜の動きは小さくなる．背臥位麻酔時の横隔膜機能の変化により下側の背側肺で換気能力が低下し，無気肺が生じやすくなる．背臥位で肺血流の多い背側においては換気血流比が低下する原因となる．

2）創部の疼痛

術後疼痛管理は，周術期管理や手術手技とともに飛躍的に進歩した．術後創部痛は多くの合併症を引き起こすおそれがあるため，十分な徐痛を確認してから術後のさまざまな処置を行う必要がある．術後のみならず，身体における疼痛の存在は，身体活動，深呼吸，咳嗽を行うことが困難となり，肺合併症や静脈血栓などの発症の危険性が増加する．また疼痛は，呼吸器合併症のリスクを高めるばかりでなく，心筋酸素摂取量の増加，心筋虚血などを誘発し，術後循環動態を悪化させることもあるため，速やかに徐痛を図ることが必要となる．また開胸手術，特に後側方開胸では術後疼痛が強い．疼痛が強いほど術後回復が遅いと報告[11]されている．

3）手　術

a．上腹部外科[12〜20]

上腹部手術侵襲が生体に与える影響は，①術後消化管の膨化による腹圧上昇，②①に伴う横隔膜挙上，③②に続発する胸郭コンプライアンス低下，④気道内分泌物の貯留，⑤術後疼痛による一回換気量の低下と咳嗽力低下による分泌物の喀出困難などがあげられる．このようにして術後呼吸器合併症が発症する可能性がある．また，Garibaldiら[12]の報告では，胸部手術と上腹部手術では下腹部手術よりも術後肺炎の発生頻度が高かったとしている．呼吸器系に直接侵襲を与える胸部手術に対して上腹部手術は，開胸しないにもかかわらず肺合併症が多い理由は上腹部術後の肺気量分画の低下[13〜16]や横隔膜機能不全[17〜19]（図2[13]，3[17]）があげられる．手術創も後呼吸機能の低下を助長する．呼吸機能も呼吸補助筋・呼気筋である腹筋群（外腹斜筋，内腹斜筋，腹横筋，腹直筋）の切離，伸展により低下する．手術創は正中切開のほうが横切開より術後呼吸機能への影響が大きいと報告され

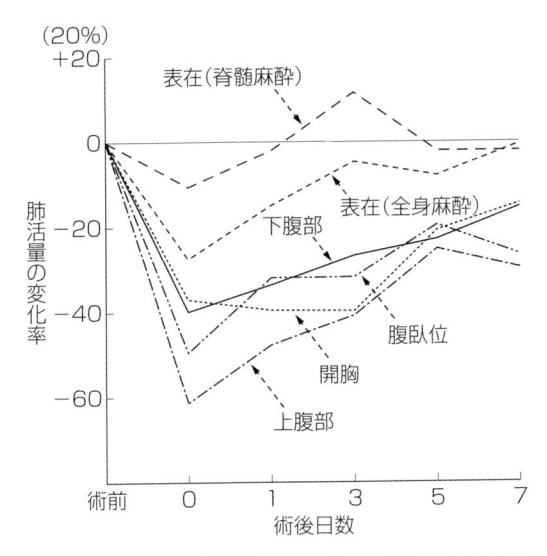

図2 術後呼吸機能の回復過程（文献13）より引用）

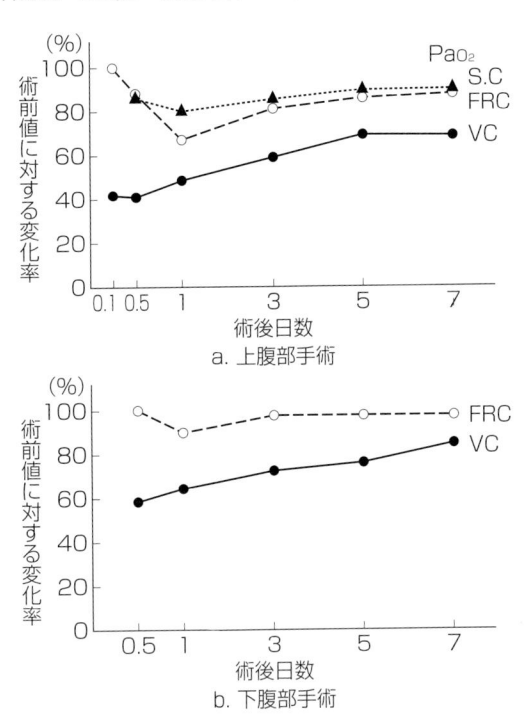

図3 術後呼吸機能の変化（上腹部と下腹部手術の比較）（文献17)より引用）

ている[20]．

b．食道外科

食道がん手術は，外科手術の中でもきわめて難易度が高く，また手術侵襲も強い．さらに，術後呼吸器合併症は高率に発生するおそれがある．食道がん手術は開胸，開腹を伴い，標準開胸術は後側方開胸で広背筋，前鋸筋を切離して第5，第6肋骨を後方で切断する第5肋骨間開胸である（現在は侵襲度を低くするため，鏡視下手術の導入や直視下操作の開胸法で手術創を小さくする工夫がなされている）．さらに，食道がんの手術では，非開胸食道抜去術以外は一般的に開胸・開腹術が行われ，頸部操作も加わることがあり，生体に多大な侵襲が加わる手術である．この際，胸部操作では食道切除，縦隔リンパ郭清，腹部操作では腹部リンパ郭清，胃管形成，頸部操作では頸部リンパ郭清，食道胃管吻合が行われる．

食道がん手術において呼吸器合併症が発生する要因は大きく分けて2つ存在する．

①頸部操作や反回神経周囲のリンパ郭清により術後頸部咽頭周囲の柔軟性・可動性が低下して喉頭挙上が制限され，嚥下障害を引き起こす危険が高まり，誤嚥を発症するおそれがあるということである．また，反回神経周囲のリンパ郭清後には，神経損傷を認めなくても10～20%の頻度で一過性の反回神経麻痺が生じることは知られている．手術により咳嗽反射が消失または減弱している状態は数日間（約5日間前後）続くため[21]喀痰喀出が困難な時期であることを認識するとともに，誤嚥性肺炎に十分注意を払う必要がある．

②全身に非常に強い侵襲が加わった場合には，生体はさまざまな反応を示す．その一つに，生体に起こる現象を捉えるのに侵襲期，利尿期，回復期というものが存在していることを認識する必要がある．手術により侵襲を受けた部位では，全身の細胞外液が侵襲部周囲に集まり，結果的には全身の細胞外液は不足してしまう（脱水の状態になってしまう）．また，血管内水分も侵襲部周囲に集まり，循環血液量は低下し，血圧が低下する状態が続く（循環血液量を維持するために点滴などで補っても血管透過性が亢進

しており，血管外へ水分が逃げてしまう）．この時期の特徴は，肺の酸素化が良好であることと低血圧でありこの病態は，約72時間継続する．その後，利尿期に移行して局所に貯留していた細胞外液は，急激に血管を通して戻ってくる．結果として大量の水分が血管内を駆け巡り，右心系へ戻り，次いで肺血管系にも血液が流れ込む．左心系では，肺に血液が溜まらないようにポンプ機能を働かせて全身へ血液を送り，腎臓が過剰な水分と電解質成分を排出する．これら重要臓器の働きが正常に機能していれば問題がないが，どこかで破綻すれば臓器の機能不全が生じる．特に腎臓や左心系の機能が破綻した時は，肺に過剰な水分が貯留し，肺水腫を引き起こす危険が高まる．この時期は肺の酸素化が悪化することを念頭に入れておく必要がある．

　食道外科においては，手術手技そのものが呼吸器合併症を引き起こすことがある．それは左右迷走神経肺枝切離により，呼吸の神経調節喪失や急性肺水腫を惹起するリスクが高まるおそれがあるということである．前者では肺炎のリスクが高まり，後者は肺水腫による酸素化障害が懸念される．また，左右気管支動脈の気管・気管支粘膜の血流維持ということからも左右気管支動脈温存も再認識されている．

2．患者に起因するもの
1）高齢者
　世界保健機関（WHO）の基準では75歳以上を高齢者と定義している（わが国の医療制度では，65歳以上が高齢者，特に65～75歳が前期高齢者，75～85歳が後期高齢者，85歳以上が超高齢者と定義づけられている）．高齢者は，脳血管障害，慢性呼吸不全，高血圧，高脂血症，糖尿病，腎障害などの合併症を有していることが多い．したがって，多臓器からの情報を包括的に統合する必要がある．また，呼吸器系では全肺気量は変化しないが，機能的残気量や肺活量は低下を認め，肺の弾性も加齢とともに弾力性を失い，肋軟骨の石灰化や呼吸補助筋の脆弱化により吸気・呼気ともに流量の低下をもたらす．

2）低肺機能
　肺気腫や慢性気管支炎などの慢性閉塞性肺疾患による呼吸困難のために，日常生活活動の低下を伴いdeconditioningを形成することが知られている．そのため，低肺機能のみならず活動量低下による廃用症候群や低栄養状態を招来し，術後の早期離床にも影響を及ぼす．慢性閉塞性肺疾患，特に肺気腫は，肺胞破壊に伴う気腔の拡大に伴い肺は過膨張となる（機能的残気量の増加）．重症例では樽状胸郭を呈し，横隔膜は平低化し，効率的な横隔膜呼吸が困難なため，呼吸，特に吸気時には呼吸補助筋群が動員される．また呼吸数の増加がみられ，十分な呼気・吸気が得られないため咳嗽力も低下し，呼吸器合併症発生のリスクが高くなるおそれがある．慢性閉塞性肺疾患では，気管支周囲の肺組織の破壊，弾性減弱に伴う気道の虚脱，気管支壁自体の萎縮による閉塞性換気障害を呈する．その結果，呼気流量は低下してしまう．慢性閉塞性肺疾患には喫煙が深く関与するといわれている．

3）喫　煙
　喫煙は気管内分泌物量を増加させ，気管の線毛運動機能を低下させる．線毛は鼻腔から細気管支までの広い範囲で存在し，気道粘膜とともに分泌物を末梢から中枢へ移動させ体外へ排出する．この線毛運動が障害されると，分泌物の排出機能が破綻し感染症を起こしやすい．したがって，禁煙することにより気管内分泌物量の減少を図ることができる可能性がある．禁煙による手術後合併症の減少には2～3カ月が必要である．また，禁煙は手術創にも効果があり，6～8週間行った患者では手術創治癒における合併症が低下すると報告[22]されている．

Ⅳ．術後合併症の発生因子

1．術後循環不全

　肺と心臓の役割は、体外から取り入れた酸素を肺胞にてヘモグロビンと結合させ、左室のポンプ機能を利用し肺静脈を介して末梢器官へ酸素を運搬する。代謝により発生した二酸化炭素は全身の静脈を介して右室のポンプ機能により肺動脈から肺胞へ運搬し、二酸化炭素を排出する。肺胞→肺静脈→左心系→動脈・静脈系→右心系→肺動脈→肺胞という外・内呼吸では、ある一部が障害されることによりすべての機能が破綻してしまうおそれがある。特に、肺と心臓は密接に関わっており、どちらかが障害を受けると他方の機能も影響され、さらにもう一方の機能障害を助長させるという悪循環に陥ることがある。そのため、術後循環不全は容易に術後呼吸不全へ進展する可能性がある。特に肺水腫例における酸素化障害では、その病態を改善し、原因を除去しなければ呼吸理学療法を行っても効果は乏しいと考える。「呼吸器合併症＝呼吸理学療法」という戦略は成り立たないかもしれない。

2．術後呼吸器合併症

　術後呼吸器合併症で高率に発生するのは無気肺である。無気肺を予防または治療することが術後呼吸理学療法の最大の戦略である。無気肺とは「肺内の空気が消失して虚脱が起こり、その結果として当該領域の容積が縮小した状態」をいう。無気肺の原因は、気管、気管支、肺胞が気道内分泌物あるいは機械的に閉塞することで生じ、発生機序は、①低換気、②気道内分泌物の粘調性、③気道内分泌物の排出障害、④異物などが複雑に絡み合い発生する。上腹部外科術後の無気肺発生のリスクファクターについて表1に示す[23]。

表1　上腹部術後の無気肺発症に関わるリスクファクター（文献23）より引用）

高齢者	>59歳
ASA*クラス	>2
皮膚の切開部位	上腹部正中，肋骨弓下
残存腹腔感染症	膿瘍，消化管リーク
肥満度	>25（body mass index＝kg/m²）
術前入院期間	>4日
手術部位	結腸，直腸，胃，十二指腸
高二酸化炭素血症	$PaCO_2$>45 mmHg

*ASA：American Society of Anesthesia

Ⅴ．上腹部外科と食道外科の呼吸理学療法プログラム（適応・禁忌・注意点・方法・クリニカルパス）

　上腹部外科と食道外科における呼吸理学療法の目的は、術後の呼吸器合併症の予防であり、可能な限り術前から介入すること、そして術後は合併症が生じてから介入するのではなく、予防的観点から術後早期に介入するべきである。上腹部または食道外科術後を含め、急性期呼吸理学療法の適応と禁忌については表2に示す[24]が、前述したように外科手術においては手術や患者側に起因する因子が多数あり、患者個別の病態を評価しながら理学療法を実施する必要がある。

1．術前評価

　手術による合併症発生因子と患者がもつ側面を評価する必要がある。そのほかには患者の呼吸パターンや胸郭拡張性、呼吸音、筋緊張などがあげられる。

　①患者に関する情報：現病歴、既往歴、全身状態（栄養状態・日常生活状態）、画像所見、血液検査、肺機能検査など。

　②呼吸パターン（胸腹部の協調性、左右差、深さ、回数など）。

　③筋緊張：術後患者が覚醒した時を想定する

表 2 急性期における呼吸理学療法（体位排痰法）の禁忌・呼吸理学療法（体位排痰）の適応
（文献 24）より引用）

＜絶対禁忌＞
- 胸腔ドレーンの挿入されていない気胸
- 喀血を伴う肺内出血
- コントロール不良な重症心不全
- ショック
- 肺血栓塞栓症
- 治療が行われていない気管支喘息重積発作
など

＜相対禁忌＞
- 不安定な循環動態
- 鎮痛不十分な多発肋骨骨折，肺挫傷，フレイルチェスト
- 肺瘻を伴う膿胸
- 脳外科術後，頭部外傷後の頭蓋内圧亢進
- 頸髄損傷後の損傷部位非固定状態
など

＜呼吸理学療法の適応＞
- 区域性または肺葉性の急性無気肺
- 大量の気道分泌物貯留
- 片側性肺病変
- 長期臥床状態

＜体位排痰法の適応＞
- 呼吸器感染症
- 無気肺
- 胸部，腹部外科術後
- 外傷（頸髄，頭部外傷など）
- 気道熱傷
- 気道異物
- 嚥下障害
- 長期臥床患者

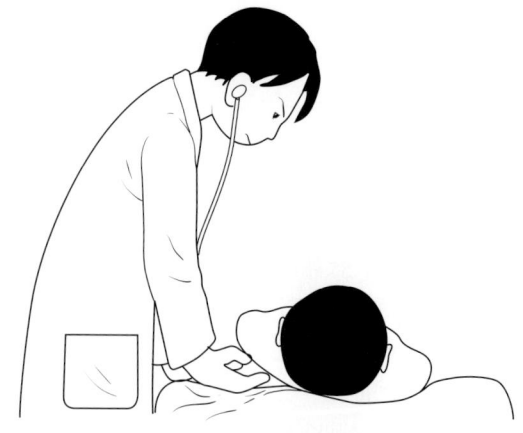

図 4 背部の聴診について

集中治療室で入室中の患者や長期臥床が続いている患者の聴診を行う場合には，背部の聴診が重要である．背臥位で聴診を行う場合には，聴診器を持たない手でベッドを押し下げ，患者の背中との間にできた隙間に聴診器を入れて聴診を行う

と，今まで経験したこともないモニターや機械類などに囲まれ，安楽な呼吸は得られないことが多い．リラクセーションを得られるよう主に呼吸筋や呼吸補助筋の緊張を術前より評価しておく．

④呼吸音の評価：術前から体位変換を予行すべきで，施行時に各体位で聴診を行っておくとよい．特に背側は十分に聴診しておく．背臥位で聴診が困難な時には片手でベッドを押し下げ（図 4），患者とベッドに隙間をつくり聴診器を当てる．術後最も注意しなければならないのは，背側に生じる下側肺障害だからである．

⑤喫煙：術前に禁煙が可能であったか，少なくとも術前 8 週間前からの禁煙が必要である．これは気道粘膜の線毛運動や末梢気道の機能回復や気道内分泌物の減少が起こるには，禁煙後 8 週間以上かかるといわれているためである．

2．術前理学療法

術前理学療法は，何のために行うのか？ これといって呼吸器疾患がない患者には想像がつきづらく，手術に対する不安が強い時は，術後合併症などを説明し理学療法を行うことは，患者にさらなる不安を助長してしまう可能性がある．術前には，医療者が術後に行う理学療法手技（咳嗽の介助や呼吸介助手技など）を事前に経験や習得してもらい，手術後は全身状態を評価しながら早期離床を展開する旨を理解してもらう．

近年は入院期間を短縮する傾向にあるため，術前運動療法により運動耐容能を向上することは困難である．また，術前は臥床状態で過ごすことが多いので，可能な範囲で活動することを促す．

3．術後評価

初回開始時は，いきなり患者のところへ行くのではなく，手術に関する情報（手術術式，手術時間，出血量，輸液量，尿量，喀痰量，術中所見，術中トラブルなど）を収集し，必要なモニタリングを行う．また，理学療法を行う前に必ず疼痛について評価を行う．除痛が得られていない時には咳嗽のみならず呼吸すらも十分に行えないことがあり，患者に苦痛を与えるばかりである．ポイントとしては表情，呼吸数の増加，浅速呼吸，頻脈，筋緊張亢進，冷発汗などがあげられる．

術後評価は，呼吸器合併症の前駆症状に注意する．肋間陥凹（吸気時に肋間が陥没する：陥没部に無気肺の存在が疑われる）や術前に評価した呼吸音や胸郭拡張性が有効手段となることが多く，胸部X線や血液ガス評価よりも前に合併症の発症を予測することが可能なことがある．予防に最大限努めていても呼吸器合併症が発症してしまった場合は，治療をする必要がある．合併症が酸素化障害か，拡張障害か，呼吸筋疲労かなどを検討し，その原因となる因子を取り除く必要がある．すなわち，問題は呼吸不全や心不全なのか，気管なのか，胸郭なのか，筋肉なのか，神経なのか，または体位なのか．呼吸理学療法手技は選択や組み合わせの基準はなく，病態により，今は何に重点をおくかで選択する呼吸理学療法手技は異なる．

4．術後呼吸理学療法

術前から重症であるほど術後合併症の発症率は高くなる．また，肺障害のみならず心不全やそれに由来する不安定な循環動態などを合併している場合には，術後早期から呼吸理学療法を行う場合は「リスクと利益」を慎重に検討し，十分なモニタリングが必要である．squeezingや呼気介助などの胸郭を呼気時に生理的運動方向に圧迫する手技は，呼吸理学療法中によく行われる手技であるが，循環動態が不安定な患者に対しては注意が必要である．特に，胸郭を圧迫することにより生じる胸腔内圧の上昇で，血圧低下をきたす症例に対しては厳重な注意が必要である．また，心機能が低下している症例でも，胸腔内圧の上昇による静脈還流障害で低血圧や頻脈または除脈を呈することがある．同様に，バッグを用いた換気補助や深呼吸（自発呼吸下），息こらえ，吸痰操作でも同じ生体反応が認められるため，頸損では胸部交感神経節より高位の損傷なので胸腔内臓器は迷走神経優位となり除脈になりやすく，急な体位変換や吸引で起こる（図5）．したがって，呼吸理学療法を実施する際には必ず心電図モニター，動脈圧モニター，パルスオキシメータなどをモニタリングしながら行うと同時に，呼吸理学療法を実施している先にどのような結果があるかを，常に念頭において実施する必要がある．外科手術後の患者では，疼痛を誘発しないように手術創を包み込むように保護しながら胸郭の圧迫を行うことが重要である．

呼吸理学療法における体位ドレナージは日々の臨床の中でよく行われているが，体位ドレナージに伴う体位変換では重症患者，特に循環動態が不安定な患者に対する体位変換もモニタリング下にゆっくりと行うということを忘れてはならない．術後侵襲期や血管内循環血液量不足などの症例では，体位変換での血圧変動とともに喀痰の状態や水分バランスを評価（表3）[25]し，新たな呼吸器合併症の発生を予防する必要がある．

術後呼吸理学療法は，さまざまな呼吸練習や徒手的介助手技ばかりではなく，全身に対して行うべきものであり，呼吸器合併症予防と離床は密接な関係にあることを常に考え，全身状態が安定すれば可及的早期に離床を進める必要がある．「呼吸理学療法＝排痰手技」ではなく，運動療法を含めた呼吸理学療法が重要である．呼吸器系は重力の影響を最も強く受けている器官であり，呼吸運動を含む呼吸機能はさまざまな体位により影響を受けることが知られている（表

320   第5章 呼吸理学療法の実際

＜実施に際して注意すべき合併症＞
・低酸素血症
・気管支攣縮
・不整脈
・頭蓋内圧亢進
・疼痛，不快感
・血圧の変動
・嘔吐，誤嚥
　など

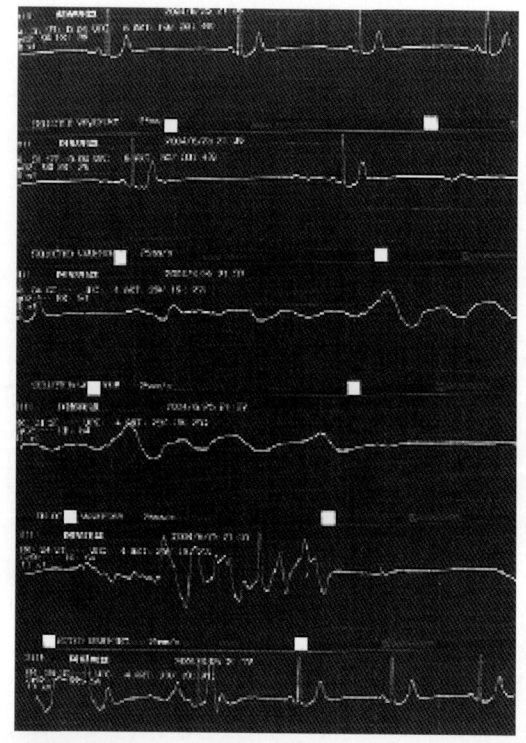

図5　呼吸理学療法実施上の注意点

　本心電図は，頸髄損傷（急性期例）に徒手的過膨張手技を行い，その後，サクションによる吸引操作を行っている際に徐脈となった例である．急性期で呼吸理学療法を行う際には，病態によりさまざまな合併症が出現するおそれがあるため，病態を理解し，厳重なモニタリングを実施して行う必要がある

表3　循環血液量の評価（文献25）より引用）

循環血液量	少ない	正常	過剰
①バイタルサイン			
脈拍（拍/分）	90＜	60〜90	＜60
収縮期血圧（mmHg）	＜80	100＜	50＜
脈圧（mmHg）	＜30	30〜50	2＋
外頸静脈の張り	−	＋	温/冷
母趾温（足の親指の温度）	冷たい	温かい	
②測定機器の使用			
尿量（ml/kg/hr）	＜0.5	0.5〜2.0	2.0＜
尿比重	1.030＜	1.010〜1.030	＜1.010
尿中 Na/K	＜1	1＜	1＜
CVP	＜5	5〜10	10＜
PCWP/LAP（mmHg）	＜8	8〜12	12＜
CI（L/min/m^2）	＜2.2	2.5〜3.5	4.0＜
SVI＝CI/HR（ml/beats/m^2）	＜30	35〜45	50＜
SvO$_2$（％）	＜60	70〜80	90＜
IVC 径（エコーにて）	＜10	10〜20	20＜
ポータブル胸部写真 CTR（％）	＜40	40〜50	50＜

表 4 体位が人体に与える影響 （文献 26) より引用）

体位の名称	呼吸機能，そのほかに及ぼす影響	一般的適応
背臥位	機能的残気量が最も減少 気道閉塞が生じやすい 肺上部が肺下部よりも拡張，両者の換気の差異は大きい 血流の垂直較差は軽度 静脈還流がよい	最も一般的に用いられる体位 出血性ショック
ファーラー位 または 座位	前傾座位では機能的残気量が増大 呼吸機能には良好 頭蓋内圧低下	うっ血性心不全 肥満 頭蓋内圧亢進 呼吸不全
側臥位	肺上部が肺下部よりも拡張 垂直方向の換気の差異が大きい 麻酔・筋弛緩での人工呼吸では肺上部への換気が増加 血流の垂直較差が大きい	意識障害 口腔内および鼻出血 片側性の肺病変
腹臥位	前胸部と骨盤部を支持した腹臥位では機能的残気量が増加 肺上部と肺下部の拡張差は一様 麻酔・筋弛緩での人工呼吸では換気の分布変化は少ない 血液の垂直較差は軽度	意識障害 口腔内および鼻出血 下側肺障害

4)[26]．特に背臥位での呼吸機能の低下は著しい[27]．なかでも急性呼吸不全では，うっ血や気道内分泌物貯留などにより肺の自重が増加し，背臥位での安静臥床が継続的に行われている患者では，下側に荷重による肺虚脱をきたしてしまい，換気血流比不均等が生じて酸素化障害が発症する．したがって，体位変換により病変部位が上側になる体位をとり，換気と血流の不均等を是正することにより酸素化の改善が期待できる[28,29]．反対に，病変側を下側にした側臥位にて治療を行うと，酸素化は悪化すると報告されている[30]．気道内分泌物を排出するための線毛運動は，性別，姿勢，睡眠，運動により異なることが報告[31]されている．一般には臥床状態よりも座位，立位と離床を進めることで線毛運動は促進され，また呼吸機能も改善するといわれている（図 6)[32]．このように呼吸器合併症と体位には密接なつながりがあり，呼吸理学療法を実施するうえでは不可欠なものとなる．さらに離床を進める際には，理学療法士のみでは円滑に進まず，医師，看護師との情報共有はもちろんのこと，相互協力は必要不可欠である．こ

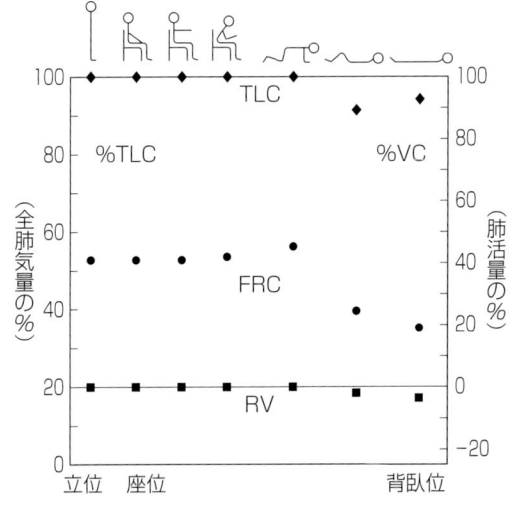

図 6 体位による肺気量分画 （文献 32) より引用）
機能的残気量（FRC：functional residual capacity）に着目すると，①FRC は背臥位では立位よりも約 20％低下する，②肺胞気道系は閉塞しやすくなる．背臥位では腹腔内臓器は重力の影響で圧迫を受け，その結果，横隔膜を頭側へ移動させてしまう．特に背側，横隔膜の頭側移動は大きく，運動制限が著しい．下側（背側）肺は静水圧の影響を受け，肺組織重量が増加する．これらの要因から背臥位のままでは容易に無気肺が生じやすい環境となる

のため，近年ではクリニカルパス（clinical path あるいは clinical pathway）が導入されている医療機関が多いが，クリニカルパスは患者・医療者の単なるスケジュール表ではなく，達成目標（アウトカム）が明示され，その目標に向かいチーム医療を実践するということが大切となる．当然のことながら，達成目標から逸脱（バリアンス）した場合は，情報を収集して原因を分析する必要がある．外科術前術後（周術期）管理におけるクリニカルパスの有用性は，①周術期管理の標準化が図れる，②周術期管理の質が向上する，③周術期管理の安全性が向上する，④周術期管理業務が簡素化する，⑤患者と共通の目標がもてる，⑥チーム医療が推進する，⑦職員の意識改革につながる．ただし消化器外科，特に食道がんでは手術侵襲が大きく合併症が発生しやすい．また，周術期管理は病棟・手術室・集中治療室と幅広く，治療法や回復方法も患者個人によって大きく異なるため，柔軟性のあるパスづくりが勧められる[33]．疾患別におけるクリニカルパスは割愛させていただく．

5．呼吸理学療法の効果，限界，EBM

上腹部・食道外科術後における呼吸理学療法は，術前からの介入が望ましい．術前から呼吸練習や咳嗽練習，早期離床の説明などを行い，術後呼吸器合併症の予防または減少させることが指摘されている（A，I）[34]．術後の呼吸理学療法では離床を念頭に入れ，呼吸器合併症を防ぐために体位変換を併用し，体位ドレナージや胸郭圧迫を行う．術後，特に重症例では心拍数や血圧などの循環系や代謝系に影響を与えるためにモニタリングを徹底するべき（A，II）[35]であるとされている．循環動態が安定すれば可及的早期に離床を開始するが，離床そのものが酸素化の改善に関与せず，換気能の改善を認めたとの報告[36]があり，長期臥床が懸念される患者では全身状態の安定が確認されれば介入していくべきである（B，II）．動機づけが得られやすいとされているインセンティブスパイロメトリー（IS：incentive spirometry）や呼気陽圧療法（PEP：positive expiratory pressure）は，上腹部術後において呼吸理学療法と IS の併用[37]，呼吸理学療法と PEP や吸気抵抗トレーニングの併用が呼吸器合併症の予防に有効である[38]とされている（A，I）．しかし，食道外科に関しては IS を使用しても呼吸器合併症は減少せず[39]，酸素化や在院日数を改善しない[40]と指摘されている（C，I）．ただし，包括的呼吸理学療法を実施すると，術後呼吸器合併症を改善し在院日数をさせるということが示唆[34,41]されている（A，I）．

文　献

1) 西　正晴，他：胃癌患者の術式決定における術前栄養評価の意義．日臨外医会誌　**48**：877-883，1987
2) 山本正勝：癌患者の栄養．医学の歩み　**115**：297-310，1980
3) 柿田　章，他：（総説）進展様式からみた胆嚢癌に対する術式の選択．消化器外科　**22**：11-17，1999
4) 東口高志，他：膵頭十二指腸切除術．消化器外科　**11**：475-482，1988
5) 川原田嘉文，他：膵臓外科治療の変遷と将来；膵臓取り扱い規約の国際化に向けて．消化器外科　**21**：1025-1037，1988
6) Dalton RR, Sarr MG, van Heerden JA, et al：Carcinoma of the body and tail of the pancreas：is curative resection ustifie? *Surgery* **111**：489-494, 1992
7) 川原田嘉文，他：術後体位変換と早期離床．消化器外科　**12**：788-792，1989
8) 川原田家文，他：体位変換と早期離床．消化器外科　**11**：765-776，1988
9) Tusiewicz K, Bryan AC, Froese AB, et al：Contribution of changing rib cage-diaphragm interactions to the ventilatory depression of halothane anesthesia. *Anesthesiology* **47**：327-337, 1977
10) Froese AB, Bryan CH：Effects toanesthesia and paralysis on diaphragmatics in man. *Anesthesiology* **41**：242-255, 1974
11) Nagahiro I, Andou A, Aoe M, et al：Pulmonary function, postoperative pain, and serum cytocine level after lobectomy；a comparison of VATS and conventional procedure. *Ann thorac Surg* **72**：362-365, 2001
12) Garibaldi RA, Britt MR, Coleman ML, et al：

Risk factors for postoperative pneumonia. *Am J Med* 70：677-680, 1981
13) Ali J, Weisel RD, Layug AB, et al：Consequences of postoperative alterations in respiratory mechanics. *Am J Surg* 128：376-382, 1974
14) Diament ML, Palmer KN：Postoperative changes in gas tensions of arterial blood and in ventilatory function. *Lancet* 2：180-182, 1966
15) Hansen G, Drablos PA, Steinert R：Pulmonary complications, ventilation and blood gases after upper abdominal surgery. *Acta Anaesthesiol Scand* 21：211-215, 1977
16) 奥津芳人：術後低酸素血症の原因究明に関する研究．麻酔 26：855-863, 1977
17) Craig DB：Postoperative recovery of pulmonary function. *Anesth Analg* 60：46-52, 1981
18) Manikian B, Cantineau JP, Bertrand M, et al：Improvement of diaphragmatic function by a thoracic extradural block after upper abdominal surgery. *Anesthesiology* 68：379-386, 1988
19) Simonneau G, Vivien A, Sartene R, et al：Diaphragm dysfunction induced by upper abdominal surgery. Role of postoperative pain. *Am Rev Respir Dis* 128：899-903, 1983
20) 横田美幸，行田泰明：COPD 患者の上腹部手術：抜管に向けての麻酔管理．LiSA 3：42-48, 1996
21) Sugimachi K, et al：Cough dynamics in oesophageal cancer：prevention of postoperative pulmonary complication. *Br J Surg* 69：734-736, 1982
22) Møller AM, Villebro N, Pedersen T, et al：Effect of preoperative smoking intervention on postoperative complication：a randomized clinical trial. *Lancet* 359：114-117, 2002
23) 丸川征四郎，山内順子：術後の広範囲な無気肺—診断・予防・治療の確立を目指して．救急・集中治療 13：257-264, 2001
24) 俵 祐一，神津 玲，朝井政治，他：体位排痰法でやるべきこと・迷いやすいこと・やってはいけないこと：呼吸障害治療と合併症予防の対策として．月刊ナーシング 23：40-47, 2003
25) 並木昭義（編）：ICU における肺理学療法の理論と実際—集中治療医学講座 12．医学図書出版，1996, pp15-30
26) 神津 玲，川前金幸：呼吸障害患者の体位管理．看護技術 48：1130-1134, 2002
27) Dean E：Effect of body position on pulmonary function. *Phys Ther* 65：613-618, 1985
28) Gillespie DJ, Rehder K：Body position and ventilation-perfusion relationships in unilateral pulmonary disease. *Chest* 91：75-79, 1987
29) Ibanez J, Raurich JM, Abizanda R, et al：The effect of lateral positions on gas exchange in patients with unilateral lung disease during mechanical ventilation. *Intensive Care Med* 7：231-234, 1981.
30) Rivara D, Artucio H, Arcos J, et al：Positional hypoxemia during artificial ventilation. *Crit Care Med* 12：436-438, 1984
31) Houtmeyers E, Gosselink R, Gayan-Ramirez, et al：Regulation of mucociliary clearance in health and disease. *Eur Respir* 13：1177-1188, 1999
32) Agostoni E, et al：Statics of the respiratory system, In. Fenn WO, et al（ed）：Handbook of Physiology, Respiration 3, Am Physiol Soc, Washington DC, 1964, pp387-409
33) 森田 勝，西田康二郎，古賀 聡，他：クリニカルパスに基づいた術後管理の全て，胸部食道癌．消化器外科（臨時増刊号） 29：551-560, 2006
34) Fagevik Olsén M, Hahn I, Nordgren S, et al：Randomized controled trial of prophylactic chest physiotherapy in major abdominal surgery. *Br J Surg* 84：1535-1538, 1997
35) Stiller K：Physiotherapy in intensive care：towards an evidence-based practice. *Chest* 118：1801-1813, 2000
36) Zafiropoulos B, Alison JA, McCarren B, et al：Physiological responses to the early mobilization of the intubated, ventilated abdominal surgery patient. *Aust J physiother* 50：95-100, 2004
37) Minschaert M, Vincent JL, Ros AM, et al：Influence of incentive spirometry on pulmonary volumes after laparotomy. *Acta Anaesthesiol Belg* 33：203-209, 1982
38) Christensen EF, Schultz P, Jensen OV, et al：Postoperative pulmonary complications and lung function in high-risk patients：a comparison of three physiotherapy regimens：after upper abdominal surgery in general anesthesia. *Acta Aneasthesiol Scand* 35：97-104, 1991
39) Gosselink R, Schrever K, Cops P, et al：Incentive spirometry dose not enhance recovery after thoracic surgery. *Crit Care Med* 28：679-683, 2000
40) Vilaplana J, Sabaté A, Ramon R, et al：Ineffectiveness of incentive spirometry as coadjuvant of conventional physiotherapy for the prevention of postoperative respiratory complications after thoracic and esophageal surgery. *Rev Esp Anestesiol Reanim* 37：321-325, 1990
41) 宮川哲夫：呼吸理学療法の科学性．人工呼吸 15：91-104, 1998

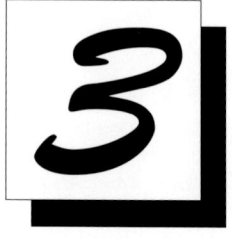

3 肺外科術前術後の呼吸理学療法

堀　竜次*

◆Key Questions◆
1. 肺外科の病態生理
2. 肺外科の呼吸理学療法プログラム（適応，禁忌，注意点，方法，クリティカルパス）
3. 肺外科の呼吸理学療法の効果，限界とEBM

I．肺外科の病態生理

1．肺外科患者の特徴

　肺切除術後および気管支形成術後患者の特徴は，①全身麻酔の影響を受ける，②肺血管床および呼吸機能が低下する，③気管・気管支の走行および横隔膜や縦隔の位置が変化する，④リンパ節郭清により咳嗽反射が低下する，⑤肋骨および肋間筋の切除に伴い胸郭の動きが制限される，⑥横隔膜神経の損傷例では術側の横隔膜呼吸が困難になる，⑦胸壁合併切除により胸郭動揺（flail chest）になる，⑧反回神経損傷では喀痰・喀出困難となる，⑨創部痛により換気抑制や咳嗽力が低下する，といわれている[1]．これらの特徴は，開胸方法，術式により異なるため，手術方法を熟知し病態を把握したうえで呼吸理学療法を実施する必要がある．

2．開胸法[2,3]

1）後側方切開

　本法は，呼吸器外科の標準開胸法であり，広い術野が得られ胸腔内操作に有利である反面，侵襲が大きい．第4胸椎の棘突起と肩甲骨の中間点から肩甲骨下角の2〜3cm下を通り，前腋窩線または乳頭線に至る約25〜30cmの弧状切開を行う．聴診三角から前方に広背筋，前鋸筋を切断，後方では僧帽筋を切断する．肺尖部肺癌などの場合には，後方の切開線を上方に延長し大菱形筋，小菱形筋も切断する場合がある．通常は，第6肋間で肋間筋を切開し開胸する．術野が狭い場合には，肋骨角付近で肋骨を切断する．

　術後の理学療法を施行するうえで筋肉への侵襲が大きく，また背臥位では皮膚切開が圧迫され非常に強い疼痛を訴えたり，圧迫部位の循環障害を起こす場合があるため，術側上肢と胸郭可動性に制限をきたしやすい．

2）前側方切開

　本法は，後側方切開に比べて術野が狭いが，通常の肺葉切除には十分な開胸方法である．腋窩から乳頭線上に至る切開を行う．前鋸筋を切断することなく開排し，肋間筋の切開を行い，第4または第5肋間開胸を行う．

　術後の理学療法を施行するうえで筋肉の切断が少ないことから，術側上肢の運動に伴う疼痛は少なく，上肢および胸郭の可動性の制限は，後側方切開に比べ少ない．ただし，開胸時に長胸神経を損傷する場合があるので注意が必要で

---

* Ryuji HORI/星ヶ丘厚生年金病院リハビリテーション部

ある．

3）胸骨正中切開

本法は，前縦隔の腫瘍などの手術に際して行う．胸骨上縁から剣状突起のやや下方に至る皮膚切開を行い，胸骨鋸で胸骨を縦割りにする．

術後の理学療法施行するうえで胸筋をまったく損傷しない方法であるが，開胸器を開きすぎると肋椎関節に大きな負担がかかり，術後に強い肋間神経障害が発症する場合があるため痛みに注意が必要である．また，前胸部を強く広げるような運動は，胸骨切離部が離開するので禁忌である．

4）胸腔鏡（補助）下

本法は，病変部をターゲットとして数 cm の皮膚切開を 2～3 カ所行い，胸腔鏡を挿入しモニターで病変部を観察し手術を行う．低侵襲で皮膚切開が小さく，術後の疼痛と機能障害は少なく患者の回復は早い．したがって，当院では現在，理学療法は実施していない．

3．手術手技と術後肺の変化[4]

手術手技としては，一側肺全摘除術，肺葉切除術，区域切除術，肺部分切除術，気管支形成術（袖状切除術，楔状切除術）があげられる．

1）一側肺全摘除（全摘）術

気管支は，気管分岐部からすぐのところで切断縫合され，術直後は術側胸腔が空洞となり，空気が閉じ込められた状態となる．術側胸腔内圧は吸気時，健側の胸腔陰圧より強くなり，伸展性のよい縦隔は術側へ偏位する．このことにより，健側肺は代償性過膨張となり，残気量を増し換気効率を悪くする．術側横隔膜は挙上し，術側の肋間は狭くなり，術側胸腔の容積は半分以下となる．術側胸腔内のガスはしだいに吸収されるとともに，胸水へと置き換わっていく．胸部 X 線では，術側胸腔は真っ白な不透亮像がみられ，健側肺が正中線を越えて術側の一部まで過膨張する．

2）肺葉切除（葉切）術

気管支を葉気管支レベルで切断し断端を閉鎖縫合する．胸腔内圧や浸出液の変化は，基本的に全摘術と変わらないが，術側胸腔に残存肺葉が存在するため十分な拡張が必要である．拡張不全はシャント効果を増強し，低酸素血症をきたす．また，手術での分葉不全の処理や肺門操作などにより，肺縫合線や剥離面での気漏が多かれ少なかれ生じるので，胸腔ドレーンによる排気が必要である．コンプライアンスが大きければ，残存肺葉の過膨張により死腔は埋められるが，コンプライアンスが小さい場合，死腔が残存しそこに胸水が貯留する．術側横隔膜は挙上するが，残存肺の拡張が良好であれば，しだいに下降してくる．

切除肺葉による違いとしては，下葉切除術では気管支走行の変化は少ないが，上葉切除術では大きく変化する．上葉切除術では，伸展性のよい残存肺葉の場合，肺葉が挙上するため気管支に急な屈曲が生じ，咳嗽や呼吸困難が出現することもある．

3）区域切除（区切）術および肺部分切除術

区域切除術では，病変によって当該区域を切除する．区域間隔壁での剥離操作中に，多かれ少なかれ隣接区域の肺実質を損傷するため，術後に肺胞漏に基づく気漏をみることが多い．

肺部分切除術では，末梢の肺実質だけのみを少量切除する．容積の減少は少なく，残存肺のコンプライアンスが大きければ，ただちに肺が拡張し死腔はなくなる．

その他の術後の変化は，肺葉切除術後と同様に生じる．

4）気管支形成術

気道病変に対して，病変気管支を管状に切除して気管支断端を吻合する．末梢の気管支と肺組織を温存し，肺機能の損失をできるだけ少なくすることができる．

この手技では，気管支の栄養血管である気管支動脈を切離するため，血流の問題を考慮する

表1 肺切除術後の気道内分泌物貯留の原因

1）気道内分泌物の増加
　a．麻酔ガスの物理的, 化学的気管支粘膜刺激による分泌物の増加
　b．気管内チューブ外壁に沿った口腔内分泌物の流入
　c．過剰補液による肺血管からの肺胞内への漏出
　d．手術操作による肺の機械的損傷による気道内出血ならびに気道内分泌物の増加
2）気管支粘液線毛運動の障害
　a．麻酔ガスの物理的, 化学的気管支粘膜刺激による線毛運動の障害
　b．手術操作による肺の機械的損傷による線毛運動の障害
3）気道の障害
　a．気道浮腫による狭窄
　b．気管支形成術では気管支吻合部での障害
4）換気運動の障害
　a．肺活量, 一回換気量の減少
　b．機能的残気量の低下による局所性低換気
5）咳嗽の障害
　a．咳嗽反射の消失または抑制
　b．咳嗽力の低下

必要がある．末梢気管支の血流は，肺動脈から気管支動脈にくる側副血行に支配されるため，術後2〜3週間は，混合静脈血酸素飽和度を可及的に高く維持しながら，理学療法を進める必要がある．また，管状切除に伴う迷走神経の障害は，咳嗽反射による気道クリアランスを障害し，吻合部では気道分泌物が貯留しやすいため，無気肺の発生に注意を要する．

II．肺外科手術が身体機能に及ぼす影響

1．術後の気道内分泌物貯留について

手術当日は非術側肺へのたれ込みがある場合以外，痰の貯留はあまり認めなく，喀痰量は徐々に増加し第2〜3病日が多くなる傾向がある．手術侵襲に伴い，体液は第3腔（thirdspace）に死蔵されるが，術後2〜3日は細胞におけるNaポンプの回復とともに死蔵された体液は，循環系に戻ってくる．この時期（re-filling phase）に，最も気道内分泌物は増加するため注意を要する．

術後の気道内分泌物貯留の要因は，気管支粘液線毛輸送能低下，換気運動低下，咳嗽能低下，気道障害, 体位の問題などが考えられる（**表1**）．

2．術後の肺機能と呼吸筋力の変化について

肺切除術後では，肺容量の減少と肺胸郭系コンプライアンスの低下により，拘束性換気障害を呈することが多い．術後肺機能は，区域切除，上葉切除，下葉切除，二葉切除，全摘除と切除肺葉数が多いほど低下することがわかっている．中原ら[5]による予測術後肺活量の計算方法を用い，仮に健常肺を切除した場合を想定すると，**図1**のとおり，部位により損失率は異なる．

気管支形成術後の肺機能は，綾部ら[6]によると術後3カ月で％肺活量（％VC：vital capacity）は平均80.3％に低下したが，13〜24カ月後には96.5％と術前値に近く回復したとの報告されている．

Maedaら[7]によると肺切除術後の横隔膜機能は，安静呼吸時では低下はみられないが，最大横隔膜収縮力（Pdimax：maximum transdiaphragmatic pressure）は，術前75.0 ± 15.8 cmH$_2$O，術後2〜3日目32.8 ± 12.4 cmH$_2$O，術後7〜10日目40.5 ± 6.9 cmH$_2$Oと術後は有意に低下することが報告されている．術後，横隔膜が頭側へ偏位し形状の変化から横隔膜による発生圧が低下するものと推察する．

3．循環機能への影響について

手術侵襲により術後早期は，交感神経の亢進が起こり，心筋収縮力，心拍数が増加することにより，心拍出量の増加も生じる．骨格筋，脳，心臓への血流を維持するため，血管は拡張する．

肺切除術後では肺血管床の減少により，右室負荷が増大し心房性期外収縮や心室性期外収縮，心房細動などの不整脈が出現しやすいので，理学療法実施上では注意が必要である．また，肺

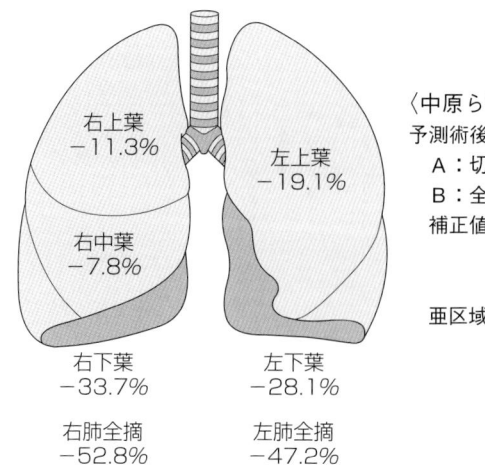

〈中原ら[5])による術後肺機能の予測式〉
予測術後 VC.FEV1.0＝(1－A/B)×術前 VC.FEV1.0
　A：切除肺葉の非閉塞亜区域枝数×補正値
　B：全肺葉の非閉塞亜区域枝数×補正値
　補正値：上葉亜区域枝　　　　0.676
　　　　　中葉，舌区亜区域枝　 0.699
　　　　　下葉亜区域枝　　　　1.010
　亜区域枝が 75％以上狭窄　　　1
　　　　　　50〜75％狭窄　　　0.5
　　　　　　50％以下　　　　　0　を減じる

右上葉 －11.3%
左上葉 －19.1%
右中葉 －7.8%
右下葉 －33.7%
左下葉 －28.1%
右肺全摘 －52.8%
左肺全摘 －47.2%

図 1　健常肺を切除した場合の肺活量損失率

血管系のコンプライアンスが小さければ，肺動脈圧の上昇が生じ肺高血圧，右室不全を起こす危険性がある．

4．内分泌・免疫機能への影響について

手術侵襲により，神経系以外に内分泌系，免疫系を介した生体反応が引き起こされる．

内分泌系では，エピネフリン，コルチゾール，グルカゴンの分泌が亢進され，インスリン，性ホルモンの分泌が抑制される．つまり，筋蛋白，グリコーゲンが分解され，血糖値の上昇を生じ，エネルギー源の供給が増える．筋蛋白の分解は，尿中窒素の増加をもたらす．抗利尿ホルモンの分泌増加は，体液の保持に働き，循環血液量は維持される．

免疫系では，食細胞機能の低下（白血球の貪食機能，遊走性の低下）および免疫機能の低下（リンパ球の減少，リンパ球組成の変化）が起こる．生体防御因子としてのサイトカインは，過剰に反応する．

これらのストレス反応は，手術の大きさや術後の感染などにより増大する．

5．骨格筋への影響について

術後の骨格筋機能は，単なる不活動による廃用性の因子よりも，前述した手術侵襲や術後感染などによるストレス反応としての影響が強い．つまり，ストレス反応が長期に及んだ場合，エネルギー供給として骨格筋の筋蛋白が分解され，筋肉量が大きく減少する．このことを自らの筋肉を食いつぶすことから，「auto canivalism」という．つまり，肺切除術後に二次的な感染などが続いた場合では，急激な筋肉量の低下が認められる．

6．運動耐容能への影響について

肺切除術後の運動耐容能に関する報告は多くみられるが，肺機能と同様に術後低下し，1年以内にプラトーに達するといわれている[8])．術後の運動反応として，嫌気性代謝閾値（AT：anaerobic threshold）の低下や換気応答の亢進，心拍出量の低下，心拍数の増加が起こる．

肺活量の低下と運動耐容能の低下は，必ずしも連動しないことが知られており，切除部位による違いも考慮する必要がある．当院での肺切除術後患者例の 6 分間歩行距離（6MWD：six-minutes walk distance）と肺活量の術前比を図 2 に示した．上葉切除術後 2 例が咳嗽の誘発など，呼吸困難によりテスト途中で限界となった．このことから，上葉切除術後は肺機能の低下，

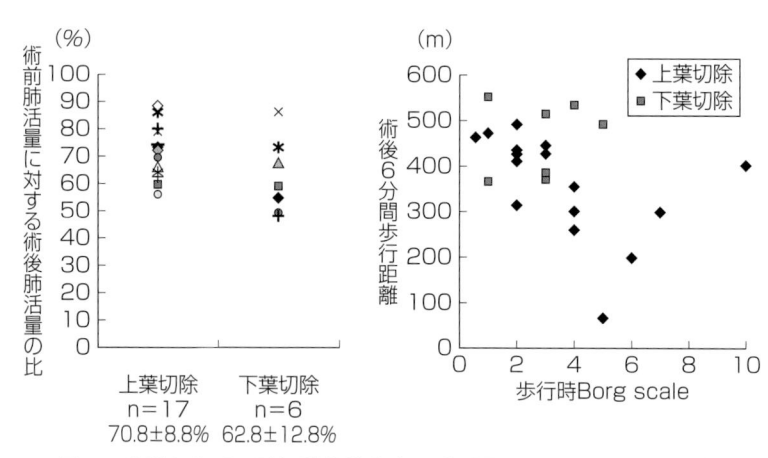

図2 当院における肺切除術後患者の肺活量および6分間歩行距離

心拍出量の低下のみならず，気管支走行の変化から生じたと思われる咳嗽などの呼吸困難にも，運動療法施行上の注意が必要と考える．

Ⅲ．肺外科術後の合併症について

術後合併症としては，術後肺合併症（無気肺，肺炎，肺水腫，ARDS），胸腔内合併症（気胸，胸水，肺瘻，血胸，皮下気腫），気管支瘻，消化管出血，その他の合併症（心筋梗塞，脳梗塞，脳出血，腎不全，気管支喘息発作）があげられる．

これらの中で，呼吸理学療法の主な対象としては無気肺，肺炎の予防があげられる．また，肺の再拡張を促進するうえで考慮しなければいけないものとして，気漏と胸水貯留がある．

1．術後無気肺，術後肺炎

無気肺とは，肺の一部に空気が入らなくなり，その領域の肺胞が虚脱した状態をいう．術後無気肺，術後肺炎の成因は，ともに前述した気道内分泌物の貯留が大きな因子として考えられる．したがって，術後無気肺，術後肺炎の予防としては，気道クリアランスが重要であるが，無気肺が発生した場合は，早期に呼吸理学療法により改善する必要がある．ただし，気管支喘息を伴うものや気道浮腫による狭窄のあるもの，そして強い疼痛による換気・咳嗽能力の低下をきたしたものの場合は，改善が困難な場合もある．

2．気漏と胸水貯留

術中の肺損傷によって生じた気漏は，通常，創傷治癒機転が進行する4～5日には自然に気漏部分が閉鎖する．しかし，血液凝固第ⅩⅡ因子の欠乏などにより，気漏が1週間以上続く場合があり，胸腔ドレーンが長期留置され，体動や歩行が制限されることがある．筆者は，排痰療法や運動療法を行うことにより，気漏が増悪した症例は経験したことがないため，注意をすれば呼吸理学療法を制限する必要はないと考えている．

胸水の貯留は，肺切除術後の治癒過程において認められ，炎症性あるいは低蛋白性に胸水が増大しなければ，時間とともに排出吸収されていく．ただし，片肺全摘の場合は残遺胸腔が胸水で満たされる．著明な胸水の貯留は肺の拡張を妨げるため，常に一定の場所に貯めないように体位を変えることが理学療法上で必要と考える．

気漏および胸水の状態を知るうえで，胸腔ドレーンと連結したチェストドレーンバッグからの情報は重要である．チェストドレーンバッグでは，胸腔からの排液の量と性状，そして排気（気漏）の状態を確認することができる．

表 2 肺切除術前後の評価項目

1．問診
・喀痰：量または回数，色，性状，自己喀出可能か
・咳嗽：いつ，どのような時，痰を伴うか
・呼吸困難：どのような時（安静時，体動時），酸素吸入により改善するか，胸痛を伴うか，深呼吸が可能か
・疼痛：部位，程度，痛みの種類，どのような時（咳をした時，深吸気時，体動時など）
・その他：食欲，睡眠状態など
2．バイタルサイン
　脈拍，呼吸数，体温，血圧
3．視診
・呼吸の状態：呼吸パターン・リズム，吸気呼気の比率
・顔色・皮膚・創部・爪の状態：チアノーゼ，発赤，浮腫など
・その他：胸郭変形，腹部の膨隆など
4．触診
・筋緊張：肋間筋，腹筋群，背筋群，頸部筋群など
・胸郭可動性：安静時，深呼吸時，呼吸介助した時，どの方向に，どの程度，どのような抵抗か
・その他：分泌物の振動，皮下気腫など

5．聴診
　安静時，深呼吸時，呼吸介助した時の呼吸音を聴診
6．肺機能検査，呼吸筋力テスト，咳嗽能力テスト
7．運動機能テスト，簡易歩行テスト（6分間歩行テスト，シャトルウォーキングテスト）
＜術後のチェック項目＞
①モニターチェック
　a．酸素化能：パルスオキシメータによる酸素飽和度
　b．換気能：呼気終末炭酸ガス分圧
　c．換気力学：換気量，気道内圧，コンプライアンスなど
　d．循環動態：心電図，血圧，中心静脈圧，肺動脈圧，肺動脈楔入圧，心拍出量
②検査データ
　a．動脈血ガス
　b．喀痰検査
　c．血液一般検査
　d．生化学検査
　e．胸部単純X線，胸部CT
③ドレーン，チューブ管理
　部位，種類，抜管時期，排液状態，エアリークの有無
④鎮痛処置

Ⅳ．肺外科術前後の理学療法評価

　肺外科術前後の理学療法評価項目を表2に示す．術前評価は，術後合併症のリスクファクターを把握するうえで重要である．フィジカルアセスメントは，術前後の変化を捉えるうえで大切であるが，特に視診・触診により胸郭の形状と全身の姿勢観察，胸腹部の動きは最も変化するため，見逃さないように評価記録する必要がある．6分間歩行テスト（6MWT：six-minutes walk test）やシャトルウォーキングテスト（SWT：the shuttle walking test）は，performance statasを把握し，運動制限因子を誘発するために簡易に用いやすい．同時に，患者本人の能力を意識させるうえでも有効である．

　術中所見は，術後合併症の発生を予測するうえで大切である．手術時間が4時間以上，出血量が2,000 mlを超える場合は注意が必要である．術式による注意点は，前述したとおりである．

　術後評価はフィジカルアセスメントを中心に行い，ドレーンが抜去され理学療法室への出棟が可能となった時点で，肺機能検査，呼吸筋力テスト，簡易歩行テストを実施している．

Ⅴ．肺外科手術前後の呼吸理学療法

1．術前の呼吸理学療法

　術前の呼吸理学療法としては，①オリエンテーション，②呼吸練習，③排痰法指導，④四肢の運動，⑤術後動作方法指導などがあげられる．オリエンテーションとしては，呼吸のしくみについて説明するとともに，術後の呼吸理学療法の目的を説明する．呼吸練習としては，術前の呼吸状態を確認したうえで，鼻から吸って口からゆっくり吐くことを指導・練習しておく．肺気腫など横隔膜機能に低下がみられなければ，

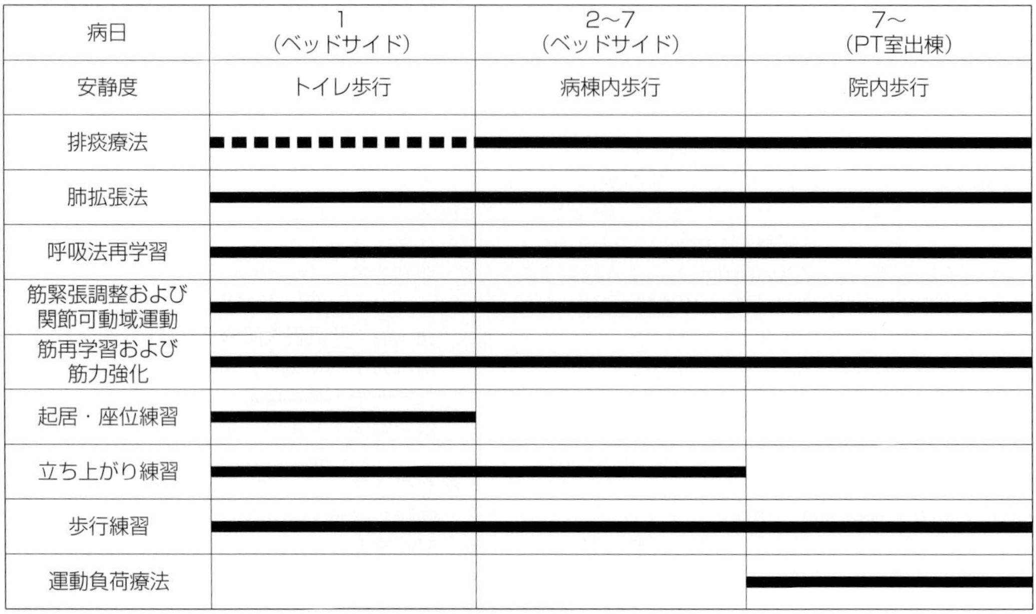

病日	1 (ベッドサイド)	2〜7 (ベッドサイド)	7〜 (PT室出棟)
安静度	トイレ歩行	病棟内歩行	院内歩行
排痰療法	▬ ▬ ▬ ▬ ▬ ▬ ▬ ▬	━━━━━━━━	━━━━━━━━
肺拡張法	━━━━━━━━	━━━━━━━━	━━━━━━━━
呼吸法再学習	━━━━━━━━	━━━━━━━━	━━━━━━━━
筋緊張調整および 関節可動域運動	━━━━━━━━	━━━━━━━━	━━━━━━━━
筋再学習および 筋力強化	━━━━━━━━	━━━━━━━━	━━━━━━━━
起居・座位練習	━━━━━━━━		
立ち上がり練習	━━━━━━━━	━━━━	
歩行練習	━━━━━━━━	━━━━━━━━	━━━━━━━━
運動負荷療法			━━━━━━━━

図 3　肺切除術後プログラム

横隔膜呼吸（腹式呼吸）を経験させ，指導しておく．排痰法としては，楽な姿勢で深呼吸を数回行い，気道分泌物が絡む感じがあるようであれば，強制呼出（huffing）あるいは咳嗽により排痰することを指導しておく．なお，huffing，咳嗽の際，可能であれば座位姿勢をとり，疼痛を軽減のため，術創部を両手で保護することを経験させておく．四肢の運動では，術側上肢の挙上の仕方を確認し，痛みをつくらないよう指導する．術後の起き上がりや歩行の方法の指導とともに，ドレーンの扱い方など注意点についても確認しておく．パンフレットやビデオを活用すると術後のイメージがつかみやすい．

2．術後の呼吸理学療法

当院における肺切除術後のプログラムを図3に示す．術後翌日よりトイレ歩行を開始し，術後4〜5日でドレーン抜去すれば，理学療法室で肺機能検査，呼吸筋力テスト，簡易歩行テストを実施する．また週に1回，呼吸器科の医師とともにフィルムカンファレンスを実施し，胸部X線より術後肺合併症の有無，残存肺の拡張性などもチェックしておく．術後合併症など，特に問題がなければ理学療法は終了する．

術後，呼吸理学療法を行うにあたって次の障害が主な治療対象となる．1つ目は気道内分泌物の排出障害，2つ目は換気・酸素化能の障害，3つ目は運動耐容能・日常生活動作の障害があげられる．

VI．気道内分泌物排出を改善するための治療

1．エアロゾル吸入療法

薬液をエアロゾル（微粒子）にして吸入させる療法である．喀痰溶解薬などにより痰の粘弾性を低下させ，分泌物の排出を促す．気道閉塞例では分泌物の排出が困難となるため，気管支拡張薬の吸入により気道閉塞を防ぐ．

エアロゾル吸入時の注意としては，①深くゆっくりとした胸腹式呼吸で吸入する．急速に吸入すると口腔内や上気道に沈着する量が多くなり，効果が少なく副作用，全身作用が強く現れる．②エアロゾル吸入をしたい部位に呼吸介助する

とその肺に吸入されやすい．③せき込む場合や息苦しい場合，吸入口を少し離しまわりの空気と一緒に吸い込む．③痰の粘弾性が低い場合，喀痰溶解剤の吸入を行うと線毛輸送能が低下し痰の喀出が困難となる．

2．体位排痰法

体位排痰法（postural drainage）は，原則として排痰したい肺区域に合わせた排痰体位をとる．肺切除術後早期では，いろいろなラインやチューブあるいは患者の耐性の問題もあり，教科書的な体位はとれない場合が多い．特に，頭低位や術側下の側臥位はとることが困難である．術側上の側臥位をとる場合でも，クッションなどを抱え込ませ術側上肢の痛みに注意する．

3．軽打法と振動法

軽打法（percussion）と振動法（vibration）は元来，気道内分泌物を気道壁から遊離する手技として用いられてきたが，現在排痰としての効果は十分に認められていない．侵襲も大きく過剰な咳嗽反射や気管支攣縮を誘発しやすく，低酸素血症に陥りやすい．また，手術創の疼痛のある場合は，呼吸介助のほうが痛みを誘発せず効果的である．現在，われわれはこの手技は術後ほとんど用いない．

4．呼吸介助（図4）

呼吸介助（breathing assist techniqe, squeezing）は，換気を改善することで排痰を促す手段である．従来の軽打法よりも侵襲が少なく効果的で，術後早期から用いることができる．筋緊張を調整し，姿勢アライメントを整えた後に呼吸介助を実施する．なお，非術側胸郭が過剰に努力し，術側胸郭の動きが少ないことが多いため，筆者はバストバンドを外した後，非術側胸郭からアプローチしている．呼吸介助により非術側の残気量を減らし術側の動きを引き出していく．次に，術側胸郭にアプローチを行うが，ドレーンなどに注意し適切なタッチングで呼吸介助を実施すれば，痛みを誘発することはない．ただし，spring action（スプリングアクション）手技は急激な圧変化を生じ，エアリークを招く可能性があるため注意が必要である．

5．気道閉塞を防ぐ方法

前述した気管支拡張剤などのエアロゾール吸入療法以外に呼気陽圧（PEP：positire expiratory pressure）効果を利用する方法として，口すぼめ呼吸と機械器具を用いた方法がある．機械器具を用いる方法としては，スーフル，TheraPEP，FLUTTER 弁，アカペラなどの呼吸練習法がある．特に FLUTTER 弁は PEP 効果に加え，振動作用があるため排痰を目的として臨床上で使用しやすい．

6．咳，huffing と応用

気道分泌物を排出するうえで，咳は最も重要である．咳の発生過程は，まず最大吸気を行い声門を閉鎖し，呼気筋を収縮させ胸腔内圧を高め，そして声門を爆発的に開放させる．痰を排出するためには，25 m/sec の気流が必要で弱い咳は効果的でない．

まず，効果的な咳を行うためには十分な吸気が必要で，痰を末梢へ移動させないためゆっくり吸気を行う．その後すぐに介助者は，胸郭を急に圧縮して早い呼気を介助する．創部を保護するように手で固定すると疼痛は減少する．姿勢は，楽な体位をとるか前傾座位がよい．咳は中枢気道の痰の除去によく，1回の最大吸気位から2回の咳を行うのがよい．それは1回目の咳で痰を気管支から外し，2回目の咳で喀出するためである．

huffing〔強制呼気テクニック（FET：forced expiration technique）〕は，効果的な咳ができない時や，咳に先立って行うと有効である．口と声門を開きハーと強く呼出させる．最大吸気位から呼吸基準位までは，中枢気道からの痰の除去

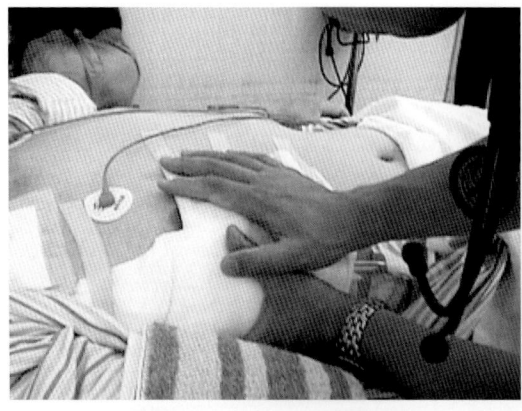

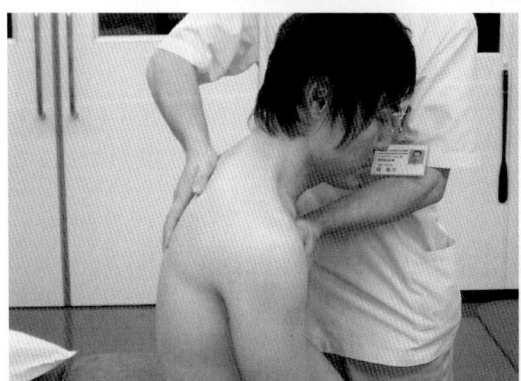

a. 術創部の呼吸介助　　　　　　　　b. 側臥位での呼吸介助

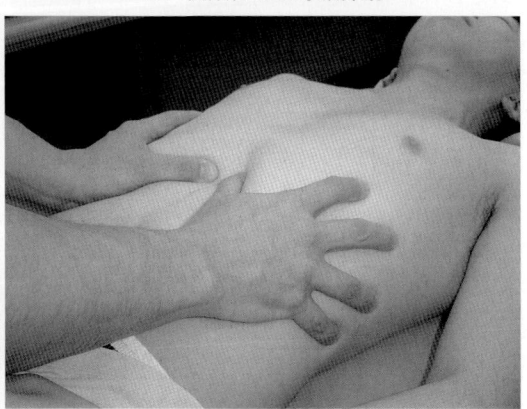

c. 座位での呼吸介助　　　　　　　　d. 腹部からの呼吸介助

図4　呼吸介助手技（文献9）より改変引用）

によく，中等度の吸気位より最大呼気位までの呼出では，末梢気道からの除去によいとされる．

自原性排痰法は，ドイツで始められた方法で，患者自身による肺気量位を変えたレベルでの呼吸法で排痰を促す方法である．生理学的には，低肺気量域での呼吸で気管支から痰を遊離させ，中肺気量域での呼吸で痰を移動し，高肺気量域での呼吸で痰を除去させる．

自動周期性呼吸法（ACBT：active cycle of breathing techniques）は，Pryorら[10]により提唱された方法で，従来から行われている呼吸法を組み合わせたものである．呼吸法は，大きく2つに分けられる．特別な努力を必要とせず，ゆっくりと落ち着いて呼吸する呼吸コントロール（BC：breathing control）と，呼気もしくは吸気を強調した呼吸法である．呼気を強調した呼吸法はFET，吸気を強調した呼吸法は深吸気運動（TEE：thoracic expansion exercises）と呼ばれている．ACBTは，BC（安静にして気管支の攣縮が生じないように静かにリラックスして呼吸すること），TEE（吸気を強調した深呼吸運動でアクティブな吸気の後，3秒間の呼吸を保持し，その後自然にリラックスした呼気を行う），FET（咳またはhuffing）の3つの呼吸法を一連のサイクルで行うものである．

7．気道内分泌物吸引法

気管切開や気管内挿管をしている場合はもちろんのこと，咳嗽の誘発や痰の喀出，または口の中の吐物の排出を患者自身の力でできない場

合，貯留物によって気道の開塞や肺換気量の低下をきたすことになる．これに対し，吸引チューブを上気道に挿入し吸引装置を用いて短時間で分泌物，貯留物を排除する．現在，理学療法士は吸引操作を行うことはできないが，吸引操作と同時に呼吸介助，強制呼気介助を組み合わせることで，気道内分泌物の排出をより確実に行うことができる．また，吸引操作において舌根が邪魔をする場合，理学療法士が舌根を引き上げてあげると容易に吸引が行いやすい．

VII．換気と酸素化能を改善するための治療

1．胸郭可動性改善および筋緊張調整のための治療

1）徒手胸郭伸張法

胸郭の伸張法として，吸気に合わせ上肢を挙上するシルベスター法が行われている．シルベスター法は開胸術後早期から用いるが，痛みに注意し上肢挙上角度を段階的に増やしていく必要がある．シルベスター法を行うにあたって，胸郭および肩甲骨のアライメントを整え，肩甲胸郭関節のモビリティーを出しておき，上腕骨頭を関節窩で滑らすようにすると痛みの発生は少なく，可動性もスムーズに拡大する．

2）関節モビライゼーション

正常な関節包内運動を促し，関節可動域の改善と反射性に筋の過緊張を抑制する．対象となる関節は肋椎関節，脊椎椎間関節，胸肋関節，肩甲胸郭関節，胸鎖関節，仙腸関節などである．ただし，胸肋関節に対しては開胸時 hyper mobility となる場合があるため，その関節に対しては行わず，上下の関節に対しモビライゼーションを加える．肋骨が切離されている場合，その肋骨は動かさない．斜角筋の緊張が高い場合は，頸部アライメント整えた後，第1肋骨の肋骨結節を前方に動かすことで第1肋椎関節のモビリティーを引き出す（図 5a）．

3）呼吸筋ストレッチ

過緊張な呼吸筋に対し関節運動を介したストレッチを行い柔軟性の改善を図る．対象となる筋は肋間筋，大胸筋，小胸筋，前鋸筋，広背筋，腰方形筋，脊柱起立筋群，肩甲挙筋，斜角筋，胸鎖乳突筋などである．開胸法によって異なるが，切離された筋の伸張には注意を要する．軽症例ではセルフストレッチにより，呼吸筋の過緊張を予防していく．例えば，古典的な棒体操や，本間ら[11]の提唱する呼吸筋ストレッチ体操などの方法がある．

4）ダイレクトストレッチ（図 5b，c，d）

過緊張な呼吸筋に対し，徒手により直接的に伸張刺激に加え，筋の柔軟性を改善する．対象となる筋は，ストレッチであげた筋群である．インダイレクトストレッチに比べ，選択的伸張が行え効果も大きい．

5）その他

固有受容性神経筋促通法（PNF：proprioceptive neuromuscular facilitation）による固有受容器刺激や触圧覚刺激法，テープ療法など，表在感覚を用いた神経反射手技も有効である．その他の物理療法も筋リラクセーションとして用いられている．

2．換気効率改善のための治療（呼吸パターンの再学習―いわゆる呼吸練習）

浅く速い呼吸は，次の点から捉えると非効率的といえる．死腔を考慮し有効換気の観点から考えると，深く呼吸したほうが効率はよい．ゆっくり呼吸したほうが気道抵抗は低く，動作効率もよい．呼吸パターンとしては，横隔膜をうまく使った腹式呼吸が，胸式呼吸に比べエネルギー消費がきわめて少ない．したがって，深くゆっくりとした腹式呼吸は換気効率の改善に有効であるが，ときとして呼吸筋疲労，気管支攣縮を引き起こすことが報告されている．つまり，腹式呼吸法が適応であるか否かの判断が重要であり，その学習方法についても十分考慮する必要

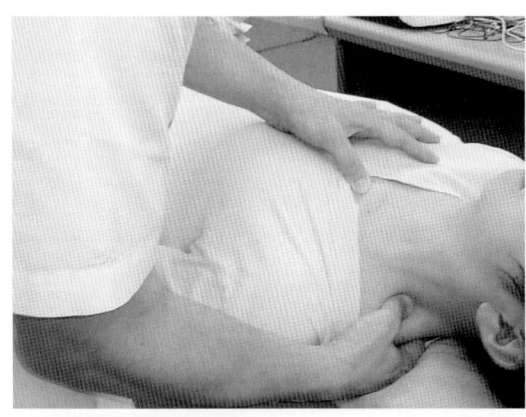

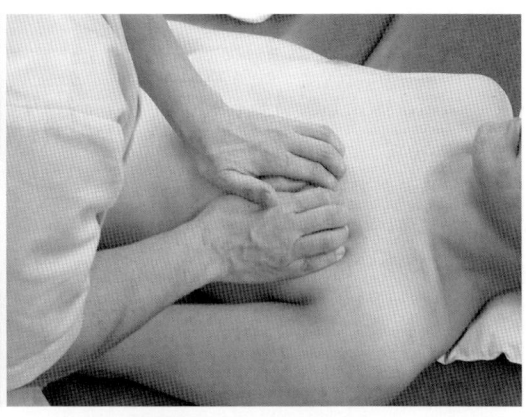

a．第1肋骨のモビリゼーション　　　　b．肋間筋のダイレクトストレッチ

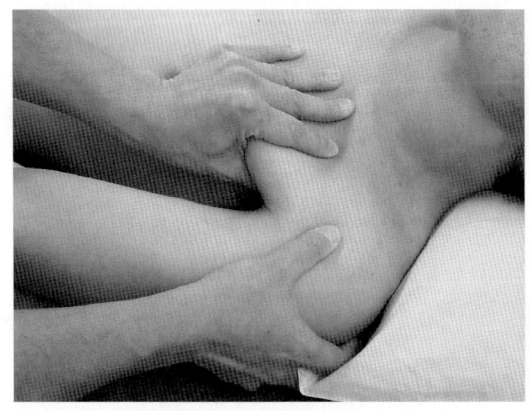

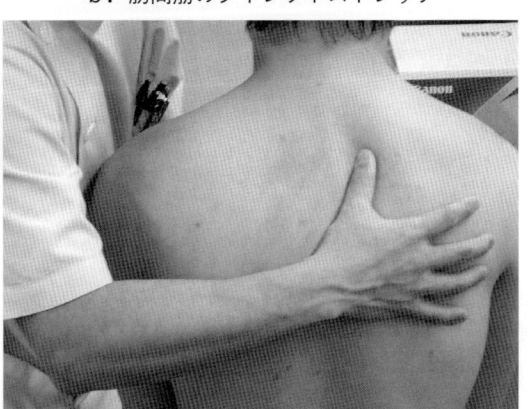

c．小胸筋のダイレクトストレッチ　　　d．上後鋸筋のダイレクトストレッチ

図5　筋緊張調整のための手技（文献9）より改変引用）

がある．効率的な安静時呼吸を学習するためには，まずゆっくりとした呼気を促し，横隔膜が働きやすいようにする必要がある．両手を季肋部に置き，母指にて横隔膜の動きが触れられるようであれば，腹部の spring action あるいは quick stretch を加え横隔膜を促通する（**図 4d**）．十分な横隔膜の動きが確認できれば，患者の一側の手掌を上腹部に，もう一側の手掌を上胸部に置き，吸気時の腹部の膨隆する感覚をフィードバックし，意識的に腹式呼吸をコントロールさせていく．

3．換気量の改善と肺拡張のための治療

換気の改善と肺拡張のための治療法としては呼吸介助，体位療法，インセンティブスパイロメトリー（IS：incentive spirometry）などがあげられる．

呼吸介助は換気の改善，肺拡張を促したい部位に対し，選択的に行う．吸気時のゆすり法や断続的圧迫法を組み合わすことで，より換気を促通することができる．胸水貯留や胸腔内フリーエアがある場合，肺の拡張を阻害する．体位療法により胸水あるいはフリーエアを移動させ肺の拡張を促す．

IS は，術後肺合併症の予防・治療を目的として術前術後に用いる．IS の選択としては，容量型のものが流量型のものより有効と考えられている．方法は，術後第1病日までは1時間に1回の頻度で10回行い，最大吸気を3〜5秒間保持させる．その後，術後予測肺活量の50％なら

4時間ごと，60％なら1日2回，75％に回復すれば中止する．ISを行ううえで呼吸パターンの観察が重要である．十分な呼気が行えていることが前提であり，目的のパターン（目的の筋活動）が得られているのかどうかを確認する．

Ⅷ．運動耐容能と日常生活動作の改善のための治療

運動耐容能と日常生活動作（ADL：activity of daily living）の改善のために術後翌日より座位を行い，可能であれば立位，歩行へと進め早期離床を目指す．ただし，肺切除術後の運動療法を進めるにあたって，離床期と理学療法室への出棟期では考え方がまったく異なる．離床期は，手術侵襲による蛋白分解が起こる異化期から蛋白合成の起こる同化期の移行期であり，運動療法は単純にADLの反復練習を実施するのではなくエネルギー消費の少ない効率的な動作の獲得を目指す必要がある．つまり，過剰な筋の緊張や疼痛を誘発することなく，姿勢・動作の分析に基づいて効率的な動作の再学習を行う必要がある．特に二次感染を起こした場合，異化期が長くなるため炎症反応，栄養状態，筋消耗に，特に注意を要する．筋蛋白の分解に伴う血糖値の上昇や尿中窒素の増加に注意しながら，運動療法は進めていく必要がある．安全な離床のための基準としては，①心拍数：洞調律，予測最大心拍数の85％以下，②呼吸数：16～30回/分，③呼吸パターン：副呼吸筋の使用はなく，対称的で協調的，④血圧：運動強度に伴って上昇するが200/100 mmHg以下，⑤酸素飽和度：室内気で85％以上，⑥自覚症状：中等度以下の息切れ，狭心症状，めまいや嘔気，チアノーゼ，強い痛み，不快感がないことがあげられている[12]．開胸手術により，上肢機能にも障害が生じるため，早期より上肢機能の改善とともに寝返り，起き上がり動作あるいは上肢動作の獲得を目指す必要もある．運動範囲の拡大は，病棟内の歩行練習から始め，必要に応じて酸素吸入下でも行う．特に気管支形成術後では，末梢気管支の血流が肺動脈から気管支動脈にくる側副血行に支配されるため，術後2～3週は酸素飽和度を高く維持する必要がある．ドレーン挿入下でも持続吸引を行わず，チェストドレーンバッグを持って歩行可能である．

理学療法への出棟期は，炎症反応，栄養状態が落ち着いていれば，積極的に運動負荷療法を導入し運動耐容能の改善を目指す．簡易な歩行テストとして，6MWTやSWTは運動制限因子を分析するうえで有用である．定量的な運動負荷療法を実施するには，自転車エルゴメータあるいはトレッドミルによる運動負荷試験に基づいて運動処方されることが望ましい．また，酸素化を維持したい場合は，酸素療法を併用し，換気補助が必要な場合は非侵襲的陽圧換気（NPPV：non-invasive positive pressure ventilation）を併用する場合もある．ADL練習も在宅へ向け，屋外歩行，階段昇降などの応用動作も練習していく．

Ⅸ．肺外科の呼吸理学療法の効果，限界とEBM

肺外科の呼吸理学療法は，術後肺合併症に対して有効なのか．Chenら[13]によると術後早期からの介入は，動脈血酸素分圧（PaO_2：arterial oxygen partial pressure）や動脈血酸素飽和度（SaO_2：arterial oxygen saturation）が改善し，動脈血二酸化炭素分圧（$PaCO_2$：arterial carbon dioxide partial pressure）も減少するが，術前に心電図異常が認められた症例では不整脈がみられることがあるため，循環機能のモニタリングを十分に行う必要があると述べている（B，Ⅱ，ア）．Vilaplanaら[14]によると，肺外科および食道外科の27例のISは，胸部X線所見，酸素化，在院日数を改善させないと報告されている（C，Ⅰ）．Gossselinkら[15]によると，肺外科および食

道外科の67例に対する呼吸理学療法（呼吸練習，huffing，咳）にISを追加しても肺合併症を減少させない．ルーチンにISを使用する有用性は認められていないが，ハイリスク症例に対する有用性は不明であると報告されている（C, I, イ）．

Algerら[16]によると，肺外科術後242例のうち34例（14％）に術後肺合併症（急性呼吸不全8.7％，再挿管5.4％，肺炎3.3％，無気肺2.9％，肺水腫2.5％，12時間以上の人工呼吸1.2％，気胸0.8％）が発症した．術後の肺合併症死亡率は35.5％で，麻酔時間，術前の一秒率，心疾患の合併の有無，呼吸理学療法の有無が影響したと報告されている（A, II）．Vereiaら[17]によると，肺外科術後119例の呼吸理学療法施行群と歴史的コントロール群520例の比較では，理学療法により無気肺，在院日数，医療費は有意に減少したと報告されている（A, II）．

推奨：術前の呼吸理学療法は，術後の呼吸理学療法を円滑にすすめるうえで重要であり，術後の肺合併症を減らし，早期離床を実現するため実施したほうがよい（A, I, イ）[16]．体位排痰法，IS，早期離床は，術後合併症に対して有効であるとはいえず，術後患者の入院期間を減少させないが，術後の包括的な呼吸理学療法は，術後肺合併症を有意に低下させ，在院期間が減少する（A, I, ア）[18]．

文献

1) 正岡　昭：肺癌の術後管理．日本医事新報 **3359**：9-13, 1988
2) 正岡　昭：呼吸器外科学．南山堂, 1997, pp36-40
3) 竹内惠理保, 中島　淳：肺癌標準手術．臨床リハ **14**：786-789, 2005
4) 長田博昭：呼吸器疾患の基礎知識．三好邦達（監修）：早期リハビリテーションマニュアル．三輪書店, 2001, pp186-225
5) 中原数也, 三好新一郎, 北川陽一郎, 他：高齢者肺癌手術後予測呼吸機能と手術後合併症について．日胸外会誌 **31**：1193-1201, 1983
6) 綾部公懿, 岡　忠之, 辻　博治：肺癌に対する気管支形成術（sleeve lobectomy）後の換気能力に関する検討．日胸疾会誌 **29**：1247-1253, 1991
7) Maeda H, Nakahara K, Ohno K, et al：Diaphragm function after pulmonary resection. Relationship to postoperative respiratory failure. Am Rev Respir Dis **137**：678-681, 1988
8) 染矢富士子, 立野勝彦, 八幡徹太郎, 他：肺切除術後の肺機能と運動耐容能の回復について―術後早期と1年後の比較．臨床リハ **8**：98-101, 1999
9) 堀　竜次：胸・腹部外科術後．玉木　彰（編）：DVDで学ぶ呼吸理学療法テクニック．南江堂, 2008, pp162-166
10) Pryor JA, Wabber BA：Physiotherapy techniques. Pryor JA, Prasada SA (ed)：Physiotherapy for Rerspiratory and Cardiac Problems：Adults and Paediatries 3rded. Churchill Living stone, Edin burgh, 2002, pp161-242
11) 本間生夫, 渋谷まさと, 丸山　新：呼吸筋のストレッチ体操．公害健康被害補障予防協会, 1992
12) Dean E, Ross J：Mobilization and Exercise Conditioning. Zadai CC (ed)：Pulmonary Management in Physical Therapy. Chrchill Livingstone, New York, 1992, pp157-190
13) Chen XL, Ma PL, Li P：The effect of early chest physiotherapy on blood gas and circulatory function in old patients after thoracotomy. Zhonghua Hu Li Za Zhi **31**：70-72, 1996
14) Vilaplana J, Sabaté A, Ramon R, et al：Ineffective of incentive spirometry as coadjuvant of conventional physiotherapy for the prevention of postoperative respiratory complications after thoracic and esophageal surgery. Rev Esp Anestesiol Reanim **37**：321-325, 1990
15) Gosselink R, Schrever K, Cops P, et al：Incentive spirometry dose not enhance recovery after thoracic surgery. Crit Care Med **28**：679-683, 2000
16) Alger FJ, Alvarez A, Salvatierra A, et al：Predicting pulmonary complications after pneumonectomy for lung cancer. Eur J Cardiothorac Surg **23**：201-208, 2003
17) Vareia G, Ballesteros E, Jiménez MF, et al：Cost-effectiveness analysis of prophylactic respiratory physiotherapy in pulmonary lobectomy. Eur J Cardiothorac Surg **29**：216-220, 2006
18) 宮川哲夫：呼吸理学療法の科学．人工呼吸 **15**：91-104, 1998

4 脳血管障害

染谷光一*

◆Key Questions◆
1. 脳外科および病態生理
2. 脳外科の呼吸理学療法プログラム—適応，禁忌，注意点，方法
3. 誤嚥性肺炎と口腔ケア
4. 脳外科の呼吸理学療法の効果，限界，EBM

I．はじめに

 脳血管障害患者に対する理学療法の目的は，廃用性症候群を予防し早期に日常生活活動（ADL：activities of daily living）の向上と社会復帰を図ることにある．特に発症からリハビリテーション開始までの期間が長期化するほど廃用性症候群の影響が著しく，その運動器機能の低下を引き起こす．そのため早期離床，早期歩行練習などの積極的なアプローチを十分なリスク管理のもとに急性期から展開していく必要性がある．しかし，リハビリテーション経過中に呼吸障害を合併した場合，円滑なリハビリテーション実施が難渋し，運動器機能の改善だけでなく生命予後においても悪影響を与える．
 脳血管障害患者における呼吸障害の合併頻度は，諸家の報告から全体の約10～40％を占めるとされる[1～4]．筆者らの施設においても2006年4月～2007年3月まで理学療法を受けた脳血管障害患者のうち36％に呼吸器合併症を認めた．この呼吸器合併症の原因は，中枢性呼吸調節障害による換気障害，呼吸器感染症や誤嚥性肺炎などであり，その病態は多岐にわたる．臥床期間の長期化や意識障害，そして高齢になるに従い呼吸器合併症の頻度は高い[5,6]．したがって，呼吸理学療法を介入する際には，その呼吸障害についての病態を的確に理解し，脳血管障害との関連を明確に把握しながら介入を進めることが望ましい．
 本稿では脳血管障害患者における呼吸理学療法の基本的な考え方とその方法について急性期を中心に述べる．

II．脳血管障害患者の呼吸障害の臨床象—病態生理を中心に

1．呼吸中枢における呼吸パターン障害[7]

 呼吸中枢は橋，延髄にあり，さらに大脳皮質，辺縁系そして視床下部からも影響を受けている．脳の呼吸中枢が直接障害されることにより呼吸パターンに異常を認める．
 代表的な異常呼吸パターンを表1に示す．不安定な呼吸パターンでは，十分な換気量を得ることができず肺胞低換気となり，高炭酸ガス血症や低酸素血症を招く．

2．脳損傷によって生じる肺障害

 代表的なものは肺水腫であり，特に重症な脳

---

* Kouichi SOMEYA／埼玉県済生会栗橋病院リハビリテーション科

表 1　呼吸中枢障害による異常呼吸パターン

① チェーンストークス呼吸
　　両側大脳皮質下，間脳の障害により生じる．過呼吸と無呼吸が周期的に繰り返される
② 中枢性過換気
　　中脳から橋の障害で生じる．規則的な深い頻呼吸が続く呼吸パターンを呈する
③ 失調性呼吸
　　延髄での障害において出現する．周期，深さとも不規則な呼吸パターンを呈する
④ その他
　　無呼吸，肺胞低換気など

表 2　脳血管障害患者における摂食・嚥下症状

① 舌運動コントロールの低下
② 咀嚼機能障害
③ 食塊の送り込み困難
④ 咽頭収縮力低下
⑤ 咽頭通過時間の延長
⑥ 嚥下反射低下
⑦ 喉頭挙上障害
⑧ 食道入口部開大障害
⑨ 気道閉鎖障害
⑩ その他

血管障害（クモ膜下出血や脳出血）や頭部外傷に多く認める．これは，交感神経系の過剰興奮によって肺毛細血管の血圧上昇と血管透過性が亢進することで起きるとされているが，初期症状は，呼吸苦，頻脈，頻呼吸やチアノーゼなど急性呼吸不全を呈する．しかし，意識障害を伴っていることにより患者から直接訴えを聴取することが困難なため，早期発見が困難である．そのため動脈血液ガスやバイタルサインの評価を見落としなく行うことが大切である．

その他，脳損傷による意識障害，ガス交換障害，肺胞コンプライアンスの低下と気道抵抗の増加から呼吸仕事量の増加を招くため人工呼吸器を用いての呼吸管理を行う場合もある．

3．二次的に生じる呼吸器合併症

1）上気道の閉塞

重度脳損傷により意識障害の低下を生じた場合，口腔周囲や頸部・体幹筋群の筋緊張が低下し，舌根沈下を起こしやすい．舌根沈下が生じることで上気道は閉塞し，呼吸仕事量の増加はもとより窒息の危険を招くため注意が必要である．

2）誤嚥性肺炎

咳嗽反射，咽頭・喉頭反射の低下は，気道・気管支におけるクリアランス機能を低下させ誤嚥性肺炎を起こす．誤嚥性肺炎は，脳血管障害患者の 40〜70％に認められるとの報告がある[8,9]．誤嚥には，顕性誤嚥（嘔吐や食事で咽た時に生じる）と不顕性誤嚥（無意識下に口腔内の雑菌を含む唾液や胃液を少しずつ誤嚥する）があり，急性期だけでなく回復期，維持期においても起こりうるもので，肺炎の原因となる．脳血管障害患者の摂食・嚥下症状について**表 2**に示す[10]．

3）無気肺・下側肺障害

気道内分泌物により気管支が閉塞した場合には，その先の肺胞が潰れてしまいガス交換能に障害を呈する．健常者においては，気道クリアランスを保つために十分な防御機能が働いている．それに対し脳血管障害患者の場合では，半身の運動麻痺，体幹の可動性低下が生じることで換気能が低下しやすく，さらに咳嗽反射の低下や呼吸筋力の低下を生じることで，気道内分泌物の喀出が困難になり無気肺を合併しやすい．

下側肺障害は，同一体位，主に背臥位では長期臥床が原因で背側部に生じる．重力の影響を受け背側領域に気道内分泌物や血管内からの滲出液などが貯留する．その結果，肺コンプライアンスが低下し，肺胞換気量が減少し，無気肺

が形成され，ガス交換能の低下を招く．

4）脳血流と呼吸の関係[11]

脳血管障害による脳損傷に低酸素血症や血圧の変動が加わることで脳虚血が悪化し，二次的脳損傷をきたす．正常な脳血流（CBF：cerebral blood flow）は，45～65 ml/100 g/分に維持されており，動脈血二酸化炭素分圧（$PaCO_2$：partial pressure of arterial carbon dioxide）が 1 mmHg 増加すると CBF は 2～4％増加し，頭蓋内圧（ICP：intracranial pressure）が上昇する．また動脈血酸素分圧（PaO_2：partial pressure of arterial oxygen）が 50 mmHg 以下となると，脳血流量は低下し脳浮腫を助長させる．脳損傷を増悪させないためにも血圧の変動，動脈血液ガス分析などバイタルサインを考慮し，頭蓋内圧の安定管理を行った呼吸管理を進めることが重要となる．

III．脳血管障害に対する呼吸理学療法

前述したように，呼吸障害を合併したことで本来行われるべきである脳血管障害に対するリハビリテーションの進行に支障をきたし，さらに臥床期間が長期化することによりデコンディショニングを生じて ADL や健康関連 QOL（HRQOL：health-related quality of life），そして生命予後にまで悪影響を及ぼしてしまう．

呼吸理学療法の介入にあたっては，まずその介入目的を明確にしなければならない．一般的な目的は，①病態の安定化，②ガス交換能の改善と維持，③効率的な呼吸パターンの改善と維持，④気道クリアランスの改善と維持，⑤二次的脳障害の予防，⑥運動耐容能の改善，⑦ADL の改善，⑧HRQOL の改善，⑨予後の改善，があげられる．呼吸理学療法の介入は，必要性を認めた段階で渋滞なく早期介入が望ましい．

1．呼吸理学療法評価

脳血管障害に対する評価は，①脳血流，頭蓋内圧の変化など病態の状況，②意識状態，③バイタルサイン，④運動機能，⑤感覚機能，⑥高次脳機能や，頭部における手術施行後については，⑦術創部の確認，⑧循環動態と出血状況の確認，があげられる．

筆者の施設で用いている呼吸リハビリテーション評価表を表3，4 に示した．この評価表に沿って，患者の神経学機能評価，呼吸機能評価を行い，基本的な情報を収集している．また，主治医をはじめ看護部門や他のコメディカル部門との情報の共有化を図り，問題点を的確に抽出し治療計画を設定することが望ましい．特に急性期においては病態変化が生じやすいため，治療計画だけでなく，理学療法施行中においても身体所見のチェックが必要となる．主な身体所見の評価項目を以下に示す．

1）視　診
a．意識レベル

病態の変化を把握することに加え，意識障害を生じていると呼吸管理や理学療法が難渋するため意識レベルの確認は重要である．また，意識障害により嚥下反射が低下し誤嚥を起こすリスクが高いため注意が必要である．

b．表　情

急性期には自覚症状を訴えることのできない患者は少なくない．また，失語症や構音障害を合併している場合は，コミュニケーションを十分にとることが困難な場合があるため表情の変化から自覚症状を推察することが大切である．その他，チアノーゼ，顔面浮腫や発汗状態などの観察も重要である．

c．呼吸パターン

呼吸数は，健常成人では 12～20 回/分とされており，24 回/分以上では頻呼吸，11 回/分以下では徐呼吸とされる．通常，吸気と呼気の比は 1：1.5～2 であり，吸気と呼気の間には小休止がある．一般に吸気の延長は上気道の閉塞を示し，呼気の延長は末梢気道抵抗の上昇を示す．脳血管障害患者では，その障害を受けた部位に

表 3 呼吸リハビリテーション評価表（急性期編）—1

病棟＿＿＿＿　　　　　　　　　　　　　　　　　　　発症日＿＿＿＿＿＿＿
　　　　　　　　　　　　　　　　　　　　　　　　　評価日＿＿＿＿＿＿＿
ID.No.＿＿＿＿＿＿＿＿　　　　　　　　　　　　　　主治医＿＿＿＿＿＿＿
氏名＿＿＿＿＿＿＿＿＿（ M・F ）＿＿＿歳　　　　　PT＿＿＿＿＿＿＿＿＿
　　　　　　　　　　　　　　　　　　　　　　　　　ST＿＿＿＿＿＿＿＿＿

診断名	
発症日	
現病歴　：	既往歴　：
合併症　□ 高血圧 　　　　□ 糖尿病　：　Ⅰ型　　Ⅱ型 　　　　□ 腎疾患　：　透析状況 　　　　□ その他：	□ 心疾患　：　冠動脈疾患　あり　なし 　コントロール状況　：
感染症　あり　なし	その他リスク状況
血液生化学（日付　　　　） 　　T-Cho　　　TG　　　　HDL　　　　LDL　　　　Alb　　　　BUN/Cr 　　UA　　　　FBS　　　HbA1C 　　CRP	
動脈血液ガス（日付　　　　） 　　pH　　　　PaCO$_2$　　PaO$_2$　　HCO$_3^-$　　BE　　　SaO$_2$ 　　AaDO$_2$　　　　　　　　　　　　　　　　　条件　：	
呼吸状態　□人工呼吸：使用機種　　　　　　　　　　F$_I$O$_2$＿＿＿＿＿＿ 　　　　　　　　　　：設定内容 　　　　　□酸素療法：単純マスク　　　　ベンチュリーマスク　　　　鼻カニューラ 　　　　　　　　　　　設定酸素流量＿＿＿＿＿＿＿＿	
身体機能評価 □ 意識レベル　　　　□ コミュニケーション状態　　　　　　□ 摂食機能 □ バイタルサイン 　　BP　　　　　　　　HR　　　　　　　　fR　　　　　　　　Temp	
□ 胸部Xp	□ 呼吸様式 　　　　胸部　　腹部　　混合 　　　呼吸補助筋　　　　あり　　なし 　　　　　活動筋群記載 　　　異常呼吸パターン　あり　　なし 　　　　　コメント： 　　　胸郭運動 　　　　　コメント：

表 4 呼吸リハビリテーション評価表（急性期編）―2

□ 肺胞呼吸音	□ 触診 : コメント
肺胞呼吸音 副雑音 振動部位 　を記載のこと	□ 打診 : コメント
	□ 視診 : コメント

□ 人工呼吸器使用中における評価
　　※ 使用人工呼吸器　　ベネット　サーボ　　BIPAP　　その他NPV　　　　体外式
　　　条件 ： CMV　SIMV　CPAP　PS　その他　　で評価

　　□ 一回換気量（設定値　　　　）　　□ 呼吸数（設定値　　　　）

　　□ 分時換気量　　　　　　　　　　　□ 最高気道内圧
　　　　　　　　　　　　　　　　　　　　　　プラトー圧
　　□ SpO2
　　□ PaO2/FIO2　　　　　　　　　　　□ 呼吸数/一回換気量　　（＜100）

□ 運動機能

□ ROM			□ MMT	測定筋	右	左
肩関節		股関節		頸部		
				体幹		
肘関節		膝関節		上肢粗大		
手関節		足関節				
				下肢粗大		
手指		頸部・体幹				

□ 運動麻痺
　　　左　　　右　　　四肢 Br-stage　上肢　　手指　　　下肢
　　筋緊張： 弛緩性筋緊張低下　　筋緊張亢進　　痙性
□ 感覚障害
□ 高次脳機能障害　　　　　　　　　　　　□ 口腔機能　　嚥下反射
　　　あり　　なし　　コメント：　　　　　　　　　　　　舌運動
　　　　　　　　　　　　　　　　　　　　　　　　　　　咳嗽反射
□ 気道内分泌物　　性状/色　　　　　　量　　　　　　自己喀出　　可能　　　不可

□ ADL　食事　0 5 10　更衣　0 5 10　整容　0 5 10　起居　0 5 10
　　　　移乗　0 5 10　移動　0 5 10　排泄　0 5 10
コメント ：

☆ 問題点		☆ 目標設定
#1	#7	
#2	#8	☆ 呼吸リハビリプログラム
#3	#9	□ 気道クリアランス
#4	#10	□ 呼吸筋力
#5	#11	□ ROM
#6	#12	□ 離床・ADL

より呼吸パターンの異常を認める．不用意に換気を促すと異常呼吸パターンの出現や換気抑制を招くことがあるので呼吸数，呼吸パターンの変化には注意が必要である．また，脳幹部に障害がある場合には，無呼吸を呈することもあり，頻回に出現する場合には主治医に確認し補助換気の導入などを検討する．

2）触　診

視診の項でも述べた呼吸様式の動きを評価する．脳血管障害患者では，運動麻痺の影響や筋緊張の異常などにより，左右差を認めることや胸郭可動性の低下を認めることがある．そのため片側肺障害（無気肺，気胸，肺炎など）によるものか，運動機能によるものなのかを正確に評価することが重要となる．胸郭と腹部の動きは，横隔膜の筋力低下や平低下により努力性呼吸が生じた場合に，胸郭と腹部の動きは相反する（奇異呼吸）．また，重度意識障害，頸部筋群の不安定さや口腔機能障害などにより，舌根沈下を生じた場合においても努力性呼吸が生じ，胸郭と腹部の動きは相反することもあるため，横隔膜の活動だけでなく意識レベル，口腔・頸部周囲の機能評価も行う．

3）聴　診

正常呼吸音は，気管支呼吸音と肺胞呼吸音が聴取されるが，一般に麻痺の程度にもよるが換気量の低下により肺胞呼吸音は低下していることが多い．また呼吸中枢への異常は，リズムの不調律，減弱，消失あるいは呼気の延長を認め，副雑音が聴取される．舌根沈下などによる上気道狭窄の場合は，rhonchus が聴取される．気管内に分泌物が貯留した場合には，連続性ラ音：いびき様音（rhonchus），断続性ラ音：水泡様音（coarse crackles）が主に聴取される．粘性の高い分泌物では rhonchus が，粘性が低い時には coarse crackles が主に聴取される．

副雑音の評価のポイントは，音の種類，聴取した部位，呼吸パターンのどの時点で聴取したのかを胸部上方から下方へ，左右を比較しながら行うことである．呼吸音が低下している場合では副雑音が聴取しにくいため，呼吸介助法を施行しながら聴取すると確認しやすい．また，臥床を余儀なくされている患者では，重力の影響を受け背側加重側肺に障害を生じやすいために背側部への聴診を忘れてはならない．聴診法は，体位を換えて聴取していくことが望ましいが，頭蓋内圧亢進を生じている場合や病態が不安定な症例においては，体位変換にリスクを伴うため十分に注意しながら行う必要がある．

4）打　診

反響音や振動の変化により，胸郭内空気含量を評価することができる．胸水や無気肺が存在する部位においては，反響音の減弱を認める（濁音）．気胸などの胸腔内に空気含量が増加した場合などは，音程の高い反響音（鼓音）を認める．

打診は，胸壁打診部から 5 cm 以内の深さでの病変を推察することができる．また，呼気位と吸気位における打診音の変化により，横隔膜の位置と動きについて評価することができる．

5）運動機能の評価

脳血管障害における理学療法の主たる目的は，運動機能障害の改善にある．運動機能障害の評価は機能訓練計画や予後予測を判定するうえで重要だが，その運動機能障害が呼吸機能に与える影響も大きい．筋緊張の異常，運動麻痺により二次的に生じた関節構成体の異常は，上肢・頸部・肩甲帯や胸郭の可動性制限をもたらす．これら可動性の低下は，肺・胸郭コンプライアンスを低下させ拘束性障害を招き，低換気や咳嗽力にも低下を生じさせる．そのため早期に頸部・肩甲帯，上肢帯の柔軟性や可動性の維持・改善を目的に可動域練習やストレッチ，リラクセーションを実施する必要がある．

また，運動麻痺により低運動状態に陥った場合，筋萎縮や運動耐容能の低下など廃用性症候群を併発しやすい．さらに摂食・嚥下障害を生じた場合では，栄養状態の低下により ADL の

表 5　人工呼吸管理中の評価

①換気能の指標：$PaCO_2$，呼吸数，V_D/V_T（死腔換気量／一回換気量）
②酸素化能の指標：PaO_2，PaO_2/FIO_2
③換気メカニカル指標：静的コンプライアンス（C_{ST}；ml/cmH_2O）＝V_T/（EIP-PEEP），
　　　　　　　　　　動的コンプライアンス（Cdyn；ml/cmH_2O）＝V_T/（PIP-PEEP），
　　　　　　　　　　気道抵抗（Raw；cmH_2O/l/sec）＝（PIP-EIP）/吸気 flow

低下を生じ，呼吸機能障害を増悪しやすい傾向となる．そのため，運動機能について以下の項目の評価が必要である．

①運動麻痺の状況（ブルンストロームステージなど）．
②関節可動域評価．
③筋力．
④基本動作，ADL 評価など．

急性期での循環動態は変化しやすく，その病状の変化を的確に捉え呼吸理学療法を行っていくために心電図や動脈血酸素飽和度（SpO_2：percutaneous oxygen saturation）などの連続的なモニタリングは必要である．廃用性症候群の予防を目的としたベッド上トレーニングの開始時には，心不全や不整脈などに注意を払い慎重に運動負荷量を決定する．また，運動時における呼吸困難などの自覚症状の評価については，Borg スケールや VAS（visual analogue scale）などを用いる．

6）人工呼吸管理下の評価

呼吸パターンの障害により十分な換気量を得ることが困難な患者，重度の意識障害により気道確保が困難な患者や，肺炎などの呼吸器合併症によりガス交換障害を呈した患者に対しては，人工呼吸の適応になる．人工呼吸管理中にファイティングや低換気を生じてしまうと頭蓋内圧に悪影響を与える．そのため薬物療法などで十分な鎮静化を図り，調節換気に設定し管理していくことが一般的である．規則的な自発呼吸を認める場合には，同期式間欠的強制換気（SIMV：synchronized intermittent mandatory ventilation）や圧補助換気（PSV：pressure support ventilation）が用いられる．

理学療法評価は，バイタルサインの確認やモニタリングを十分に行い全身状態の確認が最重要である．さらに**表5**に示す指標の評価を行うことが大切である．また，グラフィックモニターの付いている人工呼吸器では，人工呼吸器と患者の呼吸同調性や内因性呼吸終末陽圧換気（Auto-PEEP：auto-positive end-expiratory pressure）の発見，呼吸仕事量の計測，適切な PEEP の設定などの評価が可能である．

7）動脈血ガス分析評価

前述したように $PaCO_2$，PaO_2 の変動は脳血流の不安定を招く．そのため動脈血液ガス分析の評価は肺機能だけでなく，脳機能のモニタリングにおいても重要である．さらに呼吸理学療法の介入にあたっては，換気を改善することを目的にするのか，酸素化の改善を目的にするのかを明確にする必要がある．患者がいずれの障害であるのか，動脈血液ガス分析の評価を必要とする．

$PaCO_2$ は，換気状態の指標となる．$PaCO_2$ の上昇は換気能の低下を示し，$PaCO_2$ の低下は過換気状態を示す．換気障害の原因には，呼吸中枢障害の呼吸筋・神経伝達障害，呼吸筋疲労および運動麻痺や肥満などによる胸郭の可動性低下が考えられる．酸素化能の評価には，PaO_2 が指標となり，60 mmHg 以下になると呼吸不全とされる．換気障害による呼吸不全では，必ず $PaCO_2$ が上昇するが，拡散障害，シャント（短絡）と換気血流比不均等分布などの肺胞レベルのガス交換障害による低酸素血症については，肺胞気-動脈血酸素分圧較差（$A-aDO_2$：difference of

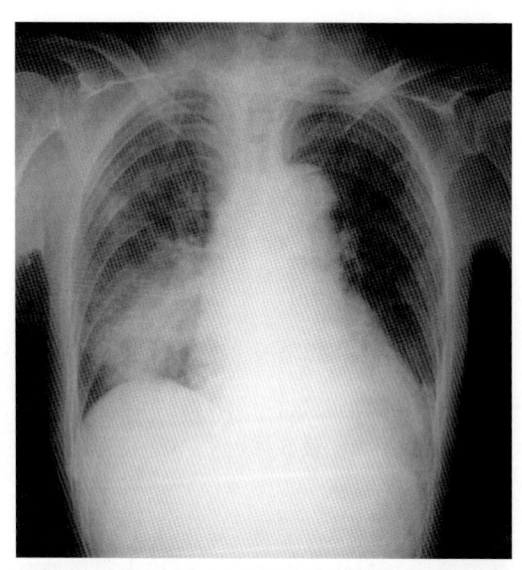

図1 胸部X線像：脳血管障害患者であるが右下葉部に陰影を認める．心肥大も認める

alveolar arterial oxygen partial pressure）が15 mmHg以上に開大することにより推察される．

8）胸部X線像による評価

呼吸理学療法を施行するうえで画像診断の評価は不可欠である．その目的は，病態の把握とその経過観察および治療効果の判定にある．画像所見の詳細な評価手順については，ここでは割愛するが，そのポイントは肺野における異常陰影だけでなく，横隔膜の位置，心陰影（心胸郭比），肺血管陰影の確認が大切である（図1）．

呼吸理学療法の実施中においては，心拍数，心電図，血圧，パルスオキシメータによるSpO_2，特に急性期の場合においてはICPを常に確認しながら行う．また，実施前後にもチェックを行い，理学療法の介入による効果についても検討し治療計画の一助とする．

2．呼吸理学療法プログラムについて

呼吸理学療法プログラムは，前述した評価から問題点の抽出とプログラムを立案し施行していく．施行上は医師との情報交換を綿密に行い，リスクの確認や病態状況などを確認しながら進めていくようにする．また，状況に応じて担当看護師と病棟における呼吸ケア計画の実践，管理栄養士との栄養管理や食事内容の工夫などを行っていくことも必要である．

積極的な呼吸理学療法の施行が難しい場合，もしくは禁忌となる条件は，脳損傷治療後のコントロールが不良な患者や循環動態が不安定な病態，高度の出血傾向を認める場合としている．

次に，理学療法の治療手段について以下に各治療法のポイントを示す．

1）リラクセーション

リラクセーションは，亢進した筋緊張を抑制し呼吸困難を緩和させ，呼吸筋トレーニングや運動療法へ導く重要なコンディショントレーニングである．特に異常筋緊張を認める脳血管障害患者では適応となることが多い．その方法は，患者が心身ともに緊張を和らげる姿勢をとるポジショニングが一般的であるが，姿勢反射や原始反射の影響により筋緊張亢進を認める患者では反射抑制姿位によるポジショニングが有効とされる．また，頸部，肩甲帯や腰部など呼吸補助筋群の緊張の高い筋に対してマッサージ，温熱療法や持続ストレッチを行う場合もある．しかし，リラクセーションに関しての適応や方法の違いによるその生理学的効果については十分なEBMは確立されていないため，今後のさらなる検討が必要である．

2）体位排痰法

体位排痰法は，意識障害や誤嚥などにより生じた気道内分泌物の除去や予防，呼吸中枢の一時損傷や筋緊張の異常の影響によって換気不全が生じた患者に対しての肺組織の再膨張や肺胞虚脱の防止が目的となる．また，遷延性意識障害に陥った患者においては，経口または経鼻気管内挿管から気管切開へ移行する場合が多く，その際，気道内分泌物の増加や気道内への誤嚥のリスクが高まるため，より呼吸管理を十分に行う必要がある．

粘調度の高い気道内分泌物の貯留を認める患者に対しては，定量式噴霧装置（MDI：metered

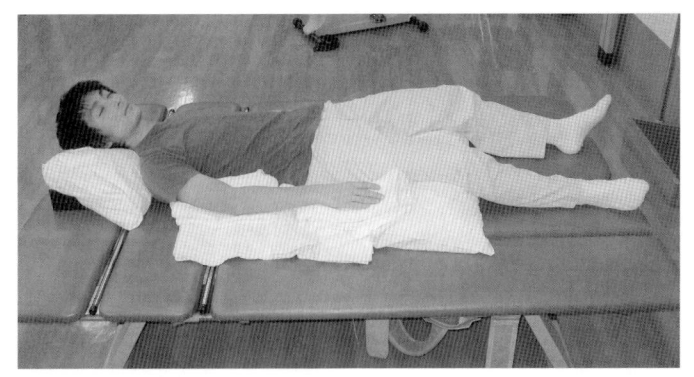

図 2　右片麻痺患者（健常者がモデル）における背臥位のポジショニング．特に右側肩関節・上肢のポジショニングに注意をはらう

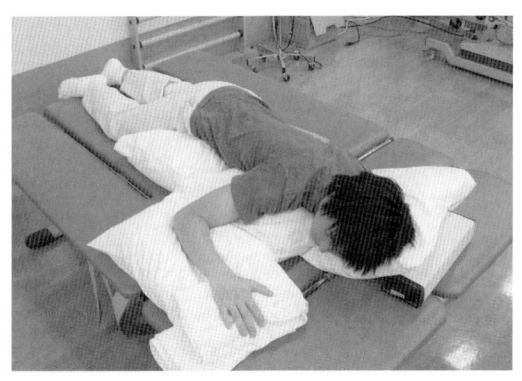

図 3　体位排痰法の一例：半側腹臥位もしくは腹臥位は，下側肺障害の予防になり換気血流比不均等も改善する．麻痺側の肢体のポジショニングに注意が必要だが，急性期においては循環動態の変化にも注意する

dose inhaler）やネブライザーによる吸入療法を併用する．また，意識レベルの良好な患者では，深呼吸，huffing や咳嗽など呼吸法の指導を施行する．huffing や咳嗽は，ICP の上昇を招きやすいため，ICP モニタリングあるいは血圧測定などの監視が必要である．特に嚥下機能障害，咳嗽反射の低下，構音障害もしくは発声音量が低下している場合には，誤嚥による肺炎を併発しやすいため，口腔内・気道内クリアランスを保たせるよう注意が必要である．その方法について以下に述べる．

a．気道内分泌物排出のための体位変換

気道内に貯留している分泌物を気道中枢側に移動させるため，胸部 X 線像所見，聴診所見（呼吸音の減弱，気管支音化，副雑音），打診所見（濁音化）などにより分泌物が貯留している肺葉を確認し，患者の病態を考慮し体位を決定する．重症患者ほど通常の排痰体位をとることは困難である．そのため，患者にストレスを与えることのないように愛護的に体位変換を行う配慮が必要である．また，目標となる肺区域に用手的手技を併用することでさらに効率のよいドレナージが可能となる（図 2，3）．

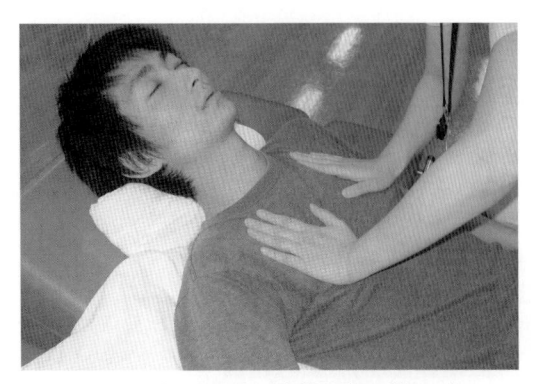

図 4 呼吸介助法（胸郭上部に対して）

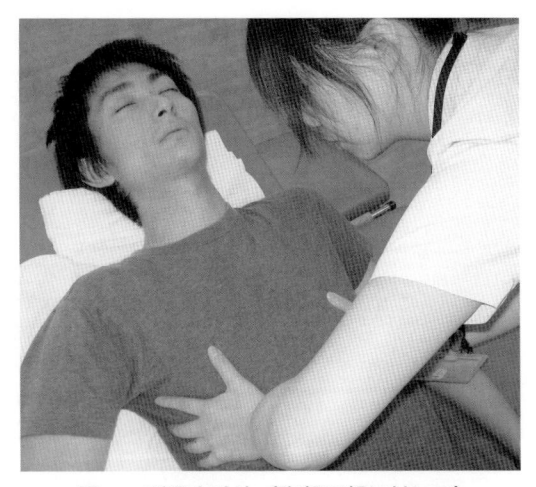

図 5 呼吸介助法（胸郭下部に対して）

b．換気血流比の最適化のための体位変換

　肺血流と肺胞換気の再配分により換気血流比の最適化を図る．特に，下側肺障害による低酸素血症の治療には，前傾側臥位（半腹臥位），腹臥位への体位変換が有効である．気道内に流動性の分泌物があれば中枢気道への移動が促進される．急性期における体位変換は，頭蓋内圧の変化に留意し慎重に行うことは前述のとおりであるが，脳損傷における病態が安定を認めた場合には可及的早期に離床を進めていく計画・実行が必要である．早期離床を進めていく中で，意識の賦活化を図り，嚥下機能の改善，運動麻痺の改善と，呼吸器合併症を生じにくいコンディションを形成していくことが大切である．

c．呼吸手技法

　特に急性期での不用意な患者への侵襲は，循環動態の変動や病態の悪化を招くため患者に負担の少ない方法を用いることが望まれる．わが国では胸郭を操作する手技が比較的多く用いられる．呼気相では，軽打法(percussion, clapping)，振動法（vibration），胸郭圧迫法（squeezing）があり，吸気相では胸郭拡張法（springing），後肺底区拡張法（post lift）がある．しかし，軽打法は胸郭への物理的外力や循環動態に影響を与えやすいため避けるべきである．呼気流速を高め換気量の増加を促す胸郭圧迫法などは，胸郭の可動性を促進し肺胸郭コンプライアンスを向上させる効果があり推奨される．

①胸郭圧迫法

　呼気相に合わせて胸郭を圧迫し，呼気流量を高め気道内分泌物の移動を促進する．体位変換ができない場合にも換気の改善を通じて分泌物の排出を促すことが可能である．

　呼吸数が多い場合は，1〜2呼吸ごとに行う．肋骨骨折の予防や創部保護のために，胸郭の運動方向に合わせ胸郭を圧迫する．

②胸郭拡張法

　胸郭圧迫法の直後に呼気相終末の胸郭の圧迫と圧迫解除を強調し，胸郭の拡張弾性を利用してエアーエントリーの改善を目的に行う．

③振動法

　胸郭の運動方向に合わせて振動を与える．基本的には呼気相に合わせて行うことで気道内圧に波動状の変化を与えて，分泌物の移動を促進する．効率よく行うためには，振動を胸郭の運動方向に加えることが重要である．

3）呼吸介助法（図4, 5）

　安静呼気時に胸郭を圧迫し呼気を介助する．その結果，呼吸効率が改善し呼吸困難の改善をもたらす．また呼気流量，流速が向上するため気道内分泌物の移動を促す．

　呼吸介助法ならびに胸郭を操作する排痰手技については，胸腔内圧の上昇からICPの上昇を

招いたり，過剰換気によって呼吸パターンに悪影響を与えることもあるためモニタリングなどの監視を怠ってはならない．

4）関節可動域練習

呼吸筋の過緊張状態において胸郭の可動性が低く胸郭コンプライアンスが低下すると呼吸筋の仕事量は増大してしまう．そのため関節モビライゼーションやストレッチなどを行う．部位については，特に頸部から肩甲帯，体幹においては胸郭だけでなく腰背部についても注意する．意識障害や言語障害などにより意思疎通を図ることが困難な患者については，表情の変化や呼吸パターンなど細かな変化の確認が必要になる．

緊張の亢進している筋群に対しての過度なストレッチは，疼痛を生じやすく患者に負担を与えるため，事前に温熱療法やリラクセーションを行い，筋緊張を少しでも緩和してから開始するとよい．

5）運動療法と離床へ

運動機能だけでなく ADL 改善のうえでも早期離床は望ましい．また，臥床期間が長期化することにより廃用性症候群の進行，合併症発生頻度の増加を認めることから十分なモニタリング下で，計画的な離床練習から歩行練習などの運動療法を施行していく．

6）誤嚥性肺炎の予防

脳血管障害患者において，摂食・嚥下障害の発生頻度は少なくはない．そして，急性期だけでなく維持期においても発生する．摂食・嚥下障害は，呼吸機能の面だけでなく栄養管理の面でも影響を与え，長期化することで生命予後を悪化させる．

誤嚥性肺炎の原因は，食事中による誤嚥，吐瀉物の誤嚥や不顕性誤嚥があげられる．高齢になるにつれ不顕性誤嚥が多く，脳血管障害患者においても同様である．

早期にベッドサイドで摂食・嚥下障害の評価を行ったうえで，摂食計画を立てると，肺炎の発症率が有意に減少するとされる（Ⅲ）[12]．より詳細に嚥下機能評価を行うためには，嚥下内視鏡検査（VE：videoendoscopic examination of swallowing）や嚥下造影検査（VF：videofluoroscopic examination of swallowing）を行うことが望ましい（B，Ⅰ，ア）[13]．そのほかに水飲み検査，反復唾液飲み込み検査があるが（B，Ⅱ，ア），頻回な湿性咳嗽，食事時の咳込み，食後における気道内分泌物の増加や発熱を生じる場合は注意が必要である．また，意識障害や高次脳機能障害を併発している場合でも誤嚥を生じやすいため評価が必要である[14]．評価および練習については，言語聴覚士や病棟看護師，管理栄養士とともに包括的に進めていくことが効果的である（B，Ⅱ，ア）．口腔内の汚染は，誤嚥を生じさせるリスクを高めるだけでなく易感染性に陥りやすい．口腔内を清潔に保つことは，嚥下反射の賦活や意識レベルにも好影響を与える効果も期待できることから日常的に清潔管理が必要である．

Ⅳ．脳血管障害患者に対する呼吸理学療法の効果と EBM

脳血管障害患者に対する呼吸理学療法の導入については，具体的な練習内容，導入時期，頻度など EBM の観点からは十分とはいえず，検討課題は残っていると思える．しかし，脳卒中治療ガイドライン 2004 年では，脳血管障害の急性期における合併症の発生頻度は高く，肺炎などの呼吸器合併症予防のための積極的な呼吸理学療法が推奨（B，Ⅲ，ア）されており[15]，呼吸器障害を合併した脳血管障害患者に対する呼吸理学療法の期待は高い．医療経済の面においても肺炎を合併した脳血管障害患者の入院コストは，合併していない患者に対して 1.3～2 倍以上増加し，かつ入院期間も延長するという報告もある[16,17]（B，Ⅱ）．現在，呼吸理学療法が介入したことによる入院期間の短縮や入院コストの削減につながるという EBM は乏しいが，今

後,呼吸理学療法の適応患者の選択,効果判定,呼吸理学療法の内容など症例を重ね検討し,病態・障害の程度に応じた処方が個別的に確立できるようになることが望まれる.

　急性期呼吸不全における呼吸理学療法については,その手技のみを施行しただけでは効果を得ることはできず,呼吸ケアに携わる医療スタッフと連携し,情報交換を密に行い,同じ目標をもって治療にあたることが大切なことだと思われる.

文　献

1) Davenport RJ, Dennis MS, Wellwood I, et al：Complications after acute stroke. *Stroke* **27**：415-420, 1996
2) 鳴瀧恭也：脳卒中入院患者の合併症の現状. リハ医学 **30**：296-298, 1993
3) 星　孝：ICU の頭部外傷における理学療法. PT ジャーナル **32**：651-656, 1998
4) Dziewas R, Ritter M, Schilling M, et al：Pneumonia in acute stroke patients fed by nasogastric tube. *J Neurol Neurosurg Psychiatry* **75**：852-856, 2004
5) Domka E, Myjkowska E, Kwolek A, et al：Incidence of neuromedical complications during rehabilitation after stroke. *Neurol Neurochir Pol* **39**：300-309, 2005
6) Langhorne P, Stott DJ, Robertson L, et al：Medical complications after stroke：a multicenter study. *Stroke* **31**：1223-1229, 2000
7) 佐山徹郎, 猿渡千恵, 筒井三記子：循環観察に必要な症状の知識と観察ポイント. *BRAIN NURSING* **21**：687-694, 2005
8) 小口和代：脳卒中の嚥下障害. *MB Med Reha* **83**：49-55, 2007
9) 吉田　剛, 内山　靖：脳血管障害による摂食・嚥下障害の評価と理学療法. PT ジャーナル **38**：259-268, 2004
10) 奥山夕子, 岡田澄子, 園田　滋, 他：脳血管障害による重度摂食・嚥下障害に対するチームアプローチ. PT ジャーナル **38**：277-286, 2004
11) 熊田恵介, 福田充宏：重傷頭部外傷（頭蓋内圧亢進患者の呼吸管理）. 安本和正（編）：呼吸管理の最新戦略. 克誠堂出版, 2005, pp116-123
12) Doggett DL, Tappe KA, Mitchell MD, et al：Prevention of pneumonia in elderly stroke patients by systematic diagnosis and treatment of dysphagia：an evidence-based comprehensive analysis of the literature. *Dysphagia* **16**：279-295, 2001
13) 藤島一郎：脳卒中の摂食・嚥下障害 第 2 版. 医歯薬出版, 1998, pp62-79
14) 朝井政治, 俵　祐一, 夏井一生, 他：誤嚥性肺炎と呼吸理学療法. 塩谷隆信（編）：包括的呼吸リハビリテーションⅡ―臨床編. 新興医学出版, 2007, pp53-60
15) 脳卒中合同ガイドライン委員会：脳卒中治療ガイドライン 2004. 協和企画, 2004
16) Katzan IL, Dawson NV, Thomas CL, et al：The cost of pneumonia after acute stroke. *Neurology* **68**：1938-1943, 2007
17) Tirschwell DL, Kukull WA, Longstreth WT Jr.：Medical complications of ischemic stroke and length of hospital stay：Experience in seattle, Washington. *J Stroke Cerebrovasc Dis* **8**：336-343, 1999

5 新生児

木原 秀樹*

◆Key Questions◆
1. 新生児呼吸理学療法の特殊性
2. 新生児の呼吸理学療法のプログラム（適応, 禁忌, 注意点, 方法, クリティカルパス）
3. 新生児の呼吸障害から慢性肺障害へ進展した症例の呼吸理学療法
4. 新生児の呼吸理学療法の効果, 限界とEBM

I. 新生児呼吸理学療法の特殊性[1]

　新生児の呼吸器官（肺や呼吸中枢など）は, 発育過程にあり未熟である. そのため新生児の呼吸には, ①肺の呼吸面積が成人に比して小さい, ②呼吸中枢が未熟なため容易に無呼吸を起こしやすい, ③気道が細く軟弱なため容易に気道閉塞が生じる, ④肺が硬く胸郭が脆弱で横隔膜優位の呼吸により陥没・多呼吸を生じやすい, などの特徴がある. これら呼吸の特徴は,「新生児の呼吸の弱さ」でもある. このように新生児は呼吸予備能が小さいため, 無気肺や慢性肺疾患などの呼吸障害を合併しやすい. したがって, 新生児管理の中で呼吸管理は最も重要な位置を占める. 呼吸管理中は, 吸引や体位変換などの呼吸理学療法が欠かせないが, これらの手技は新生児にストレスを与える可能性が高いことが示唆されている. 新生児における呼吸理学療法は, 患児の病態生理の特殊性や手技の危険性をよく理解した者が行い, 児に対し細心の注意を払いながら必要最低限の介入（minimal handling）を心がけることが大切である.

* Hideki KIHARA／長野県立こども病院リハビリテーション科

II. 新生児の呼吸理学療法プログラム

　新生児の呼吸理学療法について「NICUにおける呼吸理学療法ガイドライン（以下, ガイドライン）」[2,3]が報告された. ガイドラインに基づいた新生児の呼吸理学療法プログラムについて示す.

1. 目的・適応

　新生児における呼吸理学療法は, 以下の効果を期待することで換気の維持と改善（酸素化の維持と改善）を図る. そして, 早期抜管や再挿管の予防に努める.

　①肺胞虚脱の予防と改善（air entry の促進）.
　②分泌物貯留の予防と改善（排痰の促進）.
　呼吸理学療法の適応となる呼吸不全は, 換気障害（気道閉鎖や肺胞虚脱）と換気血流比不均等（長期臥床による換気と血流のミスマッチ）, シャント（無気肺）である. 呼吸理学療法の適応となる疾患や病態を表1に示す.

2. 注意点・禁忌

　新生児に呼吸理学療法を行う際のリスク管理は, とても重要である. 呼吸理学療法施行中は, モニタリングや呼吸状態（無呼吸, 徐脈発作な

表 1　呼吸理学療法の適応となる疾患や病態*

人工呼吸療法中，抜管前後，胸腹部手術後（先天性心疾患・横隔膜ヘルニアなど）
・慢性肺疾患，胎便吸引症候群，喉頭気管軟化症，長期挿管の中枢神経系疾患，肺炎（ウイルス性肺炎には無効），無気肺

*肺疾患そのものを治すものではない

表 2　体位変換や気管内吸引以外の呼吸理学療法を行わないほうがよい疾患・病態

・頭蓋内出血 48 時間以内
・新生児遷延性肺高血圧症（PPHN）などの血行動態が著しく不安定な全身状態
・極低出生体重児急性期（生後 72 時間以内）
・呼吸窮迫症候群（RDS）発症 24 時間以内
・重症低体温
・未処置の緊張性気胸
・肺出血
・出血傾向のある児（血小板減少，凝固異常など）
・骨形成不全

表 3　体位排痰法の手技

・体位変換（positioning）
・排痰体位（drainage position）
・軽打法（percussion）
・振動法（vibration）
・呼気圧迫法（squeezing）
・ゆすり法（shaking）
・バッグ換気*（bagging）
・吸引（suctioning）

*健側胸郭固定法

ど）の観察に細心の注意を払い，必要に応じて吸入酸素濃度（FiO_2：fraction of inspired oxygen）を上げる．また，新生児に負担の少ない介入を行うためには，呼吸理学療法を行うタイミングも考慮する必要がある．医療処置時や静睡眠時は避け（静睡眠時には 20～30 分間待つと覚醒してくる．どうしても実施しなければならない時は愛護的に覚醒させる），基本的にはミルク注入前（ミルク注入後は胃残量を確認する）に行う．さらに近年のディベロップメンタルの観点から，呼吸理学療法における介入は必要最低限とし，ストレス徴候（びっくり反応，「もうやめて」サインなど）が出ないように細心の注意を払う．このほかに体位変換や気管内吸引以外の呼吸理学療法を行わないほうがよい疾患・病態を**表 2**に示す．

3．方　法

呼吸理学療法には，呼吸筋増強練習やリラクセーションなどさまざまな方法があるが，新生児は気道クリアランス法が適応になる．気道クリアランス法には，**表 3**に示す体位排痰法の手技がある．体位排痰法の各手技について示す．

1）体位変換（positioning）

a．目　的

無気肺や気道内分泌物の貯留を予防するために体位変換を行う．

b．方　法

定期的に体位を変換する．

c．注　意

頻回な体位変換によるエネルギーの消耗・呼吸機能の低下を避ける．体位変換時は，ライン，チューブの kinking（絡み）に注意する．体位変換後は，呼吸音を聴診し air entry（空気の入り）を確認する．

体位変換の際は，新生児を子宮内にいるような胎児様屈曲姿勢〔ポジショニング：良肢位保持（図1）〕〔ポジショニングマット：カクミズ(長野県安曇野市)；5 種類のサイズ，市販あり〕をとらせることで持続的な安静が保持できる[4]．

2）排痰体位（drainage position；図2）[5]

a．目　的

分泌物の貯留部位を最高位にした体位をとり，重力を利用し気道内分泌物を移動させる．

b．方　法

分泌物の貯留部位や無気肺のある部位を最高位にした体位をとる．排痰体位に各手技を併用したほうが，より効果的で実施時間が短くてすむ．

c．注 意

教科書的な排痰体位は用いず，修正した体位で侵襲をできるだけ少なくする．排痰体位をとる際は，頭部の固定や保護を行う．頭低位は避ける．

3）軽打法（percussion：図 3）

a．目 的

軽打により比較的大きな気管支の分泌物を気管支壁から遊離させ，移動を促す．

b．方 法

無気肺や気道内分泌物の貯留している肺野に相当する胸郭を軽打する．吸気・呼気に関係なく 40〜50 回/分，胸壁が 5〜10 mm 変位する程

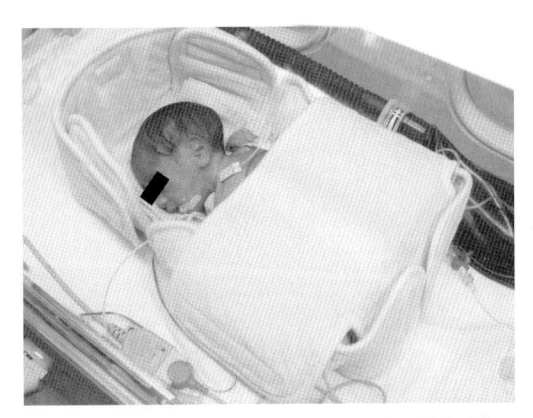

図 1 新生児のポジショニング（良肢位保持）
ポジショニングマット（カクミズ）を使用

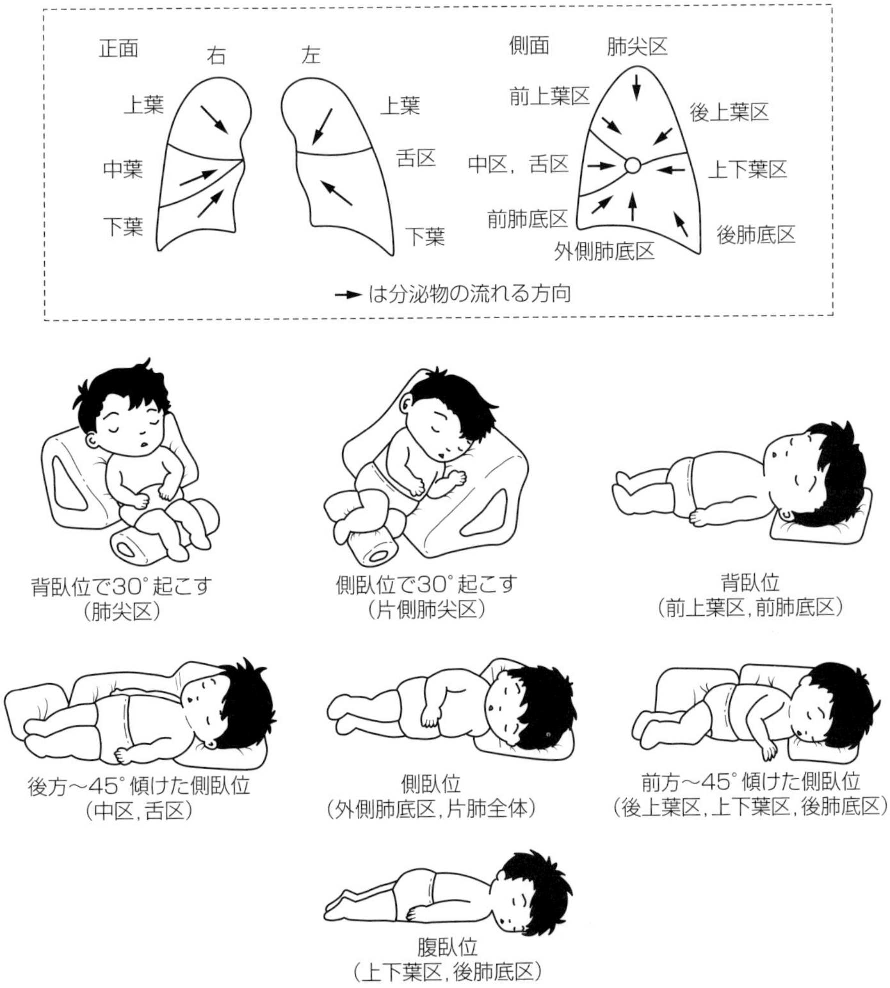

図 2 修正した排痰体位（文献 5）より引用）

- 背臥位で30°起こす（肺尖区）
- 側臥位で30°起こす（片側肺尖区）
- 背臥位（前上葉区，前肺底区）
- 後方〜45°傾けた側臥位（中区，舌区）
- 側臥位（外側肺底区，片肺全体）
- 前方〜45°傾けた側臥位（後上葉区，上下葉区，後肺底区）
- 腹臥位（上下葉区，後肺底区）

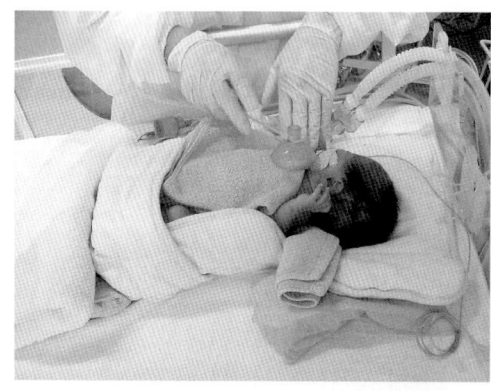

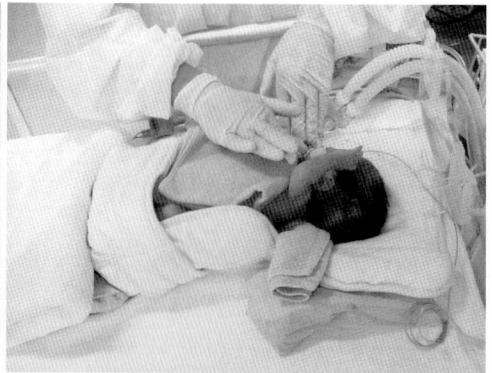

a．ニップルやフェイスマスクの使用　　　　　b．finger tip 法
図 3　軽打法（percussion）

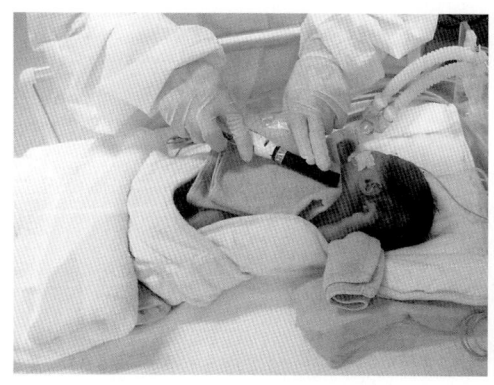

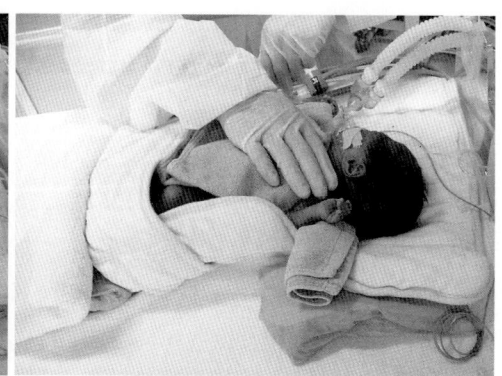

a．バイブレータ法（電動ハブラシなど）　　　　b．用手法（hand heel 法など）
図 4　振動法（vibration）

度にたたく．例えば小指球，母指球を用いる contact heel 法や指尖腹部を重ねて用いる finger tip 法，ニップルやフェイスマスクを用いる方法がある．

c．注　意

胸郭をガーゼ，タオルで保護する．頭部は中間位に保持することが望ましいが，困難な場合には頭部を固定し揺れないようにする．軽打により，頭蓋内出血，肋骨骨折，無呼吸，徐脈を誘発する場合がある．

現在の軽打法は頭蓋内出血，肋骨骨折の合併症の報告もあり，侵襲が大きいので行わないほうが望ましい．

4）振動法（vibration：図 4）

a．目　的

振動により気管支壁の分泌物を遊離させ，また線毛の動き（10～15 Hz の振動数）を促進し，比較的末梢気道からの分泌物を排出する．

b．方　法

無気肺や気道内分泌物の貯留している肺野に相当する胸郭に振動を加える．吸気・呼気に関係なく行う．左右の 2, 3 指を重ねて用いる cross finger 法や小指球，母指球を用いる hand heel 法，電動歯ブラシを用いるバイブレータ法がある．

c．注　意

胸郭をガーゼ，タオルで保護する．バイブレータを胸壁に強く押しつけない．骨折，無呼吸，

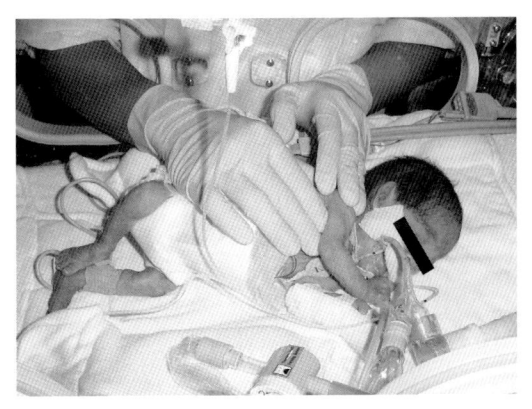

図 5 呼気圧迫法（squeezing）

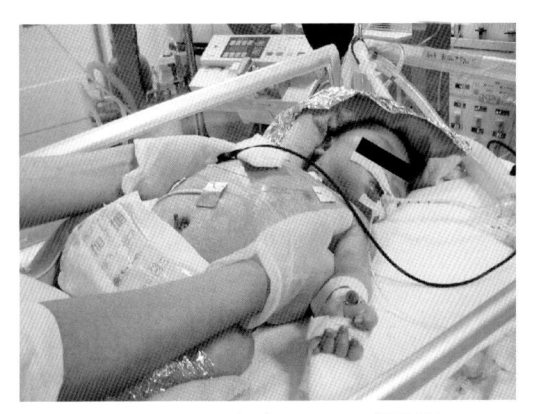

図 6 ゆすり法（shaking：背臥位）

徐脈発作の危険性が指摘されている．
　振動法は，通常の気管内吸引で分泌物がとりきれない場合や，明らかな無気肺がある場合に限って行う．バイブレータ法は適正な振動に調整して用いないと新生児の害になる可能性が高く，用手法を勧める．

5）呼気圧迫法（squeezing：図5）

a．目　的
胸郭圧迫後の肺・胸郭の弾性圧により虚脱した肺胞を再拡張させる．胸郭圧迫による呼気流速の増加を利用し，分泌物が気管支を閉塞している場合の貫通や末梢気道からの分泌物排出を促す．

b．方　法
無気肺や気道内分泌物の貯留している肺野に相当する胸郭を2～4指の指先で呼気時に圧迫する．あるいは胸郭全体を手掌で圧迫する．胸郭の呼吸の動きに合わせ，呼気の始めは軽く圧迫し，呼気の終了時には絞り出すように圧を少し強くする．人工呼吸管理中は人工呼吸器の呼気に同調し，自発呼吸がある場合は数回に1回の割合で圧迫する．新生児の場合，肺コンプライアンスが低いため，胸郭圧迫による肺胞虚脱の可能性もあり，バッグ換気との併用を勧める．

c．注　意
胸郭の圧迫が過度にならないようにする．呼吸終末陽圧換気（PEEP：positive end-expiratory pressure）をかけてある時は機能的残気量が低下するため，酸素化に注意する．バッグ換気と併用して呼気圧迫法を行うと，小さな圧で十分な換気が得られる．
　この方法は無気肺治療に最も有効であるが，理学療法士または医師や看護師などの熟練者が行うことが望ましい．

6）ゆすり法（shaking：図6）

a．目　的
吸気時に患側の胸郭を拡張させ，振動を加えることでair entryの改善を促す．例えば，下側肺障害やair entryの悪い部位があり，体位変換が困難な場合や胸郭が骨化しておらず他の手技を用いることができない場合に行う．

b．方　法
患側を上にした体位をとり，胸郭全体を拡張させるように上体全体を吸気時に引き上げながら振動させる．変法として，呼気・吸気に関係なく2Hz程度の緩い振動をかける方法もある．

7）バッグ換気（bagging）

a．目　的
バッグ加圧により分泌物を閉塞した気管支から貫通させ，末梢まで十分に酸素を供給する．

b．方　法
圧測定器（マノメーター）で確認しながらバッグによる加圧を行う．

c．注　意
最高気道内圧を超えないようにする．

d．健側胸郭固定法（図7）
無気肺のある部位以外の胸郭を手掌全体で押えながらバッグ換気を行い，虚脱肺を再拡張させる．有効性が高い方法であるが，新生児には危険度も高い．

8）吸　引（suctioning）
a．目　的
陰圧をかけたチューブを気道内に挿入し，気道まで排出された気道分泌物を取り除く．

b．方　法
1回の吸引は10秒以内とする．吸引チューブの長さを気管分岐部より短めにして吸引するshallow法がよい．挿管時は，経口→経鼻→気管内吸引の順に行う（口腔内分泌物の誤嚥を防ぐ）．基本的体位は頭部中間位で，必要に応じ左右に回旋させる．

c．注　意
気管内吸引は，さまざまな問題を引き起こしやすいため，吸引中は細心の注意を払いモニターチェックや観察を行う．できれば，2人で吸引を行う．吸引後は，十分な換気を行い酸素化を促す．吸引後は，児をホールディング（児の全身を屈曲させケア者の両手で包み込む）し，早期の安静に努める．

気管内吸引は新生児に対し侵襲が大きいため，試し吸引も含めルーチンケアは避ける．「個別性」を見極めながら必要以上に行わないことが望ましい．

4．手　順
通常は，①定期的に体位変換を行う（ミルク注入を目安に），②体位変換前後に評価を行い，口鼻腔や気管支に分泌物が確認できる場合は吸引する．評価により，分泌物貯留・低換気・無気肺・肺炎などが確認された場合は，積極的な呼吸理学療法を行う．無気肺・肺炎などの改善を目的にした呼吸理学療法の手技の難易度と効果について図8に示す．

呼吸理学療法により呼吸状態の安定に努め，早期から児と両親との関わりを増やし，児の発達促進にも心がける．

III．新生児呼吸障害から慢性肺疾患へ進展した症例の呼吸理学療法

新生児は，早産により呼吸窮迫症候群（RDS：

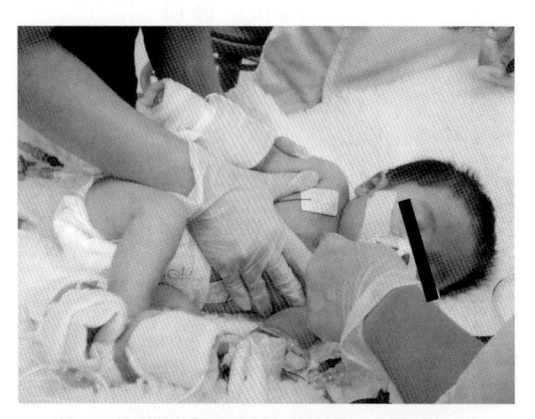

図7　健側胸郭固定法（先天性心疾患術後）

低　①排痰体位
効　難　②排痰体位＆振動法
果　易　③排痰体位＆呼気圧迫法＆バッグ換気
　　度
高　④排痰体位＆健側胸郭固定法＆呼気圧迫法＆バッグ換気

図8　評価上，分泌物貯留・低換気・無気肺・肺炎などが確認された場合の呼吸理学療法
1回の手技の施行は2～3分間程度．総施行時間は休憩を入れながら最高20～30分が限度（休憩が半分を占める）

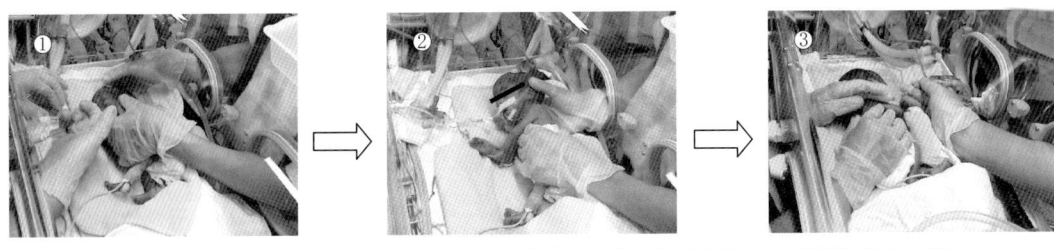

図9 人工肺サーファクタントを使用した気管内洗浄,補充療法と呼吸理学療法の併用
①児を患側肺を下にした側臥位とし,人工肺サーファクタントを注入
②バッグ換気と下側肺全体に呼気圧迫法を施行し,肺にまんべんなく人工肺サーファクタントを分散させる
③患側肺を上にした側臥位とし,バッグ換気と上側肺全体に呼気圧迫法を施行し排痰を促す

respiratory distress syndrome)を合併しやすい.子宮内感染症の合併症からも含め,慢性肺疾患(CLD:chronic lung disease)へ進展しやすい.CLD に進展した場合,人工肺サーファクタント不活性,組織の線維化や気道の狭窄により容易に広範囲な無気肺が発生する.CLD によりさらに呼吸予備能は小さくなり,少ない治療回数で効果的に無気肺を改善させる必要がある.その場合,人工肺サーファクタントを使用した気管内洗浄,補充療法に呼吸理学療法を併用して施行すると,無気肺の改善や CLD の軽減に効果的である.以下に,施行方法を示す.

1. 人工肺サーファクタントを使用した気管内洗浄,補充療法に呼吸理学療法を併用する方法(図9)[6]

1)患側肺への人工肺サーファクタントの注入

患側を下にした完全な側臥位とし,希釈した人工肺サーファクタント〔サーファクテン®(三菱ウエルファーマ);以下,S-TA〕を気管内に注入する(S-TA 1/2 バイアルを生理食塩水 4 mlで希釈し,1回あたり 0.5～1.0 ml/kg ずつ注入).S-TA 注入には,閉鎖型気管内吸引カテーテル〔トラックケアー®(センチュリーメディカル)〕と薬物注入用カテーテル〔トラックケアーMAC®(センチュリーメディカル)〕を使用する.

2)患側肺の人工肺サーファクタントを分散

S-TA 注入後,S-TA をまんべんなく肺内へ分散させる目的としてバッグ換気と,患側肺野全体に呼気圧迫法を約 1～2 分間施行する.早産児では,頭低位での頭蓋内うっ血の危険性を考慮し,平坦または頭高位で施行する.

3)患側肺からの排痰促進と肺胞再拡張

聴診や触診により患側肺の S-TA がまんべんなく分散したことを確認後,患側を上にした完全な側臥位をとり,バッグ換気と患側肺野全体に呼気圧迫法を約 2～3 分間施行し排痰を促す.胸郭の拡張や分泌物の気管への移動を確認後,吸引を行う.

4)呼吸理学療法の施行回数

胸郭の拡張性や聴診上の複雑音の改善が認められるまで,上記 1)～3)を繰り返す.

5)人工肺サーファクタントの補充

最後に S-TA を気管内投与し補充する(S-TA 1/2 バイアルを生理食塩水 2 ml で希釈し,1回あたり 0.5～1.0 ml/kg ずつ注入).投与時には 3 分割注入(背臥位,右側臥位,左側臥位)を行う.

6)症例の実際

評価により無気肺の改善が認められるまでは,呼吸理学療法プログラムを定期的に施行していく.無気肺は,ほぼ1回の治療で改善できることが多い.S-TA を用いた呼吸理学療法を施行した当日と翌日は,S-TA が肺内に吸収され肺胞が拡張してくる.その間,胸部 X 線上は肺が水のカーテンをかけたような所見を示し,2日後に肺の改善を認めることが多い.RDS が先行

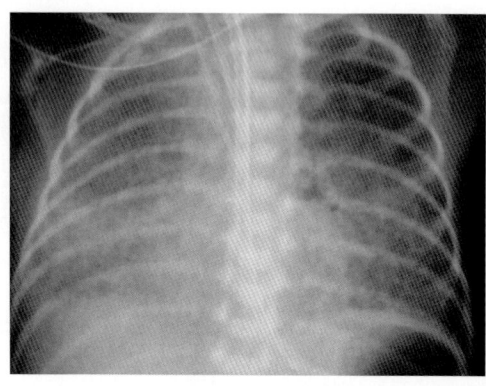

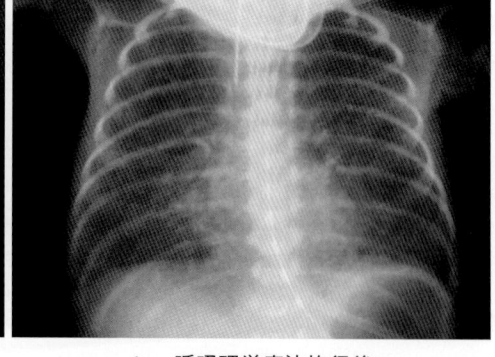

a．呼吸理学療法施行前
（両肺びまん性の泡沫状陰影と無気肺）

b．呼吸理学療法施行後
（無気肺改善と CLD 所見の軽減）

図 10　CLD I 型に広範囲な無気肺を合併した症例の胸部 X 線
人工肺サーファクタントを使用した気管内洗浄，補充療法に呼吸理学療法を併用

した後，CLD I 型を合併し，胸部 X 線上で両肺びまん性の泡沫状陰影に加え，右肺を中心とした広範囲の無気肺を認めた症例に対し，同手技により無気肺改善や CLD 所見軽減が認められた胸部 X 線を図 10 に示す．

Ⅳ．新生児の呼吸理学療法の効果，限界と EBM

1．新生児の呼吸理学療法の効果と危険性

宮川[2,3]が報告した新生児の呼吸理学療法（体位排痰法）のメタ分析結果を以下に示す．

①体位排痰法（排痰体位・軽打法・振動法）は抜管後の無気肺予防に有効ではない．
②体位排痰法は酸素化を改善させない．
③体位排痰法で脳障害は増加しない．
④体位排痰法は痰の喀出量を増加させる．
⑤体位排痰法に伴う低酸素血症は，酸素供給で改善する．

以上の体位排痰法には，軽打法や振動法の手技が用いられている．古くから行われてきた軽打法や振動法などの効果に関する報告では，一時的な酸素化の改善[7～11]や吸引された分泌物の増加[10,12,13]などの検討は散見されるが，生命予後および重要な中間転帰に関連する報告は少ない．ただし，早産児，超・極低出生体重児に対する合併症として，振動法による肋骨骨膜下出血の危険性[14]や軽打法による肋骨骨折[15]，死亡または脳障害[16]，孔脳症[17～19]，脳室内出血[10]などの発症が報告されている．呼吸理学療法の有効性の評価は，血液ガスや喀痰の排泄量など患者転帰に影響を及ぼさない評価基準を除外し，患者の生命予後および重要な中間転帰（無気肺，再挿管，肺炎の予防および治療）に対する影響を基準とすべきであるとガイドラインでは報告している．

2．NICU における呼吸理学療法ガイドライン

第 2 回新生児呼吸療法，モニタリングフォーラムにおいて，呼吸理学療法の合併症として脳障害発症の危険性や不適切な呼吸理学療法に起因する乳幼児の両側多発肋骨骨折の報告が紹介された．新生児に対する呼吸理学療法の有効性，危険性，問題点，不明点を明らかにするためガイドライン検討委員会が設立され，100 以上の論文を吟味し「NICU における呼吸理学療法ガイドライン（平成 14 年度厚生労働省委託研究）[2,3]」が作成された．呼吸理学療法の有効性・危険性を長期予後の観点から評価した論文報告

はほとんどなく，呼吸理学療法の禁忌やリスク管理を啓蒙するガイドラインとなった．以下に，ガイドラインの要点を示す．

①新生児，とりわけ低出生体重児では，患児病態生理の特殊性と手技の危険性をよく理解した熟練者が行うほうがよい（B，Ⅱ，ア）[20]．

②頭蓋内出血 48 時間以内，新生児遷延性肺高血圧症（PPHN：persistent pulmonary hypertension of the newborn）などの血行動態が不安定な場合，重症低体温，未処置の緊張性気胸，肺出血では，体位変換や気管内吸引以外の体位排痰法は行わないほうがよい（D，Ⅲ）[21〜23]．

③極低出生体重児では，脳室内出血の危険性が高い時期は，体位変換や気管内吸引以外の体位排痰法を行わない（E，Ⅱ）．その後の時期についても，体位変換や気管内吸引以外の体位排痰法の施行は慎重な検討を要する（C，Ⅲ）[10,15,16,20,24]．

④体位変換や気管内吸引以外の体位排痰法を行う場合は，頸部を中間位に固定したほうがよい（B，Ⅱ）[20]．

⑤吸引は shallow 法を行うほうがよい（shallow 法：あらかじめ吸引カテーテルの挿入の長さを気管分岐部前までに設定しておく）（B，Ⅲ，イ）[25]．

⑥抜管後の患者に対しては，再挿管防止のために頻回の体位排痰法を行うほうがよい（B，Ⅰ，イ）[26]．

⑦軽打法は，早産児に対しては行わない（E，Ⅲ）[16,20]．

⑧ルーチンの振動法は行わないほうがよい（D，Ⅲ）．振動法は，通常の気道内吸引で痰が取りきれない場合や，明らかな無気肺が存在する場合に限って行うほうがよい（B，Ⅰ，イ）[9,14,15]．

⑨呼気圧迫法の有効性，安全性は不明であり，実施に関しては個々の施設，症例によって判断する（C，Ⅲ，ア）．

⑩ゆすり法の有効性，安全性は不明であり，実施に関しては個々の施設，症例によって判断する（C，Ⅲ，ア）．

以下に，ガイドライン作成後に報告されたEBMについて示す．

1）抜管後の呼吸理学療法の効果

Flenady ら[26]は，抜管後無気肺の予防や改善には有効ではないが，1〜2 時間ごとの呼吸理学療法（体位排痰法）は再挿管の頻度を有意に低下させると報告している．しかし，Bagley ら[27]の 177 例を対象としたランダム化比較試験（RCT：randomized controlled trial）では，体位排痰法は抜管後無気肺の予防に有効ではなく，無呼吸，徐脈，再挿管，酸素投与期間にも差はない．全例にルーチンに行う必要はないと報告している（C，Ⅰ）．

2）新生児の呼気圧迫法の効果

新生児に肺メカニクスが近い兎をモデルとした呼気圧迫法の検討報告を示す．

Unoki ら[28]は，圧調節換気（PCV：pressure control ventilation）中の無気肺兎を対象に呼吸理学療法の効果を検討した．背臥位群，背臥位で呼気圧迫法施行群，腹臥位群，腹臥位で呼気圧迫法施行群の 10 例ずつ 4 群に分類した．腹臥位群で PaO_2/FiO_2 が改善したが，呼気圧迫法による PaO_2/FiO_2，PaO_2，Cdyn の変化は認めなかった．

Zhang ら[29]は，兎の胎便吸引症候群（MAS：meconium aspiration syndrome）モデルに対し，S-TA 洗浄療法のみと，S-TA 洗浄療法に呼気圧迫法とバッグ換気を併用した場合の比較を行った．後者で洗浄後 2〜3 時間の酸素指数（oxygen index）が有意に改善し，総吸引量に有意な差を認めた．

木原ら[30]は，新生児集中治療室（NICU：neonatal intensive care unit）に入院し無気肺が確認された症例を対象に，理学療法士が介入せず通常の呼吸ケアを行った非介入群 23 例と理学療法士

が介入し呼気圧迫法を施行した介入群30例について両群を体重別に分類し比較検討した．非介入群，介入群の無気肺改善日数は，それぞれ無気肺発症時体重1,500g未満で中央値10日と1日（p<0.01），2,500g未満で中央値20日と1日（p<0.01），2,500g以上で中央値15日と1日（p<0.01）で，いずれも介入群で有意に無気肺が短い期間で改善した．

推奨：新生児の無気肺治療には呼気圧迫法を行うほうがよい．MASやCLDに無気肺を合併した場合は，人工肺サーファクタントを使用した気管内洗浄，補充療法に呼吸理学療法を併用するとよい（B，Ⅱ，ア）．

3．新生児の呼吸理学療法の限界

新生児の呼吸障害として最も課題となっているCLDの予防に関して，呼吸理学療法の効果は認められていない．ニュージーランドの厚生省では，早産児の慢性肺障害の予防戦略として積極的な呼吸理学療法を推奨したが，その有用性については証明されず，逆に多数の呼吸理学療法による孔脳症の発症が指摘された[19]．

このガイドラインは2003年に作成されたもので，現在日本のNICUの呼吸理学療法に関する疫学調査と改訂版が作成中である．

文献

1) 楠田　聡：新生児の呼吸のしくみ．楠田　聡（編）：新生児呼吸管理のすべて（セミナーテキスト），メディカ出版，2006，pp1-13
2) 宮川哲夫，田村正徳：NICUにおける呼吸理学療法ガイドライン．Neonatal Care **15**：848-857，2002
3) 田村正徳，宮川哲夫，福岡敏雄，他：NICUにおける呼吸理学療法ガイドライン．未熟児新生児誌 **15**：149-157，2003
4) 木原秀樹，中村友彦，廣間武彦：ポジショニングが早産児の睡眠覚醒状態や脳波に及ぼす影響．周産期新生児誌 **42**：40-44，2006
5) 木原秀樹：新生児における呼吸理学療法—その有効性と注意点．楠田　聡（編）：新生児呼吸管理のすべて（セミナーテキスト），メディカ出版，2006，pp45-78
6) 木原秀樹，中村友彦，廣間武彦：無気肺に対し気管内洗浄に積極的な呼吸理学療法を施行した早産児3例とECMO療法中3例．未熟児新生児誌 **18**：249-254，2006
7) Finer NN, Boyd J：Chest physiotherapy in the neonate：a controlled study. *Pediatrics* **61**：282-285, 1978
8) Tudehope DI, Bagley C：Techniques of physiotherapy in intubated babies with the respiratory distress syndrome. *Aust Paediatr J* **16**：226-228, 1980
9) Fox WW, Schwartz JG, Shaffer TH：Pulmonary physiotherapy in neonates：physiologic changes and respiratory management. *J Pediatr* **92**：977-981, 1978
10) Raval D, Yeh TF, Mora A, et al：Chest physiotherapy in preterm infants with RDS in the first 24 hours of life. *J Perinatol* **7**：301-304, 1987
11) Walsh CM, Bada HS, Korones SB, et al：Controlled supplemental oxygenation during tracheobronchial hygiene. *Nurs Res* **36**：211-215, 1987
12) Etches PC, Scott B：Chest physiotherapy in the newborn：effect on secretions removed. *Pediatrics* **62**：713-715, 1987
13) Coradello H, Simbruner G, Baar B, et al：Influence of physical chest therapy in mechanically ventilated newborn infants on the amount of secretions removed from the trachea（author's transl）. *Klin Padiatr* **194**：8-10, 1982
14) Wood BP：Infant ribs：generalized periosteal reaction resulting from vibrator chest physiotherapy. *Radiology* **162**：811-812, 1987
15) Purohit DM, Caldwell C, Levkoff AH：Multiple rib fractures to physiotherapy in a neonate with hyaline membrane disease. *Am J Dis Child* **129**：1103-1104, 1975
16) Coney S：Physiotherapy technique banned in Auckland. *Lancet* **345**：510, 1995
17) Cross JH, Harrison CJ, Preston PR, et al：Postnatal encephaloclastic porencephaly—a new lesion? *Arch Dia Child* **67**：307-311, 1992
18) Knight DB, Bevan CJ, Harding JE, et al：Chest physiotherapy and porencephalic brain lesions in very preterm infants. *J Paediatr Child Health* **37**：554-558, 2001
19) Williams AN, Sunderland R：Neonatal shaken baby syndrome：an aetiological view from Down Under. *Arch Dis Child Fetal Neonatal* Ed **87**：F29-30, 2002
20) Ramsay S：The Birmingham experience. *Lancet* **345**：510, 1995

21) Crane L : Physical therapy for neonates with respiratory dysfunction. *Phys Ther* **61** : 1764-1773, 1981
22) Berton N : The role of physiotherapy in a neonatal intensive care unit. *Aust J Physiother* **34** : 27-34, 1988
23) Crine L : Physical Therapy for neonats with respiratory disease. Irwin S, et al (eds) : In Cardiopulmonary Physical Therapy. Mosby, St. Louis, 1985
24) Harding JE, Miles FK, Becroft DM, et al : Chest physiotherapy may be associated with brain damage in extremely premature infants. *J Pediatr* **132** : 440-444, 1998
25) Anderson K, Chandra R : Pneumothorax secondary to perforation of sequential bronchi by suction catheters. *J Pediatr Surg* **11** : 687-693, 1976
26) Flenady VJ, Gray PH : Chest physiotherapy for preventing morbidity in babies being extubated from mechanical ventilation. *Cochrane Database Syst Rev* **2** : CD000283, 2002
27) Bagley CE, Gray PH, Tudehope DI, et al : Routine neonatal postextubation chest physiotherapy : a randomized controlled trial. *J Paediatr Child Health* **41** : 592-597, 2005
28) Unoki T, Mizutani T, Toyooka H : Effects of expiratory rib cage compression and/or prone position on oxygenation and ventilation in mechanically ventilated rabbits with induced atelectasis. *Respir Care* **48** : 754-762, 2003
29) Zhang E, Hiroma T, Sahashi T, et al : Airway lavage with exogenous surfactant in an animal model of meconium aspiration syndrome. *Pediatr Int* **47** : 237-241, 2005
30) 木原秀樹, 中村友彦, 廣間武彦：NICUにおける呼気圧迫法（squeezing）による呼吸理学療法の有効性と安全性の検討. 周産期新生児誌 **42**：620-625, 2006

6 多発外傷

森川 亘*

◆Key Questions◆
1．胸部外傷の特徴と病態
2．呼吸不全の病態と治療の特徴
3．多発外傷の呼吸理学療法プログラム（適応，禁忌，注意点，方法，クリティカルパス）
4．多発外傷の呼吸理学療法の効果，限界とEBM

I．胸部外傷の特徴と病態

1．胸部外傷の特徴

胸部外傷は，刺創，銃創などの鋭的あるいは鈍的物体が胸壁を貫いて引き起こす穿通性胸部外傷と，交通外傷や高所墜落などの鈍的外力により急激な加速や減速，胸部への直達または介達外力，胸腔内圧上昇などのメカニズムが複雑に作用し合い，胸壁や胸腔内臓器が損傷される鈍的胸部外傷に分類される．穿通性胸部外傷では，胸壁創と胸腔内臓器損傷とが密接に関連しているのが特徴である．鈍的胸部外傷では，心大血管や肺，気管・気管支の高度な損傷を有する場合でも体表面の損傷は認めないか，軽微であることが多く，また頭部，腹部，骨盤，脊椎，四肢に重篤な損傷を合併する多発外傷の形態をとることが多い[1]．

胸部外傷を胸郭と胸腔で分類すると，胸郭損傷，胸腔内損傷に分けられる．胸郭損傷には肋骨骨折，血胸，気胸，flail chest，胸骨挫傷，胸壁損傷，胸椎骨折，胸髄損傷がある．胸腔内損傷には肺損傷，気管・気管支損傷，心臓損傷，横隔膜破裂，横隔膜ヘルニア，大動脈損傷がある．これらは単一に存在することはなく，互いに高率に合併していることが多い[2]．

わが国での比率は，穿通性胸部外傷は約15％，残る85％が鈍的胸部外傷で，このうち3/4は交通外傷であり，そのほかには高所墜落，胸部圧迫，重量物下敷き，暴行など，さまざまな受傷機転が含まれる[1,3]．

2．病　態（図1）

1）多発肋骨骨折

鈍的胸部外傷において肋骨骨折は頻度が高く，好発部位は第Ⅲ～Ⅹ肋骨である．多発肋骨骨折では血胸，気胸，肺挫傷，重症の場合には大血管の損傷も合併することもある．

flail chestは，他の骨性胸郭との連続性を失った部分（flail segment）が，吸気時に陥没し，呼気時に隆起することを称し，隣接する3本以上の肋骨がそれぞれ2カ所以上で骨折した多発肋骨骨折の場合に生じることが多い．flail segmentの発生部位により，anterior type，lateral type，posterior typeの3つに分類される（図2)[4]．受傷直後に胸郭運動が安定していても，肺挫傷の進行や無気肺の発生により肺コンプライアンスが低下し，大きな吸気圧が必要となる．そのため胸腔内の陰圧が高くなりflail segmentの動揺

---

* Wataru Morikawa/帝京大学医学部附属病院リハビリテーションセンター

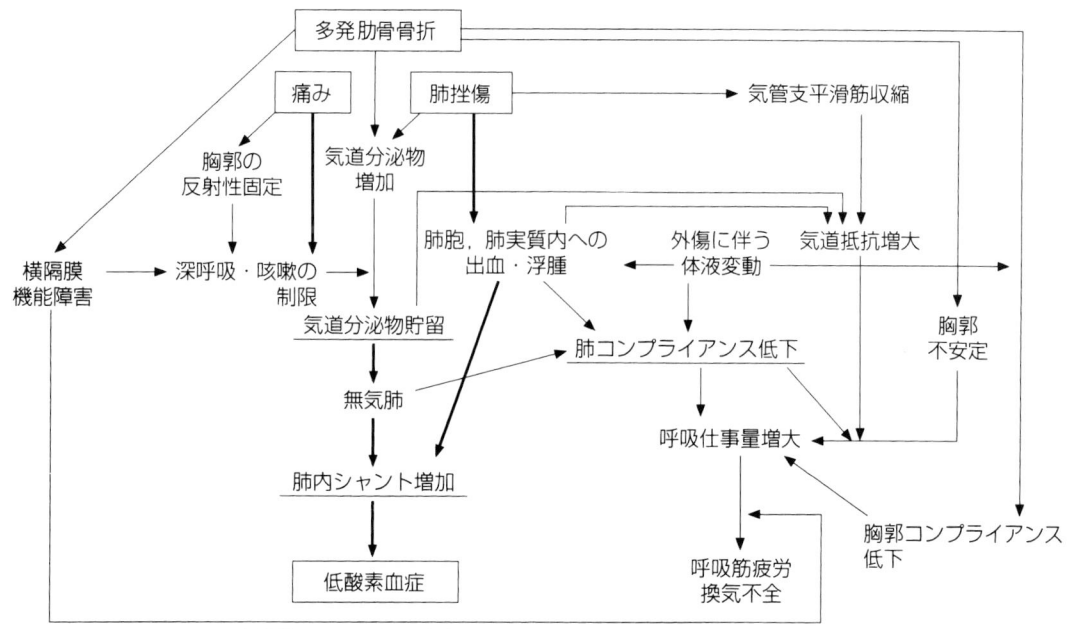

図 1 flail chest の病態（文献 8)より引用）

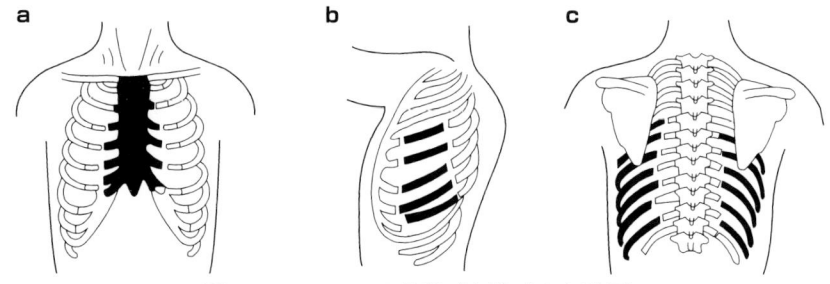

図 2 flail chest の分類（文献 4)より引用）
a．anterior type：肋軟骨の骨折が起こり，胸骨は呼吸時に動揺する
b．lateral type：側胸部に flail segment があり，呼吸時に動揺する
c．posterior type：背胸部に flail segment があるが，背筋によって固定されているため呼吸時の動揺は少ない

が誘発される．一般に受傷後 8～24 時間前後から発生しやすく，2～4 日後に悪化する場合が多い[4]．

また，胸部外傷を発生させるためには受傷時に相当大きな外力がかかっているため，高頻度に胸部合併損傷（78%）や頭部，腹部，骨盤などの胸部以外の合併損傷（61%）を認め，これらは生命予後に大きな影響を与える[5]．

2）肺挫傷

肺挫傷は肺胞内出血と浮腫を主症状とし，基本的に肺構築の連続性は温存されている[6]．肺胞の破綻，うっ血，肺胞内と肺間実質内への出血・浮腫，微少無気肺を示す[4]．肺挫傷は多発肋骨骨折に高率に合併する．

3）気胸，血胸

気胸は胸腔内に空気が貯留した状態で，肺が軽度に虚脱するものから，過量になると緊張性

表 1　保存的治療，人工呼吸（内固定術）ならびに外固定術の適応（文献 4 より引用）

保存的治療の適応 (face mask, mask CPAP)	人工呼吸の適応（CPAP, SIMV＋PEEP, PSV＋PEEP）	外固定術の適応
①PO_2＞60 mmHg ②PCO_2＜50 mmHg ③呼吸数＜30/min ④気道内出血を伴わない肺挫傷 ⑤頭部外傷を合併しないこと ⑥重症の出血性ショックを合併しないこと ⑦体位変換が可能な症例 ⑧顔面骨骨折を合併しないこと ⑨高齢者の場合，他臓器損傷を合併しないこと	①PO_2＜60 mmHg ②PCO_2＞50 mmHg ③呼吸数＞35/min，または強い呼吸苦 ④気道内出血を伴う肺挫傷 ⑤意識障害を伴う頭部外傷 ⑥重症の出血性ショック ⑦体位変換の困難な症例 ⑧顔面骨骨折により痰の喀出が困難な症例 ⑨高齢者の他臓器損傷合併例	①他に開胸手術の適応がある高度な胸郭損傷 ②二次的な臓器損傷のおそれがある高度に転位した肋骨骨折 ③肺挫傷軽快後の人工呼吸からの離脱困難に胸郭の不安定性が関与していると考えられる場合 ④胸郭の変形による高度の容積減少のため，将来拘束性換気障害を起こすおそれがある場合

気胸となり，皮下気腫を伴うことが多い．緊張性気胸では，呼吸するたびに胸腔内圧が上昇し，また肺の虚脱も進行し呼吸不全やショック状態を呈する[6,7]．

血胸は胸腔内に血液が貯留した状態である．血胸の出現原因には，肋間動脈や内頸動脈とそれらの静脈などの胸壁の血管の損傷，損傷された肺，心大血管の損傷，横隔膜破裂を通して腹腔内臓器損傷に基づく出血が胸腔内に貯留するいずれかである[6,7]．胸腔内に 1,500 ml 以上の血液が貯留しているものを大量血胸といい，ショック状態や肺が圧迫され呼吸不全を呈する．

3．呼吸不全の病態

緊張性気胸では，呼吸するたびに胸腔内圧が上昇し，肺虚脱の進行および呼吸不全を呈し，大量血胸では，肺が圧迫され呼吸不全に至る[6,7]．これらはショック症状を同時に呈するので注意が必要である．

flail chest に起因する呼吸不全の原因は，以前は一回換気量の減少，呼吸抵抗の増大，残気量の減少が flail segment の動揺によって呼吸時に両側肺の間を空気が to-and-fro するため，換気が障害される（pendelluft phenomenon 説）という機械的な呼吸運動障害の結果と考えられてきた．

しかし，現在は実験的にも臨床的にもこの説は否定され，この呼吸不全の病態は，多発肋骨骨折に伴う「疼痛」と高頻度に合併する「肺挫傷」との二者に起因する低酸素血症と考えられている．つまり，外傷による激しい疼痛と骨折による反射的な胸壁の筋収縮で胸郭の動きが妨げられ，胸壁損傷部位からの求心性刺激により横隔膜の機能低下が起こり，深呼吸や咳嗽が抑制される．また，交感神経系の緊張により気道分泌が亢進し，気道分泌物が貯留しやすく，これにより肺虚脱，無気肺を引き起こし肺内シャントが増加して低酸素血症を招く[4,5,8]．肺挫傷では挫傷局所の血流は減少するが，局所の著しいシャント率の増加により肺全体のシャントも増加し，低酸素血症をきたす[9]．

1）治　療（表 1）

胸部外傷では，高率で多発肋骨骨折に肺挫傷を伴っており，呼吸管理が難渋することが多い（図 3）．

気胸はチェストチューブを挿入し胸腔内圧を減圧する．同時に血胸が存在する場合にはチューブから血液がドレナージされる．虚脱した肺が急に再膨張する時に肺水腫を伴うことがあり，注意が必要である[6]．

flail chest の治療は，病態の解明とあいまって 1950 年代の前半までの外固定術から人工呼吸を用いる内固定術，そして除痛と呼吸理学療法を中心とする保存的治療へと変遷してきた[4,5]．

1975年にTrinkleらが提唱した保存的治療を主体とする選択的治療で優れた治療成績を報告した．それ以降米国では，肺挫傷の程度によって，除痛と呼吸理学療法，酸素投与またはmask CPAPを行う保存的治療か，人工呼吸を組み合わせる選択的治療が主流（30〜40％）になってきている[4,5]．

除痛法としては，鎮痛剤の筋注や静注よりも換気抑制作用が少なく，強力な鎮痛効果を発揮する持続硬膜外鎮痛法を用いる．除痛を目的とした胸郭のバンド固定は，非侵襲，侵襲の陽圧換気下では強固に固定した場合には，一回換気量が低下したり，胸郭のコンプライアンスを低下させる可能性が示唆されるので，固定には注意が必要である．しかし，咳の時にコントロールできない疼痛がある場合のバンドによる強固な固定は，咳の効果を半減させないためにも必要であるが，この強固な固定は咳に限定するべきと考える．

2）呼吸管理

胸部外傷の呼吸管理は，従来は気管挿管し侵襲的陽圧換気を行うというのが主流であったが，状態が安定していれば非侵襲的陽圧換気（NPPV：non-invasive positive pressure ventilation）での管理が施行されるようになってきた．表2に胸部外傷のNPPVの使用目的，表3に適応除外症例を示す[12]．NPPVが導入された場合は，マスクのフィッティング，機器のモニターで設定した圧であるかを確認する．さらに，全身状態を生体情報モニターで，血圧，心拍数，呼吸数，動脈血酸素飽和度（SpO_2：percutaneous oxygen satulation）を継続的に観察する．

Ⅱ．呼吸理学療法の特徴

胸部外傷での呼吸理学療法の目的は，外傷によって引き起こされた気道内分泌物と肺内に出血した血性の分泌物を除去し，有効な気道のクリアランスを確保することである．

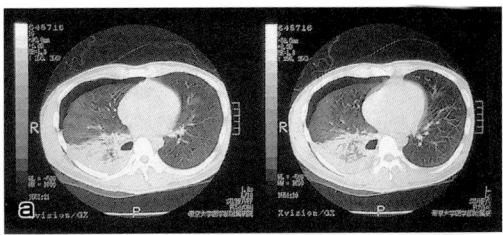

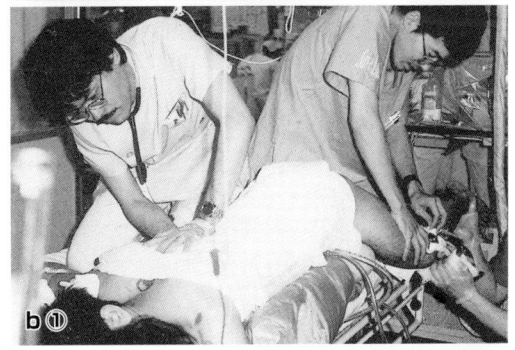

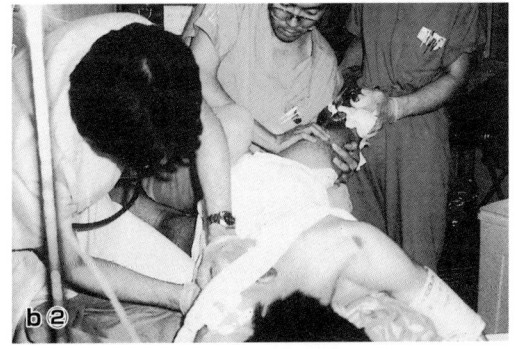

図3 右第6〜8肋骨骨折，右肺挫傷，右血気胸，左臼蓋骨折，中心性肝損傷症例

a：胸部CT像　b：squeezing．胸部CT像所見から判断すると，左側臥位から腹臥位（または3/4の腹臥位）を選択して施行したいところだが，左側臥位が施行できないので，左股関節を整形外科医が徒手で牽引し，右側臥位から腹臥位まで体位をとりながらsqueezingを施行

先述したように，胸部外傷の治療は保存的治療へと変遷してきており，この治療法を選択した場合には，呼吸理学療法の占める役割は大きい．葛西ら[5]は，十分な除痛とphysiotherapyを徹底して行うならば，保存的治療群における呼吸器合併症はさらに軽減できるとしている．

表2 胸部外傷におけるNPPVの使用目的

1. 肺挫傷による低酸素血症の治療や無気肺の改善
2. flail chest による換気障害の治療（内固定），低酸素血症の治療と無気肺の発生・進行予防

表3 外傷におけるNPPVの適応除外症例（文献12）より引用）

1. 循環動態が不安定な症例
2. 高度の意識障害（JCSで20以下）を認める症例
3. 頭蓋底骨折を有する症例
4. 顔面の変形が強い症例
5. 顔面熱傷の症例
6. 咽頭，喉頭損傷の症例
7. 胸腔ドレナージの効果が不十分な気胸症例

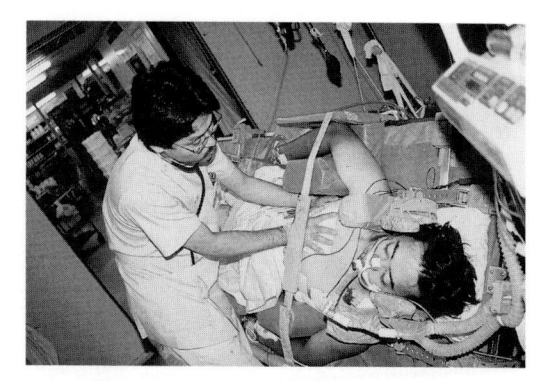

図4 kinetic bed 上での squeezing

III．呼吸理学療法プログラム

1．適応と禁忌

　適応は，無気肺や気道内分泌物の貯留が認められ，有効な気道のクリアランスが確保できない時である．また，咳が弱く自力排痰が十分に行えない時である．

　禁忌は，心大血管系の損傷がひどく大量の出血が止まらない場合や，腹腔内臓器の損傷が著しくて循環動態が安定していないなど，全身状態が不安定な場合である．

2．評　価

　評価は，動脈血液ガスなどの一般的理学所見のほかに，胸部X線，胸部CTで肋骨骨折部位の確認，気胸，血胸，肺挫傷，肺出血を確認する．呼吸では呼吸数，呼吸音の聴診，胸郭の運動，flail segment の動揺をみる．人工呼吸器で管理されている場合には換気様式，気道内圧を確認する．さらにチェストチューブが留置されている場合は，どの部位から挿入されているかを確認する．

　受傷機転によっては頭部外傷，四肢，体幹，骨盤などの多発骨折を伴っていることが多く，禁忌，リスクについては医師に確認をとり，必要な評価を適宜行う．また，施行に際しては，十分に除痛がなされているかを確認しておく必要がある．

3．呼吸理学療法の方法

1）体位変換

　同一肢位を長期間強いられれば，気道内分泌物が背側に貯留する gravitational consolidation, dependent lung injury となり，換気効率が低下し低酸素血症を呈する．さらには，肺炎などの感染症の原因ともなる．このために，積極的な体位変換はたいへん重要である．しかし，胸部外傷では頭部外傷，多発骨折を合併していることも多く，積極的な排痰体位が選択できないこともあり，この時には kinetic bed[1] を用いることもある（図4）．

2）排痰手技

　Mackenzie[10] によれば，血胸，気胸あるいは大量の胸水貯留では，軽打や振動は無効であるとしている．また flail chest では振動は軽打より力が加わり，胸壁を徒手的に直接圧迫するので施行できないとし，軽打は熟練を要するとしている．

　われわれは，多発肋骨骨折でも疼痛を誘発しやすい軽打よりも，侵襲の少ない squeezing を第一選択としている．squeezing は，胸郭部に骨折がある時には骨折部を手掌で被うようにして

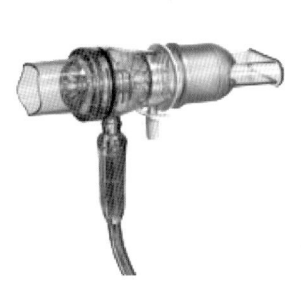

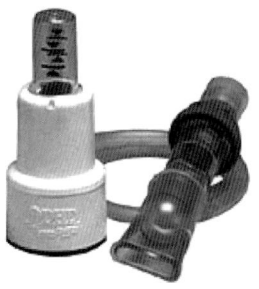

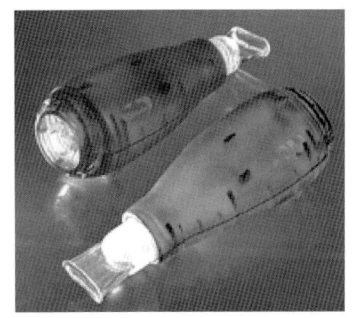

a．EzPAP（PAP）　　b．Thera PEP（PEP）　　c．Acapella（振動 PEP）
図 5　呼吸関連器具（文献 13）より引用）

施行する．広範囲を被わなければならない flail chest で手掌で被えない時には，前腕を用いて flail segment を固定するように被いながら施行する．その場合，局所を squeezing で圧迫することが困難なので，胸郭全体を被いながら行わなければならない．

外傷の程度によっては，外傷が重度で骨折部を完全に保護して胸郭外部からの操作が困難と判断される場合や，手技が未熟であるならば，積極的な胸郭からの外部操作は推奨しない．すなわち，なんらかの誘因で施行が困難と判断された場合には，胸郭の外部操作に捉われず，積極的にほかの手技や器具（PAP：positive airway pressure, PEP：positive expiratory pressure）を併用するべきである．

3）咳

咳をする時は最大吸気を保持し，咳き込むことができないと，十分な咳嗽力は得られない．咳嗽力が弱く十分に咳が誘発できない大きな原因は，骨折部の疼痛である．このため，除痛をしっかり行い，咳をする時に骨折部が移動しないように固定して咳を行わせる．固定する範囲が広範囲な時には枕などを利用し，自ら施行可能な場合には指導し習得させる．また，咳の時の除痛目的で用いる胸郭のバンド固定は有効である．

4）呼吸練習

急性期の胸部外傷で呼吸練習の導入が不可能な状況では，無理には推奨しない．しかし，自発呼吸がしっかりしている場合には，一回換気量の増加と分泌物排泄の介助を目的に行わせる[8]．また，長期に人工呼吸管理されて，ウィーニングを開始した場合には適応になる．

軽傷や保存的療法を選択した場合には，インセンティブスパイロメトリーを使用して，最大吸気を保持させたり深呼吸を行わせる．これは無気肺の予防・改善に有用である．

5）呼吸に関連する器具

胸郭に操作が困難で，NPPV が日常的に使用できない場合には，気道に陽圧をかける簡便な器具を使用することも考慮に入れる必要がある．例えば，PAP[13]や PEP[14]である．インセンティブスパイロメトリーは，経肺圧を高くする目的で使用し，自発呼吸に依存される．しかし，PEP は呼気に陽圧をかけて気道に呼吸終末陽圧換気（PEEP：positive end expiratory pressure）に近いことが可能である．PAP が駆動するには圧縮空気か圧縮酸素が必要であるが，吸気も呼気も気道に陽圧をかけることができる．北元ら[15]救命救急センターで多発外傷症例などの無気肺の改善に EzPAP（米国スミスメディカル製；図 5）を用いた効果を発表している．それによると，ベッドサイドで簡便に PAP 療法が可能で，無気肺を改善できる症例を経験したと報告している．

表4 対象者の受傷機転

墜落	8（自殺未遂を含む）
交通事故	20
転倒	1
その他	1
合計	30

転帰生存29，死亡1

表5 対象者の損傷の内訳

肋骨骨折	26（flail chest 5）
気胸	16
血胸	21
肺挫傷	15
頭部外傷	26
横隔膜破裂	1
腹腔内損傷	11

（重複あり）

表6 呼吸理学療法の施行期間，無気肺改善までの期間

人工呼吸管理	あり	なし
（例）	20	10
APACHE II score	22.7	13.8
気管切開（例）	5	2
気管切開までの日数（平均）	7.5	9.5
無気肺（例）	12	5
無気肺改善までの日数（平均）	5.1*	9.5**
呼吸理学療法の施行期間（平均）	18.1	12.8

（*不明2名を除く，**不明1名を除く）

6）早期離床

　頭部外傷による制限がない場合や，四肢，骨盤などの多発外傷を伴っていない場合，あるいは整形外科的治療がすみやかに施行されて，早期離床が可能と判断されれば積極的に促していく必要がある．この積極的な早期離床は，合併症の予防に効果的であり，全身状態の管理のためにさまざまなルートが挿入されていても特に問題はない．

7）注　意

　胸部外傷では頭部外傷，四肢，体幹などの多発骨折を伴っていることが多く，施行中に全身状態が急激に変化することもあり，十分な注意が必要である．

4．呼吸理学療法の効果，展望

　胸部外傷における呼吸理学療法の効果は，臨床上では気道内分泌物の除去と無気肺の改善である．1995〜1998年までの4年間に当院救命救急センターに搬入され胸部外傷に対する呼吸理学療法が処方されたのは30例であった．その概要を表4〜6に示す．

　今後は胸部外傷も含めた呼吸理学療法のガイドラインを作成し，多施設でのコントロールスタディを行い効果判定を行っていかなければならない．

文　献

1) 益子邦洋：外傷形態からみた胸部外傷の特徴．救急医学 **18**：765-769，1994
2) 石川雅健，鈴木　忠：胸壁損傷．救急医学 **18**：791-794，1994
3) 相川直樹，多治見公高，益子邦洋：座談会/胸部外傷―呼吸管理を中心に．呼吸 **13**：235-244，1994
4) 今泉　均，浅井康文，金子正光：Flail chest．救急医学 **18**：827-830，1994
5) 葛西　猛，他：Flail chestに対する保存的治療を主体とする選択的治療の治療成績と問題点について．日外会誌 **91**：1617-1622，1990
6) 黒川　顕：血気胸．救急医学 **18**：823-826，1994
7) 松浦雄一郎：胸部外傷診療の実際．医歯薬出版，1991
8) 瀧野昌也，岡田芳明：胸部外傷．救急医学 **17**：1464-1469，1993
9) 田中博之，小林国男：肺実質損傷．救急医学 **20**：1785-1788，1996
10) Mackenzie CF（著），石田博厚（監訳）：胸部理学療法―ICUにおける理論と実際．総合医学社，1991，p304
11) 宮川哲夫：呼吸理学療法の科学性．人工呼吸 **15**：91-104，1998
12) 長谷川伸之，鈴木正之：7．胸部外傷．坂本篤裕（編）：実践NPPV．克誠堂出版，2005，pp56-68
13) AARC Clinical Practice Guideline：http://www.aarc.org/sections/ltc/resources/EzPAP.doc
14) フジレスピロニクス：http://www.fuji-respironics.com/
15) 北元　歩，他：無気肺に対するEzPAPの使用経験．第32回日本集中治療医学会学術集会プログラム・抄録集．2005，p266

7 気管支喘息

石川　朗*

◆Key Questions◆
1．気管支喘息の疫学
2．気管支喘息の呼吸理学療法（安定期と発作時，小児と成人の違い）
3．気管支喘息の呼吸理学療法プログラム（適応，禁忌，注意点，方法，胸郭外胸部圧迫法，クリティカルパス）
4．気管支喘息に対する呼吸理学療法の効果，限界とEBM

I．気管支喘息の疫学[1～3]

1．気管支喘息とは

　気管支喘息（bronchial asthma；以下，喘息）とは，気道に炎症が起き，空気の流れが制限される疾患である．その定義として，成人の喘息は「気道の炎症と種々の程度の気流制限により特徴づけられ，発作性の咳，喘鳴および呼吸困難を示す病気」であり，小児の喘息は「発作性の呼吸困難，喘鳴，咳などの気道閉塞によって症状が繰り返す病気で，その背景として多くは，気道の過敏性を伴う環境アレルゲンによる慢性のアレルギー性炎症が存在する」とされている．

　気道は，いろいろなアレルゲンや生活環境から生じる吸入刺激に過敏に反応する．さらに，気管支の炎症が慢性化することで気道過敏性の亢進，可逆性の気道狭窄を起こし，発作的な喘鳴，咳などの症状をきたした呼吸器疾患が喘息である．発作時には，「ヒューヒュー，ゼーゼー」といった喘鳴を伴い呼吸困難が増強し，これらの症状が激しく発現した場合には喘息死となることもある．

　喘息の中で，特に小児の罹患率は増加しており，その原因として生活環境の変化がある．例えば，住宅内でじゅうたんやベッドでのダニの発生，また離乳食として卵や牛乳など抗原性の高い食物が与えられることが多くなったこと，さらに大気汚染も関係していると推察されている．

2．有病率

　世界における喘息者数は2004年で3億人とされており，年間25万5,000人が喘息で死亡していると推定されている．また，喘息の有症率は1～18％程度と国によって報告にばらつきがある[4]．日本では，1996年の統計で現症と既往の合計による累積有症率は乳幼児5.1％，小児6.4％，成人3.0％である．1960年代は小児，成人とも有症率は1％程度であったものが近年増加の傾向にあり，10年の経過で1.5～2倍程度増加している．

3．喘息死[5]

　喘息死の動向は，厚生労働省人口動態統計によると，1976～1995年は年間約5,800～6,000人で，徐々に減少傾向がみられた．1995年に一時的な増加があったが，1996年以降は再度減少し始め，2000年は4,427人，2002年は3,771人，

---
* Akira Ishikawa／札幌医科大学保健医療学部理学療法学科

表 1　小児喘息死の危険因子（文献 1）より引用）

1. 男性＞女性
2. 15 歳以上
3. 難治性喘息
4. 致死的喘息大発作救命例（重篤発作の既往歴）
5. pMDI 過度依存傾向
6. 不規則な通院治療（アドヒアランスの悪さ）
7. 頻回の救急室受診
8. 重篤な薬物・食物アレルギー歴
9. 合併症（乳幼児の下気道感染症, 10 歳以上の右心肥大）
10. 外科的緊急手術
11. 欠損・崩壊家庭, 独居
12. こだわらない, 活動的性格
13. 性格傾向（異常な分離・喪失感など）
14. 患者を取り巻く医療環境の不備

表 2　喘息死の患者側の原因（文献 5）より引用）

1. 喘息に対する認識不足
2. 自分勝手な判断
3. 不定期な受診
4. 治療計画に従わない
5. 受診の遅れ
6. 仕事や学業の優先
7. 発作止めの吸入薬の依存・過剰使用
8. 重症による全身性ステロイド薬の依存
9. 喫煙

表 3　喘息死の診療側の原因（文献 5）より引用）

1. 医師の説明不足
2. 不適切な治療, 特に過小評価による治療不足
3. 救急医療体制の不備や遅延

2004 年は 3,283 人, さらに 2006 年は 2,778 人であった.

この喘息死の減少には, 1992 年に初版が作成され, 2006 年に最新版が発刊された「喘息予防・管理ガイドライン（JGL2006）」などの出版物が有効に活用され, 喘息死に対する医療関係者や患者自身の認識が広まったことが関係している. また後述する, 吸入ステロイドの適切な使用が広まったことも一因と考えられている.

成人喘息死の危険因子は, 高齢者, 男性, 重症, 非アトピー型, 過去の入院歴, 致死的大発作歴があり, 小児の喘息死の危険因子には, 難治性喘息, 致死的喘息大発作救命例, 不規則な通院治療などがある（**表 1**）.

また, 喘息死の原因を要約すると, 患者側の原因として喘息に対する認識不足, 自分勝手な判断, 受診の遅れなどがあり（**表 2**）, 一方, 診療側の原因として医師の説明不足, 不適切な治療などがあげられている（**表 3**）.

II. 喘息の臨床像

1. 病　態

小児喘息は, 乳児期に多く発症する. 一方, 16 歳以上の成人喘息患者の年齢は, 50 歳代を中心に 40 歳代, 60 歳代が多く, 発症年齢は, ①20 歳前から発症した患者が 20％, ②20〜40 歳の発症患者が 30％, ③40 歳を超えてからが半数となる.

喘息の病型は, 環境アレルギーに対する特異的 IgE 抗体が存在するものをアトピー型, IgE 抗体が存在しないものを非アトピー型と分類し, アトピー型が小児喘息では 90％以上, 成人喘息では約 70％を占める. 特に小児喘息は, 他のアレルギー疾患を合併していることが多く, 軽症の場合が多い.

喘息患者は気道過敏性が強く, 弱い刺激に対しても容易に収縮が生じる. 気道が過敏になる最大原因は, 気道の炎症である. 炎症が続くと気管支の粘膜を被っている上皮細胞が障害されて剥がれ, 知覚神経が露出していろいろな刺激に過敏となる. そして慢性炎症の結果, リモデリングといわれる気管支壁が厚くなった状態となり, 収縮時の気管支内径は狭窄し, いっそう過敏性が増す. このように喘息の病態は, 可逆性の気道閉塞, 気道過敏性と慢性の気道炎症から成り立っている.

喘息発作は, この刺激に対する過敏反応であり, 気管支平滑筋, 気道粘膜の浮腫, 気道分泌

表 4 喘息の危険因子（文献3）より引用）

1. 個体因子
   ① 遺伝子素因
   ② アレルギー素因
   ③ 気道過敏性
   ④ 性差
2. 環境因子
   (1) 発病因子
      ① アレルゲン
      ② ウイルス性呼吸器感染症
      ③ その他の因子
         a) 大気汚染（屋外・屋内）
         b) 喫煙（能動・受動）
         c) 食品・食品添加物
         d) 寄生虫感染
         e) 薬物
   (2) 増悪因子
      ① アレルゲン
      ② 大気汚染（屋外・屋内）
      ③ 呼吸器感染症
      ④ 運動ならびに過換気
      ⑤ 喫煙
      ⑥ 気象
      ⑦ 食品・食品添加物
      ⑧ 薬物
      ⑨ 激しい感情表現とストレス
      ⑩ 刺激物質（煙・臭気・水蒸気など）
      ⑪ 二酸化硫黄
      ⑫ 月経
      ⑬ 妊娠
      ⑭ 肥満
      ⑮ アルコール
      ⑯ 疲労

亢進などにより気道の狭窄と閉塞が生じる．さらに気道狭窄によって，喘鳴，息切れ，咳などの症状が起こり，呼吸困難や過呼吸，酸欠，体力の激しい消耗を伴い，重症な場合には喘息死に至ることもある．

喘息の発症に関与する因子は，個体因子と環境因子に分類され（表4），それぞれが絡み合って病態が形成されている．このうち個体因子においては，遺伝的要因の関連が強く示唆されており，アトピー素因，アレルギー性の家族歴は，小児喘息発症に関連があるとされている．また，発作を引き起こす因子としては，細菌やウイルス感染，過労，ダニや花粉，カビなどのハウスダスト，食物，薬物などのアレルゲン，運動，タバコ，アルコール，気圧変化，精神的要因などがある．

2．診　断

喘息の診断に関し，JGL2006の「成人喘息での診断の目安」を示す（表5）．表5の項目1,2,5が適合すれば喘息の可能性が強く示唆され，また非発作時の場合で1秒量（FEV_1: forced expiratory volume in one second）やピークフロー（PEF: peak expiratory flow）が正常で可逆性気道閉塞が検出できない時は，1, 3, 5が適合すると診断できるとされている．

これらの中で，臨床症状としては，喘鳴，咳，呼吸困難（息切れ），胸苦しさ，喀痰などが重要である．これらは，夜間から早朝にかけて出現することが多く，その発生時間帯なども確認する．肺機能検査では，FEV_1，努力性肺活量（FVC: forced vital capacity），フローボリューム（FV: flow-volume）曲線が重要である．FV曲線は，末梢気道の状態を把握するよい指標となり，またPEFは気道閉塞を検出することができるため，喘息の日常管理に有用である．

Ⅲ．喘息の治療と呼吸理学療法

1．喘息の治療

JGL2006による喘息治療の目標は，表6に示すとおりである．具体的な治療プログラムは，成人喘息と小児喘息，また急性発作時の管理と薬物主体の長期管理に大別できる．特に喘息管理プログラムとしては，①医師（看護師，薬剤師）と患者（家族）とのパートナーシップを確立する，②喘息増悪因子を特定し，それを避ける，③自覚症状とPEFやスパイロメトリーによる呼吸機能検査から，喘息重症度を的確に判断する，④喘息の慢性管理は，喘息重症度に応じた長期薬物療法を行う，⑤喘息急性発作時の対応を患者に指示しておく，⑥喘息は慢性疾患で

表5 成人喘息での診断の目安（文献3）より引用）

1. 発作性の呼吸困難，喘鳴，咳（夜間，早朝に出現しやすい）の反復
2. 可逆性気道閉塞：自然に，あるいは治療により寛解する．PEF値の日内変動20%以上，β_2刺激薬吸入により1秒量が12%以上増加かつ絶対量で200 ml 以上増加
3. 気道過敏性の亢進：アセチルコリン，ヒスタミン，メサコリンに対する気道収縮反応の亢進
4. アトピー素因，環境アレルゲンに対するIgE抗体の存在
5. 気道炎症の存在：喀痰，末梢血中の好酸球数の増加，好酸球陽イオン蛋白（ECP：eosinophilic cationic protein）高値，クレオラ体の証明，呼気中NO濃度上昇
6. 鑑別診断疾患の除外：症状が他の心肺疾患によらない

表6 喘息治療の目標（文献3）より引用）

1. 健常人と変わらない日常生活ができること 正常な発育が保たれること
2. 正常に近い肺機能を維持すること PEFの変動が予測値の10%以内 PEFが予測値の80%以上
3. 夜間や早朝の咳や呼吸困難がなく，夜間睡眠が十分可能なこと
4. 喘息発作が起こらないこと
5. 喘息死の回避
6. 治療薬による副作用がないこと

表7 長期管理薬（コントローラー）と発作治療薬（リリーバー）の種類（文献3）より引用）

1. 長期管理薬（コントローラー）
   ①ステロイド薬（吸入，経口）
   ②テオフィリン徐放製剤
   ③長時間作用性β_2刺激薬（吸入，経口，貼付）
   ④抗アレルギー薬
     a）ロイコトリエン受容体拮抗薬
     b）メディエータ遊離抑制薬
     c）ヒスタミンH_1拮抗薬
     d）トロンボキサン阻害薬
     e）Th2サイトカイン阻害薬
2. 発作治療薬（リリーバー）
   ①ステロイド薬（注射，経口）
   ②発作治療薬短時間作用性β_2刺激薬（吸入，経口，注射）
   ③アミノフィリン点滴静注
   ④短時間作用性テオフィリン製剤（経口）
   ⑤抗コリン薬（吸入）

あり，定期受診する必要があることを患者に説明することが重要である．

1）予防・管理に用いる薬剤

喘息の予防・管理に用いる薬剤は，長期管理薬（コントローラー）と急性発作の治療にも用いる発作治療薬（リリーバー）に分けられ，重症度別による各ステップに応じて使用される．コントローラーは抗炎症薬と長時間作用性気管支拡張薬であり，リリーバーは短時間作用性気管支拡張薬と全身性ステロイド薬である（表7）．

2）成人喘息の急性発作時の治療と長期管理

成人喘息の急性発作の強度に対応した管理法を表8に示す．また，長期管理における重症度に対応した段階的薬物療法を表9に示す．

3）小児喘息の急性発作時の治療と長期管理

小児喘息の治療目標を表10に示す．できる限り病態を安定させ，ほかの子どもと同様の学校生活を送ることが最終目的である．
急性発作に対する家庭での対応について図1に示す．また，喘息児とその家族に対する指導のポイントは，①慌てずに子どもの状態をよく観察して，発作の程度を判定する，②体温やPEF値を測定する，③水分を補給する，④横隔膜呼吸をさせる，⑤呼吸困難がある時には上体を起こす（安楽体位をとらせる）ことが重要である．
小児喘息（2～5歳および6～15歳）発作時における医療機関での薬物療法プランを表11に示す．また，年長児，6～15歳の長期管理に関する薬物療法プランを表12に示す．

2．喘息に対する呼吸理学療法

「喘息の診断・管理-NIHガイドライン2002年改訂版」（Expert Panel Report：Guidelines for the Diagnosis and Management of Asthma

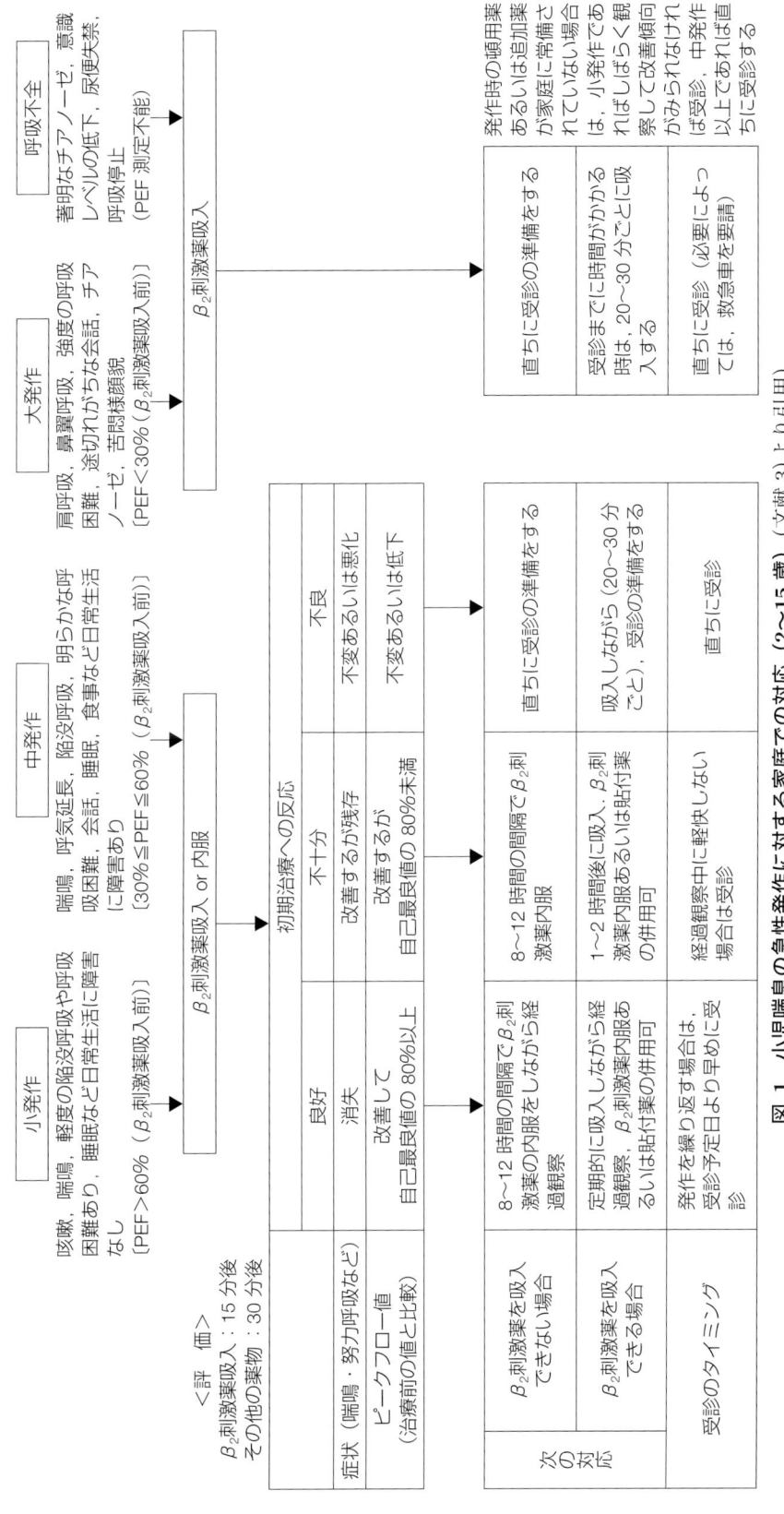

図 1 小児喘息の急性発作に対する家庭での対応（2～15歳）（文献 3）より引用）

表 8 喘息発作（急性増悪）の強度

治療目標：呼吸困難の消失，体動，睡眠正常，日常生活正常
PEF が予測値または自己最良値の 70％以上，酸素飽和度＞90％[*1]
平常服薬，吸入で喘息症状の悪化なし

発作強度[*2]	呼吸困難	動作	検査値[*1]			
			PEF	SpO_2	PaO_2	$PaCO_2$
喘鳴/胸苦しい	急ぐと苦しい 動くと苦しい	ほぼ普通	80％超	96％以上	正常	45 mmHg 未満
軽度（小発作）	苦しいが横になれる	やや困難				
中等度（中発作）	苦しくて横になれない	かなり困難 かろうじて歩ける	60〜80％	91〜95％	60 mmHg 超	45 mmHg 未満
高度（大発作）	苦しくて動けない	歩行不能 会話困難	60％未満	90％以下	60 mmHg 以下	45 mmHg 以上
重篤	呼吸減弱 チアノーゼ 呼吸停止	会話不能 体動不能 錯乱 意識障害 失禁	測定不能	90％以下	60 mmHg 以下	45 mmHg 以上

[*1]気管支拡張薬投与後の値を参考とする
[*2]発作強度は主に呼吸困難の程度で判定し，他の項目は参考事項とする．異なった発作強度の症状が混在する時は発作強度の重いほうをとる
[*3]ICU または，気管内挿管，補助呼吸，気管支洗浄などの処置ができ，血圧，心電図，パルスオキシメータによる継続的モニターが可能な病室．重症呼吸不全時の挿管，人工呼吸装置の装着は，ときに危険なので，緊急処置としてやむをえない場合以外は複数の経験ある専門医により行われることが望ましい
[*4]β_2刺激薬 pMDI 1〜2 パフ，20 分おき 2 回反復可．無効あるいは増悪傾向時 β_2刺激薬 1 錠，コリンテオフィリンまたはアミノフィリン 200 mg 頓用
[*5]β_2刺激薬ネブライザー吸入：20〜30 分おきに反復する．脈拍を 130/分以下に保つようにモニターする
[*6]ボスミン®（0.1％エピネフリン）：0.1〜0.3 ml 皮下注射 20〜30 分間隔で反復可．脈拍は 130/分以下にとどめる．虚血性心疾患，緑内障〔開放隅角（単性）緑内障は可〕，甲状腺機能亢進症では禁忌，高血圧の存在下では血圧，心電図モニターが必要

に対応した管理法（文献 3) より引用）

治療	自宅治療，救急外来入院，ICU 管理*3
$β_2$刺激薬吸入，頓用*4 テオフィリン薬頓用	自宅治療可
$β_2$刺激薬吸入，頓用*4 テオフィリン薬頓用	自宅治療可
$β_2$刺激薬ネブライザー吸入反復*5 エピネフリン皮下注（ボスミン®）*6 アミノフィリン点滴静注*7 ステロイド薬点滴静注*8 酸素*9 抗コリン薬吸入考慮	救急外来 ・1 時間で症状が改善すれば帰宅 ・2〜4 時間で反応不十分 ・1〜2 時間で反応なし 入院治療→高度喘息症状治療へ
エピネフリン皮下注（ボスミン®）*6 アミノフィリン持続点滴*10 ステロイド薬点滴静注反復*8 酸素*11 $β_2$刺激薬ネブライザー吸入反復*5	救急外来 1 時間以内に反応なければ入院治療 悪化すれば重篤症状の治療へ
上記治療継続 症状，呼吸機能悪化で挿管*3 酸素吸入にもかかわらず PaO_2 50 mmHg 以下および/または意識障害を伴う急激な $PaCO_2$ の上昇 人工呼吸*3 気管支洗浄 全身麻酔（イソフルラン・セボフルラン・エンフルランなどによる）を考慮	直ちに入院，ICU 管理*3

*7 アミノフィリン 6 mg/kg と等張補液薬 200〜250 ml を点滴静注，1/2 量を 15 分間程度，残量を 45 分間程度で投与し，中毒症状（頭痛，吐き気，動悸，期外収縮など）の出現で中止．発作前にテオフィリン薬が十分に投与されている場合は，アミノフィリンを半量もしくはそれ以下に減量する．通常テオフィリン服用患者では可能な限り血中濃度を測定

*8 ステロイド薬静注：ヒドロコルチゾン 200〜250 mg，メチルプレドニゾロン 40〜125 mg，デキサメタゾン，あるいはベタメタゾン 4〜8 mg を点滴静注．以後，ヒドロコルチゾン 100〜200 mg またはメチルプレドニゾロン 40〜80 mg を必要に応じて 4〜6 時間ごとに，あるいはデキサメタゾンあるいはベタメタゾン 4〜8 mg を必要に応じて 6 時間ごとに点滴静注，またはプレドニゾロン 0.5 mg/kg/日，経口

*9 酸素吸入：鼻カニューレなどで 1〜2 l/分

*10 アミノフィリン持続点滴：第 1 回の点滴（上記*7 参照）に続く持続点滴はアミノフィリン 250 mg（1 筒）を 5〜7 時間で（およそ 0.6〜0.8 mg/kg/時）で点滴し，血中テオフィリン濃度が 10〜20 μg/ml（ただし，最大限の薬効を得るには 15〜20 μg/ml）になるよう血中濃度をモニターし中毒症状の出現で中止

*11 酸素吸入：PaO_2 80 mmHg 前後を目標とする

表 9 喘息の長期管理における重症度に対応した段階的薬物療法（文献 3）より引用）

重症度[*1]		ステップ 1 軽症間欠型	ステップ 2 軽症持続型	ステップ 3 中等症持続型	ステップ 4 重症持続型
喘息症状の特徴	頻度	週 1 回未満	週 1 回以上だが毎日ではない	毎日	毎日
	強度	症状は軽度で短い	月 1 回以上日常生活や睡眠が妨げられる	週 1 回以上日常生活や睡眠が妨げられる 短時間作用性吸入β_2刺激薬頓用がほとんど毎日必要	日常生活に制限 治療下でもしばしば増悪
	夜間症状	月に 2 回未満	月 2 回以上	週 1 回以上	しばしば
PEF FEV_1[*2]	$\%FEV_1$，$\%PEF$	80％以上	80％以上	60％以上 80％未満	60％未満
	変動	20％未満	20〜30％	30％を超える	30％を超える

[*1] いずれか一つが認められればそのステップと判断する
[*2] 症状からの判断は重症例や長期罹患例で重症度を過小評価する場合がある．呼吸機能は気道狭窄の程度を客観的に示し，その変動は気道過敏性と関連する．$\%FEV_1$=(FEV_1測定値/FEV_1予測値)×100, $\%PEF$=(PEF 測定値/PEF 予測値または自己最良値)×100

		ステップ 1	ステップ 2	ステップ 3	ステップ 4
長期管理薬 ●：連用 ○：考慮		○喘息症状がやや多い時（例えば月に 1〜2 回），血中・喀痰中に好酸球増加のある時は下記のいずれか 1 剤の投与を考慮 ・吸入ステロイド薬（低用量） ・テオフィリン徐放製剤 ・ロイコトリエン受容体拮抗薬 ・DSCG ・抗アレルギー薬[*2]	●吸入ステロイド薬（低用量）連用 ●上記で不十分な場合は，下記のいずれか 1 剤を併用[*3] ・テオフィリン徐放製剤 ・ロイコトリエン受容体拮抗薬 ・長時間作用性β_2刺激薬（吸入/貼付/経口） ○DSCG や抗アレルギー薬の併用可	●吸入ステロイド薬（中用量）連用 ●上記で不十分な場合は下記のいずれか 1 剤，あるいは複数を併用[*3] ・テオフィリン徐放製剤 ・ロイコトリエン受容体拮抗薬 ・長時間作用性β_2刺激薬（吸入/貼付/経口） ○Th2 サイトカイン阻害薬の併用可	●吸入ステロイド薬（高用量）連用 ●上記で不十分な場合は下記の複数を併用[*3] ・テオフィリン徐放製剤 ・ロイコトリエン受容体拮抗薬 ・長時間作用性β_2刺激薬（吸入/貼付/経口） ○Th2 サイトカイン阻害薬の併用可 ●上記のすべてでも管理不良の場合 ・経口ステロイド薬の追加[*4]
発作時		短時間作用性吸入β_2刺激薬[*1]	短時間作用性吸入β_2刺激薬[*1]	短時間作用性吸入β_2刺激薬[*1]	短時間作用性吸入β_2刺激薬[*1]

[*1] 発作時には短時間作用性吸入β_2刺激薬を頓用するが，感冒などの特殊な増悪因子がない普段は短時間作用性吸入β_2刺激薬の頓用が不必要な状態になるように長期管理を行う．発作時でも短時間作用性吸入β_2刺激薬を 3〜4 回/日必要になることが週に 3 日以上ある場合は，長期管理をステップアップする
[*2] 抗アレルギー薬：本表では，メディエータ遊離抑制薬，ヒスタミン H_1拮抗薬，トロンボキサン A_2阻害薬，Th2 サイトカイン阻害薬を指す
[*3] 記載順は選択順を示すものではなく，各症例に基づいて担当医が決定する
[*4] 経口ステロイド薬は，まず間欠投与から開始する
※ステップアップをする場合は，各ステップにおける薬剤アドヒアランスが十分であることを確認した後に行う

ステップアップ：現行の治療でコントロールできない時は次のステップに進む
ステップダウン：治療の目標が達成されたら，少なくとも 3 カ月以上の安定を確認してから治療内容を減らしてもよい．以後もコントロール維持に必要な治療は続ける

Update on Selected Topics/EPR-Update 2002）において，急性発作時の治療に関し，呼吸理学療法に関する記載はない．また，JGL2006においても，長期管理を含めてEBMに基づいたガイドラインにおける呼吸理学療法の記載はない．唯一，JGL2006の中で喘息児とその家族に対する指導ポイントに，「横隔膜呼吸をさせる」と「呼吸困難がある時には上体を起こす」と記述されている．

これら以外に，歴史的に喘息児に対する呼吸理学療法には，運動療法を含む鍛錬法が導入されてきた．しかし，多くは経験的に実施されてきたものであり，EBMに基づいたプロトコールはないのが現状である．一方，急性発作に対する呼吸介助法として，救急医学において後述する胸郭外胸部圧迫法（external chest compression）[6]が報告されている．

Ⅳ．呼吸理学療法プログラム

1．リラクセーション・安楽体位

リラクセーション（relaxation）とは，喘息発作の呼吸困難に伴う呼吸補助筋の過緊張に対し，呼吸に対する緊張を緩め，呼吸困難の軽減を促すものである．この時，最初に実施することは最も呼吸が楽な安楽体位の選択であり，その体位は患者の疾患や状況によって異なる．小児喘息発作時の安楽体位を図2に示す[7]．リラクセーションにおける安楽体位の選択では，呼吸困難が生じやすい体位を強制しないことが重要である（C，Ⅲ，ウ）．

2．口すぼめ呼吸，横隔膜呼吸

喘息発作時，気流閉塞が生じ，気道抵抗が高く十分な呼気量がとれない場合に，内因性呼吸終末陽圧換気（PEEP：positive end-expiratory pressure）が発生する．この内因性PEEPが生じると，呼吸仕事量が増大し十分な換気が得られず，呼吸筋疲労の原因にもなる．口すぼめ呼

表10　小児喘息の治療目標（文献3より引用）

1．スポーツも含め日常生活を普通に行うことができる
2．昼夜を通じて症状がない
3．β_2刺激薬の頓用が減少，または必要がない
4．学校を欠席しない
5．肺機能がほぼ正常
6．PEFが安定している

吸（pursed-lips breathing）は，内因性PEEPに対し有効であり，また換気効率からは発作時の横隔膜呼吸（diaphragmatic breathing）は有効である[8]．しかし，これらの呼吸法は喘息発作時に急に試みても困難な場合が多く，呼吸の状態が安定している時に指導する（C，Ⅲ，イ）．

3．運動療法・運動誘発性喘息への対応

小児喘息において，遊びや課外活動などをとおして身体を動かすことは重要であり，広義の概念で運動療法は積極的に推奨されている．しかし，運動により発作が生じる運動誘発性喘息には注意を要する．

運動誘発性喘息は，一般的に激しい運動中もしくは終了数分後に起こり，運動終了後5〜10分後にピークとなり，20〜30分で回復する．その予防には，運動開始15分前に気管支拡張薬の吸入を行い，ウォーミングアップを取り入れ，マスクを着用する．運動の種類により発作の起こりやすさが異なり，起こりにくい運動として水泳が推奨されているが，体調に合わせ，運動の種類，時間，強度を調整することが重要である（C，Ⅲ，イ）．

4．胸郭外胸部圧迫法

胸郭外胸部圧迫法は，Fisher[6]により1989年にexternal chest compressionとして報告された（図3）．それによると，救急医療において喘息重積発作49例に対し，患者搬送中から胸郭外胸部圧迫法を実施し，その結果，開始時に心肺停止例の9例中2例を除き全例を救命し，蘇生

表 11 医療機関での喘息発作に対する薬物療法プラン（2〜5 歳および 6〜15 歳）（文献 1）より引用）

2〜5 歳

発作型	小発作	中発作	大発作	呼吸不全
初期治療	・β_2刺激薬吸入	・β_2刺激薬吸入反復*1 ・酸素吸入（SpO_2<95%で考慮）	・入院 ・β_2刺激薬吸入反復*1 ・酸素吸入，輸液 ・ステロイド薬静注*2 ・アミノフィリン持続点滴*3	・入院 ・イソプロテレノール持続吸入*4 ・酸素吸入，輸液 ・ステロイド薬静注反復*2 ・アミノフィリン持続点滴*3
追加治療	・β_2刺激薬吸入反復*1	・ステロイド薬投与（静注・経口）*2 and/or ・アミノフィリン点滴静注・持続点滴*3（小児喘息の治療に精通した医師のもとで行われることが望ましい） ・外来で上記治療に対する反応を観察し，反応不十分な場合は入院治療考慮	・イソプロテレノール持続吸入*4 ・ステロイド薬静注反復*2	・イソプロテレノール持続吸入（イソプロテレノール増量考慮）*4 ・アシドーシス補正 ・気管内挿管 ・人工呼吸管理 ・麻酔薬（考慮）

6〜15 歳

発作型	小発作	中発作	大発作	呼吸不全
初期治療	・β_2刺激薬吸入	・β_2刺激薬吸入反復*1 ・酸素吸入（SpO_2<95%で考慮）	・入院 ・β_2刺激薬吸入反復*1 ・酸素吸入，輸液 ・ステロイド薬静注*2 ・アミノフィリン持続点滴*3	・入院 ・イソプロテレノール持続吸入*4 ・酸素吸入，輸液 ・ステロイド薬静注反復*2 ・アミノフィリン持続点滴*3
追加治療	・β_2刺激薬吸入反復*1	・ステロイド薬投与（静注・経口）*2 and/or ・アミノフィリン点滴静注・持続点滴*3 ・反応不十分な場合は入院治療考慮	・イソプロテレノール持続吸入*4 ・ステロイド薬静注反復*2	・イソプロテレノール持続吸入（イソプロテレノール増量考慮）*4 ・アシドーシス補正 ・気管内挿管 ・人工呼吸管理 ・麻酔薬（考慮）

・発作を反復している症例では，発作の原因を検討し適切な生活指導を行い，長期管理薬の再検討を行う
・ステロイド薬の頻回あるいは持続的な全身投与は副作用の恐れがある．短期間で中止すべきであり，漫然とは使用しないことが大切である．必要ならば，小児アレルギーの専門医に紹介する

*1 β_2刺激薬吸入は 15〜30 分後に効果判定し，20〜30 分間隔で 3 回まで反復可能である
*2 全身性ステロイド薬投与
　静注：ヒドロコルチゾン 5〜7 mg/kg，6 時間ごと．またはプレドニゾロン初回 1〜1.5 mg/kg，以後，0.5 mg/kg，6 時間ごと．またはメチルプレドニゾロン 1〜1.5 mg/kg を 4〜6 時間ごと．10 分程度かけて静注または 30 分程度かけて点滴静注する
　内服：プレドニゾロン 0.5〜1 mg/kg/日（分 3）．プレドニゾロンの内服が困難な場合はベタメタゾンシロップあるいはデキサメタゾンエリキシル 0.05 mg（0.5 ml）/kg/日（分 2）
*3 アミノフィリン点滴静注：30 分以上かける
　アミノフィリン持続点滴：テオフィリン血中濃度 8〜15 μg/ml
*4 イソプロテレノール持続吸入療法：アスプール® 0.5% 2〜5 ml，またはプロタノール-L® 10〜25 ml＋生理食塩水 500 ml．無効の場合や呼吸不全では増量も可（例えばアスプール® 0.5% 10 ml＋生理食塩水 500 ml から開始）

表 12 小児喘息の長期管理に関する薬物療法プラン（年長児，6〜15歳）(文献3)より引用）

	ステップ1 間欠型	ステップ2 軽症持続型	ステップ3 中等症持続型	ステップ4 重症持続型
基本治療	・発作に応じた薬物療法	・吸入ステロイド薬[*2]（100μg/日）あるいは抗アレルギー薬[*1]	・吸入ステロイド薬[*2]（100〜200μg/日）	・吸入ステロイド薬[*2*3]（200〜400μg/日）以下の一つまたは複数の併用 ・ロイコトリエン受容体拮抗薬 ・テオフィリン徐放製剤 ・長時間作用性吸入β_2刺激薬 ・DSCG ・貼付β_2刺激薬
追加治療	・抗アレルギー薬[*1]	・テオフィリン徐放製剤	以下の一つまたは複数の併用 ・ロイコトリエン受容体拮抗薬 ・テオフィリン徐放製剤 ・長時間作用性吸入β_2刺激薬 ・DSCG ・貼付β_2刺激薬	・経口ステロイド薬[*3]（短期間・間欠考慮） ・長期入院療法（考慮）

[*1]抗アレルギー薬：化学伝達物質遊離抑制薬，ヒスタミンH_1拮抗薬，ロイコトリエン受容体拮抗薬，Th2サイトカイン阻害薬に分けられる．DSCGと経口抗アレルギー薬を含む
[*2]吸入ステロイド薬：力価はFP（プロピオン酸フルチカゾン）あるいはBDP（プロピオン酸ベクロメタゾン）換算とする
[*3]ステップ4の治療で症状のコントロールができないものについては，専門医の管理のもとで経口ステロイド薬の投与を含む治療を行う

法としても有効であったと論述している．その後，わが国でもこの方法が複数の消防局で実際に用いられている．

喘息発作の気管支狭窄は吸気より呼気で強く，徐々に吸い込んだ空気が吐き出せなくなり，肺は次第に過膨張の状態になる．これに対し，次の吸気を促すために徒手的に胸郭を圧迫し，強制的に含気を呼出させる方法が胸郭外胸部圧迫法である．この方法により呼吸困難を軽減し，さらに吸入療法と併用することで気管支拡張薬などの吸入薬をより末梢に到達させやすい（図4）．

胸郭外胸部圧迫法のポイントを表13にまとめる[9]．自発呼吸が残存している場合は，原則としてその呼吸パターンに合わせ，呼気時に胸郭を圧迫する．呼吸数が30 bpm (beats per minute)

のように浅く速い呼吸パターンであっても，導入時はそのパターンに同調させ，徐々に介助で呼吸パターンを誘導する．また，コミュニケーションが可能な場合は，口すぼめ呼吸で呼気を行わせる．加えて，最も重要な点として吸気は胸郭の弾性を利用し，絶対に吸気を意識させないことである（B，II，ア）．

V．呼吸理学療法の効果，限界とEBM

前述のとおり，EBMに基づいた喘息患者への呼吸理学療法プログラムは確立されていない．そのことは，呼吸理学療法が喘息患者に対して効果がないことを意味しているのではなく，科学的検証が十分に行われていないことを意味する．したがって，本稿では今後のEBM構築の

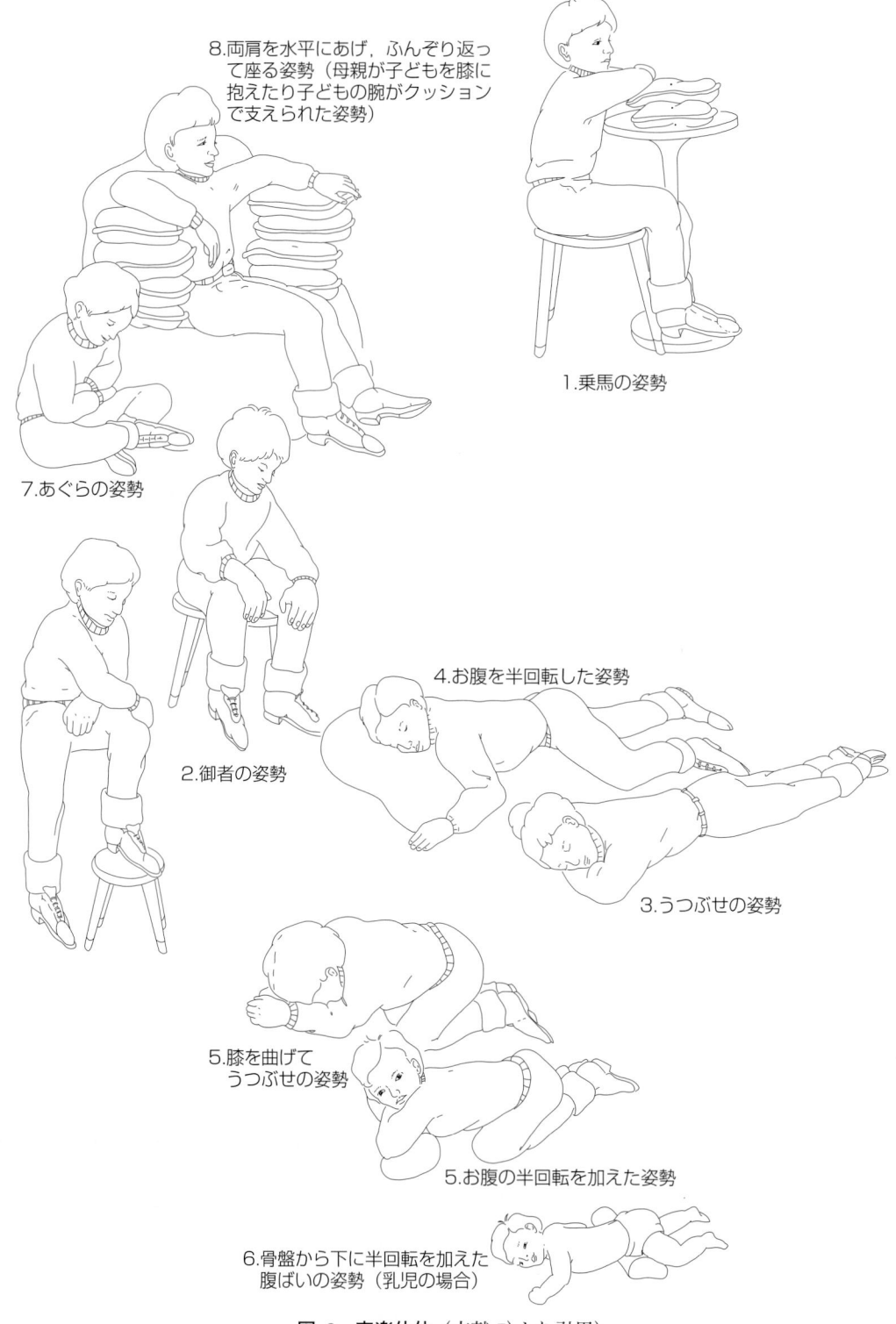

8. 両肩を水平にあげ，ふんぞり返って座る姿勢（母親が子どもを膝に抱えたり子どもの腕がクッションで支えられた姿勢）

1. 乗馬の姿勢

7. あぐらの姿勢

2. 御者の姿勢

4. お腹を半回転した姿勢

3. うつぶせの姿勢

5. 膝を曲げてうつぶせの姿勢

5. お腹の半回転を加えた姿勢

6. 骨盤から下に半回転を加えた腹ばいの姿勢（乳児の場合）

図 2　安楽体位（文献 7）より引用）

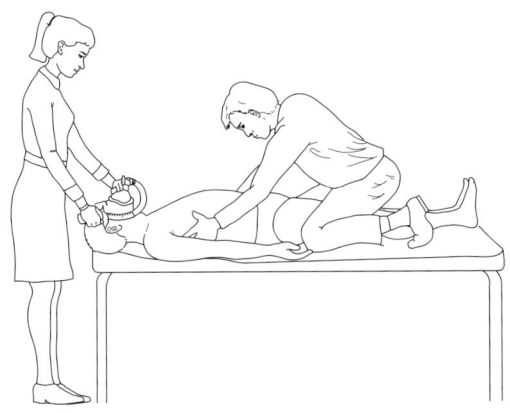

図3 胸郭外胸部圧迫法（external chest compression）（文献6）より引用）

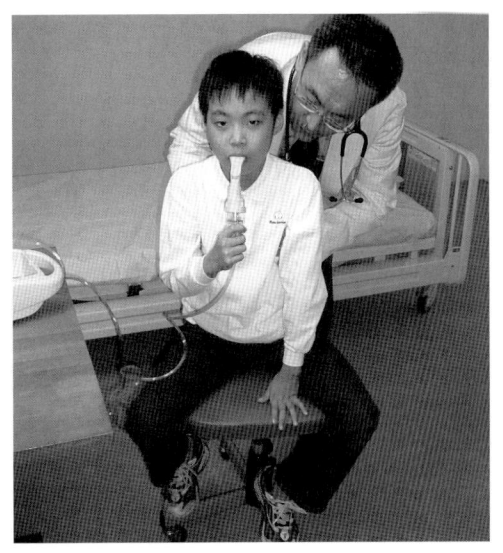

図4 吸入療法と併用した胸郭外胸部圧迫法

表13 胸郭外胸部圧迫法のポイント

1. 可能な範囲で，安楽体位をとらせる
2. 呼吸パターンに合わせ，呼気時に胸郭を圧迫する
3. 圧迫は，上部は前方より，下部を側方より行う
4. コミュニケーションが可能な場合，口すぼめ呼吸を併用させる
5. 吸気に圧迫を緩め，胸郭の弾性を利用した自然な吸気を促す
6. 絶対に吸気を意識させない
7. 呼吸停止の場合は，12〜14 bpm で圧迫を行う．バッグ加圧換気と併用する
8. 状況に応じて，酸素療法，吸入療法を併用する

第一歩として一般的に実施されているプログラムを記載し，その適応や禁忌，注意点や方法について解説した．

喘息患者への呼吸理学療法の目的の一つに，呼吸困難の軽減があげられる．この呼吸困難は自覚的なものであり，生命予後などに直接反映されるものではなく，その効果を根拠に基づいて示すことは容易ではない．しかし，喘息患者への呼吸理学療法プログラム確立のためにも，EBM を構築していくことが切望される．

文　献
1) 日本アレルギー学会喘息ガイドライン専門部会（監）：喘息予防・管理ガイドライン 2006. 協和企画，2006
2) 米国喘息教育・予防計画委員会（編），泉考英（監訳）：喘息の診断・管理 NIH ガイドライン-NIH ガイドライン 第3版．医学書院，2006
3) 宮本昭正，須甲松信（監）：一般臨床医のための喘息治療ガイドライン 2007．協和企画，2007
4) Beasley R, Masoli M, Holt S, et al：The global burden of asthma：executive summary of the GINA Dissemination Committee report. *Allergy* **59**：469-478, 2004
5) 土橋邦夫：喘息死．呼吸 **25**：856-861, 2006
6) Fisher MM, Bowey CJ, Ladd-Hudson K：External chest compression in acute asthma：A preliminary study. *Crit Care Med* **17**：686-687, 1989
7) Angehrn W, Perrin LE, Kraemer R（著），堀内康生（訳）：ぜん息のこども．医歯薬出版，1992
8) 金子教宏：理論と技術．本間生夫（監）：呼吸運動療法の理論と技術．メジカルビュー社，2003, pp170-183
9) 石川　朗，高田貴美子，菅野敦哉：急性期喘息患者へのケアの実際．看護技術 **45**：56-60, 1999

8 気道熱傷

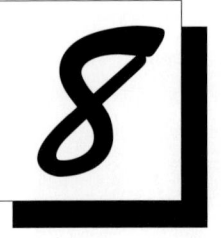

木村雅彦*

◆Key Questions◆
1. 気道熱傷の特徴と診断
2. 呼吸不全の病態と治療の特徴
3. 気道熱傷の呼吸理学療法プログラム（適応，禁忌，注意点，方法，クリティカルパス）
4. 気道熱傷の呼吸理学療法の効果，限界と EBM

I．気道熱傷の特徴と診断

1．気道熱傷の特徴

　熱傷は物理的ないし化学的に皮膚からより深層の組織が傷害されることで，受傷面積と深達度に応じ，広範囲重症熱傷では死亡率が 70～100％にも及ぶ，きわめて重篤な病態である．熱傷受傷面積（BSA：body surface area ないし TBSA：total body surface area）は熱傷重症度の指標として用いられるが，これらが体表面の皮膚を観察して評価されるのに対し，体表以外の粘膜や体腔にも熱傷を負う場合がある．

　気道熱傷とは，火災や爆発の際に生じる煙や高温の気体，水蒸気，高温液体，有害物質などを吸入することによって生じる呼吸器系の障害の総称で，英語では smoke inhalation injury である．ただし，「煙による損傷」のみではなく，その他の要因によって気道に損傷が及ぶ病態[1]全般を指し，体表面の熱傷に気道熱傷を合併した例では，同等の熱傷面積例と比して 20～30％死亡率が上昇する[1]とされる．近年，米国熱傷協会（ABA：American Burn Association）による 125 施設の熱傷センターの調査など[2,3]によれば，全米で毎年約 120 万人の熱傷患者が発生し，そのうち 4 万 5,000 人が入院加療を要し，うち 4,500 人は死亡している[2]．また，気道熱傷単独受傷例では死亡率が 0～16％であるのに対し，体表面の熱傷を伴っているものでは 30～90％と著しく高くなり，熱傷患者の肺炎単独では 40％であった死亡率が，気道熱傷と肺炎の合併例では 60％に上ることが報告[3]されている．

　このことから，多くの重症広範囲熱傷患者は人工呼吸を含む集中治療が必要で，さらに長期的なケアが必要となるであろう[2]こと，さらに気道熱傷を有する症例では，受傷および搬送直後から十分な呼吸管理と肺炎の予防を計画しなければならず，呼吸理学療法による支援は全身支持療法に必須なものであることがうかがえる[4]．

2．気道熱傷の臨床診断

　気道の損傷形態で考えると，形態学的に咽頭・喉頭浮腫が主体の上気道型と，気管支や肺実質といった下気道が障害される下気道型に分類される（図 1）．上気道型の病態は熱による口腔，咽頭・喉頭の浮腫と分泌物の増加による換気障害である．一般に気体の熱容量は小さく，また，煙を吸入すると反射的に喉頭蓋が閉鎖すること

---
* Masahiko KIMURA／北里大学医療衛生学部

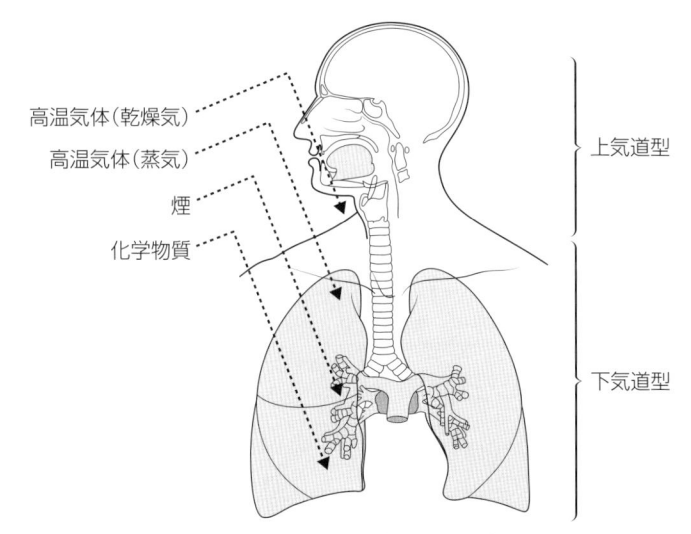

図1 気道熱傷の損傷型と原因気体

に加えて，湿度に富む下気道は吸入した高温の気体に対する冷却効果を有するため，直接的な気道熱傷は主に上気道に起こり，気管支まで直接熱損傷が及ぶことはまれである[2,3]．したがって通常の煙の吸入では，吸入気体の温度よりも煙中の化学物質による障害が主たる病態を成す[1]．しかし，一部のきわめて高温の蒸気を吸入した場合には，下気道まで熱傷が及ぶ可能性がある．

気道熱傷の可能性が高い受傷形態は，火炎（flame）による顔面の熱傷で，呼吸困難，呼吸数の増加，低酸素血症，嗄声，（上気道）喘鳴，咳嗽，呼吸促迫，呼吸音の異常，鼻腔や口腔内および周囲の熱傷や水泡形成，舌の腫脹，鼻毛の焦げ，すすの混入した唾液の分泌などの臨床症状を呈する．しかし，すすの喀出以外は火炎熱傷においては非特異的な症状であり，Stoneは①密閉空間での爆発や炎による熱傷，②顔面に熱傷を伴う，③口腔内気管内からもすすの排出をみる，の3点を診断基準としている[1]．わが国では，Ikedaら[5]が「仏壇熱傷」と命名した，高齢者の上肢着衣引火による受傷にも多く合併すると考えられている．

現在，病歴や臨床症状から気道熱傷が疑われ

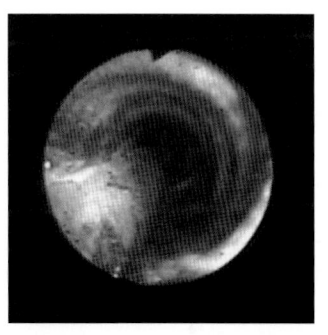

図2 気道粘膜にすすと偽膜の付着を認める

る場合の標準的な臨床診断の方法は，気管支鏡検査により気道粘膜のすすの付着，気道粘膜の発赤，腫脹などの所見を確認することである（**図2**）．動脈血ガス分析では，気道熱傷に特異的な変化はなく，動脈血酸素分圧（PaO_2：arterial partial pressure of oxygen）は受傷直後には必ずしも低下しておらず，動脈血二酸化炭素分圧（$PaCO_2$：arterial partial pressure of carbon dioxide）は正常か，やや低下することが多い[6]．受傷直後の胸部X線像では，通常明らかな異常は認められず，その後時間経過とともに肺野に斑状陰影や無気肺が出現し，24ないし48時間以降には肺水腫や肺炎像も顕在化する[6,7]．

一方，気管支鏡を用い肺胞洗浄液を採取し，

表 1　血中一酸化炭素ヘモグロビン（CO-Hb）濃度と臨床症状

CO-Hb 濃度	臨床症状
10％以下	特に自覚症状なし
10〜20％	前頭部頭重感，頭痛，皮膚血管の拡張
20〜30％	頭痛（拍動性），倦怠感，情緒不安定
30〜40％	激しい頭痛，錯乱，嘔吐，脱力感，視力障害
40〜50％	重篤な運動失調，幻覚，脱力，虚脱，呼吸促進，頻脈
50〜60％	昏睡，痙攣，Cheyne-Stokes 呼吸，ときに死亡
60〜70％	深昏睡，呼吸微弱
70％以上	呼吸停止，循環虚脱，死亡

活性化された白血球の肺胞集積を証明する機能診断法も期待される急性期の診断方法である．その他の診断情報としては，血中の一酸化炭素化ヘモグロビン（CO-Hb）濃度の上昇，キセノンシンチグラム，高分解能ヘリカル CT による気管支壁肥厚の有無，細ないし主気管支の形状観察やこれらの組み合わせ[6〜8]などが用いられてきているが，受傷後早期に気道熱傷を確実に診断し，病態進展の予測や予後判断を確実にする指標や検査方法は，まだ十分に確立されていない[6,7]．

救命段階で問題となる煙中の化学物質には，一酸化炭素（CO）とシアンに代表される中毒性物質と，アルデヒド，アンモニア，塩素，塩酸，二酸化硫黄，二酸化窒素，ホスゲンなど気道肺胞上皮を化学的刺激により侵害する刺激物質があげられる．中毒のうち，CO は本来酸素が結合すべきヘモグロビン（Hb）との親和性が酸素より約 200 倍も高く強固に結合（CO-Hb）して Hb を占拠する．さらに，残存酸素の Hb 親和性を高めるため，末梢組織においては逆に酸素の解離が起こりにくくなり，組織での酸素抽出能も低下する[1]．血中 CO-Hb 濃度と症状の関係は表 1 のとおりであり，病院到着時にただちに救急外来で濃度を測定し，10％以上であればほぼ確実に煙の吸引があったと判断するが，受傷後の経過時間や，救急搬送中にも 100％酸素の積極的な吸入投与を行うことで値は低下するため，受傷時にはさらに高値である可能性がきわめて高い．また非特異的ではあるが，CO 中毒例では頭部 CT で両側淡蒼球に低吸収域をみることがあり，われわれも錐体外路症状を呈し理学療法に難渋した症例を経験している．

一方，ポリウレタン，アクリルやプラスチック製品の燃焼により発生するシアン化合物は，ミトコンドリア内のシトクロム酸化酵素（cytochrome oxydase）の Fe^{3+} に結合することによりアデノシン三リン酸（ATP：adenosine triphosphate）産生を阻害する[1]．したがって，病歴に加え，呼気のアーモンド臭，組織での酸素利用が困難なため起こる静脈血の動脈血色化，乳酸アシドーシスの所見があればシアン中毒を疑い，血液検査を行う．その場合，治療には通常の呼吸管理に加えて亜硝酸ナトリウムやチオ硫酸ナトリウムなどの拮抗薬を用いる[1]．

II．気道熱傷に伴う呼吸不全の病態

1．煙の吸入による呼吸障害の病態

呼吸障害の引き金となるのは煙の吸入であるが，その吸入時間すなわち曝露時間によっても重症度は変化する．また，化学物質による気道の直接的な障害のみでなく，二次的に惹起される強い炎症反応によって，分泌物の増加，気道の浮腫，および偽膜形成を生じて換気血流分布の不均等をきたすなどの呼吸障害が顕在化，かつ進行する．

吸引直後に肺胞に起こる浸潤性や血管透過性

の亢進，気道粘膜における腺毛の消失，粘膜破壊，炎症性の浸出液産生，およびこれらによる気道狭窄が生じるが，煙中の化学物質の刺激によって肺胞面のマクロファージが刺激され，インターロイキン（IL：interleukin）-1，IL-8，腫瘍壊死因子α（TNF-α：tumor necrosis factor-α）などの炎症性サイトカインが産生・遊離される．これらはまた多核白血球の活性化を促すため，肺胞内の微小血管が傷害され，血管透過性が亢進し肺水腫が進行する．浮腫と炎症性の反応はサーファクタントの活動をも妨げるため，肺胞は虚脱しやすくなり，虚脱した無気肺となった肺胞には細胞浸潤が生じて炎症のさらなる誘因となる．気道では分泌物の増加，気道の浮腫，また同時に脱落上皮，フィブリン，白血球などが膜状に付着して偽膜を形成し，換気血流比の不均等分布をきたす．気道の炎症は受傷後48～72時間がピークであり，その後は治癒再生過程に移行すると考えられる[1,3,4,6,7]．さらに近年，これら気道粘膜や肺実質の障害により惹起される低酸素血症は，肺血管と気管支の攣縮を招くことが知られてきた[2]．

2．循環動態の変化による呼吸障害

重症熱傷では，受傷直後から血管透過性が亢進し，血漿成分が急速に血管外に移動する．大量の輸液にもかかわらず，受傷後24時間程度は血管透過性の亢進が勝り，循環血液量は維持ないし減少する．したがって，前負荷が加わらないことから心拍出量を十分に維持できない，もしくは維持するのに困難が予想される場合，輸液の量のみでなく，薬理効果を有する昇圧剤の大量投与が必要となる．

これら大量の水分投与と心拍出量の増大，ときに末梢血管収縮により制御される循環における肺への影響を観察すると，初期には胸部X線像では特に有意な所見を認めなくとも，全身浮腫や肺水腫の形成とともに血管内脱水が進行し，循環血液量の減少から低容量性ショック（熱傷性ショック）を生じることもある．拡散障害と肺循環障害の両者が呼吸不全を生じさせており，fluid resuscitation（輸液による蘇生）としての大量輸液は重症熱傷治療には必須不可欠であるが，一方で全身組織への浮腫ないし肺水腫となる可能性をはらんでおり，輸液による肺障害（TRALI：transfusion related acute lung injury）も警戒しなければならない[9]．よって，心血行動態，中心静脈圧と時間尿量の注意深い観察が必要である．

3．感染症による呼吸障害

熱傷ショックに対する生体制御の技術が進み，急性期の死亡率が低下した一方で，敗血症すなわち感染症による死亡率は依然として高い．人類の歴史は感染症との闘いともいわれる所以である．気道粘膜と皮膚という，生体最前線に位置するバリアを失い感染防御機構が破綻していることが熱傷の大きな特徴であり，人工呼吸器関連肺炎（VAP：ventilator associated pneumonia）を含めた挿管や人工呼吸管理に伴う易感染性や誤嚥も大きな感染経路と考えられている．また，消化管粘膜損傷に基づくバクテリアルトランスロケーションと呼ばれる感染経路の存在も論じられてきた．低栄養や体腔内に多くのカテーテル類を留置することで生じる易感染性も十分考慮しなければならない．

4．気管軟骨の壊死・変形・閉塞

急性期死亡を免れた重症熱傷の救命例においても，慢性化した肺胞病変，気管支拡張症，気道の狭窄や変形は長期の人工呼吸や挿管，気管切開なども含めた経過の遅発性合併症として注意されるべきである[1~3,10]．潰瘍形成，変形治癒，肉芽形成などにより慢性的ないし，反復性の気道狭窄を形成したり，チェックバルブ様に気流制限を生じる場合もあり，まれに拡張術やステント留置術などの外科的処置が必要となる症例も経験する．

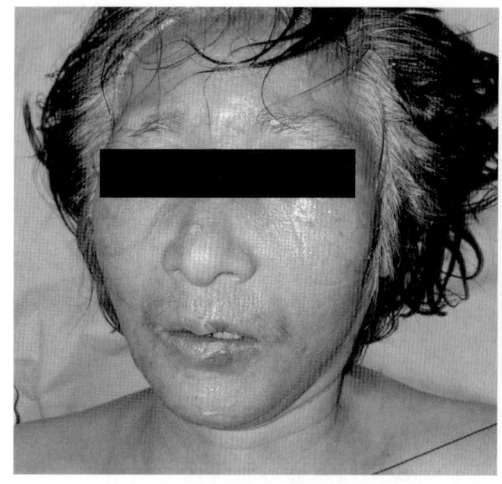

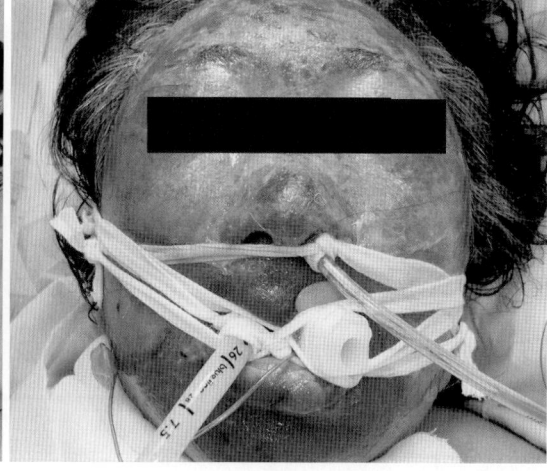

a. 三次外来搬入時　　b. 受傷後 82 時間

図 3　熱傷患者の顔面の腫脹

　これらのように，気道熱傷における呼吸障害は，気道粘膜の浮腫による気管の閉塞，細気管支の閉塞による肺内シャントの増大，肺水腫，無気肺，気管攣縮，胸水の貯留，肺胞および胸郭のコンプライアンス低下，気道線毛機能低下による容易な肺炎の発生，そしてこれらの組み合わせによる呼吸不全と多岐にわたる複数の要因が関与するものである．さらに，集中治療が奏功し急性期を乗り越えた後にも閉塞性・拘束性障害を残しうるものと考えることができるため，受傷後最低 3 カ月程度は経過観察が必要[6]と考えられる．

III．（気道）熱傷の治療

1．水分出納

　熱傷に伴う急激な体液変動の補正は，重症熱傷の救命率を向上させるうえできわめて大きな意義をもっており，気道熱傷例では炎症反応がより高度で血管透過性の亢進が大きいため，体表面積に換算して 15〜20％の熱傷に相当する程度，さらに必要輸液量が増加する[1〜4,10]．一方で TRALI も危惧されるため，適正な水分出納を維持し，必要輸液量を減じる試みも多くなされている．血液製剤をはじめとする膠質液を含む高張輸液による血管内脱水の防止や，フリーラジカルに対するスカベンジャーとしてアスコルビン酸の大量投与を行い，特に肺を標的とした生体反応を制御すること，早期から持続濾過透析（CHDF：continuous hemodia filtration）を導入し，水分出納を維持することなどが積極的に行われる．また，輸液温度の調節による体温の調節も重要な全身管理方法である．

2．気道確保

　気道熱傷が考えられる場合，初期治療を担当する救急外来での気道と呼吸状態の評価は，予測的・予防的介入のため重要である．必要に応じ高濃度酸素の投与と予防的な気管挿管および換気補助，適宜気管支鏡といった処置を速やかに行う必要があり，かつ病態の進展を予測した集中治療を行う．

　気道や顔面の浮腫は，その他の体表面の熱傷と同様 48 時間以内に急速に進行し気道を閉塞するため（図 3），時期を逸すると気管挿管が困難になる．したがって，気管挿管と人工呼吸管理は躊躇せず，またその際には吸引が容易で，気道抵抗が少なく，気管支鏡が挿入しやすい，太

めの気管チューブを用いる必要がある．さらに挿管後も浮腫が顔面周径を増大させるため，長さも十分な気管チューブを用いて先端位置の固定が十分できるように，また人工呼吸器回路の接続や吸引といった必要な検査や処置に支障をきたすことがないように配慮する．喉部・胸部に熱傷がなければ，早期の気管切開は，感染管理上からも有用な気道管理方法であり，逆に気管切開を考慮して，早期に喉部・胸部への植皮を計画する場合もある．

3．気管支鏡によるトイレッティング

気道熱傷の診断治療で必須となる気管支鏡の優れた点は，鏡視下の観察に加えて痰やすす中の化学物質，偽膜を除去するための気管支洗浄と吸引を行えることにもある．気管支洗浄による気道の清浄化は，化学物質の残留による二次障害を防ぎ，感染を予防する．また，受傷数日後から壊死した気管支粘膜が剥落してデブリ（debris）となって気管支を閉塞する[10]こともある．この際は，盲目的な吸引操作のみでは十分に現状の把握ができず対応が困難なこともあるため，区域気管支近傍まで到達できる気管支鏡が適応となる．

4．吸入療法

CO中毒では吸入酸素濃度（F_IO_2：fractional of inspired oxygen）を1.0として積極的にCO-Hbを低下させる．CO-Hbの半減期は室内気吸入で4〜5時間だが，純酸素投与では約80分まで短縮される．さらに，重症例にはCO-Hbの半減期が22分とさらに短くなる高気圧酸素療法（HBO：hyperbaric oxygen therapy）を用いる場合もある[2]．

米国では気管支攣縮に対してβ_2拮抗剤の連続吸入が用いられている．この気管支拡張剤は，気管支平滑筋の攣縮を解除することで狭窄を軽減すると同時に血流とリンパ流を改善し，結果的に気道の浮腫をも減じて呼吸仕事量を減らす効果を有する[2]．

他方，痰溶解剤とヘパリンの吸入も最近注目されている方法である．急性期に血栓が気管支内に形成されると気道閉塞の原因となり，現実的にはこれをすべて気管支鏡視下の洗浄除去によって解決することは困難である．血栓形成を予防することで気道閉塞を予防する意義がある．気道熱傷に対し，エアゾール化したヘパリンと痰の溶解剤である N-アセチルシステイン（N-acetylcyctine）の20%溶液を吸入投与した群では，再挿管率，無気肺の発生率および死亡率が減少した[2]．

そのほかヒツジを用いた煙吸入モデルの実験では，増殖因子（growth factor）などの投与も気道上皮の増殖分化促進に対して有効視されている．

5．人工呼吸療法

熱傷患者では，人工呼吸器は呼吸仕事量を減じ酸素化を改善する，全身支持療法の基幹的な治療として鎮静下に用いられることが多い．

前述のとおり，熱や化学的刺激により損傷された気道には，直接的・間接的に惹起される多様な反応が生じ，肺水腫，無気肺，肺炎，気管支攣縮，胸郭や腹部コンプライアンスの低下が混在することもしばしばである．また，気道熱傷がなくとも，広範囲熱傷患者では73%が呼吸障害を呈し，20%が急性呼吸促迫症候群（ARDS：acute respiratory distress syndrome）に陥るという報告もある[1,4,6,10]．今日的にこれらの熱傷を含めた重症呼吸不全の呼吸管理では，従圧式に低一回換気量と低気道内圧（最高気道内圧を35 cmH_2O以下，平均気道内圧を20〜25 cmH_2O，プラトー圧を30 cmH_2O）とする肺保護戦略が支持され，高二酸化炭素血症をある程度許容している[2,3]．

また，高頻度振動型人工換気（HFOV：high frequency oscillatory ventilation および HFPV：high frequency percussive ventilation）も熱傷の

呼吸管理において注目される選択肢の一つである．通常の生理的な一回換気量を設定する方法と異なり，呼吸終末陽圧換気（PEEP：positive end-expiratory pressure）で膨らませておいた肺の中の空気を，患者の死腔量よりも少ない一回換気量の換気で振動させて，肺内気体の拡散を主たるガス交換の方法とするものである．相対的に通常の呼吸管理方法よりも低い気道内圧での管理となり，圧外傷や肺胞拡張の際に生じる剪断力（shearing stress）の軽減が期待されている[2,3,11]．この方法では呼吸回数が150回/分以上で，ヘルツ（Hz）として表現する．一般に5〜6 Hz（300〜360回/分）から開始し，患者の反応や状態により，12〜15 Hz（720〜900回/分）まで調節する．また本法には，肺内軽打（振動）換気（intrapulmonary percussive ventilation）として考案された機種もあり，排痰の効果も期待し導入した経緯がある．

膜型人工肺体外循環治療（ECMO：extracorporeal membrane oxygenation）は，きわめて肺損傷が高度な重症熱傷患者に対して考慮すべき治療の一つと考えられている[2]．実験的に，また将来の適応も限られるが，液体換気も考慮しうる重症熱傷の呼吸管理法である．

6．熱傷治療

熱傷創を閉鎖し，体液の喪失と感染を制御することが急性期熱傷治療の大きな戦略目標である．また，体幹全周性の深達性熱傷は，胸壁および腹壁の運動を拘束し，呼吸運動を制限したり，腹部コンパートメント症候群（ACS：abdominal compartment syndrome）を生じる可能性があるため，減張切開を躊躇してはならない．

手術を繰り返し，常に異化が亢進した状態が持続するうえ，感染予防は治療計画の基盤として守られなければならない概念である．手洗い，ガウン，手袋，マスクといった標準的防護策を徹底し，患者への感染防御に努める．また，深い鎮静と鎮痛を行うため，人工呼吸器のアラーム設定をはじめ，循環管理のバイタルサインのモニタリングを密に監視する必要がある．栄養管理も全身指示療法の基盤として重要である．

Ⅳ．気道熱傷の呼吸理学療法プログラム（適応・禁忌・注意点・方法・クリティカルパス）

気道熱傷および気道熱傷を合併した熱傷患者の治療や（呼吸）理学療法の介入は，重症度や病期によって大きく異なる．ABAによる2003年のレビュー[12]においても呼吸理学療法のガイドラインは明記されておらず，さらにわが国で特徴的に用いられる手技についてはまったく言及がない．わが国においても（気道）熱傷治療のクリティカルパスやガイドラインは現在整備中[13]であるが，急性期のパスには包括的なリハビリテーションの概念こそ含まれるものの，個別の適応について検討されているものは少ない．

ここでは便宜上，急性期（熱傷ユニットで鎮静や人工呼吸管理をはじめとする集中治療により，生体反応の制御と大規模な創の閉鎖を図っている段階），慢性期（創の閉鎖が終了し，肥厚性瘢痕の抑制や形成外科的修正手術を考慮する段階）として考える（図4）．

前述のとおり，（気道）熱傷後の急性肺障害は全身炎症反応症候群（SIRS：systemic inflammatory reaction syndrome）および多臓器不全症候群（MOFS：multiple organic failure syndrome）の一部としてのARDSや肺水腫，肺炎，経過時間により下側肺障害としてもとらえる必要があり，肺局所のみに限局した問題ではない．しかし，逆説的に循環動態の維持と創の閉鎖が治療の大きな目標となる急性期の集中治療下には，体位の変換や呼吸理学療法の手技が大きく制限を受け，気管支鏡および盲目的な吸引により低酸素や迷走神経刺激による血圧低下，徐脈なども危惧される．経皮的酸素飽和度は，末梢循環が不

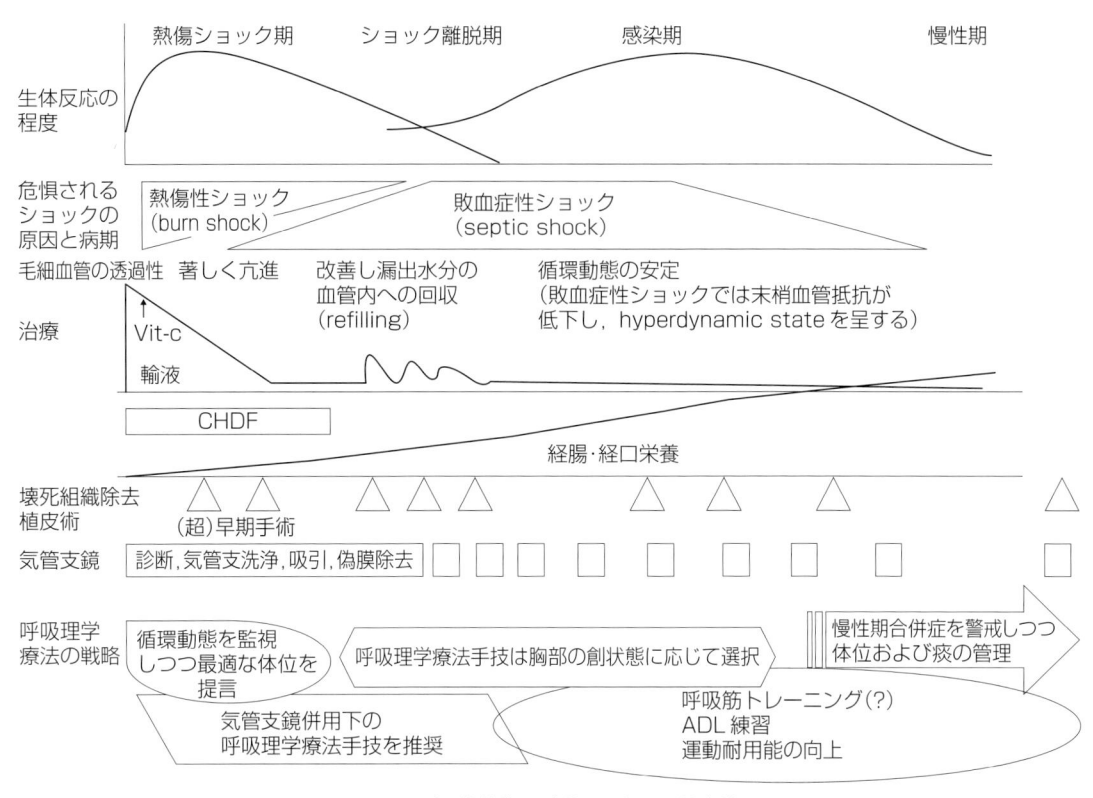

図 4 気道熱傷の病期と呼吸理学療法

良な場合や熱傷のドレッシングにより臨床的には安定した測定が困難な場合もあり，バイタルサイン全般に対する同時監視が必要となる．

大量輸液下にも熱傷を原因とする血管透過性の亢進，敗血症による末梢血管抵抗の減少から循環の虚脱が生じ得るため，十分な血行動態の監視の下に，酸素化の改善と下側肺障害の予防を目的とする体位の変換を行う必要がある．

急性期の重症患者を対象とした高機能ベッドには，可変加圧式のエアクッションによる体圧分散に加え，胸背部へ軽打振動刺激を加えるものもある．体位を変換してバイブレータをあてるといった方法が困難なことが背景に存在し，また kinetic bed のような傾斜を用いると，今度は荷重部の皮膚に対する剪断力が作用することを危惧しての開発と考えられる．一方で，多くの重症熱傷患者の肺内環境は著しくウェットバランス，すなわち水分過多の状態に陥りやすく，

特に肺水腫の程度が強ければ，漿液性の吸引物がきわめて多くなる．この時期には，まず PEEP による十分な肺拡張が必要であり，また痰の性状を考えると，体位ドレナージが最も効果を期待できるはずであるが，循環動態と創の管理から実施には慎重にならざるをえない．吸引も長時間となれば低酸素血症や迷走神経過反射による血圧低下や体循環の虚脱を招く可能性があり，注意が必要である．

一方，粘稠な痰が気道を閉塞すること，デブリや気管支壁（ときに軟骨や支持組織）の損傷，中間気道のクリアランス障害が存在していることから，単に物理的な振動エネルギーを加えるよりも，肺内の局所気流を改善し，気道開通を得るのに十分な圧（critical opening pressure）を与えうる手技のほうが有利と考えられる．粘稠な痰（sputum ball）が気管支腔を閉塞している場合，空気圧力ないし流量でその粘稠な痰によ

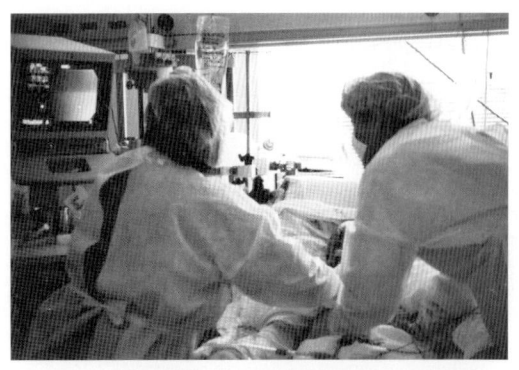

図5 気管支鏡と呼吸理学療法手技の併用
部位を確認するためには気管支鏡術者の指示が肝要である

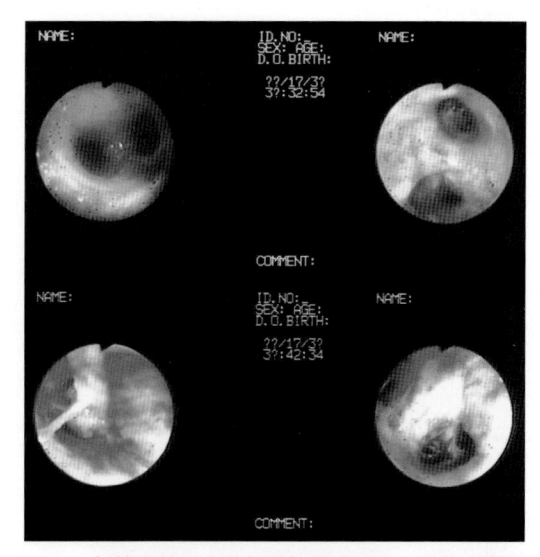

図6 気管支鏡による気道粘膜の発赤,出血,痰の確認

る気管支分岐部の閉塞（ball valve）を打ち破り,より末梢への気流を開通させることで排痰が得られるという考え方も合理的と思われる.

胸郭を徒手的に圧縮したり,拡張弾性を利用して拡張させたりする呼吸理学療法手技の実際にあたっては,体表面の熱傷とその治療が大きく影響する.減張切開については先にふれたが,皮膚という生体のバリアを失った部位では感染の制御が常に命題となる.清潔を保ち,滲出液を密封するドレッシング材料も多く用いられるため,徒手的な操作に際しては,清潔管理と上皮下の促進を妨げないように,また特に浅達性Ⅱ度（Ⅱs）熱傷では疼痛への配慮も必要である.Ⅲ度熱傷部分は切除対象となる壊死組織であり,感覚もないため,その意味では大きな制限はなくなるが,皮下の組織傷害が筋や骨など,どの程度の深さにまで及んでいるかを確認する必要がある.また,逆に植皮術直後の数日間は最も施術が制限される.熱傷治療における植皮術は壊死組織をそっくり置換してしまうという画期的な治療法であるが,閉鎖が完了するまでの創面すなわち植皮部は脆弱となり,母床からの血管侵入を得て血流が再開し結合組織による治癒機転が作動して,生着することを確認するまでは剪断力を加えることは禁忌である[4,14].なお近年,わが国でもスキンバンクによる凍結保存屍体皮膚（アログラフト allograft）の積極的な活用や,再生医学と医用工学の進歩によるさまざまな生体材料が用いられるようになってきたが,圧迫や剪断力を加える呼吸理学療法手技の適応は,それぞれの材料に応じてそれぞれの施設で判断されているのが現状である.

また体表面のみでなく,特に受傷後数日以降はデブリの崩落による気道の閉塞を危惧すべきで,窒息予防のためにも気管支鏡との併用（図5,6）が望ましい.気管支鏡視下では,偽膜の除去状況や気管粘膜の血行状態も観察可能（図6）であるし,腫脹や浮腫が著しく容易に出血する場合,胸郭への理学療法介入は慎重に行うべきである.軽症例にあっては,十分な加湿と排痰を努力的に行わせ,肺炎の併発を未然に防ぐ必要がある.排痰補助器具も有用である（図7）.一方で,長期臥床が容認されかねない重症熱傷の治療過程において,酸素化の改善を得るためにも早期離床はきわめて重要であり（図8）,多職種連携のチーム医療が実践されている象徴的な理学療法介入ともいえる[15].

慢性期は,どの程度の熱傷患者が移行するのかは不明であるが,感染が常態化したり,肉芽

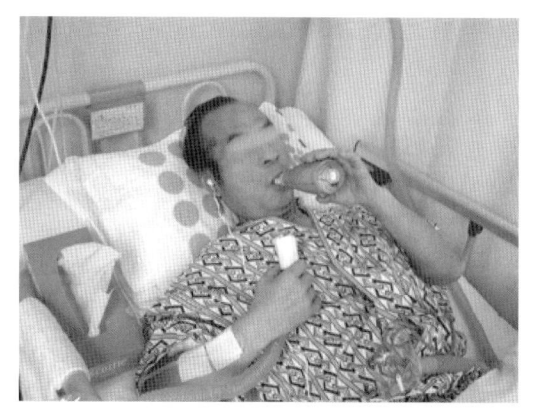

図7 ベッドアップ座位での気道陽圧・振動および吸入療法と排痰を自己で行う気道熱傷例

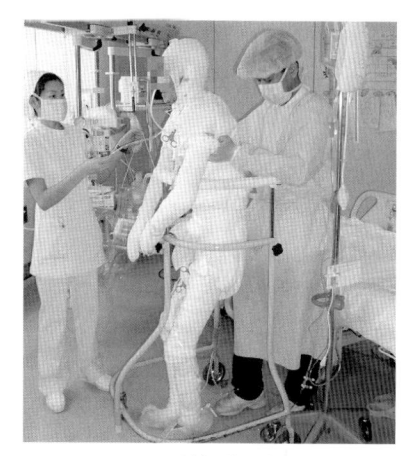

図8 積極的な離床

表2 代表的な呼吸理学療法のクライテリアと気道熱傷例におけるエビデンス

	急性期			慢性期	
体位	C, Ⅲ	むしろ体位変換の困難を人工呼吸管理の手法で代替する考えが主流である	C, Ⅲ	慢性呼吸不全に対して効果を有すると考えられるが, 熱傷では実態が不明	
springing と squeezing	B〜C, Ⅲ	手法が諸外国と異なり, 十分な評価を受けていない	C, Ⅲ	慢性呼吸不全に対して効果を有すると考えられるが, 熱傷では実態が不明	
purcussion と vibration	B, Ⅲ	排痰効果は考えられるが, 集中治療下での実施には懐疑的な見解	C, Ⅲ	排痰効果は不明とされており, また対象に陳旧熱傷例を明記したものが少ない	
呼吸筋トレーニング	C, Ⅲ	鎮静下には困難で, 今後栄養状態の評価を合わせて検討する必要あり	C, Ⅲ	慢性呼吸不全に対して効果を有すると考えられるが, 熱傷では実態が不明, 栄養状態の評価を合わせて検討する必要あり	

形成や気管軟化症による閉塞を生じる場合もあり，呼吸理学療法の視点からは慢性呼吸不全としてのとらえ方と対応が必要と考えられている．基本的には排痰と胸郭を含む全身の可動性の維持改善，呼吸困難の改善と動作スキルの向上を図るが，瘢痕拘縮が必発であることや，消耗が高度であり，長く低栄養状態にあることが多いことも注意する．

V. 気道熱傷の呼吸理学療法の効果, 限界と EBM[12,16]

過去の報告では，1995年に全米74熱傷センターで比較的大規模な調査が行われ，吸引(96%)，咳嗽(92%)，インセンティブスパイロメトリー(92%)，深呼吸誘導(91%)，体位ドレナージ(88%)，軽打および振動(84%)，吸気筋トレーニング(39%)，振動ベッド(28%)が行われている．その効果(前後での変化)は，吸引が容易(84%)，副雑音および異常呼吸音が減少(62%)，咳嗽の改善(58%)，血液ガス値の改善

(55%),酸素化の改善(51%),吸気の改善(43%),呼吸数の減少(37%),胸郭拡張性の改善(3%),挿管の回避(2%),活動耐久性の改善(2%)と報告されている[16]．ただし，呼吸理学療法（米国では狭義には体位ドレナージと軽打および振動を指す）単独ないし気道熱傷単独での効果を検証したものはない．

　現時点で考えられるエビデンスのグレード・レベルを**表2**に示す．呼吸理学療法のクライテリアから，体位，呼吸理学療法手技，呼吸筋トレーニングについて，それぞれ急性期，慢性期を考えて検討する．急性期には創と循環，意識の点で介入の適否や効果の判断が分かれる．また，人工呼吸管理の手法が主たる研究対象となっていることも否めず，支援療法である理学療法単独の効果を示しにくいこと，また諸外国とわが国の呼吸理学療法手技の特徴の違いも存在していると考えられる．一方，慢性期の熱傷がどの程度慢性呼吸不全に移行しているのか明らかでなく，病名単独での検討が困難である．多施設による横断的な研究に加えて，縦断的な追跡も望まれる．

文 献

1) 田崎　修，嶋津岳士：気道熱傷．救急医学 **31**：834-837，2007
2) Pruitt B：Ventilatory management of the burn patient. *AARC times* **31**：14-18, 2007
3) Mlcak RP, Suman OE, Herndon DN：Respiratory management of inhalation injury. *Burns* **33**：2-13, 2007
4) 山下康次，森山　武，石川　朗：急性期呼吸理学療法．*MB Med Reha* **69**：15-21, 2006
5) Ikeda H, Takahashi H, Kobayashi K：Burn injury caused by candle flame of a house hold Buddhist alter. Abstracts of the 12th Congress of the International Society for Burn Injuries, 2004, p105
6) 小倉裕司，角　由佳，松嶋麻子，他：気道熱傷の診断と呼吸管理．日本外科学会雑誌 **106**：740-744, 2005
7) 海田賢彦，山口芳裕：熱傷時の呼吸管理．臨床看護 **34**：822-830, 2008
8) 福家顕宏，山村　仁，坂本道治，他：ヘリカルCTスキャンおよび気管支鏡により下気道型気道熱傷を評価した1例．熱傷 **33**：202, 2007
9) Higgins S, Fowler R, Callum J：Transfusion-related acute lung injury in patients with burns. *J Burn Care Res* **28**：56-64, 2007
10) 奥村　徹，富田善雅，山田京志，他：広範囲熱傷・inhalation injury．救急医学 **28**：1367-1370, 2004
11) Hall JJ, Hunt JL, Arnoldo BD, et al：Use of high-frequency percussive ventilation in inhalation injuries. *J Burn Care Res* **28**：396-400, 2007
12) American Burn Association：Inhalation injury diagnosis. *J Am Coll Surg* **196**：307-312, 2003
13) 池田弘人：熱傷治療のガイドライン作成に向けて　気道熱傷．熱傷 **33**：181, 2007
14) 木村雅彦：呼吸理学療法．救急医学 **31**：802-803, 2007
15) 木村雅彦：救急・集中治療室でのリスク管理．PTジャーナル **39**：69-76, 2005
16) Silverberg R, Johnson J, Gorga D, et al：A survey of the prevalence and application of chest physical therapy in U.S. burn centers. *J Burn Care Rehabil* **16**：154-159, 1995

9 頸髄損傷

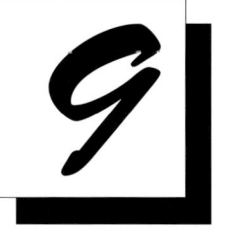

森川　亘* 宮川哲夫**

◆Key Questions◆
1. 頸髄損傷の特徴と病態（評価，損傷レベルに応じた方法論，急性期と慢性期）
2. 呼吸不全の病態と治療の特徴
3. 頸髄損傷の呼吸理学療法プログラム（適応，禁忌，注意点，方法，クリティカルパス）
4. 頸髄損傷の呼吸理学療法の効果，限界と EBM

I．脊髄損傷の疫学[1〜3]

わが国での脊髄損傷の疫学調査が，日本パラプレジア学会により 1990 年から 1992 年にかけて行われた．調査によると，発生頻度は人口 100 万人当たり 3 年間平均 40.2 人で，1 年間に約 5,000 人の脊髄損傷が発生している．損傷部位は頸髄損傷 75.0％，胸腰仙髄馬尾損傷 24.7％で，その比は 3：1 であった．男女比は，4：1 であった．原因別では交通事故 43.7％，高所転落 28.9％，転倒 12.9％で，65 歳以上の脊髄損傷者は全体の 22.4％を占め，そのうちの 88％が頸髄損傷で，骨傷を認めないものを 68％が占めていることが判明した．さらに，脊髄損傷の発生は欧米と異なり，20 代と 60 代の二峰性を示し，中高年に多く発生していることが明らかになった[1〜3]．この疫学調査より近年の高齢化社会を鑑みると，今後は中高年の脊髄損傷者に対するリハビリテーションの重要性が増加する可能性が示唆される．

II．脊髄損傷の障害分類と治療

脊髄は，椎骨によって形成された脊柱管の中に神経根，脊髄神経，髄膜，血管とともに存在し，感覚系，運動系，内臓系，血管系，脳脊髄系の5系によってその機能を果たしている．脊髄疾患ではこの機能が破綻し，分節性の異常と縦の系の異常とが生じ，脊髄損傷では縦の系の異常が顕著となり，障害部位により下方では正常機能が失われてさまざまな症状を呈する[4]．脊髄損傷部位と機能について，障害の重症度分類として ASIA（America Spinal Injury Association）による standard neurological classification of spinal cord injury の分類を**表 1** に示す[2,5]．

脊髄損傷の治療は，①脊髄損傷に合併したバイタルサインの悪化に対する救急の救命措置，②頸椎骨折，脱臼による不安定性の改善，③損傷を受けた脊髄組織の二次的損傷予防と機能回復である[6]．その治療には保存療法と手術療法があり，どちらを選択するかは，損傷の状況，理学所見，CT，MRI などの画像所見を元に集学的に判断される．

---

*   Wataru Morikawa／帝京大学医学部附属病院リハビリテーションセンター
** Tetsuo Miyagawa／昭和大学大学院保健医療学部研究科呼吸ケア領域

表 1 ASIA

STANDARD NEUROLOGICAL CLASSIFICATION OF SPINAL CORD INJURY

MOTOR
KEY MUSCLES (scoring on reverse side)

R	L	
C5		Elbow flexors
C6		Wrist extensors
C7		Elbow extensors
C8		Finger flexors (distal phalanx of middle finger)
T1		Finger abductors (little finger)

UPPER LIMB TOTAL □ + □ = □ (MAXIMUM) (25) (25) (50)

Comments:

R	L	
L2		Hip flexors
L3		Knee extensors
L4		Ankle dorsiflexors
L5		Long toe extensors
S1		Ankle plantar flexors

Voluntary anal contraction (Yes/No) □

LOWER LIMB TOTAL □ + □ = □ (MAXIMUM) (25) (25) (50)

SENSORY
KEY SENSORY POINTS

LIGHT TOUCH / PIN PRICK (R L R L) for C2–S4-5

0 = absent
1 = impaired
2 = normal
NT = not testable

Any anal sensation (Yes/No) □
PIN PRICK SCORE □ (max: 112)
LIGHT TOUCH SCORE □ (max: 112)
TOTAL □ + □ = □ (MAXIMUM) (56) (56) (56) (56)

	R	L			R	L
NEUROLOGICAL LEVEL The most caudal segment with normal function	SENSORY		COMPLETE OR INCOMPLETE? Incomplete = Any sensory or motor function in S4-S5	ZONE OF PARTIAL PRESERVATION Caudal extent of partially innervated segments	SENSORY	
	MOTOR		ASIA IMPAIRMENT SCALE □		MOTOR	

This from may be copied freely but should not be altered without permission from the American Spinal Injury Association.

REV 03/06

MUSCLE GRADING

0 total paralysis
1 palpable or visible contraction
2 active movement, full range of motion, gravity eliminated
3 active movement, full range of motion, against gravity
4 active movement, full range of motion, against gravity and provides some resistance
5 active movement, full range of motion, against gravity and provides normal resistance
5* muscle able to exert, in examiner's judgement, sufficient resistance to be considered normal if identifiable inhibiting factors were not present

NT not testable. Patient unable to reliably exert effort or muscle unavailable for testing due to factors such as immobilization, pain on effort or contracture.

ASIA IMPAIRMENT SCALE

□ **A = Complete**: No motor or sensory function is preserved in the sacral segments S4-S5.

□ **B = Incomplete**: Sensory but not motor function is preserved below the neurological level and includes the sacral segments S4-S5.

□ **C = Incomplete**: Motor function is preserved below the neurological level, and more than half of key muscles below the neurological level have a muscle grade less than 3.

□ **D = Incomplete**: Motor function is preserved below the neurological level, and at least half of key muscles below the neurological level have a muscle grade of 3 or more.

□ **E = Normal**: Motor and sensory function are normal.

CLINICAL SYNDROMES (OPTIONAL)

□ Central Cord
□ Brown-Sequard
□ Anterior Cord
□ Conus Medullaris
□ Cauda Equina

STEPS IN CLASSIFICATION

The following order is recommended in determining the classification of individuals with SCI.

1. Determine sensory levels for right and left sides.
2. Determine motor levels for right and left sides.
   Note: in regions where there is no myotome to test, the motor level is presumed to be the same as the sensory level.
3. Determine the single neurological level.
   This is the lowest segment where motor and sensory function is normal on both sides, and is the most cephalad of the sensory and motor levels determined in steps 1 and 2.
4. Determine whether the injury is Complete or Incomplete (sacral sparing).
   *If voluntary anal contraction = No AND all S4-5 sensory scores = 0 AND any anal sensation = No, then injury is COMPLETE.
   Otherwise injury is incomplete.*
5. Determine ASIA Impairment Scale (AIS) Grade:

Is injury Complete? If YES, AIS = A Record ZPP
NO ↓ (For ZPP record lowest dermatome or myotome on each side with some (non-zero score) preservation)

Is injury motor incomplete? If NO, AIS = B
YES ↓ (Yes = voluntary anal contraction OR motor function more than three levels below the motor level on a given side.)

Are at least half of the key muscles below the (single) neurological level graded 3 or better?

NO ↓   YES ↓
AIS = C   AIS = D

If sensation and motor function is normal in all segments, AIS = E
Note: AIS E is used in follow up testing when an individual with a documented SCI has recovered normal function. If at initial testing no deficits are found, the individual is neurologically intact: the ASIA Impairment Scale does not apply.

III．頚髄損傷の治療

頚髄損傷の分類は明確なものはないが，上位頚髄損傷（後頭骨からC2），高位頚髄損傷（C2/3）から中下位頚髄損傷（C4/Th1）と便宜上分類する（分類は明確ではなく，文献上でも混乱が認められる）[7]．治療は保存療法と手術療法があり，どちらを選択するかは損傷の状況，理学所見，CT，MRIなどの画像所見を元に集学的に判断される．

1．保存療法

保存療法は，牽引療法や装具療法，薬物療法がある．牽引療法の目的は，脱臼骨折の整復と安静で，頚椎牽引には介達牽引のグリソン牽引と，直達牽引のクラッチフィールド法とガードナー法がある．装具療法の目的は，局所の安静で，フィラデルフィア装具や強固な固定には頚胸椎装具（ハロー式）が用いられる．薬物療法は，脊髄が損傷されている場合にステロイド療法が選択される．薬物療法で改善が見込めるのは，損傷髄節以下で，損傷髄節での神経学的回復はプラセボ群と変化がないとの指摘もある．ステロイドの大量療法は，受傷後8時間以内に開始された場合に効果が大きいとされている[8]．

安定した高位頚髄損傷は保存療法が行われることが多く[8]，頚胸椎装具（ハロー式）は強固な固定が可能で，早期に離床が可能である．中下位頚髄損傷は，頭蓋直達牽引を損傷部が安定するまで継続するが，頚胸椎装具は中下位頚椎ではかなりの可動性があり，distractive flexion（靱帯のみの損傷）では再脱臼の危険性が高い[9]．

2．手術療法

手術の目的は，①神経圧迫の解除，②損傷椎間の即時安定化，③頚椎配列異常（脱臼・亜脱臼・後弯変形）の矯正である[6]．頚髄あるいは神経根の損傷を伴う大多数の頚髄損傷は手術の適応となり，神経障害を伴わない場合でも，不安定性の明瞭な頚髄損傷には手術が推奨される．上位頚椎損傷は，損傷の形態が複雑で靱帯損傷が加わると高度の不安定をきたし，手術の適応となる．環椎後弓骨折や軽度のJefferson骨折で，靱帯損傷を伴わない場合には頚胸椎装具（ハロー式）での外固定でよいが，靱帯損傷を伴った高度の不安定性のある骨折では手術での内固定が必要となる[6]．高位，中下位の頚椎損傷は，骨折・脱臼，頚椎の不安定性があり，骨折片が脊椎管に陥入したり，interfacetal loking やその他の脱臼で脊髄に圧迫がある場合には，可逆的早期に除圧固定を行う[10]．

IV．全身管理[11]

頚髄（脊髄）損傷の全身管理は，搬入直後からたいへん重要である．受傷機転では，頭部外傷，胸部外傷，腹部外傷，骨盤骨折，四肢多発骨折などを合併していることも多く，慎重な管理が必要である．

1．呼吸器系

上位頚髄損傷から高・中位頚髄損傷の完全麻痺は，C3では横隔膜が麻痺するために自発呼吸は期待できず人工呼吸器管理となり，C4では横隔膜の機能は温存されるが，肋間筋が麻痺するために呼吸機能が低下し，急性期では人工呼吸器管理が必要となる．肋間筋が麻痺している場合には，胸郭の安定も得られず肺活量が低下し，横隔膜の仕事量も低下する．Th10胸髄より上位の脊髄損傷では呼吸に関する筋に影響があり，呼吸機能の低下をきたす．

2．循環器系

頚髄損傷では交感神経系が麻痺し，相対的に副交感神経系が優位となり，除脈や血圧の低下をきたしやすい．急性期の呼吸理学療法で体位変換，咳の介助などを行う際には慎重なリスク管理が必要である．

3. 消化器系，他

受傷後の腹腔内臓器は迷走神経が優位となり，麻痺の部位によっては膀胱直腸障害をきたす．腹部外傷を伴う場合は，腹腔内出血，肝損傷に注意が必要で，出血が大量であれば，血圧低下，頻脈を生じる．肝損傷が重度の場合は，体位変換はしばし制限される．ほかに肺梗塞，深部静脈血栓症，褥創にも注意が必要である．

4. 自律神経系

頸髄損傷では交感神経系に対して副交感神経が優位になり，気道分泌が亢進して痰が増加し，気管支収縮により気道狭窄も生じる．自律神経系の異常として体温調整の異常，起立性低血圧などがある．急性期では，まれに迷走神経，心臓反射による徐脈や心停止をきたすことがある．気管内吸引などの刺激で迷走神経反射を誘発する可能性があるので，呼吸理学療法中には十分に注意が必要である．

V. 呼吸管理

頸髄損傷の呼吸管理は，残存する機能に左右され，C3～5 では横隔膜機能が傷害されるために人工呼吸器管理が必要となる．換気方法は気管挿管し，人工呼吸器による侵襲的換気と非侵襲的換気がある．

1. 侵襲的管理

急性期の高位頸髄損傷では，神経支配の関係で呼吸機能が低下しているので，挿管し人工呼吸器での呼吸管理が選択される場合が多い．さらに，手術療法で固定術を施行した場合も同様に挿管して管理されることが多い．人工呼吸器の換気モードは，従来の従量式か従圧式，量や圧を規定し呼吸に合わせて補助をする，あるいはその両方の利点を生かした換気モードなどがあり，自発呼吸の有無で選択される．Paralyzed Veterans of America（PVA）が 2005 年に「Respiratory Management Following Spinal Cord Injury：A Clinical Practice Guideline for Health-Care Professionals」を発表している．[12] そのガイドラインで mechanical ventilation（人工呼吸器）は，一般的な一回換気量 8～10 ml/kg（理想体重）以上の一回換気量 15 ml/kg（理想体重）を初期に設定し，気道内圧が 40 cmH$_2$O を超えない範囲で管理を行い徐々に増加させても圧損傷を起こさないとし，これにより人工呼吸器の離脱が短縮し，呼吸器合併症が少なかったとの報告もある．[12,13]

2. 非侵襲的管理

非侵襲的陽圧換気（NPPV：non-invasive positive pressure ventilation）は，挿管しないで専用の機種か NPPV が使用可能な人工呼吸器を使用し，マスクかマウスピースで管理する方法である．ほかに胸郭外部から装着することで呼吸を管理する方法もある．適応は，自発呼吸が温存されていなければならないが，高位脊髄損傷では導入に難渋することが想像される．Bach らは，高位脊髄損傷者に対し NPPV での呼吸管理が可能であるとしている[13]．また，抜管後の呼吸不全に対して NPPV は有効とされているが，自発呼吸が温存された高位頸髄損傷の抜管直後の呼吸不全でも換気の補助に有効である．

VI. 呼吸理学療法

1. 評　価

治療方針を確認のうえで評価は，全身状態，意識レベル，麻痺の評価（自発呼吸），X 線像，CT などの画像から骨折部位，他損傷部位の確認，血算・動脈血液ガスの値を確認する．さらに，呼吸管理の方法，深呼吸や咳嗽などの呼吸機能（人工呼吸器中は，測定は困難のために人工呼吸器の各種計測数値で評価し，挿管されていない場合は，簡易測定器かポータブルの測定器で呼吸機能を評価する），呼吸パターン（奇異呼吸，

表 2　人工呼吸器中に評価しておくもの

①患者の呼吸困難	⑤ピークフロー
②理学所見	⑥胸部 X 線像
③一回換気量	⑦動脈血液ガス
④FEV$_1$（一秒量）または NIF	

Hoover 徴候など），呼吸回数，視診，触診，聴診，SpO$_2$ などの情報を収集し全体の把握に努める．咳嗽の評価の一つとして最大咳流量（PCF：peak cough flow）があり，Bach は神経筋疾患で 270 l/min 以下になると気道感染時には痰の喀出が難しく，160 l/min 以下では日常的に気道内分泌物の除去が困難と述べている[14]．頸髄損傷もこの測定値を計測することで咳嗽力を評価できる．

2．呼吸管理の確認

人工呼吸器管理では，酸素濃度，換気様式（従量，従圧，他），一回換気量，呼吸回数，吸気時間，吸気圧，ポーズ，トリガー，呼気終末陽圧（PEEP：positive end expiratory pressure），圧支持（PS：pressure support）の設定値を確認する．さらにグラフィックモニターで気道内圧，流量，換気量，呼吸メカニクスや患者との同調性を確認する．

非侵襲では，酸素濃度，換気様式，吸気と呼気の PAP（positive airway pressure）の設定値，マスクの種類，フィッティングを確認する．PVA のガイドラインで人工呼吸中の必要な評価として，患者の呼吸困難，理学所見など，表 2 を用いている．

3．手　技

体位ドレナージ，咳の介助，自動周期性呼吸法（ACBT：active cycle of breathing technicues），徒手的テクニック，呼吸関連器具（IS：incentive spirometry，PEP：positive expiratory pressure，PAP），排痰に関する機器〔二相性体外式人工呼吸器（BCV：biphasic cuirass ventilation），カフマシーン，IPV〕，呼吸練習など，これらを単独あるいは複数組み合わせて施行する．米国呼吸ケア協会（AARC：American Associate Respiratory Care）のクリニカルプラクティスガイドライン[15,16]を参考に表 3 に示す．次に，頸髄損傷での手技の特徴，注意を解説する．

1）人工呼吸中に徒手的テクニックを使用する場合

完全四肢麻痺の自発呼吸がない場合の吸気，呼気に作用する徒手的テクニックは，胸郭を機能的残気量に近いレベルまで圧迫した場合には，次の換気では十分に肺が拡張しない可能性がある．その場合には PS が追加できる換気モードに変更するか，ジャクソンでの加圧に変更することを考慮に入れる必要がある（図 1）．[17]なぜなら呼気に徒手的テクニックを施行後，吸気は，人工呼吸器は設定された換気量を補助するだけで，再度の十分な肺の拡張には換気量が不足している可能性が高いからである．

さらに，徒手的テクニックを用いず排痰目的に BCV のクリアランスモード（バイブレーション，咳）を，人工呼吸中に同時に併用して施行することもできる（図 2）．

2）自発呼吸で咳嗽が低下している場合

咳嗽はあるが PCF が低値で咳嗽力が得られない場合は，肺に肺活量以上の吸気を溜めて保持する最大強制吸気量（MIC：maximum insufflation capacity）を習得させる．この MIC を得るための吸気の方法は，①バギング，②NPPV，③In-Exsufflator（カフマシーン，カフレター），④舌咽頭呼吸法（GPB：glossopharyngel breathing）がある．舌咽頭呼吸法は，舌と咽頭，喉頭

表 3　米国呼吸ケア協会による体位ドレナージ療法のガイドライン

適　応：
1．ターニング
　　1）体位交換不能または拒否（例えば，機械換気，神経筋疾患，薬物誘起性麻痺）
　　2）体位と関連した低酸素化（例えば，片側性肺疾患）
　　3）無気肺，あるいはその存在が危惧される場合
　　4）人工気道の場合
2．体位ドレナージ
　　1）分泌物のクリアランスが困難と思われる場合
　　　　①痰の喀出量が 25〜30 m*l*/day 以上（成人）で分泌物のクリアランスが困難
　　　　②人工気道を使用している患者に分泌物の貯留の証拠，あるいはそれを示唆する場合
　　2）粘液栓塞により惹起されたと思われる無気肺の存在
　　3）嚢胞性肺線維症，気管支拡張症，有空洞肺疾患の診断に
　　4）気道内異物の存在

禁　忌
　体位ドレナージ療法を使うかどうかを決めるのは，その潜在的利点と欠点を十分考えてからのことである．本療法は思いどおりの治療効果が必ずしも得られなくても施行してよい．ただし，列挙した禁忌は相対的なもので，（A）のマークを付けたのは絶対的禁忌である
1．体　位
　　1）以下においてはすべての体位が禁忌
　　　　①頭蓋内圧（ICP）が 20 mmHg 以上
　　　　②頭頸部損傷で固定する以前の状態（A）
　　　　③血行動態不安定な活動性出血（A）
　　　　④術後すぐの脊椎外科手術（例えば，ラミネクトミー），あるいは急性脊髄損傷
　　　　⑤急性脊椎損傷あるいは活動性喀血
　　　　⑥膿胸
　　　　⑦気管支胸腔瘻
　　　　⑧うっ血性心不全に関連した肺水腫
　　　　⑨大量胸水
　　　　⑩肺塞栓
　　　　⑪体位変換に耐えられない老齢者，精神錯乱者，精神不安の強い人
　　　　⑫肋骨骨折，フレイルチェストの有無によらず
　　　　⑬外科的創傷あるいは治癒過程の組織
　　2）以下においては trendelenburg 体位が禁忌である
　　　　①ICP＞20 mmHg
　　　　②ICP の上昇を回避すべき患者（例えば，脳外科患者，動脈瘤，眼球手術）
　　　　③コントロールのできていない高血圧
　　　　④鼓腸
　　　　⑤食道手術
　　　　⑥術後すぐの最近の肺癌外科治療や放射線治療に関係のある大量喀血
　　　　⑦誤嚥の危険を十分コントロールできない患者の気道（チューブ栄養，最近の食餌開始）
　　3）逆 trendelenburg は低血圧の場合や血管作動薬使用中の患者には禁忌
2．胸郭の外部からの操作の禁忌に以下の事項を追加する
　　1）皮下気腫
　　2）硬膜外脊髄麻酔あるいは脊髄薬液注入の最近の既往
　　3）皮膚遊離移植や有茎弁移植を胸郭に施行した最近の既往
　　4）胸部の火傷，開放創，皮膚感染
　　5）経静脈的ペースメーカや皮下ペースメーカの埋め込みが最近施行された（特に，機器が使用される予定）
　　6）肺結核の疑診
　　7）肺挫傷

表 3　つづき

8） 気管支攣縮
9） 肋骨の骨髄炎
10） 骨粗鬆症
11） 凝固異常
12） 胸壁瘤の愁訴

禁忌/合併症
1） 低酸素症
　低酸素血症があるか，あるいはその潜在的可能性がある場合には，より高濃度の酸素濃度を投与する．もし，処置中に患者が低酸素血症になれば100%酸素を投与し，治療をすぐに中止する．患者は初期の安静時の体位に戻し，医師と相談する．換気が適正か確認する．体位ドレナージ中の低酸素血症は片側性肺疾患では，次のようにして回避できる．肺の病変部を患者の最も高い位置に置く方法である
2） 頭蓋内圧の上昇
　治療を中止し，患者を元の安静体位に戻し医師に相談する
3） 処置中の急性低血圧
　治療を中止し，患者を初期の安静体位に戻し，医師と相談する
4） 肺出血
　治療を中止し，患者を初期の安静体位に戻し医師をすぐに呼ぶ．酸素を投与し，医師の指示があるまで気道を維持しておく
5） 筋肉，肋骨，脊椎の疼痛，損傷
　患者を動かす時の痛みや問題点，運動ケアと関係のある治療を中止し，医師に相談する
6） 嘔吐，誤嚥
　治療を中止し，気道を清浄する．必要に応じて吸引し，酸素を投与して気道を維持する．患者を以前の安静位に戻し，迅速に医師に連絡する
7） 気管支攣縮
　治療を中断し，患者を元の安静位に戻す．医師に連絡をとっている間，酸素を投与したり，あるいは酸素濃度を上げる．医師から指示が出されている気管支拡張剤を投与する
8） 不整脈
　治療を中止して患者を元の安静位の体位へ戻す．医師に連絡をとっている間，酸素吸入を開始するなり，吸入量を増すなりする

方法の限界
1） 体位ドレナージ療法の効果の予測やその応用は科学的根拠というよりも，慣習や逸話的なレポートに基づいていることが多い．その手技は過剰に行われてきたし，適応のない人にも用いられてきた
2） 有効な咳のできない患者では気道のクリアランスは理想的にはいかない
3） 重症患者では理想的な体位をとるのが困難

結果の評価
　以下の事項は治療に対する前向きの反応を示すと同時に治療法の継続を支持する個別の条件（クライテリア）のことである．治療法の継続を正当化するためにすべてのクライテリアが必要なわけではない（例えば，人工換気を受けている患者は1日の喀痰量が30 mlを越すことはないかもしれないが，呼吸音，胸部X線像，コンプライアンスの増加や抵抗の減少はおきる）
1） 痰の産生量の変化
2） 排痰誘導を受ける肺野の呼吸音の変化
3） 治療に対する患者の客観的反応
4） バイタルサインの変化
5） 胸部X線像の変化
6） 動脈血液ガス値や酸素飽和度の変化
7） 人工呼吸器設定値の変化

（古賀医療研究所和訳に一部加筆修正）

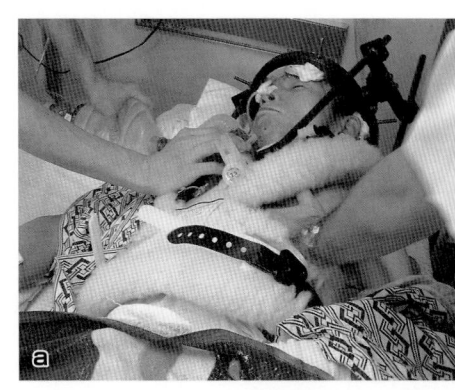

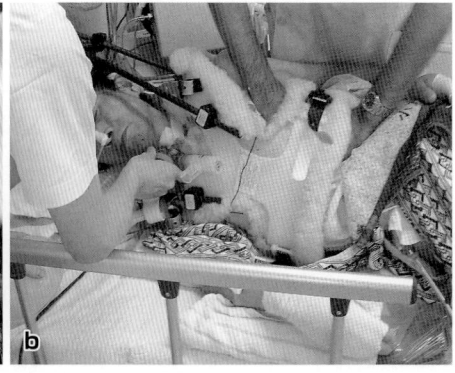

図1 換気補助を行いながら徒手的介助（スクイージング）

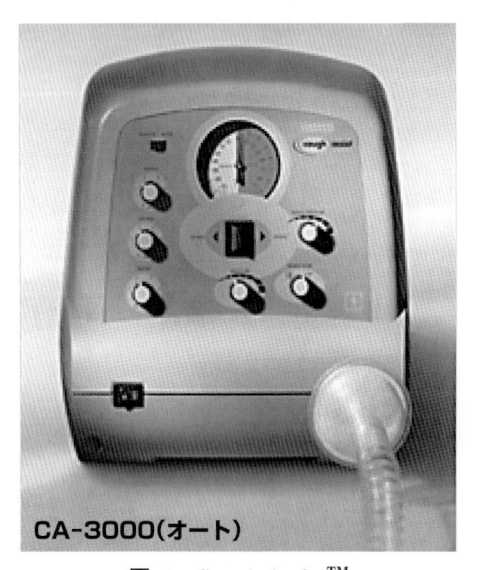

図2 Cough Assist™

をポンプのように動かして少量の吸気を連続（10〜20 gulp）して肺に吸い込み，呼気は胸郭と肺の弾性で行う横隔膜と胸郭を用いない方法である[14]．これらの方法を選択し，MICを得た後に咳嗽の介助やhuffingを施行することになる（図3）．その際には，状態を起こした姿勢，できればギャッジアップ45°以上で施行する．

咳嗽力に問題なく自己喀痰が困難な場合は，脱水の可能性があるので全身状態を確認する．さらに呼吸関連器具を使用することも考慮されるが，呼吸仕事量が増加するので，この仕事量に耐えうる呼吸機能がなければ適応とならない．

3）呼吸練習[18]

挿管中からの呼吸練習は，呼吸機能を維持していくためには重要となる．高・中位頸髄損傷では残存している呼吸筋群（横隔膜，胸鎖乳突筋，肩甲挙筋，広頸筋，僧帽筋）を練習することで，胸腹部の運動能力が増加し，一回換気量が増加する．呼吸練習として抵抗を加えたり重錘を用いた横隔膜呼吸法，数回早く浅い吸気を行わせて一回換気量を増加させるエアースタック法，吸気筋トレーニング，舌咽頭呼吸法がある．これらの練習は，患者に負担がかからないように低強度から開始し，十分な休息をとりながら疲労が蓄積しないような配慮が必要である．腹部バインダーを用いた呼吸練習は，腹腔内臓器の位置を整えて，腹圧が増加し胸郭の拡張が改善するが，装着する部位と皮膚障害に注意が必要である．

4）体位に関して[18]

安静度により呼吸理学療法を施行する際の体位は制限される．頸髄損傷では，脊髄ショック期に体位を急激に変化させると，著明な心機能の変化が起こる．20°以上の頭側を挙上すると，心拍出量の低下を起こし心停止に移行することもある．また，心臓の交感神経支配が欠落するために，著しい頭低位は肺水腫を伴う急性心不全を合併しやすいので，急性期の体位変換は厳重に生体情報をモニターして行う必要がある．

Mackenzieの著書[18]によると，頸髄損傷では，

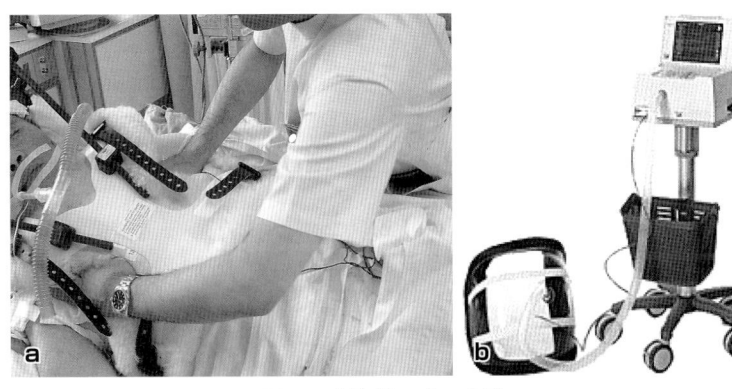

図3 上胸部の咳の介助

背臥位から座位に体位変換させると，肺活量，一回換気量および吸気量が減少，残気量が増加して肺底部の換気が減少する．肺活量は20°頭低位で増加する．深吸気量，肺活量，一回換気量の増加にかかわらず残気量が減少するために，全肺気量は背臥位よりも少ない．残気量の減少は，腹腔臓器の重みによるものと考えられている．各肺容量の増加の原因は，横隔膜下降が少なくなり腹部の反動が欠如することが反映していると考えられている．背臥位で下部胸郭の拡張が減少するのは，背臥位では腹部のコンプライアンスが増加するためと考えられている．

急性期の体位変換や頸髄損傷で多発外傷を伴い骨折部を直達牽引しながら体位変換する時には困難を極めるが，このような場合にkinetic bedを使用すると体位変換が容易である．

5）運動療法

呼吸理学療法と同時に早期からの運動療法は重要であることはいうまでもなく，脊髄損傷の運動療法については，成書をご参考いただきたい．

VII. 合併症・リスク管理

頸髄損傷では，交感神経系に対して副交感神経が優位となり，気管支収縮による気道狭窄．自律神経系の異常により体温調整の異常，起立性低血圧．迷走神経，心臓反射による徐脈や心停止，気管内吸引などの刺激で迷走神経反射の誘発などがあるので，呼吸理学療法の施行時には十分なリスク管理が必要である．

VIII. EBMと限界

頸髄損傷に対する呼吸理学療法のエビデンスに関する報告は少ない．脊髄損傷に対する呼吸筋トレーニングのシステマティックレビューの報告では，23論文中6論文は対照群を設けているが，メタ分析ができる論文の質ではなく有用性の結論は出せない．しかし，いくつかの論文では，呼吸筋トレーニングにより呼吸機能，呼吸筋力，呼吸筋耐久力，息切れの改善は認められている（B，II，イ）[19]．呼吸リハビリテーションにより努力性肺活量，一秒量，最大吸気圧は改善するが呼気筋力の改善は認めていない[20]．11論文を対象としたニューモベルトなどの腹部バインダーのメタ分析では，肺活量，一回換気量が増加し，胸郭の拡張が改善するが，全肺容量の改善は認めていない（C，II，イ）[21,22]．また，人工呼吸中には気管切開チューブのカフの空気を抜き，スピーキングバルブを装着して会話が可能となる．会話に必要な換気量は1.2 l 以下と報告されているが，効果的な会話を行うためには，人工呼吸器の吸気時間を長くすることやPEEPを負荷するとことが重要である（C，III，ア）[21]．

頸髄損傷患者では，気管切開下の長期人工呼吸器依存となるケースも多いが，吸気筋力が0でも舌咽頭呼吸法により人工呼吸器からの離脱も可能となることもある（C，Ⅲ，ア）[23]．8週間の舌咽頭呼吸法のトレーニングで肺活量，予備呼気量，機能的残気量，残気量，全肺容量と胸郭拡張差の改善が報告されている（B，Ⅲ，ア）[24]．排痰目的にCough Assist™を使用することもあり，脊髄損傷患者では満足度が非常に高い[25]．今後，排痰法，舌咽頭呼吸法，呼吸筋トレーニング，胸郭可動域練習などの包括的アプローチにより，人工呼吸器から離脱を促進し，非侵襲的人工呼吸器やCough Assist™の併用により，肺合併症の減少も期待でき，エビデンスの集積が望まれる．

文献

1) 吉永勝訓：中高年頸髄損傷の機能改善の試み―オーバービュー．臨床リハ **16**：1145-1149, 2007
2) 日本せきずい基金：http://www.jscf.org/jscf/SIRYOU/skspic/skspic.htm
3) 新宮彦助：歴史的考察と疫学―2．脊髄損傷の疫学．MB Med Reha **22**：4-6, 2002
4) 江西一成，他：脊髄の解剖・生理・病理化学 1．脊髄の解剖・生理．MB Med Reha **22**：7-13, 2002
5) ASIA：http://www.asia-spinalinjury.org/publications/2006_Classif_worksheet.pdf
6) 水野順一，他：脊椎・脊髄損傷の初期治療―1．高位頸椎・頸髄損傷―b．手術療法．MB Med Reha **22**：45-49, 2002
7) 森 英治：高位頸髄損傷の特徴．臨床リハ **10**：203-208, 2001
8) 飛松好子：脊椎・脊髄損傷の初期治療―1．高位頸椎・頸髄損傷―a．保存療法．MB Med Reha **22**：42-44, 2002
9) 加藤真介：脊椎・脊髄損傷の初期治療―2．中・下位頸椎・頸髄損傷―a．中下位頸髄損傷の保存療法．MB Med Reha **22**：50-52, 2002
10) 鐙 邦芳：脊椎・脊髄損傷の初期治療―2．中・下位頸椎・頸髄損傷―b．手術療法―1) 手術治療．MB Med Reha **22**：53-57, 2002
11) 塩田匡宣：全身管理．MB Med Riha **22**：78-81, 2002
12) Paralyzed Veterans of America：Respiratory Management Following Spinal Cord Injury：A Clinical Practice Guideline for Health-Care Professionals.http://www.pva.org/site/DocServer/resmgmt.pdf?docID=703
13) 土岐明子，住田幹雄：高位頸髄損傷とNPPV．臨床リハ **16**：235-241, 2007
14) 三浦利彦：11．筋ジストロフィー．黒川幸雄，他（責任編集）：理学療法MOOK4 呼吸理学療法．三輪書店，1999, pp232-237
15) AARC：http://www.rcjournal.com/online_resources/cpgs/cpg_index.asp
16) 古賀医療研究所：http://210.136.153.232/index.html
17) 森川 亘：第26回日本呼吸療法医学会セミナーテキスト付属CD Q & A．2008
18) MackenzieCF, 他（著），石田博厚（監訳）：胸部理学療法―ICUにおける理論と実際．総合医学社，1991
19) Houtte SV, Vanlandewijck V, Gosselink R：Respiratory muscle training in persons with spinal cord injury：A systematic review. Respir Med **100**：1886-1895, 2006
20) Mueller G, de Groot S, van der Woude L, et al：Time-courses of lung function and respiratory muscle pressure generating capacity after spinal cord injury：a prospective cohort study. J Rehabil Med **40**：269-276, 2008
21) Brown R, DiMarco AF, Hoit JD, et al：Respiratory Dysfunction and Management in Spinal Cord Injury. Respir Care **51**：853-868, 2006
22) Wadsworth BM, Haines TP, Cornwell PL, et al：Abdominal binder use in people with spinal cord injuries：a systematic review and meta-analysis. Spinal Cord **47**：274-285, 2009
23) Bach JR：Prevention of Respiratory Complications of Spinal Cord Injury：A Challenge to "Model" Spinal Cord Injury Units. J Spinal Cord Med **29**：3-4, 2006
24) Nygren-Bonnier M, Wahman K, Lindholm P, et al：Glossopharyngeal pistoning for lung insufflation in patients with cervical spinal cord injury. Spinal Cord. 2008 Nov 11, in press
25) Schmitt JK, Stiens S, Trincher R, et al：Survey of use of the insufflator-exsufflator in patients with spinal cord injury. J Spinal Cord Med **30**：127-130, 2007

10 肺移植と肺容量減少術

玉木　彰*

◆Key Questions◆
1．肺移植とは
2．肺容量減少術（LVRS）の適応，効果，生理学的変化とEBM
3．肺移植とLVRSの術前呼吸理学療法（適応，禁忌，注意点，方法，クリティカルパス）
4．肺移植とLVRSの術後呼吸理学療法（適応，禁忌，注意点，方法，クリティカルパス）
5．肺移植とLVRSの呼吸理学療法の効果，限界とEBM

Ⅰ．肺移植とは

　肺移植とは，肺を移植する以外に生命を救う有効な手段がなく，残存余命が限定されると臨床医学的に判断される場合に行われる医療である．肺移植は，1983年にトロント大学のCooperら[1]によって世界最初の成功例となる手術が施行されて以来，欧米先進国を中心に急速に普及し，今日では終末期肺疾患に対する有効な治療法として確立している．そして，現在までに全世界で18,000例以上の肺移植手術が実施されている[2]．肺移植には脳死となった臓器提供者（ドナー）から肺を摘出して，臓器を必要とする患者（レシピエント）に移植する脳死肺移植と，肉親などの2人の健康なドナーが，それぞれ右あるいは左下葉を提供し，これらをレシピエントに移植する生体肺移植がある．また，術式として片肺移植，両側片肺移植，心肺移植がある．
　わが国では1997年10月に「臓器移植に関する法律」が施行され，脳死患者からの肺移植が実施可能となった．しかしながら脳死ドナーの不足から，1998年10月に岡山大学でわが国初の生体肺移植が実施され，その後2000年3月には脳死肺移植が始まった．そして，臓器移植法が施行されて11年半が経過した2009年4月現在，脳死肺移植は59例，生体肺移植は81例実施されている．

Ⅱ．肺移植の適応（疾患およびレシピエント適応基準）

　肺移植の適応疾患として表1のとおり17の疾患があげられている[3]．これまでに実施されてきた脳死および生体肺移植患者の疾患をみてみると，欧米では肺気腫や嚢胞性肺線維症などが多いが，わが国では原発性肺高血圧症，特発性肺線維症，肺リンパ脈管筋腫症，閉塞性細気管支炎などが多いのが特徴的である．
　肺移植を受けるレシピエントには，肺・心肺移植関連学会協議会による『肺・心肺移植レシピエント適応基準』[3]が定められており，移植を受ける場合にはこの基準を満たすことが必要である．この基準は一般的適応指針として，「年齢は原則として，心肺移植の場合は50歳未満，両肺移植の場合は55歳未満，片肺移植の場合は60歳未満であること」などのほかに「本人が精神的に安定しており，家族および患者を取り巻く環境に十分な協力体制が期待できること」な

*Akira Tamaki／京都大学大学院医学研究科人間健康科学系専攻

表 1　肺移植の適応基準

①原発性肺高血圧症	⑩びまん性汎細気管支炎（DPB：diffuse pan bronchiolitis）
②特発性肺線維症	⑪アイゼンメンジャー症候群
③肺気腫	⑫慢性血栓塞栓症性肺高血圧
④気管支拡張症	⑬多発性肺動静脈瘻
⑤肺サルコイドーシス	⑭α-1アンチトリプシン欠損型肺気腫
⑥肺リンパ脈管筋腫症	⑮嚢胞性肺線維症（cystic fibrosis）
⑦その他の間質性肺炎	⑯塵肺
⑧閉塞性細気管支炎（BO：bronchiolitis obliterans）	⑰その他，肺・心肺移植関連学会協議会で承認する進行性肺疾患
⑨好酸球性肉芽腫	

両肺全体に広がる疾患で，進行性かつ有効な治療法のない疾患が対象となる．具体的には肺・心肺移植関連学会協議会の定めた以上の17の疾患が対象とされている

どが明記されている．また，除外条件の一つには「リハビリテーションが行えない，またはその能力が期待できない症例」があり，肺移植後にはリハビリテーションを行うことが絶対条件として示されている．

Ⅲ．肺移植における理学療法士の役割

肺移植における理学療法士の役割についてDowns[4]は，「理学療法士は，初期評価から移植後のリハビリテーションを通じ，すべての期間において専門的な運動機能評価や処方を行う，移植チームにおいて必要不可欠な存在である．加えて，効果的な換気を促進し，咳嗽や気道クリアランスを助ける技術を提供するとともに，筋骨格系システムの治療を行う」としており，「肺移植レシピエントに最適な機能獲得を達成させ，生存期間を延長し，さらにはQOLを改善するための臨床的に重要な役割を担っている」と述べ，肺移植においては呼吸理学療法が重要であると強調している．

1．肺移植前の呼吸理学療法

肺移植患者に対する呼吸理学療法は，可能な限り移植待機中より開始することが理想であり，これは廃用性症候群や術後に発生すると予想される肺合併症の予防を目的としている．一般に肺移植待機中の患者は，呼吸機能障害が重度であるため，日常生活における活動性は低い．そのため待機期間が長くなるにしたがい，廃用性症候群は徐々に進行することになる．したがって，待機中から可能な限り積極的な運動療法を実施し，廃用性症候群の進行を防止しながら移植術に備えることが大切である（C）．

肺移植後の運動機能の回復には，呼吸機能の回復だけでなく，下肢筋力や全身持久力が大きく影響し，さらに術前の運動機能が高いほど，術後における運動機能の回復が早い傾向にある．したがって，肺移植前には運動耐容能の制限，筋力の低下や胸郭可動性の低下，姿勢の変化に対する予防的プログラムが必要であり[5]，具体的には，①換気の改善，②気道クリアランス，③酸素吸入下での運動療法，④筋力トレーニング，⑤関節可動域の改善，⑥筋のストレッチなどを実施する．ただし，すべての肺移植待機患者に対して，術前呼吸理学療法を積極的に実施できるわけではない．例えば，わが国における肺移植患者として比較的多い，肺リンパ脈管筋腫症（LAM：lymphangioleiomyomatosis）では，気胸を繰り返すことが多いため，激しい換気を伴う運動を避け，また気道内に陽圧が加わるような呼吸練習や手技は実施しないほうがよい（D）．また，原発性肺高血圧（PPH：primary pulmonary hypertension）患者は，肺動脈圧が高

いため，基本的に術前の運動負荷トレーニングは禁忌となる（E）．しかし，身体に過負荷とならない程度のトレーニングを考慮し，コンディショニングは可能な限り行ったほうがよい（C，ア）．表2にはMassachusetts General Hospital（MGH）における，術前理学療法プログラム[6]を示した．

2．肺移植後の呼吸理学療法

肺移植を受ける患者は，肺機能の著しい低下のため身体機能（四肢筋力や持久力，胸郭の可動性など）や日常生活動作（ADL：activities of daily living）能力も低下している．このような状態の患者に対して，たとえ新しい肺が移植されたとしても，肺の機能を活かすための身体機能（胸郭運動性や筋骨格筋機能）は何も変化していない．したがって，肺移植後の呼吸理学療法では，①術後肺合併症の予防・減少，②呼吸法の再教育，③運動耐容能の向上，④ADL能力の向上・自立，⑤健康関連QOL（HRQOL：health-related quality of life）の向上を目標とし，最終的には患者を社会復帰させることを目指したプログラムを実施する．

肺移植後の急性期に発生する呼吸器に関する問題として，①ガス交換障害，②肺内シャント，③線毛運動低下による気道清浄化の障害，④肺内水分バランスの崩れ[7]などがあり，これらに加え，①挿管や人工呼吸器の使用，②手術中に長時間同肢位をとること，③免疫抑制剤の使用，④創部の痛み，⑤長期臥床，⑥動きを制限されることなどによって，さらに状態を悪化させてしまうことがある[8,9]．したがって，肺移植後の患者に対する呼吸理学療法を行う際は，これらのことを十分認識したうえで介入方法を考えなければならない．

呼吸理学療法を開始する時期は，基本的に心肺機能や血行動態が安定していることが必要条件であるが，通常は術後48時間以内に開始されることが多い．しかし，開始の時期は患者の術後の状態によって異なるため，主治医の判断で決まる．

この時期における呼吸理学療法では，①気道のクリアランス，②ventilatorからのweaningの補助，③肺拡張性・胸郭運動性の改善，④呼吸法の再教育，⑤離床に向けた練習などを実施する．気道のクリアランスとは気道内分泌物の除去を意味しており，術後感染症や無気肺などを予防し，早期に抜管するために，最も重要である（C，ア）．

移植後の患者は全身麻酔や手術侵襲による肺合併症に加え，除神経，線毛運動による気道内クリアランス能力の低下，咳嗽反射の消失などが生じる[10,11]．肺移植では通常，主気管支で吻

表2　肺移植・LVRS前の呼吸理学療法プログラム
（文献6）より引用改変）

【評価内容】
- 6分間歩行距離
- 筋力，関節可動域
- 腰痛や関節炎などの整形外科的疾患の検査
- 呼吸筋力・持久力
- SF-36，機能質問表

【運動・コンディショニング】
① 持久力トレーニング
- 歩行
- サイクリング
- アームエルゴメータ
- 段差昇降

強度は予測最大心拍数の少なくとも50％程度
② ストレングストレーニング
- 自動可動域練習
- セラバンドや軽い負荷でのウエイトトレーニング
- 必要であれば呼吸筋トレーニング
- 段差昇降

【補足練習】
- 呼吸練習
- ストレッチング，胸郭可動域練習

【教　育】
- 術前オリエンテーション
- 呼吸困難や不安のマネジメント
- エネルギーの節約

術前の呼吸理学療法は，約6〜8週間の運動，コンディショニング，教育などのプログラムで構成されている

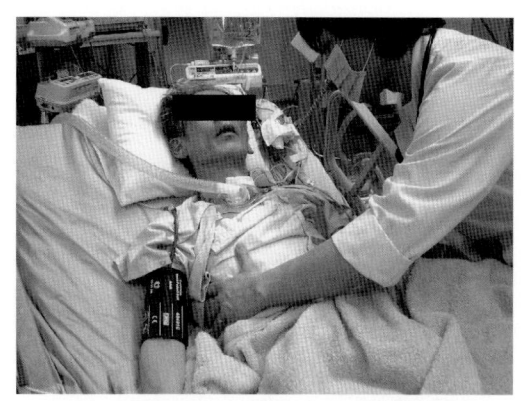

図1 肺移植術後患者に対する呼吸介助
移植肺の拡張および胸郭の運動性・拡張性を促すことを目的としている．本患者は脳死左片肺移植術を行っている．

合されるため，レシピエントの気管，気管分岐部，主気管支は残っており，この部分における咳嗽反射は残存する．しかし，移植肺ではドナーから摘出される時に迷走神経が完全に遮断されてしまうため，咳嗽反射は消失する．したがって，術後早期の気道内分泌物排出の援助において，排痰手技や体位変換を利用した呼吸理学療法の役割は大きい（C，ア）．

患者が覚醒し自発的な呼吸が可能となってきたら，抜管前後を問わず肺の拡張性を促すとともに胸郭の運動性を高める目的で深呼吸の練習を行う．移植患者は，術前の重度な呼吸障害のため胸郭可動性は低下しており，また過剰な努力を伴った呼吸パターンが術後も継続している場合が多い．したがって，術後は移植肺の拡張を促すだけでなく，胸郭の運動性・拡張性を高めるように呼吸介助手技を行う（図1）．また抜管前後を問わず，離床に向けた臥位での下肢筋力トレーニングを実施する．そして，全身状態が許す限り可及的早期より，座位や立位などを行い，離床を進めていく．離床は，それ自体が排痰や呼吸練習となるため，可能な範囲で積極的に進めていくべきである．はじめは介助しながら座位をとらせ，その肢位で呼吸練習を行う．また座位がある程度可能になれば，介助下での立位練習，足踏み練習へと積極的に進めていく．

ICUを退室し，病棟回復室または個室にて管理されるようになったら，リハビリテーション室での本格的な理学療法を進めていく前段階となる．この時期における理学療法の方針は，①積極的に離床を進める，②日中はできる限り座位で過ごすよう指導する，③身の回りADLの自立を目指した動作指導やベッドからの立ち座り，立位での足踏み，スクワット，ポータブルトイレへの移乗，ベッドまわりでの歩行練習などを行う，④下肢筋力トレーニングを行う，⑤病棟内歩行（連続200〜300 m）へと進めるなどである．ただし，これらの練習時には動脈血酸素飽和度（SpO_2：percutaneous oxygen saturation）や心拍数をモニターし，患者の息切れや疲労感，呼吸数などに注意しながら行う．

リハビリテーション室での理学療法が可能となったら，運動療法を中心としたプログラムにより身体機能の向上を図り，ADLにおける応用動作や運動耐容能を高めるトレーニングを積極的に実施する．この時期の目標は，①四肢筋力，呼吸筋力の強化，②胸郭可動性の改善，③持久力の向上，④ADLの自立，⑤退院に向けた指導である．

この時期になると肺移植患者は，安静時においてはほとんど呼吸困難を感じなくなる．しかし，さまざまな動作において，酸素飽和度の低下がないにもかかわらず呼吸困難や疲労を訴えることがある．これは，術前におけるディコンディショニングによって，骨格筋における筋組織中の酵素の減少[12]や筋線維の萎縮，毛細血管の減少[13]などが起こっているためである．そのため肺移植患者の最大運動能力は，正常値の約50％程度と報告されており[14〜17]，これは換気制限の結果ではなく，四肢筋力や筋持久力の低下によるものである．したがってこの時期には，下肢筋力中心とした四肢筋力の強化や全身持久力向上を目的とした自転車エルゴメータの駆動練習などを積極的に行い，身体機能の向上を図っ

ていくことが大切である．レジスタンストレーニングは筋力を向上させるだけでなく，長期間ステロイドを服用している肺移植患者の骨粗鬆症予防のためにも有用であるため[18]，積極的に行ったほうがよい（A，I，イ）．また，肺移植患者には床からの立ち上がり，階段昇降，坂道の上り下り，長時間歩行など，退院後を想定したさまざまな練習や在宅でのプログラム指導を行う．そして，すべてのADL動作を自立させたうえで退院となり，その後は外来にて定期的な評価や運動の指導を継続する．

IV．肺移植の呼吸理学療法の効果，限界とEBM

肺移植後に呼吸理学療法が必要であることはいうまでもないが，果たして術後どの時期まで運動療法を継続したらよいのだろうか．Stiebellehnerら[19]は，肺移植後，平均12カ月経過した患者に対して運動負荷テストを実施し，その後，最低6週以上の通常の生活活動を行った後に再度運動負荷テストを実施した．そして，さらにその後6週間の有酸素トレーニングを実施した後で同様の運動負荷テストを行った結果，通常の生活活動を継続しているだけでは運動能力に変化がないが，その後有酸素トレーニングを実施すると，最大下運動での分時換気量や心拍数の有意な低下，最高酸素摂取量の有意な増加が認められたと報告している．これらのことから肺移植患者が退院時にADLが自立していたとしても，通常の生活活動だけでは運動能力を維持するには不十分であり，継続した運動療法の必要性が示唆される（A，I，イ）．

肺移植患者の長期的なアウトカムに関してVermeulenら[20]は，移植後43カ月までは肺移植患者のHRQOLは有意に改善し，歩行も息切れなしに可能で，ADLもすべて自立していた．しかし43カ月以降では，息切れ，不安，抑うつなどを経験し，腎機能障害，高脂血症，糖尿病などが出現し，これらがHRQOLを低下させていたとし（II），Rodrigueら[21]は，肺移植は患者のHRQOLを有意に改善させるが，多くの患者では免疫抑制剤に関連した症状により，なんらかの制限を受けていたと報告している（II）．われわれの施設においても肺移植後1年以上経過した4例の患者を対象に，運動能力とHRQOLの調査を行ったところ，6分間歩行距離（6MWD：six-minutes walking distance）やADLスコアは，術後半年の時点で健常人程度にまで回復したが，下肢筋力の回復には1年以上の時間を要していた．また，MOS short-form 36-item health survey（SF-36）によるHRQOLでは，身体機能，日常役割機能（身体）などは，国民標準値よりもやや低値であったが，活力や社会生活機能，心の健康などにおいて国民標準値より高値を示していた[22]．したがって，肺移植は患者の運動能力やADL能力，さらにはHRQOLを改善させることは明らかであるが，長期的にはなんらかの問題を生じてくる可能性があり，わが国においてもさらなるデータの蓄積が急務である（III）．

V．肺容量減少術とは

肺容量減少術（LVRS：lung volume reduction surgery）とは，慢性化した重症肺気腫患者を対象に，過膨張肺の一部を切除し全体的な肺容量の減少を図る手術である．この術式は，1953年にBrantiganら[23]によって肺気腫に対する外科的治療の新しい理論として報告された．この理論は正常肺では，末梢気管支は胸腔内の陰圧と弾性線維の働きで放射状に牽引されており，その内腔が保持されているが，肺気腫では胸腔内の陰圧の減弱と弾性線維の破壊によって放射状の牽引力がなくなり，末梢気管支が閉塞してしまうと考え，外科的に肺の一部を切除し肺容量を減少させることで，放射状の牽引力を回復し，呼気時の末梢気管支閉塞がなくなり，さらには

表 3 国内外の LVRS 適応基準 (文献 23) より引用)

1．臨床プロフィール
  ・診断の確定した安定期の肺気腫患者
  ・年齢：80歳未満
  ・呼吸困難：Fletcher；Hugh-Jones 分類でIII以上 (MRC Grade 3 以上)
  ・日常生活能：呼吸リハビリテーションに耐えられる (6分間歩行距離 200 m 以上), 酸素吸入の有無は問わない
  ・ライフスタイル：喫煙のコントロール，栄養保持に十分な食事
  ・治療歴：最大限の内科的治療を受け，その効果が限界に達している
  ・インフォームドコンセント：手術リスク，予後改善の見通しも含めて十分に説明する

2．画像診断
  CT，シンチグラムを含めた画像診断で気腫肺部分が不均一に分布して切除対象領域が特定でき，target area の選定が可能である．できれば上葉優位が望ましい

3．呼吸機能検査所見
  ・閉塞性換気障害：$FEV_1 < 1.0\,l$, $20\% < \%FEV_1 < 40\%$
  ・肺過膨張：$\%TLC > 120\%$, $\%RV\ box > 250\%$, $RV/TLC > 50\%$, $Cst > 0.3\,l/cmH_2O$, $20\% < \%Dlco < 60\%$

4．適応除外例としてあげられるもの
  ・高度の胸膜癒着
  ・気管支喘息コンポーネントが著明な例
  ・炎症性変化のコントロールが不十分な例
  ・びまん性に分布する肺気腫
  ・高二酸化炭素血症 ($PaCO_2 > 60Torr$ 室内空気吸入安静時)
  ・肺高血圧症 (酸素吸入中の平均肺動脈圧が 30Torr を超える)

肺容量の減少によって横隔膜や胸郭の動きが改善することも期待できるというものである．しかし術後の死亡率が高かったため，この手術はその後 30 年ほど行われなかった．1993 年より Cooper ら[24]は，胸骨正中切開下に肺気腫症例の両側上葉の気腫病変が高度な部位 (worst area または target area) を自動縫合機で切除して，肺を 20～30％ほど小さくする手術を開始した．その結果，過膨張になった肺を適正な大きさに戻すことによって横隔膜運動の回復がみられ，1秒量 (FEV_1：forced expiratory volume in one second) が増加し，残気量 (RV：residual volume) が減少し，6MWD の増加や呼吸困難の軽減，さらには酸素吸入が不要となる患者が得られたと報告した．この Cooper ら[24]の報告以降，LVRS は欧米をはじめわが国でも急速に導入が進み，多くの肺気腫患者に実施されるようになった．

VI．肺容量減少術の適応と禁忌

LVRS は，すべての肺気腫患者に適応となるわけではなく，手術を実施するか否かについては，胸部 X 線，胸部 CT，肺換気血流シンチグラフィー，呼吸機能検査，動脈血液ガス分析，心臓カテーテル検査，6分間歩行テスト (6MWT：6-minutes walk test) などの検査により，総合的に判断される．

日本呼吸器学会「COPD 診断と治療のガイドライン第 2 版[25]」では，LVRS 適応の絶対条件として，①臨床上および呼吸機能上，肺気腫の確診が得られている，②十分な内科的治療によっても依然として呼吸困難が持続する，③Fletcher；Hugh-Jones 分類でIII以上 (MRC Grade 3 以上) の症例，④胸部 CT ならびに換気・血流シンチで病変分布 (気腫性変化) が不均等であるとされ，相対的条件として，㋑感染 (気管支拡張症，肺炎など) の合併がない，㋺気管支喘息の要素が希薄，㋩6カ月以上の禁煙が守られている，㋥既往の開胸手術による高度癒着がない，㋭胸部 X 線で肺の過膨張所見と横隔膜の平坦化がみられる，㋬気腫病変が上肺野優位などがあげられている．また現在国内の主要実施施設で，

volume reduction surgery
高コンプライアンス部位の切除

↓

肺弾性収縮力の改善
静肺コンプライアンスの低下

↙ ↘

閉塞性換気障害の改善　　　　　　肺過膨張の軽減
FEV₁の増加　　　　　　　　　　残気量の減少

↓　　　　　　　　　　　　　　　↓

動的過膨張の軽減　　　　　　　　横隔膜機能の改善
呼気終末肺容量の減少　　　　　　最大吸気内圧の上昇

↘ ↙

呼吸仕事量の減少

↓

運動耐容能の増加

↓

呼吸困難の改善

↓

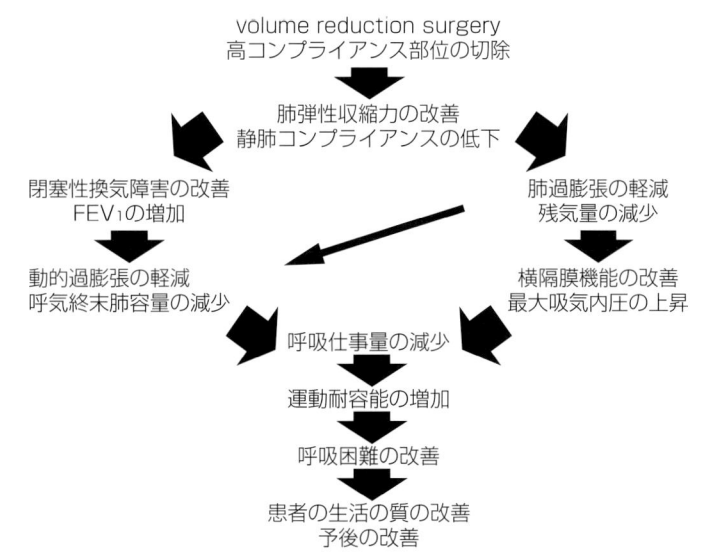

患者の生活の質の改善
予後の改善

図 2　肺容量減少術（LVRS）による機能改善の機序（文献 26）より引用）

ほぼ合意が得られている LVRS の適応については表 3 に示す．LVRS に対する適応条件は，各施設において独自の基準を設けていることも多く，その基準にしたがって症例が選択されている．

VII．肺容量減少術による生理学的変化と EBM

LVRS による機能的改善の機序について図 2[26)]に示す．これまで慢性肺気腫患者に対して LVRS が数多く実施され，その生理学的変化についてもさまざまな報告がなされている．肺機能では FEV_1 の増加，TLC（total lung capacity）の減少，RV の減少などのほか，運動耐容能の指標である 6MWD が術前に比べ大きく増加することなどが報告されている[27～32)]（I，II）．また，動脈血酸素分圧も術前値に比べ 5～10 mmHg 程度の改善が認められ，酸素投与が不要となる症例も多いことも示されている[27)]（II）．

しかし，LVRS は 1990 年代半ばから急激に普及していく中で，術後の成績（死亡率や効果の程度と持続）や適応症例の選択基準などは明らかとされていなかった．そこで LVRS の短期的および長期的なリスクとその有効性を検証する目的で，National Emphysema Treatment Trial（NETT）Research Group[33)] が 17 施設による大規模多施設共同研究を 1997 年から 5 年間にわたって実施し，その結果が報告された．この研究では 1,218 名の患者を対象とし，教育，カウンセリング，リハビリテーションなどを受けた後に，継続する内科的治療に加え，最も障害されている部分の 25～30％を取り除く LVRS を受ける群と受けない群に分類し，6，12，24 カ月後の運動耐容能（cycle ergometry），6MWT，肺機能，生活の質（the quality of Well-being scale），呼吸困難の程度（shortness of breath quetionnaire）を検討した．

その結果，①LVRS を受けた症例では手術後の最初の 90 日間の死亡率が，内科的治療のみの症例と比べて有意に高かった（7.9％と 1.3％）が，24 カ月後までの観察期間中の全体の死亡率は LVRS を受けた症例と受けていない症例では有意差がなかった．②LVRS を受けた症例では，24 カ月後の運動耐容能，FEV_1，生活の質，呼吸困難の程度などが改善したが，LVRS を受け

なかった症例では2年後には同様の機能が悪化していた．③LVRS後に機能改善がなく高い死亡率を示す症例群は，重症の気流制限とガス交換障害あるいは広範囲の病変を有する症例であった．④LVRSの効果は症例間で多彩であるが，個々の症例のLVRSの効果を予測するのに，気腫性病変の分布と運動耐容能の2つの特徴的因子が存在した．すなわち，気腫性病変の分布が上肺野優位で，術前の運動耐容能が低い症例は生存期間が延長して機能が改善するが，気腫性病変の分布がびまん性で，術前の運動耐容能が高い症例では，LVRSは生存期間が短縮し，機能が改善はしない．

以上のことから，LVRSによって運動耐容能の改善は望めるが，生存率の改善には効果がないことが明らかとなった（Ⅰ）．しかしその後，Yusenら[34]のグループは，1993～1998年にLVRSを実施した200例の患者の術後1～5年までの生存率について，それぞれ93％，88％，83％，74％，63％とNETTの成績よりも優れていたことを報告した（Ⅰ）．さらにNETT research groupが2003年に示した結果を，その後2年間追跡したデータがNaunheimら[35]によって報告され，LVRSの効果が持続していることが示された（Ⅰ）．そして最近，LVRS後の生存率については，BODE index[36]が最も有用な予測変数であることも報告された[37]（Ⅱ）．

Ⅷ．肺容量減少術の術前呼吸理学療法

表1に示した国内外におけるLVRSの適応基準には「呼吸リハビリテーションに耐えられる」という項目があるように，LVRSを受ける患者にとって呼吸リハビリテーションは非常に重要である[38]．特に手術適応となる肺気腫患者は，労作時の呼吸困難のためADLが著しく制限されており，四肢の筋力や運動耐容能は低下した状態にあるため，可能な限り術前から積極的に介入し，手術を乗り切れるだけの運動耐容能を高めておくことが必要である．しかしLVRS前に呼吸リハビリテーションを実施できなかった群と実施できた群で，LVRS後のFEV₁や努力肺活量（FVC：forced vital capacity），6MWDなどに差を認めなかったとの報告[39]もある．

LVRS前の呼吸リハビリテーションは，包括的なプログラムによって構成されることが理想であり[40]，その中には，禁煙指導，教育，薬物療法，酸素療法，呼吸理学療法，栄養指導，ストレスマネジメントなどが含まれる．呼吸理学療法では，はじめに患者評価を行い，基本的なphysical assessmentのほかに，呼吸困難の程度，ADL能力，上肢・下肢筋力，運動耐容能，HRQOLなどを評価する．そしてこれらの結果を基に，上肢・下肢の筋力トレーニング，歩行や自転車エルゴメータを利用した持久力トレーニングを積極的に実施し，運動耐容能の向上を図る．特に歩行能力は6MWDが600フィート（約183m）以上を目標とする[41]．また，胸郭柔軟性の維持・改善を目的としたストレッチや，術後を想定した排痰法の指導，呼吸パターンの改善なども行う．術前の理学療法の頻度は，入院の場合は週に5回以上，外来の場合は週3回以上の実施が望ましい[38,40]．また実施にあたっては，心拍数，血圧，経皮的酸素飽和度などをモニターし，運動中のSpO₂は90％以上を維持するように酸素供給を十分に行うようにする[42]（B，Ⅱ，イ）．このようなLVRS前の呼吸理学療法によって，肺機能の変化は得られなくても，6MWDの増加，呼吸困難の軽減，HRQOLの改善などの効果が認められている[34]（Ⅰ）．

Ⅸ．肺容量減少術の術後呼吸理学療法

LVRS後の呼吸理学療法は，術後における全身状態，特に循環動態が落ち着いていれば可及的早期から開始することが望ましい．LVRS後において特に問題となるのは，無気肺とエアーリークである．LVRSはどの術式でも術側肺の

換気を停止して気腫肺の減量を行うため，無気肺にすることが多く，そのため術後には肺を再膨張させるため必要最小限の陽圧を加える[43]．したがって，この時期における気道分泌物の除去はとても大切であり，治療的観点に立った体位変換（予防的体位変換，体位排痰）を積極的に実施し，気道分泌物貯留に伴う無気肺の予防に努める（C，Ⅲ，イ）．排痰には体位排痰だけでなく，必要に応じて呼気圧迫法（squeezing）などの手技を用いるが，次に述べるエアーリークの問題もあるため，安易な使用は避けるべきである（D，ア）．

術後は肺を膨らますために陽圧換気を行うが，切除面からのエアーリークが発生することも少なくなく，胸腔内に空気がもれると肺は膨らみにくい状態となる．さらにエアーリークが胸腔ドレーンからの吸引量を上回ると皮下気腫が発生し，その後の呼吸理学療法の進行に大きく影響することになるため，胸腔内管理が非常に重要となる[43]．胸腔内管理が十分であれば術後は安静臥床を避け，早期離床を促し，徐々に運動療法へとつなげていく．通常は，術後1〜2日でベッドサイドでの立位や足踏みを開始し，徐々に歩行練習へとつなげていく．ただし，欧米ではわが国と違い，術後1〜2病日からICUにおいて自転車エルゴメータやトレッドミルを用いた運動を積極的に実施している施設も多い．

離床が進めば，その後は可及的早期より歩行練習を実施し，徐々に距離を伸ばしていく．術後1週間程度で200〜300 mの歩行距離を目標とし，また同時に下肢を中心とした筋力トレーニングを導入することで廃用性筋萎縮の予防や筋力の強化を目指す．なお，運動中は低酸素に注意し，SpO_2は90％以上を維持するように酸素流量を調節する[42]（B，イ）．歩行は，最終的には連続して30分程度歩ける程度まで耐久力を向上させるように進めていくが，創部痛や呼吸困難などには十分配慮し，無理のない程度に進めていくことが大切である．その後は定期的に術前と同様の評価を実施し，積極的な運動療法を実施していく．この時期のプログラムは術前のものと同様であり，評価した結果を参考に，運動負荷量や運動時間などを修正して処方する．また退院後を想定し，自宅で可能なプログラムの指導を行い，在宅での継続性を保つような工夫が必要である．

Ⅹ．肺容量減少術の呼吸理学療法の効果，限界とEBM

LVRSを受ける患者に対し，術前に呼吸理学療法を実施することにより6MWD，呼吸困難，HRQOLなどが改善する[34]ことは明らかとなっているが，術前の呼吸理学療法の有無は，術後のアウトカムにどのように影響するのだろうか．NETT research group[35]は術前に呼吸理学療法を実施した群と実施しなかった群について，LVRS後のアウトカムについて報告しており，術前の理学療法の有無に限らず，LVRS後には運動能力，呼吸困難，HRQOLなどが有意に改善したが，その改善度は術前に呼吸理学療法を実施しなかったほうが高かったとしている．しかしこれは，術前に呼吸理学療法を実施することで運動能力などの向上がある程度得られているため，術後の改善度が術前呼吸理学療法を実施していなかった群に比べ低くなったのであり，術前介入の必要性を否定するものではなく，むしろ術前の介入の重要性を述べている（A，Ⅰ，イ）．Crinerら[44]はCOPD患者200名をランダムに振り分け8週間の呼吸理学療法の後，さらに3カ月の呼吸理学療法継続群とLVRS実施群に分けてその効果を検討した．その結果，8週間の呼吸理学療法によって肺機能の変化は認められなかったが，6MWD，最大運動時間などが有意に向上した．その後，呼吸理学療法継続群は，3カ月の継続によって最大酸素摂取量が向上する傾向が認められた．一方，その後LVRSを施行した群では，TLCが減少したにもかかわらずFVC，

FEV$_1$は有意に向上し、またRVや動脈血二酸化炭素分圧（PaCO$_2$：arterial carbon dioxide pressure）の値は低下した．さらに6MWD，最大運動時間，最大酸素摂取量は向上したものの有意ではなかった．しかし，LVRS群中で後に呼吸理学療法を加えた13名では，6MWD，最大酸素摂取量，HRQOLなどが有意に向上した．これらの結果から，LVRS後には呼吸理学療法を実施しなければ，運動能力やHRQOLなどを向上させることができないことが明らかとなった．以上のことから，運動療法を中心とした呼吸理学療法はLVRS前には積極的に実施することが必要であり，またLVRS後にも呼吸理学療法を実施することで，運動能力やHRQOLの向上が得られるため行うべきである（A，I，イ）．ただし，呼吸理学療法単独では肺機能の改善が得られないことを認識しなければならない．

文献

1) Toronto Lung Transplant Group：Unilateral lung transplantation for pulmonary fibrosis. *N Engl J Med* **314**：1140-1145, 1986
2) Trulock EP, Edwards LB, Taylor DO, et al：The Registry of the International Society for Lung Transplantation：twenty first official adult lung and heart-lung transplant report-2004. *J Heart Lung Transplant* **23**：804-815, 2004
3) 肺・心肺移植関連学会協議会―臓器移植ファクトブック 2006：http://www.asas.or.jp/jst/factbook/2006/index.html
4) Downs AM：Physical therapy in lung transplantation. *Phys Ther* **76**：626-642, 1996
5) Connors G, Hilling L（eds）：AACVPR Guidelines for pulmonary rehabilitation programs. Champaign, Ill. Human Kinetics, USA, 1993, pp1-10
6) Cahalin LP：Preoperative and postoperative conditioning for lung transplantation and volume-reduction surgery. *Crit Care Nurs crin North Am* **8**：305-322, 1996
7) Egan TM, Kiser LR, Cooper JD：Lung transplantation. *Curr Probl Surg* **26**：637-751, 1989
8) Butler BB：Physical therapy in heart and lung transplantation. Hillegas E, et al（eds）：Cardiopulmonary Physical Therapy. 3rd ed. Mosby-Year Book, St Louis, 1995, pp404-422
9) Biggar DG, Malen JF, Trulock EP, et al：Pulmonary rehabilitation before and after lung transplantation. Kasaburi R, et al（eds）：Principles and Practice of Pulmonary rehabilitation. WB Saunders, Philadelphia, 1993, pp459-467
10) Egan TM, Cooper JD：The lung following transplantation. Crystal RG, et al（eds）：The Lung：Scientific Foundations. Raven Press, New York, 1991, pp2205-2215
11) Dolovich M, Rossman C, Chambers C, et al：Mucociliary function in patients following single lung or lung/heart transplantation. *Am Rev Respir Dis* **135**：363, 1987
12) Jakobsson P, Jorfeldt L, Henriksson J：Metabolic enzyme activity in the quadriceps femoris muscle in patients with severe chronic obstructive pulmonary disease. *Am J Respir Crit Care Med* **151**：374-377, 1995
13) Jobin J, Maltais F, Doyon JF, et al：Chronic obstructive pulmonary disease：capillarity and fiber-type characteristics of skeletal muscle. *J Cardiopulm Rehabil* **18**：432-437, 1998
14) Murciano D, Ferretti A, Boczkowski J, et al：Flow limitation and dynamic hyperinflation during exercise in COPD patients after single lung transplantation. *Chest* **118**：1248-1254, 2000
15) Pantoja JG, Andrade FH, Stoki DS, et al：Respiratory and limb muscle function in lung allograft recipients. *Am J Respir Crit Care Med* **160**：1205-1211, 1999
16) Wang XN, Williams TJ, McKenna MJ, et al：Skeletal muscle oxidative capacity, fiber type, and metabolites after lung transplantation. *Am J Respir Crit Care Med* **160**：57-63, 1999
17) Mathur S, Reid WD, Levy RD：Exercise limitation in recipients of lung transplants. *Phys Ther* **84**：1178-1187, 2004
18) Mitchell MJ, Baz MA, Fulton MN, et al：Resistance training prevents vertebral osteoporosis in lung transplant recipients. *Transplantation* **76**：557-562, 2003
19) Stiebellehner L, Quittan M, End A, et al：Aerobic endurance training program improve exercise performance in lung transplant recipients. *Chest* **113**：906-912, 1998
20) Vermeulen KM, Ouwens JP, van der Bij W, et al：Long-term quality of life in patients surviving at least 55 months after lung transplantation. *Gen Hos Psychiatry* **25**：95-102, 2003
21) Rodrigue JR, Baz MA, Kanasky WF, et al：Dose lung transplantation improve health-

21) related quality of life? The University of Florida experience. *J Heart Lung Trasplant* **24**：755-763, 2005
22) Tamaki A, Chin K, Mishima M, et al：Exercise capacity and activity of daily living in lung transplant recipients. *Respirology* **11**：A248, 2006
23) Brantigan OC, Mueller E：Surgical treatment of pulmonary emphysema. *Am Surg* **23**：789-804, 1957
24) Cooper JD, Trulock EP, Trainafillou AN：Bilateral pneumectomy（volume reduction）for chronic obstructive pulmonary disease. *J Thorac Cardiovasc Surg* **109**：106-116, 1995
25) 日本呼吸器学会COPDガイドライン第2版作成委員会：COPD（慢性閉塞性肺疾患）診断と治療のためのガイドライン 第2版―肺容量減少手術, 肺移植. メディカルレビュー, 2004, pp100-111
26) 白目高歩, 吉永康照, 岩崎昭憲：Lung volume reduction surgeryの世界の現状. *THE LUNG perspective* **6**：136-141, 1998
27) Cooper JD, Lafrak SS：Lung-reduction surgery：5 years on. *Lancet* **353**：SI26-SI27, 1999
28) Gelb AF, Mckenna RJ, Brenner M, et al：Lung function 5yr after lung volume reduction surgery for emphysema. *Am J Respr Crit Care Med* **163**：1562-1566, 2001
29) Oey IF, Morgan MD, Singh SJ, et al：The long term health status improvement seen after lung volume reduction surgery. *Eur J Cardiothorac Surg* **24**：614-619, 2003
30) Miller JD, Berger RL, Malthaner RA, et al：Lung volume reduction surgery vs medical treatment. for patients with advanced emphysema. *Chest* **127**：1166-1177, 2005
31) Miller JD, Malthaner RA, Goldsmith CH, et al：A randomized clinical trial of lung volume reduction surgery versus best medical care for patients with advanced emphysema：a two-year study from Canada. *Ann Thorac Surg* **81**：314-320, 2006
32) Stirling GR, Babidge WJ, Peacock MJ, et al：Lung volume reduction surgery in emphysema：a systematic review. *Ann Thorac Surg* **72**：641-648, 2001
33) National Emphysema Treatment Trial Research Group：A randomized trial comparing lung-volume-reduction surgery with medical therapy for severe emphysema. *N Engl J Med* **348**：2059-2073, 2003
34) Yusen RD, Lefrak SS, Gierada DS, et al：A prospective evaluation of lung volume reduction surgery in 200 consecutive patients. *Chest* **123**：1026-1037, 2003
35) Naunheim KS, Wood DE, Mohenifar Z, et al：Long-term follow-up of patients receiving lung-volume-reduction surgery versus medical therapy for severe emphysema by the National Emphysema Treatment Trial Research Group. *Ann Thorac Surg* **82**：431-443, 2006
36) Celli BR, Cote CG, Marin JM, et al：The body-mass index, airflow obstruction, dyspnea, and exercise capacity index in chronic obstructive pulmonary disease. *N Engl J Med* **350**：1005-1012, 2004
37) Imfeld S, Bloch KE, Weder W：The BODE index after lung volume reduction surgery correlates with survival. *Chest* **129**：873-878, 2006
38) Ries AL, Make BJ, Lee SM：The effect of pulmonary rehabilitation in the national emphysema treatment trial. *Chest* **128**：3799-3809, 2005
39) Argenziano M, Moazami N, Thomashow B, et al：Extended indication for lung volume reduction surgery in advanced emphysema. *Ann Thorac Surg* **62**：1588-1597, 1996
40) Baetels MN, Kim H, Whiteson JH, et al：Pulmonary rehabilitation in patients undergoing lung-volume-reduction surgery. *Arch Phys Med Rehabil* **87**：S84-S88, 2006
41) Weinmann GG, Hyatt R：Evaluation and research in lung volume reduction surgery. *Am J Respi Crit Care Med* **154**：1913-1918, 1996
42) Hillerdal G, Löfdahl CG, Ström K, et al：Comparison of lung volume reduction surgery and physical training on health status and physiologic outcome. A randomized controlled clinical trial. *Chest* **128**：3489-3499, 2005
43) 千原幸司：気腫肺減量術（Lung Volume Reduction Surgery）. 宮川哲夫, 他（編）：理学療法MOOK4 呼吸理学療法. 三輪書店, 1999, pp64-70
44) Criner GJ, Cordova FC, Fukukawa S, et al：Prospective randomized trial comparing bilateral lung volume reduction surgery to pulmonary rehabilitation in severe chronic obstructive pulmonary disease. *Am J Respir Crit Care Med* **160**：2018-2027, 1999

11 筋ジストロフィー

三浦利彦*

◆Key Questions◆
1. 筋ジストロフィーの呼吸理学療法の特徴
2. 呼吸理学療法のプログラム（適応，禁忌，注意点，方法，クリティカルパス）
3. MIC，CPF，cough assist とは
4. マウスピース，鼻マスクによる非侵襲的換気療法（NPPV）
5. 呼吸理学療法の効果，限界と EBM

I．筋ジストロフィーにおける呼吸ケアの特徴

筋ジストロフィーは全身の筋力低下をきたす疾患であり，一生涯にわたり徐々に進行していく経過をたどる．呼吸筋力が低下すると，有効な咳ができなくなり，気道分泌物の排出が困難になったり，肺胞換気量の低下，肺炎や無気肺および睡眠時と覚醒時に呼吸障害を起こすようになる[1,2]．気道感染や誤嚥により急性増悪をきたすと気管挿管や抜管困難となる．つまり治療のゴールは，肺や胸郭の可動性を保ち，肺のコンプライアンスを維持して，覚醒時や睡眠時の肺胞換気を確保し，咳の力を高めて有効な気道内分泌物の除去を図ることである[1]．

呼吸理学療法を行ううえで，いくつかの留意点がある．それは多くが進行性疾患であることから治療効果の判定が難しいこと，四肢体幹の骨格筋を含めた全身の筋力低下と活動性の低下により軽度の呼吸障害では症状が潜在化しやすいこと，不動化による二次的な心肺耐容能の低下を招きやすいことなどである．つまり，肺胞低換気症状に対して永続的な人工呼吸療法が必要になる場合が多く，適切な換気補助が行われていなければ，他の治療を個別に行っていても効果を得ることは難しい．特に，小児期発症の筋ジストロフィーでは長期に人工呼吸器を使用しながら，肺や胸郭の発達や就学，就労を目標とした「生活のしやすさ」を配慮した治療介入が必要になる[2]．

2004年，米国胸部疾患学会（ATS：American Thoracic Society）より「Duchenne 型筋ジストロフィー（DMD：Duchenne muscular dystrophy）の呼吸ケア」に関するコンセンサスステートメントが発表された[3]．これによると，24時間人工呼吸が必要な場合においても，気管切開をせずに，非侵襲的陽圧換気（NPPV：non-invasive positive pressure ventilation）療法を用いて有効な換気補助が可能であり，気管切開は NPPV が禁忌または患者に拒否された場合，または喉咽頭機能の重度の低下や不全によって適応ではない場合に考慮するとされている（B，II，ア）．さらにより活動性や健康関連 QOL（HRQOL：health-related quality of life）が維持しやすく，急性増悪から在宅まで神経筋疾患呼吸管理の第一選択である NPPV が不適応にならないためには，気道クリアランスと肺や胸郭の可動性を維持するための呼吸理学療法を積極的に行うとさ

---

* Toshihiko MIURA／独立行政法人国立病院機構八雲病院理学療法室

れている（B，Ⅱ，ア）．また，これらのノウハウは DMD 以外の筋ジストロフィーはもちろん，他の神経筋疾患にも応用可能とされている[3]．

Ⅱ．呼吸障害のマネージメント

1．気道クリアランス

1）評価：咳の最大流量と最大強制吸気量

気道内分泌物や誤嚥による異物を除去するために必要な咳嗽力の評価には，咳の最大流量（CPF：cough peak flow）を用いる（B，Ⅱ，イ）[4]．CPF は咳嗽時に呼出される呼気の流量であり，健常成人では 360〜960 l/min の流量で約 2.3 l の呼気が排出される．CPF は喘息などの評価に用いられるピークフローメーターにマウスピースやフルフェイスマスクを接続して使用する（図1）．まずは患者自身の咳嗽力（肺活量位からの自力咳嗽）にて有効な CPF が得られるかを評価する．自力咳嗽にて有効な CPF が得られていない場合には，分泌物が気道内から除去できないため，呼吸仕事量増加による呼吸筋疲労，上気道炎時の痰づまり，肺炎，無気肺，呼吸不全の急性増悪，誤嚥による窒息を起こす危険性が高くなる．普段は全身活動性の低下により呼吸不全や低酸素状態が潜在化していても，このようなことはいつでも起こるリスクがあるので，自力咳と吸気筋や呼気筋を補うための介助手技を組み合わせた場合の CPF を測定しておく．12歳以上で使用できる指標として，CPF＜160 l/min では痰の性状に関係なく，上気道からの分泌物喀出が困難となる．また CPF＜270 l/min では，上気道感染などにより痰の粘稠度や量が増加した時には排痰困難になり，急性増悪や窒息の危険，ICU における気管内挿管の回避や抜管困難が予測される[5]．

咳介助の反応性を良好に保つためにも必要な胸郭の可動性や肺の伸張性の評価には，臨床的に測定が可能で有効な指標として最大強制吸気

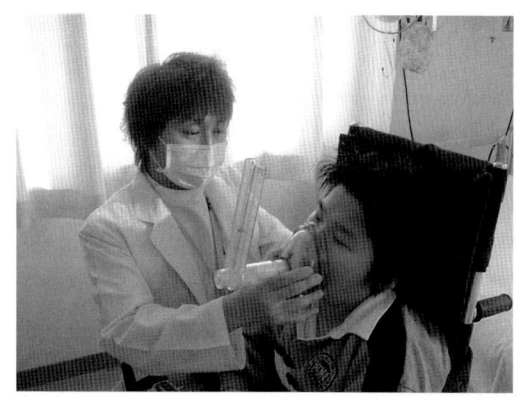

図1　ピークフローメーターによる咳の最大流量（CPF）測定

ピークフローメーターにフェイスマスクかマウスピースを使用する（図はフェイスマスクを使用）．自力の咳のほかに，吸気介助や胸部を圧迫介助した時の CPF も測定し，有効な分泌物喀出手段を評価する

量（MIC：maximum insufflation capacity）がある[6]．MIC は強制的に肺に送気された空気を，声門を閉じ，息溜め（air stacking）によって肺に保持することが可能な空気の量である[6]（図2）．吸気介助方法には救急蘇生用バッグを用いる方法や NPPV の一回換気 2〜3 回分（従量式人工呼吸器），舌咽頭呼吸などがある．MIC は胸郭可動性や肺の伸張性だけでなく，一定の空気を肺に保持して声門を閉じるために必要な喉咽頭機能の影響を受けるため，これらの総合的な指標となる．MIC と肺活量の格差は，ほぼ同値な人から肺活量よりも数倍高い MIC を保持している人など個人差が大きい．MIC が高値に保たれているほど胸腔内圧を上昇させ，呼気量を増加させることにより，理論上も咳介助に対する反応性は高く，咳嗽力は増加する[5]．

2）徒手的咳介助手技（A，Ⅱ，イ）

低下した肺活量を補うための吸気介助は，MIC 評価時と同様の方法で，bagging や NPPV による陽圧換気により肺活量以上の MIC レベルまで吸気量を得ることで胸腔内圧を高める．呼気時には，徒手的に胸郭を圧迫する咳嗽介助を行うことで自力咳嗽の 2〜5 倍もの CPF を得た強い

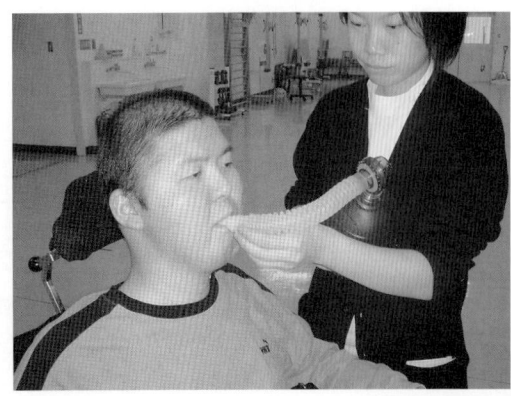

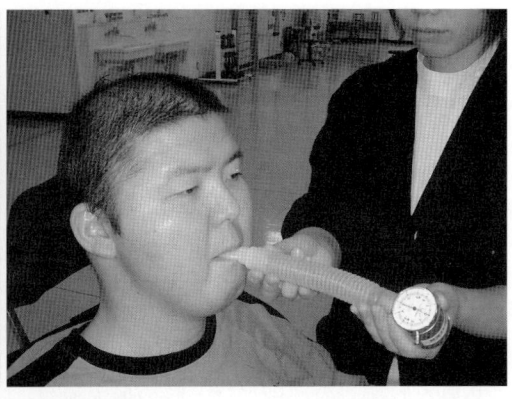

図 2 最大強制吸気量の測定
救急蘇生バッグや人工呼吸器の一回換気量を吐き出さずに数回肺に送り込むことで肺活量以上の吸気を得る．声門を閉じて数秒息溜めし，その後ゆっくりと吐き出した呼気量を簡易流量計にて測定すると最大強制吸気量が評価できる

咳が可能となる．呼気介助は，患者の胸郭下部（可動性が低い場合は上部胸郭と腹部を同時に行う）に介助者が両手を広げて置き，「1，2，ゴホン！」などの声かけにより咳嗽にタイミングよく圧迫し，呼気流量を高める（**図3**）．タイミングが合わなかったり，胸郭の生理的な運動方向に圧迫が合わない時は，痛みや不快によりCPFが増加しなかったり，肋骨骨折の原因にもなる．胸郭や脊柱の変形により生理的運動方向に異常がある場合は，安静時もしくは換気補助使用中に胸郭の上に介助者の手を置き，運動方向や可動性を必ず確認する．原則的に体位は背臥位から体幹を45〜60°起こして行うが，体位排痰法施行中や，変形などにより座位が不安定な場合は背臥位でもよい．

3）器械的咳介助手技（B，II，ア）

徒手的介助だけでは十分に痰が出せない時には，器械による強制的な吸気と呼気（MI-E：mechanical insufflator-exsufflators）を行う[1),2)]．MI-Eにはカフマシーン®かカフアシスト®を使用する（**図4**）．器械的咳介助手技（MAC：mechanically assisted coughing）の陰圧に合わせて徒手による呼気介助を組み合わせることで，最も強力な非侵襲的な咳介助になる．MACを使用すれば，入院や気管切開を回避することが

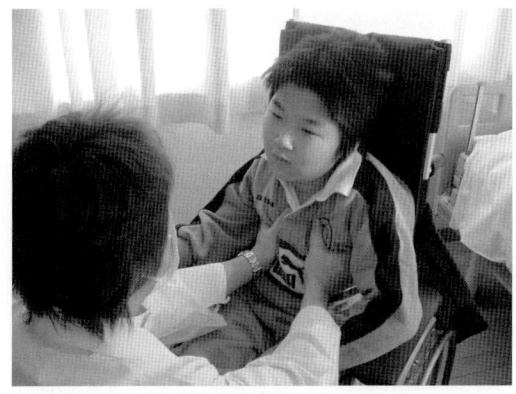

図 3 徒手による咳介助（呼気介助）
胸郭の下部（脊柱側弯が高度であったり，胸郭の可動性が著しく低下している場合には，胸郭上部と腹部）を咳に合わせて圧迫介助し，呼気流量を高める．吸気量が不足している場合は，MIC測定の方法で一時的に肺活量以上の吸気介助を行ったり，NPPV療法使用者は，呼吸器装着のまま息溜め（一回換気量を数回肺に溜める）を行い，呼気のタイミングに合わせて呼気介助を行う

できるため，CPFが160 l/min前後の患者にとってきわめて重要であることが確認されている．特に，脊柱変形により徒手的介助が有効でない症例には重要である．小児では，胸郭の呼気介助を組み合わせたほうが同調性がよい．特に小児では専門施設での教育されたスタッフによる導入が必要であるが，小児期からでも有効に使

用することができる．気管挿管や気管切開でも，従来の吸引に比べ，末梢気道の分泌物の排出，粘膜外傷の回避，快適性などで多くの利点がある．MACを用いた排痰は，Bachら[7～12]により神経筋疾患の分泌物クリアランスの有効な手段として普及したが，ランダム化比較試験のない症例報告が多いとされていた[13]．しかし近年，NPPV療法の普及とともに需要が拡大し，さまざまな報告がみられるようになった[14～18]．このようにNPPVにMACによる排痰や気道確保を併用することで，筋ジストロフィーや筋萎縮性側索硬化症（ALS：amyotrophic lateral sclerosis），進行性脊髄性筋萎縮症（SMA：progressive spinal muscular atrophy）などで気管内挿管の回避や抜管を促進したり，生命を延長するなどの効果が報告されている[19～21]．ATSステートメント[3]では，今後の積極的な導入とさらなる研究を強く推奨するとされている．適応と相対的禁忌，効果を**表1**に示す．導入や実際の使用方法については，パンフレットとDVDがカフアシスト®の輸入元であるエアウォーター社により作成され，問い合わせにより入手可能となっている．

分泌物遊離装置である肺内パーカッションベンチレーター（IPV：intrapulmonary percussive ventilator）は，DMD 1例を含む最近の症例集積研究で，肺の持続性硬化は，従来の方法では治療不応であるがIPVを用いたところ，症状の消失に有効であったと報告されている[22]が勧告に至るまでの基礎データは発表されていない．

2．呼吸筋トレーニング[3]（C，Ⅱ，ウ）

DMD患者に対する呼吸筋トレーニングの有効性に関しては，さまざまな報告がある．筋力と持久力に相当な改善がみられたという報告もあれば，呼吸筋能力に微小または意味のない変化しかみられなかったという報告もある．さらに最近，運動中の筋肉にみられる一酸化窒素遊離による防御機構が発見されたが，DMD患児は

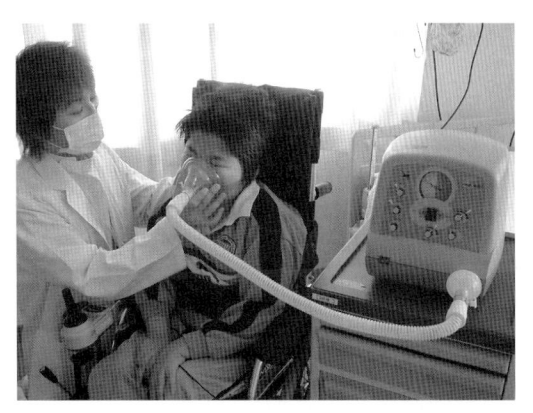

図4 カフアシスト®を使用した器械的排痰介助

この防御機構が欠如している可能性がある．このことから計画に従ってトレーニングを続けていると，しだいに筋肉が損傷していく可能性がある．疾患タイプや筋力低下などの障害度によりその効果は影響されるため，比較的活動性が保たれている神経筋疾患患者に効果は限られると思われる．人工呼吸による換気補助の適応となるようなステージでの呼吸筋トレーニングや，インセンティブスパイロメトリーのような努力性吸気を用いる治療手段は，現在はあまり推奨されていない[4]．したがって，呼吸筋トレーニングに関しては全面的に推奨することができず，さらなる研究を待たなければならない[3]．

3．夜間および昼間の非侵襲的陽圧換気療法

NPPV療法は気管内挿管や気管切開を行わず，鼻マスクやマウスピースにより上気道から陽圧を用いて非侵襲的に換気を行う方法である（**図5**）．DMD患者は呼吸低下，中枢性無呼吸，閉塞性無呼吸，低酸素血症などの睡眠時呼吸障害のリスクが高い．これらの肺合併症の治療に夜間のNPPV療法を行うことで，睡眠時の肺胞換気や昼間の血液ガスの改善，活動性やHRQOLの向上，早期の死亡率を低下させるなどの効果が認められている（B，Ⅰ，ア）[1,2]．NPPV療法を行わない場合，平均寿命は19.29歳で，睡眠時NPPV療法を行うと，平均寿命は25.3歳に

表 1　器械的排痰介助の適応疾患，効果，相対的禁忌

適応疾患
神経筋疾患などの慢性肺胞低換気や閉塞性肺障害などで咳がうまくできない患者，上気道感染時や，頭部や胸腹部などの術後で麻痺的な呼吸障害により咳が弱くなっている患者，特に気管切開をしない非侵襲的換気療法患者の上気道確保に有効である． ①呼吸機能低下をきたす神経筋疾患 　・緩徐進行性の神経筋疾患：ポリオ後症候群，高位脊髄損傷，脊髄性筋萎縮症，緩徐進行性の筋ジストロフィー，多発性硬化症，両側性の横隔膜麻痺 　・やや進行の早い神経筋疾患：Duchenne 型筋ジストロフィー，筋萎縮性側索硬化症 　・進行の早い神経筋疾患：ギランバレー症候群，重症筋無力症 ②閉塞性肺障害 　肺気腫，気管支喘息，嚢胞性肺線維症など

効　果
①＋40 cmH$_2$O の陽圧から−40 cmH$_2$O の陰圧に，瞬時（0,1秒）でシフトすることにより生じる気道の流速で，気道内分泌物を除去するのを助ける ②神経筋疾患などの上気道感染時や，頭部や胸腹部などの術後で咳が弱くなっている時，短時間で疲労や痛みが少なく効果的に排痰できるため，肺炎や無気肺になったり，気管内挿管になるのを防ぐ ③誤嚥による気管内異物の除去のために気管支内視鏡を使う必要が減る ④フェイスマスクと MI-E を用いた適切な呼吸リハビリテーションにより，非侵襲的換気療法から気管切開への移行を遅らせる ⑤鼻汁貯留による鼻閉時に，鼻をかむことの代わりにもなり，上気道を空気の通り道として確保し，非侵襲的換気療法の効果を維持できる ⑥在宅人工呼吸において介助者でも使え，MI-E の併用により緊急入院の頻度が減る ⑦ICU やリカバリールームで，気管内挿管を通しての排痰にも効果があり，抜管（非侵襲的換気療法への移行を含む）を助ける ⑧気管切開チューブを通しての排痰にも有用で，通常の吸引のみより苦痛が少なく一度に多量の痰を吸引でき，吸引の頻度が減り肺炎になりにくい

相対的禁忌
①bulla のある肺気腫の既往，気胸や気縦隔の疑い，人工呼吸による肺障害の患者に対しては原則として行わない ②不整脈や心不全のある患者では，原則として行わないが，どうしても行う場合は，脈拍と酸素飽和度をモニターしながら慎重に行う

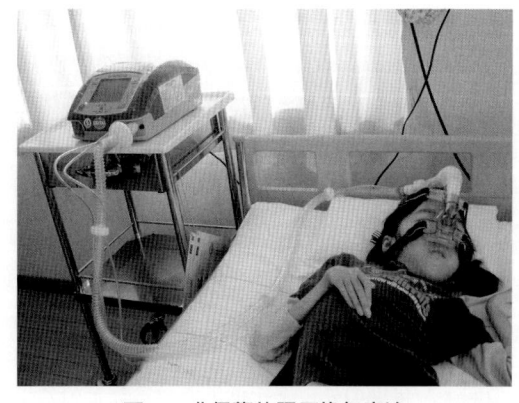

図 5　非侵襲的陽圧換気療法

改善した[23]．ただし，無症状で睡眠時の血液ガスが正常な時期からの NPPV 療法早期開始による予防効果はない[24]．ATS[3]では，夜間から終日までの換気補助を必要とする DMD 患者においても，NPPV 療法を推奨しているが，そのためには上気道を空気の通り道として確保するために前述の気道クリアランスの評価と，咳の介助が必要不可欠となり，長期効果を左右する大きな因子となる．2006 年，日本呼吸器学会より NPPV ガイドライン[25]が発表されている．神経筋疾患に対しては Bach[26]の導入基準や Mehta[27]の拘束性換気障害に対する長期 NPPV 療法適応基準を参考に，石川ら[25]が作成したわが国にお

表 2　神経筋疾患の NPPV 適応ガイドライン（文献 25）より引用）

① 肺活量，咳の最大流量（CPF＝cough peak flow），SpO_2，呼気終末 PCO_2 を定期的に測定する．進行性疾患や肺活量低下例では，定期的に（年1回程度）睡眠時呼吸モニター（SpO_2，可能なら呼気終末 PCO_2 も）を行う
② 肺活量が 2,000 ml 以下（または，％肺活量＜50％）になったら，救急蘇生用バッグとマウスピースや口鼻マスクで，強制吸気による息溜めを行い，最大強制吸気量を測定する
③ CPF が 270 l/min 以下に低下したら，徒手による介助咳（吸気筋と呼気筋の）を習得する．風邪をひいた時には，パルスオキシメータを用意し，SpO_2 が 95％以下になる時は，NPPV 療法と徒手や器械による介助咳を行って SpO_2 を 95％以上に維持する．酸素付加をしないと，SpO_2 が 95％以上にならない時は，肺炎や無気肺の可能性を考慮する
④ 気管内挿管を要した時は，酸素付加をしなくても SpO_2 が正常化するようになり，高炭酸ガス血症を認めなくなってから抜管する．抜管の際に NPPV 療法への移行を一時的に要することがある．抜管後に睡眠時 NPPV 療法を中止してしばらくすると，症状や高 CO_2 血症が増悪したり，肺炎や急性呼吸不全増悪を繰り返す例では，長期 NPPV 療法の適応を考慮する
⑤ 慢性肺胞低換気症状を認める場合や定期的な昼間や睡眠時の呼吸モニターにより，$PaCO_2$（または呼気や $EtCO_2$ か経皮の $TcPCO_2$）＞45 mmHg，あるいは SpO_2＜90％が5分以上続くか，全モニター時間の 10％以上であれば，夜間の NPPV 療法を行う．必要に応じて昼間にも NPPV 療法を徐々に追加する．
⑥ 介助による CPF＜160 l/min（息溜めを併用しても）になったり，気道確保困難（咳が不十分，嚥下機能低下や慢性的な誤嚥，分泌物過多）な場合は，風邪の時や気管切開を考慮する時にインフォームドコンセントを行って気管内挿管する

ける導入基準がある（**表 2**）．ここでは呼吸機能評価として肺活量のほかに，CPF を測定し，肺活量が 2,000 ml 以下（または％VC＜50％）になった場合，救急蘇生バッグなどを用いた肺の強制吸気による息溜めを行いながら，微小無気肺の予防や，肺と胸郭のコンプライアンスを維持する運動を開始するとともに MIC を評価する．自力咳での CPF が 270 l/min に低下した場合，感染や誤嚥による窒息や急性増悪を回避するために徒手による介助咳を行う．また感染時に，動脈血酸素飽和度（SpO_2：percutaneous oxygen saturation）＜95％になった時には，徒手的もしくは器械的咳介助と，一時的な NPPV 療法を使用することにより SpO_2≧95％を維持する．酸素付加は，分泌物の気道閉塞による肺胞換気の低下をモニターすることができなくなる．気管内挿管を要した場合は，肺実質の病態が改善した後に抜管し，一時的に NPPV 療法を使用する場合もある．慢性肺胞低換気症状（疲労，息苦しさ，朝または持続性頭痛，朝の倦怠感や疲労感，嘔気，食欲不振，日中のうとうと状態と頻回の眠気，睡眠時に頻回の覚醒，睡眠時の体位交換の増加，多呼吸，言葉が途切れがち，補助呼吸，発汗，頸部前屈の弱化，嚥下困難，集中力低下，頻回の悪夢，呼吸困難の悪夢，頻脈など呼吸障害による心不全徴候や症状，下腿浮腫，イライラ感，不安，睡眠時に尿意による頻回の覚醒，学習障害，学業成績低下，過度の体重減少，筋肉痛，記憶障害，上気道分泌物の制御困難，肥満，移動時や食事中のチアノーゼ，性欲低下）を認める場合や，定期的な睡眠時と昼間の呼吸モニターにより動脈血二酸化炭素分圧（$PaCO_2$：arterial carbon dioxide pressure）＞45 mmHg，あるいは SpO_2＜90％が5分以上続くか，全モニター時間の 10％以上であれば夜間 NPPV 療法を開始し，病態の進行により必要に応じて昼間の NPPV 療法使用も徐々に追加する．気管切開は，咳介助を行っても CPF＜160 l/min となり，喉咽頭機能の重度な不全や慢性的な誤嚥，分泌物過多があって気道確保が困難な場合に考慮し，インフォームドコンセントを行って気管内挿管する．

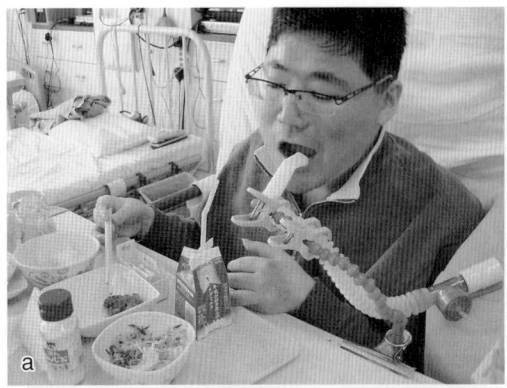

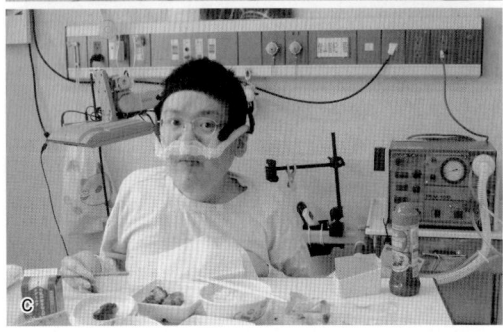

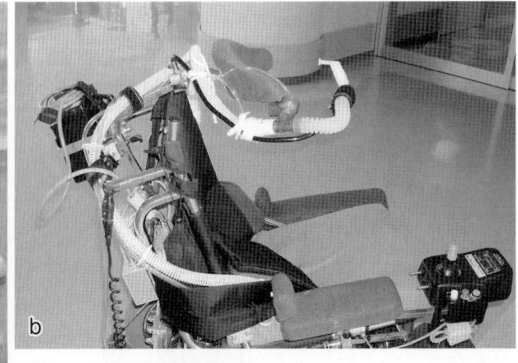

図6 NPPV使用に応じたインターフェイスの選択と固定
マウスピースは口元から離れないよう，食事場面ではマイクスタンドやテーブルに固定したフレキシブルなアームで固定する（a）．電動車いすでは，振動しないようにできるだけアームの長さを短くし，ヘッドレストなど使用者に近い位置で固定する（b）．口唇周囲の筋力が弱くて保持できない場合や，間欠的な換気補助では不十分な場合は，ベルトで固定できるタイプのマスクや鼻カニューラタイプのものも使用する（c）

4．終日の非侵襲的陽圧換気療法の使用に伴う環境設定

　終日のNPPV療法の使用に伴い，食事やベッドと車いす間の移動，活動範囲や就学・就労などの参加制限を最小限にすること，地域や在宅で生活していくための配慮や工夫，またリスクマネージメントの視点で環境整備を行う必要がある[2]．昼間のNPPV療法の使用においては鼻マスク以外に，マウスピースもインターフェイスの選択肢となる．マウスピースは視界が確保され，眼鏡の使用や会話・食事の妨げにならず使用できるが，口唇周囲の筋力が弱く保持できない場合や，換気補助が間欠的で不十分になる時は，ヘッドストラップやキャップによりインターフェイスの固定が可能な鼻マスクや鼻プラグタイプを使用する．インターフェイスが外れて落ちないよう，食事などの机上の活動時にはマイクスタンドやフレキシブル素材などの固定アームを使用する（**図6**）．また，電動車いすに人工呼吸器を搭載する場合は，車いすの振動を固定アームが拾うと，マウスピースが口元から離れることがあるので，固定アームは使用者の口元から一番近いヘッドレストから出す．呼吸器の搭載は，電動車いすメーカーからオプションとして販売されているものや，呼吸器メーカーで用意されているキャリングバッグを使用することができる．リクライニング使用時には呼吸器が脱落したり，走行中に呼吸器回路が接触しないように固定する．現在使用されている携帯型人工呼吸器の中には，アラーム機能がないものや，内部バッテリーを搭載していないもの，そもそも生命維持装置としての使用をメーカーが保障していないものもあるため，終日人工呼吸器使用患者に使用できる機種かどうかを判断する必要がある．駆動電源は外部バッテリーを使用するが，機種や使用モードによって消費電力に違いがあり，バッテリー駆動時間はそのまま活動可能時間となるため注意する．内部バッテリーが内蔵されている機種でも，非常時のバックアップ用であるため，日常的な使用は避ける．

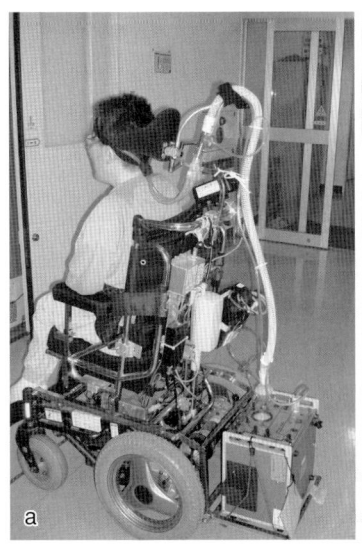

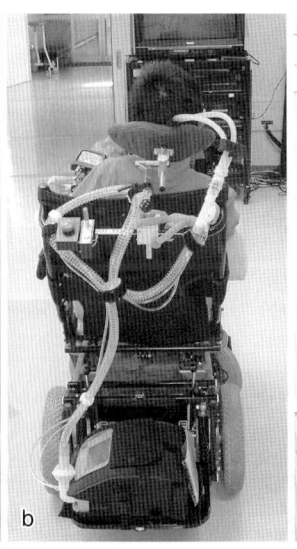

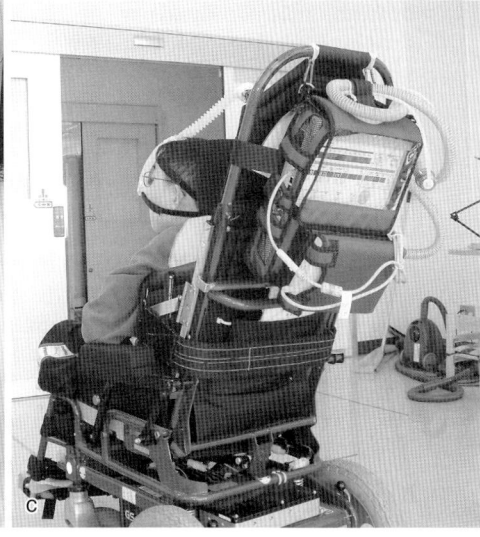

図 7 携帯型人工呼吸器の電動車いす搭載例
　a．PLV-100（フジレスピロニクス）
　b．レジェンド・エア（IMI）
　c．LTV-950（フジレスピロニクス）

メーカー純正の長時間駆動が可能な内部バッテリー搭載のものでは，移動中に使用することも可能であるが，バックアップ用外部バッテリーとして複数常備している場合に限る．現在使用されている主な携帯型人工呼吸器の電動車いす搭載例を写真に示す（図7）．

Ⅲ．呼吸理学療法の EBM と限界

スイスでは，8歳から33歳までの DMD 患者35名の調査において，彼らの HRQOL は全身筋力低下による電動車いす使用や呼吸機能障害による NPPV 療法使用により低下することなく維持されると報告されている[28]．医療従事者は，しばしば DMD は HRQOL を維持できない疾患であると思いがちであるが，高い HRQOL を維持できる疾患であるという認識をもち，NPPV 療法やその他の延命のための治療オプションを提供するときの判断基準にしなければならないとされている[3,28]．小児 ICU における気管内抜管困難例に対しても，NPPV 療法を用いて抜管を促進することができる[29]．しかし，気管内挿管拒否例はもちろん，ICU や一般病棟の気管内挿管回避率は，熟練したチーム医療により年々上がってきているが，EU（欧州連合）の ICU42施設での NPPV 療法を利用しての気管内挿管回避率は平均35％であり，0～67％と施設間格差が大きい[30]．NPPV 療法の継続が困難となる原因はさまざまであるが，一つには不十分な咳の力，嚥下機能の低下や慢性的な誤嚥による気道確保困難や，コントロール不能な多量な気道内分泌物が原因としてあげられる．よって，DMD の呼吸不全に対する NPPV 療法の効果を長期に継続するためには，介助者による観察，呼吸モニター，気道確保に必要な排痰と咳の機能維持，肺と胸郭のコンプライアンス維持などに必要な呼吸リハビリテーションを併用することが重要である[26,31]（B，Ⅰ，ア）．

文　献

1) Phillipps MF, Smith PEM, Carroll N, et al：Nocturnal oxygenation and prognosis in

Duchenne muscular dystrophy. *Am J Respir Crit Care Med* **160**：198-202, 1999
2) 石川悠加（編）：非侵襲的人工呼吸療法ケアマニュアル―神経筋疾患のための．日本プランニングセンター，2004
3) Finder JD, Birnkrant D, Carl J, et al：Respiratory care of the patient with Duchenne muscular dystrophy. *Am J Respir Crit Care Med* **170**：456-465, 2004
4) Bach JR（著），大澤真木子（監訳）：神経筋疾患の評価とマネジメント．診断と治療社，1999
5) Kang SW, Bach JR：Maximum insufflation capacity. vital capacity and cough flows in neuromuscular disease. *Am J Phys Med Rehabil* **79**：222-227, 2000
6) Kang SW, Bach JR：Maximum insufflation capacity. *Chest* **118**：61-65, 2000
7) Bach JR：Update and perspective on noninvasive respiratory muscle aids. Part 2：The expiratory aids. *Chest* **105**：1538-1544, 1994
8) Tzeng AC, Bach JR：Prevention of pulmonary morbidity of patients with neuromuscular disease. *Chest* **118**：1390-1396, 2000
9) Bach JR：Mechanical exsufflation, noninvasive ventilation, and new strategies for pulmonary rehabilitation and sleep disordered breathing. *Bull NY Acad Med* **68**：321-340, 1992
10) Bach JR, Smith WH, Michaels J, et al：Airway secretion clearance by mechanical exsufflation for post-poliomyelitis ventilator-assisted individuals. *Arch Phys Med Rehabil* **74**：170-177, 1993
11) Bach JR：Mechanical insufflation-exsufflation：Comparison of peak expiratory flows with manually assisted and unassisted coughing techniques. *Chest* **104**：1553-1562, 1993
12) Bach JR, Niranjan V, Weaver B：Spinal muscular atrophy type 1：A noninvasive respiratory management approach. *Chest* **117**：1100-1105, 2000
13) Dean R：The evidence for secretion clearance techniques. *Respir Care* **46**：1276-1292, 2001
14) Vianello A, Corrado A, Arcaro G, et al：Mechanical insufflation-exsufflation improve outcomes for neuromuscular disease patients with respiratory tract infection. *Am J Phys Med Rehabil* **84**：83-91, 2005
15) Sancho J, Servera E, Vergara P, et al：Mechanical insufflation-exsufflation vs. tracheal suctioning via tracheostomy tubes for patients with amyotrophic lateral sclerosis a pilot study. *Am J Phys Med Rehabil* **82**：750-753, 2003
16) Miske LJ, Hickey EM, Kolb SM, et al：Use of the mechanicalin-exsufflator in pediatric patients with neuromuscular disease and impaired cough. *Chest* **125**：1406-1412, 2004
17) Chatwin M, Ross E, Hart N, et al：Cough augmentation with mechanical insufflation/exsufflation in patients with neuromuscular weakness. *Eur Respir J* **21**：502-508, 2003
18) Gomez-Merino E, Sancho J, Marin J, et al：Mechanical insufflation-exsufflation：pressure, volume, and flow relationships and the adequacy of the manufacture's guidelines. *Am J Phys Med Rehabil* **81**：579-583, 2002
19) Gomez-Merino E, Bach JR：Duchenne muscular dystrophy：prolongation of life by noninvasive ventilation and mechanically assisted coughing. *Am J Phys Med Rehabil* **81**：411-415, 2002
20) Mustfa N, Aiello M, Lyall RA, et al：Cough augmentation in amyotrophic lateral sclerosis. *Neurology* **61**：1285-1287, 2003
21) Joao C, Gonçalves MR, Lourenço C, et al：Effects of mechanical insufflation-exsufflation on respiratory parameters for patients with chronic airway secretion encumbrance. *Chest* **126**：774-780, 2004
22) Birnkrant DJ, Pope JF, Lewarski J, et al：Persistent pulmonary consolidation treated with intrapulmonary percussive ventilation：a preliminary report. *Pediatr Pulmonal* **21**：246-249, 1996
23) Eagle M, Baudouin SV, Chandler C, et al：Survival in Duchenne muscular dystrophy：improvements in life expectancy since 1967 and the impact of home nocturnal ventilation. *Neuromuscular Disord* **12**：926-929, 2002
24) Raphael J-C, Chevret S, Chastang C, et al：Randomised trial of preventive nasal ventilation in Duchenne muscular dystrophy. French Multicentre Cooperative Group on Home Mechanical Ventilation Assistance in Duchenne de Boulogne Muscular Dystrophy. *Lancet* **343**：1600-1604, 1994
25) 日本呼吸器学会 NPPV ガイドライン作成委員会：NPPV（非侵襲的陽圧換気療法ガイドライン）．南江堂，2006
26) Bach JR, Ishikawa Y, Kim H：Prevention of pulmonary morbidity for patients with Duchenne muscular dystrophy. *Chest* **112**：1024-1028, 1997
27) Mehta S, Hill NS：Noninvasive ventilation. *Am J Respir Crit Care Med* **163**：540-577, 2001
28) Kohler M, Clarenbach CF, Böni L, et al：Quality of life, physical disability, and respiratory impairment in Duchenne muscular dystrophy.

Am J Respir Crit Care Med **172**:1032-1036, 2005
29) Pope JF, et al:Noninvasive ventilation to facilitate extubation in a pediatric intensive care unit. *J Intensive Care Med* **15**:99-103, 2000
30) Carlucci A, Richard JC, Wysocki M, et al:Noninvasive versus conventional mechanical ventilation. An epidemiologic survey. *Am J Respir Crit Care Med* **163**:874-880, 2001
31) Gómez-Marino E, Bach JR:Duchenne muscular dystrophy:prolongation of life by noninvasive ventilation and mechanically assisted coughing. *Am J Phys Med Rehabil* **81**:411-415, 2002

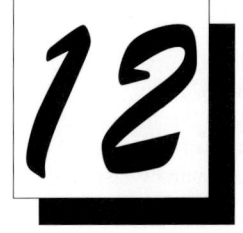

12 筋萎縮性側索硬化症

寄本恵輔*

◆Key Questions◆
1. 筋萎縮性側索硬化症の呼吸障害の特徴
2. 筋萎縮性側索硬化症に対する呼吸理学療法のプログラム（適応，注意点，方法）
3. 筋萎縮性側索硬化症における呼吸理学療法の EBM

I．筋萎縮性側索硬化症の呼吸障害の特徴

　筋萎縮性側索硬化症（ALS：amyotrophic lateral sclerosis）の生命予後を規定する最大の因子は呼吸障害である[1]．ALS の呼吸障害の特徴は，呼吸筋力の低下に基づく拘束性換気障害であり，特に肋間筋，横隔膜が障害され，肺胞低換気となる[2]．横隔膜機能障害は％肺活量（％VC：vital capacity）の低下，また二次的な代償として呼吸補助筋の過活動をきたすため低換気頻呼吸となり，その結果，安静時でさえ呼吸困難となる．この呼吸筋麻痺は，不全麻痺に始まり最終的には完全麻痺となるため呼吸不全となり死に至る[3]．

　しかし現在，呼吸不全に陥った場合においても侵襲的陽圧換気人工呼吸器（TPPV：tracheotomy positive pressure ventilation）装着により，生き抜く医療が ALS 患者自身によって選択可能となっている．わが国では 1990 年に在宅人工呼吸療法が保険適応となり，また在宅で療養できるシステムが構築され，呼吸不全を超えた ALS 療養が展開されている[4]．このことを反映し「新しい ALS 観」では，呼吸筋麻痺は呼吸運動系への障害で生じた換気不全であり，それは呼吸器で補助されるものであると述べられるようになった[5]．また，この理念をさらに押し進めたのが非侵襲的陽圧換気人工呼吸器（NPPV：non-invasive positive pressure ventilation）の到来であり，ALS 患者の症状に沿った呼吸理学療法の関わりは多岐にわたるようになっている．したがって，われわれは TPPV 装着をできる限り延長させる呼吸理学療法を実施していくことに留まらず，NPPV 装着時期や TPPV 装着後などの進行に沿った継続的な呼吸理学療法を実践していくことが望まれるようになった．

II．各ステージに応じた呼吸理学療法プログラム

　われわれは呼吸障害の進行に沿って各ステージに分類し，呼吸理学療法を実施している（表1）．ステージ 1 は発症早期 ALS 患者を対象とし，呼吸理学療法プログラムを実施，またステージ 2 は NPPV 装着時の ALS 患者を対象とし，その導入時には胸部圧迫式換気補助法を併用，さらにステージ 3 は TPPV 装着後の ALS 患者を対象とし，健康関連 QOL（HRQOL：health-related quality of life）向上，および肺合併症の

---

* Keisuke YORIMOTO／吉野内科・神経内科医院

表 1 各ステージにおける呼吸理学療法手技と目的

呼吸理学療法手技	目的
【ステージ 1】 発症早期時における呼吸理学療法	患者・家族の教育（継続的な呼吸理学療法の実施），気管切開・侵襲的陽圧換気人工呼吸器装着時期の延長
1）リラクセーション練習（図 1）	頸部呼吸補助筋のリラクセーション，筋疲労軽減
2）頸部呼吸補助筋ストレッチ（図 2）	頸部呼吸補助筋の筋短縮の予防，筋疲労軽減
3）腹式呼吸法と口すぼめ呼吸練習（図 3）	呼吸補助筋の活動抑制，努力性呼吸の軽減，一回換気量の増加，安定した呼吸パターンの獲得，気道の閉塞防止，一回換気量の増加，呼吸数の減少
4）ハッフィング（図 4）	咳嗽・喀痰の促通
5）シルベスター法（図 5）	胸郭周囲筋の伸張・柔軟性向上，胸郭可動域の改善
6）胸部圧迫式換気補助法（図 6）	陰圧呼吸効果，胸郭可動域維持・改善
【ステージ 2】 非侵襲的陽圧換気人工呼吸装着導入時の呼吸理学療法	呼吸筋疲労の軽減，気管切開・侵襲的陽圧換気人工呼吸器装着時期の延長
胸部圧迫式換気補助法の併用（図 7）	低換気・頻呼吸の軽減，酸素化能の改善，高二酸化炭素血症の軽減，陽圧換気・陰圧換気の両方の効果，導入時の違和感・呼吸困難の減少，呼吸パターンの安定
【ステージ 3】 気管切開・侵襲的陽圧換気人工呼吸装着後の呼吸理学療法	身体・精神的活動性の向上，HRQOL の向上，肺合併症の予防・改善
1）車いす乗車練習（図 9）	活動性向上，喀痰促通
2）腹臥位療法（図 10）	体位ドレナージ効果，喀痰促通
3）蘇生バッグを用いたスクィージング（図 11）	肺コンプライアンスの改善・喀痰促通，無気肺予防
4）器械的咳介助（カフアシスト）（図 12）	喀痰促通，難治性肺炎の改善
5）ダイナミックパラポディアム（図 13）	廃用性症候群の予防，活動性の向上，喀痰促通
6）tilt table（図 14）	廃用性症候群の予防，喀痰促通
7）陽・陰圧体外式人工呼吸器 RTX（図 15）	喀痰促通，難治性肺炎の改善
8）誤嚥防止術後の経口摂取練習	誤嚥性肺炎の防止，経口摂取の再獲得，活動性の向上

（国立国際医療センター国府台病院 リハビリテーション科，2008）

予防・改善を目的とした積極的な離床練習や喀痰の促通を実施している[6]．

1．ステージ 1：発症早期における呼吸理学療法

発症早期 ALS 患者の日常生活動作（ADL：activities of daily living）を維持するためには呼吸機能の維持を目的としたトレーニングが重要である[7]．わが国では 1997 年より ALS の呼吸障害に関する研究として至適呼吸理学療法プログラムが提唱されている[1]．われわれも同様に呼吸理学療法を応用しているが，それに加えて ALS 患者や家族，また誰にでも継続的に実践できるものとしている．この時期の呼吸理学療法の最大の目的は TPPV 装着する時期をできるだけ遅らせることにあるが，ALS における呼吸障害についてよく説明し理解を得ながら行う教育的アプローチも重要となる．

1）リラクセーション練習（図 1）

随意的に両肩・肩甲骨を挙上し 5 秒間保持する．その後，一瞬にして力を抜く（図 1a，b）．肩・肩甲骨の挙上が困難な場合は，介助者が挙上を補助する（図 1c）．これを 10 回繰り返す．

2）頸部呼吸補助筋ストレッチ（図 2）

頸部の屈曲・側屈・回旋方向に各 20 秒間持続的に筋を伸張する（図 2a，b）．その際，体幹をしっかり固定する．強さは患者が疼痛を訴えない程度とする．

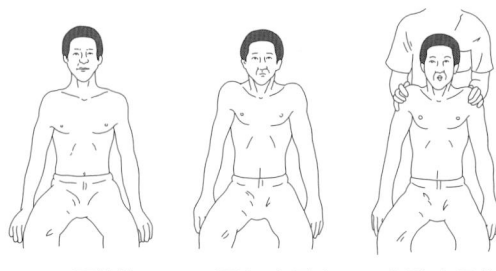

a．開始位　b．肩をすぼめる　c．介助する場合

図1　リラクセーション練習

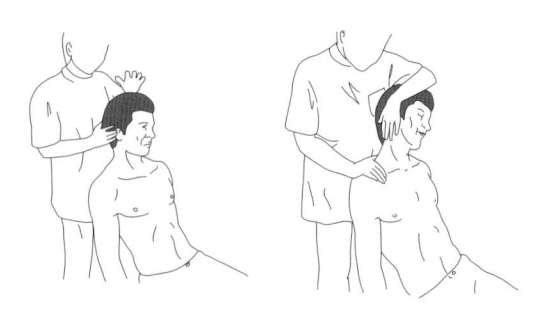

a．開始位　b．頸部側屈

図2　頸部呼吸補助筋ストレッチ

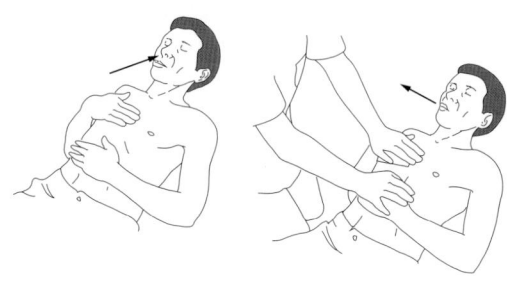

a．吸気（鼻から吸う）　b．呼気（口をすぼめて呼出する）

図3　腹式呼吸法と口すぼめ呼吸練習

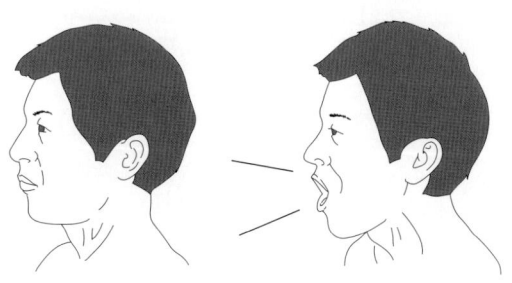

a．開始位　b．呼気（強く速く）

図4　ハッフィング

3）腹式呼吸法・口すぼめ呼吸練習（図3）

患者の手を胸部と腹部に置き，吸気は鼻腔から吸い込み，呼気は口腔から排出させる（図3a）．腹式呼吸をすることが困難な場合は，吸気時に胸式呼吸とならないように介助者は胸郭部を徒手で固定する．その時，患者に意識して腹部で吸気してもらうように反対の手を腹部において行う（図3b）．呼気時は口をすぼめて長くゆっくりと出してもらい，必要であれば腹部を押しながら最終的には横隔膜を押すような介助をする．これを10分間行う．

4）ハッフィング（図4）

まずは空咳をする．困難な場合には2秒間吸気させ（図4a），次いで「ハァッ，ハァッ，ハァッ」と素早く3〜4回息を吐くことを繰り返す（図4b）．

5）シルベスター法（図5）

吸気時に上肢を挙上し，呼気時にゆっくり下ろしてくる（図5a，b，c）．自力での挙上が困難な時は介助する．呼気・吸気のタイミングは呼気：吸気＝2：1となるパターンで10回繰り返す．

6）胸部圧迫式換気補助法（図6）

患者の呼吸パターンを介助者は把握し，そして患者の呼気に合わせ，胸郭に圧迫を加える．上部胸郭部の圧迫は床方向へ圧迫し，呼気を補助する（図6a，b）．また，下部胸郭部は内下方へ圧迫し呼気を補助する（図6c，d）．この時，呼気から次の吸気のタイミングを考え，胸郭の動きに拮抗しないようにする．また腹式呼吸，口すぼめ呼吸を併用する．

以上，この1）〜6）までのプログラムを毎日30分程度実施し，在宅でも継続できるよう指導する．

2．ステージ2：NPPV導入時の呼吸理学療法

ALS患者にとってNPPVは，呼吸困難の改善，

a．開始位　　　　　　　　b．吸気（上肢挙上）　　　　　c．呼気（上肢を戻す）
図5　シルベスター法

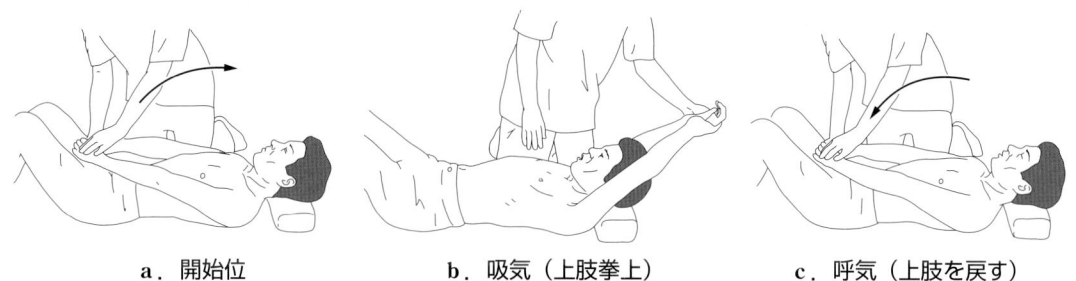

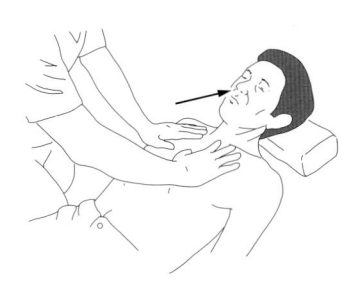

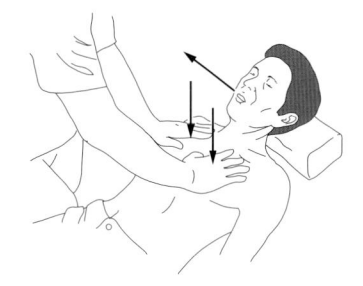

a．吸気（抵抗は加えない）　　　　　b．呼気介助（上部胸郭部を圧迫する）

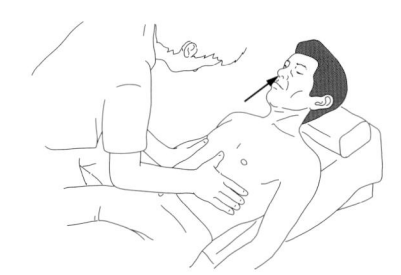

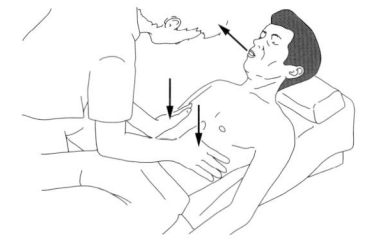

c．吸気（抵抗は加えない）　　　　　d．呼気介助（下部胸郭部を圧迫する）
図6　胸部圧迫式換気補助法

また生命予後やHRQOLにおいてもその有効性が示されている[8,9]．しかしながら，TPPV装着の意思決定がされていないALS患者にとっては姑息的な手段となり，かえって呼吸障害の進行に伴い苦渋な選択を迫られることになりかねない．また，球麻痺症状が強いALS患者には使用が困難で，NPPV装着により呼吸機能の低下を促進するという報告もある[10]．さらにNPPV導入時の違和感や苦痛により導入が困難となる症例も経験している．したがって，われわれはNPPV導入がうまくいくよう呼吸理学療法の併用を試みている[6]．

3．胸部圧迫式換気補助法の併用（図7）

ステージ1で実施している胸部圧迫式換気補助法と同様に，患者の呼気に合わせて胸郭部を圧迫する．圧迫時にNPPVの圧設定をよく確認し，NPPVに同調しながら換気量を上げていけるようにする．

4．ステージ3：TPPV装着後の呼吸理学療法

これまで，TPPV装着後のALS患者における呼吸理学療法手技の有効性を示したものは少ない．しかし，われわれはTPPV装着後早期より

積極的に肺合併症予防を目的とした離床練習を実施している[6]．なぜならば，TPPVを装着したALS患者が長期臥床下において，無気肺を伴う慢性誤嚥性肺炎（以下，難治性肺炎）を繰り返すことにより生命を脅かされることを多く経験してきたからである（図8）[11]．そのような中で，新しい呼吸理学療法の概念に「日常的な身体と肺の動きをベッド上で再現する」，つまり「離床する」ことが難治性肺炎の予防や改善に最も有効な方法であるとされている[12]．したがって，ALS患者におけるTPPV装着後の呼吸理学療法は，継続的な離床を原則とし，その中において難治性肺炎の予防，改善を目的とした喀痰練習を実施している[13]．

1）車いす乗車練習（図9）

適応は全症例が対象となる．少なくても毎日車いす乗車練習を30分以上とれるように工夫する．

2）腹臥位療法（図10）

適応は循環動態が不安定，特に起立性低血圧などの自律神経障害がある患者，また沈下性肺炎患者が対象となる．腹臥位にした際に気管切開部が圧迫されないよう工夫する必要がある．われわれはベッドの横にストレッチャーを用意し，腹臥位にした際にベッド間に気管切開部が入る工夫を利用している．また，喀痰を促すために患者の背部から呼気に合わせてスクィージングを行っている．

3）蘇生バッグを用いたスクィージング（図11）

適応は肺の圧損傷の可能性が低い患者が対象となる．TPPV装着患者の換気パターンは，人工呼吸器による換気制限を終日受け，これが喀痰に必要な胸郭の可動性を制限している．そこでわれわれは蘇生バッグを用いたスクィージングを実施している．無気肺の改善には健側肺を

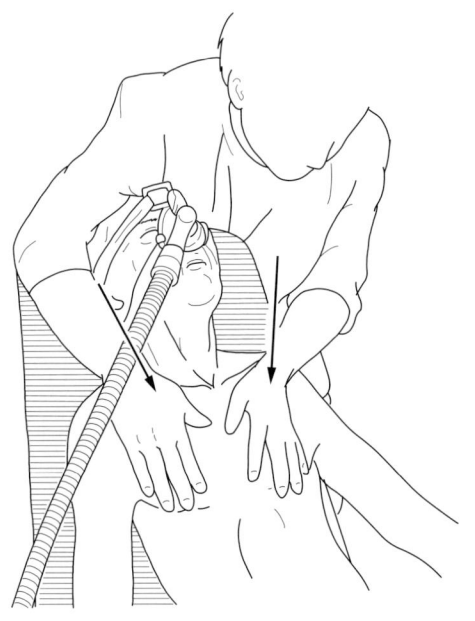

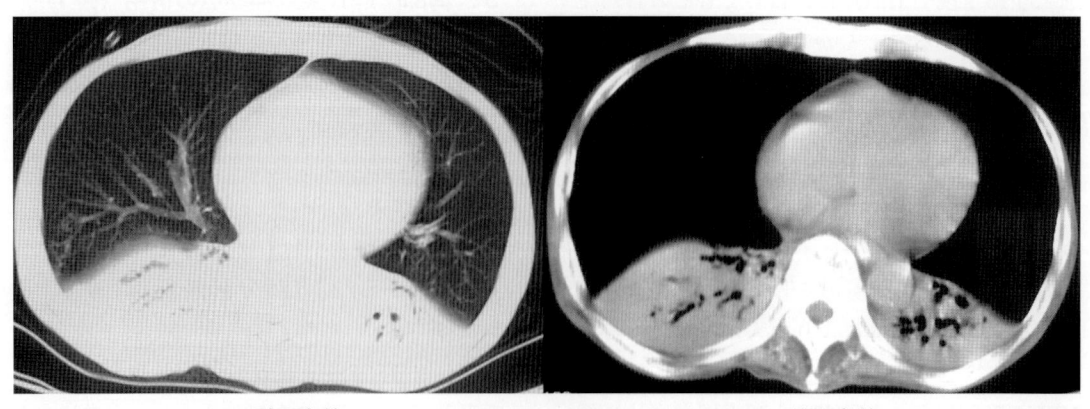

図7　胸部圧迫式換気補助法の併用

a．肺野条件　　　　　　　　　　　　b．縦隔条件
図8　無気肺を伴う慢性誤嚥性肺炎

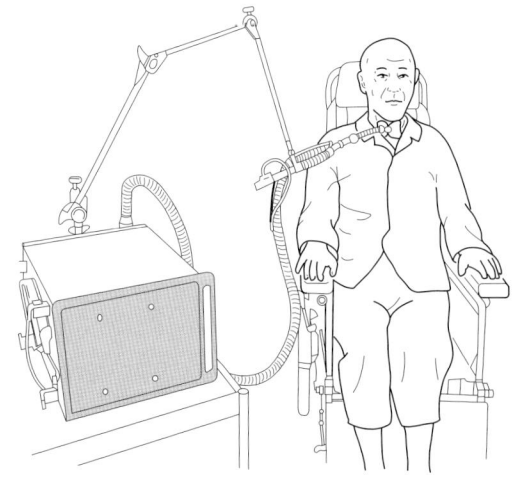

図 9　車いす乗車練習

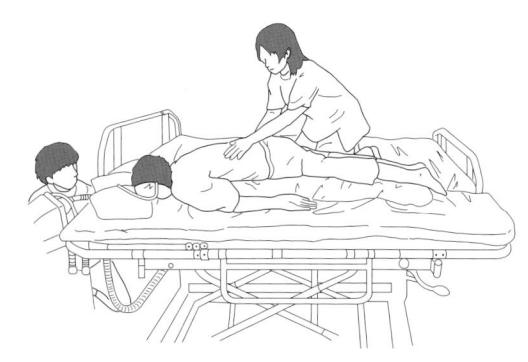

図 10　腹臥位療法

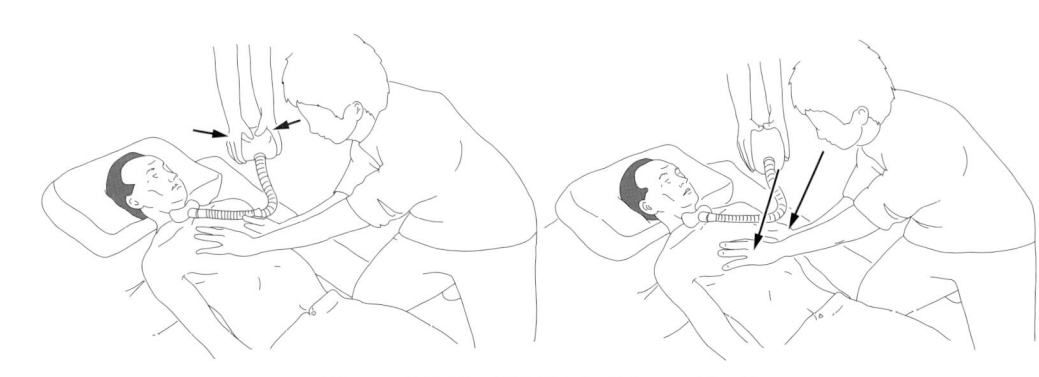

図 11　蘇生バッグを用いたスクィージング

固定し，換気不十分な患側肺に換気が十分にいくよう蘇生バッグを加圧することもある．最大吸気状態より一気に胸部圧迫を加え，絞り込むように排出する．これを数回繰り返し行う．

4）カフアシスト（図12）

　器械的咳介助（MAC：mechanical assisted coughing）の適応は，徒手的な咳介助のみでは十分な喀痰ができない患者が対象となる．当院では，カフアシスト（フジレスピロニクス社）を使用してMACを行っている．MACの効果は，すでに多くの検討がなされ，カフアシストの陰圧に合わせて徒手による呼気介助を組み合わせることで，最も強力な咳介助となり，気管内吸引より安全かつ効果的であることが述べられている[14]．

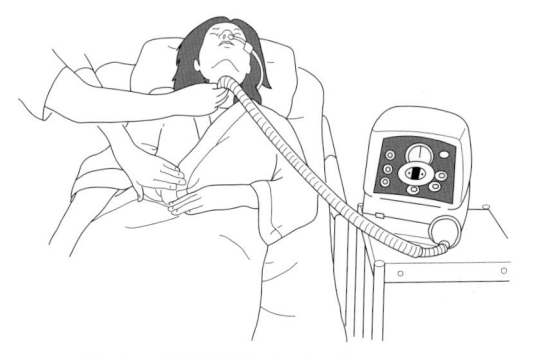

図 12　器械的咳介助（カフアシスト）

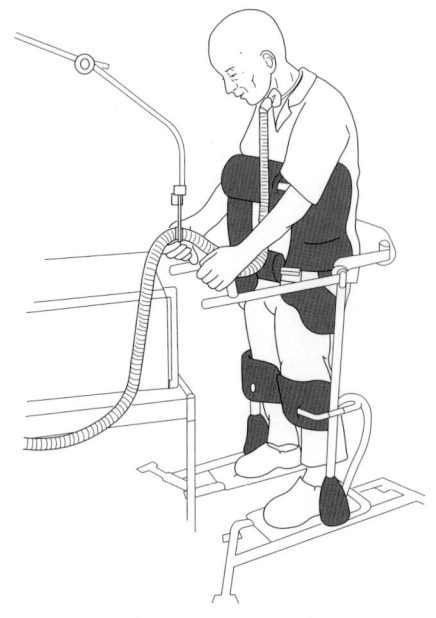

図 13　ダイナミックパラポディアム

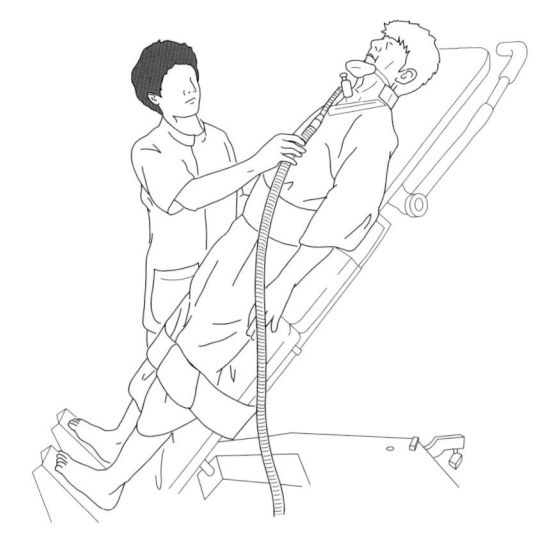

図 14　tilt table を利用した立位練習

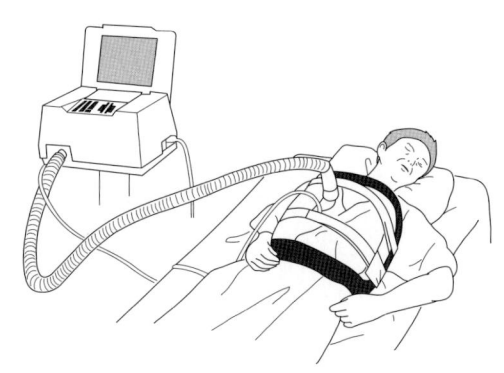

a．喀痰促通および肺炎改善の目的で実施

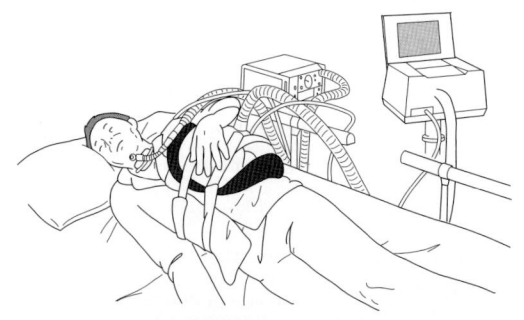

b．部分的無気肺に対する治療目的で実施
　　（TPPV との併用）
図 15　陽・陰圧体外式人工呼吸器 RTX

5）ダイナミックパラポディアム（図 13）

適応は徒手的な立位保持介助が困難であり，四肢筋力低下が著明であっても頸部・体幹の固定性がある程度ある患者が対象となる．われわれが使用しているダイナミックパラポディアム（イマムラ社）の特徴は，患者に安定した立位の支持性を獲得させるため，立位時の介助者の負担はなくなり，リスク管理が容易である．また左右に揺らすことも可能であるため，重心の移動による振動が気道内分泌物を移動させる側面もある．

6）tilt table（図 14）

適応は，四肢のみならず頸部・体幹の筋力低下が著明でダイナミックパラポディアムでの立位保持が困難な患者に適応がある．われわれは tilt table を病室に運び実施している．

7）陽・陰圧体外式人工呼吸器 RTX（図 15）

2004 年より新しい概念での陽・陰圧体外式人工呼吸器 RTX が，わが国においても導入されている．1930～1950 年に「鉄の肺」と呼ばれたころの機器とは別次元のものであり，近年，急性期から慢性期にかけて臨床応用がされている[15,16]．現在，臨床研究段階ではあるが陽・陰圧体外式人工呼吸器 RTX レスピレーター（アイ・エム・アイ社）を利用し，われわれは，難

治性肺炎を呈する ALS 患者に実施し，その有用性について示している[17]．

8）誤嚥防止術

近年，高度な嚥下障害がある ALS 患者に対し，誤嚥防止術として気管喉頭分離術，気管食道吻合術，喉頭全摘術などの術式が実施されるようになってきた[18]．誤嚥防止術により誤嚥性肺炎を完全に予防し，経口摂取を可能とする[19]．われわれは誤嚥防止術前・術後早期より介入し，難治性肺炎の改善および経口摂取再獲得を目的とした練習を実施している[20]．

III．筋萎縮性側索硬化症における呼吸理学療法の EBM

ALS の呼吸機能評価は 3 ヵ月ごとに実施されることが望ましく（B，II）[21]，また評価項目としては，視診・触診・聴診に加え，%VC などのスパイロメトリー，また呼吸筋力の指標となる P-max モニター（最大吸気圧および最大呼気圧），さらに動脈血ガス分析が ALS の呼吸不全の進行を見極めるうえで有効な評価となる[21,22]（B，II，ア）．

発症早期 ALS 患者における呼吸理学療法の手技については，胸郭の可動性維持，喀痰，安楽を目的としたトレーニングが実施され，少数例ではあるがその有効性が示唆されている[1,3,22,23]（B，II，ア）．われわれがステージ 1 で使用している呼吸理学療法プログラムを ALS 患者 63 例において検討したところ，短期効果，長期効果とも認める症例が存在し，特に発症早期で歩行可能，嚥下可能な患者には有意な効果を認めた[24]（B，II，イ）．一方で，急速な呼吸障害が進行する患者や球麻痺症状を呈する患者においては，その有効性が得られなかった．このことからも今後，個々の症例に合わせた呼吸理学療法を検討し，また長期予後についても追跡調査を行っていく必要性がある．

また，われわれがステージ 2 で実施している NPPV 導入時における胸部圧迫式換気補助法の併用について ALS 患者 10 例で検討したところ，動脈血酸素飽和度および自覚的呼吸困難の改善が認められ，慢性呼吸性アシドーシス，代償性代謝といった呼吸不全状態であっても，その改善が示された[24]（B，II，イ）．このことからも NPPV における胸部圧迫式換気補助法の併用は，新しい呼吸理学療法の技術の可能性を示唆し，NPPV の有効性に大きく影響を与えるものと考えられる．

さらに，ステージ 3 に該当する TPPV 装着の ALS 患者 30 例に対し，「TPPV 装着後に慢性呼吸性アシドーシス，代償性代謝の是正」を確認することで安全かつ早期に離床することが可能であった[24]（B，II，イ）．また難治性肺炎を呈した場合においても，継続的な車いす乗車練習を実施していくことが改善・予防に有効であることが示された[13,17,20,24]（B，III，イ）．さらに，ダイナミックパラポディアム，カフアシスト，蘇生バッグを用いたスクィージング，体外式人工呼吸器，誤嚥防止術の実施により，難治性肺炎の改善が認められ，積極的な呼吸理学療法の介入がきわめて重要な取り組みになると考えられた[13,17,20,25]（C，III，ア）．

IV．まとめ

現在，ALS 治療は原因究明のため遺伝子研究や EBM に基づいたさまざまな臨床治療が行われている．また，わが国は呼吸不全を超えた ALS 療養が構築され，HRQOL を遵守したさまざまな取り組みが行われている．しかし，依然として原因不明で根本的な治療法がないため，ALS 患者は度重なる厳しい局面で自己決定をしていかなければならず，身体的・精神的疲弊は計りしれない．さらに，ALS 医療を提供する側の価値観も多様であるため，ALS 患者の自己決定権を考えれば法的未整備問題まで波及する[26]．このような中において，呼吸理学療法の有効性を

示すことは容易なことではない．しかし，標準化された呼吸理学療法を提供していくためには，質の高いEBMを構築していく必要がある．そのためにはALS患者一人ひとりと向き合い，継続的な関わりの中で客観的なデータを抽出していくこと，またどのような状況においても効果的な呼吸理学療法を模索していく強い意志をもつこと，さらにALS患者や家族に安心され，必要とされ，期待される存在になれるよう努力していかなければならない．

文献

1) 小森哲夫，宮川哲夫，道山典功，他：筋萎縮性側索硬化症の呼吸障害に関する研究―至適呼吸理学療法プログラムの研究．厚生省特定疾患調査研究班，1997, pp115-119
2) Kaplan LH, Hollander D：Respiratory dysfunction in amyotrophic lateral sclerosis. Clin Chest Med 15：675-681, 1994
3) 千住秀明：ALS患者の呼吸管理．理・作・療法 21：660-664，1987
4) 福永秀敏：ALS患者の介護・在宅医療．神経内科 54：41-47，2001
5) 林　秀明：ALSの呼吸筋麻痺と呼吸器装着，最近の考え方―「今までのALS観」から「新しいALS観」への進展．PTジャーナル 34：46-48, 2000
6) 寄本恵輔：筋萎縮性側索硬化症患者に対する呼吸理学療法の新しい考え方と実践．IRYO 60：156-161，2006
7) 寄本恵輔：ALS患者が日常生活を維持するために必要なリハビリテーション．難病と在宅ケア 11：32-35，2006
8) Bach JR：Inappropriate weaning and late onset ventilatory failure of individuals with traumatic spinal cord injury. Paraplegia 31：430-438, 1993
9) Cazzoli PA, Oppenheimer EA：Home mechanical ventilation for amyotrophic lateral sclerosis：nasal compared to tracheostomy-intermittent positive pressure ventilation. J Neurol Sci 139：123-128, 1996
10) Abousson LS, Khan SU, Banerjee M, et al：Objective measures of the efficacy of noninvasive positive-pressure ventilation in amyotrophic lateral sclerosis. Muscle Nerve 24：403-409, 2001
11) 寄本恵輔：気管切開・侵襲的人工呼吸器装着患者の早期離床と難治性肺炎．難病と在宅ケア 12：41-44，2006
12) 丸川征四郎：ICUのための新しい肺理学療法改訂増補版．メディカ出版，1999
13) 寄本恵輔：気管切開・侵襲的人工呼吸器装着患者への呼吸理学療法．難病と在宅ケア 12：37-41，2007
14) M. Chatwin Ross E, Hart N, et al：Cough augmentation with mechanical insufflation/exsufflation in patient with neuromascular weakness. Eur Respir J 21：502-508, 2003
15) 丸山　求，木原秀樹，宮坂恵子：無気肺に対し胸郭外陰圧式人工呼吸器RTXが有効であった1例．日本呼吸療法学術大会誌，2005, pp1-47
16) Scholz SE, Knothe C, Thiel A, et al：Improved oxygen delivery by positive pressure ventilation with continuous negative external chest pressure. Lancet 349：1295-1296, 1997
17) 寄本恵輔，玉田良樹，大久保裕史：神経筋疾患者に対する新しい体外式人工呼吸器の使用経験―陽・陰圧体外式人工呼吸器（RTX）の有効性について．呼吸器ケア 6：73-81，2008
18) 藤井正吾，市原典子，後藤理恵子，他：神経難病に対する誤嚥防止手術の実際．精神・神経疾患研究委託費「政策医療ネットワークを基盤にした神経疾患の総合的研究」班会議，2005
19) 箕田修治：筋萎縮性側索硬化症の嚥下障害に対する誤嚥防止術の適応基準．IRYO 60：620-624, 2006
20) 寄本恵輔：ALS患者に対する喉頭全摘術後の経口摂取再獲得への試み．難病と在宅ケア 12：40-43，2007
21) 出倉庸子，笠原良雄，小森哲夫：ALSの呼吸リハビリテーション．臨床リハ 13：608-624, 2004
22) 寄本恵輔：ALSにおける呼吸不全．難病と在宅ケア 11：33-35，2005
23) 道山典功，笠原良雄，尾花正義：筋萎縮性側索硬化症の病気別理学療法ガイドライン．理学療法 19：44-50，2002
24) 寄本恵輔：筋萎縮性側索硬化症における呼吸理学療法の適応と有効性に関する研究．IRYO 59：598-603，2005
25) 寄本恵輔，草場　徹，志摩耕平：筋萎縮性側索効果症に対する経口摂取再獲得への試み，喉頭全摘術後のリハビリテーション．日本神経筋疾患摂食嚥下栄養研究会学術集会集，2006
26) 湯浅龍彦：筋萎縮性側索硬化症の緩和医療を巡る幾つかの重要な論点．IRYO 59：347-352, 2005

13 脳性麻痺

木原秀樹*

◆Key Questions◆
1. 脳性麻痺の呼吸機能の特徴
2. 脳性麻痺の呼吸障害の評価
3. 呼吸障害に対する姿勢保持
4. 呼吸障害に対する呼吸理学療法のプログラム（適応，禁忌，注意点，方法，クリティカルパス）
5. 呼吸理学療法の効果，限界とEBM

I．脳性麻痺の呼吸機能の特徴

1．重症心身障害児(者)の呼吸障害の現状

脳性麻痺の中でも呼吸障害を生じやすいのは，重症心身障害をもつ児(者)である．重症心身障害とは，重度の知的障害および肢体不自由が重複している状態で，大島の分類[1]の区分1〜4（IQ35以下，寝たきりあるいは座れる）に該当する．重症心身障害児(者)〔以下，重症児(者)〕は，中枢性や閉塞性による低換気，異常筋緊張による側弯や身体の変形拘縮，嚥下障害による誤嚥性肺炎などにより容易に呼吸障害を発生する．

1982〜1996年まで，いずれの年も肺炎および気管支炎の呼吸器感染症が重症児(者)の死因の首位であった．また，呼吸器感染症による死亡の割合は若年者ほど多かった[2]．近年は医療進歩により気管切開，咽頭分離術，胃瘻造設，逆流防止術などが普及し，重症児(者)の長期生存も認められるようになってきた．医療的ケアや呼吸器管理など，常時濃厚な医療や介護を必要とする超重症心身障害児(者)の定義づけもされた[3]．呼吸器感染症のコントロールは重要な課題であり，それらの予防または改善目的に，常時，呼吸理学療法を必要とする重症児(者)は増加傾向にあると思われる．

2．重症心身障害児(者)の呼吸障害の要因

重症児(者)の呼吸障害には，①易感染による肺炎や気管支炎，②炎症症状を繰り返すことによる気管支壁の肥厚や，間質の線維化を伴う慢性的肺炎，③寝たきりや変形・拘縮による気道内分泌物の閉塞か，気道圧迫での無気肺または下側肺障害（背側の無気肺など），④胃食道逆流や嚥下障害，咳反射低下による誤嚥性肺炎，⑤舌根沈下や気管軟化症による上気道狭窄での閉塞性呼吸障害，⑥異常筋緊張や胸郭運動制限による拘束性呼吸障害，⑦加齢や薬剤（抗てんかん薬，抗緊張薬）などによる中枢性の呼吸機能低下での睡眠時無呼吸や低換気，⑧複合的な要因による咳反射の低下での排痰障害，などがある．また，口腔衛生不良による誤嚥性肺炎や，呼吸管理を行っている重症児(者)の人工呼吸器関連肺炎も注意すべき要因である．このほか重症児(者)の脊柱側弯変形と一回換気量の低下，呼吸数の増加は有意に相関する[4]という報告もある．重症児(者)の呼吸障害の要因について図1に示す．

---

* Hideki KIHARA/長野県立こども病院リハビリテーション科

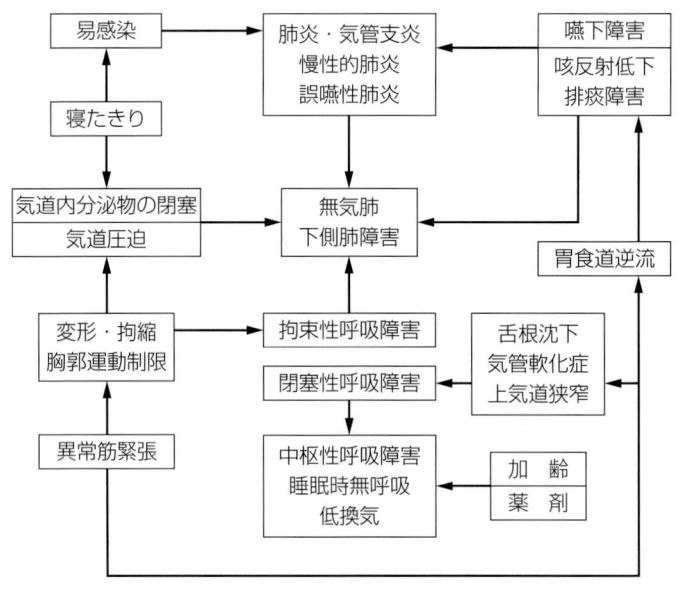

図 1 重症心身障害児(者)の呼吸障害の要因

表 1 重症児(者)の呼吸障害の評価項目

呼吸理学療法施行前後	医学的背景	生活背景
・異常呼吸 　シーソー呼吸，下顎呼吸，陥没呼吸，鼻翼呼吸，呻吟，喘鳴，呼気延長，多呼吸，無呼吸，呼吸リズムの不整 ・呼吸全般 　腹式・胸式呼吸 　呼吸数と深さ（頻呼吸，徐呼吸，浅い頻呼吸，深い頻呼吸など） ・動脈血酸素飽和度（SpO_2） ・チアノーゼ所見 ・胸部 X 線または CT ・分泌物 ・筋緊張と姿勢 ・胸郭運動制限（関節可動域制限）	・呼吸管理（酸素，人工呼吸器） ・呼吸器感染症や無気肺の既往歴 ・摂食嚥下機能 ・胃食道逆流の有無 ・無呼吸（閉塞性，睡眠時）有無 ・排痰能力 ・服用している薬剤	・ポジショニング 　体位変換の頻度，体位の種類，姿勢の工夫 ・ADL 　食事(注入)，入浴，更衣，排泄，移動の支援方法，睡眠・覚醒状態，日中活動の場の有無，育児・介護者の状況 ・ケアや介助に対する過敏性 ・訪問看護・リハビリテーション，在宅支援サービスの介入

Ⅱ．脳性麻痺の呼吸障害の評価

重症児(者)の呼吸障害の評価項目を**表 1** に示す．

1．呼吸理学療法施行前後の評価

重症児(者)に呼吸器感染症や無気肺などの呼吸障害が生じた場合は，容易に呼吸パターンは変化し，努力呼吸などがみられる．そのため，聴診，視診，触診などによる呼吸パターンの評価は重要である．異常呼吸所見として，シーソー呼吸，下顎呼吸，陥没呼吸（胸骨上切痕，肋間，剣状突起部），鼻翼呼吸，呻吟，喘鳴（吸気性，呼気性），呼気延長，多呼吸，無呼吸，呼吸リズムの不整（チェーンストークス呼吸，2 段呼吸など）などがある．また，呼吸全般として腹式・胸式呼吸，速さ，深さなども評価し，呼吸理学療法施行前後で比較検討することが大切である．

その他の評価として，動脈血酸素飽和度（SpO$_2$：percutaneous oxygen saturation），チアノーゼ所見，胸部X線またはCT（肺野の状態，無気肺の部位，側弯や変形の様子），分泌物（量や性状），筋緊張と姿勢（異常筋緊張，変形・拘縮），胸郭運動制限（関節可動域制限）などの評価も必要となる．

2．医学的背景と生活背景の評価

重症児(者)は，容易に呼吸器感染症や無気肺などの呼吸障害を生じやすい．呼吸障害を合併した場合は重症化しやすいため，医学的背景と生活背景を考慮した予防策をとることが大切である．

医学的背景として，呼吸管理（酸素使用の有無，人工呼吸器管理の種類，時間帯），呼吸器感染症や無気肺などの既往歴，摂食嚥下機能，胃食道逆流の有無，無呼吸（閉塞性，睡眠時）の有無，排痰能力（咳反射，くしゃみ），服用している薬剤の種類などの情報を収集する．特に摂食嚥下機能は，理学療法士，作業療法士，言語聴覚士がチームで評価し，状態を的確に把握しておくことが重要である．食物以外に，鼻汁や唾液の不顕性誤嚥は，呼吸器感染症や無気肺の大きな要因の一つと考えられ，必要であれば，誤嚥しやすい姿勢や体位を評価するためのビデオX線造影や気管支ファイバーの検査も行う．また，胃食道逆流の頻度（タイミング）や逆流しやすい姿勢の把握は，日常のポジショニングを考慮するうえで大切である．また，閉塞性無呼吸と睡眠時無呼吸の有無は注意する．閉塞性無呼吸は，筋緊張異常や舌根沈下が原因の場合，ポジショニングによる改善が期待できるが，重度な舌根沈下や上気道の浮腫，気管軟化症などが原因の場合は，理学療法で対応できるものでなく，エアウェイや挿管による気道確保が必要である．閉塞性無呼吸は窒息の危険性があり，早急な要因の確認が大切である．睡眠時無呼吸はSpO$_2$の低下する頻度や持続時間により，日中また夜間の非侵襲的陽圧換気療法（NPPV：non-invasive positive pressure ventilation）の適応が検討される．摂食嚥下機能，胃食道逆流，無呼吸，排痰能力の複合的な要因と，肺炎，気管支炎などの既往歴から気管切開や人工呼吸器管理への移行が検討される．

生活背景として，ポジショニング（体位変換の頻度，体位の種類，姿勢の工夫），ADL〔食事（注入），入浴，更衣，排泄，移動などの支援方法・頻度，睡眠・覚醒状態，日中活動の場の有無，育児・介護者の状況〕，過敏性（ケアや介助に対する過敏性），在宅生活であれば訪問看護・リハビリテーション（以下，リハ），在宅支援サービスの介入などの情報を収集する．ポジショニングは，呼吸器感染症や無気肺の予防に有効であるが，育児・介護者や環境事情により十分行えていないことも多い．その場合，ソーシャルワーカーや地域のコーディネーターとともに環境調整をする必要もある．また，ADLの中のポジショニングも体位とタイミングにより，換気の維持や改善になる場合と誤嚥を促してしまう場合がある．各ADL場面でのポジショニングも詳細に情報収集し調整する必要がある．

Ⅲ．呼吸障害に対するポジショニング

重症児(者)のポジショニング（体位変換，良肢位保持）は，①異常筋緊張，②変形・拘縮，③気道内分泌物の貯留による閉塞，④変形や臓器などによる気道の圧迫，⑤胃食道逆流（消化不良），⑥嚥下障害，⑦舌根沈下による上気道狭窄など，呼吸障害の要因に対する改善や予防に有効である．定期的な体位変換は，換気血流比不均等の改善や予防にも効果的であり，呼吸障害に対し，日常生活の中でポジショニングを行うことはとても重要である．

体位変換は，背臥位，側臥位，腹臥位，座位などの体位を定期的に変換するか，その時の目的に沿った体位を選択する．重症児(者)の無気

表 2　各体位と呼吸障害の要因との関係

	異常筋緊張	変形・拘縮	分泌物貯留	気道の圧迫	胃食道逆流（消化不良）	嚥下障害	上気道狭窄（舌根沈下）
背臥位	×	△①	×	×	△②	△③	×
側臥位	△④	△④	○	○	○（右）	△⑤	○
腹臥位	○	○	○	○	○	△⑨	○
座　位	△⑥	△⑥	△⑦	△⑧	○	△⑨	△⑩

○：改善や予防が期待できる　△：場合により改善や予防が期待できる　×：改善や予防が期待できない
①対照的に良肢位保持できれば有効（背臥位は，非対称な異常緊張が出やすい）
②上体を30°程度挙上すれば胃食道逆流が起きにくくなる場合もある
③上体を30°程度挙上すれば誤嚥しにくい（児が緊張しない程度の挙上）
④対照的な姿勢がとりやすいが，不安定な姿勢のため伸展位過緊張が出やすい児(者)もいる
⑤個々の児による
⑥上体を起こしすぎると異常緊張が出る児(者)もいる
⑦換気量が増加し排痰しやすい児(者)もいるが，唾液の垂れ込みなどで分泌物が貯留しやすい
⑧上体を起こしすぎると側弯が強くなり凹側で気道が圧迫されることもある
⑨前傾座位(腹臥位様)だと余分な食物が口腔外へ出やすく誤嚥しにくい
⑩前傾座位(腹臥位様)は舌根が前方に出やすい

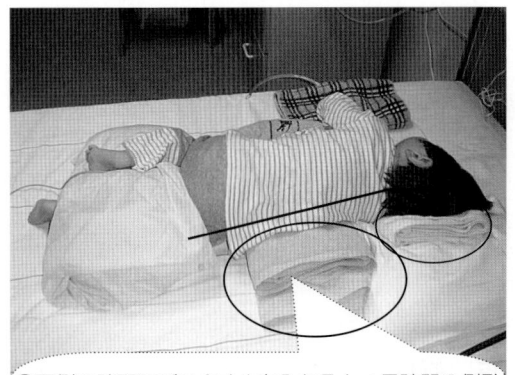

①下側の腋下にバスタオルを入れると，長時間の側臥位でも肩の圧迫がかかりにくい
②腋下にバスタオルを入れて，頭部の枕を低めにすると，唾液が咽頭へ垂れ込みにくくなる
③後頭部側にタオルを入れると，唾液が口腔外に出やすい

図 2　唾液を誤嚥しないための姿勢の工夫例

肺のほとんどは，右上葉や左下葉で，側弯凹側に発生しやすいため[5]，同箇所の無気肺を繰り返す場合は，予防のための体位を多くするとよい．重症児(者)各体位と呼吸障害の要因との関係について表2に示す．側臥位や腹臥位は，どの体位よりも呼吸障害となる要因の改善や予防に優れている[6,7]．特に腹臥位をとったことのない児が，成長してから保持しようとしても緊張しやすく，慣れるまで時間がかかる．乳幼児期から腹臥位に慣れておく必要がある．他の体位も同様で小さい時期からさまざまな姿勢を経験していくことが大切である．

良肢位保持は，異常筋緊張の改善や軽減（リラクセーション），変形・拘縮の改善や軽減などを主な目的に，原則として①左右対称的な姿勢をとる，②全面で支える（身体を支える部分が不安定にならないように全身を包む感じに），③個々の緊張しない楽な姿勢を探す，に配慮する．また姿勢の工夫（前傾側臥位または顔面下向き，肩を挙上し頭部を若干低くする，ベッドを平らにするなど）で，唾液の誤嚥予防も可能である（図2）．

各体位は，クッションやタオルなどにより良肢位を保持する．腹臥位保持の場合や，介護者が大勢で「誰が行っても同様のポジショニングがとれるようにしたい」場合などは，重症(者)に合ったポジショニング用具をオーダーメイドまたは理学療法士によって作成する．また，腹臥位は市販されている工房椅子の角度調整に用いる三角マットを使用すると保持しやすいが，当院では工房と協力して児(者)がよりリラック

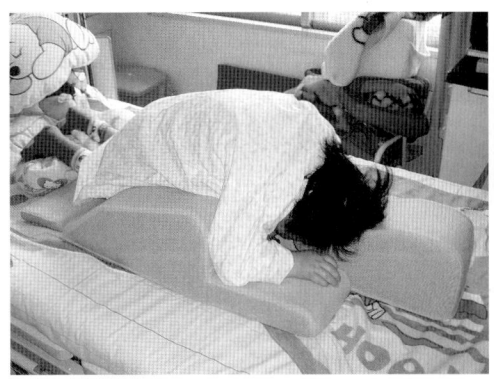

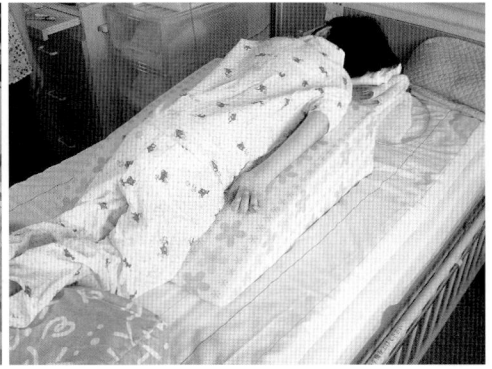

a．オーダーメイドによる用具を使用した場合　b．腹臥位マット（こまつ家具工房）を使用した場合

図3　腹臥位保持の例

しやすい姿勢を保持できる汎用の腹臥位マットを開発し用いている〔腹臥位マット：こまつ家具工房（長野県諏訪市）；5種類のサイズ〕．腹臥位保持の例を図3に示す．

呼吸障害の要因の一つである変形や拘縮は，痙性や全身の筋緊張のアンバランスよりも重症児(者)が好む一定の体位や姿勢をとり続けることで進行しやすい．ポジショニングは24時間365日必要なケアであり，継続性を高めるためにも図4のようなポジショニング方法をまとめた表を作成し，介護者へ提示するとよい．

Ⅳ．呼吸障害に対する呼吸理学療法のプログラム

重症児(者)の複合的な要因による呼吸器合併症や無気肺の発生に対し，呼気圧迫法(squeezing)などの徒手的な手技による呼吸理学療法が行われてきた．呼気圧迫法の効果は認められているが，児(者)の胸郭変形や胸郭コンプライアンスに合わせた熟練した技術が必要であり，肋骨の脆弱性のリスク，継続したケアが必要であることなどを踏まえ，最近は器具を併用した方法を行うことが多い．

1．呼吸器感染症や無気肺の改善に対するプログラム（器具を用いた方法）

1）カフアシスト

機械的陽圧陰圧療法（MAC：mechanically asssisted coughing）を行うための器具．別名 In-exsufflator．

a．原　理

気道に陽圧を加えた後，急速に（0.1秒ぐらいで）陰圧にシフトすることにより咳の代用となり，児(者)の気管支や肺で閉塞した分泌物を除去するのを援助する．

b．適　応

咳反射が低下し，気管支，葉気管支，区域気管支レベルで分泌物が閉塞している場合の貫通や無気肺改善に有効である．また，拘束性呼吸障害のような胸郭運動制限の改善にも効果的である．

c．方　法

陽圧陰圧（30cmH$_2$O）を目安に，まずは10～15cmH$_2$Oから開始し徐々に圧を上げる．児(者)の協力が得られないためオートマチックモードで行うことがほとんどである．当院の例として，実施頻度は2～3回/日，幼児・学童児には陽圧陰圧（20cmH$_2$O），陽圧（吸気）時間1秒間，陰圧（呼気）時間0.5秒間，休止時間0.5秒間，吸気流量最大の設定で行うことが多い．分泌物が気管まで移動してきたら（約1～2分間），吸

○○くんのポジショニング（体位変換）

目的：左右の完全側臥位（ベッドはフラット）．変形や拘縮を予防し，よだれを誤嚥しないようにします

2〜3時間おきに体位変換します

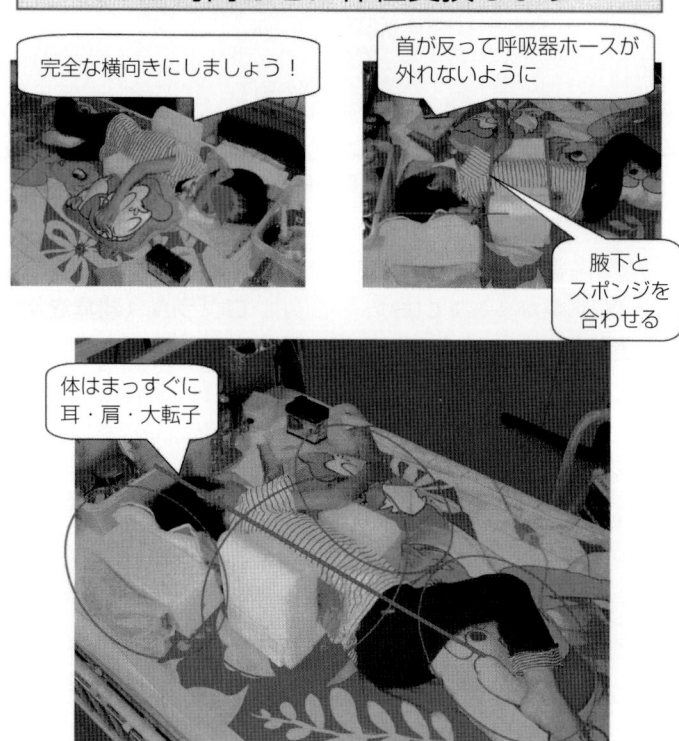

- 完全な横向きにしましょう！
- 首が反って呼吸器ホースが外れないように
- 腋下とスポンジを合わせる
- 体はまっすぐに 耳・肩・大転子

○○○年．○月．○○日　　リハビリテーション科　木原

図4　ポジショニング方法をまとめた表（介護者など提示用）

引や咳反射の促進（胸骨上切痕部を軽く押す）により分泌物を除去する．それを数回繰り返す．気管切開の児(者)には直接回路を接続する．

d．禁忌

肺気腫，気胸，縦隔気腫，施行中のSpO_2低下，不整脈，嘔吐，肺損傷では禁忌である．

e．注意

マスクをしっかりあてて空気が漏れないようにする．設定圧が高いと肺損傷を起こす危険性がある．空気のみの使用のため常時酸素が必要な児(者)はSpO_2が低下しやすい．また，肺・胸郭コンプライアンスが低い児(者)に使用すると，陰圧時に気道閉塞や肺胞虚脱のリスクがある．なお，器具は在宅使用のためのレンタルができない（全額自己負担では可．一部地域では公費負担制度あり）．

f．コツ

排痰体位と併用して用いるとより効果的である（**図5**）．スタッフが複数いる場合，カフアシストに呼気圧迫法や健側胸郭固定法（無気肺部位以外の胸郭を圧迫する）を併用すると，無気肺の改善により有効である．

2）肺内パーカッションベンチレーター

肺内パーカッション療法（IPV：intrapulmonary percussive ventilation）を行うための器具である．

a．原 理

エアゾール吸入を1分間に60〜300回の波動（パーカッション性小換気団）で肺内に送り込み，肺内を直接パーカッションして分泌物を流動化し，末梢気道を開通させ排痰を促す．

b．適 応

気道に分泌物が閉塞している場合に用いる．特に，区域気管支レベルより末梢気道での閉塞や肺胞レベルの虚脱，側弯や胸郭の変形が高度な場合に有効である．常時，酸素が必要な児(者)にも使用できる．人工呼吸器の扱いであるため保険適応で在宅使用のためのレンタルが可能である．

c．方 法

重症児(者)に対する IPV の条件設定として，急性期はパーカッション頻度 easy（高頻度：300回/分）1〜4で気道内圧 30〜35 psi（cmH$_2$O）（高圧）を4〜5分間行い，分泌物を流動化し，次にパーカッション頻度 hard（低頻度：60〜90回/分）11〜7で気道内圧同圧を1〜3分間行い，分泌物の排出を促す．それらを数回反復で実施する．呼吸抑制する児(者)には，easy で10〜20 psi（cmH$_2$O）（低圧）を3〜5分間ずつ数回反復で実施するとよいという報告がある[8,9]．パーカッション頻度（振動数）を上げる（easy 側）と気道内圧は減少し，一回換気量は低下する．振動数を下げる（hard 側）と圧は上昇し，一回換気量は増加する．気道内圧 25 psi（cmH$_2$O）で，気道内で肺胞に向かう中心流と外周の壁に沿って外向きの向流が生じるため，気道内圧は 30 psi（cmH$_2$O）以上の設定を推奨している．標準的な設定条件は，気道内圧 35〜40 psi（cmH$_2$O），パーカッション頻度 12：00（easy と hard の中間：180〜220回/分），1回 15〜20分，1日4〜8回，2日間以上の実施である．当院の

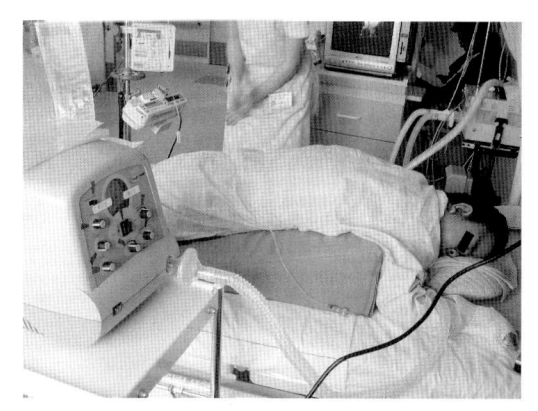

図5 排痰体位（腹臥位）とカフアシストの併用（気管切開部に接続）

例として，IPV の実施は2〜3回/日，気道内圧 25〜30 psi（cmH$_2$O），パーカッション頻度 12：00 で，PEEP 弁を取り付け，終末呼気陽圧をかけながら行うことが多い．分泌物が気管まで移動してきたら（約1〜5分間），吸引や咳反射の促進（胸骨上切痕部を軽く押す）により分泌物を除去する．それを数回繰り返す．気管切開の児(者)には，直接回路を接続する．

d．禁 忌

肺気腫，気胸，縦隔気腫，施行中の SpO$_2$ 低下，不整脈，嘔吐では禁忌である．

e．注 意

マスクをしっかりあてて空気が漏れないようにする．肺内パーカッションの振動により緊張が高まって啼泣なども加わり，気道が閉塞してきてしまう児(者)も多い．人工呼吸器と同等機種であるため，長時間の連続使用後に中枢性の低換気児(者)の呼吸を抑制してしまう場合がある．重症児(者)の報告ではないが，気道からはがれた分泌物が気道で動かなくなる，吐き出せなくなるというような，分泌物を末梢へ押し込む合併症も報告されている[10]．新生児の人工呼吸器（高頻度振動換気）と同様に中枢気道に分泌物や肉芽がある場合，末梢気道へ波動が伝わらないなど可能性も考えられる（施行前に吸引除去を）．

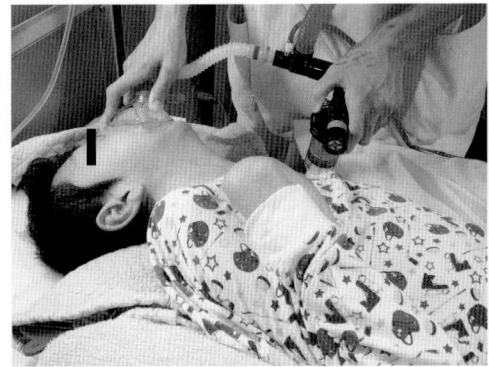

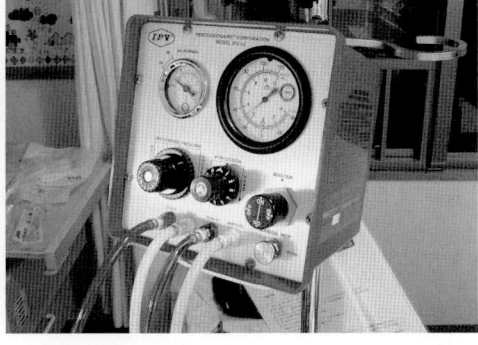

| a．マスクによる施行 | b．IPV本体またはパーカッションベンチレーター本体 |

図6　排痰体位（左側臥位）とパーカッションベンチレーターの併用

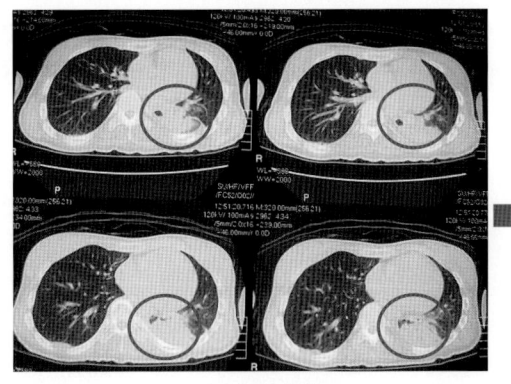

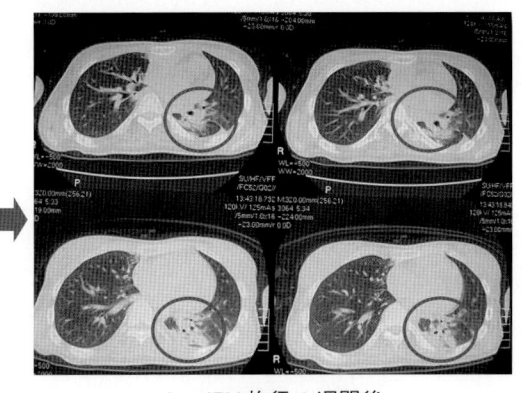

| a．IPV 施行前 | b．IPV 施行1週間後（各レベルで改善傾向がみられる） |

図7　パーカッションベンチレーター（IPV）による下側肺障害の改善経過の CT

f．コ ツ

排痰体位と併用して用いると，より効果的である（図6）．慢性化した下側肺障害などは，日常の頻回な使用で改善しやすい．IPV を在宅施行した児の下側肺障害の改善経過の CT を図7に示す．

3）Ez-PAP（イージーパップ）

気道陽圧療法（positive airway pressure therapy）を行うための器具である．

a．原 理

50～60 psi のガス源に接続し，0～15 LPM（l/分）流量計で呼気終末陽圧換気（PEEP：positive end expiratory pressure）をかけ，気道確保と肺胞の再拡張により排痰を促す．

b．適 応

気道に分泌物が閉塞している場合に用いる．どの気管支レベルの閉塞や肺胞レベルの虚脱も有効である．カフアシストや IPV より刺激的には低侵襲であり，カフアシストや IPV で緊張しやすい児(者)や乳幼児に用いることが多い．常時，酸素が必要な児（者）にも使用できる．

c．方 法

肺胞の再拡張に必要な PEEP 15 cmH$_2$O（呼気時）を目標[11]に，5 LPM の流量から開始し，適切な PEEP になるよう流量を調節する．1 LPM の流量につき PEEP 1cmH$_2$O の上昇が目安

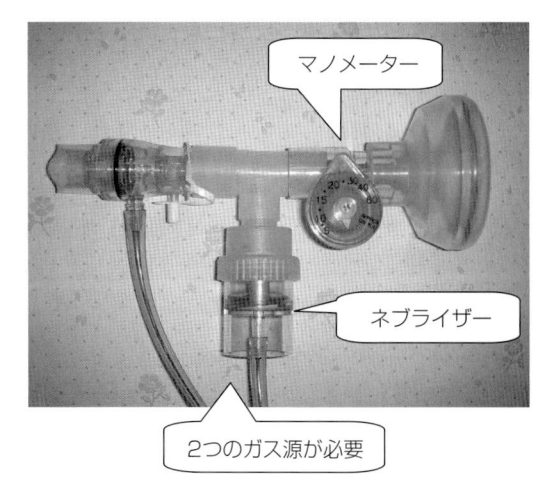

図 8 吸入療法を併用した Ez-PAP 接続例（マノメーター接続）

である．呼気流量が大きいと吸入療法との併用が可能である．気道内圧は高くなり，吸気流量が大きいと気道内圧は低くなる．マノ（圧）メーターの接続や吸入療法の併用が可能である．当院の例として，マノメーターを接続し，吸入療法を併用しながら 8〜10 LPM の流量で行うことが多い（図 8）．気道に分泌物が貫通し，肺胞が再拡張してきたら（約 1〜5 分間），吸引や咳反射の促進（胸骨上切痕部を軽く押す）により分泌物を除去する．それを数回繰り返す．気管切開の児（者）には直接回路を接続する．

d．禁　忌
肺気腫，気胸，縦隔気腫，施行中の SpO_2 低下，不整脈，嘔吐では禁忌である．

e．注　意
マスクをしっかりあてて空気が漏れないようにする．中枢気道に分泌物がある場合，分泌物を末梢へ押し込む可能性も考えられる（施行前に吸引除去を行う）．自発呼吸が弱い児（者）は，十分な PEEP がかからない．よって，簡易的な器具であるが，50〜60 psi のガス源が必要なため在宅では使用が困難（一部のガスボンベで接続可）である．

f．コ　ツ
排痰体位と併用して用いるとより効果的である．スタッフが複数いる場合，Ez-PAP に呼気圧迫法や健側胸郭固定法を併用すると，無気肺の改善により有効である．

4）その他
上記器具が適応でなく，胸郭の変形が著しくない場合，胸郭外陰圧式人工呼吸器（RTX）を使用することもある．

2．呼吸器感染症や無気肺を予防する包括的プログラム

重症児（者）は，容易に呼吸器感染症や無気肺などの呼吸障害を生じやすい．呼吸障害を合併した場合は重症化しやすいため，それらを予防するための包括的リハプログラムを設定し行う．包括的リハとして，ポジショニング，関節可動域練習，呼吸理学療法，ケアマネジメントの導入，摂食嚥下の評価と練習，口腔ケア，作業療法，呼吸関連機器の調整などがあげられる．呼吸関連機器の調整では，特に呼吸状態（急性呼吸不全例の気管内挿管予防や上気道閉塞例の改善など）に応じた非侵襲的陽圧換気療法（NPPV：non-invasive positive pressure ventilation）の導入は，重症児（者）の呼吸障害の治療の一つとして有効であることが認められてきている[12〜14]．

これらリハプログラムは，家族，院内スタッフ，在宅支援関係者らの連携により，共通した目的で継続して行える体制を整えることで，効果的に呼吸障害を予防できる．そして，呼吸障害の予防や改善は，重症児（者）や家族の健康関連 QOL（HRQOL：health-related quality of life）を改善すると考えられる[15]．包括的リハプログラム例を表 3 に示す．ポジショニングでは，腹臥位保持の実施を励行する．腹臥位保持直後にバッグ加圧を行うことで，換気増加による排痰促進が期待できる．予防的呼吸理学療法は，主に訪問看護・リハを導入し，器具の併用による定期的な施行を励行する．また，口鼻腔吸引を徹底する（特に，咽頭部の分泌物除去の徹底）．在宅生活の場合は，ケアマネジメントを導入し

表 3　呼吸器感染症や無気肺を予防するための包括的リハビリテーションプログラム

1．ポジショニング
　1）定期的な体位変換（60°～120°側臥位，腹臥位：1日1～2回，1回1～2時間）
　　①個別クッションの作成，②腹臥位保持直後のバッグ加圧，③方法を表にまとめ提示
　2）良肢位保持
　3）唾液の誤嚥予防姿勢（前傾側臥位または顔面下向き，肩を挙上し頭部を若干低くする，ベッドを平らにする）
2．胸郭運動（可動性）練習（を含む関節可動域練習）
3．予防的呼吸理学療法
　1）排痰体位，呼気圧迫法，バッグ換気の併用（週3回，1日1回以上）
　　①家族への評価，手技の教育，②訪問看護・リハビリテーションの導入，③器具の利用[※1]
　2）口鼻腔吸引の徹底（特に咽頭部の分泌物除去の徹底）
4．ケアマネジメントの導入
　1）支援関係者の介入
　2）移動や外泊支援，日中活動の場の確保
　3）ケア会議の開催（ケア調整，情報交換，技術伝達）
5．その他
　1）摂食嚥下の評価と練習
　2）口腔ケア
　3）作業療法
　4）呼吸関連機器の調整[※2]

[※1] カフアシストや肺内パーカッションベンチレーター（IPV）
[※2] 呼吸管理の設定調整や非侵襲的陽圧換気療法（NPPV）の導入など

支援関係者を介入させ，移動や外出泊支援，日中活動の場の確保を行い家族の負担を軽減し，重症児(者)が寝たきりにならないように心がける．したがって，24時間365日の継続した包括的リハが呼吸障害の予防につながる．

V．呼吸理学療法の効果，限界とEBM

重症児(者)に対する呼吸理学療法の効果を示す．

①重症児(者)に対する呼吸介助手技（呼気圧迫法など）の施行は，胸郭の拡張性の改善などにより，換気力学的観点から呼吸機能が改善するので行ったほうがよい（B，Ⅲ，ア）[16]．

②重症児(者)に対する運動療法は，胸郭の呼吸運動を改善させるが，舌骨上筋群の筋緊張が低下しやすい．下顎後退や舌根沈下を呈する児(者)には，鼻咽頭エアウェイや舌根沈下防止装具を併用するほうがよい（B，Ⅲ，イ）[17～19]．

③重症児(者)は胸椎右凸側弯が多く，反対側に無気肺が発症しやすい傾向がある．児(者)に特徴的な濃痰貯留や気管支狭窄による無気肺治療には，気管支鏡を導入したほうがよい（B，Ⅲ，ア）[20]．

④呼吸障害を呈する重症児(者)に対しIPVを行うと，呼吸音の改善や胸部X線やCTの改善，PaO_2/SpO_2の改善，換気量の増加などの効果が認められる．循環抑制や特別な副作用の報告もなく，IPVは導入したほうがよい（B，Ⅲ，イ）[9,21～24]．

⑤重症児(者)に対し，多職種によるチームアプローチでポジショニング（体位変換や良肢位保持）に加え，陽圧換気（カフアシスト，蘇生バッグ）を定期的に行うと，胸部CTや一回換気量，SpO_2などが改善する．特に，腹臥位などの排痰体位での陽圧換気は，リ

ラクセーションを含む改善が得られやすいので行うほうがよい（B，Ⅲ，イ）[9,25]．

⑥重症児(者)の側臥位や腹臥位を中心とした日常生活におけるポジショニングは，非対称性変形の改善，呼吸状態の改善，呼吸器感染症罹患の軽減，嘔吐回数の減少，姿勢筋緊張の安定など，呼吸障害となる要因の改善や予防が期待できるため行うほうがよい（B，Ⅱ，イ）[6,7]．

⑦重症児(者)におけるNPPVは，気道狭窄，努力呼吸が強く，呼吸筋の仕事量が増加，閉塞型呼吸障害，抜管後の管理が必要である．急性呼吸不全，中枢性無呼吸などで有効な症例が多く，重症児(者)の呼吸障害の治療の一つとして導入するとよい（B，Ⅲ，イ）．なお，理解困難，口腔内分泌物貯留，排痰困難，閉口不全，過緊張は，NPPV管理に必ずしも不利な条件ではなかった[12〜14]．

以上の報告から，重症児(者)の呼吸理学療法は徒手的な手技より，器具の導入による排痰や呼吸機能の改善を試みる傾向のほうが強い．また，ポジショニングも含めた24時間365日の包括的リハは，呼吸障害となる要因の改善や予防が期待できる[26]．しかし，重症児(者)の呼吸理学療法の報告にはランダム化比較試験はなく，症例研究のみが主である．また，神経筋疾患児(者)や他の障害例と比較して，器具などを利用した積極的な呼吸理学療法が，重症児(者)の生命的予後まで影響するのか言及したエビデンスはない．今後の研究継続が期待される．

文献

1) 大島一良：重症心身障害の基本的問題．公衆衛生 **35**：648-655, 1971
2) 折口美弘，中村博志，黒川　徹：重症心身障害児(者)の死亡に関する研究．黒川　徹(編)：重症心身障害における病態の年齢依存性変容とその対策に関する研究．厚生省精神・神経疾患研究10年度研究報告書, 1999, pp193-203
3) 鈴木康之，田角　勝，山田美智子：超重症心身障害児の定義とその課題．小児保健研究 **54**：406-410, 1995
4) 森　直樹，黒澤　一，松本香好美，他：重症心身障害児(者)の脊柱変形と呼吸機能の相関．脳と発達 **38**：10-14, 2006
5) 宮川哲夫：重症心身障害児に対する呼吸ケア．日重障誌 **31**：163, 2006
6) 平井孝明：重症心身障害児(者)の姿勢管理．日重障誌 **29**：67-76, 2004
7) 堀本佳誉，髙田千春，樋室伸顕，他：側臥位が非対称性変形の改善に及ぼす影響．日重障誌 **31**：279-182, 2006
8) 村山恵子，金子断行，直井冨美子，他：重症心身障害児者における肺内パーカッションベンチレーターの使用合理的な条件設定の提案．脳と発達 **38**：S187, 2006
9) 金子断行，直井冨美子，村山恵子，他：重症心身障害児(者)の呼吸障害に対する肺内パーカッションベンチレーターとインエクスサフレータの使用経験．日重障誌 **31**：35-43, 2006
10) Brinkrant DJ, Pope JF, Lewarski J, et al：Persistent pulmonary consolidation treated with intrapulmonary persivve ventilation：a preliminary report. *Pediatr Pulmonol* **21**：246-249, 1996
11) 宮川哲夫：インセンティブ・スパイロメトリーと排痰器具．宮川哲夫(編)：ベッドサイドで活かす呼吸理学療法，ディジトブレーン, 2003, pp49-53
12) 中野千鶴子，村田博昭：重症心身障害児(者)への非侵襲的換気療法．日重障誌 **28**：51-56, 2003
13) 伊藤　康，舟塚　真，永木　茂，他：非侵襲的療法により気管内挿管を回避できた重症児(者)についての検討．日重障誌 **30**：259-264, 2006
14) 中野千鶴子：重症心身障害児(者)における非侵襲的換気療法．日重障誌 **31**：45-51, 2006
15) 金子断行，星野英子，直井冨美子，他：超重症児(者)の呼吸機能改善を通したQOLの向上援助．日重障誌 **31**：158, 2006
16) 貞森エリ子，金子断行，山口　明，他：重症心身障害児(者)に合併する呼吸障害に対する呼吸理学療法の効果の換気力学の観点からの検討．理学療法学 **26**：151-157, 1999
17) 宮川哲夫，篠原　誠，奥村悦之，他：重度脳性まひの呼吸機能（第3報）．理学療法学 **11**：136, 1984
18) 佐藤昌代，金子断行，砂野義信，他：重症心身障害児の呼吸障害に対する治療—運動療法と舌根沈下防止装具の併用．理学療法学 **26**：33-38, 1999
19) 花井丈夫，芝田利生，北住映二，他：重度脳性麻痺児の呼吸障害の対策と経過の検討．理学療法学 **19**：76-82, 1992

20) 水野勇司, 宇梶光大郎：重症心身障害児(者)における無気肺の発生要因の検討と気管支鏡による治療の有効性. 脳と発達 **36**：304-310, 2004
21) 村松礼子, 望月博之, 森川昭廣：重症心身障害児や基礎疾患のある児の無気肺に対するパーカッションベンチレーターの使用. 日本小児呼吸器疾患学会. 第37回抄録集, 2004, p122
22) 金子断行, 直井富美子, 和田直子, 他：重症心身障害児(者)の呼吸障害に対する肺内パーカッションベンチレーターの効果の検討. 脳と発達 **37**：262-264, 2005
23) 和田直子, 村山恵子, 金子断行ほか：肺内パーカッションベンチレータ使用により持続する肺浸潤影の改善を得た重症心身障害者の1例. 脳と発達 **37**：332-336, 2005
24) Gallagher TJ, Boysen PG, Davidson DD, et al：High-frequency percussive ventilation compared with conventional mechanical ventilation. *Crit Care Med* **17**：364-366, 1989
25) 直井富美子, 金子断行, 村山恵子：重症心身障害児（者）に対する陽圧換気を併用した呼吸リハビリテーション・チームアプローチ. 日本小児呼吸器疾患学会第35回抄録集, 2002, p103
26) 木原秀樹, 笛木 昇, 三沢朋子：小児神経筋疾患において, 気管切開による人工呼吸後もくり返す無気肺に対する呼吸リハビリテーション. 日小呼誌 **18**：14-19, 2007

14 慢性閉塞性肺疾患

高橋仁美*

◆Key Questions◆
1. 慢性閉塞性肺疾患の呼吸理学療法の特徴
2. 慢性閉塞性肺疾患の呼吸理学療法プログラム（適応，禁忌，注意点，方法，クリティカルパス）
3. 慢性閉塞性肺疾患の呼吸理学療法の効果，限界，予後，EBM

I. 慢性閉塞性肺疾患の呼吸理学療法の特徴

慢性閉塞性肺疾患（COPD：chronic obstructive pulmonary disease）患者では，呼吸困難のために不活動を伴い，身体機能の失調・低下（deconditioning）を形成する悪循環が問題となる．この呼吸困難の悪循環（dyspnea spiral）を断ち切り，廃用の進行を阻止するものとして，運動療法を中心とした呼吸理学療法が有効である．運動療法は呼吸リハビリテーション（以下，呼吸リハ）の根幹であり，呼吸困難の治療においては，すでに薬物療法により症状が安定している患者においても，上乗せの改善効果が期待できる（図1）[1]．

このようにCOPDの呼吸困難の改善には運動療法が効果的であるが，一方で呼吸困難は運動制限の因子として大きく影響を及ぼす．以下に，COPD患者の呼吸困難の生理学的な特徴について，呼吸理学療法を施行するうえで重要となるポイントを簡単に説明しておく．

COPDの呼吸機能上，最も重要な特徴は気流閉塞である．肺胞の障害により肺弾性力が低下し閉塞性換気障害が起こるが，特に呼気時に気道内腔が狭小することで，気道抵抗が増大して呼気速度が低下する．この気流制限は運動時において増強し，換気効率が悪化することになる．

肺気量では機能的残気量（FRC：functional residual capacity）の増加と最大吸気量（IC：inspiratory capacity）の減少も重要である．運動によって換気量や呼吸数が増加するに従い，十分な呼出ができなくなるため，吐き残した空気が肺に連続的に蓄積されることになる．この空気の捕らえ込み（air trapping）によって動的過膨張（dynamic hyperinflation）が生じる．動的過膨張はFRCを増加させICを減少させるため，一回換気量を制限することになる[2]．この結果，運動時には異常な換気パターン（rapid and shallow pattern）が出現し，呼吸仕事量が増加し呼吸困難が増強する．

また，動的過膨張は横隔膜を押し下げ平坦化させ，横隔膜の運動を制限する．動きが制限された横隔膜は吸気筋として十分に働くことができなくなり，ほかの吸気筋が動員され呼吸仕事量が増加する．これらの吸気補助筋は過緊張し，胸郭運動に関係なく持続的な張力を発生する．これが呼吸層に逆転して，胸壁筋紡錘からの求心性刺激となって呼吸困難が生じることにな

---

* Hitomi Takahashi／市立秋田総合病院リハビリテーション科

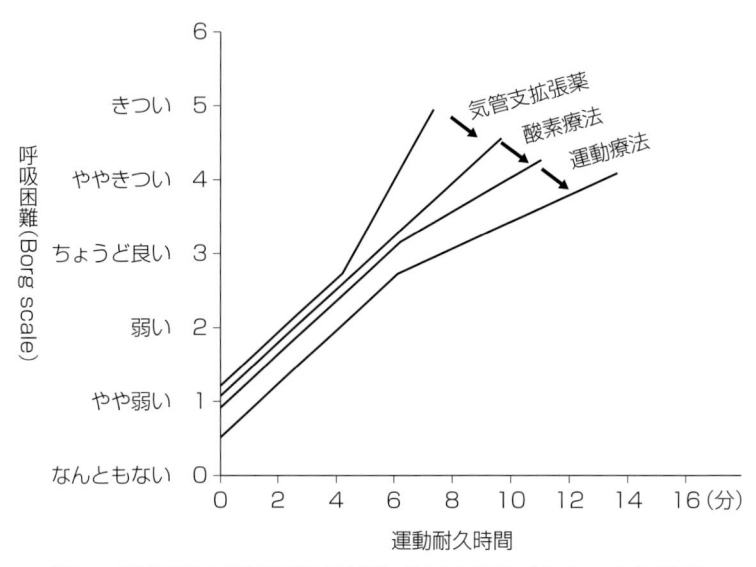

図1 運動療法の呼吸困難の改善に及ぼす効果（文献1）より引用）

る[3]．

以上の閉塞性換気制限と動的過膨張による呼吸困難に対しては，口すぼめ呼吸や呼吸介助法などの呼吸理学療法はコンディショニングとして有効となる．口すぼめ呼吸は，末梢気管支の内腔を陽圧にすることで呼気時の虚脱を防ぐ効果が期待でき，呼吸介助法は呼吸補助筋の過緊張を抑制し，全肺気量（TLC：total lung capacity），FRC，残気量（RV：residual volume）を減少させる効果が期待できる[4]．さらに，コンディショニングとしての呼吸理学療法は，効率よい運動療法の導入を可能にし，運動耐容能や健康関連 QOL（HRQOL：health-related quality of life）の改善に寄与する[5]．

II．慢性閉塞性肺疾患の呼吸理学療法プログラム（適応，禁忌，注意点，方法，クリティカルパス）

1．適 応

呼吸理学療法は，一般的には呼吸困難があって重篤な合併症がない患者が適応となる．呼吸理学療法は症状の軽減に加え，運動耐容能や HRQOL の改善が主な目標となるため，病期では II 期：中等症〔1 秒量（FEV_1：forced expiratory volume in one second）の予測値に対する割合（%FEV_1）で，50%≦%FEV_1<80%〕より進行した COPD が対象となる[6]．なお，呼吸理学療法開始前には，合併症や内科的・外科的治療の情報は確認しておくことも大切である．具体的な患者選択基準を表1に示す[7]．

2．禁 忌

呼吸理学療法の禁忌では，運動負荷によるものが特に問題となる．運動療法の禁忌を表2に示すが，これらの病態は顕在化していないことがあるので，運動療法の施行前にはスクリーニングすることが大切である[8]．

3．注意点

運動療法を施行する際には，準備運動としてのウォームアップと終了時のクールダウンを行うことで，外傷などの整形外科的な問題，急激な脈拍・血圧の変動などの予防に効果がある．

運動療法中は，パルスオキシメータによる動脈血酸素飽和度（SpO_2：pulse-oxymetric oxygen

表 1 患者選択基準（文献 7）より引用）

1. 呼吸器症状があり，スパイロメトリーなど標準的な慢性閉塞性肺疾患（COPD）の臨床診断がなされている
2. 標準的治療により病態が安定している
3. COPD により機能制限がある
4. 呼吸リハビリテーションの施行を妨げる不安定な合併症がない
5. 患者自身に積極的に実施したいという意欲がある．すなわち十分なインフォームドコンセントが行われている
6. 高齢であるという年齢制限や，肺機能，動脈血ガス分析値による基準は定めない

表 2 運動療法の禁忌（文献 8）より引用）

1. 不安定狭心症，不安定な発症から短日の心筋梗塞，非代償性うっ血性心不全，急性肺性心，コントロール不良の不整脈，重篤な大動脈弁狭窄症，活動性の心筋炎，心膜炎などの心疾患の合併
2. コントロール不良の高血圧症
3. 急性全身性疾患または発熱
4. 最近の肺塞栓症，急性肺性心，重度の肺高血圧症の合併
5. 重篤な肝，腎機能障害の合併
6. 運動を妨げる重篤な整形外科的疾患の合併
7. 高度の認知障害，重度の精神疾患などの合併
8. 他の代謝異常（急性甲状腺炎など）

saturation）の監視が有効で，SpO_2 が 90％以上を維持できるように行い，85％に低下した場合には一時中止し，90％以上の回復を待って再開する．なお，SpO_2 は運動終了後さらに低下する症例が多いので，運動終了後の低下・回復パターンを把握しておくことも重要となる[9]．

SpO_2 のほかにも，Borg scale 7 以上の呼吸困難，胸痛，動悸，疲労，めまい，ふらつき，チアノーゼなどの自覚症状を認めた時，年齢別最大心拍数の 85％に達した時（肺性心を伴う COPD では 65〜70％に達した時），運動負荷によって心拍数が減少した時，収縮期血圧が下降した時，呼吸数が毎分 30 回以上となった時は，運動を中止する必要がある[10]．

筋力トレーニングを行う際の注意としては，息をこらえて筋収縮をさせると呼吸困難が強くなると同時に，バルサルバ現象が生じる可能性がある．特に，心疾患を合併している患者に対しての上肢筋の等尺性運動では注意が必要である．筋収縮している間は，呼吸困難をコントロールすると同時に血圧上昇や不整脈を引き起こさないよう息を吐きながら行い，呼気と同調させるとよい．

また，コンディショニングとして行うスクイージング（squeezing）や呼吸介助法などの用手的な手技では，高齢者，長期に人工呼吸器を装着している症例，ステロイド治療を受けている症例などでは骨強度が弱くなって骨萎縮や骨粗鬆症をきたしていることが多く，骨折を起こしやすいので注意が必要である．したがって胸郭の動く方向，硬さをしっかり確認する必要がある[11]．

4．方 法

呼吸理学療法の開始にあたっては，患者評価が重要となる．開始時には，全身状態，呼吸の状態，四肢の運動機能の状態のチェックが必要である．全身状態では，血圧，脈拍，体温，浮腫の有無などを確認する．呼吸の状態としては，血液ガスや SpO_2 の変化，呼吸困難の程度と発生状況，喘鳴の有無，呼吸パターンなどである．四肢の運動機能の状態は，関節可動域，筋力・筋萎縮，麻痺の有無などをチェックする．

書籍「呼吸リハビリテーションマニュアル―

表 3 呼吸リハビリテーションに必要な患者評価（文献 8）より引用）

必須の評価	・問診および身体所見 ・スパイロメトリー ・胸部 X 線 ・心電図 ・呼吸困難（安静時，労作時） ・動脈血酸素飽和度（SpO_2） ・パルスオキシメータを使った歩行試験 ・握力
行うのが 望ましい評価	・時間内歩行試験（6 分間歩行試験，シャトルウォーキング試験） ・栄養評価（BMI など） ・ADL 評価
可能であれば 行う評価	・検査室での運動負荷試験（エルゴメータ，トレッドミル） ・上肢筋力，下肢筋力の測定 ・呼吸筋力の測定 ・動脈血ガス分析 ・心臓超音波検査 ・HRQOL 評価（一般的，疾患特異的） ・動脈血血液ガス分析 ・心臓超音波検査

運動療法」には，必須の評価，行うことが望ましい評価，可能であれば行う評価として，それぞれの項目が示されている（表3)[8]．このうち，呼吸理学療法の効果判定として運動耐容能，日常生活動作（ADL：activities of dairy living)，HRQOL の評価は重要である．

呼吸理学療法プログラム構成は，患者の重症度により異なる．一般導入に際しては，コンディショニングで開始し，徐々に運動療法に移行していくのがよい[8]．重症例では，高度の deconditioning をきたしていることが多く，呼吸運動パターンの障害，柔軟性の低下，筋力低下に加え，筋の萎縮や短縮が認められるため，効率のよい運動トレーニングを目指したコンディションづくりが必要となる．なお軽症なほど，コンディショニングは不要となり，高負荷のトレーニングが可能になる．

以下にコンディショニング[11]と運動療法[12]の各種目について述べる．

1）リラクセーション

COPD 患者の呼吸補助筋の過度な筋緊張を抑制することは，不必要な酸素消費量を減少させ，呼吸困難を緩和させるのに有効である．例えば，セミファーラー位などの楽な体位をとらせる方法や呼吸補助筋を直接的にアプローチするストレッチやマッサージ，固有受容器神経筋促通法（PNF：proprioceptive neuromuscular facilitation）や呼吸介助法などの手技がある（B，Ⅱ，ア）．

2）呼吸練習（横隔膜呼吸と口すぼめ呼吸）

呼吸練習では，呼気にポイントが置かれる．呼気を緩徐化した横隔膜呼吸（C，Ⅲ，イ）と呼気時に口腔内に抵抗をつくる口すぼめ呼吸（B，Ⅱ，イ）が行われる．横隔膜が平坦化した症例には，横隔膜呼吸は不適となることが多い．横隔膜呼吸によって胸腹部の動きが逆になるなど呼吸パターンを悪化させることがあるので，この場合は無理に行う必要はない．また，口すぼめ呼吸を行う際は，むやみに気道内圧を上昇させればよいというものではない．30 cm 前方にかざした自分の手に息を吹きかけて，その息が感じられる程度でよい．

3）胸郭可動域運動

COPD は，肺実質が伸びている状態，つまり

肺コンプライアンスが増加しているが，胸郭のコンプライアンスは低下し，胸郭可動域は減少していることが多い．胸郭可動域に制限がある状態での呼気延長の呼吸は，胸郭の弾性抵抗に抗した力をより必要とし，エネルギー効率を悪くする．したがって，COPDでは胸郭の可動性を改善することが重要となる．

実際の胸郭可動域運動には，徒手胸郭伸張法，関節モビライゼーション，呼吸介助法，呼吸筋ストレッチ体操などが行われる（B，Ⅱ，ア〜イ）[13]．徒手的なテクニックでは，疼痛や不快感，さらには肋骨骨折を引き起こすこともあるので注意が必要である．

4）排痰法

喀痰は，呼吸困難や咳嗽とともにCOPD患者の訴える症状として頻度が高い．痰の存在は運動療法の妨げとなるので，運動療法の開始前に排痰したりしておくことが必要となる．

排痰法は，多量の喀痰が喀出されるケース（1日に25〜30 mℓ以上）や喀痰の喀出が困難なケース（痰が粘稠で末梢にある，換気が不十分，咳が困難）が適応となる．排痰法の基本は，①排痰体位，②痰の移動を促進させる手技，③咳嗽，強制呼出（huffing）と吸引である（B，Ⅱ，ア〜イ）．

排痰法を実施する際には，排痰前に聴診・触診の評価によって痰の貯留部位を正しく把握し，また排痰後にも聴診・触診による評価が大切である．

5）呼吸筋トレーニング

呼吸筋の収縮力は，肺活量（VC：vital capacity）に影響を与える．VCは最大吸気，最大呼気を規定する因子によって決定される．最大吸気位は胸郭と肺組織の弾性収縮力と横隔膜などの吸気筋の筋力のバランスで決定され，最大呼気位は胸郭の外に広がる弾性力と，それに対抗する呼気筋の収縮力とによって決まる[14]．

一般的にCOPDでは吸気筋疲労が呼吸困難，呼吸不全につながっているという考えから，トレーニングの対象は吸気筋である．しかし，COPDでは肺コンプライアンスが増加し，RVが増加しているので呼気筋のトレーニングも必要である．

吸気筋のトレーニングには，Threshold™やP-Flex™などが用いられる．これらは最大吸気圧（PImax：maximum inspiratory pressure）の30〜70％の高負荷で行うことが推奨されている（B，Ⅱ，ウ）が，20％PImaxの有用性も報告されている（C，Ⅱ，ウ）[15]．

6）運動療法

運動療法を処方する際には，frequency（頻度），intensity（強度），time（持続時間），type（種類）のFITTを明確にする必要がある[8]．

運動療法の頻度は3回/週以上，できれば毎日が望ましく，運動持続時間は1回20分以上を目標とする．

種類は下肢のトレーニングを中心とした有酸素運動が強く推奨されている（A，Ⅰ，イ〜ウ）．実際には，トレッドミル，自転車エルゴメータ，平地歩行，階段昇降などがある．筋力トレーニングでは，等張性運動，等尺性運動，等速性運動がある．一般的には，ダンベル，重錘バンド，弾性ゴムバンドなどを利用した等張性運動が用いられている（B，Ⅱ，イ〜ウ）．

運動強度は，トレッドミル，エルゴメータによる運動負荷試験によって最高酸素摂取量（peak$\dot{V}O_2$：peak oxygen consumption）の測定を行って，予測される最大心拍数から運動強度を決める方法やシャトル歩行試験からpeak$\dot{V}O_2$を予測して，歩行スピードを計算する方法が行われている[8]．

実際の処方ではpeak$\dot{V}O_2$の40〜80％と幅広く，一般的にはpeak$\dot{V}O_2$の60〜80％の高強度のほうが，低強度に比べ効果的とされている．しかし，わが国では対象者が欧米諸国より高齢であることや継続性の問題から，むしろ低強度が現実的である[16]．

2007年に発表されたACCP/AACVPR[17]では，

低強度高強度のどちらも臨床的に効果があるとされた（A，I，イ）．

Mahlerら[18]は，目標呼吸困難スコア（TDR：target dyspnea rating）を指標として運動強度を決定する方法を提唱した．本法は，運動時のpeak$\dot{V}O_2$と呼吸困難が比例相関することを応用し，修正Borg scale（BS）を指標としてBS3（peak$\dot{V}O_2$の50％に相当）～5（peak$\dot{V}O_2$の80％に相当）で運動を処方する方法である．

われわれは低強度の室内で椅子に座って行う体操「座ってできるCOPD体操」を考案した[9,12,19]．道具を必要とせず手軽に行え，歩行などの有酸素運動と交換が可能である．テレビをみながら，ラジオを聴きながらのトレーニングが可能であり，在宅での継続実施率の向上が期待できる．

種目は，頸・肩甲帯・胸郭のストレッチ，等尺性収縮での上下肢・体幹の筋力強化，および椅子に腰掛けた状態で行う有酸素運動の3種類で構成されている（図2）．1週間に3日以上行うことを目標とする．

有酸素運動の運動強度の設定は，TDRの2（「弱い」とか「楽である」のレベル）である．6分間歩行試験（6MWT：six-minutes walk test）から得られたpeak$\dot{V}O_2$の割合でみると39.4～52.1％であった[20]．

7）ADLトレーニング

ADL上の各動作の指導では，個々の患者の状態に合わせて動作速度や姿勢などに注意しながら，横隔膜呼吸と口すぼめ呼吸で行うことを指導する[21]．浴槽に入る，身体を洗う，髪を洗う，物を持ち上げる，引く，押す，手を伸ばすなどの上肢や体幹の動作においては呼吸困難が強くなるので，息こらえをせずに呼気と動作を同調させるようにする．また，階段や坂道の上りでは，息を吐きながら上り，吐き終わったらいったん止まって横隔膜呼吸でゆっくり吸い，また吐きながら上るといったように，途中で動作を中断し，呼吸を整えて再び呼気に合わせながら動作を開始する．

5．クリティカルパス

クリティカルパス（以下，パス）は，患者向けと医療者向けが必要である．われわれの使用している医療者向けパスの一部を表4, 5に示す．医療者向けパスは質の標準化とリスクマネジメント，および入院期間短縮のために，患者向けパスは患者が納得したうえで安心して呼吸リハに参加してもらうために活用される．パスの対象患者は，中等症以上のCOPD患者で慢性期および増悪後安定した入院患者である．

Ⅲ．慢性閉塞性肺疾患の呼吸理学療法の効果，限界，予後，EBM

1．効果（メタ分析から）

わが国における呼吸理学療法の効果をメタ分析の見地から述べる[22,23]．効果判定は，効果量（ES：effect size）が，0.2（または-0.2）以下では効果が小さく，0.5（または-0.5）では中等度，0.8（または-0.8）以上では効果が大きいと判断する．ESの有意差の検討では，95％信頼区間（CI：confidence interval）を求めた．95％CIに0を含まなければ有意となり，$p<0.05$で有意差ありと同じ意味である．メタ分析の結果を表6に示す．

欧米と比較すると，6分間歩行距離（six-minute walk distance）などの運動耐容能のESは，欧米ではLacasseら[24]の0.6，Devineら[25]の0.64，Cambachら[26]の0.5，Salmanら[27]の0.71に対して，わが国では0.65であり，欧米と同程度の効果と考えられる．HRQOLについては，呼吸困難のESはわが国の0.76に対して，欧米では0.62～1.0とばらつきがみられる[24～27]が，大きな違いはないと考える．そのほか，疲労は欧米ではLacasseら[24]とCambachら[26]はどちらもES 0.6に対して，わが国では0.53，克服がLacasseら[24]0.8，Cambachら[26]0.6に対して

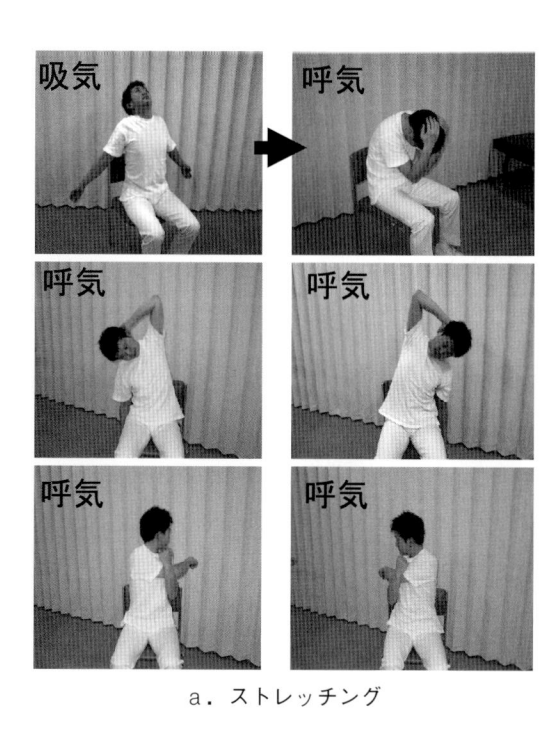

吸気 → 呼気

呼気　呼気

呼気　呼気

a．ストレッチング

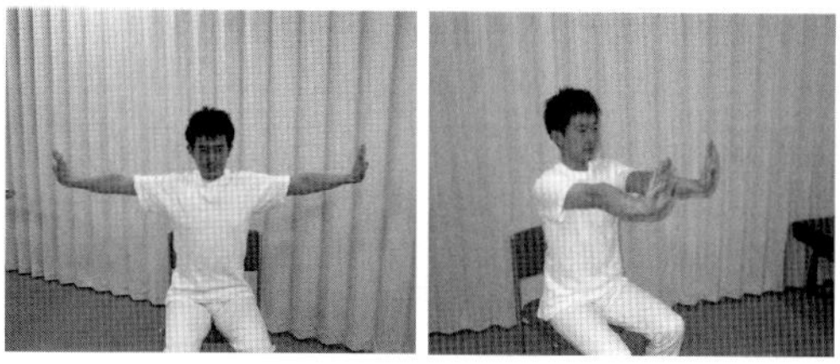

両手を真横と正面に伸ばし，実際にはない壁を手掌で押して等尺性収縮させる

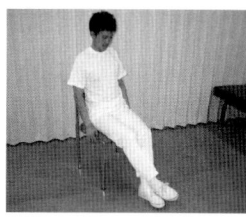

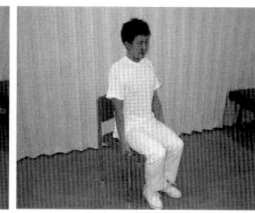

左：足を交差させ，下側の膝伸展，上側は膝屈曲方向に力を入れ，下側の大腿四頭筋を等尺性収縮させる
右：椅子の縁を把持し，床を踏ん張り立ち上がるようにして抗重力筋の等尺性収縮を行う

b．筋力トレーニング
（口をすぼめて息を吐きながら6秒間収縮）

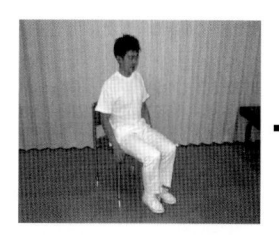

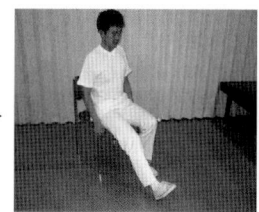

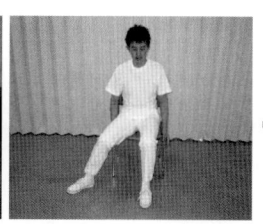

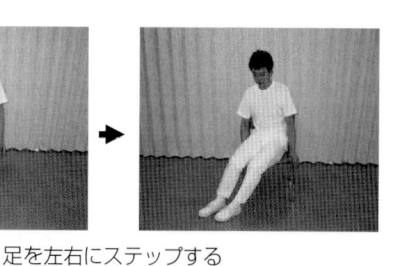

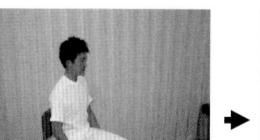

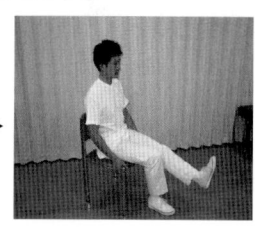

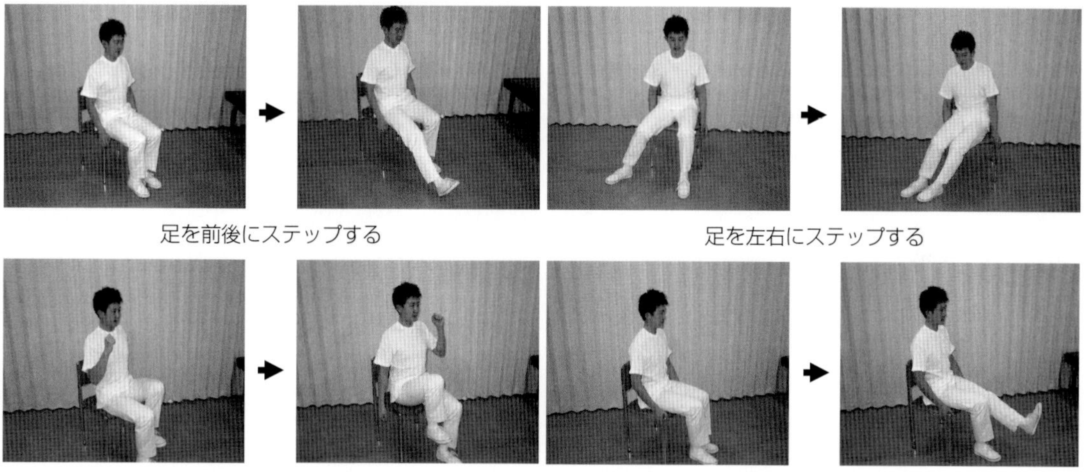

足を前後にステップする　　　　　足を左右にステップする

椅子に座ったままで歩く動作を行う　　膝の伸展をリズミカルに左右交互に行う

c．有酸素運動
一つの運動を2分半ずつ行い，2セット(20分)程度を目安とする

図2　座ってできるCOPD体操

わが国では0.54，情動がLacasseら[24)]とCambachら[26)]の0.5に対してわが国が0.62であった．以上より，わが国の呼吸理学療法は，欧米とESに多少の違いはあるが，呼吸困難，運動耐容能，およびHRQOLの効果に関しては，欧米とほぼ一致しているといえる．

呼吸筋力に関しては，Smithら[28)]やLöttersら[29)]によって呼吸筋トレーニングの有効性に関したメタ分析の結果が報告されている．Smithらのメタ分析では有効性を認めていないが，Löt-

表 4　慢性閉塞性肺疾患（COPD）呼吸リハクリティカルパス（医療者用）—入院日から入院前半

ID（　　　　　）　患者氏名（　　　　　　　　　）
主治医（　　）　看護師（　　）　理学療法士（　　）　薬剤師（　　）　栄養士（　　）　ケースワーカー（　　）

月/日	/　（1日目）	/　（　日目）
治療	□内服（　　　　　　　　　） □吸入（　　　　　　　　　） □酸素吸入量：安静時（　）l， 　労作時（　）l，睡眠時（　）l	□内服（　　　　　　　　　） □吸入（　　　　　　　　　） □酸素吸入量：安静時（　）l， 　労作時（　）l，睡眠時（　）l
検査	□胸部X線　　□血液検査	○肺機能 ○心電図 □24時間パルスオキシメトリー
観察	□日勤 BT　P　BP　SpO_2　％ 息苦しさ（歩行時） 痰　　有・無　　性状 □準夜　SpO_2　％	□深夜　SpO_2　％ □日勤 BT　P　BP　SpO_2　％ 息苦しさ（歩行時） 痰　　有・無　　性状 □準夜　SpO_2　％
栄養	□身長　　cm　□体重　　kg □BMI（　　　） □種類　　　食（　　）kcal □栄養補助食品　有（　）・無 □食欲　有・無	□体重　7時　　　　kg □摂取量 　朝 　昼 　夕
排泄	□便/尿（　　/　　）	□便/尿（　　/　　）
安静度	□フリー　□病棟フリー	□フリー　□病棟フリー
清潔	□清拭　□シャワー	□清拭　□シャワー
説明・指導	○禁煙指導 ○疾患の説明 □パスのオリエンテーション □療養日誌の書き方について ○在宅酸素の必要性	○禁煙指導（指導日　/　） △内服薬について（指導日　/　） △吸入薬の使い方（実施日　/　） ◎栄養指導の入力（指導日　/　） ☆機器の取り扱いについて □療養日誌を使った自己管理 　（急性増悪の症状と対処含め） □身体障害者手帳に関して説明
呼吸リハ		◇実施内容（実施項目に○をする） 　呼吸介助，呼吸練習，呼吸体操，筋力トレーニング，呼吸筋トレーニング，歩行，座ってできるCOPD体操，ADLトレーニングと指導，運動・動作時のSpO_2　％
書類・手続	○服薬指導処方箋　○理学療法処方箋 ○入院診療計画書　○リハ計画書 □酸素濃縮器・携帯用酸素ボンベの 　手配：HOT事業者に連絡	○身体障害者手帳の申請書の記入 ▽介護申請：医療相談へ　月　日 　（本人のみ・本人と家族）
アウトカム	□疾患を理解する □パスの概要を理解する □HOTの必要性を理解する	□禁煙の必要性納得（達成日　/　） □内服薬を間違えずに服薬できる（達成日　/　） □自分でうまく吸入ができる（達成日　/　） □運動の必要性を理解し，説明できる（達成日　/　） □座ってできるCOPD体操がでできる（達成日　/　） □☆機器の取り扱いができる（達成日　/　）
バリアンス	有・無	有・無
特記事項		
確認サイン		

○：医師，□：看護師，◇：理学療法士，△：薬剤師，◎：栄養士，▽：ケースワーカー，☆：HOT委託事業者

表 5 慢性閉塞性肺疾患（COPD）呼吸リハクリティカルパス（医療者用）—入院後半から退院日

ID（　　　　　）患者氏名（　　　　　　　　　　）
主治医（　　）看護師（　　）理学療法士（　　）薬剤師（　　）栄養士（　　）ケースワーカー（　　）

月/日	/　　　（　日目）	/　　　（退院日）
治　療	□内服（　　　　　　　　　） □吸入（　　　　　　　　　） □酸素　安静（　），労作（　） 　睡眠時（　）l/分	□内服（　　　　　　　　　） □吸入（　　　　　　　　　） □酸素　安静（　），労作（　） 　睡眠時（　）l/分
観　察	□深夜　SpO_2　　% □日勤 BT　　P　　BP　　SpO_2　　% 息苦しさ（歩行時） 痰　有・無 　　性状 □準夜　SpO_2　　%	□深夜　SpO_2　　%
栄　養	□体重　7時　　　　　　kg □摂取量 　朝 　昼 　夕	□体重　7時　　　　　　kg □摂取量 　朝 　昼
排　泄	□便/尿（　　/　　）	□便/尿（　　/　　）
安静度	□フリー　□病棟フリー	□フリー　□病棟フリー
清　潔	□清拭　□シャワー	
説明・指導	□急性増悪について（実施日　/　） ◇自己排痰について（実施日　/　） ◎栄養指導（実施日　/　） ○地域連携システムの説明（実施日　/　） □HOT災害時対処・準備の指導（実施日　/　） □HOT委託事業者保守管理・サービス内容の説明 　　　　　　　　　　　（実施日　/　） ☆機器の取り扱いについて □療養日誌を使った自己管理	□退院処方 □理解不足な点をHOT委託事業者 　へ申し送りする
呼吸リハ	◇実施内容（実施項目に○をする） 　呼吸介助，呼吸練習，呼吸体操，筋力トレーニング， 　呼吸筋トレーニング，歩行，座ってできるCOPD体操， 　ADLトレーニングと指導，運動・動作時のSpO_2 　　　%	◇退院後の継続内容の指導
書類・手続	□HOT委託業者へ退院日の連絡 ○HOT指示書記入	
アウトカム	□食事についての重要なことがいえる（達成日　/　） □療養日誌を継続記入し，自己管理ができる 　　　　　　　　　　　　　　　（達成日　/　） □地域連携システムを理解する（達成日　/　） □☆機器の操作ができる（達成日　/　） □☆HOTに関する環境整備，問題点の把握 □HOTシステムを理解し，災害時の対処と準備，HOT 　委託事業者保守管理・サービス内容の理解	□☆機器の取り扱いができる
バリアンス	有・無	退院時サマリー
特記事項		□内服（　　　　　　　　　） □吸入（　　　　　　　　　） □酸素　安静（　），労作（　） 　睡眠時（　）l/分
確認サイン		

○：医師，□：看護師，◇：理学療法士，△：薬剤師，◎：栄養士，▽：ケースワーカー，☆：HOT委託事業者

表 6 わが国における呼吸理学療法の効果（メタ分析の結果）

	# of studies	# of patients	ES	95%CI
%VC	13	320	0.27	0.12〜0.43
FEV_1	18	402	0.17	0.03〜0.32
FEV_1%	11	292	−0.04	−0.20〜0.12
RV	8	128	−0.35	−0.60〜−0.10
PImax	11	286	0.55	0.38〜0.72
PEmax	10	241	0.60	0.42〜0.79
chest expansion	5	95	0.76	0.47〜1.06
6 MWD	18	428	0.65	0.50〜0.79
dyspnea	7	154	0.76	0.52〜0.99
emotional function	7	154	0.62	0.40〜0.85
fatigue	7	154	0.53	0.30〜0.76
mastery	7	154	0.54	0.31〜0.77

表 7 呼吸リハビリテーションのエビデンス（文献 7)より引用）

内容	EBM
・下肢による全身持久力トレーニング	A
・運動強度は強いほどその効果も大	A
・呼吸困難の軽減	A
・運動耐容能の改善	A
・ADL の改善	A
・HRQOL の改善	A
・入院回数・日数の減少	A
・運動耐容能および HRQOL の向上効果が 1〜2 年持続	A
・生存期間の延長	B
・上肢の筋力トレーニングを加えると日常動作に伴う呼吸困難がより軽減	B
・活動性低下の症例や心肺疾患患者では筋力トレーニングで持久力が改善	B
・非侵襲的換気療法は運動中の呼吸困難，運動耐容能を改善	B
・継続，維持に関するモチベーション向上の介入や心理的サポート	C
・呼吸筋トレーニングと全身持久力トレーニングの併用効果	C
・栄養指導の筋力および運動耐容能への効果，運動との併用効果	C
・運動療法開始における患者の重症度に応じたプログラム構成	D
・コンディションづくりのための呼吸パターンの修正や柔軟性のトレーニング	D
・運動を定期的に継続し，ライフスタイルに組み込み習慣化	D
・酸素吸入下での運動による運動耐容能の改善	D

ters ら[29)]は PImax＜60 cmH$_2$O の呼吸筋力低下のある例には，呼吸筋トレーニングが有効と報告している．これらの結果は，わが国の PImax の増加の ES と単純に比較できない．

呼吸機能に関しては，欧米では Devine ら[25)]が volume で 0.18 と有意な結果を報告しているのみで，一般的に呼吸機能に関しては，改善しないとするものがほとんどである．欧米では，呼吸機能のデータは，対象症例の重症度の指標とされることが多く，効果研究で検証されることが少ない．わが国においては，1 秒率（FEV$_1$%：percentage of forced expiratory volume in one second）に関しては効果を認めないが，%VC の ES が 0.27，RV の ES は -0.35 で有意に改善していた．つまり，気道閉塞の改善は認められないが，VC や RV などにおいて有効性を示唆

表 8 ACCP/AACVPR (2007) の EBM (文献 35)より引用改変)

内容	推奨とエビデンス
・呼吸困難の改善	1 A
・HRQOL の改善	1 A
・低強度,高強度のどちらも運動トレーニングによって臨床的効果あり	1 A
・歩行による筋肉運動トレーニングは必須プログラムとして推奨	1 A
・筋力強化トレーニングを加えることで筋力と筋肉量を増加	1 A
・支持なしの上肢の耐久性トレーニングは有益で,プログラムに組み込むべき	1 A
・6〜12 週でいくつかのアウトカムで効果的,12〜18 カ月以上で徐々に減少	1 A
・下肢トレーシングでは低強度よりも高強度のほうが生理学的効果が大	1 B
・科学的 EBM で呼吸リハビリテーションの必須構成成分として吸気筋トレーニングをルーチンに行うことを支持しない	1 B
・教育は呼吸リハビリテーションの不可欠な構成要素であるべき.教育は急性増悪の協調的な自己管理,予防,治療の情報を含むべき	1 B
・呼吸リハビリテーションはCOPD以外の慢性の呼吸器疾患の特定の患者に有用	1 B
・HRQOLのような効果は 12〜18 カ月以上維持	1 C
・重度の運動誘発性低酸素血症では,運動トレーニング中に酸素投与を行うべき	1 C
・入院日数と医療機関利用回数の減少	2 B
・包括的プログラムで心理的効果	2 B
・重症患者に対して運動トレーニングの補助として行う非侵襲的換気療法は,運動パフォーマンスの改善をもたらす	2 B
・医療経済効果	2 C
・長期プログラム(12 週)は短期プログラムより効果が維持	2 C
・呼吸リハ後の維持戦略は長期アウトカムにある程度の効果	2 C
・現在の科学的 EBM では,呼吸リハビリテーションに蛋白同化ステロイド剤のルーチン使用を支持しない	2 C
・単一な治療的療法としての心理社会的介入の効果を支持するわずかな EBM がある	2 C
・運動誘発性低酸素血症のない患者に対する高強度の運動プログラム中の酸素投与は運動耐容能の増加をもたらす	2 C
・生存率の EBM が不十分	提供なし
・栄養補助のルーチンの使用を支持するエビデンスは不十分	提供なし
・科学的 EBM に欠けるので推奨はできないが,現行の医療機関や専門家の意見により COPD 以外の慢性呼吸器疾患の呼吸リハビリテーションは,個々の疾患に特異的な治療戦略と COPD・非 COPD 患者に共通の治療を含みながら修正しなければならない	提供なし
・科学的 EBM に欠けるので推奨はできないが,現行の医療機関や専門家の意見では心理社会的な介入を包括的プログラムに組み込むことを支持する	提供なし

【推奨のグレードと EMB の強さ】
・推奨のグレード 1:強い 2:弱い
・EBM の強さ A:高い B:中等度 C:低い

されたことになる.この結果は,欧米と違った特徴的な点である[30]).

2.限 界

COPD においては,FEV_1 や FEV_1% といった気道閉塞の指標は経年的に低下することから,呼吸機能は改善しないというのが一般的である.しかし,VC は TLC から RV を差し引いた量なので,呼吸筋力強化と胸郭の可動性の改善によって肺気量を変化させる可能性がある.呼吸機能の改善が,呼吸理学療法の最終的な目標とはならないが,今後,胸郭可動性や呼吸筋力との関

連，さらに呼吸困難，運動耐容能などの臨床症状やHRQOLへの影響などを詳細に検討していく必要がある．

重症度との関係では，運動耐容能においては差を認めないと報告されているが[8]，%FEV_1が50％以下の症例では運動耐容能は改善するが，呼吸困難やHRQOLの改善は明らかでないとする報告[31]や，また呼吸困難を中等度の症例と高度の症例の2群に分けて検討した結果，中等度の群に運動耐容能とHRQOLに改善を認めたとする報告[32]があり，重症例ではHRQOLの改善が乏しいことが推察される．今後，重症度と呼吸理学療法の効果に対する検討を詳細に行っていく必要がある．

長期効果に関する報告では，地域のフォローアップにもかかわらず，18カ月で運動耐容能は低下するという報告[33]や外来呼吸リハを実施した症例を1回/月の運動療法と1回/週の電話によるメンテナンスをした群としなかった群で比較した結果，運動耐容能，HRQOLのいずれもメンテナンスを行った群で1年間効果が持続されたことが報告されている[34]．これらのことから呼吸理学療法の効果は長期に継続しないことが推察される．つまり呼吸理学療法は中止すればその効果は期待できないため，効果を長期に維持させるための介入方法を検討することは重要な課題である．

3．予 後

Celliら[35]は，体格指数（BMI；B），気流閉塞（obstruction；O），呼吸困難（dyspnea；D），運動耐容能（exercise；E）の4項目が予後と非常に相関が高いことを報告し，BODE indexという予後指標を提案している．呼吸理学療法は，呼吸困難を減少させ，運動耐容能を向上させるが，先に述べたごとく長期効果の維持には課題を残している．よって，現状では呼吸理学療法が生命予後の改善に寄与するかは，はっきりとした証拠がない段階である．しかしながら，呼吸理学療法の継続はBODE indexにも十分に影響を与えると考えられ，COPD患者の予後決定因子としての呼吸理学療法については，今後詳細に検討していく必要がある．

4．EBM

COPDにおけるEBMが重要視されており，種々の治療ストラテジーのEBMが見直され，欧米やわが国でガイドラインが発表された．現在，呼吸リハは非薬物療法の中核をなすものとして非常に重要な位置を占めている．わが国のガイドライン[7]から呼吸理学療法に関連する内容を抜粋し**表7**にまとめた．また，**表8**には2007年に発表されたACCP/AACVPR[17]のEBMを紹介した．

文 献

1) American Thoracic Society：Dyspnea. Mechanism, assessment, and management：a consensus statement. *Am J Respir Crit Care Med* **159**：321-340, 1999
2) O'Donnell DE, Lam M, Webb KA：Spirometric correlates of improvement in exercise performance after anticholinergic therapy in chronic obstructive pulmonary disease. *Am J Respir Crit Care Med* **160**：542-549, 1999
3) Sibuya M, Yamada M, Kanamaru A, et al：Effect of chest wall vibration on dyspnea in patients with chronic respiratory disease. *Am J Respir Crit Care Med* **149**：1235-1240, 1994
4) 松本香好美，黒沢 一，森 直樹，他：呼吸理学療法が重症肺気腫患者の肺気量に及ぼす即時的効果についての検討．総合リハ **32**：577-582, 2004
5) 高橋仁美，菅原慶勇，塩谷隆信：肺気量増加―閉塞性換気障害．本間生夫（監），田中一正，他（編）：呼吸運動療法の理論と技術．メジカルビュー社，2003, pp184-208
6) Global Initiative for Chronic Obstructive Lung Disease, Global Strategy for the Diagnosis, Management and Prevention of Chronic Obstructive Pulmonary Disease. NHLBI/WHO workshop report. Bethesda, National Heart, Lung and Blood Institute, April 2001 (Updated 2006)
7) 日本呼吸器学会COPDガイドライン第2版作成委員会：COPD（慢性閉塞性肺疾患）診断と治療のためのガイドライン 第2版．メディ

カルレビュー社，2004
8) 日本呼吸器学会呼吸リハビリテーションガイドライン作成委員会，日本呼吸器学会ガイドライン施行管理委員会，日本理学療法士協会ガイドライン作成委員会：呼吸リハビリテーションマニュアル―運動療法．照林社，2003
9) 高橋仁美：呼吸リハビリテーションの実際．田中一正（編）：メディカルスタッフのためのトータル呼吸ケア COPD．メジカルビュー社，2005，pp57-85
10) 佐竹將宏，高橋仁美，塩谷隆信：運動療法．*COPD Frontier* **5**：75-83，2006
11) 高橋仁美，宮川哲夫：呼吸リハビリテーションプログラム（コンディショニング）．高橋仁美，他（編），動画でわかる呼吸リハビリテーション第2版．中山書店，2008，pp120-154
12) 高橋仁美，宮川哲夫：呼吸リハビリテーションプログラム（運動療法），高橋仁美，他（編）：動画でわかる呼吸リハビリテーション第2版．中山書店，2008，pp156-175
13) 高橋仁美：胸郭可動域運動．塩谷隆信，他（編）：改訂版リハ実践テクニック呼吸ケア．メジカルビュー社，2008，pp82-91
14) 鈴木俊介：スパイロメトリーの実際．*COPD Frontier* **21**：25-31，2003
15) 佐藤麻知子，佐竹將宏，塩谷隆信，他：呼吸筋トレーニングにおける効果的な負荷圧の検討．理学療法学 **29**：37-42，2002
16) 塩谷隆信：呼吸リハビリテーションとは．高橋仁美，他（編）：動画でわかる呼吸リハビリテーション．中山書店，2006，pp2-8
17) Ries AL, Bauldoff GS, Carlin BW, et al：Pulmonary Rehabilitation：Joint American College of Chest Physicians/American Association of Cardiovascular and Pulmonary Rehabilitation Evidence-Based Clinical Practice Guidelines. *Chest* **131**：4s-42s, 2007
18) Mahler DA, 福地義之助：COPD 患者に対する運動療法の実際―呼吸困難感を指標とした運動処方．*COPD Frontier* **3**：51-62，2004
19) 高橋仁美，菅原慶勇，佐竹將宏，他：座ってできる COPD 体操．呼吸器科 **11**：291-301，2007
20) 佐竹將宏，高橋仁美，菅原慶勇，他：呼吸困難感を指標とした運動療法の有用性．呼吸器科 **11**：211-220，2007
21) 高橋仁美：呼吸障害に対する環境と適応．内山 靖（編）：環境と理学療法．医歯薬出版，2004，pp301-313
22) 高橋仁美，塩谷隆信，宮川哲夫：わが国における呼吸リハの科学性―メタ解析を用いて．日呼管誌 **11**：399-403，2002
23) 高橋仁美，宮川哲夫，塩谷隆信：わが国における呼吸リハの EBM―メタ解析の結果から．理学療法学 **32**：S338，2005
24) Lacasse Y, Wong E, Guyatt GH, et al：Meta-analysis of respiratory rehabilitation in chronic obstructive pulmonary disease. *Lancet* **348**：1115-1119, 1996
25) Devine EC, Pearcy J：Meta-analysis of the effects of psychoeducational care in adults with chronic obstructive pulmonary disease. *Patient Educ Couns* **29**：167-178, 1996
26) Cambach W, Wagenaar RC, Koelman TW, et al：The long-term effects of pulmonary rehabilitation in patients with asthma and chronic obstructive pulmonary disease：a research synthesis. *Arch Phys Med Rehabil* **80**：103-111, 1999
27) Salman GF, Mosier MC, Beasley BW, et al：Rehabilitation for patients with chronic obstructive pulmonary disease：meta-analysis of randomized controlled trials. *J Gen Intern Med* **18**：213-221, 2003
28) Smith K, Cook D, Guyatt GH Respiratory muscle training in chronic airflow limitation：a meta-analysis. *Am Rev Respir Dis* **145**：533-539, 1992
29) Lötters F, van Tol B, Kwakkel G, et al：Effects of controlled inspiratory muscle training in patients with COPD：a meta-analysis. *Eur Respir J* **20**：570-577, 2002
30) 高橋仁美：呼吸理学療法のエビデンスを探る―メタアナリシスの見地から．奈良 勲，他（編）：理学療法のとらえかた PART4―Clinical Reasoning．文光堂，2007，pp89-98
31) Chevannes N, Vollenberg JJ, et al：Effects of physical activity in mild to moderate COPD：A systematic review. *Br J Gen Pract* **52**：574-578, 2003
32) Wedzicha JA, Bestall JC, Garrod R, et al：Randomized controlled trial of pulmonary rehabilitation in severe chronic obstructive pulmonary disease patients, stratified with the MRC dyspnea scale. *Eur Respir J* **12**：363-369, 1998
33) Wijkstra PJ, van der Mark TW, Kraan J, et al：Long-term effects of home rehabilitation on physical performance in chronic obstructive pulmonary disease. *Am J Respir Crit Care Med* **153**：1234-1241, 1996
34) Ries AL, Kaplan RM, Myers R, et al：Maintenance after pulmonary rehabilitation in chronic lung disease：a randomized trial. *Am J Respir Crit Care Med* **167**：880-888, 2003
35) Celli BR, Cote CG, Marin JM, et al：The body-mass index, airflow obstruction, dyspnea, and exercise capacity index in chronic obstructive pulmonary disease. *N Engl J Med* **350**：1005-1012, 2004

15 慢性呼吸不全の急性増悪

神津 玲*

◆Key Questions◆
1. 慢性呼吸不全急性増悪の病態とその特徴は何か
2. 慢性呼吸不全急性増悪において呼吸理学療法は必要か
3. どのような介入が必要か
4. 介入に際して注意することは何か

I. 慢性呼吸不全急性増悪の病態とその特徴

1. 慢性呼吸不全急性増悪とは何か

慢性呼吸不全は，気道，肺実質といった呼吸器系のみならず，神経系，呼吸筋，胸郭系など，直接あるいは間接的に関与するさまざまな器官の障害によっても引き起こされる．しかし，その基礎疾患としては呼吸器系の障害によるものが最も多く，特に慢性閉塞性肺疾患（COPD：chronic obstructive pulmonary disease），肺結核後遺症，間質性肺炎などがその代表である．

いずれの基礎疾患においても，慢性呼吸不全状態では不可逆的な呼吸障害のために，呼吸機能の予備力は乏しい．安定期では，余裕の少ないバランス状態によって，なんとかその呼吸機能を生体の需要に対応しているため，わずかな誘因によっても容易に生命維持の危機に陥りやすい．慢性呼吸不全急性増悪とは，「代償機転により比較的安定状態にある呼吸不全がなんらかの誘因によって急激に悪化し，急性呼吸不全状態に陥ること」と定義される[1]．最近では，世界的な増加によって重要視されているCOPDにおいて，急性増悪は生命予後，患者の日常生活動作（ADL：activities of daily living）および健康関連QOL（HRQOL：health-related quality of life），医療経済に与えるインパクトは重大であることが示されており，慢性呼吸不全急性増悪の中でも特に重要な位置を占めるに至っている．COPD急性増悪に関する定義[2〜4]を表1に示した．

2. 臨床症状と病態

急性増悪に伴う主要な臨床症状，所見は呼吸困難の増強と低酸素血症であり，身体活動量は急速かつ顕著に低下し，ADLが制限される．気道感染を誘因とする場合は，発熱，膿性度が増した喀痰量の増加を伴う．

病態は，誘因，基礎疾患およびその重症度によって大きく異なるが，おおむね呼吸不全の分類，すなわちI型およびII型に準じて整理することができる．これらを表2にまとめた．

I型呼吸不全の急性増悪の基本的な病態は，高度の低酸素血症であり，低酸素血症の基本的機序は，換気血流比の不均等分布，拡散障害，肺内右左シャントの増加である．この場合，肺胞気動脈血酸素分圧較差（$A-aDO_2$：alveolar-arterial oxygen difference）が開大する．

---

* Ryo Kozu／長崎大学病院リハビリテーション部

表 1 COPD 急性増悪の定義

- 患者の状態の，安定状態から日々の正常な変動の幅を超えた持続的な悪化で，急激に始まり，定期の服薬を変更しなければならないもの[2]
- 呼吸困難，咳嗽または喀痰が日々の変化の範囲を超えることによって，治療内容の変更を正当化できる急性変化[3]

- Type 1：以下のいずれか，あるいはすべてが出現した場合—呼吸困難の増悪，喀痰量の増加，膿性痰の増加
- Type 2：上記症状のうち2つを含むもの
- Type 3：上記症状のうち1つ，および5日以内の上気道感染症状，発熱，喘鳴の増加，咳嗽の増加，呼吸数あるいは心拍数の20％以上の増加のうちの少なくとも1つを含むもの[4]

表 2 急性増悪の誘因と呼吸管理の方針

	I 型呼吸不全	II 型呼吸不全
代表的疾患	間質性肺炎	COPD 肺結核後遺症 高度の胸郭変形
誘因	基礎疾患の増悪 酸素吸入量不適切 右心不全 気胸　など	上・下気道感染 右心不全 気胸 喘息発作 疲弊や疼痛 入眠剤の誤用　など
呼吸管理の方針	積極的酸素療法 不応性低酸素血症に対してNPPV，侵襲的人工呼吸	調節的酸素療法 進行するアシドーシスに対してNPPV，侵襲的人工呼吸

一方，II型呼吸不全では，肺胞低換気による低酸素血症と進行する高二酸化炭素血症が基本であり，A-aDO$_2$は開大しない．その病態について代表的なCOPDを例にとると，気道における炎症反応の増強によって気道粘膜下の浮腫や気道分泌物が増加，気管支収縮によって既存の気道閉塞はさらに増悪し，気道抵抗および呼吸仕事量が増大する．気道閉塞の悪化は，呼気気流のさらなる制限をきたし，肺過膨張やエアトラッピングが増強，呼吸困難をもたらすとともに，一回換気量の減少による死腔換気増大の結果，ガス交換障害が増悪する．換気血流のミスマッチを主要な原因とする低酸素血症に加えて，高二酸化炭素血症，呼吸性アシドーシスをしばしば引き起こす．低酸素血症と呼吸性アシドーシスは，肺動脈圧を増大させて右心への過負荷と水分貯留を生じさせる．

3. 急性増悪のインパクト

急性増悪は，患者の生命予後を悪化させる．I型呼吸不全の急性増悪の代表である特発性肺線維症では，初回急性増悪での死亡率は約80％，改善例でも平均6カ月で死亡するとされており，予後不良である[5]．

COPDでは，急性増悪による入院の20〜60％が侵襲的人工呼吸管理を要し，入院死亡率は10（〜30）％に達するとされ[6]，ICU入室例における院内死亡率は24％で，かつ65歳以上では30％と予後が悪化するとの報告がある[7]．また，動脈血二酸化炭素分圧（PaCO$_2$：arterial carbon

表 3 慢性呼吸不全急性増悪の治療目標

- 増悪因子の同定と改善
- 薬物による呼吸機能の適正化
- 適切な酸素化と気道分泌物の除去
- 可能な限り気管内挿管を回避
- 臥床に伴う各種合併症の予防
- 長期臥床による ADL 低下予防
- 栄養状態の改善
- 健康維持の再評価，治療戦略強化：ワクチン，禁煙，呼吸リハビリテーション，適切な薬物の使用

dioxide pressure）>50 mmHg 以上の急性増悪症例 1,016 例の多施設調査では，院内死亡率 11% に対し，退院後 60 日，180 日，1 年さらに 2 年の死亡率は，それぞれ 20，33，43，49% と報告されている[8]．

また，急性増悪は入院率，死亡率のみならず合併症の増加，ADL および HRQOL の低下，医療費の増加などの経済的・社会的負担はきわめて大きく，そのインパクトは計りしれない．特に，HRQOL に及ぼす影響は深刻で，生存者の HRQOL や健康観は大幅に悪化する．重症 COPD の急性増悪により入院した患者の約 80% が，身体全体の健康状態を worse than death（死よりも悲惨な状態）とすら表現している．健常者と比較すると HRQOL は約 4～5 倍の低下を示し，心肺停止から蘇生された患者より悪化しているとする報告がある[8]．

4．治療・管理の概要

1）治療目標

急性増悪の治療目標を表 3 に示した．具体的な治療目標は基礎疾患や誘因，重症度によって異なるが，その基本は誘因の同定，薬物療法，酸素療法あるいは換気補助によって可及的速やかに安定期の状態に戻すことである．呼吸器系に基礎疾患を有さない急性呼吸不全例では，発症前までの正常状態，すなわち生理学的正常値をその治療目標とするのに対して，慢性呼吸不全急性増悪の場合は，あくまで各患者の平常状態の達成であり，本患者群の治療・管理における最も大きな特徴である[9]．

高齢患者，基礎疾患の進行例，重症例では，急速にさまざまな悪循環を形成しやすく，各種合併症も生じやすい．治療に長期間を要することも多く，特に合併症の予防と早期対応に努めめ必要がある．急性増悪をいかに短期間で乗り切るかも重要な治療目標である．

2）治療の基本

誘因の特定とその治療が基本となる．同時に栄養療法を含めた全身管理，循環管理，急速に進行する呼吸不全対策が必要となる．原因治療としての誘因の検索とその対応は，最も重要な治療上のポイントとなり，誘因や症状に対する種々の薬物治療が施行される．特に気道・肺感染症，右心不全への対策が中心となり，起炎菌同定に基づく適切な抗生物質投与，適正な酸素化と合わせた利尿剤の投与，水分バランスの管理などが行われる．その他，症状や誘因に対し気管支拡張剤，ステロイド剤などの投与や，電解質バランス異常の是正が行われる．

呼吸管理では低酸素血症の是正，すなわち酸素療法が基本である．急性増悪 I 型呼吸不全では，マスクによる高流量酸素投与による積極的酸素療法が選択され，動脈血酸素分圧（PaO_2：arterial oxygen tension）の目標値は 70 mmHg 以上とする．急性増悪 II 型呼吸不全では，60 mmHg を目標とした調節的酸素療法が施行される．

意識障害，進行する高二酸化炭素血症に起因する呼吸性アシドーシスの悪化，呼吸数異常，去痰不全，酸素療法に反応しない低酸素血症の存在などを認める場合には，ガス交換改善，呼吸筋の休息，さらには救命目的に人工呼吸管理による換気補助が行われる．気管内挿管によらない換気補助である非侵襲的陽圧換気療法（NPPV：non-invasive positive pressure ventilation）が第一選択であるが，本法の失敗例や適応除外例では気管内挿管による侵襲的（従来型）

陽圧換気療法（TPPV：tracheotmy positive pressure ventilation）が施行される．COPDをはじめとする慢性呼吸不全急性増悪で，NPPVは多くの症例で従来の人工呼吸管理よりも有意に生命予後を改善させることが証明されている．

II．呼吸理学療法プログラム

1．理学療法の意義[10]

気道感染は，急性増悪の約半数を占める重要な誘因である．気道感染をきたすと，気道分泌物が増加するとともにその粘稠度や膿性度が増強することで，気道の粘液線毛クリアランス機構が障害され排出困難となることが少なくない．COPDや肺結核後遺症，気管支拡張症などの患者の中には，安定期から気道分泌亢進を生じている場合もあり，この場合はよりいっそうの排出困難を伴うことが多い．急性増悪における気道分泌物の排出障害は，換気障害やガス交換障害を増悪させる要因として重要であり，その除去は呼吸管理において大きな課題である．

急性増悪により病態がさらに悪化，進行しがちなため患者の症状やADLは，いとも容易に増悪する．慢性呼吸不全患者では，高齢で不可逆的な呼吸機能障害，さらには安定期からの骨格筋機能低下によって，安静臥床状態が長期化しやすく，知らず知らずのうちに進行するため四肢筋の廃用性筋力低下は深刻であることを認識する必要がある．誘因自体やその治療に伴う侵襲は，全身的消耗，栄養状態の悪化，他臓器合併症の併発などを引き起こし，ステロイド投与，不穏状態に対する鎮静剤の投与は廃用による筋力低下に拍車をかける．

このような呼吸障害以外の要因も重なり，全身状態の悪化，ADL低下は著しく進行する．臥床による筋力低下の進行は1日あたり1～2%であるとされる．元来，筋力水準の低い慢性呼吸不全患者では，1週間程度の臥床によって自覚症状増悪とともに，ADLはいとも容易に障害さ

れ，その回復も困難となる．また，長期臥床と合併症による全身状態の悪化と人工呼吸管理の長期化という悪循環の形成は，患者の生命予後に影響を及ぼす重要な因子となる．悪循環に陥らせないこと，またはできる限りそこから早期の脱出を図ること，そして決して寝たきりにはさせないことが理学療法の大きな意義である．以上の理由から，急性増悪を乗り切った早期からの四肢筋機能低下，さらにはADL障害の予防を目指した理学療法は必要不可欠であり，運動療法を中心とした呼吸リハビリテーションへの円滑な移行を図るべきである．

2．アプローチの基本姿勢

急性増悪の病態は，誘因や基礎疾患により異なるため，その誘因がもたらす影響とそれぞれの基礎疾患の臨床的特徴とともに，症例ごとの重症度をできる限り正確に把握することが理学療法を適切に進めるポイントである．実施のタイミングを逃すと急速に悪化することも多々あり，常に一歩先を予測した対応のもと，頻回の経過観察に基づいて施行したい．慢性呼吸不全患者は，急性増悪を繰り返していくことが多く，その中で耐え難い呼吸困難とともに呼吸機能や身体活動性が徐々に低下する非常につらく厳しい状況におかれていることが多い．患者および家族の意志，価値観，考え方などを十分に尊重した柔軟な対応が望まれ，患者にとって何が最も利益があるのかを念頭においた理学療法のあり方が，常に問われる．その苦悩に共感する姿勢，ともに少しでも回復を願う態度を持ち続け，きめ細やかな接し方が求められる．

3．理学療法の実際

慢性呼吸不全急性増悪における理学療法の流れは，治療・時間経過に従うことができるが，その進行は重症度に依存する．時間経過は呼吸状態をはじめ，全身状態が不安定な急性期と，安定した経過をたどる回復期に大別でき，重症

度は呼吸障害，特に呼吸性アシドーシスの程度（動脈血 pH 7.35〜7.25，急性増悪Ⅱ型呼吸不全の場合）と治療に対する反応によって機械的換気補助を必要とするか否かが一つの指標になる．

前者においては，全身状態が不安定であり，呼吸状態の改善によるアシドーシスの是正と誘因治療，合併症対策が中心となる時期である．理学療法は，気道分泌物貯留が著明である場合にのみ，その除去を目的に適用される．後者では治療に反応し，呼吸状態ならびにアシドーシスが改善（pH＞7.30〜7.35），循環動態はじめ全身状態が落ち着きを取り戻す時期である．全体として病態は安定期に向かっており，理学療法は臥床による廃用状態の予防と改善に目を向けるべきであり，不必要な臥床状態を極力予防し，離床と ADL 向上を目指したモビライゼーション，運動療法の適用を開始する．

以下，理学療法の実際について，急性期と回復期に分類して解説する．

1）急性期における理学療法

a．目的および治療目標

気道内に貯留する分泌物の排出促進による気道クリアランスと換気ならびにガス交換の改善，NPPV 適応例における人工呼吸器と患者との同調性改善を目指した導入のサポートを目的とする．NPPV 導入では，適切なマスクの選択および換気様式の設定にもかかわらず，呼吸努力あるいは呼吸困難の増大，トリガー不良，同調性不良などを認めることがある．理学療法の手技によって，同調性の改善を期待，ひいては NPPV 管理の成功，すなわち気管内挿管の回避を目指す．

TPPV 管理下では鎮静を図っている場合も多く，背臥位など同一体位を維持し続けることによって生じる下側肺領域の圧排・虚脱や，気道分泌物貯留に起因する弊害を防ぐ目的で定期的な体位変換，さらに適応となれば腹臥位などのポジショニングを施行する．その目標は人工呼吸実施期間の短縮，円滑な離脱である．

b．適応と禁忌

急性期理学療法の適応は，細菌性下気道感染に伴う明らかな気道分泌物貯留と去痰困難，NPPV 導入時の同調性不良などである．適切な治療・管理によっても循環動態が不安定（あるいは，ようやく安定）であったり，高度の呼吸困難，気道出血の併発（血痰は除外），コントロールが不良な気胸や喘息発作の合併では禁忌であり，これらの問題が解決されてから導入を再検討すべきである．

なかには，脱水，高度の疲弊や身体の痛みによっても急性増悪をきたす場合があるが，十分な補液や栄養管理，休息，除痛によって比較的速やかに改善するため，急性期理学療法は原則的に適応とならない．

基礎疾患のコントロール不良による呼吸器系の問題，治療に伴う大きな侵襲や長期化が予測される場合には，長期臥床の予防という観点でより早期から理学療法の適用を検討する．

c．評価

理学療法は，入院後可及的早期からの導入が望ましいが，この時期の患者の全身状態は不安定であることが多く，各種検査所見を中心に情報収集による病態とリスクの把握に努めることが特に重要である．本病態の把握には，胸部画像所見と動脈血液ガスが有用であり，急性増悪時に認められる生命徴候や身体診察所見[11]と照らし合わせながら解釈にあたる．また，理学療法の施行を優先する場合は，そのアプローチの反応を評価することも意識したい．人工呼吸管理においては換気力学的評価，各種モニター所見などは治療の反応評価やリスク管理に利用する．

d．気道分泌物貯留に対するアプローチ[12]

自発呼吸下あるいは NPPV の補助下では，大量の気道分泌物貯留と去痰困難を示唆する呼気性 crackle の聴取や頻回の湿性咳嗽，あるいは気道分泌物貯留に関連すると予測される人工呼吸器と患者の呼吸との非同調性，またはトリガー

不全を認める際に適用する．胸部 X 線上の浸潤陰影の存在は，必ずしも適用の根拠にはなりえない．本患者群ではまれであるが，急性肺葉性無気肺の合併はよい適応となる．

気道クリアランス法の実施前に，気管支拡張薬の吸入療法を実施することで，排痰効果の改善を期待する．手技は，喀痰量の多い嚢胞性線維症や気管支拡張症などに適用されるものを踏襲する．この場合は患者の努力に依存し，（コントロールされたていねいな）咳嗽ならびに強制呼出手技（FET：forced expiration technique）の指導，アクティブサイクル呼吸法（ACBT：active cycle of breathing technique），呼気陽圧（PEP：positive expiratory pressure）療法の適用が中心となる．

具体的な手順として，気道分泌物は比較的中枢の気道に貯留することが多いため，まずは咳嗽と FET を試みる．安楽な姿勢でコントロールされた咳嗽と低肺気量位から FET を組み合わせながら，落ち着いてていねいに排痰を行う．前者は「反射としての咳嗽を意識的にコントロールすること」であり，ゆっくりとした大きな吸気の後，わずかな息こらえをし，2～3 回の咳嗽を行うことである．これを高あるいは低肺気量位から，さらに 1 回の吸気で連続もしくは単回の咳嗽というように，いくつかの咳嗽パターンを組み合わせて，より労力の少ない排痰を試みるよう指導する．後者は，中・低肺気量位で声門を開いたまま中等度の努力での呼出（huffing）を，数回の安静呼吸とともに連続して行うものである．咳嗽力に乏しい場合は，咳嗽のタイミングに合わせて患者の前胸部あるいは下部胸郭を徒手的に圧縮して咳嗽を介助する．なお，これらは ACBT として実施してもよい．NPPV 補助下あるいは一時的に外して，上記手技を適用する．

これらの指導でも分泌物を十分に除去しえない場合は，末梢肺領域に分泌物が貯留していると推測し，体位ドレナージの適用を検討する．

その際は必要に応じて軽打法を除く徒手的排痰手技を併用してもよい．本患者群におけるアプローチの注意点として，負担のかかる排痰体位や激しい咳嗽の強要などにより患者を消耗させないこと，頻回の観察に基づく短時間の実施にとどめることが必要である．

咳嗽能力が非常に乏しく，患者の前胸部に rattling（分泌物貯留に伴う振動）を触知するなど，自発咳嗽による去痰効果が期待できない重症例では，治療的意義のある場合に限って一時的な経鼻的気管内吸引あるいは気管支ファイバースコープによる分泌物除去，さらにはミニ気管切開の適用を考慮する．

TPPV 管理の場合は，急性呼吸不全の適応基準[13]および実施方法に準じて行う．初期治療開始後の全身状態安定後に，末梢肺領域に分泌物貯留を示唆する場合，すなわち通常の体位変換，気管内吸引のみでは除去しえない気道分泌物の貯留，および分泌物貯留の結果としての PaO_2 または動脈血酸素飽和度（SpO_2：percutaneous oxygen saturation）の低下，胸部 X 線上の急性肺葉無気肺の存在を認めた場合に適用する．前述と同様，軽打法を除く徒手的排痰手技を併用した体位ドレナージ，徒手的過膨張（MH：manual hyperinflation），気管内吸引を実施する．また，大量の気道分泌物により頻回の気管内吸引操作が必要な場合や，治療の反応に乏しい場合は，気管支ファイバースコープの併用が効果的である．

e．NPPV 導入における理学療法サポート[14]

NPPV 導入時に呼吸努力の増大，トリガー不良などの同調性不良を認める際，換気様式の設定やマスク調整では改善が思わしくない時，ポジショニング，呼吸コントロール，気道クリアランス法による排痰援助を組み合わせて行う（図1）．精神的・身体的緊張の軽減，呼吸努力（仕事量）の改善によって人工呼吸器との同調性を高める．

ポジショニングとしては，セミファーラー位

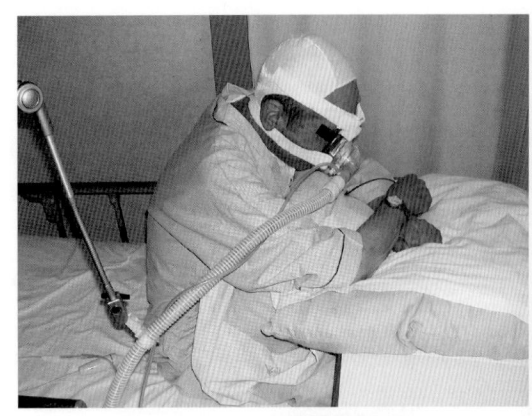

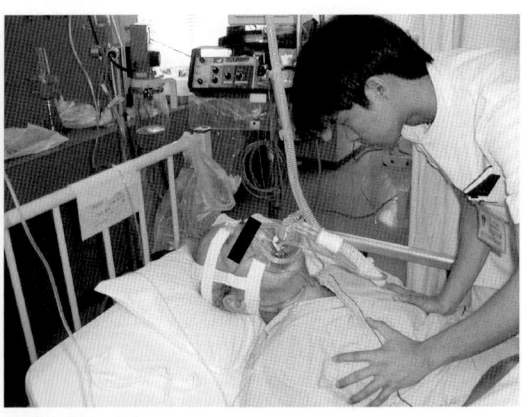

462　第5章　呼吸理学療法の実際

a．ポジショニング（前傾座位）　　　b．徒手的呼吸介助を併用した呼吸コントロール

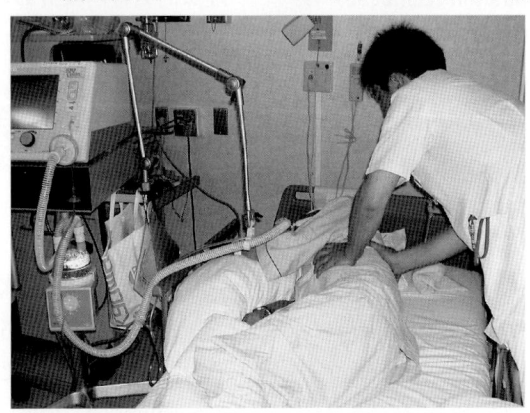

c．体位ドレナージと咳嗽介助

図1　NPPV導入における理学療法サポート

や前傾座位，側臥位など患者の呼吸状態が安定しやすい安楽な体位を選択し，リラックスさせる．その場合，クッションや枕を用いて安楽なポジショニングを行いやすいよう配慮する．また，呼吸コントロールとして落ち着いて静かに呼吸するよう促す．この際，優位呼吸パターンは特に意識させないが，徒手的呼吸介助手技の併用により確実な呼気を強調させることで，人工呼吸器のトリガー改善につながることもある．

このようなアプローチを適宜組み合わせて施行し，その効果が出現するまでには，おおむね30分程度を要する．改善が得られたら定期的な確認，評価に基づき，継続実施の適応を検討する．

2）回復期における理学療法

a．目的および治療目標

不必要な安静臥床による合併症，特に四肢筋機能の低下，心循環系の適応能低下に代表される廃用症候群の予防と早期改善が大きな目的である．そのためには，急性増悪回復早期からのADL低下予防あるいは再獲得のためのADLトレーニング，さらには体力回復を目指した運動療法は必要不可欠である．具体的には関節可動域，軟部組織の柔軟性，筋機能の維持・改善，血栓塞栓症のリスク軽減とともにADLの早期回復，さらには安定期の運動能力獲得を目指す．特に治療の長期化が予測される重症例では，長期間の臥床状態が懸念され，可及的早期からの介入が重要である．

回復期早期からの介入によって，呼吸機能，運動能力，ADL などによって示される各患者の平常状態の達成を果たすことが大きな治療目標となる．

b．人工呼吸器からのウィーニングと理学療法の関わり

この時期に理学療法の介入を行う場合，患者は人工呼吸管理下に置かれている場合もあるが，人工呼吸器からのウィーニング（weaning）が試行あるいは進行中であることが多い．ウィーニング（discontinuation, liberation という用語が使われることもある）とは，人工呼吸器からの呼吸補助を徐々に減じながら，自発呼吸に移行していく過程を指す．

宮城[15]が指摘するように，本患者群では基礎疾患の不可逆性と回復不可能に加え，急性増悪による病態のさらなる悪化と進行により，人工呼吸器依存状態に陥りやすく，計画性をもって積極的に離脱への試みを図らないと人工呼吸管理はいたずらに長期化する．特に，長期化が予測される患者の早期の選別が必要である．

急性増悪患者におけるウィーニングの方法に特異的なものはなく，急性呼吸不全と同様，T-ピース方式，IMV（intermittent mandatory ventilation）方式，PSV（pressure support ventilation）方式が代表的なものである．また，ウィーニングの開始および中止基準，抜管および完全離脱の指標にも絶対的なものは存在しない．これに関しては，米国呼吸器関連 3 学会の特別委員会より発表された「エビデンスに基づくウィーニングのガイドライン」[16]に詳細が記載されている．

本患者群の人工呼吸管理は，人工呼吸管理開始当初から離脱に向けた積極的・計画的アプローチを必要とするとともに，安静臥床による弊害が特に大きい患者群であることの認識に基づいて理学療法を同時進行させる必要があることに大きな特徴がある．したがって，急性増悪患者を対象とした人工呼吸管理において理学療法は，一時的な合併症対策やウィーニング促進のみならず，離脱後の患者帰結状態の改善に大きく影響する介入手段であることを認識すべきである．また，プロトコールに基づいたコメディカルによるウィーニングによる離脱期間の短縮が可能となっており，計画性をもったアプローチの必要性と有効性が示されている[16]．

c．適応と禁忌[17]

回復期の理学療法は，人工呼吸管理の有無にかかわらず，すべての急性増悪患者で適応となる．しかし，理学療法の進行に影響する栄養状態や呼吸困難をはじめとする症状，合併症（運動器，循環器系など），誘因あるいは基礎疾患のコントロールが不十分である場合は，十分な注意を払う必要がある．

明確な開始時期は，症例ごとの全身状態や重症度により異なるが，通常は誘因治療に反応し，呼吸状態，特にアシドーシスの是正，循環動態をはじめとした全身状態の安定化が開始の目安となる．人工呼吸管理の場合は，ウィーニング開始基準に準じて導入することを検討する．TPPV 管理では，24 時間以内あるいは通常のウィーニング方式での離脱が確実に予測されれば，ベッド上での運動以外は，離脱後の開始が無難であるが，本患者群では離脱の予測が立たない重症例や長期人工呼吸患者も多く，より早期からの導入を意識すべきである．

特に，人工呼吸器からの離脱困難によって長期人工呼吸管理となった症例を対象とする場合は，意識レベルの改善，患者の協力性，適度な栄養状態をクリアする症例が適応である．また，気管切開がなされていることが望ましい．特別な禁忌はないが，基礎疾患が高度に進行し，緩和ケアが主体である場合は適応外となることがある．

d．評 価[16〜18]

意識状態，コミュニケーション，意欲，全身状態（循環動態，合併症の有無），呼吸機能，栄養状態，運動機能と ADL に関して把握し，問

表 4 ウィーニング適応の是非を判断するためのクライテリア
（文献 16）より引用）

【客観的指標】
- 適正な酸素化：$PaO_2 \geq 60$ mmHg, $FIO_2 \leq 0.4$, PEEP$\leq 5 \sim 10$cmH$_2$O, $PaO_2/FIO_2 > 150 \sim 200$
- 循環動態安定：HR≤ 140bpm, 血圧安定（昇圧剤$<5\mu$g/kg/min）
- 発熱なし：体温<38℃
- 呼吸性アシドーシスを認めない：pH≥ 7.25
- 貧血を認めない：Hb$\geq 8 \sim 10$ g/dl
- 意識清明：覚醒している，GCS≥ 13，鎮静剤の持続投与なし
- 代謝状態安定：電解質異常認めず

【主観的指標】
- 急性期病状の改善
- 医師がウィーニング可能と判断
- 十分な咳嗽力

表 5 自発呼吸トライアル耐容能力を判断するためのクライテリア
（文献 16）より引用）

客観的指標：成功の場合	・ガス交換容認の程度：$SpO_2 \geq 85 \sim 90\%$，$PaO_2 \geq 50 \sim 60$ mmHg, pH≥ 7.32, $PaCO_2$の増加≤ 10 mmHg ・循環動態の安定：HR$<120 \sim 140$ bpm，HR の変動$<20\%$，90 mmHg$<$収縮期血圧$<180 \sim 200$ mmHg，血圧の変動$<20\%$，昇圧剤が必要ない ・安定した呼吸状態：RR$\leq 30 \sim 35$ fpm，RR の変動$<50\%$
主観的指標：失敗あるいは困難	・精神状態の変化：傾眠，昏睡，不穏興奮，不安 ・不快感の増強：発汗（冷汗） ・呼吸仕事量増加のサイン：呼吸補助筋群の使用，奇異呼吸

題点の整理，計画的なプログラミング，具体的なゴール設定を行う．

人工呼吸管理の場合は，ウィーニング適応のクライテリア（criteria）を満たしているかを評価するとともに，自発呼吸トライアル（SBT：spontaneous breathing trial）を離脱の評価法として利用する（表 4, 5）．

重症患者や高齢者などでは人工呼吸器からの離脱に難渋し，人工呼吸器依存状態に陥る症例が一定の割合で存在する．呼吸機能のみに捉われるのではなく，精神・心理状態なども含めて患者を全人間的な視点から支援していくための評価に努めるべきである．離脱困難の原因には，呼吸中枢，呼吸筋機能，ガス交換，循環器系，精神的問題など，さまざまな関与があるが，そのうち換気機能に関連する要素が離脱困難の原因として重要である．離脱困難の要因の一部は可逆的で，理学療法によってアプローチ可能なもの（とそうでないもの）があり，離脱困難例への継続した介入の必要性は高い．

理学療法の進行には，さまざまな要因が関連する．意欲を含めた精神・心理状態，コミュニケーション手段，栄養状態，摂食・嚥下障害などが重要である．行動分析学的アプローチ，スピーチバルブの使用，摂食・嚥下リハビリテーションの適応と導入についても医療チーム内で評価する必要がある．

e．呼吸困難のコントロール

離床やモビライゼーションのための準備段階として，呼吸コントロールとポジショニングによって呼吸困難をコントロールすることを指導する．これはモビライゼーションを進めていく際，呼吸困難が生じた時に患者自身が上手に呼吸困難をコントロールし，克服できるように修得することを目指すものである．

呼吸コントロールは NPPV の離脱時，TPPV 管理におけるウィーニングでの SBT の際にも，必要に応じて応用する．方法としては横隔膜呼吸を強いる必要はなく，落ち着いてリラックスした最小限の努力で呼吸するよう指導し，特に吸気を努力させずに，ゆっくりとした呼気を意識させる．その際，人工呼吸器のグラフィックディスプレー，換気量や呼吸数のモニター表示を患者にみせ，視覚的にフィードバックさせながら実施すると効果的である．呼吸運動に関与する筋群に筋緊張亢進を認める場合は，ストレッチやマッサージなどのリラクセーションを併用する．

また，上肢で体幹を支持しながらの前傾座位や立位を中心とするポジショニングの指導も呼吸困難が生じた際に備える．

f．モビライゼーションと運動療法による臥床状態の弊害予防と改善[19〜21]

人工呼吸器装着を理由に絶対安静を強いる必要はない．また人工呼吸器から離脱できない状態であっても，身体を動かすことが可能である．モビライゼーションとは身体の運動や動作を行うことの総称であり，基礎疾患の安定化，循環動態を含む全身状態の安定化，適度な栄養状態（総蛋白 6 g/dl 以上，アルブミン 3 g/dl 以上）を前提として，回復期の理学療法の中心的構成をなすものである．

まず，ベッド上での四肢の自動あるいは抵抗運動や患者自身による自発的な体位変換，ベッド上座位を開始する．アプローチによる患者の耐性，SpO$_2$，循環動態の反応を評価しながら，さらに起き上がり，座位，起立・立位，車いすへの移乗，歩行などを介助下で進めていく．可能であれば，座位での下肢の筋力トレーニングや上肢挙上運動による上肢トレーニングも併用する．人工呼吸管理下の場合では，蘇生バッグやバッテリー駆動式人工呼吸器による換気補助のもと，院内や屋外への車いすでの散歩，歩行練習なども試みる．

一定の容量もしくは気道内圧により長期の人工呼吸管理がなされると安静臥床とも相まって胸壁コンプライアンスの低下をきたす．胸郭可動域練習の併用によって胸郭の運動性を高めることで，呼吸運動に要する呼吸筋の仕事量を軽減したり，ADL の遂行に必要な体幹の運動性の向上が期待できる

これらの実施中は，症例に合わせて自覚症状，SpO$_2$ や血圧，心拍数，呼吸数などを指標とした十分なモニタリングが必要である．

回復早期の導入時や重症例に対するトレーニングの基本は「少量頻回」である．上記のモニタリングを行いながら，回数は指定せず，息こらえを誘発することなく，力ませずにゆっくりと少しずつ行う．また，単純な四肢の運動ではなく起立や歩行など，できる限り実際の ADL 動作を通じたトレーニングを選択する．同時に，ベッドサイドおよび病棟内 ADL は自立に向けて，不必要な介助を減らすべきである．

早期からの離床の必要性を特に意識する患者群ではあるが，元来，高度の労作時呼吸困難のために，運動に対して不安感や恐怖感を抱き，運動を回避する傾向にある．強引な，あるいは十分な同意の得られないトレーニングの導入は，運動に対する恐怖感を増大させるだけである．リスクとともに効果や安全性，利益に関する十分な説明を行うとともに，患者との十分な話し合いのもとで容易に達成可能で具体的な目標を設定し，目標達成による自信をもたせることが重要である．

運動耐容能の増大，活動範囲の拡大を目指し

て，運動療法を継続し，呼吸リハビリテーションへと移行する．また，急性増悪を繰り返さないために，日常生活指導と急性増悪の予防方法，早期受診のタイミングなど患者教育も実施する．

g．呼吸筋の休息とトレーニング

人工呼吸器からの離脱不成功の原因の一つとして呼吸筋不全の関連が大きいとされている．通常の方法でウィーニングが困難な場合は，呼吸筋の強化が試みられている[22]．

トレーニングの方法には，患者の吸気時に抵抗を負荷する吸気抵抗負荷法と，抵抗をかけない過換気法がある．吸気抵抗負荷法は，THRESHOLD®などの器具を用い，最大呼気圧（PImax：maximal inspiratory pressure）の30～70％の負荷強度を用いて，5～10分間，吸気に抵抗を加える方法である．過換気法では，負荷強度が最大換気量（MVV：maximum voluntary ventilation）の60％とする過換気を行う．また，四肢の運動に伴う換気量増大は間接的な呼吸筋トレーニングとなりうる．

本法を適用する場合，人工呼吸器による換気補助によって呼吸筋を十分に休息させたうえで実施することが必要であり，患者の自・他覚症状を注意深く観察するとともに必ず呼吸・循環動態のモニタリングを行う．

Ⅲ．慢性呼吸不全急性増悪における呼吸理学療法の効果と限界

最近，慢性呼吸不全急性増悪の多くはCOPDによって占められるようになり，臨床現場でも遭遇する機会が増加してきた．COPDは，世界的な増加によって注目を集めている呼吸器疾患であるが，急性増悪の病態，治療と管理に関しても数多くのエビデンスが蓄積され，ガイドラインがまとめられるなど，その進歩にはめざましいものがある．以下，慢性呼吸不全急性増悪における理学療法の効果と限界についてエビデンスをまとめるが，このような背景を理由に，その内容はCOPDに偏ることをおことわりする．

1．気道クリアランス

COPD急性増悪を対象とした本法の有効性を支持する科学的証拠は少なく，その役割と有益性を明確に示すことができていない．本患者群を対象とした3つのランダム化比較試験（RCT：randomized controlled trial）[23～25]と1つの観察的研究[26]の報告に基づくと，軽打法による気道クリアランス手技は効果的でないばかりか，むしろ有害であるとされている（E，Ⅰ，イ）．この3つのRCTはすべて1秒量，もしくは努力性肺活量のいかなる改善も認めていない．そのうちの1つのRCT[25]では，対照群と比較して軽打法を施行した後の1秒量は有意な低下を報告している．

しかし，最近では本手技の有効性を裏付ける報告もある．Belloneら[27]は，体位ドレナージとフラッター器具，側臥位でのFETの3手技の短期効果をRCTによって比較しているが，これらの手技はすべて安全であり，SpO_2および肺機能の有意な低下を伴わずに気道分泌物を有意に除去しえたと報告している．なかでもフラッター器具と側臥位でのFETが体位ドレナージよりも優れていたとしている（B，Ⅰ，イ）．

各国のガイドラインでは気道クリアランス法を原則的に推奨していないが，囊胞性線維症や気管支拡張症など大量の喀痰を有する疾患群で支持されている結果[28]から類推すると，本法の適応は気道感染の合併など，大量の気道分泌物貯留（1日30 ml以上）を認める場合に限定される．本法が全体の治療・管理上重要であり，治療への貢献度が高いと予測できるうえでの導入が望ましいと思われる（C，Ⅱ，イ）．

気道クリアランスの適応限界は，高度の疲弊状態や呼吸筋疲労の合併，本法による気道閉塞の増悪，mucous plug（痰づまり）の存在である（C，Ⅲ，イ）．前者で去痰不全を認める場合で

は，かえって呼吸状態を悪化しかねない．また，主気管支を閉塞する mucous plug の存在は，基本的に本手技の適応を超えており，気管支ファイバースコープによる除去が必要である[29]．

気道クリアランスの徒手的手技として，原則には軽打法の適応はない．わが国で好んで用いられている呼吸介助手技や squeezing なども，本患者群における有効性（あるいは不利益）の根拠が不足している．実施中の患者の反応を評価しながら，利益とリスクを厳密に比較しての実施となる（C，II，イ）．

推奨1：本法の適応は，大量の気道分泌物貯留（1日 30 ml 以上）を認め，かつ全体の治療への貢献度が高いと予測できる場合に限定される（C，II，イ）．

2．NPPV 管理における呼吸理学療法

COPD 急性増悪時における NPPV は，血液ガスの改善，気管内挿管および TPPV の回避，入院死亡率の低下，入院期間の短縮という肯定的な成績が一貫して示されており，その有効性は確立されたものになっている（A，I，ア）．

このような場合での理学療法併用の意義と必要性，効果については一定の見解は示されていない．欧米やわが国の研究報告を検討しても，理学療法を併用しなくても高い成功率を示しており，そこにあえて理学療法を併用する意義は高いとはいえない（C，II，イ）．NPPV がすべての患者に適切なわけではなく，限界も存在し，医療者側の経験やコツも必要とされる．臨床経験上，重症例や特に高齢者では，通常の導入方法では必ずしも対処できない症例が少なからず存在していることも事実である．

筆者ら[30]の検討では，通常の導入方法では人工呼吸器との同調性が得られず前述の理学療法を必要とした症例は 22％であり，頻度としては高くなかった．しかし，このグループでは導入後1時間の時点で得られなかった血液ガスの改善が，2時間さらには24時間後には理学療法を必要としなかったグループと有意な差がないまでの改善を示した．また，気管内挿管率，NPPV 実施期間，回復室（HCU：high care unit）在室期間，死亡率についても有意な相違もみられず，このような症例では理学療法実施の意義が高いものと考える．また Bellone ら[31]は，NPPV を要する喀痰量の多い同患者群に対し，PEP マスクと咳嗽介助の併用，または咳嗽介助単独の治療群に，それぞれランダムに割り付けて比較検討した結果，死亡率と気管内挿管率には差がなかったものの PEP マスクと咳嗽介助併用グループで有意な喀痰量の増加，NPPV 実施期間の短縮を認めたとしている．この RCT では，NPPV で管理している同患者群における気道クリアランス手技が有用な治療オプションであるという役割と意義を明確にしえた臨床研究として評価でき，喀痰の多い症例での理学療法の意義も同様に示されている．

推奨2：NPPV 導入時の理学療法は，通常必要ではなく，適応は限られるが，人工呼吸器との非同調性を認める症例，気道分泌物貯留が著明な症例では理学療法の介入によって，その後の管理を円滑にできる可能性がある（C，I，イ）．

3．モビライゼーションと運動療法

COPD 急性増悪からの回復期におけるモビライゼーションと運動療法のあり方は，その後の ADL や HRQOL に多大な影響を及ぼすものであり，理学療法の大きな役割と課題である．回復期における早期からの運動療法に関する報告は，おおむねその効果を肯定するものである（A，I，イ）．

Bailey ら[32]は，TPPV 管理下での早期座位，ベッドから移乗しての椅子座位，歩行は安全に実施可能であり，ICU 退室時には 69％の患者で 100 フィート以上の歩行が可能であったと報告している．筆者ら[33]は，早期からの積極的な理学療法により通常の管理のみを行った対照群と

比較して，人工呼吸期間ならびに離床に要した期間の短縮，入院前と比較したADL増悪率の減少などを認めている．また，Nava[34]は呼吸集中治療室でCOPD急性増悪の回復早期からの積極的運動療法を試みるRCTにて，対照群と比較して運動療法実施群のみに退院時の6分間歩行距離ならびに最大吸気筋力の有意な改善を認め，呼吸困難の軽減も対照群と比較し大きかったとしている．Kirstenら[35]も急性増悪回復早期からの1日5回の10日間にわたる歩行練習によって，6分間歩行距離，運動時の分時換気量や酸素摂取量など運動能力の有意な改善をRCTによって示している．

長期人工呼吸患者の場合も積極的な運動療法によって，運動機能およびADLの向上，人工呼吸器からの離脱率の改善などが示されており[36〜38]，その必要性と効果はほぼ確立されたものとなっている（A，Ⅰ，イ）．また，下肢筋群への電気刺激療法を併用することで，ADL（トランスファー能力）の改善に有用であったとする報告[39]もあり，新たな可能性として注目されている．

推奨3：急性増悪回復期の早期および長期人工呼吸管理における運動療法の必要性と安全性，有効性は確立されたものであり，その導入実施が推奨される（A，Ⅰ，イ）．

4．呼吸コントロール，呼吸筋の休息とトレーニング[18]

急性増悪回復期における呼吸の調整についてVitaccaら[40]は，COPD患者における横隔膜呼吸の即時効果を検討し，横隔膜(深)呼吸によって経皮的酸素分圧と二酸化炭素分圧の有意な改善，一回換気量と分時換気量の増大ならびに呼吸数の減少をそれぞれ有意に認めたが，呼吸困難の増悪と吸気筋努力の増大を認めたと報告している．

呼吸筋機能障害は，人工呼吸器からの離脱不成功の重要な因子である．長期人工呼吸患者では呼吸筋の廃用性萎縮やリモデリング，過剰負荷による損傷をきたしており，換気ポンプとしての呼吸筋機能低下を示唆する証拠は数多い[16]．従来はトレーニングによって呼吸筋を強化することにより，呼吸筋予備力の改善を図り，自発呼吸や呼吸負荷に十分耐えうる呼吸機能を引き出すことが重要であるとされ，離脱難渋例での効果を示しえた報告もある[41,42]．

しかし，離脱困難例では呼吸筋疲労が強く関与し[43]，収縮筋の疲労による筋破壊が生じている可能性もあり[44]，呼吸筋力の回復にはトレーニングよりも，まず十分な休息と栄養が必要であるとされている．SBTの失敗でさえ，ある程度の呼吸筋疲労をもたらすとしており，一度疲労した呼吸筋は24時間以上経っても完全に回復しないことが示されている[43]．呼吸筋機能の低下が示唆される場合は，第一に中途半端な換気の負荷は避け，患者にとって疲労のない，最も快適な換気補助を維持するように努める．

長期人工呼吸患者では，部分的換気補助モードを用いてその補助を漸減するなどウィーニングはゆっくりと進めるべきであり，徐々にSBTを強化することが推奨されている[16]．

推奨4：急性増悪回復期においても呼吸の調整には，横隔膜呼吸が優れているように解釈されてきたが，それを支持する証拠はなく，患者に努力させて横隔膜呼吸を強いる必要はない（D，Ⅱ，イ）．また，呼吸筋機能低下や疲労によって筋破壊が生じている可能性があり，この時期に呼吸筋をトレーニングによって強化する必要性と意義は少ない（D，Ⅱ，イ）．

5．急性増悪からの回復後における呼吸リハビリテーション

急性増悪によって入院となった患者の身体活動性およびADLの低下は顕著であり，立位や歩行が減少すること，退院1カ月後の歩行時間と再入院率には有意な関連があることが示されている[45]．COPD急性増悪回復期における運動

療法を中心とした呼吸リハビリテーションのあり方は，その後の ADL や HRQOL，さらには最も重要な「急性増悪の再発予防（二次予防）」に大きな影響を及ぼすものである．回復期における早期からの呼吸リハビリテーションに関するシステマティックレビュー[46]では，再入院と死亡リスクを減少し，運動耐容能と HRQOL の改善が示され，その有用性が証明されている．加えて，自己管理能力を高めるための教育指導が予防接種や薬物療法とともに急性増悪対策として重要であり[47]，その有用性のエビデンスも蓄積されつつある[48,49]．わが国独自の教育指導における系統化と標準化が今後の課題であると考える．

推奨 5：急性増悪回復後の運動療法，患者教育を中心とした呼吸リハビリテーションは患者の ADL や HRQOL を高めるうえで必要不可欠であり，急性増悪の予防にも有用である（A，I，イ）．

文献

1) 宮城征四郎：慢性呼吸不全の急性増悪．集中治療 **5**：1005-1012, 1993
2) Rodriguez-Roisin R：Toward a consensus definition for COPD exacerbations. *Chest* **117**：398S-401S, 2000
3) Celli BR, MacNee W；ATS/ERS Task Force：Standards for the diagnosis and treatment of patients with COPD：a summary of the ATS/ERS position paper. *Eur Respir J* **23**：932-946, 2004
4) Anthonisen NR, Manfreda J, Warren CP, et al：Antibiotic therapy in exacerbations of chronic obstructive pulmonary disease. *Ann Intern Med* **106**：196-204, 1987
5) 日本呼吸器学会びまん性肺疾患診断・治療ガイドライン作成委員会，厚生労働科学研究特定疾患対策事業びまん性肺疾患研究班：特発性間質性肺炎の診断・治療ガイドライン．日本呼吸器学会雑誌 **43**：179-207, 2005
6) Derenne JP, Fleury B, Pariente R：Acute respiratory failure of chronic obstructive pulmonary disease. *Am Rev Respir Dis* **138**：1006-1033, 1988
7) Seneff MG, Wagner DP, Wagner RP, et al：Hospital and 1-year survival of patients admitted to intensive care units with acute exacerbation of chronic obstructive pulmonary disease. *JAMA* **274**：1852-1857, 1995
8) Connors AF, Dawson NV, Thomas C, et al：Outcomes following acute exacerbation of severe chronic obstructive lung disease. The SUPPORT investigators（Study to Understand Prognoses and Preferences for Outcomes and Risks of Treatments）. *Am J Respir Crit Care Med* **154**：959-967, 1996
9) 木村謙太郎：慢性肺疾患の急性増悪．天羽敬祐（編）：集中治療医学体系Ⅲ．朝倉書店, 1988, pp67-76
10) 神津 玲, 朝井政治, 俵 祐一, 他：呼吸療法におけるリハビリテーション―人工呼吸管理下にある呼吸障害例を中心に．救急・集中治療 **14**：261-269, 2002
11) 宮城征四郎, 喜屋武幸男, 大滝美浩, 他：呼吸不全を疑う臨床症状と身体所見．*Medical Practice* **14**：223-227, 1997
12) American Thoracic Society：Standards for the diagnosis and care of patients with chronic obstructive pulmonary disease. *Am J Respir Crit Care Med* **152**：S77-S121, 1995
13) Ciesla ND：Chest physical therapy for patients in the intensive care unit. *Phys Ther* **76**：609-625, 1996
14) Bott J, Agent P, Callaghan S：Physiotherapy and nursing during non-invasive positive pressure ventilation. Simonds AK（ed）：Non-Invasive Respiratory Support 2nd ed. Arnold, London, 2001, pp230-254
15) 宮城征四郎：レスピレーター装着患者のリハビリテーション．*CURRENT THERAPY* **10**：140-143, 1992
16) MacIntyre NR, Cook DJ, Ely EW, et al：Evidence-based guidelines for weaning and discontinuing ventilatory support：a collective task force facilitated by the American College of Chest Physicians；the American Association for Respiratory Care；and the American College of Critical Care Medicine. *Chest* **120**：375S-395S, 2001
17) MacIntyre NR, Epstein SK, Carson S, et al：Management of patients requiring prolonged mechanical ventilation：report of a NAMDRC consensus conference. *Chest* **128**：3937-3954, 2005
18) 神津 玲, 山崎裕司, 朝井政治, 他：人工呼吸管理下の理学療法とウィーニング．理学療法 **20**：953-962, 2003
19) 山崎裕司：人工呼吸器装着患者の理学療法．PT ジャーナル **34**：113-118, 2000
20) 神津 玲, 朝井政治, 俵 祐一：COPD 急性増悪後の体力回復と ADL トレーニング．看護技術 **50**：793-797, 2004
21) 横山仁志：長期人工呼吸管理と離脱困難．神

津 玲（監）：コメディカルのための呼吸理学療法最新マニュアル．メディカ出版，2005，pp250-260
22) 宮川哲夫：ウィーニングと呼吸筋訓練．人工呼吸 13：38-42，1996
23) Petersen ES, Esmann V, Honcke P, et al：A controlled study of the effect of treatment on chronic bronchitis. An evaluation using pulmonary function tests. Acta Med Scand 182：293-305, 1967
24) Newton DA, Bevans HG：Physiotherapy and intermittent positive-pressure ventilation of chronic bronchitis. Br Med J 2：1525-1528, 1978
25) Wollmer P, Ursing K, Midgren B, et al：Inefficiency of chest percussion in the physical therapy of chronic bronchitis. Eur J Respir Dis 66：233-239, 1985
26) Campbell AH, O'Connell JM, Wilson F：The effect of chest physiotherapy upon the FEV1 in chronic bronchitis. Med J Aust 1：33-35, 1975
27) Bellone A, Lascioli R, Raschi S, et al：Chest physical therapy in patients with acute exacerbation of chronic bronchitis：effectiveness of three methods. Arch Phys Med Rehabil 81：558-560, 2000
28) Rossman CM, Waldes R, Sampson D, et al：Effect of chest physiotherapy on the removal of mucus in patients with cystic fibrosis. Am Rev Respir Dis 126：131-135, 1982
29) Nair SR, Pearson SB：Images in clinical medicine. Mucous plug in the bronchus causing lung collapse. N Engl J Med 347：1079, 2002
30) Kozu R, Asai M, Tawara Y, et al：Effects of physiotherapy on pulmonary gas exchange and the outcomes in patients with acute hypercapnic respiratory failure who were treated with non-invasive positive pressure ventilation. 14th International Congress of the World Confederation for Physical Therapy, Abstract, 2003
31) Bellone A, Spagnolatti L, Massobrio M, et al：Short-term effects of expiration under positive pressure in patients with acute exacerbation of chronic obstructive pulmonary disease and mild acidosis requiring non-invasive positive pressure ventilation. Intensive Care Med 28：581-585, 2002
32) Bailey P, Thomsen GE, Spuhler VJ, et al：Early activity is feasible and safe in respiratory failure patients. Crit Care Med 35：139-145, 2007
33) 神津 玲，中村美加栄，朝井政治，他：理学療法の早期介入が慢性呼吸不全急性増悪時の人工呼吸管理に及ぼす影響．日本理学療法士協会学術局専門領域研究部，平成15年度理学療法効果エビデンス研究助成論文集，2005，pp17-23
34) Nava S：Rehabilitation of patients admitted to a respiratory intensive care unit. Arch Phys Med Rehabil 79：849-854, 1998
35) Kirsten DK, Taube C, Lehnigk B, et al：Exercise training improves recovery in patients with COPD after an acute exacerbation. Respir Med 92：1191-1198, 1998
36) Martin UJ, Hincapie L, Nimchuk M, et al：Impact of whole-body rehabilitation in patients receiving chronic mechanical ventilation. Crit Care Med 33：2259-2265, 2005
37) Kozu R, Asai M, Miyazaki T, et al：A prospective study of exercise training versus ventilatory muscle training on weaning outcome in long-term mechanically ventilated patients. 13th International Congress of the World Confederation for Physical Therapy, Proceedings, 1999, p318
38) Chiang LL, Wang LY, Wu CP, et al：Effects of physical training on functional status in patients with prolonged mechanical ventilation. Phys Ther 86：1271-1281, 2006
39) Zanotti E, Felicetti G, Maini M, et al：Peripheral muscle strength training in bed-bound patients with COPD receiving mechanical ventilation：effect of electrical stimulation. Chest 124：292-296, 2003
40) Vitacca M, Clini E, Bianchi L, et al：Acute effects of deep diaphragmatic breathing in COPD patients with chronic respiratory insufficiency. Eur Respir J 11：408-415, 1998
41) Aldrich TK, Karpel JP, Uhrlass RM, et al：Weaning from mechanical ventilation：adjunctive use of inspiratory muscle resistive training. Crit Care Med 17：143-147, 1989
42) Sprague SS, Hopkins PD：Use of inspiratory strength training to wean six patients who were ventilator-dependent. Phys Ther 83：171-181, 2003
43) Laghi F, D'Alfonso N, Tobin MJ：Pattern of recovery from diaphragmatic fatigue over 24 hours. J Appl Physiol 79：539-546, 1995
44) Reid WD, Huang J, Bryson S, et al：Diaphragm injury and myofibrillar structure induced by resistive loading. J Appl Physiol 76：176-184, 1994
45) Pitta F, Troosters T, Probst VS, et al：Physical activity and hospitalization for exacerbation of COPD. Chest 129：536-544, 2006
46) Puhan MA, Scharplatz M, Troosters T, et al：

Respiratory rehabilitation after acute exacerbation of COPD may reduce risk for readmission and mortality-a systematic review. *Respir Res* **6**：54, 2005

47) Gadoury MA, Schwartzman K, Rouleau M, et al：Chronic Obstructive Pulmonary Disease axis of the Respiratory Health Network, Fonds de la recherche en sante du Quebec (FRSQ)：Self-management reduces both short-and long-term hospitalisation in COPD. *Eur Respir J* **26**：853-857, 2005

48) Monninkhof E, van der Valk P, van der Palen J, et al：Self-management education for patients with chronic obstructive pulmonary disease：a systematic review. *Thorax* **58**：394-398, 2003

49) Turnock AC, Walters EH, Walters JA, et al：Action plans for chronic obstructive pulmonary disease. *Cochrane Database Syst Rev* **19**：CD005074, 2005

16 間質性肺炎

小川智也* 谷口博之**

◆Key Questions◆
1. 間質性肺炎とは
2. 間質性肺炎に対する理学療法の特徴
3. 呼吸理学療法プログラム（適応，禁忌，注意点，方法，クリティカルパス）
4. 間質性肺炎に対する理学療法の効果，限界，予後，EBM

I．間質性肺炎とは

1．疾患概要

　間質性肺炎とは，肺胞隔壁を炎症・線維化病変の基本的な場とする疾患の総称である．間質性肺炎を呈する原因は多岐にわたり，薬剤，無機・有機粉じん吸入などによる場合や，膠原病，サルコイドーシスなどの全身性疾患に付随して発症する場合，さらに原因不明の特発性間質性肺炎（IIPs：idiopathic interstitial pneumonias）などがあり，鑑別診断が重要となる[1]．

　IIPs は外科的肺生検による病理組織パターンに基づき分類され，2002年に米国胸部医学会（ATS：American Thoracic Society）と欧州呼吸器医学会（ERS：European Respiratory Society）が共同で国際多分野合意分類が発表された．この分類に準拠して IIPs は表1に示すように7つの臨床病理学的疾患名に分類され，病理組織パターンに言及する時は名称に「パターン」の用語を付け加える．

　IIPs の臨床経過は，病理組織パターンにより

表1　特発性間質性肺炎（IIPs）の分類
（文献1）より引用）

臨床病理学的疾患名	病理組織パターン
特発性肺線維症（IPF）	UIP
非特異性間質性肺炎（NSIP）	NSIP
特発性器質化肺炎（COP）	OP
急性間質性肺炎（AIP）	DAD
剝離性間質性肺炎（DIP）	DIP
呼吸細気管支炎を伴う間質性肺疾患（RB-ILD）	RB-ILD
リンパ球性間質性肺炎（LIP）	LIP

IPF：idiopathic pulmonary fibrosis, NSIP：nonspecific interstitial pneumonia, COP：cryptogenic organizing pneumonia, AIP：acute interstitial pneumonia, DIP：desquamative interstitial pneumonia, RB-ILD：respiratory bronchiolitis-associated interstitial lung disease, LIP：lymphocytic interstitial pneumonia

慢性，亜急性，急性とさまざまであり，特発性肺線維症（IPF：idiopathic pulomary fibrosis），剝離性間質性肺炎（DIP：desquamative interstitial pneumonia），呼吸細気管支炎を伴う間質性肺疾患（RB-ILD：respiratory bronchiolitis-associated interstitial lung disease），リンパ球性間質性肺炎（LIP：lymphocytic interstitial pneumonia）は慢性経過，非特異性間質性肺炎（NSIP：

---

* Tomoya OGAWA／公立陶生病院中央リハビリテーション部
** Hiroyuki TANIGUCHI／公立陶生病院呼吸器・アレルギー内科

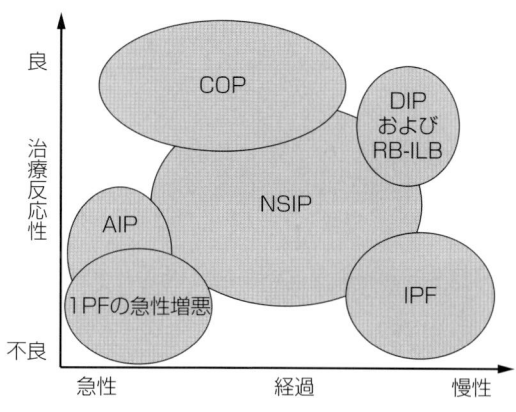

図 1 臨床病理学的疾患名と治療反応性
（文献 1）より引用）

表 2 特発性間質性肺炎（IIPs）における各疾患の相対的頻度（文献 1）より引用）

臨床病理学的疾患名	欧米での頻度（n＝102）	わが国での頻度（n＝606）
IPF	63（62%）	313（52.6%）
NSIP	14（14%）	107（17.2%）
COP	4（4%）	57（9.4%）
AIP	2（2%）	9（1.5%）
DIP および RB-ILD	10（10%）	29（4.8%）
LIP	—	14（2.5%）
その他	9（8%）	72（12.2%）

nonspecific interstitial pneumonia）は亜急性から慢性の経過，特発性器質化肺炎（COP：cryptogenic organizing pneumonia）は急性から亜急性の経過，急性間質性肺炎（AIP：acute interstitial pneumonia）や IPF の急性増悪は急性経過である．また，IIPs に対する薬物治療の反応性も病理組織パターンにより異なることが明らかとなってきた（図1）．

予後は IPF や AIP は特に不良である．IPF は慢性，進行性の経過をとり，診断確定後の平均生存期間は 2.5〜5 年間と予後不良の疾患である．IPF の正確な発症率と罹患率は不明であるが，米国では年間で罹患率は 10 万人あたり男性 20.2 人，女性 13.2 人，新発生率は 10 万人あたり男性 10.7 人，女性 7.4 人と推測されている．わが国における IPF の死亡率は 10 万人あたり男性 3.3 人，女性 2.5 人と推測されている．AIP は 60〜90％の死亡率で予後不良であるが，呼吸不全を乗り切った症例では完全回復も期待できる[1]．IIPs の中でも IPF が最も頻度が高い疾患であり，次に NSIP，COP の順に多く，AIP などの他の病型は比較的まれである（表2）．

2．間質性肺炎の鑑別診断と臨床所見

IIPs の鑑別診断において IPF を的確に診断することが重要といわれている．まず，問診，身体所見，胸部 X 線画像所見，呼吸機能検査，血液検査などから IIPs を疑う．IIPs の疑いがある時には，原因不明で呼吸機能検査異常があり，高分解能 CT（HRCT：high resolution CT）で典型的所見を認める場合で，さらに臨床診断基準を満たす場合に臨床的に IPF と診断する（表3）．一方，典型的ではない所見を認める場合は，気管支肺胞洗浄（BAL：broncho alveolar lavage）や経気管支肺生検（TBLB：transbronchial lung biopsy）が考慮される．BAL，TBLB は IIPs 以外の疾患の診断に有効で，除外診断に有用となる．診断が確定しない場合に外科的肺生検（SLB：surgical lung biopsy）の適応を検討する．基本的に IIPs の診断には SLB を要するが，SLB が行われなかった場合には臨床診断にとどめる．IIPs の確定診断は臨床所見，画像所見，病理所見を総合して行われる．

IIPs の主要症状は乾性咳嗽と労作時呼吸困難であり，ばち状指もみられることが多い．聴診では捻髪音は重要所見であり，わが国では 90％以上に聴取され，ほぼ必発と考えられる．胸部単純 X 線写真では初期変化はすりガラス陰影や浸潤影で，進行に従い線状影や網状影が目立ち，蜂巣肺や肺容量の減少などの所見もみられる．蜂巣肺とは IIPs のうち非可逆的な線維化の終末像に伴う囊胞性病変を意味する．胸部 HRCT ではすりガラス陰影，牽引性気管支拡張，蜂巣肺

表 3 特発性肺線維症（IPF）の臨床診断基準（文献 1）より引用）

以下の主診断基準のすべてと副診断基準 4 項目中 3 項目を満たす場合，外科的肺生検を行わなくとも臨床的に IPF と診断される

【主診断基準】
1）薬剤性，環境暴露，膠原病など，原因が既知の間質性肺疾患の除外
2）拘束性障害〔肺活量（VC）の低下〕やガス交換障害〔安静時や運動時の肺胞気動脈血酸素分圧較差（A-aDO$_2$）の増大，安静時または運動時の 動脈血酸素分圧（PaO$_2$）の低下，あるいは肺拡散能（DLco）の低下〕などの呼吸機能検査異常
3）高分解能CT（HRCT）で両側肺底部・胸膜直下優位に明らかな蜂巣肺所見を伴う網状影とわずかなすりガラス陰影

【副診断基準】
1）年齢＞50 歳
2）他の原因では説明し難い労作性呼吸困難の緩徐な進行
3）罹病期間≧3 カ月
4）両側肺底部に吸気時捻髪音（fine crackles）を聴取

注：経気管支肺生検（TBLB）や気管支肺胞洗浄（BAL）を行った場合は，その所見が他疾患の診断を支持しないこと

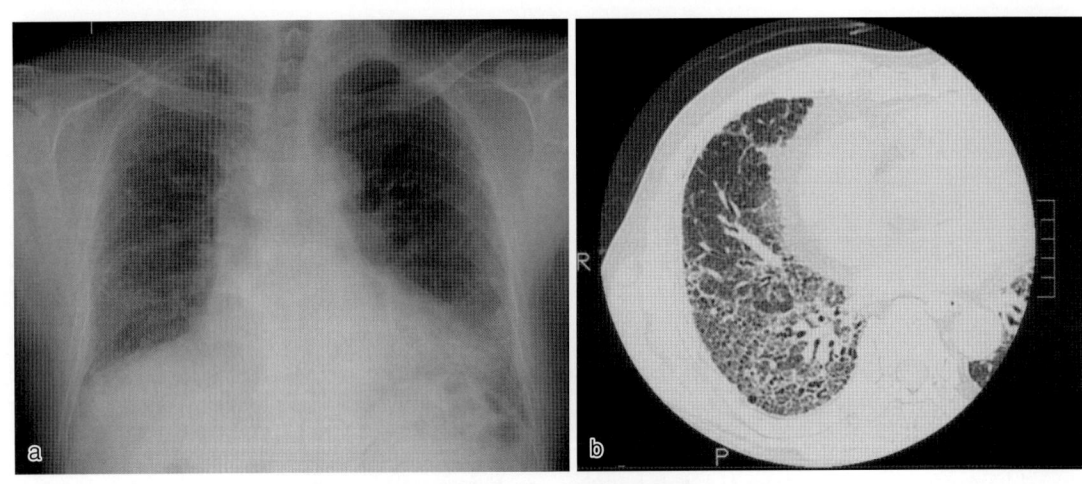

図 2 胸部 X 線像（a）と胸部高分解能 CT（b）
a．下肺野主体に粒状影や網状影および肺容量の減少を認める
b．下肺野背側主体に蜂巣肺所見を伴う線状影を認める

などの所見がみられる（図 2）．

IIPs における血液検査では特異的な血清学的検査所見はないが，一般にシアル化糖鎖抗原 KL-6，SP-A（肺サーファクタント蛋白質-A），SP-D（肺サーファクタント蛋白質-D）や乳酸脱水素酵素（LDH：lactate dehydrogenase）などが上昇する．呼吸機能検査では通常，拘束性換気障害や拡散障害を認める．動脈血液ガス分析では，安静時には早期の低酸素血症は認めないが，進行すると安静時低酸素血症を認め，労作時には比較的早期より低酸素血症が検出される．また，高炭酸ガス血症を認める場合は通常進行期である．

3．間質性肺炎の治療

IIPs に対する治療は薬物療法，在宅酸素療法，肺移植，呼吸リハビリテーションなどがある．IIPs に対する薬物療法の適応は，治療反応性と副作用のリスクを勘案し，総合的に決定される必要がある．IPF の生存率や健康関連 QOL

(HRQOL：health-related quality of life）に対する有効性が明らかに証明された薬物療法はないが，IPF はステロイドと免疫抑制薬の併用療法が推奨治療とされている．しかし，治療の有効性は限られており導入には十分な検討を要する．また，IPF に対する新しい治療薬である抗線維化薬を用いる機運が高まっている．一方，IIPsの中でも NSIP や COP はステロイド療法への反応性が見込める場合も多く，積極的な薬物療法の導入を検討すべきとされている．

IPF における在宅酸素療法は，慢性閉塞性肺疾患（COPD：chronic obstructive pulmonary disease）と異なり，明らかな予後改善効果は証明されていないが，呼吸困難の軽減，HRQOL の向上を期待して積極的に用いられている．酸素投与量の設定に際しては，安静時に比べ労作時に著明な酸素飽和度の低下が起こりやすいという点に留意し，労作時には通常時の流量より高い流量を必要とする場合が多い．また，IPF は肺・心肺移植関連学会協議会において肺移植の適応疾患として認められており，適応基準を満たせば考慮される．肺移植の一般的適応方針は，従来の治療に反応しない慢性進行性肺疾患で，肺移植以外に患者の生命を救う有効手段がないものであり，つまり肺移植医療を行わなければ残存余命が限定されると臨床医学的に判断される場合である．呼吸リハビリテーションは運動耐容能の向上，呼吸困難の軽減，HRQOL の向上などが期待されるため導入が推奨されている．

IIPs の疾病管理において原疾患の治療のみならず，種々の合併症対策が必要となる場合がある．例えば，肺癌の合併は IPF において発生率が 10〜30％と高率であり，肺癌に対する治療では IPF の急性増悪や薬剤性肺障害などに十分注意して行う必要がある．また，IPF の慢性経過中に新たな浸潤影の出現と呼吸不全が急速に進行する急性増悪を引き起こすことがある．IPFの急性増悪は原因不明な場合と，ステロイドの減量，手術後，BAL などの検査後，薬剤性，感染症などによる場合がある．IPF の急性増悪に対する治療は薬物治療や呼吸管理がある．IPFの進展例では，気胸や気縦隔の合併を認めることがある．IIPs の進行とともに呼吸不全，二次性肺高血圧症，右心不全に陥る場合もある．さらに，ステロイドや免疫抑制薬の使用に伴い感染症の発生，増悪を呈することもある．

IPF の日常の生活管理に関しては，喫煙は間質性肺炎の危険因子とされ，禁煙は重要な疾病管理の一つである．また，金属や木の粉じんなど，さまざまな環境暴露が間質性肺炎の発症リスクの上昇を招くとされ，環境因子にも注意すべきである．日常生活においては，睡眠や食事など規則正しい生活習慣も重要である．規則正しい生活によって過労や睡眠不足などの身体に対する負担を減らすことができる．さらに，治療の有無にかかわらず定期的な診察が重要であり，呼吸機能や画像などの定期的な評価により病態の変化を把握し，治療薬や在宅酸素療法の導入などを考慮する．

II．間質性肺炎に対する理学療法の特徴

呼吸リハビリテーションは呼吸器症状を有し，さまざまな障害を有する慢性呼吸器疾患の管理とヘルスケアにおいて不可欠なプログラムと考えられている．呼吸リハビリテーションはCOPD を対象に多数の EBM に関する検討がなされてきており，その有用性は欧米において1997 年に米国胸部医師学会／米国心血管・呼吸リハビリテーション協会（AACP：American College of Chest Physicians/AACVPR：American Association of Cardiovascular and Pulmonary Rehabilitation）[2]，2001 年に英国胸部医学会（BTS：British Thoracic Society）[3]，2001 年および 2003 年に GOLD（Global Initiative for Chronic Obstructive Lung Disease）[4]において科学的根拠に基づき示されている．また，わが国

における呼吸リハビリテーションマニュアル[5]もCOPDを中心として述べられている．一方，間質性肺炎については現段階ではまだ評価ができないとされ，間質性肺炎に対する呼吸リハビリテーションに関して有用性を示す根拠は，まだ示されてはいないのが現状である．間質性肺炎はCOPDと比較して有病率が低く，間質性肺炎の疾患概念および病態についての理解は進歩しているものの治療の有効性に関しては明らかとなっていない．このような背景から間質性肺炎における呼吸リハビリテーションの検討は少ないのが現状である．

しかしながら，間質性肺炎症例もCOPDと同様に肺機能障害を有し，呼吸困難などの症状に起因し日常生活活動（ADL：activity of daily living）が制限されディコンディショニングをきたすことにより，さらなる症状の悪化という悪循環に陥ることが予測される．あらゆる呼吸器疾患に対する呼吸リハビリテーションの目的は，この悪循環を断ち切ることであり，間質性肺炎においてもその効果が期待できるものと推察されている．わが国の「特発性間質性肺炎―診断と治療の手引き[1]」では，間質性肺炎に対する管理において運動療法，教育および心理学的サポートを組み合わせることにより，運動耐容能の改善，呼吸困難の軽減，HRQOLの向上，必要とする医療サービスの減少などが期待されるとして呼吸リハビリテーションを推奨している．また，呼吸リハビリテーションガイドラインの第3版[6]では，多くの間質性肺炎患者は運動時の換気制限を呈するとともに，他の慢性呼吸器疾患と同様に体重減少，筋量の減少やディコンディショニングを認めるとされている．このため下肢の疲労により運動が制限されている場合もある．さらに，ステロイド治療を行っている患者においてはステロイドミオパチーも問題となる．このように間質性肺炎患者も骨格筋機能障害を有することが多いため，呼吸リハビリテーションにより運動能力などが改善される可能性があると述べられている．

運動耐容能の寄与因子については，COPDでは1秒量の低下のみならず骨格筋が寄与因子であるとの報告がなされているが，間質性肺炎について筆者ら[7]はIPFにおいても肺活量の低下のみならず大腿四頭筋力が関与していることを報告している．このことはCOPDと同様に下肢トレーニングにより運動耐容能が改善する可能性を示唆している．また近年，HRQOLの評価が重要視されつつあるのは周知の事実である．間質性肺炎のHRQOLは健常人と比較し低下しており[8]，HRQOLの低下に影響する因子としては肺機能，呼吸困難，運動能力であることが報告されている[9〜11]．呼吸リハビリテーションにより運動耐容能の改善や呼吸困難の軽減が期待できることより，HRQOLの向上も期待される．

間質性肺炎の特徴として，安静時に比べ労作時や運動時に著明な酸素飽和度の低下が起こりやすい．安静時に労作時低酸素血症の程度を予測することはできないため，労作時には酸素飽和度をモニターすることは必要である．運動時に酸素吸入をすることにより運動時低酸素血症が改善し，運動能力も向上するとされているが，その効果は一定していない．よって，酸素投与により運動持続時間の延長や運動時呼吸困難の軽減の有無を評価したうえで，運動時の酸素吸入を検討することが重要であろう．

Ⅲ．呼吸理学療法プログラム（適応，禁忌，注意点，方法，クリティカルパス）

呼吸リハビリテーションプログラムの導入は，患者選択が重要である．IIPsの臨床経過はさまざまであり，IPFにおいても個人差があるが，呼吸リハビリテーションプログラムの導入の際には，少なくとも3カ月は病状が安定している症例を対象とすべきであり，3カ月間は経過観察期間を設けて安定しているかを確認すべきで

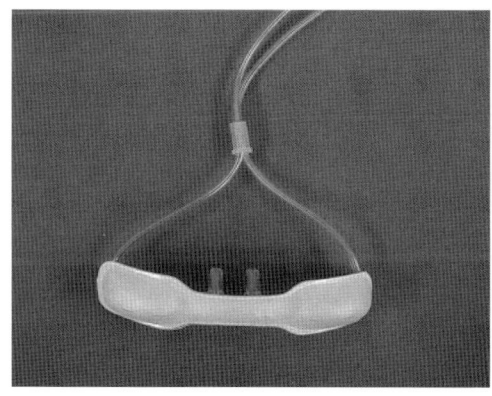

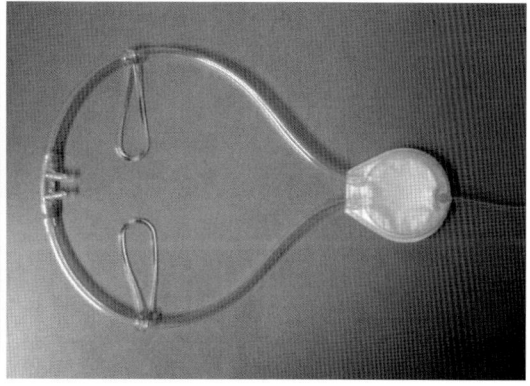

a．オキシマイザー®　　　　　　　　　b．オキシマイザーペンダント®

図 3　リザーバー付き鼻カニュラ

表 4　鼻カニュラに対しての酸素節約効果（文献 12）より引用）

鼻カニュラの酸素流量（l/分）	鼻カニュラと同じ酸素濃度に相当するリザーバー付き鼻カニュラの酸素流量（l/分）	酸素節約効果（%）
2	0.5	75
3	1.0	67
4	2.0	50
5	2.5	50

ある．目的としては，運動耐容能の改善や呼吸困難の軽減により ADL や HRQOL が向上することである．

呼吸リハビリテーションのプログラムは，COPD と同様に運動療法を中心に行うことが可能であり，歩行やエアロバイクの使用による持久力トレーニングが推奨されている．運動処方は，患者個々の能力に応じて設定する必要があり，運動強度は疾患の病型や重症度，体調，呼吸困難の強さに伴い，可変的に設定すべきである．間質性肺炎患者は，骨格筋機能障害を有する場合も多く，運動能力にも影響する因子でもあるため，重錘バンドや鉄アレイ，ゴムバンドなどによる四肢筋力トレーニングも有用と考えられる．呼吸筋トレーニングに関しては導入の意義は明らかではないが，持久力トレーニングや筋力トレーニングに追加して行ってもよいと思われる．その際には，咳嗽が増加しないように注意すべきである．

一般に，運動時に低酸素血症を認める症例が多い．運動時に低酸素血症が認められる場合には，COPD に通常適用する流量よりも高い十分な流量の酸素を吸入させることが重要となる．酸素吸入が必要な場合には，鼻カニュラで行う場合が多いが，多量の酸素吸入が必要な場合は酸素節約の効果のあるリザーバー付き鼻カニュラを使用するとよい．リザーバー付き鼻カニュラはオキシマイザー®やオキシマイザーペンダント®（図 3）があり，鼻カニュラのほぼ半分の酸素吸入で同じ酸素濃度を供給できる（表 4）[12]．

重症例においては，わずかな労作でも著明な呼吸困難の増強や低酸素血症を呈し，運動療法が困難となる症例がある．このような場合には運動負荷をかけることは難しく，ADL 指導を中

表 5 Baseline characteristics of the patients （文献 13)より引用）

	Control Group (n=15)	Rehabilitation Group (n=13)
Sex (M/F)	9/6	12/1
Age (yr)	64.5±9.1	68.1±8.9
Height (cm)	159.1±10.3	161.1±7.6
Weight (kg)	58.0±9.6	60.0±11.6
BMI (kg/m^2)	22.9±2.8	23.0±3.8
FVC (l)	2.0±0.8	2.1±0.4
FVC (% pred)	68.7±19.5	66.1±13.2
FEV$_1$ (l)	1.7±0.6	1.6±0.2
FEV$_1$ (% pred)	78.3±19.4	73.3±15.0
FEV$_1$/FVC (%)	85.2±6.1	78.8±8.2
TLC (l)	3.1±1.0	3.2±0.7
TLC (% pred)	66.6±16.1	64.1±13.1
DLco (%)	48.6±16.7	59.4±16.7
PaO$_2$ (mmHg)	83.0±12.3	79.8±11.5
PaCO$_2$ (mmHg)	39.5±6.0	33.6±6.5*
6MWD (m)	476±128	385±116
BDI (score)	8.4±1.5	6.7±1.4†
SGRQ (score)		
symptoms	38.0±25.8	56.4±22.3
activity	50.4±26.2	64.7±17.1
impacts	29.9±23.7	39.7±17.6
total	37.8±22.7	50.2±16.3

BMI=body mass index, FVC=force vital capacity, FEV$_1$=forced expiratory volume in one second, TLC=total lung capacity, DLco=diffusing capacity of the lung for carbon monoxide, 6MWD=6-min walking distance, BDI=baseline dyspnea index, SGRQ=St. George's respiratory questionnaire
＊$p<0.05$, † $p<0.01$ compared to the control group
The predicted values for FEV$_1$, FVC, TLC, and DLco are those of Hanamoto and colleagues (16). Values are mean±SD

心に行う必要がある．ADL指導は，労作における酸素消費をできるだけ少なく動く方法を指導し，労作時の呼吸困難や低酸素血症をコントロールしながら少しでもADLを拡大させることである．労作のペースの調節，呼吸に合わせた労作の方法，休息を取り入れた労作の方法などを指導していく．

また，呼吸リハビリテーションの内容として運動療法やADL指導以外に患者教育や心理社会的支援も重要である．教育は疾患の理解，治療，酸素療法，感染予防，栄養管理，社会資源の利用，禁煙指導，生活環境の整備などがある．IPFの急性増悪は上気道感染がきっかけとなることが多いので手洗いやうがいの励行，インフルエンザの予防接種などの感染予防は大切である．IIPsでは厚生労働省の特定疾患や身体障害者（呼吸機能障害）に関して基準に合えば認定され，社会福祉サービスを受けることが可能である．

呼吸リハビリテーション施行時には，臨床所見，身体所見，運動能力，ADLなどの評価も当然ながら，日々の観察や問診によりその変化を把握し，体調の変化に十分注意しながら行うことも重要と考える．患者各人の趣味や望む活動をできる限り長く続けられるような，個別的に計画された処方が必要と考える．

表 6 The effects of pulmonary rehabilitation program at 10 weeks （文献 13）より引用）

Variables	Absolute Values		Difference between Groups in Change from Baseline (95% C. I.)
	Control Group (n=15)	Rehabilitation Group (n=13)	
FVC (l)	2.0±0.8	2.1±0.4	0.03 (−0.13—0.19)
FEV_1 (l)	1.7±0.6	1.6±0.2	0.04 (−0.17—0.08)
TLC (l)	3.3±1.0	3.3±0.6	0.03 (−0.18—0.24)
PaO_2 (mmHg)	75.2±5.4	79.5±9.7	5.5 (−5.0—16.0)
$PaCO_2$ (mmHg)	42.3±2.9	35.4±5.6	−1.0 (−5.8—3.9)
6MWD (m)	472±130	427±84*	46.3 (8.3—84.4)§
BDI score	8.0±2.2	6.7±1.3	0.4 (−0.6—1.4)
SGRQ score			
symptoms	40.6±21.2	53.4±25.8	−5.7 (−18.7—7.2)
activity	54.0±22.6	62.5±16.9	−5.8 (−14.7—3.1)
impacts	32.9±23.5	36.5±17.5	−6.2 (−12.8—0.3)
total	40.9±20.7	47.3±17.4*	−6.1 (−11.7—−0.5)‡

For definition of abbreviation, *see* Table 1
* $p<0.05$ for the comparison with the baseline values, ‡ $p<0.05$, § $p<0.01$ for the comparison of difference in change from baseline between the groups
Values are mean±SD

Ⅳ．間質性肺疾患に対する理学療法の効果，限界，予後，EBM

　当院における間質性肺炎に対する呼吸リハビリテーションの実際について述べる．対象は呼吸リハビリテーションプログラムの導入 3 カ月以前より症状や薬物の変化がなく，臨床上安定している外来通院中の IPF 症例である．呼吸リハビリテーションプログラムを施行した呼吸リハビリテーション群（以下，呼吸リハ群）は 13 例であり，対照群 15 例と比較し呼吸リハビリテーションの効果を検討した（**表 5**）[13]．呼吸リハビリテーションプログラムは 10 週間，週 2 回実施し，内容は下肢持久力トレーニング，上下肢筋力トレーニング，吸気筋トレーニングの運動療法を主軸とし，COPD を対象とした同様のプログラムにて行った．

　下肢持久力トレーニングはトレッドミルやエルゴメータを用い，個別に運動処方を行った．運動持続時間は 20 分を目標とし，運動強度は最大運動能力の 80％を目標とした．トレッドミルでは予測最大心拍数の 80％を運動強度の指標とし，傾斜角を増量させることで目標の運動強度を設定した．エルゴメータは，最大仕事量の 80％における負荷量を算出した．上下肢筋力トレーニングは重錘バンドおよび鉄アレイを用い，吸気筋トレーニングは Threshold® を用い，最大吸気筋力の 30％で，1 回 15 分，1 日 2 回を指導した．10 週間前後において，肺機能検査，動脈血液ガス分析，呼吸困難，運動耐容能，HRQOL を測定した．なお，呼吸困難は BDI（baseline dyspnea index），運動耐容能は 6 分間歩行距離（6MWD：six-minute walk distance），HRQOL は SGRQ（St. George's respiratory questionnaire）を使用した．その結果，肺機能，動脈血液ガス分析，呼吸困難は両群とも有意な変化は認めなかったが，6MWD および SGRQ（total score）は呼吸リハ群においてのみ有意な改善を認めた（**表 6**）．この結果より呼吸困難の改善が得られなかったことは，間質性肺炎では呼吸困難に関与する因子が COPD とは異なっているとも考えられる．しかし，運動耐容能や HRQOL に有意な改

善が得られたことは，間質性肺炎に対する呼吸リハビリテーションは有用な治療手段の一つになり得ると考えられた．現在のところ，間質性肺炎に対する呼吸リハビリテーションの効果として，呼吸困難の軽減，運動耐容能の改善，HRQOL の向上などがあるとする若干の報告[14〜16]がある（C, II）．

間質性肺炎の多くは進行性であり，持続性の咳嗽などにより不安やうつを呈することも多く，しばしば医療介入は制限されることがある．あらゆる呼吸器疾患の呼吸リハビリテーションの目的は，呼吸困難などの症状に起因したディコンディショニングを改善させることにある．間質性肺炎に対する呼吸リハビリテーションも運動耐容能の改善，呼吸困難の軽減，HRQOL の向上などが期待されているが，まだ明らかにされた十分な研究データはなく，EBM の観点からはいまだ確立した標準治療とはなっていないのが現状といえる．今後，間質性肺炎に対する呼吸リハビリテーションの導入に際しては，患者選択，効果判定，介入内容を注意深く検討し，疾患の進行や障害の程度に応じた個別的処方が大切であると考える．

文献

1) 日本呼吸器学会びまん性肺疾患診断・治療ガイドライン作成委員会（編）：特発性間質性肺炎—診断と治療の手引き．南江堂，2004
2) Pulmonary rehabilitation：joint ACCP/AACVPR evidence-based guidelines. ACCP/AACVPR Pulmonary Rehabilitation Guidelines Panel. American College of Chest Physicians. American Association of Cardiovascular and Pulmonary Rehabilitation. Chest 112：1363-1396, 1997
3) British Thoracic Society Standards of Care Subcommittee on Pulmonary Rehabilitation：Pulmonary Rehabilitation. Thorax 56：827-834, 2001
4) Global Initiative for Chronic Obstructive Lung Disease：Global Strategy for the Diagnosis, Management and Prevention of Chronic Obstructive Pulmonary Disease. NHLBI/WHO workshop report. Bethesda, National Heart, Lung, and Blood Institute, April 2001；Update of the Management Sections, GOLD website（www.Goldcopd.com）. Date updated：1 July 2003
5) 日本呼吸管理学会呼吸リハビリテーションガイドライン作成委員会，日本呼吸器学会呼吸リハビリテーションガイドライン施行管理委員会，日本理学療法士協会呼吸リハビリテーションガイドライン作成委員会（編）：呼吸リハビリテーションマニュアル—運動療法．照林社，2003
6) ZuWallack RZ, Crouch R（ed）：American Association of Cardiovascular and Pulmonary Rehabilitation. Guidelines for pulmonary rehabilitation programs, 3rd ed. Human Kinetics, Champaigh, IL, 2004, pp73-75
7) Nishiyama O, Taniguchi H, Kondoh Y, et al：Quadriceps weakness is related to exercise capacity in idiopathic pulmonary fibrosis. Chest 127：2028-2033, 2005
8) Martinez TY, Pereira CA, dos Santos ML, et al：Evaluation of the short-form 36-item questionnaire to measure health-related quality of life in patients with idiopathic pulmonary fibrosis. Chest 117：1627-1632, 2000
9) Chang JA, Curtis JR, Patrick DL, et al：Assessment of health-related quality of life in patients with interstitial lung disease. Chest 116：1175-1182, 1999
10) Baddini Martinez JA, Martinez TY, Lovetro Galhardo FP, et al：Dyspnea scales as a measure of health-related quality of life in patients with idiopathic pulmonary fibrosis. Med Sci Monit 8：CR405-410, 2002.
11) Nishiyama O, Taniguchi H, Kondoh Y, et al：Health-related quality of life in patients with idiopathic pulmonary fibrosis. What is the main contributing factor? Respir Med 99：408-414, 2005
12) 日本呼吸器学会肺生理専門委員会，日本呼吸管理学会酸素療法ガイドライン作成委員会（編）：酸素療法ガイドライン．メディカルレビュー社，2006
13) 谷口博之，近藤康博，木村智樹，他：IPF の健康関連 QOL および運動耐容能に関与する諸指標の検討，および呼吸リハビリテーションの効果について．厚生労働科学研究費補助金難治性疾患克服研究事業びまん性肺疾患調査研究班平成 16 年度研究報告書，2004, pp145-151
14) Foster S, Thomas HM 3rd：Pulmonary rehabilitation in lung disease other than chronic obstructive pulmonary disease. Am Rev Respir Dis 141：601-604, 1990
15) Novitch RS, Thomas HM 3rd：Pulmonary rehabilitation in chronic interstitial disease. Fishman AP（ed）：Pulmonary rehabilitation.

Marcel Dekker, New York, 1996, pp683-700
16) Jastrzebski D, Gumola A, Gawlik R, et al : Dyspnea and quality of life in patients with pulmonary fibrosis after six weeks of respiratory rehabilitation. *J Physiol Pharmacol* **57** : S139-148, 2006

17 在宅呼吸リハビリテーション

北川知佳*

◆Key Questions◆
1. 在宅呼吸リハビリテーションの特徴（入院と外来を比較して）
2. 在宅呼吸リハビリテーションのシステム（介護保検も含む）
3. 在宅呼吸理学療法プログラム（適応，禁忌，注意点，方法，クリティカルパス）
4. 住環境とADL
5. 患者・家族の教育
6. 在宅呼吸理学療法の効果，限界，予後，EBM

I. 在宅呼吸リハビリテーションの特徴

　呼吸リハビリテーション（以下，呼吸リハ）は，気道感染や心不全などの急性増悪により入院となった際の機能回復を目的として退院までに施行される場合や，慢性安定期の呼吸リハを目的として入院で行われる場合がある．呼吸リハは継続して行われるべき治療であり，「呼吸リハビリテーションマニュアル—運動療法」[1]でも，計画されたリハビリテーションプログラムは，終了後もその機能を維持するためには継続することが重要であると述べられている．また平均在院日数の短縮など，近年の診療報酬の影響により，早期から在宅へ帰ることも多く，在宅での医療ケアが担う役割は大きくなってきている．

　在宅における呼吸リハの目的は，呼吸困難などの自覚症の改善，運動耐容能の向上，家族を含めた自己管理能力の向上，急性増悪の予防である．患者ができるだけ長く，心地よい在宅生活を送れるよう支援していかなければならない．

　在宅で呼吸リハを提供する方法としては，外来リハビリテーション（以下，外来リハ），通所リハビリテーション（以下，通所リハ），訪問リハビリテーション（以下，訪問リハ）があげられる．また，継続するために患者自身，自主トレーニングで行うことも必要である．運動療法などのプログラムは継続されることが重要であるが，在宅ケア白書[2]によればわが国における呼吸リハの1年継続率は約4割と報告されている．これは在宅において，呼吸リハを継続する困難さを示している．

1. 訪問リハビリテーションのメリットとデメリット

　訪問リハは，在宅で行うことからその環境に合った指導ができることが最大のメリットである．実際在宅ではどのようなことが問題であるか，その問題に対してのリハプログラムを患者個々の環境にどう合わせることができるかを細かく検討することができる．また，訪問リハは患者自身の通院が不要で，入院で進めるよりも費用も安い．一方，デメリットとしては，自宅で行うため限られた器具でしか運動ができず，低負荷での運動が主になること，効果などのモニタリングがしにくいこと，多職種による専門家が関与しにくいこと，などがあげられる（表

---

* Chika KITAGAWA/長崎呼吸器リハビリクリニック　リハビリテーション科

表 1 入院と在宅におけるリハビリテーションの特徴

	入院リハ	外来リハ	通所リハ	訪問リハ	自主トレ
費用	医療保険：1単位170点（呼吸リハI施設の場合） ・早期加算30点あり（入院30日以内） ・その他の入院費用が必要	医療保険：1単位170点（呼吸リハI施設の場合） ・90日以降は利用できない場合あり	介護保険：要介護度利用時間により異なる	医療保険：1単位20分300点 介護保険：500点（リハビリテーションマネジメント加算20点，短期集中リハ実施加算：1月以内330単位，3カ月以内200単位） ・病院，診療所，老健からの場合	不要
特徴		・身体的・地理的に通院可能なものなどに限定される		・通院が不要	
	・多職種による専門家の関与が可能			・多職種による専門家が関与しにくい	
	・医療機器，運動器具の使用が可能 ・高負荷のトレーニングが可能	・頻度が制限	・介護保険の申請必要あり	・個々の日常生活の環境にあった具体的で細やかな指導ができる ・実際の生活の場面での評価が可能 ・限られた器具でしか運動ができず，低負荷での運動が主	・意欲の維持が困難
	・他の患者と接することで，他の患者を見本とすることができる ・患者同士での情報交換ができる			・他の患者との関わりが少ないため，見本がない ・患者同士の情報交換ができない	

1)．また訪問リハだけでなく，在宅の環境でリハビリテーションを行うことは，家族の励ましや慣れ親しんだ環境であることから意欲の維持ができる場合と，依存心が高まってしまい意欲の維持が難しい場合がある．

II．在宅呼吸リハビリテーションのシステム

現在，在宅でリハビリテーションを継続していく方法としては，外来通院での外来リハ，通所リハ，訪問リハ，自主トレーニングなどがあげられる．呼吸リハを行っている施設が家から通院できる場所にあるかどうか，介護保険の認定を受けているかどうかで利用できるものが異なってくる（図1）．

通所リハや訪問リハは介護保険の申請が必要であり，65歳以上の1号被保険者，40歳以上65歳未満の医療保険加入の慢性閉塞性肺疾患（COPD：chronic obstructive pulmonary disease）患者（2号被保険者）が申請可能である．その他の対象者は外来リハか，自主トレーニングになってくる．また，医療保険ではリハビリテーション開始日から90日の算定上限日数があるため，上限除外疾患であるCOPD以外の疾患の場合は，介護保険でのサービスに移行するか，自主トレーニングで継続することになる．呼吸リハの提供場面により，リハビリテーションの内容も変えていく必要がある．

III．在宅呼吸理学療法プログラム

1．訪問リハビリテーションの実際

訪問リハで実際に行っていることは以下のとおりである．

1）身体症状の評価や日常生活状況の把握

訪問時の身体症状の評価には血圧，体温，パルスオキシメータによる動脈血酸素飽和度（SpO_2：percutaneous oxygen saturation）測定だけでなく，視診，触診，聴診など理学的所見が

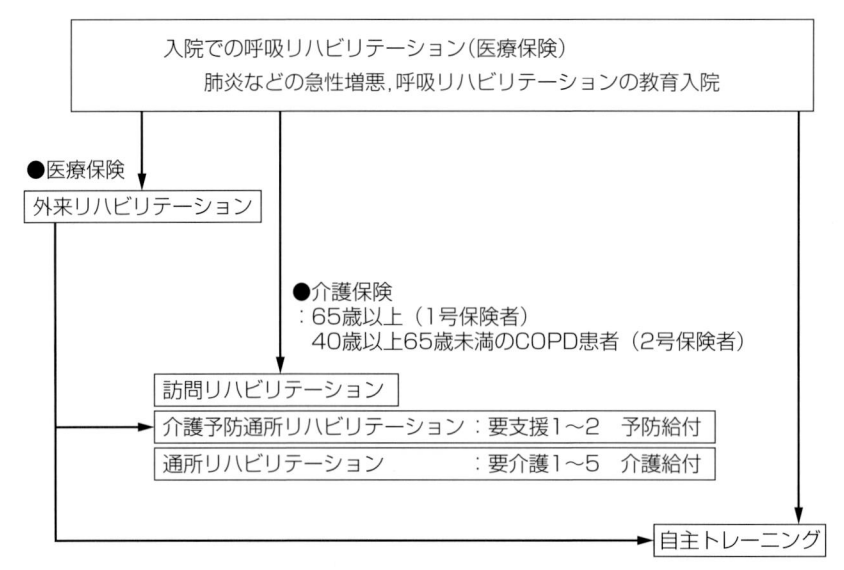

```
┌─────────────────────────────────────────┐
│  入院での呼吸リハビリテーション（医療保険） │
│  肺炎などの急性増悪，呼吸リハビリテーションの教育入院 │
└─────────────────────────────────────────┘
     │         │                          │
●医療保険      │                          │
┌──────────┐   │                          │
│外来リハビリテーション│                   │
└──────────┘   │                          │
               ●介護保険                   │
               ：65歳以上（1号保険者）      │
                40歳以上65歳未満のCOPD患者（2号保険者）│
     │         │                          │
     │   ┌──────────┐                    │
     │   │訪問リハビリテーション│          │
     │   ├──────────────────────┤        │
     │   │介護予防通所リハビリテーション：要支援1～2　予防給付│
     │   ├──────────────────────┤        │
     │   │通所リハビリテーション　　　　　：要介護1～5　介護給付│
     │   └──────────────────────┘        │
     │                                    │
     └──────────────────┬─────────────────┘
                        ┌──────────┐
                        │自主トレーニング│
                        └──────────┘
```

図 1　呼吸リハビリテーションの継続

あげられる．急性増悪時の症状を早期に発見し治療するためには，正確な症状の評価などが重要である．特に高齢者は発熱もなく肺炎になることもあるため，呼吸器症状の変化（咳，痰の増加，息切れの増悪）だけでなく，食欲がない，夜眠れないなどの症状から判断しなければならないこともある．「いつもと何か違う」という状態を日ごろから注意深く観察し，患者からのサインを見逃さないようにしなければならない．

2）理学療法

呼吸トレーニングや排痰法などコンディショニングから運動療法，日常生活活動（ADL：activity of daily living）トレーニングを指導していく．また，実際に理学療法を行うほかに，訪問以外の日にどの程度の運動を継続しているかチェックすることも重要である．詳細は後述する．

3）使用機器の使用状況の確認・点検

在宅酸素療法機器のほか，近年は非侵襲的陽圧呼吸器，人工呼吸器，吸入器，パルスオキシメータなど在宅で多くの医療機器を使用していることが多い．使用機器の使用状況や，機器管理が不十分であることが急性増悪の原因の一つになることもある．

4）患者教育

急性増悪の予防と早期発見や，運動の継続などを中心に指導していく．詳細は後述する．

2．在宅における呼吸理学療法の実際

1）息切れの問題

呼吸障害におけるいちばんの問題は動作時の息切れである．動作時の息切れがあるためにその動作を避けるようになり，運動機能（筋肉系，心循環系）が低下する．すると軽い運動でも息切れがするようになり，ますます運動を避けるようになる．そして身体機能はさらに低下し，ADLでも息切れがするような悪循環を形成する．この悪循環は食欲不振による栄養障害や，外出しないことでうつ傾向になるなど精神面への影響もある．

実際に日常生活で息切れが生じる動作として，①洗髪や，頭上のものをとるなど上肢の挙上を含む動作，②重たいものを運ぶ，排便など息を止める動作，③拭き掃除や背中を洗うなど反復動作，④靴下やズボンをはくなど体幹前屈を含む動作，などがあげられる（図2）．まとめると，ADLの中で息切れの訴えは歩行と入浴動作

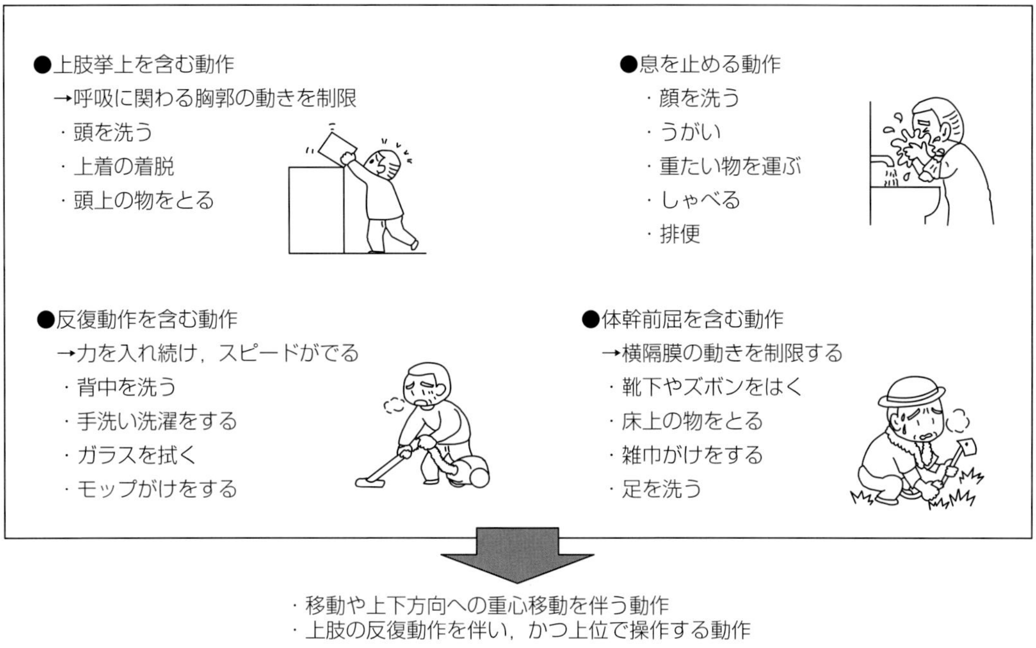

- ●上肢挙上を含む動作
  →呼吸に関わる胸郭の動きを制限
  ・頭を洗う
  ・上着の着脱
  ・頭上の物をとる

- ●息を止める動作
  ・顔を洗う
  ・うがい
  ・重たい物を運ぶ
  ・しゃべる
  ・排便

- ●反復動作を含む動作
  →力を入れ続け，スピードがでる
  ・背中を洗う
  ・手洗い洗濯をする
  ・ガラスを拭く
  ・モップがけをする

- ●体幹前屈を含む動作
  →横隔膜の動きを制限する
  ・靴下やズボンをはく
  ・床上の物をとる
  ・雑巾がけをする
  ・足を洗う

↓

・移動や上下方向への重心移動を伴う動作
・上肢の反復動作を伴い，かつ上位で操作する動作

●入浴動作　●洗濯動作　●掃除動作

図 2　日常生活において息切れが生じる動作

が多い[3]．

また，2005 年発表された「在宅呼吸ケア白書」[2]でも，療養生活について最も教えてほしいこととして，「息切れを軽くする ADL の工夫」があげられており，日常生活での息切れが呼吸不全患者にとって大きな問題であることが伺える．

2）在宅における息切れの評価

息切れへの対策は，まず患者の息切れを知ることから始まる．問診でもある程度把握することができるが，個々で息切れの表現は異なるので，可能であれば実際の動作を行わせて評価すると明確である．在宅では，実際の環境で動作を行い評価することができる．また息切れの評価は，低酸素と息切れの自覚症が一致しないことも多いので，SpO_2の評価に加えて，ボルグスケールによる息切れの程度を評価する必要がある．

その患者における息切れは，いつ，どのような動作法・姿勢・環境で，どのような息切れが生じているのかを詳細に評価する．例えば「入浴時に息切れがある」という訴えがあれば，入浴動作の中でも浴室までの移動，更衣，洗髪，洗身，浴槽・浴槽内への移動，など，どこの，どの動作で，どのぐらいの息切れがあるのかを把握する．何が問題で息切れが生じているのかを知ることで，呼吸法や動作法，筋持久力，環境などに対する対策が検討できる．

最近は SpO_2 をモニタリングできるパルスオキシメータもあるため，24 時間モニタリングすると，ADL のどのような動作で低酸素になっているかが把握することもできる．またその他，酸素吸入量が適当であるか，呼吸リハの施行前後の効果などの評価にも利用できる（図 3）．

3）息切れが生じる動作に対する対処法

息切れが生じる動作に対する対処法としては，
①ADL トレーニング：口すぼめ呼吸，横隔膜呼吸など呼吸調整を用いた動作要領の指導．
②運動療法．
③動作環境の工夫．

IN氏, 56歳, 肺結核後遺症（VC 0.86 l, %VC 24.6%）

酸素吸入量　安静時 4 l/m　動作時 5 l/m

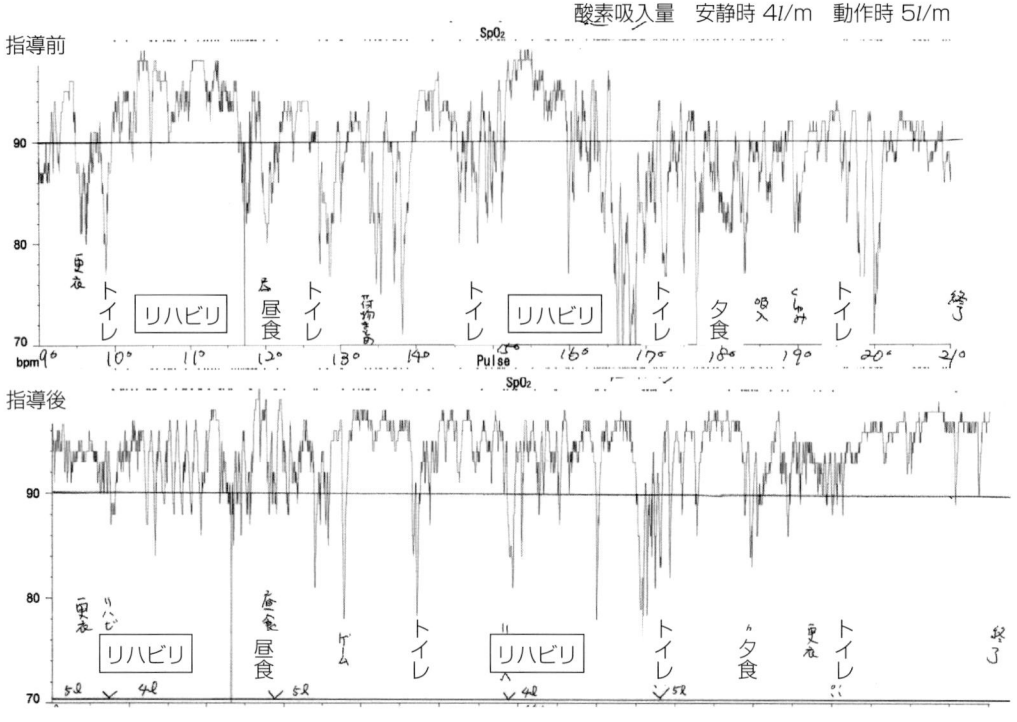

図3　24時間動脈血酸素飽和度（SpO_2）モニタリング表

　④社会資源の活用.
などがあげられる[4]).
　息切れに対する恐怖感から避けている動作も多いので，呼吸調整によるADLトレーニングや，筋力・持久力の向上を目的とした運動療法を行い，動作を獲得させる．また，患者個々の生活環境により遂行困難な動作もあるため，動作環境の工夫も重要である．できない動作でも呼吸調整による動作法の工夫や，運動療法による筋力・持久力の改善，また環境を整えることなどにより息切れを軽減し，できない動作ができるようになることもある．これらを行い，どうしてもできない動作は介護者による援助や社会資源の活用を検討する．できる動作と，できるのに行っていない動作の判断が必要で，安易に介護者にゆだねるのは避ける．

4）呼吸調整によるADLトレーニング

　呼吸不全患者は動作時の息こらえや，急いで動作をするため息切れが増悪することが多い．また息切れが強い患者は，早くその動作を終わらせ休もうとする場面も多くみられる．動作はゆっくり呼吸と合わせて行うことが基本である．呼吸はできるだけ口すぼめ呼吸と横隔膜呼吸を利用し，日ごろから口すぼめと横隔膜呼吸を日常生活の中で利用できるようにトレーニングしておく必要がある．横隔膜呼吸が困難な場合は，動作と呼気を合わせるだけでもよい．以下にポイントを述べる．

　①呼気と息切れが生じる動作の開始を合わせ，息こらえをしないようにする．
　②動作を呼吸に合わせてゆっくりと行う．
　③動作を連続的に行わせず，一つの動作の後には休憩を入れる．
　④息切れを感じたら途中で休憩を入れ，呼吸を整える．

　息切れに対する恐怖感からその動作を行って

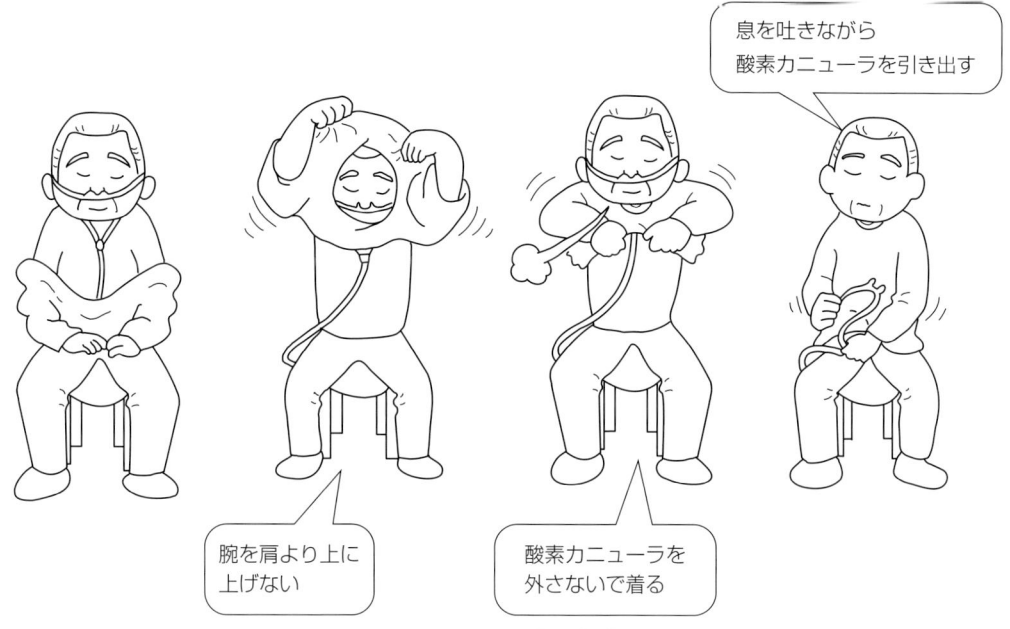

図4 更衣動作の指導

- 息を吐きながら酸素カニューラを引き出す
- 腕を肩より上に上げない
- 酸素カニューラを外さないで着る

いないことも多いので，実際にその動作を行わせ，動作との呼吸調整を指導し，患者自身に自信をもたせることも必要である．

例えば，更衣動作などについては動作を呼吸に合わせながらゆっくりと行ったり，上肢を肩より上に上げる動作は息切れが増強するため，腕を肩より上に上げないようにしたりするなど，呼吸調整と動作要領の指導が必要である（図4）．またADLトレーニングは，その患者の生活習慣，屋内環境，家族構成などにより異なるため，患者個々に合わせた方法で指導していかなければならない．

3．運動療法

1）運動療法の目的

運動療法はADLの維持・向上だけの目的でなく，急性増悪の予防にもつながるため，在宅で継続して運動を続けることは重要である．運動療法の効果は，①動作時の息切れの改善，運動能力の向上，②トレーニングで使用する筋肉が酸素を効率的に利用できるようになる，③動作がスムーズになり動きに無駄がなくなる，④動作時の息切れに対する恐怖心が軽減する，などがあげられる[1]．

2）運動療法を開始する条件

運動療法を開始する条件としては，

① 息切れをコントロールできるようにすること（呼吸調整）．
② 痰が多い場合は十分に排痰が行われていること（排痰法）．
③ 十分なエネルギー所要量が確保されていること（栄養指導）．

などがあげられる．

3）排痰法

排痰法には咳や強制呼出手技（ハッフィング），呼吸介助法や軽打法などがあげられる．詳細は成書に譲るが，在宅では排痰を促してくれる介護者がいる場合や，自分で排痰ができない場合は，呼吸介助手技などを家族や関わる介護者に指導する．自己排痰が可能な場合は，自己排痰法を指導する．自己排痰法は，器具を用いるもの（バイブレーター；Flutter®，Acapella®）も

表2 自己排痰法のパンフレット（長崎呼吸器リハビリクリニック・パンフレットより引用）

```
自分で痰を出しましょう！
*1日2～3回，1回は20分程度でやめましょう

まず，横向きに寝ます
  ①深呼吸をします：吸って，吸って，吸って…ゆっくりと吐きます
  ・ゆっくり息を吸って，口を開けてゆっくりと吐きます
  ・もう吸えないところまで胸いっぱい吸ってから吐きましょう！
  ・手を腋の下のところに置いて，胸が横に広がっているかを確認します
  ②休みます

*痰が上がってきそうになかったら，①と②を繰り返します
  ③ハッフィング
   "大きく息を吸って口を開けて勢いよくハーッ，ハーッ，ハーッ！"
  ・横向きになったままでも，座ってもどちらでもかまいません
  ・両手を大きく広げて腋の下に置き，吐く時に押さえます
  ④咳：大きく息を吸ってゴホン！
  ・両手を大きく広げて腋の下に置き，咳をする時に押さえます
  ・咳は3回まで（これ以上行うと疲れます）

*疲れないように，続けて行わず休みをとりましょう
*痰が出やすいように水分は十分にとりましょう
*痰を出したら自分の痰の色や量などを観察しましょう！
```

あるが，最も多く指導している方法は自動周期性呼吸法（ACBT：active cycle breathing technique）である．パンフレットなどを用いて繰り返し指導する（表2）．

4）運動療法の実際

運動はややきついぐらいの運動（過負荷の原則）を1回20分以上週2～3回継続すること（可逆性の原則）が理想的であり，持久力トレーニング，骨格筋トレーニング，柔軟性のトレーニングに分けられる．

在宅での運動の種類を考える時，病院などで使用しているトレッドミルや自転車エルゴメータ，筋力増強機器などは使用できないので，重りやセラバンドを用いたトレーニング，自宅にあるものを使用したトレーニングを指導する．その場合，実際に日常生活に即したもの，在宅で実施の可能性が高いもの，患者個々の嗜好などを十分に考慮し，いつでもどこででも行うことができ，継続できるものが望ましい．日常生活の中にうまく運動を取り入れることができれば継続の可能性は高い．

a．持久力トレーニング

生活の中に組み込みやすいのは歩行，散歩である．できれば具体的な歩行のコースで，その歩行が患者にとってどの程度の負荷になっているのか，実際に自覚症状とパルスオキシメータを活用し決定する．また，歩行時は呼吸調整をしながら行うことも指導する．屋外での歩行が不可能な場合は，踏み台や屋内の階段などを用いて踏み台昇降や，椅子からの立ち上がりの繰り返しなどを行う．これも動作と呼吸を合わせ，回数などは自覚症状とパルスオキシメータで評価し決定していく．

b．骨格筋トレーニング

歩行に関与する下肢の筋力トレーニングも重要であるが，実際日常生活の中で息切れが生じ

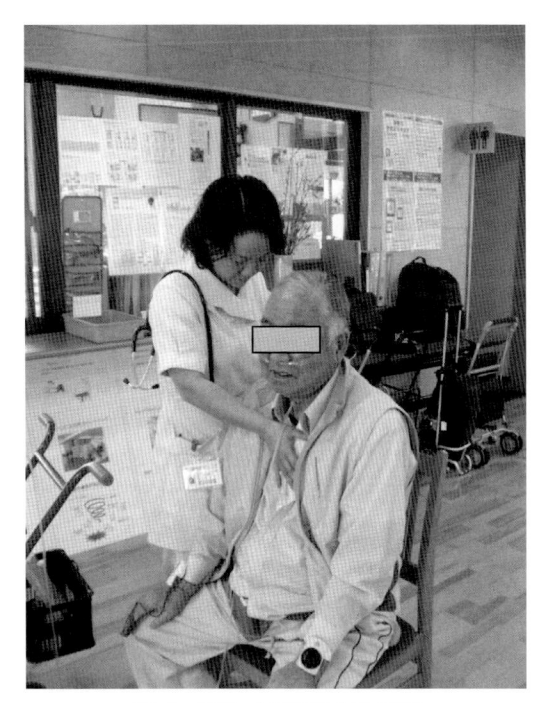

図 5 座位での呼吸介助手技

表 3 低酸素・息切れに対する対応（文献 5)より引用）
1. 呼吸の調整
2. 息こらえの回避と動作の要領習得
3. 呼吸と動作の協調
4. 姿勢の調節
5. 歩行器の使用
6. 顔面への風
7. 機械的換気補助の併用
8. 酸素療法

る動作に使う筋力の強化も行う．息切れが生じる動作は実際に行っていないことが多く，その動作で使う筋力・持久力が低下し，できない動作がますます困難になっていることがある．特に上肢を使用する動作は息切れを訴えることが多いので，上肢の筋力トレーニングも指導する．在宅では実際の動作に合わせたトレーニングにより筋力が強化され，同時に動作に合わせた呼吸調整も行うことで，動作がスムーズにできるようになり，その動作による息切れに慣れていくこともできる．日常生活に即したトレーニングは，ADL も向上するため同時に運動に対する意欲や継続性も高まる．

c. 柔軟性のトレーニング

呼吸筋ストレッチ体操や棒体操，呼吸ラジオ体操など呼吸体操を用いて行う．呼吸器疾患の患者は胸郭だけでなく頸部や体幹の可動性が低下し，肩や首などの痛みを訴える患者も少なくない．呼吸体操は頸部や体幹の柔軟性を高め，胸郭の可動性を維持することができ，また自宅でも簡単にできて継続しやすいなどの利点がある．

5) 動作時の息切れが生じた時の対処法

息切れが生じた時にパニックにならないために，息切れが生じた時の対処法を日ごろより指導しておく．息切れが生じた場合，落ち着いて息切れが軽減するような姿勢をとり，口すぼめや横隔膜呼吸，深呼吸を利用し呼吸を整える．また，主治医に相談して酸素量を検討することも必要である．家族の協力が得られる場合は，座位での呼吸介助法（図 5）を家族，介護者に指導する．

また，2007 年の「呼吸リハビリテーションマニュアル―患者教育の考え方と実践」[5]では，低酸素・息切れに対する対応として呼吸調整や動作要領などの対応のほかに，機械的換気補助の併用や酸素療法などもあげられている（表 3）．

6) 運動を継続させるための工夫

理学療法士が訪問して行うリハビリテーションや，外来でのリハビリテーションなどは，実際には短い時間である．そのほかの時間にどのような生活をしているか，また活動量が多いか，運動を継続しているかが重要になる．実際に訪問する時間だけ運動していても，ほかの時間に活動量が少ないと，身体機能は低下してくる．

個々に合わせたプログラムをつくり，運動パンフレットを作成することは有効である．また，在宅で運動を継続するためには，以下のポイントがあげられる．

①患者自身が明確な目標をもつ．
②自己効力感がもてるよう成果をフィード

バックする．
③患者自身に自分の状態を管理してもらう．例えば，運動日誌の記入，万歩計の利用など．

「在宅呼吸ケア白書」[2]によると，外出しない理由として，携帯用酸素の問題，息切れによる恐怖感などがあり，そのうち携帯用酸素の問題では，酸素ボンベが重い，酸素が足りなくなるのが不安，人目が気になる，などがあげられている．このような問題に対して，酸素ボンベを軽いものに変更したり，酸素カニューラが目立たないように眼鏡タイプの器具を紹介するなど，それぞれに細かく対策を考えることで，患者の活動性の向上につながるものと思われる．「なぜその行動に結びつかないか？」を検討し，細かく対策を考えることは重要である．

Ⅳ．住環境と日常生活動作

1．動作環境の工夫
主に以下のことがあげられる．

1）無駄な動作を省き，動作を単純化する
①更衣動作で息切れがある場合は，上着をかぶりものの服から前開きの服にする．
②はきやすい靴に替える．
③使いやすいように整理整頓する．

2）動作の方法を息切れが生じない方法に変える
①前屈み動作は腹部を圧迫し，息切れが生じやすいので，前屈み動作を避け，椅子などを利用する．

3）居住環境を整備する
①手すりはエネルギー消費を軽減するため，玄関やトイレ，浴室などに設置するとよい．
②動作中に休みを入れやすいように，また座って靴の着脱や更衣ができるように，玄関や浴室などに椅子を置いて利用する．

在宅酸素療法を行っている場合は，酸素チューブの長さが動く範囲で確保されているか，酸素濃縮器を置く場所は適切かを確認する（図6）．また，携帯用の酸素ボンベの運搬方法も，引っ張るタイプ，リュックサックタイプ，歩行器タイプとあるので患者の息切れの状態やニーズ，環境によって選択する．

2．社会資源の活用

医療保険・介護保険を用い，訪問看護，訪問リハ，訪問介護を利用する．非侵襲的陽圧呼吸（NPPV：non-invasive positive pressure ventilation）や人工呼吸器などを使用している場合，消毒などの管理が患者・家族では困難なことも多く，また緊急時の対応もあるため，訪問看護などの利用を促すとよい．また，一人暮らしの患者も少なくないため，食の確保や診察手段などの情報も得る必要がある．

場合によっては，福祉用具の利用も必要である．利用度が高いのは入浴補助椅子の購入や，ベッドのリースである．また，入浴時にシャワーキャップを利用することで，呼吸困難が軽減したり，シニアカーを介護保険によりリースすることで行動範囲が拡大し健康関連 QOL（HRQOL：health-related quality of life）が改善した症例もある．

Ⅴ．患者・家族の教育

先にも述べたが，呼吸器疾患における在宅呼吸リハは，患者自身や家族が満足して充実した生活をできるだけ在宅で長く送ってもらうことを目的としている．呼吸器疾患患者は，急性増悪を繰り返すと呼吸不全の進行を早めてしまうことから，急性増悪の予防と早期発見が最も重要で，この命取りにもなる急性増悪をいかに予防するかということは常に指導しておかなくてはならない．

患者もしくは家族による自己管理能力の違いで呼吸リハの効果も左右されるため，患者教育により自己管理能力を高めることが重要である．

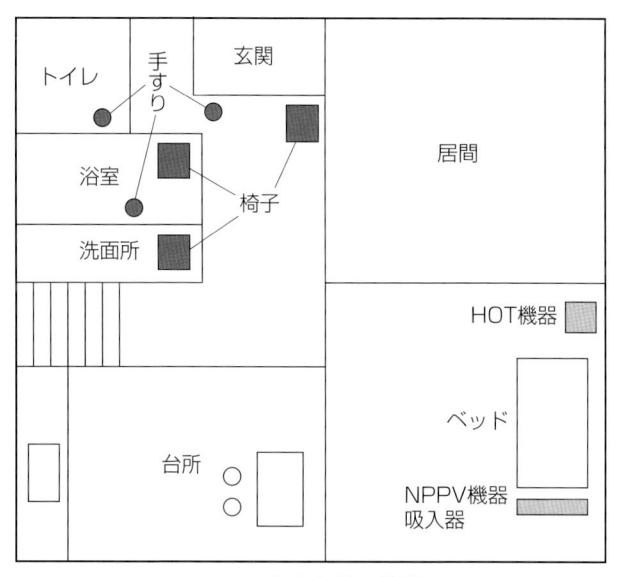

図 6 住宅環境の整備
玄関，トイレ，浴室などに手すりと，浴室，洗面所，玄関に休憩をとるために椅子を設置した．また，浴室やトイレまで在宅酸素療法機器から酸素チューブが届くかどうかの確認も必要である

特に慢性呼吸不全患者は高齢者が多く，在宅酸素療法施行者は60歳以上が85％を占め，現在はさらに高齢化が進んでいる．高齢者では理解力の低下や認知症などのため患者教育が十分に実施できない場合も多く，繰り返し指導すること，家族の協力，家族への教育が必要になってくる．

在宅患者の急性増悪の原因としては，インフルエンザや感冒などによる呼吸器感染症の併発，気管支喘息発作の併発，心不全の合併，酸素投与量の誤りによるCO_2ナルコーシス，機器のトラブル（在宅酸素療法機器，NPPV機器）による低酸素血症などがあげられる．

1．急性増悪の予防

急性増悪の予防としては以下のものがあげられる．
①気道のクリーニングの徹底．
②うがい（ガーグリング），手洗いの徹底．
③インフルエンザや肺炎球菌などのワクチンを接種することによる感染予防対策．
④栄養状態の確保：栄養状態の改善は予後につながることも指摘されている．

加えて運動療法は，体力の維持，ADLの維持向上を目的とし，急性増悪の予防としても重要である．

2．急性増悪の早期発見・早期治療

急性増悪した場合は早期発見し，治療を早期に進めると重症化せずに肺へのダメージを少なくすることができる．また，重症化を避けることで，臥床期間が短縮し廃用性症候群も防止できる．早期治療が重要であるため，咳の増加，痰の色の変化など，表4の急性増悪時の症状を，在宅で患者に関わるスタッフが把握しておくだけでなく，患者自身，家族にも繰り返し指導し，体調の変化がある時は早めの受診を勧める．

また在宅での急性増悪に備えて，急変時にどのように対応するか，病院や訪問看護師への連絡方法や救急車がくるまでの対応方法について

表 4 急性増悪時の症状

呼吸器感染症	咳,痰の増加,痰の色の変化,発熱
低酸素血症	呼吸困難の増加,集中力の低下,感情が不安定,チアノーゼなど
心不全	頸動脈怒張,頻脈,下肢・顔面の浮腫,体重増加,呼吸困難の増加など
高炭酸ガス血症の増悪	頭痛,集中力の低下,手指の温かさ,傾眠,発汗,手指のふるえ,異常言動,幻覚など

高齢者の場合は,はっきりとした症状が現れず,食事量・食欲の低下,睡眠状態,活動量の低下,疲労感などから症状が出てくることもあるため,日ごろからの食事,体重,睡眠状態,活動量などへの注意が必要である

も指導しておくことが望ましい.

VI. 在宅呼吸理学療法の効果,限界,予後,EBM

呼吸リハの長期効果は,トレーニング後約6カ月で最大となり,その後低下するとされ,その継続が重要である(B).在宅での呼吸理学療法についても同様で,いかに継続するかが問題になる.継続には,訪問頻度,実施方法,プログラムなどが影響する(B).

呼吸理学療法に関する報告は,入院や外来通院で実施されたものは多くあるが,在宅での呼吸理学療法の効果に関する報告はほとんどない.特に,在宅における呼吸理学療法に関しては,症例ごとに異なるので無作為化比較試験が行いにくい.報告に関しては実施形態として,外来通院や電話連絡などによりプログラムを在宅で継続するように指導する方法と,実際に患者宅を訪問して指導する方法がある.

VII. おわりに

在宅では患者自身・家族の自己管理が重要で,われわれ理学療法士がその重要性をいかに患者・家族に指導できるかが重要であると思われる.在宅医療は一人の患者に対してたくさんの職種が関わることができれば,それが望ましいが,現実はスタッフの問題,患者側の経済的な問題,患者の受け入れ態勢の問題などがあり,多くの職種が関われないのが現状である.そのため在宅に関わる医療者は,薬剤や栄養,社会資源の活用方法などいろいろな面の知識,経験などが必要になってくる.

また,在宅においては患者の身体機能に生活環境や社会環境,経済状況などが大きく影響してくるため,呼吸リハの内容を考える時には,そのような面への細やかな配慮が必要であることを忘れてはならない.

文 献

1) 日本呼吸器学会呼吸リハビリテーションガイドライン作成委員会,日本呼吸器学会ガイドライン施行管理委員会,日本理学療法士協会呼吸リハビリテーションガイドライン作成委員会:呼吸リハビリテーションマニュアル—運動療法.照林社,2003
2) 日本呼吸器学会在宅呼吸ケア白書作成委員会(編):在宅呼吸ケア白書.日本呼吸器学会,2005
3) 與座嘉康,北川知佳,田中貴子:慢性呼吸器不全患者の日常生活における上肢動作について.長崎理学療法 2:7-13,2001
4) 北川知佳,千住秀明:息切れ対策としての呼吸リハビリテーション.COPD FRONTIER 5:94-98,2006
5) 日本呼吸器学会呼吸リハビリテーションガイドライン作成委員会,日本呼吸器学会ガイドライン施行管理委員会,日本理学療法士協会呼吸リハビリテーションガイドライン作成委員会:呼吸リハビリテーションマニュアル—患者教育の考え方と実践.照林社,2007

理学療法 MOOK 4
呼吸理学療法 [第2版]

発　　　行	1999年10月15日　第1版第1刷
	2006年 8 月 1 日　第1版第9刷
	2009年 5 月30日　第2版第1刷Ⓒ
シリーズ編集	黒川幸雄・高橋正明・鶴見隆正
責 任 編 集	宮川哲夫
発 行 者	青山　智
発 行 所	株式会社 三輪書店
	〒113-0033 東京都文京区本郷 6-17-9　本郷綱ビル
	☎ 03-3816-7796　FAX 03-3816-7756
	http://www.miwapubl.com
印 刷 所	三報社印刷 株式会社

本書の無断複写・複製・転載は，著作権・出版権の侵害となることがありますのでご注意ください．

ISBN 978-4-89590-333-2　C 3047

JCLS 〈㈱日本著作出版権管理システム委託出版物〉
本書の無断複写は著作権法上での例外を除き，禁じられています．
複写される場合は，そのつど事前に㈱日本著作出版権管理システム
（電話 03-3817-5670，FAX 03-3815-8199）の許諾を得てください．

■ 知覚・認知の視点から,身体運動がもつ新たな一面を解き明かす

身体運動学
── 知覚・認知からのメッセージ

樋口 貴広（首都大学東京 人間健康科学研究科）
森岡 周（畿央大学健康科学部理学療法学科）

新刊

　従来、身体運動学といえば、運動の出力に関わる機能解剖学、運動力学、運動生理学などの機能を取り扱う学問であった。しかし近年、認知科学の急速な発展に伴い、知覚・認知機能が運動制御や運動機能に密接に関連しているという事実が次々と明らかにされている。リハビリテーション領域においても、知覚や認知機能の重要性を認識するセラピストが増加し、その成果を臨床に活かそうという気運が高まっている。
　本書は、二人の筆者がそれぞれの専門である『実験心理学』と『リハビリテーション科学』の立場から認知科学の研究成果を紹介したうえで、知覚・認知機能が身体運動に対してどのような貢献をしているか、また知覚・認知の機能を理解することの臨床的重要性について、わかりやすく解説した秀逸な一冊である。

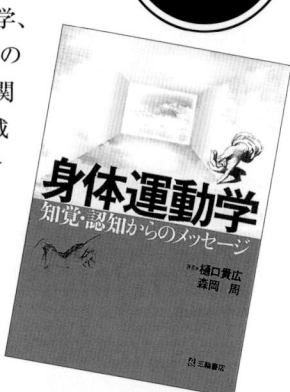

■ 主な内容 ■

第1章　知覚・認知と身体運動の不可分性……樋口貴広
　第1節　関連用語の整理
　第2節　知覚と身体運動
　第3節　認知と身体運動
　第4節　リハビリテーションとの接点

第2章　知覚の顕在性,潜在性と身体運動……樋口貴広
　第1節　意識経験と身体
　　◆ 身体意識
　　◆ 身体意識を物語る不思議な現象
　第2節　意識と注意
　　◆ 空間的注意,視覚的注意
　　◆ 非注意性盲目,チェンジ・ブラインドネス
　　◆ 注意の瞬き
　　◆ 半側空間無視−注意の障害？
　第3節　意識にのぼらない知覚
　　◆ 意識にのぼらない知覚情報処理
　　◆ 意識にのぼらない知覚情報に対する意味的な処理
　　◆ 意識にのぼらない知覚情報処理と身体運動
　　◆ 身体運動に意識は必要ないのか？

第3章　知覚運動系という考え方……樋口貴広
　第1節　知覚と運動の循環論
　　◆ 生態心理学の発想
　　◆ 知覚と行為の循環論
　第2節　視線行動と身体運動
　　◆ 視線行動の基礎
　　◆ 視線行動と歩行
　　◆ 視線行動と上肢動作
　　◆ 視線行動のもつ可能性

第4章　身体と空間の表象……樋口貴広
　第1節　身体の表象
　　◆ 身体図式の特性
　　◆ 身体図式と道具,半側空間無視
　第2節　空間の表象−身体との接点
　　◆「手の届く空間」の表象
　　◆「移動する空間」の表象

第5章　運動の認知的制御……森岡 周
　第1節　情報器官としての身体
　　◆ 身体を通して獲得する情報とその情報処理
　第2節　運動の認知的制御システム
　　◆ 運動の認知的制御
　　◆ 上肢動作の認知的制御
　　◆ 歩行の認知的制御

第6章　運動学習……森岡 周
　第1節　運動学習とは何か
　　◆ 運動学習の定義
　第2節　運動学習の諸理論
　　◆ 発達・行動心理学に基づく学習の諸理論
　　◆ 運動学習理論の展開
　第3節　運動学習の神経科学
　　◆ 運動学習の神経科学的基盤
　　◆ 運動学習の神経科学モデル

● 定価 2,940円（本体2,800円+税5%）　A5　頁250　2008年　ISBN 978-4-89590-319-6

お求めの三輪書店の出版物が小売書店にない場合は、その書店にご注文ください。お急ぎの場合は直接小社に。

〒113-0033
東京都文京区本郷6-17-9 本郷綱ビル

三輪書店

編集 ☎03-3816-7796　FAX 03-3816-7756
販売 ☎03-3831-3063　FAX 03-3816-8762
ホームページ : http://www.miwapubl.com

■ 必見！痛みの治療法に新たな革命を起こす治療手技『PIR』

Post Isometric Relaxation
——等尺性収縮後の筋伸張法

新刊

伊藤 俊一（埼玉県立大学保健医療福祉学部）

等尺性収縮後の筋伸張法（PIR：Post Isometric Relaxation）とは、筋・筋膜性由来に起因する疼痛に対して、即時的に筋緊張の緩和を促し、疼痛軽減および除去、関節可動域改善をもたらす徒手的治療法の一つである。すなわち、①筋緊張の改善、②筋・筋膜の伸張、③関節柔軟性の向上、④関節・関節包の牽引、⑤筋力強化および筋再教育を目的とした治療手技である。

近年、セラピストの急激な増加により経験豊富な指導者の教育がないまま、乏しい臨床経験で治療を施している若いセラピストが多く見受けられる。こうした若いセラピストにとって、簡便で的確な治療法の習得が必須である。PIRは、基本的な解剖学知識および適応を理解できれば、特別な知識を必要とせず、現場できわめて簡単に行える効果的な痛み治療法である。

本書は、技術に迷いを隠せないセラピスト、確実な痛み治療が存在しない中で限界を感じているセラピストの福音となる、医学的根拠に裏打ちされた"痛み治療"マニュアルである。

■ **主な内容** ■

第1章 Post Isometric Relaxation
1. はじめに
2. 筋・筋膜性疼痛
3. ストレッチング
4. PIR
5. 評価の重要性
6. 一般的な評価
7. 骨盤前後方向可動試験
8. おわりに

第2章 頭部・頸部のPIR
1. 頭部・頸部屈曲筋群
2. 頭部・頸部伸展筋群
3. 頭部・頸部側屈筋群（左側屈）
4. 頭部・頸部回旋筋群（左回旋）
5. 複合運動（頭部・頸部伸展・回旋筋群）

第3章 肩関節のPIR
1. 肩関節屈曲筋群
2. 肩関節伸展筋群
3. 肩関節外転筋群
4. 肩関節内転筋群
5. 肩関節外旋筋群
6. 肩関節内旋筋群
7. 複合運動（肩関節伸展位での外転・外旋筋群）
8. 肩関節水平内転筋群
9. 肩関節水平外転筋群

第4章 肘関節のPIR
1. 肘関節屈曲筋群
2. 肘関節伸展筋群

第5章 前腕のPIR
1. 前腕回内筋群
2. 前腕回外筋群

第6章 手関節のPIR
1. 手関節掌屈筋群
2. 手関節背屈筋群
3. 手関節橈屈筋群
4. 手関節尺屈筋群

第7章 手指のPIR
1. 中手指節関節屈曲筋群
2. 中手指節関節伸展筋群
3. 近位指節間関節屈曲筋群
4. 近位指節間関節伸展筋群
5. 遠位指節間関節屈曲筋群
6. 遠位指節間関節伸展筋群
7. 中手指節関節外転筋群
8. 中手指節関節内転筋群
9. 母中手指節関節屈曲筋群
10. 母中手指節関節伸展筋群
11. 母指指節間関節屈曲筋群
12. 母指指節間関節伸展筋群
13. 母指手根中手関節横側外転筋群
14. 母指手根中手関節尺側内転筋群
15. 母指手根中手関節掌側外転筋群
16. 母指手根中手関節掌側内転筋群
17. 母指手根中手関節対立筋群
18. 母指手根中手関節反対立筋群

第8章 体幹(腰部)の評価
1. 痛みの部位
2. 脊柱・骨盤の評価
3. 骨盤前後方向可動試験
4. 仙腸関節の評価

第9章 体幹(腰部)のPIR
1. 胸部体幹伸展筋群（胸腸肋筋,胸最長筋）
2. 腰部体幹伸展筋群①（腰腸肋筋,胸最長筋）
3. 腰部体幹伸展筋群②（腰腸肋筋,胸最長筋）
4. 複合運動（体幹伸展・回旋）
5. 股関節外旋筋群（梨状筋）

第10章 股関節のPIR
1. 股関節屈曲筋群
2. 股関節伸展筋群
3. 股関節内転筋群
4. 股関節外転筋群
5. 股関節内旋筋群
6. 股関節外旋筋群

第11章 膝関節のPIR
1. 膝関節屈曲筋群
2. 膝関節伸展筋群

第12章 足関節のPIR
1. 足関節背屈筋群
2. 足関節底屈筋群
3. 足の内がえし筋群
4. 足の外がえし筋群

● 定価3,990円（本体3,800円+税5%）　B5　頁192　2008年　ISBN 978-4-89590-317-2

お求めの三輪書店の出版物が小売書店にない場合は，その書店にご注文ください．お急ぎの場合は直接小社に．

〒113-0033
東京都文京区本郷6-17-9 本郷綱ビル

三輪書店

編集 ☎03-3816-7796　FAX 03-3816-7756
販売 ☎03-3831-3063　FAX 03-3816-8762
ホームページ：http://www.miwapubl.com

■ 理学療法と脳科学の接点とは？臨床での可能性と最新情報を伝える！

理学療法MOOK 16

脳科学と理学療法

新刊

シリーズ編集　黒川 幸雄（埼玉医科大学）
　　　　　　　高橋 正明（群馬パース大学）
　　　　　　　鶴見 隆正（神奈川県立保健福祉大学）

責任編集　　　大西 秀明（新潟医療福祉大学）
　　　　　　　森岡　 周（畿央大学）

● 定価4,410円（本体4,200円+税5%）
　B5　頁260　2009年　ISBN 978-4-89590-325-7

　私たちが見る、考える、動くといった動作には脳の働きが必要である。最近、この脳について話題が絶えない。なぜなら、いままで未知なる部分が多いとされた脳についての研究が飛躍的に進み、少しずつ謎が解明されてきているからである。このような時代背景のなか、動作パフォーマンスの向上を目的とする理学療法にとっても、脳組織がリハビリによってどのような影響を及ぼされるのか、検証する時代へと突入してきている。

　本書では、脳科学の進歩と理学療法の関わりを概説し、特に接点が強い「記憶」「学習」「可塑性」「運動」に関する重要なトピックスや、近年普及している脳機能イメージング装置の特徴や研究、さらに臨床での病態の捉え方、介入成果などを最新の科学的知見をもとに平易に解説。臨床と脳科学の架橋・融合をめざした理学療法がこの一冊で分る。

■ 主な内容 ■

第1章　脳科学の進歩と理学療法
1. 脳科学の進歩に期待するもの
2. 脳科学の進歩と理学療法の接点
　―過去から現在
3. 脳科学の進歩と理学療法の接点
　―現在から未来

第2章　脳科学の進歩：基礎編
1. 学習と記憶の神経科学
2. 運動が脳に引き起こす生理生化学的反応
3. 脳の可塑性
4. 神経回路網の再編成
5. 大脳皮質における感覚情報処理と運動制御の神経基盤
6. 身体像の生成と運動学習の脳内機構
7. 歩行における中枢神経機構

第3章　脳科学の進歩：研究編
1. fNIRS
2. fMRI
3. PET
4. MEG
5. TMS

第4章　脳科学の進歩：臨床編
1. 臨床導入としての認知理論
2. 臨床導入としての運動学習理論
3. 臨床導入としての運動イメージ
4. 片麻痺の脳科学と臨床
5. 失調症の脳科学と臨床
6. 失行症の脳科学と臨床
7. 半側空間無視の脳科学と臨床
8. パーキンソン病の脳科学と臨床
9. 痛みの脳科学と臨床

好評既刊　理学療法MOOK

理学療法MOOK 1　**脳損傷の理学療法①【第2版】**　超早期から急性期のリハビリテーション	理学療法MOOK 8　**下肢関節疾患の理学療法**
理学療法MOOK 2　**脳損傷の理学療法②【第2版】**　回復期から維持期のリハビリテーション	理学療法MOOK 9　**スポーツ傷害の理学療法**
理学療法MOOK 3　**疼痛の理学療法【第2版】**	理学療法MOOK 10　**高齢者の理学療法**
理学療法MOOK 4　**呼吸理学療法【第2版】**	理学療法MOOK 11　**健康増進と介護予防【増補版】**
理学療法MOOK 5　**物理療法**	理学療法MOOK 12　**循環器疾患のリハビリテーション**
理学療法MOOK 6　**運動分析**	理学療法MOOK 13　**QOLと理学療法**
理学療法MOOK 7　**義肢装具**	理学療法MOOK 14　**腰痛の理学療法**
	理学療法MOOK 15　**子どもの理学療法**　―脳性麻痺の早期アプローチから地域理学療法まで

お求めの三輪書店の出版物が小売書店にない場合は、その書店にご注文ください。お急ぎの場合は直接小社に。

〒113-0033
東京都文京区本郷6-17-9 本郷綱ビル

三輪書店

編集 ☎03-3816-7796　FAX 03-3816-7756
販売 ☎03-3831-3063　FAX 03-3816-8762
ホームページ：http://www.miwapubl.com